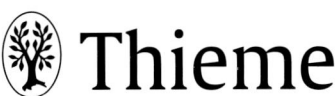

Bildgebende Diagnostik der Hand

Herausgegeben von
Rainer Schmitt
Ulrich Lanz

Mit Beiträgen von

W. Buchberger
G. Christopoulos
F. A. Fellner
S. Fröhner
P. Hahn
Th. Helmberger
A. Heuck
A. E. Horwitz
H. Krimmer
U. Lanz
G. Lingg
V. Metz
K. J. Prommersberger
N. Reutter
H. Rosenthal
G. Schindler
R. Schmitt
J. van Schoonhoven
S. Spindler-Thiele
J. Spitz
A. Stäbler

2., überarbeitete und erweiterte Auflage

1157 Abbildungen
362 Tabellen

Georg Thieme Verlag
Stuttgart · New York

Bibliographische Information Der Deutschen Bibliothek

Die Deutsche Bibliothek verzeichnet diese Publikation in der Deutschen Nationalbibliographie; detaillierte bibliographische Daten sind im Internet über
http://dnb.ddb.de abrufbar

1. deutsche Auflage 1996 (Schmitt/Lanz, Bildgebende Diagnostik der Hand, Hippokrates-Verlag, Stuttgart)

Wichtiger Hinweis: Wie jede Wissenschaft ist die Medizin ständigen Entwicklungen unterworfen. Forschung und klinische Erfahrung erweitern unsere Erkenntnisse, insbesondere was Behandlung und medikamentöse Therapie anbelangt. Soweit in diesem Werk eine Dosierung oder eine Applikation erwähnt wird, darf der Leser zwar darauf vertrauen, dass Autoren, Herausgeber und Verlag große Sorgfalt darauf verwandt haben, dass diese Angabe **dem Wissensstand bei Fertigstellung des Werkes** entspricht.

Für Angaben über Dosierungsanweisungen und Applikationsformen kann vom Verlag jedoch keine Gewähr übernommen werden. **Jeder Benutzer ist angehalten,** durch sorgfältige Prüfung der Beipackzettel der verwendeten Präparate und gegebenenfalls nach Konsultation eines Spezialisten festzustellen, ob die dort gegebene Empfehlung für Dosierungen oder die Beachtung von Kontraindikationen gegenüber der Angabe in diesem Buch abweicht. Eine solche Prüfung ist besonders wichtig bei selten verwendeten Präparaten oder solchen, die neu auf den Markt gebracht worden sind. **Jede Dosierung oder Applikation erfolgt auf eigene Gefahr des Benutzers.** Autoren und Verlag appellieren an jeden Benutzer, ihm etwa auffallende Ungenauigkeiten dem Verlag mitzuteilen.

© 2004 Georg Thieme Verlag
Rüdigerstraße 14
D- 70469 Stuttgart
Telefon: + 49/ 0711/ 8931-0
Unsere Homepage: http://www.thieme.de

Printed in Germany

Zeichnungen: Piotr und Malgorzata Gusta, Paris
Umschlaggestaltung: Thieme Verlagsgruppe
Umschlaggrafik: Martina Berge, Erbach
Satz: Fotosatz Sauter, Donzdorf
Druck: Druckerei Karl Grammlich, Pliezhausen

ISBN 978-3-13-148582-3   2 3 4 5 6

Geschützte Warennamen (Warenzeichen) werden **nicht** besonders kenntlich gemacht. Aus dem Fehlen eines solchen Hinweises kann also nicht geschlossen werden, dass es sich um einen freien Warennamen handele.

Das Werk, einschließlich aller seiner Teile, ist urheberrechtlich geschützt. Jede Verwertung außerhalb der engen Grenzen des Urheberrechtsgesetzes ist ohne Zustimmung des Verlages unzulässig und strafbar. Das gilt insbesondere für Vervielfältigungen, Übersetzungen, Mikroverfilmungen und die Einspeicherung und Verarbeitung in elektronischen Systemen.

Vorwort zur 2. Auflage

Gut 7 Jahre nach Erscheinen der 1. Auflage ist eine gründliche Überarbeitung unserer „Bildgebenden Diagnostik der Hand" erforderlich geworden. In diesem Zeitraum haben die radiologischen Abbildungsverfahren vielfältige Erneuerungen und Verfeinerungen erfahren. Erwähnt seien die Mehrzeilen-Spiral-CT mit annähernd isotropen Voxeln, mit der das knöcherne Handwurzelskelett mit nur einem Untersuchungsgang in allen Raumebenen rekonstruiert werden kann, und die kontrastmittelverstärkte Magnetresonanztomographie mit mehrkanaligen Phased-Array-Spulen, die eine anatomische Detailabbildung der Handweichteile ermöglicht.

Die modernen Untersuchungstechniken liefern jedoch nicht nur beeindruckende Möglichkeiten der bildgebenden Diagnostik im „small-parts" der Hand, sondern haben gleichzeitig auch eine gewisse Verunsicherung hinsichtlich der korrekten Indikationsstellung, Untersuchungsdurchführung und Bildinterpretation an einem anatomisch komplexen Organ hervorgerufen. Wir als Herausgeber fanden uns in den letzten Jahren in der glücklichen Situation, die Ergebnisse unserer täglichen Arbeit wechselseitig an der klinischen Realität eines überregionalen Handzentrums messen zu können. So konnten einerseits die Befunde der neuen Abbildungsverfahren direkt im Operationssaal an einigen tausend Patienten überprüft werden, andererseits wurden viele therapeutische Entscheidungswege maßgeblich von den Bildinhalten der modernen Radiologie beeinflusst und geprägt.

Aus dem Radiologischen Institut und der Klinik für Handchirurgie in Bad Neustadt an der Saale stammt der Kern unserer Autorenmannschaft. Wir konnten das Team verstärken durch namhafte Kollegen, die sich als Experten auf Spezialgebieten der Handdiagnostik hervorgetan haben. Anliegen des interdisziplinären Autorenteams war es, die bildgebende Diagnostik von Erkrankungen der Hand in sehr engem Kontext mit der zugrundeliegenden Pathoanatomie, der klinischen Präsentation und den möglichen Therapieformen zu stellen. Nur so schien es uns sinnvoll, den mittlerweile enormen Wissensumfang zu den Krankheitentitäten an der Hand gebündelt zu vermitteln. Unser Buch möchte dem klinischen Zuweiser die vielfältigen Aussagemöglichkeiten der modernen Schnittbilddiagnostik als auch dem Radiologen die klinischen Informationen zur korrekten Durchführung und Befundinterpretation näher bringen.

Das Buch gliedert sich in einen untersuchungsspezifischen Methodenteil, in einen Interpretationsteil mit Darlegung der Varianten und Messverfahren, in einen klinischen Teil mit Abhandlung aller wesentlichen Krankheitentitäten sowie in einen Abschlussteil mit umfangreichen differenzialdiagnostischen Tabellen.

Bedanken möchten wir uns bei vielen Helfern, ohne deren Mithilfe die Entstehung dieser Monographie nicht möglich gewesen wäre. So haben uns Herr Dr. Thorsten Pilgrim und Herr Dr. Olaf Schneider vom Thieme Verlag immer wieder zum Durchhalten ermuntert, als das Projekt Gefahr lief, von den Anforderungen unseres Berufsalltages „verschlungen" zu werden. Ganz besonders sei Frau Susanne Huiss vom Projektmanagement für ihre immerwährende Geduld und Nachsicht während der Entstehung des Projekts gedankt. Die Zeichnungen entstammen kunstvoll den Federn von Frau Dr. Susanne Kall und Herrn Piotr und Frau Malgorzata Gusta. Ohne das profunde geräte- und untersuchungstechnische Wissen unserer Röntgenassistentinnen wäre die Bildqualität vieler Untersuchungen sicherlich schlechter ausgefallen. Stellvertretend für viele bedanken wir uns bei Frau Ines Fleischmann, Herrn Gerd Metz und Frau Sonja Schmitt (Bad Neustadt).

Unser selbst gestecktes Ziel werden wir dann erreicht haben, wenn unser Buch zu einer Verbesserung der bildgebenden Diagnostik bei Handerkrankungen führen wird. Die meist jungen und im Berufsleben stehenden Handpatienten wären dann die „Gewinner".

Bad Neustadt an der Saale, *Rainer Schmitt*
im Dezember 2003 *Ulrich Lanz*

Vorwort zur 1. Auflage

Wegen der geringen Weichteilbedeckung vermag bereits die klinische Untersuchung an der Hand wesentliche Aufschlüsse über deren Zustand und Funktion zu geben. So waren schon vor der Entdeckung der Röntgenstrahlen viele Knochenverletzungen beschrieben, beispielsweise die Fraktur des distalen Radiusendes durch Colles oder die intraartikuläre Endphalanxfraktur der Finger durch Busch. Jedoch haben erst die Röntgenstrahlen seit ihrer Entdeckung im Jahre 1895 den Durchbruch in der Diagnostik normaler und pathologischer Zustände der Hand erbracht und in vielen Fällen die wahre Pathologie zutage gefördert.

In den letzten 20 Jahren hat sich die diagnostische Situation an der Hand aus drei Gründen wesentlich geändert: Radiologischerseits wurde die Palette der bildgebenden Verfahren durch das Hinzukommen der Schnittbildtechniken (CT, MR-Tomographie, Sonographie) und der Skelettszintigraphie erweitert, annähernd gleichzeitig kam es klinischerseits zu einem enormen Aufschwung der therapeutischen Möglichkeiten, insbesondere durch die Etablierung der mikrochirurgischen Verfahren. Weiterhin wurden in diesem Zeitraum wichtige, wenn auch noch nicht vollständig abgeschlossene Erkenntnisse über die Pathophysiologie der Handwurzel gewonnen. Der enorme Wissenszuwachs hat zu einem wechselseitigen Informationsbedürfnis der Fachdisziplinen geführt, die an der Diagnostik von Erkrankungen der Hand beteiligt sind.

Aus diesem Grunde wurde bei der Erstellung des vorliegenden Buches besonderer Wert auf die Zusammenarbeit zwischen Radiologen und Handchirurgen gelegt. Das interdisziplinäre Autorenteam hat es sich zur Aufgabe gemacht, eine aktuelle und synoptische Darstellung der bildgebenden Verfahren bei Erkrankungen der Hand und deren Bewertung im diagnostischen Ablauf zu präsentieren. Nach unserer Überzeugung lassen sich nur auf diesem Wege die Ergebnisse der neueren bildgebenden Verfahren an der Realität der Klinik überprüfen. Exemplarisch sei hier die Lunatumnekrose genannt, deren Diagnostik und Stadieneinteilung durch die CT und MR-Tomographie auf einen völlig neuen Boden gestellt wurden. Während einige der neueren Verfahren bereits ihren festen Platz in der Untersuchung der Hand eingenommen haben, ist der Stellenwert anderer Techniken, so etwa der Sonographie, derzeit noch nicht sicher abzuschätzen. Zu dem fordert die ständige Verbesserung des Gerätetechnik gerade in einem Spezialgebiet zur fortlaufenden Überprüfung der Indikationsbereiche auf, so daß dieses Buch lediglich eine Momentaufnahme der heutigen Kenntnisse zu geben vermag.

Das Buch gliedert sich in die folgenden Abschnitte: Im methodenspezifischen Teil I (Kapitel 2 bis 14) werden die physikalisch-technischen Grundlagen, die Besonderheiten ihrer Anwendung an der Hand sowie die Indikationen vorgestellt. Der Teil II (Kapitel 15 bis 19) behandelt das wachsende Handskelett mit seinen Variationen und Fehlbildungen und vermittelt Grundlagen über die Ligamente, Morphometrie und Funktion der Handwurzel. Im Teil III (Kapitel 20 bis 49) werden die Krankheitsbilder der Hand nosologisch abgehandelt. Dabei wird nach Definition, Pathogenese und klinischer Symptomatik die bildgebende Diagnostik der jeweiligen Erkrankung systematisch erläutert und mit einem diagnostischen Stufenplan bewertet. Die differentialdiagnostischen Synopsen des Teiles IV (Kapitel 50.1 bis 50.15) stellen symptombezogen auch seltene Entitäten stichwortartig mit Querverweisen auf das Bildmaterial der Teile II und III vor.

Das Werk konnte nur durch die aktive Unterstützung vieler fleißiger Mithelfer gestaltet werden. Folgenden Personen sei ganz herzlich für ihre Mithilfe gedankt: In aller erster Linie Frau *Sonja Brunner* (Ingolstadt), die das Buch in allen Stadien seiner Entstehung liebevoll begleitete und uns dabei tatkräftig unterstützte; Frau Diplom-Physikerin *Claudia Fellner* (Regensburg) und Herr *Dr. Franz Fellner* (Linz) für die vielen Ratschläge und Hilfen bei der technischen Umsetzung; allen Kollegen, die uns ihr Bildmaterial uneigennützig zur Verfügung gestellt haben, wobei besonders Frau *Priv.-Doz. Dr. Renate Frahm* (Tuttlingen), Herr Chefarzt *Dr. Gerwin Lingg* (Bad Kreuznach), Herr Oberarzt *Dr. Herbert Rosenthal* (Hannover) und Herr Oberarzt *Dr. Axel Stäbler* (München) genannt seien; Herrn Chefarzt *Prof. Dr. Ugo Gullotta* (Ingolstadt), in dessen Institut die Koordination stattfand und der uns hierfür alle erdenkliche Unterstützung gewährte; Herrn *Prof. Dr. Manfred Schattenkirchner* (München), der uns wertvolle Anregungen für die Kapitel 34, 35 und 37 gab, sowie Frau *Dr. Sabine Herter* (Bad Kreuznach) und Herrn *Dr. Hans-Rüdiger Mahlo* (Ulm) für deren Mitarbeit an den Kapiteln 36 bzw. 41. Unser Dank gilt ganz besonders den Mitarbeitern des Hippokrates-Verlages (Stuttgart), an erster Stelle der Cheflektorin, Frau *Dorothee Seiz*, die unser Projekt in aufopferungsvoller und zugleich souveräner Weise durch alle Phasen der Entstehung lenkte, und dem Produktionsleiter, Herrn *Bruno Feuerbacher*, bei dem wir stets Gehör auch für spezielle Gestaltungswünsche fanden. Unsere Bewunderung verdient das junge Team der Fotosetzerei *Steffen* und *Carsten Sauter* (Donzdorf).

Wir würden uns freuen, wenn das in diesem Buch zusammengetragene Wissen über die bildgebende Diagnostik auch seinen Niederschlag in der Therapie von Erkrankungen der Hand und damit in der Genesung der uns anvertrauten Patienten finden würde.

Ingolstadt und Bad Neustadt/Saale, im Mai 1996
Rainer Schmitt, Ulrich Lanz

Anschriften

Herausgeber

Priv.-Doz. Dr. med. R. Schmitt
Herz- und Gefäßklinik GmbH
Institut für Diagnostische und Interventionelle
Radiologie
Salzburger Leite 1
97616 Bad Neustadt/Saale

Prof. Dr. med. U. Lanz
Klinik für Handchirurgie
Salzburger Leite 1
97616 Bad Neustadt/Saale

Autoren

Prof. Dr. med. W. Buchberger
Universitätsklinik für Radiodiagnostik
Anichstraße 35
6020 Innsbruck, Österreich

Dr. med. G. Christopoulos
Herz- und Gefäßklinik GmbH
Institut für Diagnostische und Interventionelle
Radiologie
Salzburger Leite 1
97616 Bad Neustadt/Saale

Priv.-Doz. Dr. med. F. A. Fellner
Landesnervenklinik Wagner-Jauregg
Institut für Radiologie
Wagner-Jauregg-Weg 15
4020 Linz, Österreich

Dr. med. S. Fröhner
Herz- und Gefäßklinik GmbH
Institut für Diagnostische und Interventionelle
Radiologie
Salzburger Leite 1
97616 Bad Neustadt/Saale

Priv.-Doz. Dr. med. P. Hahn
Vulpius-Klinik GmbH
Handchirurgie
Vulpiusstraße 29
74906 Bad Rappenau

Priv.-Doz. Dr. med. Th. Helmberger
Klinikum der Universität München, Großhadern
Institut für Klinische Radiologie
Marchioninistraße 15
81377 München

Prof. Dr. med. A. Heuck
Radiologisches Zentrum München-Pasing
Pippinger Straße 25
81245 München

Dr. med. A. E. Horwitz
Klinkum Krefeld
Institut für Röntgendiagnostik
Kinderradiologie
Lutherplatz 40
47805 Krefeld

Priv.-Doz. Dr. med. H. Krimmer
Klinik für Handchirurgie
Salzburger Leite 1
97616 Bad Neustadt/Saale

Dr. med. G. Lingg
Rheuma-Heilbad AG
Zentrales Röntgeninstitut
Dr.-Alfons-Gamp-Straße 1-5
55543 Bad Kreuznach

Univ.-Prof. Dr. V. Metz
Allgemeines Krankenhaus Wien
Universitätsklinik für Radiodiagnostik
Währinger Gürtel 18-20
1090 Wien, Österreich

Priv.-Doz. Dr. med. K. J. Prommersberger
Klinik für Handchirurgie
Salzburger Leite 1
97616 Bad Neustadt/Saale

Dr. med. Nicole Reutter
Gemeinschaftspraxis Radiologie
Bahnhofstraße 24
93047 Regensburg

Dr. med. H. Rosenthal
Medizinische Hochschule Hannover
Abt. Diagnostische Radiologie I
Carl-Neuburg-Straße 1
30625 Hannover

Prof. Dr. med. G. Schindler
Abteilung für Röntgendiagnostik
in der Chirurgischen Universitätsklinik
Josef-Schneider-Straße 2
97080 Würzburg

Priv.-Doz. Dr. med. J. van Schoonhoven
Klinik für Handchirurgie
Salzburger Leite 1
97616 Bad Neustadt/Saale

Dr. med. S. Spindler-Thiele
Klinikum Bamberg
Institut für Radiologie und Nuklearmedizin
Buger Straße 80
96069 Bamberg

Prof. Dr. med. J. Spitz
Horst-Schmidt-Kliniken
Praxis für Nuklearmedizin
Ludwig-Erhard-Straße 100
65199 Wiesbaden

Priv.-Doz. Dr. med. A. Stäbler
Radiologische Praxis in der Orthopädischen Klinik
Harlaching
Grünwalder Straße 72
81547 München

Inhalt

Vorwort zur 2. Auflage V
Vorwort zur 1. Auflage VI
Anschriften VII
Herausgeber VII
Autoren VII

Untersuchungsmethoden an der Hand 1

1 Allgemeine Röntgenverfahren mit Einstelltechnik 2
R. Schmitt
1.1 Allgemeine Techniken zur Röntgendiagnostik der Hand. 2
1.2 Spezielle Röntgendiagnostik der Hand 3
1.2.1 Röntgenaufnahmen der ganzen Hand 3
1.2.2 Röntgenaufnahmen des Handgelenks 3
1.2.3 Röntgenaufnahmen der Kahnbein-Quartettserie 6
1.2.4 Röntgenaufnahmen der übrigen Handwurzelknochen 6
1.2.5 Röntgen-Stressaufnahmen der Handwurzel und des Daumens 8
1.2.6 Röntgenaufnahmen der Mittelhand 10
1.2.7 Röntgenaufnahmen des Daumens und der Finger 10

2 Spezielle Röntgenverfahren 12
R. Schmitt, S. Fröhner
2.1 Verfahren der digitalen Radiographie 12
2.1.1 Digitale Lumineszenzradiographie (DLR) ... 12
2.1.2 Direktradiographie mit Flachdetektoren ... 13
2.1.3 Bildverstärkerradiographie (DBVR) 14
2.2 Radiographie mit Mammographiefilmen .. 14
2.3 Techniken der Vergrößerungsradiographie . 15
2.3.1 Vergrößerungsradiographie am Mammographiegerät 15
2.3.2 Vergrößerungsradiographie mit der DIMA-Technik 16
2.4 Weichstrahltechnik 16
2.5 Konventionelle Tomographie 19
2.6 Kinematographie 19

3 Arthrographie 21
V. Metz, R. Schmitt, G. Christopoulus
3.1 Anatomische Vorbemerkungen 21
3.2 Arthrographie der großen Gelenkräume ... 22
3.3 Arthrographie der kleinen Gelenkräume ... 25
3.3.1 Arthrographie des Pisotriquetralgelenks ... 25
3.3.2 Arthrographie des Daumensattelgelenks... 25
3.4 Arthrographie der Fingergelenke 26
3.5 Indikationen und Bewertung. 26

4 Arthroskopie 28
H. Krimmer, P. Hahn
4.1 Apparative Voraussetzungen.............. 28
4.2 Zugangswege 29
4.3 Arthroskopische Normalbefunde 30
4.3.1 Radiokarpalgelenk (Abb. 4.3).............. 30
4.3.2 Mediokarpalgelenk 31
4.3.3 Distales Radioulnargelenk 31
4.4 Indikationen zur diagnostischen Arthroskopie 31
4.5 Indikationen zur therapeutischen Arthroskopie 32
4.6 Kontraindikationen und Komplikationen .. 32

5 Arteriographie 33
T. Helmberger, R. Schmitt
5.1 Anatomie und Variationen der Handarterien 33
5.1.1 Arterien des Unterarmes 33
5.1.2 Arterien der Hohlhand 34
5.1.3 Fingerarterien 36
5.1.4 Arterien des Handrückens 37
5.2 Bildgebende Diagnostik 37
5.2.1 Katheterangiographie 37
5.2.2 MR-Angiographie 38
5.2.3 Methodenspezifische Differenzialindikationen........................... 41

6 Skelettszintigraphie 43
J. Spitz
6.1 Physikalisch-technische Grundlagen....... 43
6.2 Biologische Grundlagen 44
6.3 Einflussgrößen auf das skelettszintigraphische Bild 46
6.4 Indikationen zur Skelettszintigraphie 47
6.5 Szintigraphische Besonderheiten im Kindesalter........................ 50

7 Sonographie 52
W. Buchberger, R. Schmitt, G. Christopoulos
7.1 Physikalisches Prinzip 52
7.2 B-Scan-Sonographie..................... 53
7.3 Dopplersonographie und farbkodierte Dopplersonographie 54
7.4 Spezielle Voraussetzungen für die Small-Part-Sonographie.............. 55
7.5 Sonographische Normalbefunde 56
7.6 Untersuchungsablauf.................... 56

8 Computertomographie 61
R. Schmitt, S. Fröhner
8.1 Allgemeines Prinzip der Computertomographie........................... 61

8.2	Technik der Spiral-Computertomographie.	61		9.9.9	MRT-Untersuchungsprotokoll zur Diagnostik von Weichteil- und Knochentumoren	86
8.3	Bildparameter	62		9.10	MRT-Anatomie der Hand	87
8.4	Artefakte in der CT-Diagnostik	63				
8.5	Untersuchungstechnik zur Computertomographie der Hand	63				

Anatomische und funktionelle Grundlagen für die Diagnostik an der Hand ... 95

8.6	Bildnachverarbeitung von CT-Volumendatensätzen	65
8.7	Normalanatomie mit Bewertung der Schichtebenen	68
8.8	CT-Arthrographie	69
8.9	Osteoabsorptiometrie	70
8.10	Indikationen	71
9	**Magnetresonanztomographie**	**73**
	F. Fellner, R. Schmitt	
9.1	Allgemeine Grundlagen	73
9.2	Pulssequenzen	73
9.2.1	Spin-Echo-Technik (SE)	74
9.2.2	Schnelle Spin-Echo-Technik (TSE, FSE)	74
9.2.3	Inversion-Recovery-Technik (IR)	75
9.2.4	Gradienten-Echo-Technik (GRE)	75
9.2.5	3-dimensionale Anregungstechnik („3D-Technik")	77
9.3	Fettsättigungstechniken	78
9.4	Parallele Bildgebung	79
9.5	Kontrastmittel	79
9.5.1	Kontrastmittelwirkung	79
9.5.2	Kontrastmittelapplikation für Standarduntersuchungen	80
9.5.3	Kontrastmittelverstärkte MR-Angiographie	80
9.5.4	MR-Arthrographie	81
9.6	Dynamische Magnetresonanztomographie der Handwurzel	81
9.7	Planung des Untersuchungsvolumens	81
9.8	Sequenzempfehlungen für die Magnetresonanztomographie der Hand	82
9.9	Sequenzprotokolle	83
9.9.1	MRT-Basisprotokoll	83
9.9.2	MRT-Untersuchungsprotokoll beim Handwurzeltrauma	83
9.9.3	MRT-Untersuchungsprotokoll beim Trauma des Skaphoids	84
9.9.4	MRT-Untersuchungsprotokoll bei der Skaphoidpseudarthrose	84
9.9.5	MRT-Untersuchungsprotokoll bei Läsionen der Ligamente und des TFCC	84
9.9.6	MRT-Untersuchungsprotokoll bei karpalen Osteonekrosen (Lunatumnekrose)	85
9.9.7	MRT-Untersuchungsprotokoll bei arthritischen Gelenkerkrankungen	85
9.9.8	MRT-Untersuchungsprotokoll zum Nachweis von Ganglien	85
10	**Karpale Ligamente**	**96**
	R. Schmitt	
10.1	Anatomische Grundlagen	96
10.1.1	„Interossäre" Ligamente	96
10.1.2	Palmare V-Ligamente	99
10.1.3	Ligamente des „dorsalen V"	101
10.1.4	Karpale Kollateralbänder	102
10.2	Pathoanatomische Prinzipien	102
10.3	Bildgebende Diagnostik	103
10.3.1	Magnetresonanztomographie	103
10.3.2	Arthrographie	111
10.3.3	Arthroskopie	111
11	**Ulnokarpaler Komplex (TFCC)**	**113**
	R. Schmitt	
11.1	Anatomische Grundlagen	113
11.2	Pathoanatomische Prinzipien	116
11.3	Bildgebende Diagnostik	116
11.3.1	Magnetresonanztomographie	116
11.3.2	Arthroskopie	120
11.3.3	Arthrographie	121
11.3.4	Röntgendiagnostik	121
11.3.5	Computertomographie	121
12	**Karpale Morphometrie und Funktion**	**122**
	R. Schmitt, K. J. Prommersberger	
12.1	Morphometrie und Funktion am distalen Unterarmabschnitt	122
12.1.1	Gelenkwinkel des distalen Radiusabschnitts	122
12.1.2	Relative Länge von Radius und Ulna	123
12.1.3	Radioulnare Translation	123
12.1.4	Umwendbewegungen (Pronation, Supination)	124
12.2	Morphometrie und Funktion der Handwurzel	124
12.2.1	Radiologische Karpalbögen	124
12.2.2	Karpale Winkel	124
12.2.3	Karpale Höhe	125
12.2.4	Ulnare Abweichung der Handwurzel	126
12.2.5	Karpale Bewegungsebenen und -achsen	126
12.2.6	Flexion und Extension	127
12.2.7	Radial- und Ulnarduktion	127
12.2.8	Konzepte zur karpalen Stabilität und Instabilität	129

13	**Postoperative Röntgendiagnostik**....... 131
	H. Krimmer, P. Hahn, R. Schmitt
13.1	Teilarthrodesen am Handgelenk.......... 131
13.2	Operationen am distalen Ulnaabschnitt.... 132
13.3	Niveauoperationen an Radius und Ulna.... 133
13.4	Operationen bei Frakturen und Pseudarthrosen des Kahnbeines.......... 133
13.5	Operationen bei Radiusfrakturen und Radiuskorrekturosteotomie.......... 134
13.6	Operationen bei Bandverletzungen, Luxationen und Luxationsfrakturen der Handwurzel 135
13.7	Operative Rettungseingriffe an Fingergelenken 136
13.8	Operationen bei Fingerfrakturen 137
13.9	Arthrodesen............................ 138
13.10	Weichteil- und Kallusdistraktionen........ 139
13.11	Operationen bei Amputationsverletzungen 140

Wachstum, Normvarianten und Fehlbildungen der Hand................. 141

14	**Wachsendes Handskelett**............... 142
	A. E. Horwitz, G. Schindler
14.1	Normale Entwicklung des Handskeletts.... 142
14.2	Gestörte Skelettreifung.................. 142
14.3	Juristische und forensische Aspekte 144
14.4	Bestimmungsmethoden der bildgebenden Diagnostik 144
14.4.1	Altersabhängigkeit...................... 144
14.4.2	Bestimmung des Skelettalters............ 145
14.4.3	Bestimmung der prospektiven Körperendlänge........................ 146

15	**Normvarianten des Handskeletts und der Handweichteile**................ 147
	R. Schmitt, G. Schindler
15.1	Normvarianten des Handskeletts......... 147
15.1.1	Sesambeine 147
15.1.2	Koalitionen der Karpalia................. 147
15.1.3	Teilungen der Karpalia 149
15.1.4	Akzessorische Handwurzelknochen 149
15.1.5	Kerben und Mulden an den Handwurzelknochen 150
15.1.6	Formvarianten des Lunatums 150
15.2	Normvarianten der Handweichteile 151
15.2.1	Varianten der extrinsischen und intrinsischen Muskulatur 151
15.2.2	Doppelungen und Multiplizität von Sehnen.......................... 151
15.2.3	Doppelung des Nervus medianus......... 153
15.2.4	Persistierende Arteria mediana 153

16	**Fehlbildungen und Deformitäten**........ 154
	J. van Schoonhoven, R. Schmitt, A. E. Horwitz, H. Rosenthal, U. Lanz
16.1	Fehlende Bildung von Teilen 156
16.1.1	Transversale Defektbildungen............ 156
16.1.2	Longitudinale Defektbildungen 156
16.2	Fehlende Differenzierung von Teilen 158
16.2.	Symphalangie 158
16.2.2	Kamptodaktylie........................ 158
16.2.3	Klinodaktylie 159
16.2.4	Pollex flexus.......................... 160
16.2.5	Arthrogryposis multiplex congenita 160
16.2.6	Syndaktylie........................... 161
16.3	Doppelbildungen 163
16.3.1	Radiale (präaxiale) Polydaktylie........... 163
16.3.2	Ulnare (postaxiale) Polydaktylie.......... 165
16.3.3	Zentrale Polydaktylie................... 165
16.3.4	Spiegelhand 165
16.4	Überentwicklung von Teilen (Makrodaktylie) 166
16.5	Unterentwicklung von Teilen 166
16.5.1	Hypo- bzw. Aplasie des Daumens 166
16.5.2	Brachydaktylie........................ 168
16.6	Schnürring-Komplex 168
16.7	Fehlbildungssyndrome 169
16.8	Skelettdeformitäten.................... 170
16.8.1	Skelettdysostosen..................... 170
16.8.2	Skelettdysplasien (Osteochondrodysplasien)............... 171
16.8.3	Angeborene sklerosierende und hyperostostische Skelettveränderungen ... 172
16.8.4	Primäre Stoffwechselstörungen des Skeletts (Dysostosis multiplex)........ 173

Trauma der Hand und Verletzungsfolgen........................ 175

17	**Trauma des distalen Unterarmabschnitts** 176
	K. J. Prommersberger, S. Fröhner, J. van Schoonhoven, R. Schmitt
17.1	Frische Frakturen und Luxationsfrakturen des distalen Unterarmabschnitts 176
17.2	Fehlverheilte distale Radiusfrakturen...... 186
17.3	Pseudarthrosen nach distalen Radiusfrakturen 189
17.4	Luxationen im distalen Radioulnargelenk.. 190
17.5	Differenzialdiagnosen 191

18	**Läsionen im ulnokarpalen Kompartiment**....................... 192
	R. Schmitt, G. Christopoulos, H. Krimmer
18.1	Läsionen des ulnokarpalen Komplexes (TFCC).................................. 192

18.2	Ulnokarpales Impaction-Syndrom (ulnolunär, ulnolunotriquetral)............ 206	23.1.2	Lunotriquetrale Dissoziation (LT-D)........ 273
18.3	Differenzialdiagnosen................... 208	23.2	Nichtdissoziative Gefügestörungen (CIND)................................. 278
18.4	Therapeutische Optionen................ 208	23.2.1	Radiokarpale Gefügestörung............. 278

19 Frakturen des Skaphoids............... 209
R. Schmitt, H. Krimmer, J. Spitz

19.1	Pathophysiologie, klinische Symptomatik.. 209	23.2.2	Mediokarpale Gefügestörung............. 279
19.2	Besonderheiten im Kindesalter............ 211	23.2.3	Kapitatolunäre Instabilität................ 282
19.3	Bildgebende Diagnostik.................. 212	23.2.4	Karpale Translokation nach ulnar......... 282
19.4	Differenzialdiagnosen................... 220	23.2.5	Karpale Translokationen nach radial, palmar oder dorsal....................... 283
19.5	Therapeutische Optionen................ 221	23.3	Differenzialdiagnosen.................... 284

20 Skaphoidpseudarthrose................ 222
R. Schmitt, H. Krimmer

24 Karpometakarpale Luxationen und Luxationsfrakturen................. 285
R. Schmitt, P. Hahn

20.1	Pathogenese, klinische Symptomatik...... 222	24.1	Dorsale karpometakarpale Luxationen..... 286
20.2	Bildgebende Diagnostik.................. 224	24.2	Palmare karpometakarpale Luxationen.... 286
20.3	Differenzialdiagnosen................... 233	24.3	Dorsale karpometakarpale Luxationsfrakturen................................ 288
20.4	Therapeutische Optionen und posttherapeutische Diagnostik........... 233	24.4	Palmare karpometakarpale Luxationsfrakturen................................ 288
20.5	Diagnostische Strategie.................. 235	24.5	Differenzialdiagnosen.................... 289

21 Frakturen der übrigen Handwurzel...... 236
G. Christopoulos, R. Schmitt, J. Spitz

		24.6	Therapeutische Optionen................ 289

25 Frakturen der Metakarpalia............. 290
H. Krimmer, G. Schindler

21.1	Frakturen des Triquetrums................ 238	25.1	Basisnahe Frakturen des Metakarpale I.... 291
21.2	Frakturen des Pisiforme.................. 240	25.2	Basisnahe Frakturen der Metakarpalia II–V........................ 292
21.3	Frakturen des Lunatums.................. 241		
21.4	Frakturen des Kapitatums................ 243	25.3	Schaftfrakturen der Metakarpalia......... 293
21.5	Frakturen des Hamatums................. 244	25.4	Subkapitale Frakturen der Metakarpalia... 293
21.6	Frakturen des Trapeziums................ 246	25.5	Kopffrakturen der Metakarpalia.......... 294
21.7	Frakturen des Trapezoideums............ 247	25.6	Differenzialdiagnosen.................... 295
21.8	Kombinierte Handwurzelfrakturen........ 248	25.7	Therapeutische Optionen................ 295
21.9	Besonderheiten der kindlichen Handwurzelfrakturen..................... 249		

26 Fingerfrakturen und -luxationen........ 296
P. Hahn, R. Schmitt, N. Reutter

21.10	Differenzialdiagnosen................... 249	26.1	Extraartikuläre Frakturen................. 298
21.11	Therapeutische Optionen................ 249	26.1.1	Frakturen des Processus unguicularis...... 298

22 Karpale Luxationen und Luxationsfrakturen..................... 251
A. Stäbler, R. Schmitt, H. Krimmer

		26.1.2	Fingerschaftfrakturen.................... 298
		26.2	Intraartikuläre Fingerfrakturen............ 298
22.1	Perilunäre und lunäre Luxationen......... 253	26.3	Avulsionsfrakturen....................... 300
22.2	Perilunäre Luxationsfrakturen............ 256	26.3.1	Dorsale Endgliedbasisfraktur (Streckensehnenausriss)................. 300
22.2.1	Transskaphoidale perilunäre Luxationsfraktur (de Quervain)........... 256		
22.2.2	Perilunäre Luxationen mit anderen Begleitfrakturen......................... 256	26.3.2	Palmare Endgliedbasisfraktur (Beugesehnenausriss).................... 300
22.3	Skaphoid-Kapitatum-Fraktur-Syndrom (Fenton)............................... 258	26.3.3	Dorsale Mittelgliedbasisfraktur........... 301
		26.3.4	Palmare Basisfrakturen der Mittel- und Grundphalanx.......................... 301
22.4	Axiale Luxationen und Luxationsfrakturen............................... 259	26.4	Fingerfrakturen im Kindesalter............ 302
		26.5	Fingerluxationen........................ 302
22.5	Differenzialdiagnosen................... 260	26.6	Fingerluxationsfrakturen................. 304
22.6	Therapeutische Optionen................ 260	26.7	Differenzialdiagnosen.................... 304

23 Karpale Instabilitäten.................. 261
R. Schmitt, A. Stäbler, H. Krimmer

		26.8	Therapeutische Optionen................ 304
23.1	Dissoziative Gefügestörungen (CID)....... 266		
23.1.1	Skapholunäre Dissoziation (SLD).......... 266		

Erkrankungen der Hand durch lokale oder systemische Degeneration 305

27 Arthrosis deformans 306
A. Stäbler, R. Schmitt, H. Krimmer
27.1 Arthrosen der Fingergelenke 308
27.2 Arthrosen der Karpalgelenke 309
27.2.1 Arthrose des Karpometakarpalgelenks I (Rhizarthrose) 309
27.2.2 Arthrose der Skaphoid-Trapezium-Trapezoideum-Gelenke (STT-Arthrose) 310
27.2.3 Arthrose des Pisotriquetralgelenks 310
27.2.4 Arthrose beim karpalen Kollaps („SLAC Wrist" und „SNAC Wrist") 311
27.2.5 Arthrose des distalen Radioulnargelenks... 314
27.3 Sonderformen der Arthrose an der Hand... 315
27.3.1 Entzündliche (erosive) Arthrose........... 315
27.3.2 Pfropfarthritis 315
27.3.3 Chondrokalzinose („Pseudogicht", CPPD) .. 316
27.3.4 Hämochromatose 316
27.3.5 Akromegalie............................ 317
27.4 Therapeutische Optionen 318

28 Enthesiopathien 319
N. Reutter, S. Spindler-Thiele
28.1 Vorwiegend fibroostotische Veränderungen 320
28.1.1 Degenerative Erkrankungen 320
28.1.2 Endokrinologische Erkrankungen 320
28.1.3 Metabolische Erkrankungen 321
28.2 Vorwiegend fibroostitische Veränderungen 322
28.2.1 Entzündliche Erkrankungen 322
28.2.2 Seltene Affektionen des fibroossären Übergangs.............................. 322
28.3 Differenzialdiagnosen 322
28.4 Therapeutische Optionen................. 323

29 Weichteilläsionen durch Überlastung und Sport 324
A. Heuck, R. Schmitt, P. Hahn
29.1 Tendinose und Tendovaginose 325
29.1.1 Tendinose und Tendovaginose der Strecksehnen 325
29.1.2 Tendinose und Tendovaginose der Beugesehnen 327
29.2 Sehnenruptur........................... 330
29.3 Ringbandverletzungen 331
29.4 „Skidaumen" 333
29.5 Läsionen der Metakarpophalangealgelenke II–V 335
29.6 Bursitis des Recessus ulnaris (praestyloideus) 336
29.7 Muskuläre Läsionen..................... 338
29.8 Differenzialdiagnosen 339

30 Osteonekrosen am Handskelett.......... 340
R. Schmitt, H. Krimmer
30.1 Lunatumnekrose (Morbus Kienböck) 340
30.2 Osteonekrose des Skaphoids (Morbus Preiser)........................ 352
30.3 Osteonekrose des Kapitatumkopfes 352
30.4 Osteonekrose des Hamulus ossis hamati... 352
30.5 Osteonekrose aller Karpalia (Morbus Caffey)......................... 352
30.6 Ostenekrose der Metakarpale-Köpfchen (Morbus Mauclaire) 352
30.7 Osteonekrosen der Phalangenbasen (Morbus Thiemann)..................... 354

31 Osteopenische Knochenerkrankungen... 355
N. Reutter, A. Heuck, V. Metz
31.1 Osteoporose............................ 356
31.2 Rachitis/Osteomalazie.................... 360
31.3 Hyperparathyreoidismus 362
31.4 Renale Osteopathie 364
31.5 Differenzialdiagnosen 365

32 Algodystrophie (Reflexdystrophie, komplexes regionales Schmerzsyndrom Typ I) 366
N. Reutter, J. Spitz
32.1 Pathogenese, klinische Symptomatik 366
32.2 Bildgebende Diagnostik 368
32.3 Differenzialdiagnosen 371
32.3. Therapeutische Optionen................. 371

Erkrankungen der Hand bei Störungen des Stoffwechsels und übergeordneter Systeme 373

33 Hormonell, vitaminös, medikamentös und toxisch bedingte Osteopathien 374
A. Heuck, H. Rosenthal
33.1 Hormonelle Osteopathien 374
33.1.1 Akromegalie............................ 374
33.1.2 Hypopituitarismus....................... 374
33.1.3 Adrenogenitales Syndrom (AGS) 375
33.1.4 Hyperparathyreoidismus 375
33.1.5 Hypoparathyreoidismus.................. 376
33.1.6 Pseudohypoparathyreoidismus und Pseudopseudohypoparathyreoidismus..... 376
33.1.7 Hypothyreose........................... 376
33.1.8 Hyperthyreose.......................... 377
33.2 Osteopathien durch Hypo-/Hypervitaminosen 378
33.2.1 Vitamin-D-Mangel-Rachitis............... 378
33.2.2 Vitamin-D-resistente Rachitis............. 378
33.2.3 Hypervitaminose D 378
33.2.4 Hypovitaminose C (Skorbut, Möller-Barlow-Erkrankung) 379

33.3	Medikamentöse und toxische Osteopathien	379	36.1.3	Sjögren-Syndrom	410
33.3.1	Kortikoid-Osteopathie	379	36.1.4	Caplan-Syndrom	410
33.3.2	Prostaglandin-Osteopathie	379	36.1.5	Juvenile Formen bzw. Sonderformen der rheumatoiden Arthritis	410
33.3.3	Fluorose	379	36.2	Radiologische Stadieneinteilung der rheumatoiden Arthritis	418
33.3.4	Aluminium-Osteopathie	380	36.3	Differenzialdiagnosen	419
33.3.5	Blei-Osteopathie	380	36.4	Therapeutische Optionen	419
33.4	Therapeutische Optionen	381			

34 Kristallinduzierte Osteoarthropathien ... 382
T. Helmberger, A. Stäbler, R. Schmitt

34.1	Gicht/Hyperurikämie	382
34.2	CPPD-Ablagerungskrankheit	385
34.2.1	Chondrokalzinose der Ligamente und des ulnokarpalen Komplexes (TFCC)	387
34.2.2	Destruierende Handgelenksarthropathie	387
34.2.3	Tumoröse Form der Chondrokalzinose	387
34.2.4	Weitere Manifestationsformen der CPPD-Ablagerungskrankheit	387
34.3	Hydroxylapatit-(HA-)Ablagerungen (akutes Kalksalzdepot)	389
34.4	Hämochromatose	390
34.5	Morbus Wilson	391
34.6	Alkaptonurie (Ochronose)	392
34.7	Oxalose (Hyperoxalurie)	393

37 Seronegative Spondylarthropathien ... 420
S. Spindler-Thiele, A. Stäbler, G. Lingg

37.1	Arthritis psoriatica (Psoriatische Osteoarthropathie)	423
37.2	Reiter-Syndrom (Morbus Reiter)	425
37.3	Reaktive Arthritis	426
37.4	Arthritis bei Spondylitis ankylosans (sog. Morbus Bechterew)	427
37.5	Enteropathische Arthritiden	428
37.6	Dermatoseassoziierte Osteoarthropathien	430
37.7	Seltene seronegative Arthritiden	430
37.7.1	Antikörpermangelsyndrom	430
37.7.2	Autoimmunthyreoiditis Hashimoto	430
37.7.3	Morbus Behçet	430
37.7.4	Familiäres Mittelmeerfieber	430
37.7.5	Stevens-Johnson-Syndrom	430

35 Seltene Osteoarthropathien ... 394
S. Spindler-Thiele, R. Schmitt, A. Stäbler

35.1	Sarkoidose (Morbus Boeck)	394
35.2	Neurogene Osteoarthropathie und Charcot-Gelenk	396
35.3	Hämophilie-Osteoarthropathie („Blutergelenk")	397
35.4	Amyloidose-Osteoarthropathie	398
35.5	Hereditäre Hämoglobinopathien	399
35.6	Multizentrische Retikulohistiozytose (Lipoidarthrodermatitis)	400
35.7	Hypertrophische Osteoarthropathie	401
35.8	Osteoarthropathie durch ionisierende Strahlen	402
35.9	Fremdkörper-Synovialitis und -Osteoarthritis	403
35.10	Synoviale Chondromatose	404

38 Rheumatisches Fieber (Poststreptokokkenreaktive Arthritis) ... 432
S. Spindler-Thiele, G. Lingg

38.1	Pathoanatomie, klinische Symptomatik	432
38.2	Röntgendiagnostik	432
38.3	Differenzialdiagnosen	433
38.4	Therapeutische Optionen	433

39 Kollagenosen ... 434
S. Spindler-Thiele, R. Schmitt

39.1	Lupus erythematodes disseminatus (LED, SLE)	434
39.2	Sklerodermie, progressive systemische Sklerose (PSS)	436
39.3	Polymyositis und Dermatomyositis	438
39.4	Panarteriitis nodosa	439
39.5	Wegener-Granulomatose	440
39.6	Sjögren-Syndrom	440

Entzündliche Erkrankungen der Handgelenke ... 407

36 Rheumatoide Arthritis ... 408
G. Lingg, R. Schmitt

36.1	Sonderformen der rheumatoiden Arthritis	410
36.1.1	Adult-Still-Syndrom	410
36.1.2	Felty-Syndrom	410

40 Infektarthritis ... 441
S. Spindler-Thiele, R. Schmitt

40.1	Akute bakterielle Arthritis	444
40.2	Tuberkulose der Hand	444
40.3	Lues	445
40.4	Gonokokken-Arthritis	445
40.5	Lepra	446
40.6	Lyme-Arthritis	446
40.7	Bilharziose-Arthropathie	446
40.8	Virus-Arthritiden (Hepatitis-B, Röteln, Mumps, Pocken, Parvo-B19, Impfungen)	446

40.9	Pilz-Arthritis	446		43.6	Zystische Knochentumoren	471
				43.7	Differenzialdiagnosen	471
				43.8	Therapeutische Optionen	471

Entzündliche Erkrankungen der Knochen und der Handweichteile … 447

41	**Osteomyelitis**	448
	H. Rosenthal, R. Schmitt, J. Spitz	
41.1	Hämatogene Osteomyelitis	450
41.2	Tuberkulöse Osteomyelitis	451
41.3	Sekundäre Osteomyelitiden	452
41.3.1	Panaritium ossale	452
41.3.2	Posttraumatische Osteitis	452
41.3.3	Bissverletzungen	452
41.4	Sonderformen der Osteomyelitis	453
41.4.1	Plasmazellen-Osteomyelitis, Brodie-Abszess, chronisch sklerosierende Osteomyelitis Garré	453
41.4.2	Osteomyelitiden seltener Erreger	453
41.4.3	Chronisch rekurrierende multifokale Osteomyelitis	453
41.5	Differenzialdiagnosen	454
41.6	Therapeutische Optionen	454
42	**Weichteilinfektionen**	455
	P. Hahn, R. Schmitt	
42.1	Infektion der Fingerbeere und Paronychie	456
42.2	Sehnenscheidenphlegmone	457
42.3	Abszess der Handbinnenräume	458
42.4	Sehnenscheidentuberkulose	460
42.5	Akute Kalksalzablagerung (HA)	461
42.6	Gasödem („Gasbrand")	461
42.7	Differenzialdiagnosen	461
42.8	Therapeutische Optionen	462

Tumoröse und tumorähnliche Erkrankungen der Hand … 463

43	**Zystoide Knochenläsionen**	464
	N. Reutter, F. Fellner	
43.1	Knochenzysten ohne Krankheitswert	465
43.1.1	Vasa nutricia	465
43.1.2	Posttraumatische Blutungszyste	465
43.1.3	Nekrobiotische Pseudozysten, idiopathische Karpalzysten	465
43.2	Avaskuläre Osteonekrosen der Handwurzel	465
43.3	Enthesiopathische und arthritische Erkrankungen	465
43.3.1	Signalzyste und arthritische Erosion	467
43.4	Infektinduzierte Knochenzysten	468
43.5	Knochenzysten bei Systemerkrankungen	468
43.5.1	Stoffwechselerkrankungen, die mit Ablagerungen einhergehen	468
43.5.2	Knochenzysten bei anderen Systemerkrankungen	468

44	**Knochentumoren**	472
	H. Rosenthal, R. Schmitt, A. Stäbler	
44.1	Knochentumoren chondrogenen Ursprungs	473
44.1.1	Enchondrom (Chondrom)	473
44.1.2	Osteochondrom (kartilaginäre Exostose)	475
44.1.3	Chondroblastom, Chondromyxoidfibrom	476
44.1.4	Chondrosarkom	476
44.2	Knochentumoren mit ossärem Ursprungsgewebe	477
44.2.1	Osteoidosteom	477
44.2.2	Osteoblastom	479
44.2.3	Osteosarkom	479
44.3	Knochentumoren bindegewebigen Ursprungs	479
44.3.1	Nichtossifizierendes Fibrom, desmoplastisches Fibrom	479
44.3.2	Riesenzelltumor (Osteoklastom)	479
44.3.3	Malignes fibröses Histiozytom (MFH), Fibrosarkom	480
44.4	Knochentumoren endothelialen Ursprungs	480
44.4.1	Hämangiom	480
44.4.2	Hämangioendotheliom, Angiosarkom	482
44.5	Knochentumoren medullären Ursprungs	482
44.5.1	Ewing-Sarkom	482
44.5.2	Plasmozytom, malignes Lymphom, Morbus Hodgkin und Leukämie	482
44.6	Tumorähnliche Knochenläsionen	483
44.6.1	Enostom, Kompaktainsel	483
44.6.2	Aneurysmatische Knochenzyste	483
44.6.3	Solitäre Knochenzyste (juvenile Knochenzyste)	484
44.6.4	Reparatives Riesenzellgranulom	484
44.6.5	Gelenkerkrankungen, intraossäres Ganglion	484
44.6.6	Intraossäre Epidermiszyste	485
44.6.7	Brauner Tumor	485
44.6.8	Sonstige Knochentumoren	485
44.7	Knochenmetastasen	486
44.8	Weichteiltumoren mit Knocheninfiltration	486
44.9	Therapeutische Optionen	487
45	**Weichteiltumoren**	488
	R. Schmitt	
45.1	Von der Haut ausgehende Tumoren	490
45.1.1	Epithelzyste	490
45.1.2	Karzinome der Haut	491
45.2	Vom Bindegewebe ausgehende Tumoren	491
45.2.1	Ganglion	491
45.2.2	Lipom	493
45.2.3	Fibrom	494

45.2.4	Leiomyom	494	48.6.4	Gefäßverletzungen, falsches Aneurysma	526
45.2.5	Riesenzelltumor der Sehnenscheide (Xanthom)	495	48.6.5	Postoperative Kontrollen	526
45.2.6	Aggressive Fibromatose (Desmoid)	496	48.7	Knochen- und Weichteiltumoren	527
45.2.7	Weichteilsarkome	497	48.8	Angeborene Fehlbildungen	527
45.3	Von Blut- und Lymphgefäßen ausgehende Tumoren	499	48.9	Angiodysplasien	528
			48.9.1	Genuine diffuse Phlebektasie	528
45.3.1	Hämangiome	499	48.9.2	Angiodysplasie Typ Klippel-Trénaunay	528
45.3.2	Maligne Gefäßtumoren	501	48.9.3	Angiodysplasie Typ F.P. Weber	528
45.3.3	Glomustumor	501	48.9.4	Angiodysplasie Typ Servelle-Martorell	528
45.3.4	Lymphangiome	502			
45.4	Vom Nervengewebe ausgehende Tumoren	503	48.9.5	Maffucci-Syndrom	529
			48.10	Therapeutische Optionen	530

Differenzialdiagnostische Tabellen bei Erkrankungen der Hand 531

45.4.1	Neurinom (Schwannom) und Neurofibrom	503
45.4.2	Intraneurales Fibrolipom	504
45.4.3	Malignes Neurinom (Neurofibrosarkom)	504
45.4.4	Posttraumatisches Neurom	504
45.5	Differenzialdiagnosen	506
45.6	Therapeutische Optionen	506

49	**Kongenitale und erworbene Form- und Strukturveränderungen an den Epiphysen**	532
	A. E. Horwitz	
50	**Kongenitale und erworbene Form- und Strukturveränderungen an den Metaphysen**	533
	A. E. Horwitz	
51	**Fehlbildungssyndrome**	534
	G. Schindler, R. Schmitt	
52	**Dysplasien (Osteochondrodysplasien)**	538
	G. Schindler, A. E. Horwitz	
53	**Primäre Stoffwechselstörungen des Skeletts**	542
	G. Schindler, A. E. Horwitz	
54	**Arthritis**	544
	S. Spindler-Thiele	
55	**Akroosteolysen**	549
	R. Schmitt, S. Spindler-Thiele	
56	**Zystoide Veränderungen**	553
	N. Reutter	
57	**Polyostotische Knochenläsionen**	555
	H. Rosenthal, R. Schmitt	
58	**Läsionen des Periosts und der Kompakta**	558
	N. Reutter	
59	**Hyperostosen**	562
	N. Reutter	
60	**Osteopenie**	564
	N. Reutter	
61	**Weichteilverkalkungen**	566
	R. Schmitt, G. Christopoulos	
62	**Sekundäre Raynaud-Phänomene**	570
	H. Rosenthal	

Erkrankungen der Nerven und Gefäße an der Hand 507

46	**Karpaltunnelsyndrom**	508
	W. Buchberger, R. Schmitt	
46.1	Anatomische Vorbemerkungen	508
46.2	Pathophysiologie, klinische Symptomatik	509
46.3	Bildgebende Diagnostik	510
46.4	Postoperative Befunde	514
46.5	Therapeutische Optionen	514
47	**Syndrom der Loge de Guyon**	515
	R. Schmitt, P. Hahn	
47.1	Anatomische Vorbemerkungen	515
47.2	Pathoanatomie, klinische Symptomatik	515
47.3	Bildgebende Diagnostik	515
47.4	Therapeutische Optionen	518
48	**Arterielle Durchblutungsstörungen**	519
	H. Rosenthal, R. Schmitt	
48.1	Arterielle Verschlusskrankheit (pAVK)	519
48.2	Periphere Embolie	520
48.3	Endangiitis obliterans Winiwarter-Bürger	521
48.4	Primäres Raynaud-Phänomen	522
48.5	Kollagenosen und rheumatoide Arthritis	523
48.5.1	Sklerodermie (progressive systemische Sklerose)	523
48.5.2	Lupus erythematodes	523
48.5.3	Panarteriitis nodosa	523
48.5.4	Seltene Gefäßerkrankungen	524
48.5.5	Rheumatoide Arthritis	524
48.6	Gefäßtrauma und postoperative Angiographiebefunde	524
48.6.1	Chronisches Vibrationstrauma	524
48.6.2	Hypothenar-Hammer- und Thenar-Hammer-Syndrom	525
48.6.3	Radiogen induzierte Arteriopathien	526

Untersuchungsmethoden an der Hand

1 **Allgemeine Röntgenverfahren mit Einstelltechnik** 2

2 **Spezielle Röntgenverfahren** 12

3 **Arthrographie** 21

4 **Arthroskopie** 28

5 **Arteriographie** 33

6 **Skelettszintigraphie** 43

7 **Sonographie** 52

8 **Computertomographie** 61

9 **Magnetresonanztomographie** 73

1 Allgemeine Röntgenverfahren mit Einstelltechnik

R. Schmitt

Röntgenaufnahmen der Hand müssen mit standardisierter Untersuchungstechnik angefertigt werden, wobei die Lagerung und Zentrierung wegen der Freiheitsgrade in den 3 Raumebenen der besonderen Sorgfalt bedürfen. Um Umwendbewegungen auszuschalten, müssen die dorsopalmaren und seitlichen Aufnahmen jeweils in „**Neutralstellung**" exponiert werden. Unter Beugung des Ellenbogens wird dabei zur Anfertigung der Seitaufnahme der Oberarm adduziert, während bei der Exposition der dorsopalmaren Aufnahme der Oberarm in Abduktionsstellung in Schulterhöhe gelagert wird. Aufgrund der wechselseitigen Überlagerung ihrer Skelettelemente kommen an der Handwurzel mehrere Spezialeinstellungen und -projektionen zur Anwendung. Ligamentäre Verletzungen der Handwurzel oder am Daumen können indirekt mittels Stressaufnahmen nachgewiesen werden.

1.1 Allgemeine Techniken zur Röntgendiagnostik der Hand

Untersuchungsgeräte

Röntgenaufnahmen der Hand werden entweder am universell verwendbaren Bucky-Tisch oder an einem speziellen Arbeitsplatz für Handaufnahmen (Lysholm-Tisch) angefertigt. In „Übertischtechnik" wird die Röntgenkassette auf die Tischoberfläche gebracht und auf dieser die Patientenhand zur Exposition gelagert. Der Film-Fokus-Abstand (FFA) beträgt 105 cm, der Feinfokus wird angewählt (Brennflecknennwert 0,6 mm oder kleiner). Ein Streustrahlenraster kommt nicht zur Anwendung.

Hilfsmaterialien

- Für die Maßnahmen des Strahlenschutzes werden ein Bleimantel und ein Bleischürzchen sowie im Rahmen von gehaltenen Aufnahmen Bleihandschuhe für den Untersucher benötigt.
- Lagerungsblock aus leichtem Holz oder Kunststoff in den Maßen 25 × 35 × 50 cm. Hierauf werden zur Anfertigung von Aufnahmen im dorsopalmaren Strahlengang die Hand und der Unterarm des Patienten in Schulterhöhe gebracht (Abb. **1.2a**).
- Lagerungsschiene mit senkrechter Seitenführung zur Anfertigung von streng seitlichen Aufnahmen.
- Keilkissen aus Schaumgummi (Bocollo) in verschiedenen Größen und Winkelschrägen von 30°, 45° und 60°.
- Mit Reismehl gefüllte Säckchen, Klettbänder und Klebepflaster zur stabilen Lagerung und Fixierung der Patientenhand.
- Seitenzeichen „R" und „L" zur Kennzeichnung auf dem Film.
- Bleistreifen zur Abdeckung von nicht exponierten Kassettensegmenten.

Maßnahmen des Strahlenschutzes

Aus Gründen des Strahlenschutzes trägt der Patient ein Bleischürzchen oder einen Bleimantel. Er sitzt seitlich neben dem Untersuchungstisch (Beine nicht unter dem Tisch).

Aufzeichnungssysteme und Belichtungsparameter

Für die konventionelle Röntgendiagnostik werden Kassettenformate in den Größen 18 × 24 cm und 24 × 30 cm verwendet. Es werden 3 Aufzeichnungssysteme unterschieden:
- In der **Film-Folien-Radiographie** sind die Kassetten in der Erwachsenendiagnostik mit Verstärkerfolien der Empfindlichkeitsklasse 200 (Dosisbedarf 5 µGy) bestückt, in der pädiatrischen Diagnostik mit der Empfindlichkeitsklasse 400 (Dosisbedarf 2,5 µGy). Je nach Größe der Hand werden mit freier Belichtung (ohne Belichtungsautomatik) eine Aufnahmespannung zwischen 45 und 55 kV und ein Stromstärken-Zeit-Produkt zwischen 3 und 6 mAs gewählt. Nach den Richtlinien der Bundesärztekammer Deutschlands können bei spezieller Fragestellung auch hochauflösende Film-Folien-Systeme zum Einsatz kommen.
- In der **digitalen Speicherfolien-Radiographie** dienen Speicherfolien auf der Basis von Phosphorverbindungen als Detektoren. Die Belichtungswerte entsprechen weitgehend denen der Film-Folien-Radiographie.

Charakteristikum der Speicherfolientechnik ist der größere Belichtungsumfang auf der linear verlaufenden Schwärzungskurve, der in einem Nachbearbeitungsgang Schwärzungs- und Kontrastkorrekturen zulässt. Zur Diagnostik der Hand werden sog. K2-Systeme mit 2048 × 2048 Bildpunkten empfohlen.
- Bei der Verwendung von **Flachdetektoren** erfolgt die Aufzeichnung des Strahlenreliefs direkt auf den silizium- oder selenbasierten Detektoren, so dass der Zwischenschritt eines Abtastvorgangs entfällt (Direktradiographie). Das Verfahren weist eine verbesserte Quanteneffizienz mit geringerem Bildrauschen bei gleicher Strahlendosis auf. Somit kann bei gleich bleibender Bildqualität eine Dosisreduktion erfolgen. Die Direktradiographie-Systeme haben derzeit eine nur geringe Verbreitung.

Besonderheiten im Kindesalter

- Neben der Verwendung von höher verstärkten Folien der Empfindlichkeitsklasse 400 ist in der pädiatrischen Diagnostik die Zusatzfilterung mit 1 mm Aluminium und 0,1 mm Kupfer nach den Leitlinien der Bundesärztekammer Deutschlands vorgeschrieben.
- Im Kindesalter können die Speicherfolien aus Gründen des Strahlenschutzes mit einer geringeren Dosis exponiert werden, was jedoch ein größeres Bildrauschen zur Folge hat.

Spezielle Untersuchungstechniken

Abweichend von diesem standarddiagnostischen Prozedere unterscheiden sich folgende Situationen und Verfahren:

- Ist der Patient im Rahmen eines **Polytraumas** oder von **postoperativen Kontrollen** immobil, müssen Hilfsmittel zur Lagerung und korrekten Einstelltechnik zum Einsatz kommen, z. B. seitlich an die Patientenhand angestellte Kassetten.
- Für die Aufnahmen mit **Mammographiefilmen** kommen Film-Folien-Kombinationen der Empfindlichkeitsklasse 25 zur Anwendung (Dosisbedarf 40 µGy). Bei gleichem Film-Fokus-Abstand vom 105 cm resultiert gegenüber der Standarddiagnostik ein 8-fach höherer Dosisbedarf. Deshalb kann diese Untersuchungstechnik nicht zur Routinediagnostik, sondern nur bei spezieller Indikation eingesetzt werden, z. B. in der Diagnostik initialer Arthritisstadien.
- Bei den **Vergrößerungs- und Weichstrahltechniken** beträgt der FFA in der Regel 65 cm. Bei Durchführung an einem Mammographiegerät unter Verwendung einer Film-Folien-Kombination schwanken die Expositionswerte zwischen 35 und 41 kV bzw. 10 und 20 mAs (Vergrößerungstechnik) sowie zwischen 28 und 35 kV bzw. 25–40 mAs (Weichstrahltechnik). Auf die digitale Variante der Vergrößerungsradiographie unter Verwendung von Feinfokusröhren **(DIMA-Technik)** wird im Kap. 2 eingegangen.

1.2 Spezielle Röntgendiagnostik der Hand

1.2.1 Röntgenaufnahmen der ganzen Hand

Sie umfassen als Übersichtsaufnahmen den distalen Unterarmabschnitt, die Handwurzel, die Mittelhand und alle Fingerglieder. Neben der dorsopalmaren Aufnahme (Abb. 1.1 a) wird als 2. Ebene eine Schrägaufnahme exponiert, nämlich die um 45° pronierte Aufnahme (Zitherspieler-Projektion, Abb. 1.1 b) oder die um 45° supinierte Aufnahme (Norgaard-Aufnahme, Abb. 1.1 c). Indikationen für die Handübersichtsaufnahmen sind das frische Handtrauma jenseits des Karpus, die Diagnostik entzündlicher Gelenkserkrankungen (häufig mit der Norgaard-Aufnahme als 2. Ebene) sowie die Diagnostik systemischer Knochenerkrankungen mit der Hand als „Testorgan". Nur mit der dorsopalmaren Projektion wird die Diagnostik von Fehlbildungen der Hand und die Bestimmung des Skelettalters durchgeführt.

1.2.2 Röntgenaufnahmen des Handgelenks

Indikationen zur Röntgendiagnostik des Handgelenks in 2 Ebenen sind die Pathologien des distalen Unterarmabschnitts, des Handgelenks und der Handwurzel. Hierzu zählen das frische Trauma, die karpalen Instabilitäten, chronisch degenerative und entzündliche Gelenkerkrankungen sowie unklare Beschwerdebilder der Handwurzel.

Röntgendiagnostisch ist eine exakte Bildanalyse des distalen Unterarmabschnitts und der Handwurzel jedoch nur möglich, wenn die beiden Einstellebenen in identischer anatomischer Position angefertigt werden, also ohne Umwendbewegung zwischen den beiden Aufnahmeexpositionen. Hierzu ist am besten die sog. **„Neutralstellung"** geeignet, die eine mittlere Rotationsstellung des Unterarmes zwischen den Extrempositionen der Pronation und der Supination repräsentiert (Abb. 1.2 c–e). Standardisierte Röntgenaufnahmen des Handgelenks in Neutralstellung werden dadurch erreicht, dass

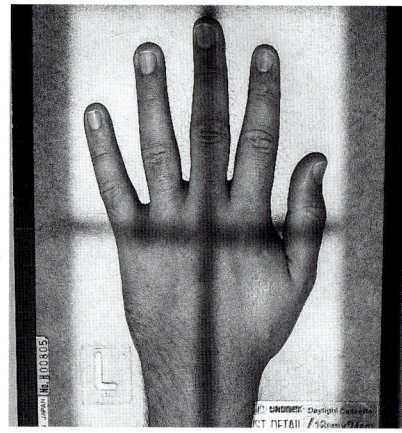 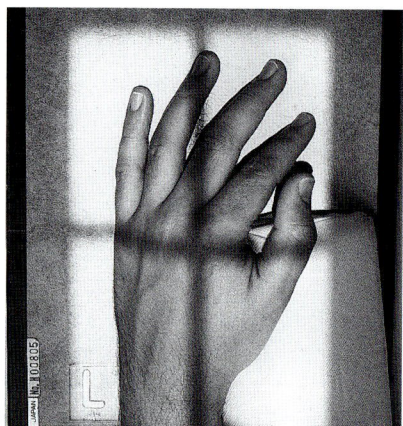 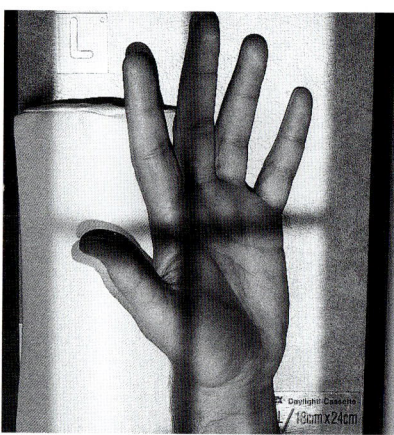

a Dorsopalmare Aufnahme.   b Aufnahme in Zitherspieler-Stellung.   c Aufnahme in Norgaard-Stellung.

Abb. 1.1 a–c **Einstelltechnik für die Röntgenaufnahmen der ganzen Hand.**

- für die **dorsopalmare Aufnahme** der Oberarm im Schultergelenk um 90° abduziert und auf einen Lagerungsblock gebracht wird, so dass sich bei gebeugtem Ellenbogen der Unterarm und die Hand im Höhenniveau der Schulter befinden (Abb. 1.2 a),
- zur **seitlichen Aufnahme** der Oberarm im Schultergelenk adduziert und im Ellenbogengelenk eine Beugung um 90° ausgeführt wird, so dass der Unterarm und die Hand mit ihrer Ulnarkante auf dem Bucky-Tisch zu liegen kommen (Abb. 1.2 b).

Es muss also vermieden werden, dass zwischen den beiden Aufnahmeebenen eine Umwendbewegung von 90° durchgeführt wird.

Der patientenindividuelle Höhenausgleich zwischen dem abduzierten Arm und dem Bucky-Tisch wird durch einen Lagerungsblock mit unterschiedlichen Kantenlängen vorgenommen.

Ob die Röntgenaufnahmen jeweils in mittlerer Rotationsstellung mit fixierten proximalen und distalen Radioulnargelenken durchgeführt wurden, lässt sich anhand folgender Röntgenzeichen erkennen:
- Nur in der Neutralstellung wird der Processus styloideus ulnae im Profil an der Außenseite des Ulnakopfes abgebildet (Abb. 1.2 f). In den übrigen Positionen wird er dagegen in der Aufsicht angetroffen, nämlich während der Pronation in Höhe des ulnaren Abschnitts, in Supination in der Mitte des Ulnakopfes.
- Des Weiteren kommt es während der Umwendbewegungen zu einer relativen Längenänderung von Radius und Ulna („Translationsbewegung"). Die Ulna nimmt in Pronation eine distale und in Supination eine proximale Position in Relation zum Radius ein.

Tab. 1.1 Einstelltechnik zur Röntgendiagnostik der gesamten Hand

Aufnahme	Lagerung	Zentrierung	Qualitätskriterium
Dorsopalmar	• Handfläche mit leicht gespreizten Fingern auf Kassette lagern • Mittelfinger zeigt in Verlängerung zur Unterarmachse	• senkrecht zur Kassette • auf MP-Gelenk III zentrieren	• gesamte Hand und distaler Unterarmabschnitt erfasst
Schräg-dorsopalmar („Zitherspieler-Stellung")	• Handfläche auf 45°-Keilkissen lagern • Finger fächerartig aufreihen • Fingerkuppen berühren Kassette	• senkrecht zur Kassette • zwischen MP-Gelenke II und III zentrieren	• Metakarpalia weitgehend frei projiziert • Phalangen vollständig frei projiziert
Schräg-dorsopalmar (Norgaard)	• Handrücken auf 45°-Keilkissen lagern • Finger fächerartig aufreihen	• senkrecht zur Kassette • zwischen MP-Gelenke II und III zentrieren	• Metakarpalia weitgehend frei projiziert • Phalangen vollständig frei projiziert

1.2 Spezielle Röntgendiagnostik der Hand

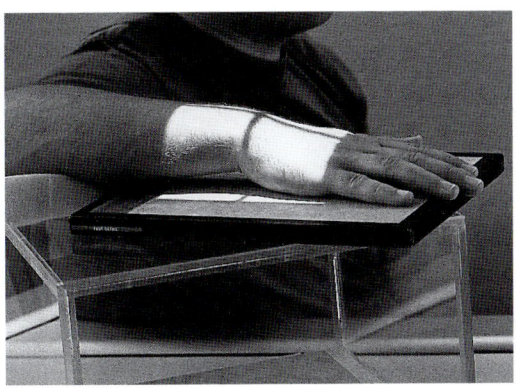
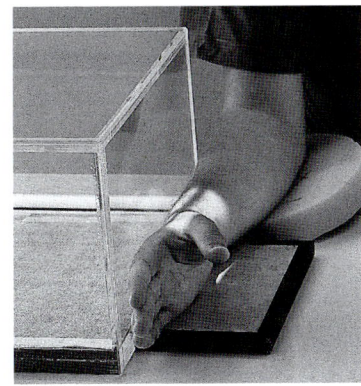

Abb. 1.2 a–g **Einstelltechnik und Schemata für die Röntgenaufnahmen des Handgelenks und der Handwurzel.**
a Dorsopalmare Aufnahme mit Lagerung der Hand in Schulterhöhe
b Einstellung zur Seitaufnahme des Handgelenks. Adduktion des Oberarmes und Anstellen des Handrückens an eine senkrechte Lagerungshilfe.

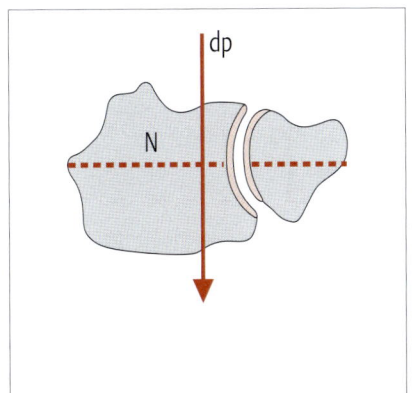
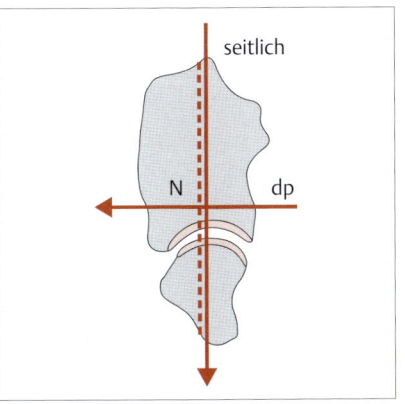
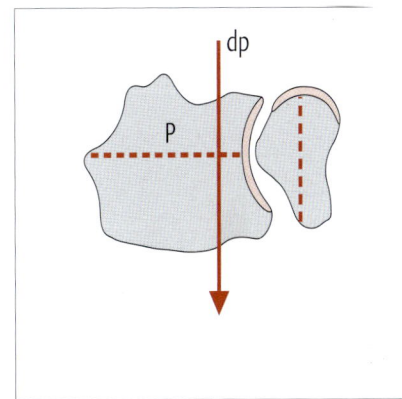

c Artikulation des distalen Radioulnargelenks während einer dorsopalmaren Aufnahme in Neutralstellung. Beachte die Kongruenz der Gelenkflächen. Der Pfeil symbolisiert den Zentralstrahl.

d Artikulation des distalen Radioulnargelenks während einer seitlichen Aufnahme in Neutralstellung. Die Gelenkflächen verbleiben in kongruenter Stellung. Der Pfeil symbolisiert den Zentralstrahl.

e Artikulation des distalen Radioulnargelenks während einer dorsopalmaren Aufnahme in Pronationsstellung. Die Gelenkflächen weisen jetzt keine Kongruenz mehr auf. Der Pfeil symbolisiert den Zentralstrahl.

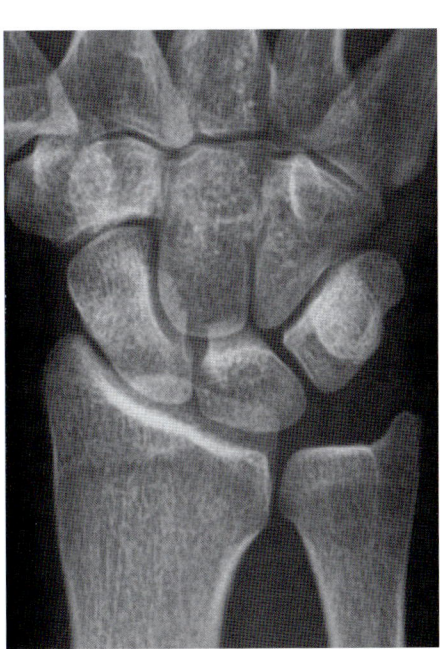
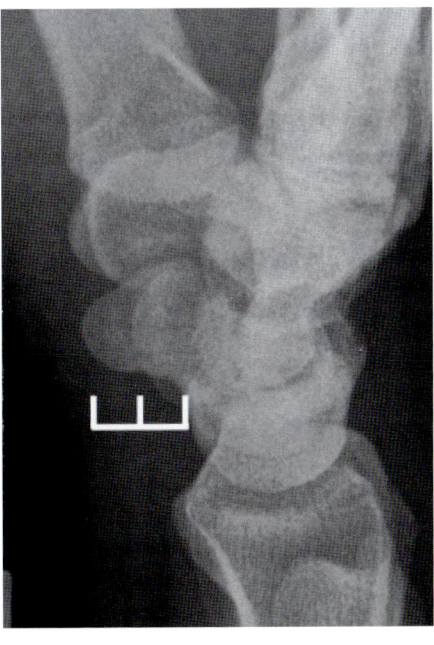

f Dorsopalmare Röntgenaufnahme des Handgelenks in Neutralstellung. Beachte die Abbildung des Processus styloideus im seitlichen Profil.
g Seitliche Röntgenaufnahme des Handgelenks in Neutralstellung. Die Palmarseite des Pisiforme projiziert sich auf die halbe Strecke zwischen Kapitatumvorderseite und distalem Skaphoidpol.

1 Allgemeine Röntgenverfahren mit Einstelltechnik

Tab. 1.2 Einstelltechnik zur Röntgendiagnostik der Handwurzel und des Handgelenks

Aufnahme	Lagerung	Zentrierung	Qualitätskriterium
Dorsopalmar	• Abduktion des Armes • Handfläche in Höhe der Schulter auf Lagerungsblock gebracht • Mittelfinger als Verlängerung zum Unterarm	• senkrecht zur Kassette • auf Mitte des Radiokarpalgelenks zentrieren	• Processus styloideus ulnae im Profil an der Außenseite des Ulnakopfes
Seitlich	• Adduktion des Armes • ulnare Handkante vertikal auf den Bucky-Tisch positionieren • Handrücken an senkrechte Lagerungshilfe anstellen	• Senkrecht zur Kassette • auf Mitte des Radiokarpalgelenks zentrieren	• Pisiforme projiziert sich auf halber Strecke von distalem Skaphoidpol und Kapitatum • Radius und Ulna überdecken sich • Metakarpale II–V überdecken sich

1.2.3 Röntgenaufnahmen der Kahnbein-Quartettserie

Beim Verdacht auf eine Kahnbeinfraktur oder -pseudarthrose und zu deren Verlaufskontrolle können, in Ergänzung zu den Standardaufnahmen der Handwurzel, die Aufnahmen des „Kahnbeinquartetts" exponiert werden. Ziel des Vorgehens ist die weitgehend filmparallele Ausrichtung des Skaphoids, das in den Standardebenen aufgrund seiner obliquen Ausrichtung „verkürzt" abgebildet wird. Es werden vom Kahnbein 4 Röntgeneinstellungen

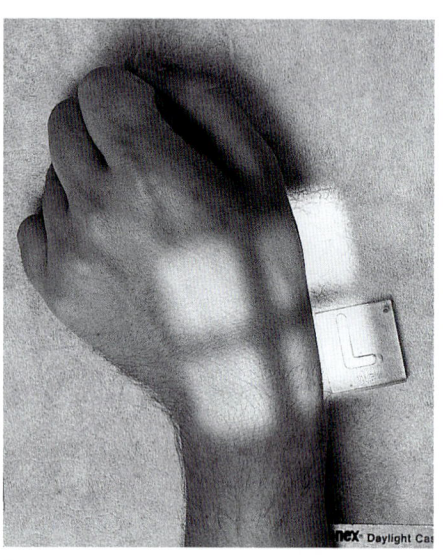

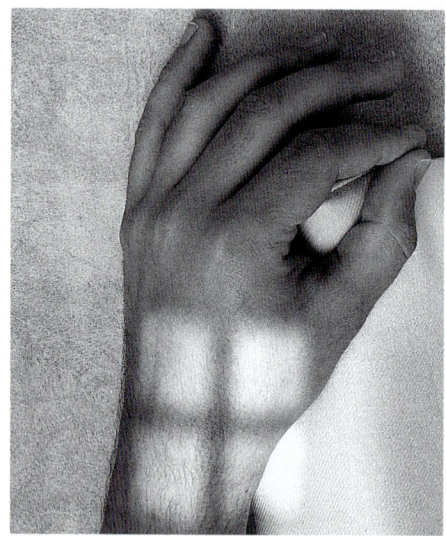

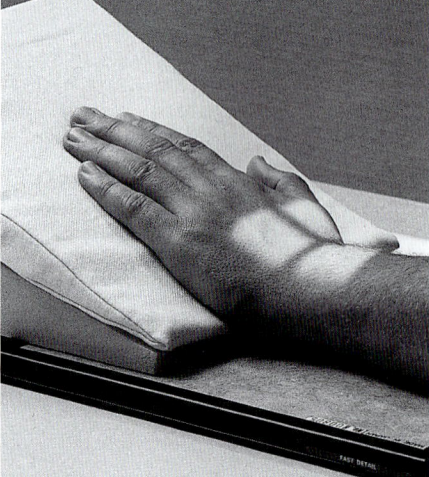

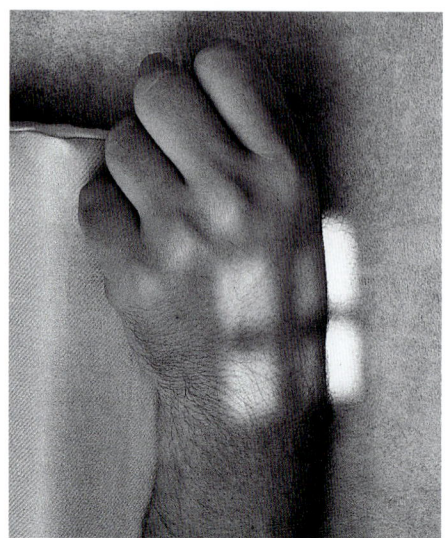

Abb. 1.3 a–d Einstelltechnik für die Röntgenaufnahmen der Skaphoidquartettserie.
a Einstellung für die Stecher-Projektion: Faustschluss und Ulnarduktion.
b Einstellung für die Schreck-Projektion: Schreibfederhaltung auf 45°-Keil.
c Einstellung für die Bridgeman-Projektion: Dorsalflexion durch Lagerung auf 30°-Keil.
d Einstellung für die Hyperpronationsprojektion: Faustschluss und Ulnarelevation auf 30°-Keil.

a b

c d

1.2 Spezielle Röntgendiagnostik der Hand

Tab. 1.3 Einstelltechnik zur Röntgendiagnostik des Kahnbeins (Quartettserie)

Aufnahme	Lagerung	Zentrierung	Qualitätskriterium
Aufnahme nach Stecher	• Faustschluss ohne Daumen • maximale Ulnarduktion • Faust palmar auf Kassette lagern	• senkrecht zur Kassette • auf radiales Drittel der Handwurzel zentrieren	• Skaphoid in gesamter Länge dargestellt
Aufnahme nach Schreck	• in Schrägposition (Schreibfederstellung) Hand auf 45°-Keil lagern	• senkrecht zur Kassette • auf radiales Drittel der Handwurzel zentrieren	• Tuberositas ossis scaphoidei dargestellt
Aufnahme nach Brigdeman	• Handfläche in Dorsalflexion auf 30°-Keil lagern	• senkrecht zur Tischebene • auf radiales Drittel der Handwurzel zentrieren	• proximaler Skaphoidpol dargestellt • skaphokapitales Gelenk frei projiziert
Hyperpronationsaufnahme	• Faustschluss und Ulnarduktion • Hand palmarseitig auf 30°-Keil lagern	• senkrecht zur Kassette • auf radiales Drittel der Handwurzel zentrieren	• Skaphoid ist gestreckt • in Verlängerung der Unterarmachse

mit unterschiedlichen Zentralstrahlprojektionen vorgenommen (Abb. 1.3 a–d). Auf den radialseitigen Abschnitt der Handwurzel wird eingeblendet.

Die vollständige Projektionsradiographie des Kahnbeins umfasst somit 6 Röntgeneinstellungen. Für den Nachweis einer Skaphoidfraktur ist die Stecher-Projektion die aussagekräftigste Aufnahme der Quartettserie.

In der Fraktur- und Pseudarthrosen-Diagnostik hat es sich als effizient erwiesen, zu den Standardaufnahmen in Neutralstellung ergänzend lediglich die Stecher-Aufnahme durchzuführen. Danach sollte dann bereits frühzeitig die Indikation zur computertomographischen und/oder MR-tomographischen Zusatzdiagnostik überprüft werden. Zum weiteren Prozedere siehe Kap. 18 und 19.

1.2.4 Röntgenaufnahmen der übrigen Handwurzelknochen

Aus der Vielzahl der in der Literatur beschriebenen Projektionen werden nachfolgend die 5 wichtigsten dargestellt. Es gilt die Empfehlung, die Anzahl der Spezialpro-

Tab. 1.4 Einstelltechnik zur speziellen Röntgendiagnostik der Handwurzel

Aufnahme	Lagerung	Zentrierung	Qualitätskriterium
Aufnahme nach Moneim (SL-Lücke)	• Beugung der Ring- und Kleinfinger • Handfläche mit flektierten Fingern IV und V auf Kassette lagern	• senkrecht zur Kassette • auf Mitte des Radiokarpalgelenks zentrieren	• skapholunärer Gelenkspalt in maximaler Weite
Triquetrum spezial	• Handfläche auf 45°-Keil lagern	• senkrecht zur Kassette • auf ulnares Drittel der Handwurzel zentrieren	• Dorsalseite des Triquetrums tangential dargestellt
Pisiforme spezial	• Handrücken auf 60°-Keil lagern • geringe Extension	• senkrecht zur Kassette • auf ulnares Drittel der Handwurzel zentrieren	• Pisotriquetralgelenk frei projiziert
Trapezium spezial (Kapandji)	• Daumen abduzieren • Daumen seitlich auf Kassette lagern • Finger unterpolstern	• senkrecht zur Kassette • auf das radiale Drittel der Handwurzel zentrieren	• beide Sesambeine aufeinander projiziert
Karpaltunnelaufnahme	• Zugschlinge um die Finger und Mittelhand • durch Zug an der Schlinge maximale Extension erzielen	• Röhre von distal nach proximal 45° angulieren • auf Metakarpale-Basis III zentrieren	• Tuberositas ossis trapezii frei projiziert • Hamulus frei projiziert • Pisiforme frei projiziert

1 Allgemeine Röntgenverfahren mit Einstelltechnik

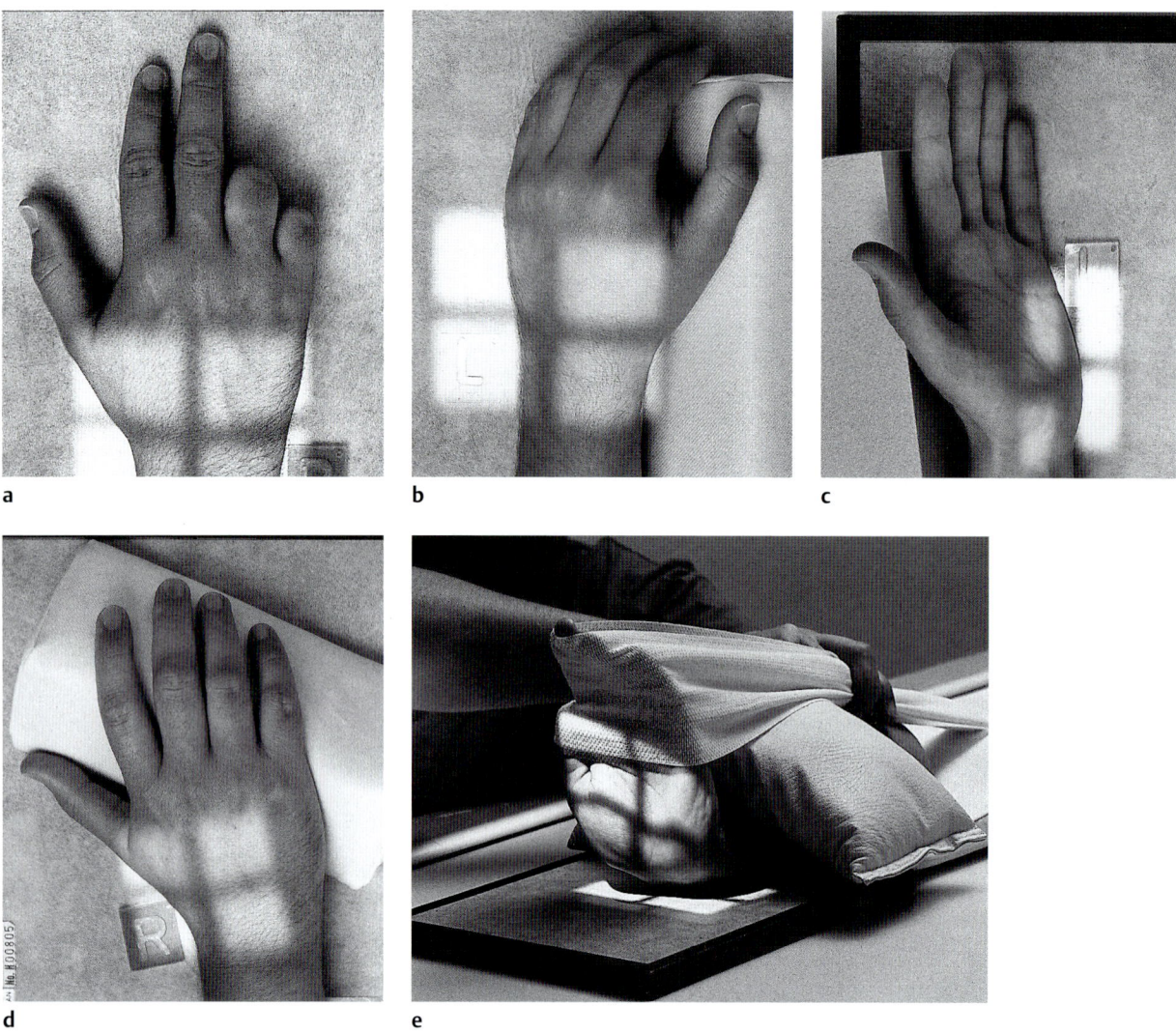

Abb. 1.4 a–e **Einstelltechnik für die Röntgenspezialaufnahmen der übrigen Handwurzelknochen.**
a Einstellung für die Aufnahme nach Moneim. Freiprojektion der skapholunären Lücke.
b Einstellung für die Aufnahme „Triquetrum spezial".
c Einstellung für die Aufnahme „Pisiforme spezial".
d Einstellung für die Aufnahme „Trapezium spezial" nach Kapandji.
e Einstellung für die Aufnahme des Karpaltunnels.

jektionen an der Handwurzel auf 2 bis 3 zu begrenzen, um dann gegebenenfalls die Indikation zur CT oder MRT zu stellen. Einsatzgebiete der karpalen Röntgen-Spezialeinstellungen sind:
- Die Bestimmung der effektiven Weite des skapholunären Gelenkspaltes mit Hilfe der Moneim-Aufnahme (Abb. 1.4 a).
- Der Verdacht auf eine Triquetrum-Fraktur kann mit der Einstellung „Triquetrum spezial" präzisiert werden (Abb. 1.4 b).
- Die Fraktur des Pisiforme und insbesondere die Arthrose des Pisotriquetralgelenks können in der Aufnahme „Pisiforme spezial" gut abgeklärt werden (Abb. 1.4 c).
- Die Aufnahme „Trapezium spezial" stellt das Trapezium sowie die angrenzenden STT- und Sattelgelenke übersichtlich dar und kommt deshalb beim Verdacht auf eine Trapezium-, Bennett- oder Rolando-Fraktur bzw. bei der Arthrosis deformans der STT- und Sattelgelenke zum Einsatz (Abb. 1.4 d).
- Im Vergleich zur Schnittbilddiagnostik ist der Stellenwert der sog. „Karpaltunnelaufnahme" limitiert. Anforderungen betreffen den Ausschluss von ossären Tunnelengen beim Karpaltunnelsyndrom (Abb. 1.4 e).

1.2.5 Röntgen-Stressaufnahmen der Handwurzel und des Daumens

Durch Stressaufnahmen wird die Integrität von Ligamenten überprüft. Von der vermehrten Mobilität zweier Gelenkpartner kann in indirekter Weise auf die Haltefunktion der stabilisierenden Bänder geschlossen werden. Bei grenzwertigen Befunden muss zu Vergleichszwecken gegebenenfalls die andere Hand mit untersucht werden.

- Durchgeführt werden Stressaufnahmen der Handwurzel entweder **aktiv** (durch die Muskelkraft der untersuchten Hand) oder **passiv** (durch Zug über die nichtuntersuchte Patientenhand oder die des Untersuchers). Die häufigsten Instabilitätsfragen an der Handwurzel betreffen das Lig. scapholunatum und die dynamische Form des ulnokarpalen Impaction-Syndroms. Beide Fragen lassen sich in einfacher Weise durch die dorsopalmare Stressaufnahme während des festen Griffes um einen Ball beantworten (Abb. 1.5 a). Die übrigen Stressaufnahmen der Handwurzel (Abb. 1.5 b–e) bleiben speziellen Fragestellungen vorbehalten.
- Am Metakarpophalangealgelenk I wird die Stressaufnahme während des nach radial gerichteten Zuges durch den Untersucher durchgeführt (Abb. 1.5 f). Für die gehaltenen Aufnahmen trägt der Untersucher einen Bleimantel sowie Bleihandschuhe.

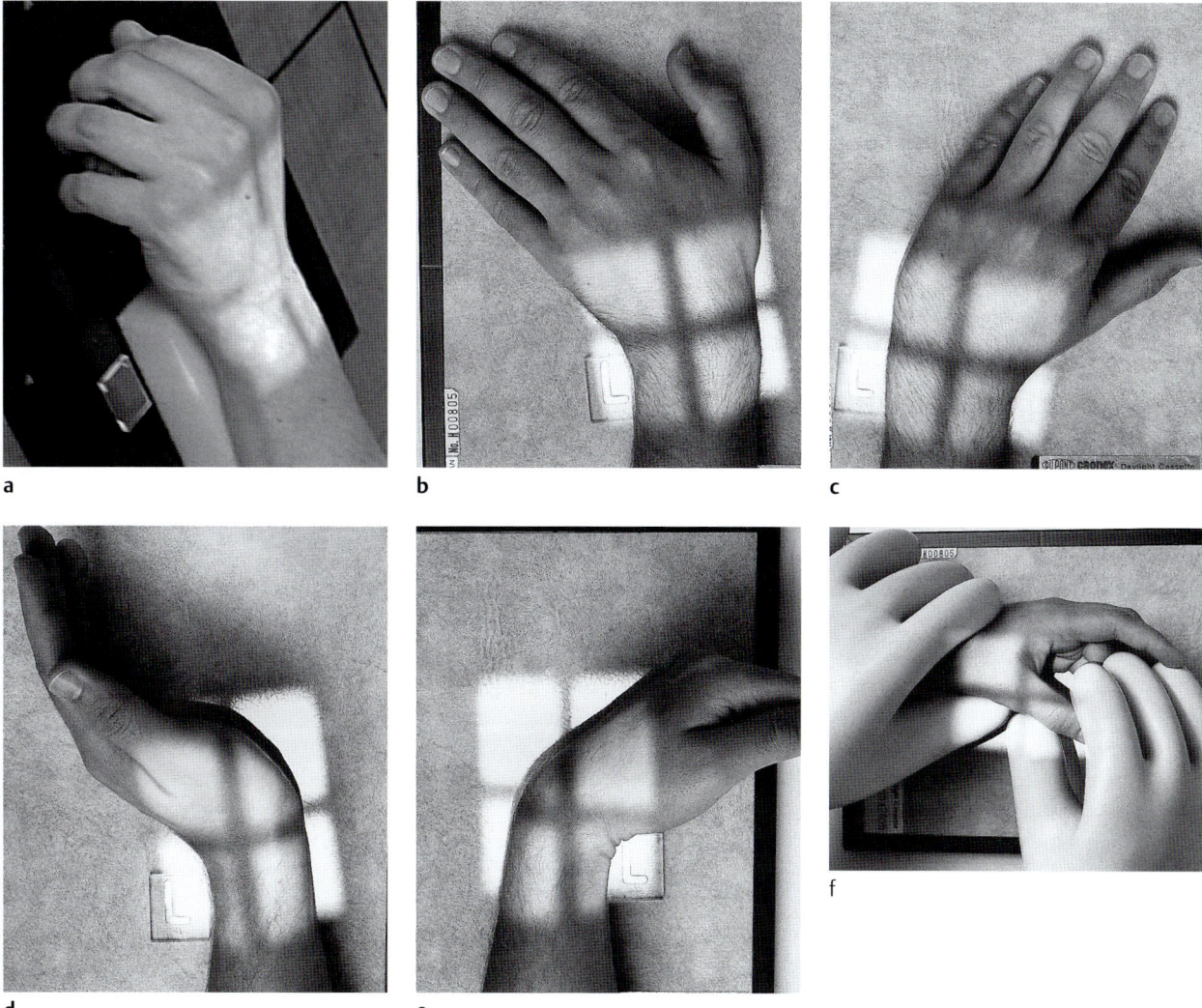

Abb. 1.5 a–f **Einstelltechnik für die Röntgen-Stressaufnahmen der Handwurzel.**
a Einstellung für die dorsopalmare Griffaufnahme mit Ball.
b Einstellung für die dorsopalmare Aufnahme in Ulnarduktion.
c Einstellung für die dorsopalmare Aufnahme in Radialduktion.
d Einstellung für die seitliche Aufnahme in Dorsalflexion.
e Einstellung für die seitliche Aufnahme in Palmarflexion.
f Einstellung für die gehaltene Aufnahme des Daumens in ulnarem Stress des MP-Gelenks.

Tab. 1.5 Einstelltechnik zur Röntgendiagnostik der Hand und des Daumens unter Stressbedingungen

Aufnahme	Lagerung	Zentrierung	Qualitätskriterium
Griffaufnahme mit Ball	• Tennisball wird fest umgriffen • Hand in Griffposition auf Kassette lagern	• senkrecht zur Kassette • auf Mitte der Handwurzel zentrieren	• Processus styloideus ulnae im Profil • Dreieckform des Lunatums
Radialduktion	• maximale Radialduktion • Handfläche auf Kassette lagern	• senkrecht zur Kassette • auf Mitte der Handwurzel zentrieren	• „ring sign" des Skaphoids • „hohe Position" des Triquetrums
Ulnarduktion	• maximale Ulnarduktion • Handfläche auf Kassette lagern	• senkrecht zur Kassette • auf Mitte der Handwurzel zentrieren	• volle Skaphoidlänge • „tiefe Position" des Triquetrums
Flexion	• maximale Palmarflexion • ulnare Handseite auf Kassette lagern	• senkrecht zur Kassette • auf Mitte der Handwurzel zentrieren	• Radius und Ulna überdecken sich • Metakarpale II–V überdecken sich
Extension	• maximale Dorsalextension • ulnare Handseite auf Kassette lagern	• senkrecht zur Kassette • auf Mitte der Handwurzel zentrieren	• Radius und Ulna überdecken sich • Metakarpale II–V überdecken sich
Radialduktion des Daumens	• Daumenstrahl palmar unterpolstern • Daumen palmar auf Kassette lagern • Untersucher bringt MP-Gelenk I in radiale Stressposition	• senkrecht zur Kassette • auf MP-Gelenk I zentrieren	• Daumenstrahl streng dorsopalmar dargestellt

1.2.6 Röntgenaufnahmen der Mittelhand

Sie werden zur Verlaufskontrolle von Frakturen der Metakarpalia durchgeführt. Exponiert werden eingeblendete Aufnahmen von der distalen Handwurzelreihe bis zu den Grundphalangen in dorsopalmarer (Abb. 1.6 a) und Zitherspieler-Projektion (Abb. 1.6 b), bei Verdacht auf eine palmare Achsenknickung des distalen Fragments auch eine streng seitliche Aufnahme.

Die **Spezialaufnahme nach Brewerton** (Abb. 1.6 c) dient zur Beurteilung der Metakarpophalangealgelenke im Rahmen von traumatischen und entzündlichen Veränderungen. Insbesondere kann der grubenförmige Übergang an den Außenseiten des Metakarpalekopfes zum distalen Schaftabschnitt gut beurteilt werden.

1.2.7 Röntgenaufnahmen des Daumens und der Finger

Die Ganzhandaufnahmen dienen der Übersichtspräsentation in der Diagnostik von entzündlichen Systemerkrankungen wie der rheumatoiden Arthritis (Kap. 36) und der akut verletzten Hand.

Für die subtile Beurteilung der Daumen- und Fingergelenke müssen Spezialaufnahmen angefertigt werden (Abb. 1.7 a–d). Abbildungsgrundlagen sind zum einen die Fokussierung des Zentralstrahles auf das erkrankte Fingergelenk, zum anderen eine streng seitliche Projektion als 2. Ebene. Indikationen für die speziellen Röntgenaufnahmen der Finger sind die intraartikuläre Fraktur, die präoperative Diagnostik von Heberden- und Bouchard-Arthrosen sowie die angeborenen Fehlbildungen der Fingergelenke (z. B. bei Kampto-, Klinodaktylie). Gelegentlich erfordern intraartikuläre Fingerfrakturen eine 3. Röntgenprojektion mit schrägem Strahlengang zur Beurteilung der Gelenkkonturen (Abb. 1.7 e).

Literatur

Übersichtsarbeiten

Birkner, R. Das typische Röntgenbild. S 258–285. Urban & Schwarzenberg. München, Wien, Baltimore 1977

Epner RA, Bowers WH, Guilford WB. Ulna variance: the effect of wrist positioning and roentgen filming technique. J Hand Surg 1982; 7: 298–305

Schernberg F. Roentgenographic examination of the wrist: A systematic study of the normal, lax and injured wrist. Part 1: The standard and positional views. J Hand Surg 1990; 15B: 210–219

Stecher WR. Roentgenography of the carpal navicular bone. Am J Roentgenol 1937; 37: 704–705

Zimmer EA, Zimmer-Brossy M. Lehrbuch der röntgendiagnostischen Einstelltechnik. 3. Aufl, S 74–97. Springer. Berlin, Heidelberg, New York 1982

1.2 Spezielle Röntgendiagnostik der Hand

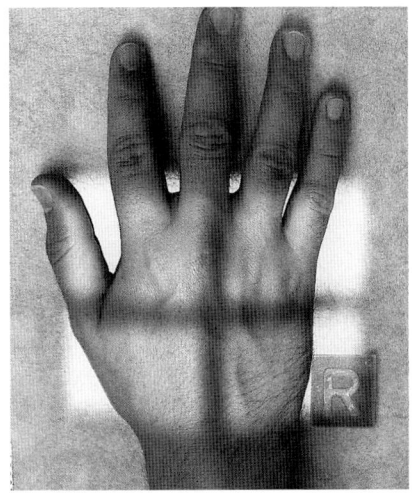
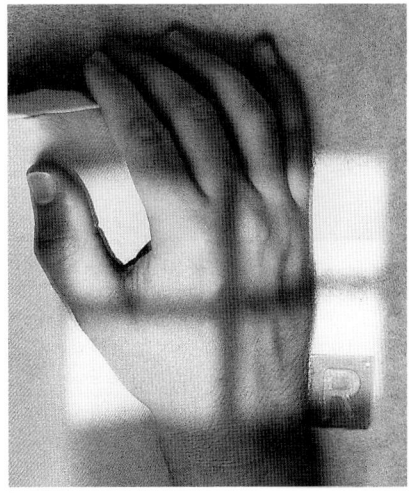
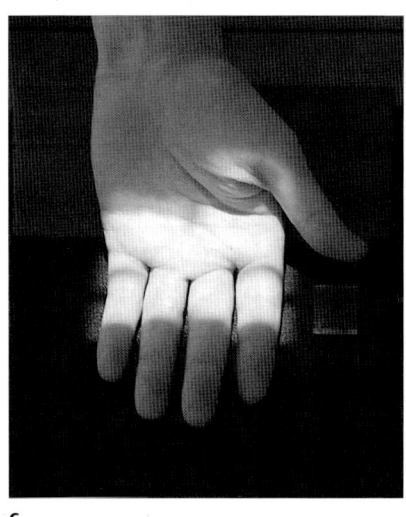

Abb. 1.6 a–c **Einstelltechnik für die Röntgenaufnahmen der Mittelhand und der MP-Gelenke.**
a Einstellung für die dorsopalmare Projektion.
b Einstellung für die Schrägaufnahme in Zitherspieler-Projektion.
c Einstellung für die MP-Gelenke in der Projektion nach Brewerton.

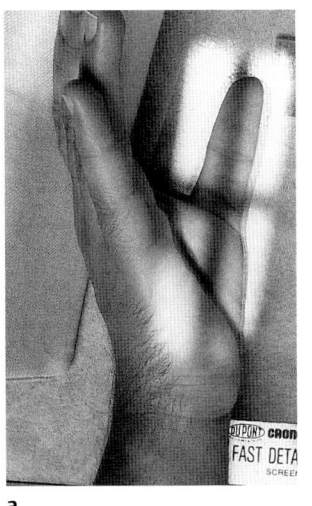
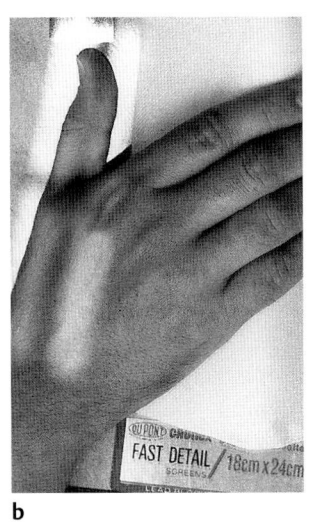
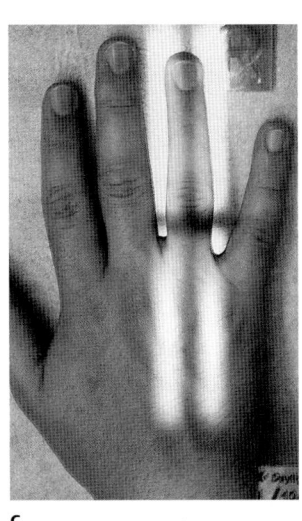
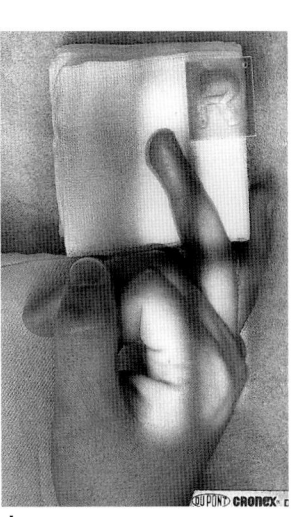

Abb. 1.7 a–f **Einstelltechnik für die Röntgenaufnahmen des Daumens und der Finger.**
a Einstellung für die palmodorsale Aufnahme des Daumens.
b Einstellung für die seitliche Aufnahme des Daumens.
c Einstellung für die dorsopalmare Aufnahme eines Fingers.
d Einstellung für die seitliche Aufnahme eines Fingers.
e Dorsopalmare Aufnahme eines Fingers mit korrekt einsehbarem interphalangealem Gelenkspalt.
f Seitliche Aufnahme eines Fingers mit kompletter Überdeckung der Kondylen.

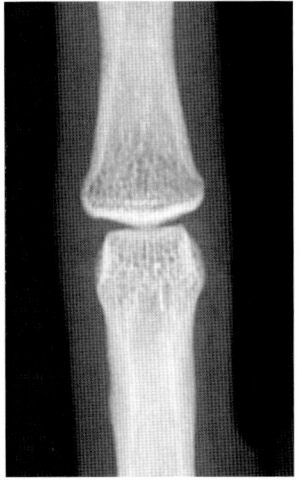
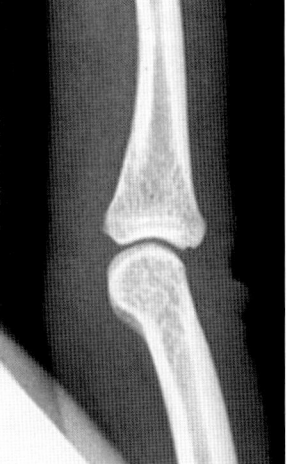

Weiterführende Literatur
http://www.thieme.de/aktionen/schmitt-lanz

2 Spezielle Röntgenverfahren

R. Schmitt, S. Fröhner

Digital erstellte Projektionsradiogramme können einer Bildnachverarbeitung unterzogen sowie elektronisch in einer PACS-Umgebung versendet und archiviert werden. In der Skelettdiagnostik kommen am häufigsten die **digitale Lumineszenzradiographie** mit Phosphorspeicherfolien sowie durchleuchtungsgezielt die **digitale Bildverstärkerradiographie** zum Einsatz. Die **Direktradiographie** mit Flachdetektoren weist derzeit keine weite Verbreitung auf. Mit Vergrößerungstechniken können hochaufgelöst Frühstadien entzündlicher und metabolischer Erkrankungen erfasst werden. Hierfür stehen die Vergrößerungsradiographie mit **Mammographiefilmen** sowie die **DIMA-Technik** zur Verfügung. Entzündlich veränderte Weichteile können mit der **Weichstrahlradiographie** bei einer Röhrenspannung von 28–30 kV zur Abbildung gebracht werden. Alle Methoden sind speziellen Indikationen vorbehalten. Die **konventionelle Tomographie** mit definierten Verwischungsfiguren hat heute keine Einsatzgebiete mehr. Mit der **Kinematographie** lassen sich in hoher zeitlicher Auflösung pathologische Bewegungsabläufe bei dynamischen Instabilitäten dokumentieren.

2.1 Verfahren der digitalen Radiographie

Neben den Schnittbildverfahren der Sonographie, CT und MRT kommen die digitalen Aufnahmesysteme auch in der Projektionsradiographie zunehmend zum Einsatz.

Charakteristisches Kennzeichen aller digitalen Techniken ist die Trennung der Signalerfassung aus dem Untersuchungsobjekt in einem Rechner einerseits und der Signaldarstellung als Leuchtdichteverteilung andererseits. Bei der Wahrnehmung von Bilddetails wirken folgende Güteparameter zusammen:

- Dem Auflösungsvermögen und damit der Bildschärfe sind durch die Bildmatrix und die Pixelgröße Grenzen gesetzt. Im Vergleich zu den Film-Folien-Systemen sind die digitalen Abbildungstechniken durch eine verminderte **Ortsauflösung** gekennzeichnet. Die Ortsauflösung digitaler Systeme ist von der Matrixgröße und vom verwendeten Bildformat abhängig. Für die Projektionsradiographie an der Hand werden „2K-Systeme" (Bildmatrix 2048 × 2048) empfohlen, die eine diagnostisch gute Detailerkennbarkeit von knöchernen Strukturen gewährleisten. Bei einer Matrix von 2048 × 2048 resultiert im Kassettenformat 18 × 24 cm eine Auflösung von 5 Lp/mm und im Kassettenformat 24 × 30 cm von 3,3 Lp/mm. Zum Vergleich realisieren konventionelle Film-Folien-Systeme Ortsauflösungen zwischen 5 und 8 Lp/mm.
- Dem stehen die Vorteile der verbesserten **Kontrastauflösung** der digitalen Aufzeichnungssysteme gegenüber. Digitale Bilder werden in der Regel mit einer Bildtiefe von 10 oder 12 Bit/Pixel abgespeichert. Die digital erstellten Bilder eröffnen die Möglichkeit der nachträglichen Steuerung der Leuchtdichte und des Kontrasts. Die Überlagerung des Bildsignals durch Störsignale („Rauschen") wird vorwiegend durch den Quantenregen verursacht. Zwischen dem Rauschen und der applizierten Dosis besteht ein direkter Zusammenhang.
- Weitere Vorteile neben der Bildnachverarbeitung („**Postprocessing**") sind die Möglichkeiten der elektronischen Telekommunikation, der Befundung am Monitor sowie der filmlosen Archivierung auf „Raidarray"-Zwischenspeichern, optischen Platten und Bandrobotern in einer **PACS**-Umgebung (Picture-archiving and Communication System). Alternativ kann ein Filmausdruck („Hard Copy") angefertigt werden. In der digitalen Projektionsradiographie werden 3 Aufzeichnungssysteme unterschieden.

2.1.1 Digitale Lumineszenzradiographie (DLR)

Prinzip

Bei der digitalen Lumineszenzradiographie wird als Datenträger das Film-Folien-System durch eine **Speicherfolie** ersetzt, die z. B. aus einer Schicht von Phosphoratomen besteht. Dafür sind spezielle Kassetten erforderlich, die dem konventionellen System identische Formate aufweisen. Die mit Phosphorspeicherfolien bestückten Kassetten können an herkömmlichen Röntgenarbeitsplätzen exponiert werden, wodurch das Verfahren kos-

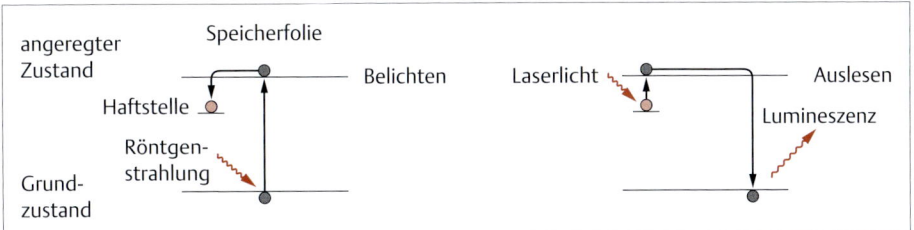

Abb. 2.1 **Schema zur digitalen Lumineszenzradiographie** (mit freundlicher Genehmigung nach Bunke et al.).
Links Vorgang der Belichtung der Speicherfolie. Das passagere Bild wird auf der Speicherfolie durch Anhebung der Phosphoratome auf ein höheres Energieniveau („Haftstelle") erstellt.
Rechts Auslesen der Bildinformation durch einen Helium-Laserstrahl mit einer Lumineszenz, die über einen Photomultiplier verstärkt und in ein digitales Graustufenbild umgewandelt wird.

tengünstig ist. Das röntgenologische Absorptionsprofil wird als passagere Bildinformation durch Aktivierung von Elektronen auf einem höheren Energieniveau auf der Phosphor-Folie gespeichert („Anregung"). In einem zeitlich getrennten Vorgang erfolgt anschließend der digitale Auslesevorgang mittels Abtastung durch einen **Helium-Laserstrahl** (Abb. 2.1). Die Phosphorkristalle absorbieren dabei Energie und geben diese entsprechend der gespeicherten Bildinformation lokal als Lumineszenzlicht ab. Die Lichtverteilung wird über Photomultiplier als elektrisches Signal gespeichert. Die digital „ausgelesenen" DLR-Bilder können einer sekundären **Nachverarbeitung** an einer Workstation unterzogen werden.

Technische Durchführung

Speicherfolien besitzen eine hohe Empfindlichkeit für Röntgenstrahlen und erlauben prinzipiell eine Reduktion der Expositionsdosis. Da mit geringeren Dosiswerten das Signal-Rausch-Verhältnis abnimmt, sind in der Handdiagnostik Dosiseinsparungen nur begrenzt möglich. Im Rahmen von traumatologischen Stellungskontrollen und in der pädiatrischen Diagnostik können Dosiseinsparungen von ca. 15 % möglich werden. Darüber hinaus werden in der digitalen Lumineszenzradiographie Strahlenqualitäten und -dosiswerte verwendet, die der konventionellen Film-Folien-Technik weitgehend entsprechen.

Das optische Bildergebnis von primär über- oder unterexponierten Aufnahmen kann im Rahmen einer Bildnachverarbeitung korrigiert werden, da bei Speicherfoliensystemen die Kennlinie der optischen Dichte (Gradationskurve) in weiten Bereichen linear verläuft. Fehlbelichtungen werden deshalb vermieden.

Interpretationsschwierigkeiten können in der Skelettdiagnostik durch **„Überschwingartefakte"** in der unmittelbaren Umgebung von Osteosynthese-Materialien hervorgerufen werden. Bei niedriger Bildmatrix können Auslöschungsphänomene parallel zum metallischen Fremdmaterial entstehen, die im ungünstigen Fall eine Materiallockerung oder Infektion vortäuschen können.

Indikationen

Wegen der vielfältigen Vorteile gilt die digitale Lumineszenzradiographie mit Speicherfolien derzeit als das Aufzeichnungsverfahren der Wahl in der Projektionsradiographie des Bewegungsapparats. Für die Handdiagnostik müssen K2-Systeme mit einer Bildmatrix von 2048 × 2048 verwendet werden.

2.1.2 Direktradiographie mit Flachdetektoren

Prinzip

Neben der Speicherfolien-Technik steht als weiteres digitales Verfahren die Projektionsradiographie mit elektronischen Flachdetektoren zur Verfügung (Synonyme: Halbleiter- und Flat-Panel-Detektoren). In diesen Systemen wird entweder amorphes Silizium oder Selen als Detektormaterial verwendet. In den Se- oder Si-Detektoren wird die Information des absorbierten Strahlenreliefs direkt aufgezeichnet, elektronisch verstärkt und an einen A/D-Wandler weitergeleitet (Abb. 2.2). Da der Zwischenschritt der optischen oder mechanischen Abtastung entfällt, wird diese Technologie auch als **Direktradiographie** bezeichnet. Die Direktradiographie ist im Vergleich zur den übrigen Aufzeichnungssystemen durch eine überlegene Quanteneffizienz charakterisiert, woraus bei gleicher Strahlendosis ein geringeres Bildrauschen resultiert. Die verbesserte Quanteneffizienz kann potenziell aber auch zur Dosisreduktion eingesetzt werden.

In einem weiteren Anwendungsgebiet können mit den Selen- und Siliziumdetektoren aufgrund ihrer aktiven Matrix auch „Real-Time"-Bilder generiert werden, die eine digitale Durchleuchtung ermöglichen.

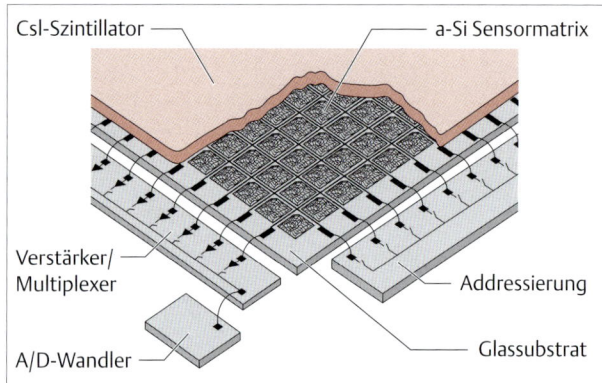

Abb. 2.2 **Schema zur Direktradiographie mit Flachdetektoren** (mit freundlicher Genehmigung nach Bunke et al.). Das Strahlenrelief eines Projektionsradiogramms wird auf einem stationären Flachdetektorsystem aufgenommen, der aus einem Casium-Szintillator und einer Matrix aus amorphen Siliziumkristallen besteht. Über elektronische Zwischenschritte der Informationsverstärkung wird die Bildinformation direkt in digitaler Form abgespeichert. Ein Ausleseprozess entfällt.

Technische Durchführung

Die Einstelltechnik und Röntgenexposition unterscheiden sich in der Direktradiographie mittels Flachdetektoren nicht von den herkömmlichen Verfahren der Projektionsradiographie. Die Belichtungswerte entsprechen in weiten Bereichen den üblichen kV- und mAs-Werten. Nach der Exposition auf dem Flachdetektorsystem steht die digitale Bildinformation sofort zur Nachverarbeitung und Einschleusung in eine PACS-Umgebung zur Verfügung. Im Routinebetrieb erweist sich das zügige Arbeiten durch den Wegfall des Kassetten-Handlings als vorteilhaft. Nachteilig ist die statische Integration der Systeme in den Bucky-Lagerungstisch oder das Wandstativ, weshalb eine mobiles Arbeiten in Form von „angestellten Kassetten" entfallen muss.

Indikationen

Die Vorteile einer verbesserten Bildqualität, eines kassettenfreien Expositionsbetriebs sowie der digitalen Bilderstellung und -archivierung machen die Flachdetektor-Direktradiographie zum Aufnahmeverfahren der Zukunft. Derzeit ist die Flachdetektortechnik wegen der aufwendigen Kristallherstellung und der deshalb hohen Investitionskosten noch nicht weit verbreitet.

2.1.3 Bildverstärkerradiographie (DBVR)

Prinzip

In der digitalen Bildverstärkerradiographie erfolgt die Bildaufzeichnung mit der CCD-Kamera, die als Aufnahmesystem in der Bildverstärkerkette einer Durchleuchtungseinheit integriert ist. Prototyp der digitalen BV-Radiographie ist die digitale Subtraktionsangiographie (DSA). Das Untersuchungsergebnis steht sofort als Monitorbild zur Verfügung. Die digitale Bildakquisition eröffnet die Möglichkeiten der Bildnachverarbeitung (Maskensubtraktion, Pixelshift, Kantenanhebung, Kontrast- und Helligkeitseinstellung etc.).

Technische Durchführung

Es erfolgt die Durchleuchtung der Hand mit Anfertigung von Zielaufnahmen bzw. Angiographieserien. Im Hochkontrastbereich der nativen und arthrographischen Skelettdiagnostik ist meist eine Matrixgröße von 1024 × 1024 mit einer Ortsauflösung von 1,8–2,0Lp/mm ausreichend, bei feinsten knöchernen Befunden wäre eine Bildmatrix von 2048 × 2048 wünschenswert. Die digitale BV-Radiographie gestattet eine Reduktion der Expositionsspannung. Dieser strahlenhygienisch positive Effekt wird durch ein reduziertes Signal-Rausch-Verhältnis und mit einer schlechteren Detailerkennbarkeit erkauft.

Indikationen

Neben der Angiographie in DSA-Technik hat sich die digitale BV-Radiographie auch für die durchleuchtungsgezielte Dokumentation etabliert. Trotz reduzierter Ortsauflösung können die Arterien der Hand (Kap. 5 u. 48), einzelne Skelettabschnitte und karpale Arthrographien (s. Abb. 3.**2**) komfortabel erstellt und dokumentiert werden.

2.2 Radiographie mit Mammographiefilmen

Prinzip

Übersichtsaufnahmen der ganzen Hand werden in der Traumatologie mit einer Film-Folien-Kombination der Empfindlichkeitsklasse 200 durchgeführt. Zur Erzielung einer höheren Detailauflösung kann eine geringer verstärkende Mammographiefilm-Folien-Kombination mit einer Empfindlichkeitsklasse von 25 verwendet werden. Bei einem Röhrenfokus von 0,6 mm Kantenlänge beträgt die Ortsauflösung 6–8Lp/mm.

Tab. 2.1 Indikationen zur Diagnostik mit Mammographiefilmen

- initiales Stadium einer Arthritis
- initiales Stadium einer Kristallarthropathie
- diskrete Manifestation einer diffusen oder fokalen Osteopenie

Technische Durchführung

Die in speziellen Kassetten befindlichen Mammographiefilme werden in „Übertisch"-Technik am Bucky-Tisch (FFA 105 cm) ohne Verwendung eines Streustrahlenrasters exponiert. Typische Belichtungswerte sind 55 kV und 6,4 mAs.

Indikationen

Wegen des bis zu 8-mal höheren Dosisbedarfs gegenüber den Standardaufnahmen sollten mammographische Film-Folien-Kombinationen nur mit strenger Indikation bei den Fragestellungen der Tab. 2.1 zur Anwendung kommen.

2.3 Techniken der Vergrößerungsradiographie

Die Vergrößerung des Objekt-Film-Abstands führt bei konstantem Film-Fokus-Abstand zu einer vergrößerten Abbildung des Objekts. Die entstehende Detailunschärfe wird durch einen kleineren Röhrenfokus ausgeglichen (Abb. 2.3). Durch die begrenzte Röhrenleistung bei kleinem Fokus können mit der Vergrößerungstechnik nur dünne Objekte untersucht werden. Die Fragestellungen der Tab. 2.2 können an der Hand mit der Vergrößerungstechnik weiterführend abgeklärt werden.

Die Vergrößerungstechnik erlaubt die Erkennung von kleinsten Strukturunregelmäßigkeiten an der Kompakta und Spongiosa, den Nachweis von Demineralisierungen an der subchondralen Grenzlamelle sowie entzündlicher Weichteilschwellungen. Feinstfokus-Vergrößerungsaufnahmen von Weichteilen und Knochenstrukturen können mit der **Groedel-** oder **DIMA-Technik** (Direct radiographic Magnification) durchgeführt werden.

Tab. 2.2 Indikationen zur Vergrößerungsradiographie

- fraglich pathologischer Befund in den Übersichtsaufnahmen
- Verdacht auf nichtdislozierte Fraktur („Fissur")
- initiale arthritische Gelenkläsion
- entzündliche Weichteilveränderung

2.3.1 Vergrößerungsradiographie am Mammographiegerät

Prinzip

Der Röhrenfokus eines Mammographiegerätes weist eine Kantenlänge von 0,1–0,4 mm auf. Das Objekt muss in der Bildebene um mindestens den Faktor 1,5 vergrößert werden. Werden die Vergrößerungsaufnahmen mit einem Fokus-Film-Abstand von 0,65 m und einem Objekt-Fokus-Abstand von 0,34 m durchgeführt, resultiert ein Vergrößerungsfaktor von 2. Bei Knochenaufnahmen mit besonderer Fragestellung zur spongiösen Feinstruktur wird eine Aluminium-Filterung vorgenommen. Bei Weichteilveränderungen ist der übliche Molybdän-Filter zu verwenden.

Technische Durchführung

In Abhängigkeit von der Beschwerdesymptomatik werden Ziel- und/oder Stressaufnahmen angefertigt. Weil im Vergleich zu den Standardaufnahmen die Belichtungszeiten lang sind, muss die untersuchte Hand ausreichend

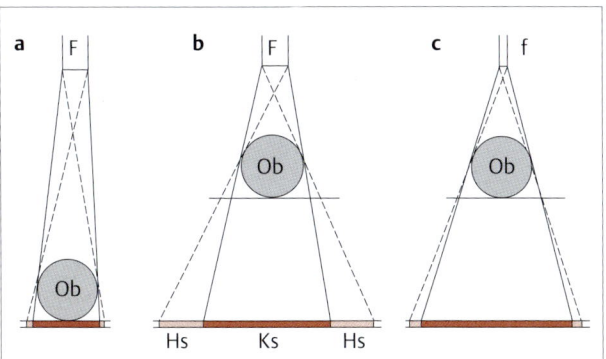

Abb. 2.3 a–c **Aufnahmeparameter in der Vergrößerungsradiographie.**
Zusammenhänge zwischen der Objektposition (Ob) und den Fokusgrößen (F und f) auf die Abbildungsgröße (repräsentiert durch Kernschatten Ks) und die geometrische Unschärfe (repräsentiert durch Halbschatten Hs).
a Bei filmnaher Position des Objekts (Ob) und großem Fokus (F) resultiert in der Filmebene eine nur geringe geometrische Unschärfe und Vergrößerung (ca. 10 % bei einem FFA von 105 cm).
b Bei großem Objekt-Film-Abstand führt der große Fokus F in der Filmebene neben einer Vergrößerung zu einer geometrischen Unschärfe (Hs).
c Ein kleiner Fokus (f) setzt bei gleichem Objekt-Film-Abstand mit gleicher Vergrößerung die geometrische Unschärfe herab.

fixiert und gegebenenfalls durch den Untersucher (mit Bleischürze und Bleihandschuhen) gehalten werden. Je nach Untersuchungsregion ist eine Verschiebung der Messkammer in den mittleren oder körperfernen Bereich sinnvoll. Bei Aufnahmen des distalen Radioulnargelenks und der Handwurzel wird durch Höhenverstellung des Aufnahmetisches die Hand in Neutralstellung gebracht.

2.3.2 Vergrößerungsradiographie mit der DIMA-Technik

Prinzip

Die DIMA-Technik ist charakterisiert durch eine geometrische Direktvergrößerung. Das auf der Empfangsebene vergrößerte Projektionsbild wird durch die filmferne Lagerung des Patienten erreicht. Der spezielle Arbeitsplatz gestattet geometrische Vergrößerungen bis 9-fach bei einer Ortsauflösung von 22Lp/mm. Zur Vermeidung von geometrischen Randunschärfen ist ein sehr kleiner Brennfleck Voraussetzung. Mikroprozessorgesteuerte Röntgenröhren gestatten Fokusgrößen zwischen 20 und 130µm (minimal ein Zehntel des Fokus in der Mammographie). Die bei der Direktvergrößerung erzielte Auflösung ist weitgehend unabhängig von der Auflösung des Bildempfängersystems (Tab. 2.4), so dass hoch verstärkende Film-Foliensysteme oder Speicherfolien verwendet werden können. Deshalb lassen sich Vergrößerungstechniken auf der Detektorseite vorteilhaft mit der digitalen Lumineszenzradiographie (DLR) kombinieren. Durch diese Aufnahmekombination kann die Dosis reduziert und eine Bildnachverarbeitung mit Ausspielung eines konventionell angeglichenen und eines kantenangehobenen Bildes angeschlossen werden.

Technische Durchführung

Das Röhrenvakuum wird erst vor Betrieb erzeugt. Durch die Verwendung hochverstärkender Systeme können die Belichtungswerte und damit auch die Strahlendosis reduziert werden. Die Verwendung von Rastern erübrigt sich, da die vom Patienten ausgehende Streustrahlung durch dessen Lagerung fern der Aufnahmeebene zum

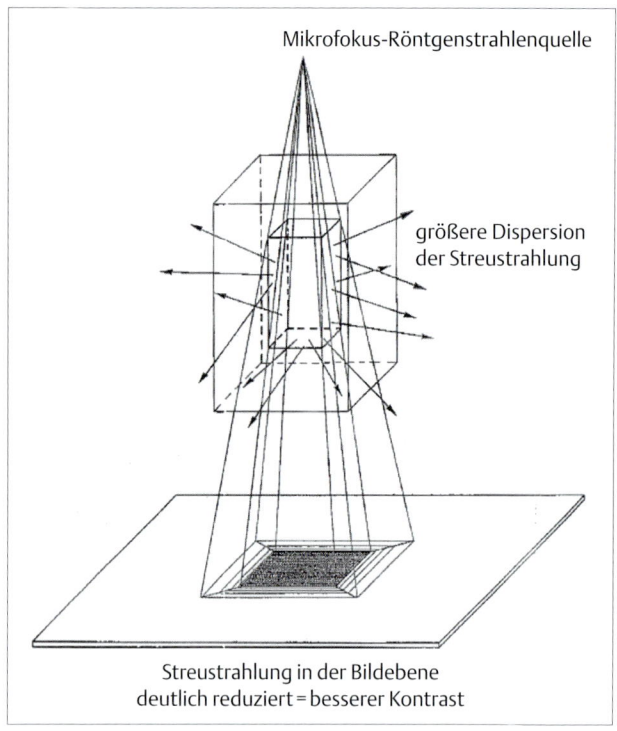

Abb. 2.4 **Schema zur Vergrößerungstechnik in der DIMA-Radiographie.**
Das System ist einerseits gekennzeichnet durch einen Mikrofokus, der trotz der Bildvergrößerung keine störende geometrische Unschärfe garantiert, andererseits durch einen geringeren Beitrag von Streustrahlung auf die Bildschwärzung.

größten Teil ins „Leere" trifft. Hieraus resultiert ein Gewinn an Kontrastumfang. Bei der Einstelltechnik muss die Fokussierung exakt auf die interessierende Region erfolgen, um gröbere Verzeichnungen zu vermeiden.

Indikationen

Die DIMA-Technik ermöglicht die detaillierte Abbildung feinster Knochenstrukturen. Aufgrund des hohen Auflösungsvermögens eignet sich die Vergrößerungstechnik vorzugsweise für die Diagnostik von Frühstadien entzündlicher Gelenkserkrankungen sowie von metabolischen Krankheitsbildern. Seltenere Einsatzgebiete sind die Diagnostik von Traumen und Knochentumoren.

2.4 Weichstrahltechnik

Prinzip

Bedingt durch die größeren Absorptionsunterschiede werden in der Weichstrahlradiographie die Gewebeäquivalente „Knochen", „wasserdichte Gewebe" (Haut, Gefäße, Muskulatur, Sehnen und Sehnenscheiden, Ligamente, Gelenkkapseln, Bursae) und „Fettgewebe" bildgebend voneinander abgegrenzt. In Spezialprojektionen kommt die Mammographie-Technik zum Einsatz.

Tab. 2.3 Projektionen der Weichstrahltechnik

Finger II–V:
- dorsopalmar
- 25° radial-schräg
- 25° ulnar-schräg

Handwurzel-Metakarpalregion:
- dorsopalmar
- schräg-palmodorsal, Radialseite 25° angehoben (Norgaard-Projektion)
- seitlich

Technische Durchführung

Wegen der unterschiedlichen Weichteildicken müssen die Handwurzel- und Metakarpalregion einerseits und die Finger einschließlich der MP-Gelenke andererseits getrennt untersucht werden. Die Weichstrahltechnik wird mit 6 Expositionen durchgeführt (Tab. 2.3).

Verwendet wird entweder ein folienloser Film (sog. „Industriefilm") oder eine feinstzeichnende Film-Folien-Kombination (8 Lp/mm). Die Belichtung wird frei gewählt, wobei an den Fingern eine Röhrenspannung von 28 kV, an der Handwurzel- und Metakarpalregion von 30 kV günstig ist. Weil sich bei den Schrägaufnahmen der Fokus-Film-Abstand verkürzt, kann das mAs-Produkt gegenüber der dorsopalmaren Projektion um eine Stufe abgesenkt werden.

Normalanatomie und Pathomorphologie

- Die **Kutis** ist an den Radialseite der Finger dicker als an der Ulnarseite.
- In der **Subkutis** sind radiologisch Fett- und Bindegewebe sowie Blutgefäße erkennbar. Bei der rheumatoiden Arthritis kann ein subkutanes Ödem zur streifigen bzw. retikulären Zeichnungsvermehrung des Bindegewebes und zur Venendilatation führen.
- Die **„periartikulären Weichteile"** umfassen den hyalinen Knorpel, die Gelenkkapseln, Gelenkflüssigkeit, Ligamente, Sehnen einschließlich der Sehnenscheiden sowie an den MP-Gelenken die Interosseus- und Lumbricalis-Muskulatur. Wegen der gleichen Absorptionshöhen kommen diese Strukturen weichstrahlradiographisch als homogene Masse zur Abbildung. Für die Weichteildicken der Finger (Abb. 2.5 a u. b) gelten die Normalwerte der Tab. 2.4.
- An der **Handwurzel** sind die periartikulären Weichteile bis maximal 2 mm breit (Abb. 2.5 c u. d). Eine variable Ausdehnung weist der Recessus sacciformis am distalen Radioulnargelenk auf. Arthritische Gelenkserkrankungen führen zur Verbreiterung und Unschärfe der äußeren Weichteilkontur. Arthritische Frühveränderungen werden am besten in Schrägaufnahmen erkannt, da die Kapselschwellungen an den Fingergelenken besonders dorsoulnar und an der Handwurzel dorsoradial lokalisiert sind. An den MP-Gelenken verdrängen die entzündlich verdickten Weichteile den interdigitalen Fettkeil nach distal.
- Der **Sehnenapparat** besteht aus den Streck- und Beugesehnen und ihren Sehnenscheiden. In den 25°-Schrägprojektionen überragen die Sehnen die knöchernen Strukturen um 1–2 mm. Eine Synovialitis kann ihre Distanz zu den Grundphalangen vergrößern.
- An der **subchondralen Grenzlamelle** weist die Weichstrahlradiographie erosive Minimalvarianten einer Arthritis als auch marginal lokalisierte Osteoproliferationen im Rahmen enthesiopathischer Reaktionen sensitiv nach.

Indikationen

Die Weichstrahlradiographie hat durch die Fortschritte in der hochauflösenden Sonographie und MRT an Bedeutung verloren, zumal das Verfahren durch die Anzahl der Aufnahmen und die hohe Strahlenabsorption mit einer großen Strahlenbelastung verbunden ist. Aus diesen Gründen ist der Einsatz des Verfahrens auf die Fragestellungen zu begrenzen, die mit der herkömmlichen Projektionsradiographie und den Schnittbildverfahren nicht zu beantworten sind. Wichtigste Indikation ist die Diagnostik von frühen Arthritisstadien, z. B. bei der rheumatoiden Arthritis, den seronegativen Arthritiden und den Kristallarthropathien.

Tab. 2.4 Normalwerte für die Dicken der periartikulären Fingerweichteile (nach Fischer)

Projektion		Frauenfinger				Männerfinger			
		II	III	IV	V	II	III	IV	V
MP	dorsopalmar	3,9	4,2	2,6	2,6	4,6	4,2	3,1	2,6
	25° ulnoradial	4,5	–	–	2,8	5,3	–	–	3,1
PIP	dorsopalmar	2,2	2,1	1,8	1,9	2,5	2,6	2,3	2,0
	25° ulnoradial	3,1	2,9	2,2	1,5	3,9	3,5	2,7	1,6
	25° radioulnar	2,9	3,1	2,8	3,0	3,0	3,4	3,7	3,5

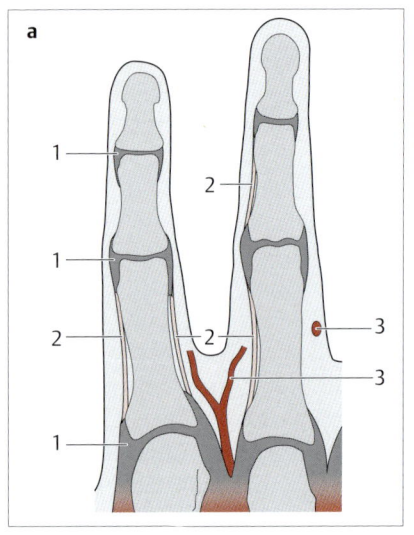 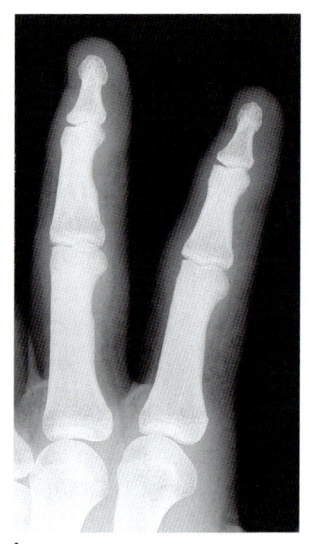 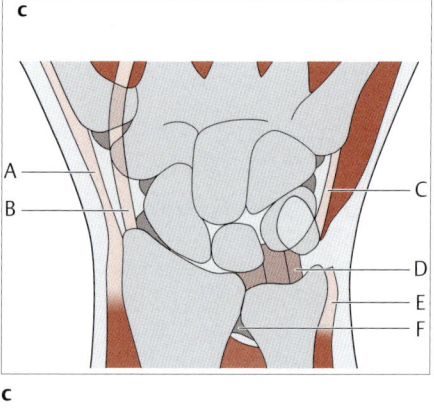 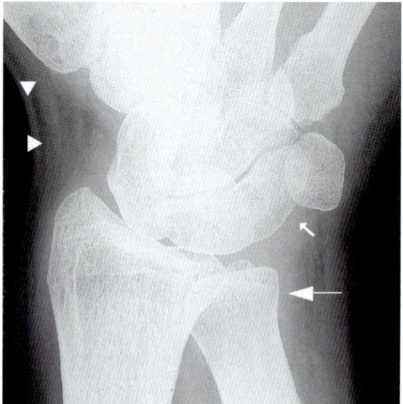

Abb. 2.**5 a – d** **Normale und pathologische Weichteile der Finger und Handwurzel.**

a Schema zur normalen Weichteilanatomie der Finger (Fischer 1982). Dorsopalmare Weichstrahl-Radiographie des Zeige- und Mittelfingers. Abkürzungen: 1 = Summe der periartikulären Weichteile (Breitenabnahme von proximal nach distal), 2 = seitliche Anteile der Strecksehne, 3 = subkutane Venen.

b Frühstadium einer rheumatoiden Arthritis ein Vierteljahr nach Beschwerdebeginn. Die Aufnahme mit 25° radialer Anhebung zeigt an den PIP-, geringer an den MP- und DIP-Gelenken Verbreiterungen der periartikulären Weichteile sowie Schwellungen der Beugesehnenscheiden. Das subkutane Fettgewebe ist retikulär verdichtet (Aufnahme von Priv.-Doz. Dr. R. Hippeli, Stuttgart).

c Schema zur normalen Weichteilanatomie der Handwurzel (Fischer 1982). Abkürzungen: A = Sehnenscheiden der Mm. abductor pollicis longus und extensor pollicis brevis, B = am Handrücken verlaufende Vene, C = distaler Sehnenanteil des M. extensor carpi ulnaris, D = palmar verlaufende Sehnenscheiden, die durch Fettsepten getrennt sind, E = M. extensor carpi ulnaris (Strecke nach C häufig ausgelöscht), F = Recessus sacciformis des distalen Radioulnargelenks.

d Karpale Weichteilschwellungen bei der Frühform einer rheumatoiden Arthritis (Fortsetzung von Abb. 2.**5b**). In der 25°-Norgaard-Projektion sind verdickt: die Sehnenscheide des M. extensor carpi ulnaris (großer Pfeil), der ulnokarpale Komplex einschließlich des Recessus ulnaris (kleiner Pfeil) und geringergradig der M. abductor pollicis longus (Pfeilköpfe) (Aufnahme von Priv.-Doz. Dr. R. Hippeli, Stuttgart).

2.5 Konventionelle Tomographie

Prinzip

Durch die gezielte Bewegung der Abbildungseinheit wird der Effekt der bewegungsbedingten Unschärfe in der konventionellen Tomographie zur selektiven Darstellung von stationären Details ausgenutzt. Die nicht interessierenden Bildanteile werden bewegt, während die diagnostisch relevanten Details stationär verbleiben. Die Röntgenröhre und der Film führen eine synchrone, gegenläufige Bewegung aus, während das Untersuchungsobjekt in Ruhe verbleibt. Aufgrund der Strahlengeometrie befinden sich alle Objektanteile, die in der Ebene des Drehpunktes liegen, in Ruhe und werden deshalb konstant auf jeweils dieselbe Stelle des Filmes projiziert. Bei Geräten mit eindimensionaler Verwischung bewegt sich das Fokus-Film-System entweder auf planparallelen Ebenen (Planparallel-Prinzip) oder auf Kreissegmenten (Großmann-Prinzip) um den Drehpunkt. Dies hat den Vorteil kurzer Aufnahmezeiten zwischen 0,5–1,0 Sekunde. Bei der mehrdimensionalen Verwischung führt das Fokus-Film System eine komplexe Bewegung in planparallelen Ebenen oder auf Kugeloberflächensegmenten aus (Tab. 2.6). Sie bieten den Vorteil der homogenen Verwischung.

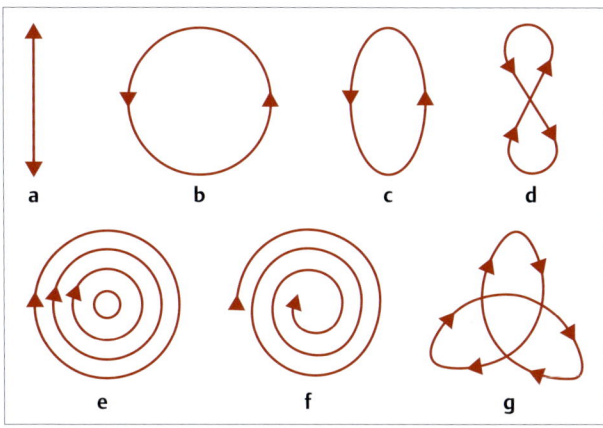

Abb. 2.6 a–g **Verwischungsfiguren in der konventionellen Tomographie.**
Das Aufnahmesystem kann folgende Figuren durchlaufen:
- **a** Lineare Tomographie.
- **b–g** Multidirektionale Tomographie:
- **b** Zirkulär.
- **c** Elliptisch.
- **d** Achter-Schleife.
- **e** Trizirkulär.
- **f** Trispiralig.
- **g** Hypozykloidal.

Technische Durchführung

Zur Tomographie der Hand werden der kleine Röhrenfokus, eine Röhrenspannung zwischen 45 und 55 kV sowie ein Schichtabstand zwischen 1 und 2 mm ausgewählt. Multidirektionale Verwischungsfiguren sind an der Hand gegenüber linearen zu bevorzugen. An den Fingern ist die Verwendung einer Aluminium-Filterung sinnvoll. Tomographien können in dorsopalmarem und seitlichem Strahlengang erfolgen.

Indikationen

Die Methode ist in den letzten Jahren gegenüber der CT und MRT in ihrem Indikationsumfang weitgehend verdrängt worden. Die Tomographie wird heute nur noch eingesetzt, wenn die Schnittbildverfahren nicht zur Verfügung stehen.

2.6 Kinematographie

Prinzip

Sie liefert den Nachweis von pathologischen Bewegungsabläufen der Handwurzel unter fluoroskopischer Sicht. Da nur die knöchernen Strukturen unter Durchleuchtung zur Abbildung kommen, kann mit der Kinematographie als röntgenologischem Verfahren nur indirekt auf eine Ligamentruptur geschlossen werden. Die direkte Visualisierung des betroffenen Ligaments ist nur mit Hilfe der MRT und Arthroskopie möglich. Durch eine gepulste Durchleuchtung werden Bewegungsunschärfen verringert und die Strahlendosis reduziert. Die Aufzeichnung der dynamischen Bildserie kann mit einer gepulsten Hochfrequenzkamera, der digitalen Radiographie (DSI = Digital Spot Imaging) oder mittels Videoaufzeichnung erfolgen:

- Der Vorteil der Kinematographie mit der **Hochfrequenzkamera** ist die hohe Bildrate von 50 Bildern/s bei sehr guter Zeichnungsschärfe von über 10 Lp/mm. Von Nachteil dagegen ist, dass der 35 mm-Kinematographiefilm entwickelt und an einer speziellen Einheit ausgewertet werden muss.
- Im klinischen Alltag am besten praktikabel und von niedrigerem Dosisbedarf ist die Kinematographie mittels **digitaler Radiographie**. Je nach Untersuchungsgerät ist die Aufnahmefrequenz jedoch mit 12 bis 30 Bildern/s limitiert.
- Die Dokumentation mittels **Videoaufzeichnung** lässt eine Bildfrequenz von 25 Bilder/s zu. Die schlechtere Ortsauflösung macht sich besonders während der Standbildbetrachtung bemerkbar.

2 Spezielle Röntgenverfahren

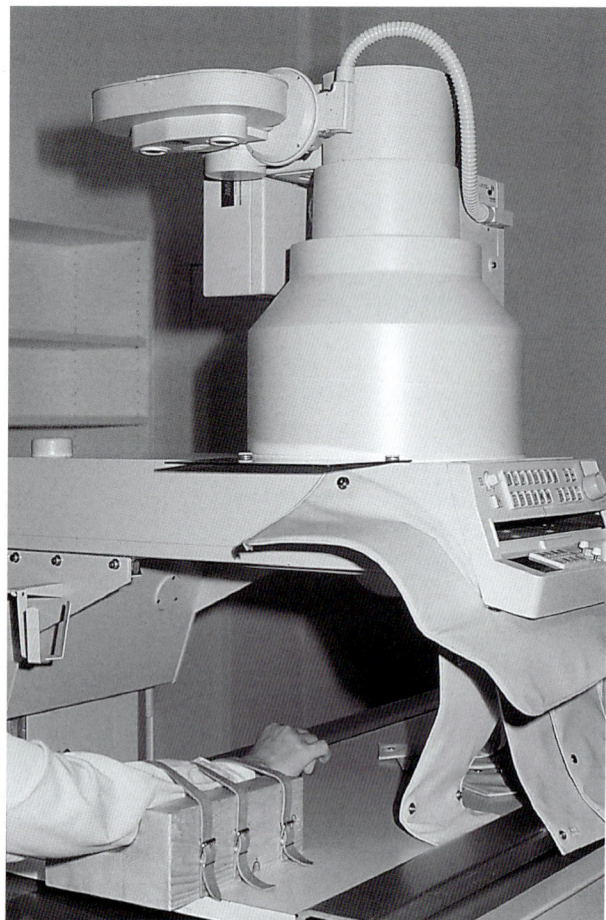

Abb. 2.7 **Patientenposition bei der Kinematographie.** Die Hochfrequenzkamera ist am Bildverstärker angebracht (oberer Bildabschnitt). Der Unterarm des Patienten ist in einem rinnenförmigen Block fixiert (Aufnahme von Dr. H. Daschner, München).

Technische Durchführung

Die Kinematographie wird mit gepulster Strahlung durchgeführt. Folgende Startwerte werden eingestellt: Spannung 55 kV, Stromstärke 140 mA und eine Pulszeit von 3 ms (wenn gerätetechnisch möglich). Während des Filmlaufes erfolgt die automatische Belichtungssteuerung durch die kV/mA-Regelung. Die Szenenlänge variiert zwischen 5 und 50 s.

Zur kinematographischen Untersuchung sitzt der Patient am Tischende des Durchleuchtungsgeräts (Abb. 2.7). Der Unterarm des Patienten wird in einem Lagerungsblock in Neutralstellung fixiert, wobei die untersuchte Hand mit dem Handgelenk über den Block hinausragt. Unter Durchleuchtung wird die Handwurzel des fixierten und ausgestreckten Armes exakt eingestellt. Die Handbewegungen werden in mittlerer Geschwindigkeit durchgeführt. Jede der folgenden Projektionen werden in 2 bis 3 Bewegungssequenzen dokumentiert:
- Bewegungsablauf von der Radialduktion zur Ulnarduktion in palmodorsalem Strahlengang,
- Bewegungsablauf von der Flexion zur Extension in seitlichem (ulnoradialem) Strahlengang,
- zur Auslösung des Provokationsmaximums oft kombinierte Bewegungsabläufe erforderlich, die der Patient am besten kennt und individuell ausführen soll.

Tab. 2.5 Indikationen zur Kinematographie

- V.a. dynamische Form einer karpalen Instabilität
- unklare posttraumatische Bewegungseinschränkung
- postoperative Funktionskontrolle nach Bandnaht, Arthrodese
- Bewegungsanalyse bei bekannter Arthrosis deformans

Indikationen zur karpalen Kinematographie

Domäne des Verfahrens ist der Nachweis von dynamischen Gefügestörungen bzw. „Instabilitäten" (s. Abb. 23.**4** u. 23.**18**). Weitere Indikationen sind in der Tab. 2.**5** zusammengestellt.

Literatur

Übersichtsarbeiten

Bunke J, Delorme S, Kamm KF, Kooijman H, Lorenz A, Nagel HD, Neitzel U, Newiger H, Pelikan E, Schröder H, Sutter H. Physikalisch-technische Prinzipien der Bilderzeugung. In: Schmidt T (Hrsg). Handbuch diagnostische Radiologie. Bd 1. Strahlenphysik, Strahlenbiologie, Strahlenschutz. S 1–161. Spinger. Berlin 2001

Fischer E. Weichstrahlradiographie an Händen und Füßen. Aufnahmematerial, Einstelltechnik, Ausstattung des Weichstrahlgerätes, Zubehör, Röntgenmorphologie, Indikationen. MTA Praxis 1982; 28: 290–303.

Krug B, Fischbach R, Herrmann S, Dietlein M, Küpper T, Dölken W, Harnischmacher U. Röntgenuntersuchungen der peripheren Gelenke: Vergleich der digitalen Lumineszenzradiographie (DLR) mit Filmfoliensystem. Fortschr Röntgenstr 1993; 158: 133–140

Link TM, Fiebich M, Gaubitz M, Krause F, Vestring T, Schneider M, Peters PE. Wertigkeit der direktradiographischen Vergrößerung (DIMA) bei der Früherkennung entzündlich-rheumatischer Läsionen. Radiologe 1994; 34: 405–410

Posner MA, Greenspan A. Trispiral tomography for the evaluation of wrist problems. J Hand Surg 1988; 13A: 175–181

Strotzer M, Volk M, Wild T, von Landenverg P, Feuerbach S. Simulated bone ersosions in a hand phantom: detection with conventional screen-film technology versus cesium iodide-amorphous silicon flat-panel detector. Radiology 2000; 215: 512–515

Weiterführende Literatur

http://www.thieme.de/aktionen/schmitt-lanz

3 Arthrographie

V. Metz, R. Schmitt, G. Christopoulos

Mit der Arthrographie werden die Gelenkräume des Handgelenks und der Handwurzel dargestellt. Zur deren vollständiger Erfassung empfiehlt sich die Dreikompartiment-Arthrographie. Dabei werden in der ersten Sitzung das mediokarpale sowie das distale Radioulnargelenk und in der zweiten Sitzung das radiokarpale Gelenk untersucht. Aufgrund von altersabhängigen Degenerationen der Ligamente und des ulnokarpalen Komplexes ist das Spektrum der arthographischen Varianten groß. Die konventionelle Arthrographie, die häufig eine schlechte Korrelation zur Beschwerdesymptomatik aufweist, darf deshalb nur in engem Kontext zu den klinischen Befunden bewertet werden. Vorteilhaft ist die Kombination der Arthrographie mit den Schnittbildverfahren als sog. MR- bzw. CT-Arthrographie. Das kombinierte Vorgehen vereinigt die Vorteile der Gelenkraumdistension/-visualisierung und der Kontrastoptimierung mit der direkten Abbildung der intraartikulären Weichteile.

3.1 Anatomische Vorbemerkungen

Wie in Tab. 3.1 und Abb. 3.1 dargestellt wird, besteht das Handgelenk aus 3 großen und mehreren kleinen synovialen Gelenkräumen (Kompartimenten).

Während zwischen den 3 großen Gelenkräumen normalerweise keine Kommunikationen bestehen, kommen interkompartimentale Kommunikationen zwischen den kleinen Gelenkräumen gelegentlich als Normvarianten vor.

Das **mediokarpale Gelenkkompartiment** (Abb. 3.2a) erstreckt sich zwischen der proximalen und distalen Handwurzelreihe und zeigt häufig Kommunikationen zu den karpo- und intermetakarpalen Gelenkräumen der Fingerstrahlen II–IV.

Tab. 3.1 Kompartimente der Hand- und Fingergelenke

Große Gelenkräume:
- mediokarpales Kompartiment
- radiokarpales Kompartiment
- distal-radioulnares Kompartiment

Kleine Gelenkräume:
- karpometakarpales Kompartiment I
- karpometakarpale Kompartimente II–V
- intermetakarpale Kompartimente II–V
- pisotriquetrales Kompartiment

Fingergelenke:
- Metakarpophalangealgelenke (Grundgelenke)
- proximale Interphalangealgelenke (Mittelgelenke)
- distale Interphalangealgelenke (Endgelenke)

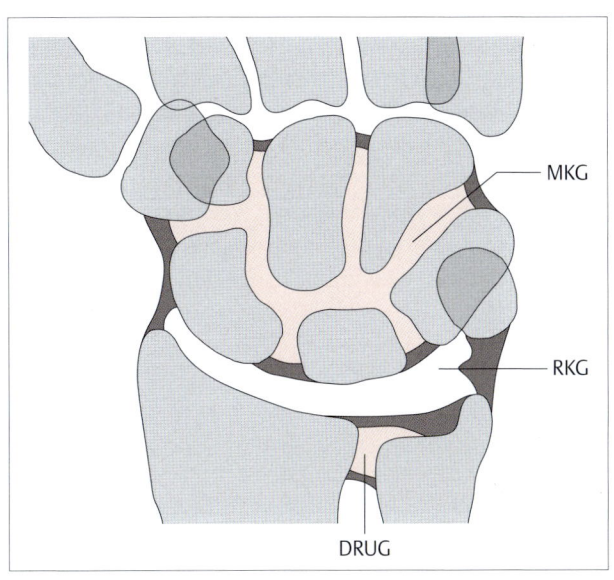

Abb. 3.1 **Schema zu den Gelenkkompartimenten der Handwurzel.**
Hellrot sind das Mediokarpalgelenk (MKG) und das distale Radioulnargelenk (DRUG) unterlegt, die im ersten Untersuchungsteil kontrastiert werden. Dazwischen ist das Radiokarpalgelenk (RKG) gelegen (ohne Farbe dargestellt), das in einer zweiten Sitzung untersucht wird. Nicht dargestellt ist das in einem Drittel der Fälle eigenständige Pisotriquetralkompartiment.

Das **distal radioulnare Gelenkkompartiment** (Abb. 3.2b) wird durch die proximale Oberfläche des ulnokarpalen Komplexes begrenzt und erstreckt sich in variabler Ausdehnung nach proximal.

3 Arthrographie

Das dazwischen geschaltete **radiokarpale Gelenkkompartiment** (Abb. 3.2 c) wird proximal durch den Gelenkknorpel des distalen Radiusabschnitts und durch den ulnokarpalen Komplex (TFCC) begrenzt. Die distale Begrenzung bildet die proximale Handwurzelreihe mit ihren knöchernen Elementen und interossären Bändern (Lig. scapholunatum und lunotriquetrum). Arthrographisch weist das radiokarpale Kompartiment eine C-förmige Konfiguration mit 3 Rezessus auf (Tab. 3.2).

Tab. 3.2 Rezessus des radiokarpalen Gelenkkompartiments

- **Recessus ulnaris (praestyloideus):**
  - liegt palmar des Processus styloideus ulnae
- **Palmar-radialer Rezessus:**
  - liegt palmar der Radiuskonsole
  - neben dem Ursprung des Lig. radioscapholunatum
- **Dorsal-radialer Rezessus:**
  - liegt dorsal der Radiuskonsole

3.2 Arthrographie der großen Gelenkräume

Untersuchungstechnik

Die Arthrographie wird in **Bauchlage** des Patienten mit über den Kopf gestrecktem Arm in Pronationsstellung des Handgelenks durchgeführt. Unter Durchleuchtungskontrolle und Dokumentation mittels digitaler oder analoger Aufzeichnung (z. B. 1 Bild/s) wird nach lokaler Anästhesie unter sterilen Bedingungen eine 25G-Kanüle in das entsprechende Gelenkkavum eingebracht:

- Bei der **konventionellen und der CT-Arthrographie** erfolgt die Injektion eines Gemisches aus 2 Teilen eines wasserlöslichen Kontrastmittels und einem Teil eines Lokalanästhetikums. Dieses wird so lange unter dauernder fortlaufender Bilddokumentation injiziert, bis der Patient ein Druckgefühl angibt. Die Beimengung des Lokalanästhetikums bietet diagnostisch den Vorteil, dass ein Nachlassen der Schmerzsymptomatik („pain testing") auf eine wahrscheinliche Ursache der Handgelenksbeschwerden in diesem Kompartiment hinweist.
- Bei der **MR-Arthrographie** wird zu dem oben vorgestellten Gemisch noch eine Gadolinium-Lösung beigefügt, so dass im Verhältnis 200:1 eine Lösung von Röntgenkontrastmittel/Lokalanästhetikum zum Gadolinium-Kontrastmittel resultiert.

Zugangswege

Alle arthrographischen Zugangswege befinden sich **dorsalseitig**, wobei der Punktionsort immer abseits von der angegebenen Schmerzlokalisation gewählt werden soll (Tab. 3.3). Nur so lässt sich die Verwechslung eines Kapseldefektes durch das Punktionstrauma mit dem pathologischen Befund vermeiden.

Folgende Besonderheiten sind zu beachten:

- Bei der **mediokarpalen Arthrographie** mit radialem Zugang muss möglichst weit distal punktiert werden, da sonst bereits das radiokarpale Kompartiment über dessen weit nach distal-dorsal reichenden Recessus

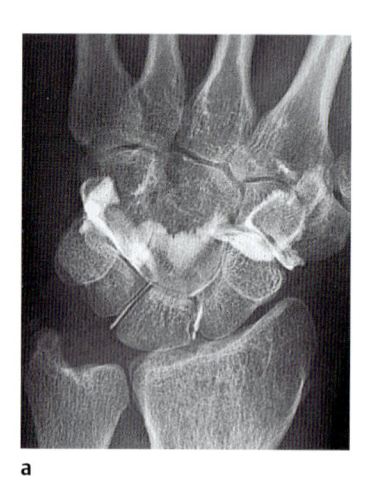

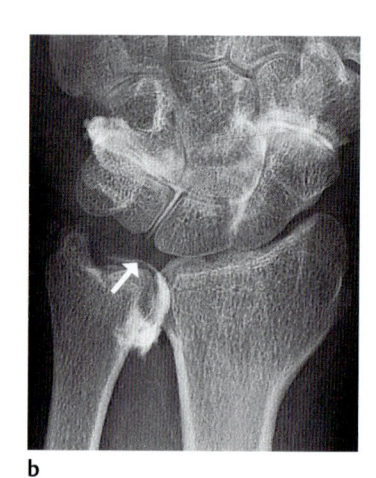

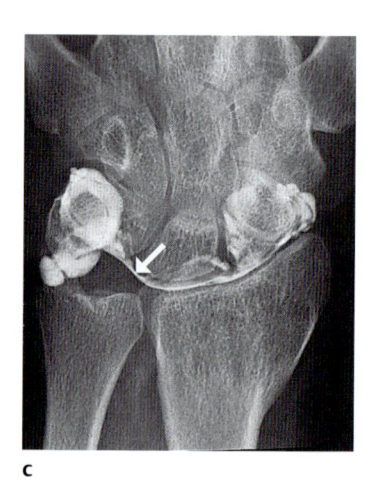

Abb. 3.2 a–c **Arthrographische Normalbefunde (digitale Bildverstärkerradiogramme).**

a Arthrographie des Mediokarpalgelenks. Das Kontrastmittel reicht in die skapholunären und lunotriquetralen Gelenkspalten hinein, ohne jedoch in das Radiokarpalgelenk überzutreten.

b Arthrographie des distalen Radioulnargelenks unmittelbar nach der Untersuchung des Mediokarpalgelenks. Der Pfeil zeigt auf die proximale Oberfläche des ulnokarpalen Komplexes.

c Arthrographie des Radiokarpalgelenks in einer 2. Sitzung. Es kommt zu keinem Kontrastmittelübertritt in die benachbarten Gelenke. Der Pfeil zeigt auf die distale Oberfläche des ulnokarpalen Komplexes.

Tab. 3.3 Zugangswege zur Handgelenksarthrographie

Mediokarpale Arthrographie:
- ulnarer Zugang bei radialseitiger Symptomatik:
  in der Gelenkkreuzung von Lunatum/Triquetrum und Kapitatum/Hamatum
- radialer Zugang bei ulnarseitiger Symptomatik:
  zwischen Skaphoid und Kapitatumkopf

Distal-radioulnare Arthrographie:
- proximal an der radialen Begrenzung des Ulnakopfes

Radiokarpale Arthrographie:
- ulnarer Zugang bei radialseitiger Symptomatik:
  in Höhe des lunotriquetralen Gelenks
- radialer Zugang bei ulnarseitiger Symptomatik:
  in Höhe des radioskaphoidalen Gelenks

Tab. 3.4 Drei-Kompartiment-Arthrographie

1. **Untersuchungsgang:**
   mediokarpale Arthrographie und Arthrographie des distalen Radioulnargelenks
2. **Untersuchungsgang:**
   nach 2 Stunden radiokarpale Arthrographie

scaphoidalis kontrastiert werden kann. Ein Kontrastmittelmenge von 1–2 ml ist meist ausreichend.
- Durch die physiologische Neigung der Radiusgelenkfläche um 10° nach palmar ist es vorteilhaft, das **radiokarpale Gelenk** durch kraniokaudale Angulation der Röntgenröhre frei zu projizieren. Die gleiche Wirkung ruft ein Lagerungskeil unter dem Handgelenk hervor. Die Punktion der Tabatiere („snuff box") sollte wegen des hier verlaufenden dorsalen Astes der A. radialis vermieden werden, ebenso die Punktion zwischen dem Skaphoid und Lunatum, da sonst bei einem tiefen Rezessus bereits das mediokarpale Kompartiment gefüllt werden kann. Instilliert werden 2–3 ml des Kontrastmittelgemischs.
- Das **distale Radioulnargelenk** fasst ca. 1 ml Kontrastmittelvolumen.

Mehrkompartiment-Arthrographie

Inkomplette (nichtkommunizierende) Defekte können unter Umständen der Einkompartiment-Arthrographie entgehen. Beispielsweise kommt ein Ausriss des ulnokarpalen Komplexes aus seiner proximal-ulnaren Befestigung am Processus styloideus ulnae dann nicht zur Darstellung, wenn sich die arthrographische Untersuchung auf das Radiokarpalgelenk beschränkt. Die arthrographische Untersuchung des Handgelenks sollte deshalb alle 3 großen Kompartimente umfassen, da bei unklaren Handgelenksbeschwerden nur durch die komplette Gelenkdarstellung neben den kommunizierenden auch die nichtkommunizierenden Defekte entdeckt werden können. Diese Tatsache sowie die Möglichkeit des Vorliegens von Defekten in mehreren Kompartimenten rechtfertigen die Durchführung der **Drei-Kompartiment-Arthrographie**, für die sich die Injektionssequenz der Tab. 3.4 als günstig erweist.

Dieses Vorgehen bietet den Vorteil der überlagerungsfreien Darstellung aller Gelenkskompartimente, da sich während des Zeitintervalls von 2 Stunden das in der ersten Sitzung applizierte Kontrastmittel wieder resorbiert hat. Bei Anwendung der **digitalen Subtraktionstechnik** während der Injektion können zwar alle Kompartimente in unmittelbarer Abfolge untersucht werden, allerdings sind mit dem Subtraktionsverfahren keine arthrographischen Stressaufnahmen möglich.

Dokumentation

Nach Entfernen der Punktionsnadel werden **Stressaufnahmen** durchleuchtungsgezielt angefertigt. Erfahrungsgemäß stellen sich Defekte der interossären Ligamente, des ulnokarpalen Komplexes und der Gelenkkapsel oft erst während der Handgelenksbewegungen dar. Die Dokumentation schließt standardmäßig Aufnahmen in Pronation, Supination sowie in Radial- und Ulnarduktion ein, wobei zur optimalen Beurteilbarkeit der interossären Ligamente die skapholunären und lunotriquetralen Gelenkspalten **im Profil** frei projiziert werden müssen. Die Frage, ob ein kommunizierender Defekt die gesamte Zirkumferenz oder nur einen Teil („Pin-Hole"-Defekt) eines interossären Ligaments einnimmt, kann am besten mit zusätzlichen Aufnahmen in Flexion und Extension des Handgelenks beantwortet werden.

MR-Arthrographie und CT-Arthrographie

Unmittelbar im Anschluss an die arthrographische Füllung der Gelenkkompartimente wird die Schnittbilddiagnostik mittels MRT (**MR-Arthrographie**) oder CT (**CT-Arthrographie**) durchgeführt. Die Zeit zwischen der Arthrographie und der MRT bzw. CT sollte möglichst kurz gehalten werden, um die Diffusion des intraartikulären Kontrastmittels in die umgebenden Weichteile zu verhindern. Die Sequenzprotokolle zur MR-Arthrographie werden in Kap. 9 vorgestellt. Die CT-Arthrographie wird in axialer Schichtführung am Spiralscanner, vorteilig in Mehrschichttechnik, durchgeführt. Anschließend werden koronale und sagittale MPR-Schichten rekonstruiert (Kap. 8).

Kommunikationswege

- Defekte der Ligamente, Gelenkkapseln und des ulnokarpalen Komplexes können **kommunizierend** (Ver-

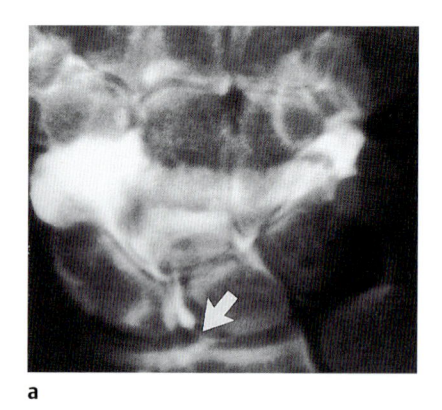

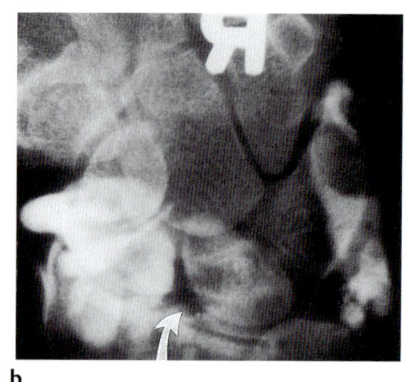

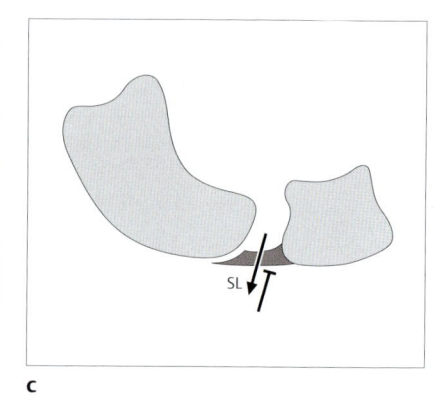

Abb. 3.3 a–c Unidirektionaler Defekt des Lig. scapholunatum.
a Bei der zuerst durchgeführten Arthrographie des Mediokarpalgelenks fließt Kontrastmittel fadenförmig in das Radiokarpalgelenk über (Pfeil).
b Bei der anschließenden Arthrographie des Radiokarpalgelenks jedoch kein Kontrastmittelübertritt (gebogener Pfeil), das Ligament erscheint intakt.
c Schemazeichnung zu den Abb. 3.3 a u. b. SL = Lig. scapholunatum.

bindung zweier benachbarter Kompartimente) oder **nichtkommunizierend** (keine interkompartimentale Verbindung) sein.

- Bei **bidirektionalen** Defekten handelt es sich meistens um **komplette** Läsionen, welche jeweils bei Injektionen in zueinander benachbarten Kompartimenten zur Darstellung kommen. So ist beispielsweise eine Ruptur des skapholunären Ligaments sowohl bei Kontrastmittelinjektionen in das mediokarpale Kompartiment, als auch in das radiokarpale Kompartiment nachweisbar. Bei diesen Läsionen ist in der Regel die Bewegungskoppelung der betroffenen Knochen mechanisch relevant gestört.
- Unter einer **unidirektionalen** Läsion (Tab. 3.3) versteht man einen **inkompletten** Defekt, welcher in Folge eines Ventilmechanismus nur von einem Kompartiment aus darstellbar ist. Naturgemäß kann ein unidirektionaler Defekt im Rahmen einer Einkompartiment-Arthrographie übersehen werden.
- Eine Sonderform stellt der **„pin-hole"-Defekt** dar. Hierunter versteht man einen knopflochartigen Defekt an den interossären Bändern der proximalen Handwurzelreihe, der nur die zentralen (membranösen) Bandsegmente des Lig. scapholunatum und Lig. lunotriquetrum betrifft.

Varianten und Läsionen

- Am **Lig. scapholunatum** werden arthrographische Erscheinungsmuster angetroffen, deren klinische Relevanz bislang nicht vollständig geklärt ist. Wie in der Abb. 3.4 veranschaulicht ist, kann in diesen Fällen die arthrographische Befundzuordnung in eine Normvariante, eine partielle Ligamentruptur oder ein posttraumatisch narbiges Residuum oftmals nicht erfolgen.

- Am **Lig. scapholunatum** und **Lig. lunotriquetrum** können unterschiedliche Formen von nichtkommunizierenden und kommunizierenden Defekten vorliegen (Tab. 3.5, Abb. 3.3). Sie gehen ohne oder mit Erweiterung des betroffenen Gelenkspaltes einher.
- Kommunizierende Defekte zwischen den mediokarpalen und radiokarpalen Kompartimenten können **traumatischer, entzündlicher oder degenerativer Genese** sein. Es sei darauf hingewiesen, dass interkompartimentale Kommunikation auf degenerativer Basis bereits ab dem 3.–4. Lebensjahrzehnt nachweisbar sind und im Alter deutlich an Häufigkeit zunehmen. So werden sie in der 6. Lebensdekade in 90 % der Normal-

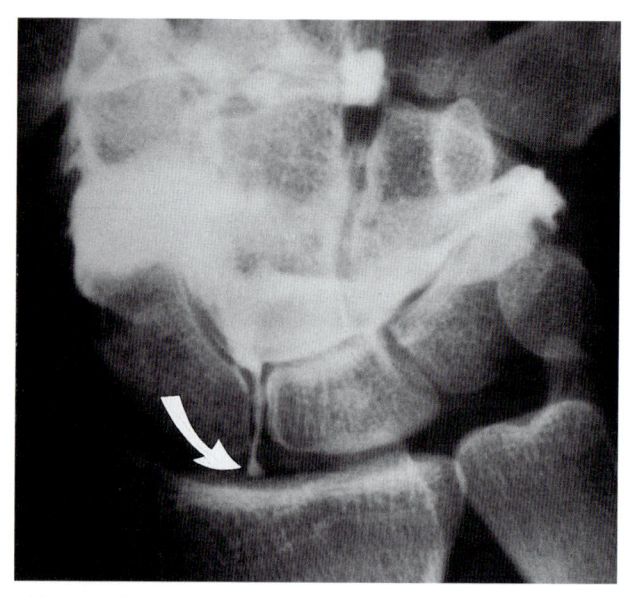

Abb. 3.4 Abnorme „Tiefe" des skapholunären Kompartiments.
Nach Injektion in das Mediokarpalgelenk reicht das Kontrastmittel deutlich weiter als normal in den skapholunären Gelenkspalt hinein (Pfeil). Normvariante oder laxes Band?

bevölkerung angetroffen. Zusätzlich findet sich eine schlechte bis fehlende Korrelation zwischen der klinischen Symptomatik und den arthrographisch nachgewiesenen Läsionen. Die arthrographischen Befunde sind deshalb ab der 4. Lebensdekade in ihrer klinischen Signifikanz ungewiss und bedürfen daher einer sorgfältigen klinischen Zuordnung.

- Am **ulnokarpalen Komplex** sind in 12% der Arthrogramme isolierte, kleine Kontrastmitteldepots an dessen proximaler oder distaler Oberfläche erkennbar, die scharf konturiert sind und parallel zum Radius verlaufen. Bei diesen Varianten handelt es sich um synoviale Rezessus, die nicht als inkomplette Perforationen fehlgedeutet werden dürfen. Für die Einteilung von Läsionen des ulnokarpalen Komplexes hat sich die **Klassifikation nach Palmer** bewährt, in der **traumatische** (Klasse I) und **degenerative** (Klasse II) Defekte berücksichtigt werden. Nähere Ausführungen hierzu finden sich im Kap. 18. Die arthrographische Differenzierung zwischen diesen beiden Defekttypen ist oft schwierig, da physiologischerweise sowohl bei den Ligamenten als auch am ulnokarpalen Komplex degenerative Veränderungen bereits ab dem 3. Lebensjahrzehnt manifestiert werden. Der Arthrographiebefund darf deshalb nur in enger Zusammenschau mit den klinischen Befunden bewertet werden.

- Arthrographisch gut beurteilt werden kann der **Recessus ulnaris (praestyloideus)**. Der Rezessus lässt sich am besten auf der streng seitlichen Aufnahme und in supinierten Schrägaufnahmen postarthrographisch beurteilen. Die Pathologien des Rezessus rufen eine Schmerzsymptomatik an der Ulnarseite des Handgelenks hervor. Sie betreffen Affektionen im Rahmen von entzündlichen und degenerativen Gelenkerkrankungen (Kap. 29).

Tab. 3.5 Läsionen des Lig. scapholunatum und des Lig. lunotriquetrum

- **Unidirektionaler Typ:**
  Füllung nur von mediokarpal oder von radiokarpal, „flap-like lesion"
- **Bidirektionaler Typ:**
  Füllung von mediokarpal und radiokarpal:
  – gesamtes Ligament betroffen
  – Ligament nur partiell betroffen
  – Sonderform: „pin-hole"-Defekt

3.3 Arthrographie der kleinen Gelenkräume

Sie betreffen das pisotriquetrale Gelenkkompartiment sowie das Daumensattelgelenk (Karpometakarpalgelenk I).

3.3.1 Arthrographie des Pisotriquetralgelenks

Die pisotriquetrale Artikulation wird von einem Synovialraum umschlossen. In einem Drittel der Hände liegt ein geschlossener Synovialraum vor, der weder mit dem radiokarpalen, noch mit dem mediokarpalen Gelenkkompartiment kommuniziert. In den übrigen Fällen besteht eine Verbindung zum radiokarpalen Gelenk. Das kleine Kompartiment zwischen dem Pisiforme und dem Triquetrum weist in der Regel sehr schmale Rezessus nach proximal und distal auf.

Die Indikation zur Arthrographie des Pisotriquetralgelenks ist nur selten gegeben. Sie betrifft die Frühform einer Arthrosis deformans, die mittels Schnittbilddiagnostik noch nicht darstellbar ist, sowie die lokalisierte Gelenkchondromatose.

Zur Arthrographie wird der ulnar seitliche Zugangsweg gewählt. Auch unter Zuhilfenahme der Durchleuchtung kann sich der Punktionsvorgang schwierig gestalten, da das Gelenkkavum sehr schmal ist. Es folgen Zielaufnahmen in bevorzugt schräg supinierter Projektion, mit denen die pisotriquetrale Artikulation frei projiziert wird.

3.3.2 Arthrographie des Daumensattelgelenks

Aufgrund der guten Aussagemöglichkeiten der MRT ist die Arthrographie des Karpometakarpalgelenks I eine Ausnahmeindikation. Unter Durchleuchtungssicht wird das Gelenk von dorsal oder radial punktiert. Beurteilt werden die Oberfläche des hyalinen Gelenkknorpels sowie die Unversehrtheit des Kapsel-Band-Apparats. Durch die Zumischung eines Lokalanästhetikums kann ein „pain testing" im Rahmen einer initialen Sattelgelenksarthrose erfolgen.

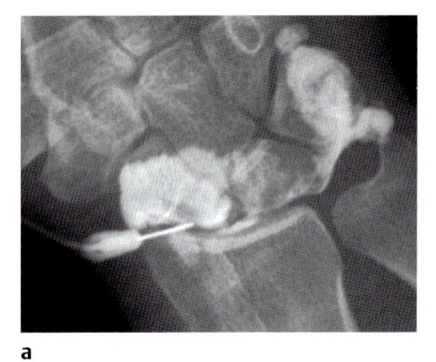

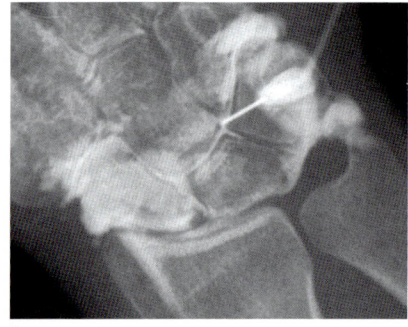

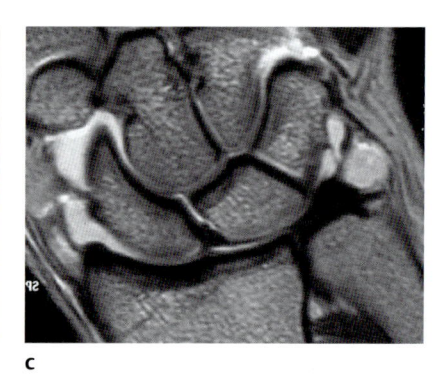

Abb. 3.5 a–c Normalbefund einer karpalen MR-Arthrographie in Zwei-Kompartiment-Technik.
a Radiokarpale Arthrographie mit Injektion eines Gemisches aus Iomeprol und Gadolinium-DTPA (200:1) nach Punktion des radioskaphoidalen Gelenkkompartiments.
b Mediokarpale Arthrographie nach Punktion des mediokarpalen Kompartiments in der Kreuzung Lunatum/Triquetrum/Kapitatum/Hamatum.
c Koronale MR-Arthrographie mit einer T1-SE-Sequenz. Intakt stellen sich das Lig. scapholunatum, das Lig. lunotriquetrum und die distale Oberfläche des Discus ulnocarpalis dar. Die proximale Diskusoberfläche kann nicht beurteilt werden.

3.4 Arthrographie der Fingergelenke

An den Fingergelenken dient die Arthrographie der Beurteilung des Kapsel-Band-Apparats einschließlich der Kollateralbänder und der palmaren Platte. Beim Verdacht auf eine chronische Gelenksinstabilität kann mit dem Verfahren die Frage einer laxen Gelenkkapsel auf dem Boden einer posttraumatischen Distension beantwortet werden. Meist werden die Metakarpophalangealgelenke arthrographisch untersucht. Die Fingergelenke werden unter Durchleuchtungssicht mit schräg dorsalem Zugang punktiert, und 0,5–1,5 ml Kontrastmittel instilliert (Abb. 3.6 a). Nach Entfernen der Punktionskanüle erfolgen Zielaufnahmen mit tangentialer Darstellung des verletzten Kapselsegments (Abb. 3.6 b). Vorteilhaft ist die Kombination der phalangealen Arthrographie mit einer hochaufgelösten MRT (Abb. 3.6 c).

3.5 Indikationen und Bewertung

In der Tab. 3.6 sind die häufigsten Indikationen zusammengefasst. Die Zusammenstellung berücksichtigt nur die konventionelle Arthrographie. Das Indikationsspektrum erweitert sich im Rahmen der MR- oder CT-Arthrographien, die letztlich alle intraartikulären Pathologien der intrinsischen Ligamente, des TFCC und des hyalinen

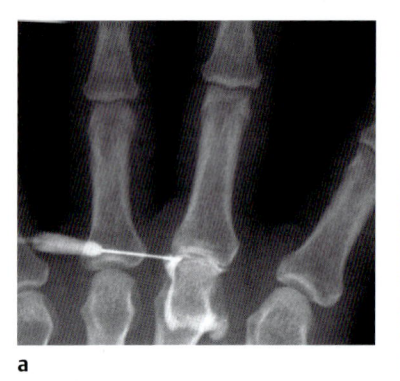

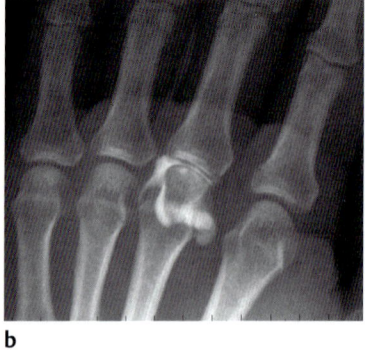

Abb. 3.6 a–c MR-Arthrographie des Metakarpophalangealgelenks III.
a Durchleuchtungsgezielte Punktion des MP-Gelenks III von ulnar mit einer 24-G-Kanüle.
b Freiprojektion des Gelenks nach Entfernen der Kanüle. Der nach proximal gerichtete Gelenkrezessus wird sichtbar.
c Sagittale MR-Arthrographie mit einer fettsaturierten T1-SE-Sequenz.

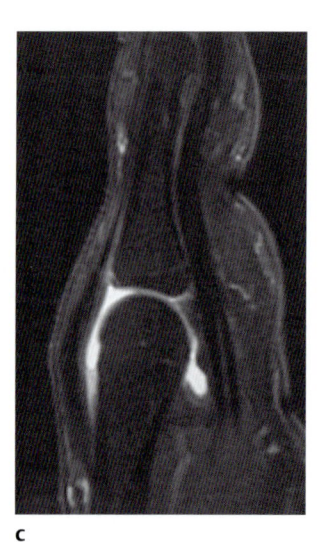

Tab. 3.6 Indikationen zur konventionellen Arthrographie

Arthrographietechnik:	Indikationen:
Zwei-Kompartiment-Arthrographie (radiokarpal und mediokarpal)	• Läsion des Lig. scapholunatum und/oder des Lig. lunotriquetrum • initiale Arthrosis deformans/Chondropathie im Radio- und/oder Mediokarpalgelenk
Zwei-Kompartiment-Arthrographie (radiokarpal und distal-radioulnar)	• Läsion des Discus ulnocarpalis • initiale Arthrosis deformans/Chondropathie im distalen Radioulnargelenk
Drei-Kompartiment-Arthrographie	• artikulärer Kombinationsschaden (ligamentär, chondral, TFCC) • adhäsive Kapsulitis • freie Gelenkkörper
Pisotriquetral	• freie Gelenkkörper (Gelenkchondromatose) • „pain testing", v.a. bei Pisotriquetralarthrose
Karpotrapezial	• „pain testing" bei initialer Sattelgelenksarthrose
Fingergelenke	• Läsion der palmaren Platte und der Kollateralligamente • initiale Arthrosis deformans/ Chondropathie

Gelenkknorpels optimiert gegenüber der nichtarthrographischen Schnittbilddiagnostik zur Abbildung bringen.

Ursache für die nur lockere Korrelation zwischen einer karpalen Beschwerdesymptomatik und den arthrographisch erhobenen Befunden sind die degenerativ bedingten Perforationen der karpalen Ligamente und des ulnokarpalen Komplexes mit zunehmendem Alter. Da diese Läsionen im mittleren und höheren Alter häufig asymptomatisch sind, bedarf jede arthrographisch nachgewiesene Abnormalität stets der sorgfältigen klinischen Korrelation. Untersuchungsstrategisch wird empfohlen, die Arthrographie stets mit der MRT oder der CT zu kombinieren, weil hierdurch neben dem Gelenkkavum auch das intraartikuläre Weichteilsubstrat einer direkten Abbildung zugeführt wird.

Literatur

Übersichtsarbeiten

Gilula LA, Hardy DC, Totty WG. Wrist arthrography: an updated review. J Med Imaging 1988; 2: 251–266

Levinsohn EM, Palmer AK. Arthrography of the traumatized wrist. Correlation radiography and carpal instability series. Radiology 1983; 146: 647–651

Metz VM, Mann FA, Gilula LA. Lack of correlation of wrist pain with noncommunicating defects of the interosseous ligaments, triangular fibrocartilage, and joint capsules demonstrated by three-compartment wrist arthrography. Am J Roentgenol 1993; 160: 1239–1243

Obermann WR. Radiology of carpal instability: a practical approach. Elsevier Science. Amsterdam 1994

Zanetti M, Linkous MD, Gilula LA, Hodler J. Characteristics of triangular fibrocartilage defects in symptomatic and contralateral asymptomatic wrists. Radiology 2000; 216: 840–845

Weiterführende Literatur

http://www.thieme.de/aktionen/schmitt-lanz

4 Arthroskopie

H. Krimmer, P. Hahn

Die Arthroskopie gestattet als invasive Untersuchung den direkten Einblick in das Radiokarpal-, Mediokarpal- und das distale Radioulnargelenk. Mit ihr kann der Zustand des Gelenkknorpels, der Bandstrukturen und der Synovialis beurteilt werden. Neben der Diagnostik pathologischer Gelenksbefunde sind mit der Arthroskopie in der gleichen Sitzung auch therapeutische Eingriffe möglich.

Während sich die Arthoskopie an den großen Gelenken rasch etablieren konnte, wurden die kleinen Gelenke der endoskopischen Technik erst durch die Entwicklung verfeinerter Instrumente zugänglich. Dadurch hat die Arthroskopie am Handgelenk neue diagnostische und therapeutische Perspektiven eröffnet. Zudem haben verbesserte Kenntnisse über die komplexe Anatomie des Handgelenks und zunehmende Erfahrung in der technischen Durchführung dazu beigetragen, dass sich die Arthroskopie des Handgelenks aus dem Stadium der Erprobung zu einem festen Werkzeug der Handchirurgie entwickeln konnte. Heutzutage ist sie bei der Behandlung von Handgelenksproblemen unverzichtbar geworden.

4.1 Apparative Voraussetzungen

- In den arthroskopisch interessierenden Gelenkabschnitten der Hand ist der Raum für das Arthroskop sehr begrenzt, so dass eine Distraktion des Gelenkkavums erforderlich ist. Hierzu wird am rechtwinklig gebeugten Arm eine Fixationsvorrichtung an der Hand angebracht, wie sie auch zur Reposition einer Radiusfraktur verwendet wird (Abb. 4.1). Durch Befestigung eines Gewichts am Oberarm wird ein Gegenzug und somit die Aufweitung des Gelenkraumes bewirkt. Alternativ kann auch ein Traction Tower eingesetzt werden, bei dem der Arm proximal und distal eingespannt wird und problemlos für offene Eingriffe umgelagert werden kann. Die horizontale Extension erlaubt den raschen Wechsel zwischen Arthroskop und operativen Maßnahmen und ist besonders für die arthroskopisch kontrollierte Reposition von intraartikulären Radiusfrakturen geeignet.
- Für die Handgelenksarthroskopie werden bevorzugt Optiken mit Schaftdurchmessern zwischen 1,7 und 2,7 mm sowie einer Schräge von 30° an der Spitze des Instruments verwendet. Die Einführung erfolgt durch eine Hohlraumkanüle mit Außendurchmessern von maximal 3,5 mm.
- Zwischen dem inneren und äußeren Schaft verbleibt ein Zwischenraum, durch den Flüssigkeit oder Gas bei liegender Optik zur Auffüllung des Gelenks zugeführt wird. Für die rein diagnostische Arthroskopie bietet die Verwendung von CO_2 als Medium den Vorteil eines intensiveren Kontrastes und damit einer verbesserten Bildqualität. Für therapeutische Eingriffe muss jedoch zur Spülung des Gelenks Flüssigkeit verwendet werden.
- Das Arthroskop wird an eine Videokette angeschlossen, die aus einer aufgesetzten Kamera, einer Steuereinheit, einer Lichtquelle und einem Monitor besteht.

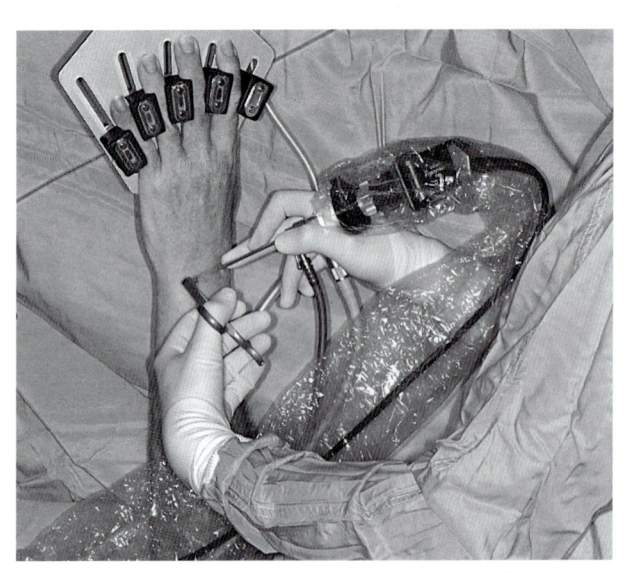

Abb. 4.1 **Therapeutische Handgelenksarthroskopie.** Während der Fixation der Hand in einer Extensionsvorrichtung ist die arthroskopische Optik über den 3–4-Zugang eingebracht. Die Fasszange befindet sich im 4–5 Zugang.

Zusätzlich sind Tasthaken von unterschiedlicher Länge für diagnostische Zwecke erforderlich. Für therapeutische Eingriffe kommen spezielle Biopsie- und Fasszangen sowie motorgetriebene Shaver-Systeme mit verschiedenen Aufsätzen zur Anwendung. Die Befunddokumentation erfolgt bevorzugt in digitaler Form. Durch Anschluss an einen PC mit integrierter Videokarte können digitale Standbilder und Videosequenzen direkt über die Kamerasteuerung aufgezeichnet werden. Die Archivierung erfolgt auf CD oder über Netzwerkkarte in der elektronischen Patientenakte. Dadurch ist im Gegensatz zum Videoprint beliebig oft ein Zugriff auf das Bildmaterial in gleich bleibender Qualität möglich.

4.2 Zugangswege

Zur Planung des arthroskopischen Zugangsweges müssen die exakten anatomischen Verhältnisse des Handgelenks mit seiner Vielzahl von Sehnen, Nerven und Gefäßen berücksichtigt werden. Alle Zugänge zum Radiokarpalgelenk liegen auf der Streckseite zwischen den einzelnen Strecksehnenfächern, nach deren fortlaufender Numerierung die Zugänge benannt sind. Nur selten wird das distale Radioulnargelenk arthroskopiert. Die Standardzugänge sind in Tab. 4.1 und Abb. 4.2 aufgeführt.

Die 3–4-Pforte wird am häufigsten zum Einbringen der diagnostischen Optik genutzt, während die 4–5-Pforte als Zugang für therapeutische Instrumente wie Fasszangen etc. dient.

Es wird eine oberflächliche Stichinzision über der festgelegten Eintrittspforte vorgenommen, die anschließend zu einem Arbeitskanal stumpf aufgeweitet wird. Es folgt die Punktion mit einer Hohlraumkanüle und Trokar, der nach korrekter Platzierung entfernt und durch das Arthroskop ersetzt wird. Über die Einführungsschleuse wird das Gelenk mit CO_2 oder Flüssigkeit aufgefüllt.

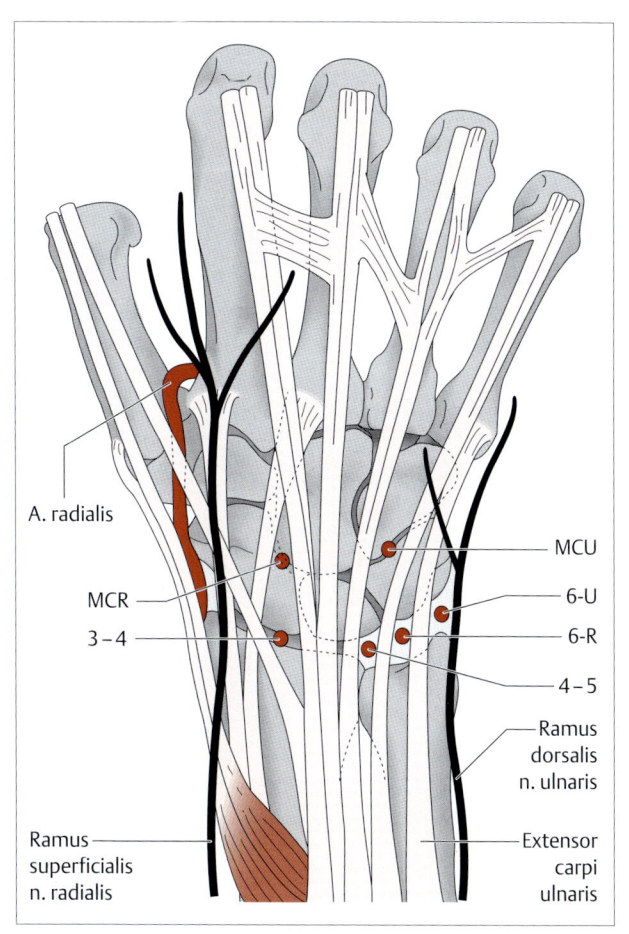

Abb. 4.2 **Arthroskopische Zugangswege.**
Die streckseitigen Zugangswege zum Radiokarpalgelenk (3–4, 4–5, 6-R und 6-U) sind rot, die zum Mediokarpalgelenk (MCR und MCU) schwarz markiert.

Tab. 4.1 Zugangswege zur Handgelenksarthroskopie

Gelenk	Pforte	Zugangsweg
Radiokarpalgelenk	3–4	zwischen Extensor-pollicis-longus- und Extensor-digitorum-communis-Sehnen
	4–5	zwischen Extensor-digitorum-communis- und Extensor-digiti-minimi-Sehnen
	6-R	radial der Extensor-carpi-ulnaris-Sehne
	6-U	ulnar der Extensor-carpi-ulnaris-Sehne
Mediokarpalgelenk	MCR	radial des Kapitatumkopfes („midcarpal-radial")
	MCU	ulnar des Kapitatumkopfes („midcarpal-ulnar")
Distales Radioulnargelenk		im proximalen Gelenkrecessus

4.3 Arthroskopische Normalbefunde

Die diagnostische Arthroskopie wird nach einem routinemäßigen Schema durchgeführt:

4.3.1 Radiokarpalgelenk (Abb. 4.3)

- Nach Einführung des Arthroskops über die 3–4-Pforte fällt der Blick zunächst auf die beugeseitigen Ligamente. Nach vorsichtigem Zurückziehen erfolgt zur Beurteilung der Knorpelverhältnisse die Darstellung des Skaphoids und der korrespondierenden Radiusgelenkfläche bis hin zum Processus styloideus radii.
- Anschließend wird das Arthroskop nach ulnar geschwenkt zur Beurteilung der palmaren Bänder, die von einer dünnen Synovialhaut überzogen sind (Abb. 4.4a). Radial erscheint zunächst das Lig. radioscaphocapitatum, ulnar hiervon das Lig. radiolunotriquetrum. Von beiden Bändern kann jeweils nur der proximale Anteil eingesehen werden. Senkrecht zur Radiusgelenkfläche verläuft das gefäßhaltige Lig. radioscapholunatum (RSL-Ligament). Zur Beurteilung einer Bandruptur oder -lockerung sollte grundsätzlich ein Tasthaken durch einen gesonderten Arbeitskanal, in der Regel die 3–4 Pforte, eingebracht werden.
- Zieht man das Arthroskop weiter zurück, fällt der Blick auf eine kleine Mulde, die dem Übergang zwischen Skaphoid und Lunatum entspricht. An dieser Stelle spannt sich das Lig. scapholunatum aus (Abb. 4.4b). Auch hier ist die Verwendung des Tasthakens zum Erkennen einer skapholunären Bandverletzung wichtig.
- Weiter nach ulnar kann die Knorpelunterfläche des Lunatums und der Fossa lunata radii beurteilt werden. Der Übergang zwischen Lunatum und Triquetrum ist im Normalfall glatt und überknorpelt, so dass eine Abgrenzung beider Knochen nur mit dem Tasthaken möglich ist.

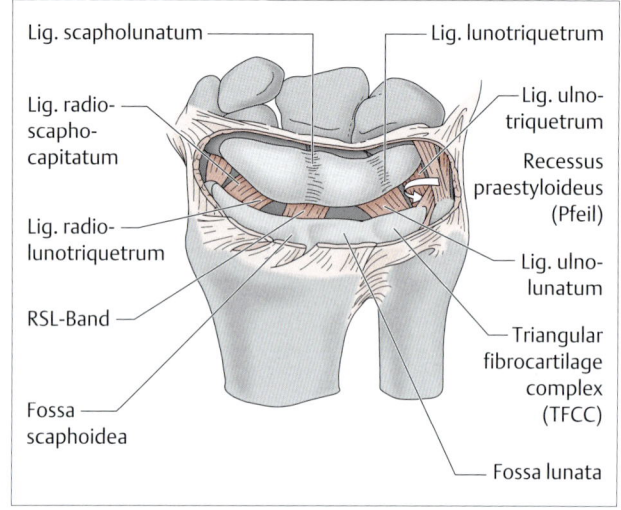

Abb. 4.3 **Schema zur arthroskopischen Anatomie des Radiokarpalgelenks.**

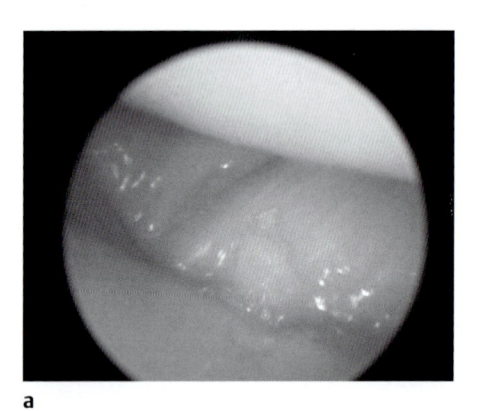

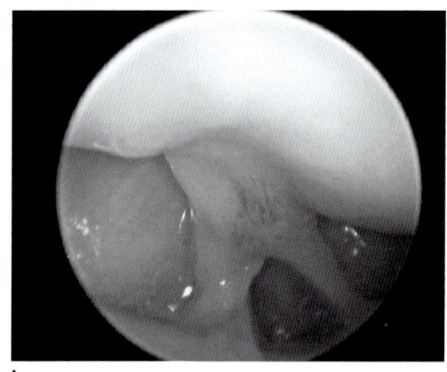

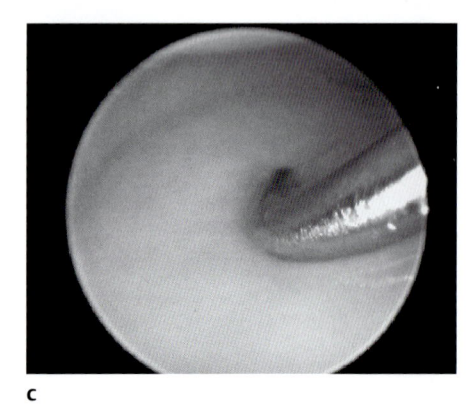

Abb. 4.4 a–c **Arthroskopische Normalbefunde am Radiokarpalgelenk.**
a Lig. radioscapholunatum (RSL-Band).
b Lig. scapholunatum (SL-Band).
c Prüfung des ulnokarpalen Komplexes (TFCC) mit dem Tasthaken. Im oberen Bildabschnitt findet sich die Knorpelunterfläche des Triquetrums.

- Beugeseitig gelangen noch das Lig. ulnolunatum und ulnotriquetrum zur Darstellung. Durch leichtes Zurückziehen wird der Einblick auf den ulnokarpalen Komplex (TFCC) ermöglicht. Dieser ist zeltförmig ausgespannt und erscheint an seiner Oberfläche glatt. Der ulnokarpale Komplex entspricht der Fortsetzung der Radiusgelenkfläche zum Processus styloideus ulnae hin. Palmar dem Processus benachbart liegt der Recessus ulnaris. Zum Erkennen von peripheren Abrissen des ulnokarpalen Komplexes muss unbedingt der Tasthaken eingeführt werden, mit dem sich normalerweise ein trampolinartiger Effekt nachweisen lässt (Abb. 4.4c). Liegt kein Trampolineffekt vor, muss von einem peripheren TFCC-Riss ausgegangen werden.

4.3.2 Mediokarpalgelenk

- Das Arthroskop wird über die MCR-Pforte und gegebenenfalls ein Tasthaken über die MCU-Pforte in der zuvor beschriebenen Technik platziert.

- Die distalen Knorpelflächen des Skaphoids, des Lunatums und des Triquetrums können ebenso wie der skapholunäre und lunotriquetrale Übergang beurteilt werden. Bei Verdacht auf Bandläsionen wird die Stabilität mit dem Tasthaken geprüft. Distal ist die Inspektion des Kapitatumkopfes zum Nachweis eines Knorpelschadens von Bedeutung.
- Weiterhin können radialseitig das STT-Gelenk mit distalem Skaphoidpol und den Basen des Trapeziums und des Trapezoideums, ulnarseitig noch die Knorpelunterfläche des Hamatums eingesehen werden.

4.3.3 Distales Radioulnargelenk

- Im Rahmen dieser nur selten erforderlichen Arthroskopie können die Proximalseite des ulnokarpalen Komplexes und die distale Gelenkfläche des Ulnakopfes beurteilt werden.

4.4 Indikationen zur diagnostischen Arthroskopie

Die Indikation für eine Arthroskopie des Handgelenkes erstreckt sich im Wesentlichen auf 2 Patientengruppen:
- In der ersten Gruppe interessiert bei bereits nachgewiesenem pathologischem Befund das Ausmaß der Begleitschäden. Beispielsweise ist die Kenntnis über den Arthrosegrad nach intraartikulärer Radiusfraktur, karpalem Kollaps oder bei Vorliegen einer Lunatumnekrose von Bedeutung, um über weitere therapeutische Maßnahmen zu entscheiden.
- Bei der zweiten Patientengruppe ist die Arthroskopie als definitive diagnostische Maßnahme dann indiziert, wenn nach Durchführung der übrigen klinischen und apparativen Untersuchungsverfahren die Zuordnung von Beschwerden am Handgelenk zu einem Krankheitsbild bislang nicht gelungen ist. Die Abb. 4.5 zeigt die arthroskopische Diagnostik einer skapholunären Bandruptur.

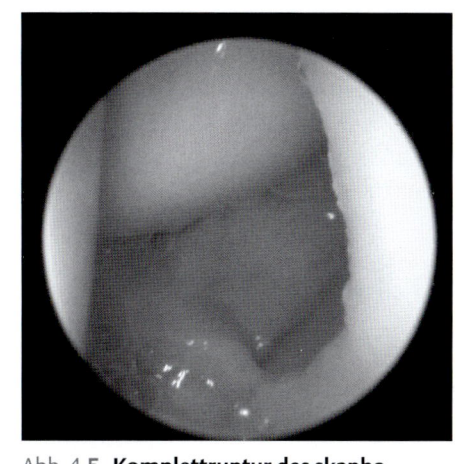

Abb. 4.5 **Komplettruptur des skapholunären Bandes.**
Radiokarpale Arthroskopie mit Blick nach mediokarpal auf den Kapitatumkopf.

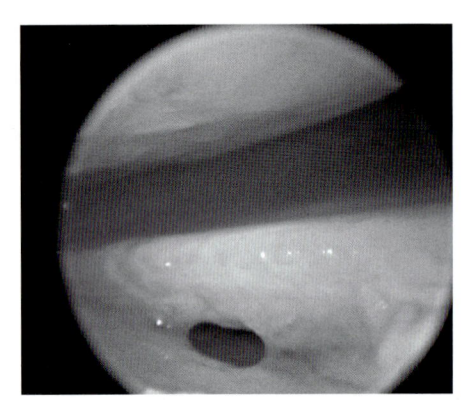

Abb. 4.6 a, b **Arthroskopiebefunde bei Läsionen des ulnokarpalen Komplexes (TFCC).**

a Zentraler Einriss des TFCC. Ein Tasthaken ist eingeführt.

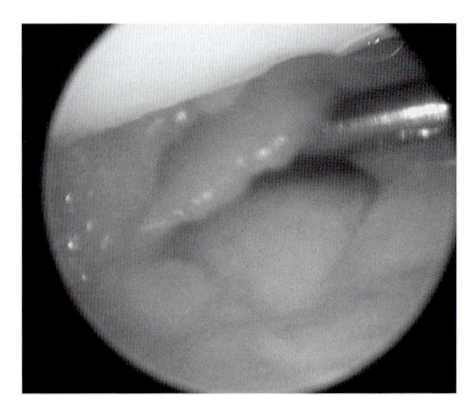

b Degenerative Perforation des TFCC.

4.5 Indikationen zur therapeutischen Arthroskopie

Die arthroskopische Chirurgie wird am Handgelenk derzeit bei den Krankheitsbildern der Tab. 4.2 eingesetzt.

Das Hauptaugenmerk liegt dabei auf den Verletzungen des ulnokarpalen Komplexes. Aus den unterschiedlich vaskularisierten Zonen des TFCC leitet sich die arthroskopische Therapieform ab:

- **Traumatische Einrisse** (Klasse I nach Palmer) im zentralen avaskulären Bereich werden durch Débridement mit einem speziellen Shaver-System und Fasszangen versorgt (Abb. 4.6 a). Unter arthroskopischer Sicht können Rupturen in den vaskulär versorgten Randzonen, die für die Stabilität entscheidend sind, mit Hilfe von 2 Kanülen, durch die Nahtmaterial eingebracht wird, genäht werden.

- **Degenerative Veränderungen** (Klasse II nach Palmer). Sie befinden sich im avaskulären Bereich des TFCC-Zentrums und sollten deshalb ebenfalls zunächst mittels arthroskopischem Débridement behandelt werden (Abb. 4.6 b). Die therapeutische Erfolgsquote liegt bei ca. 70 %. Bei Versagen kann als entlastende Operation die Ulnaverkürzungsosteotomie erfolgen.

Die Reposition intraartikulärer Radiusfrakturen, die im konventionellen Röntgenbild nicht oder nur schwierig zu beurteilen sind, kann arthroskopisch kontrolliert werden. Dies gilt insbesondere für Frakturtypen mit zentraler Einstauchung der Gelenkfläche.

4.6 Kontraindikationen und Komplikationen

Lokalisierte oder generalisierte Infekte stellen, ebenso wie das Vorliegen einer sympathischen Reflexdystrophie, immer Kontraindikationen dar.

Auf die Möglichkeit iatrogener Knorpelschäden bei der relativ schwierigen Punktionstechnik am Handgelenk muss hingewiesen werden. Eine Läsion des R. superficialis n. radialis oder des R. dorsalis n. ulnaris kann bei unvorsichtiger Technik auftreten. In die Weichteile ausgetretene Luft und Flüssigkeit wird meist schnell und ohne Residuen resorbiert. Komplikationen werden mit deutlich unter 2 % angegeben.

Literatur

Übersichtsarbeiten

Hempfling H. Die Arthroskopie am Handgelenk. Indikation, Technik und therapeutische Konsequenzen. Wiss. Verlagsgesellschaft mbH. Stuttgart 1992

North ER, Thomas S. An anatomic guide for arthroscopic visualization of the wrist capsular ligaments. J Hand Surg 1988; 13 A: 815–822

Osterman AL. Basic wrist arthroscopy and endoscopy. Hand Clin 1994; 10: 4–12

Stanley J, Saffar P. Wrist Arthroscopy. Martin Dunitz. London 1994

Whipple TL. Arthroscopic surgery. In: Whipple TH (ed). The Wrist. pp 73–90. Lippincott. Philadelphia 1992

Weiterführende Literatur

http://www.thieme.de/aktionen/schmitt-lanz

Tab. 4.2 Indikationen zur arthroskopischen Chirurgie des Handgelenks

- Entfernung von freien Gelenkkörpern
- Synovialektomie
- Verletzungen des ulnokarpalen Komplexes:
  - traumatische Einrisse
  - degenerative Veränderungen
- Reposition von intrakarpalen Fehlstellungen
- Reposition von intraartikulären Radiusfrakturen

5 Arteriographie

Th. Helmberger, R. Schmitt

Am Unterarm und an der Hand werden eine Vielzahl an Gefäßvarianten angetroffen, insbesondere unterschiedlich angelegte Hohlhandbögen auf dem Boden einer Dominanz eines radialen oder ulnaren Versorgungstyps. Indikationen zur bildgebenden Abklärung der Unterarm- und Handarterien sind Durchblutungsstörungen, entzündliche Gefäßerkrankungen wie die Thrombangitis obliterans, traumatische Gefäßläsionen sowie die präoperative Diagnostik bei Handfehlbildungen und bei vaskularisierten Weichteiltumoren (insbesondere Hämangiomen). Die Katheterangiographie mit transfemoralem oder transbrachialem Zugang (als Nadelangiographie) ist ein invasives Verfahren. Vorteile der Methode sind die hohe Ortsauflösung mit der Darstellung auch kleinster Gefäße sowie die funktionelle Erfassung des Blutflusses. Bei der kontrastmittelverstärkten MR-Angiographie werden hochaufgelöste und zeitaufgelöste Techniken unterschieden. Aus einem hochaufgelösten 3D-Datensatz können multiplanare MIP-Angiogramme erstellt werden, aus den zeitaufgelösten Datensätzen dagegen nur MIP-Bilder in der koronalen Akquisitionsebene.

5.1 Anatomie und Variationen der Handarterien

5.1.1 Arterien des Unterarmes

Die **A. ulnaris** entspringt direkt aus der A. brachialis. Sie gibt am Unterarm die A. interossea communis ab, deren dorsaler Arterienast sich an der Gefäßversorgung des Handrückens beteiligt. Sehr selten findet sich eine persistierende A. mediana, die in den Arcus palmaris superficialis einmünden kann. Innerhalb der Guyon-Loge teilt sich die A. ulnaris in je einen Arcus palmaris superficialis und profundus.

Die **A. radialis** entspringt in 80–85 % der Fälle in der Ellenbeuge aus der A. brachialis, in den übrigen 15–20 % findet sich ein hoher Abgang aus der A. brachialis oder der A. axillaris, was bei einer brachialen Punktion zur Fehlinterpretation führen kann. Peripher zieht die A. radialis nach dorsal und überquert hier das Trapezium und die Basis des Metakarpale I. In 96 % der Fälle verläuft sie palmarseitig im Interdigitalraum I, nur selten im II. oder nach Teilung in ein akzessorisches Gefäß im I. und II. Zwischenraum. Neben der Einmündung in den Arcus palmaris superficialis und profundus gibt sie peripher als Hauptäste die A. princeps pollicis, die A. radialis indicis sowie Rr. carpales dorsales (zum Rete carpi dorsalis) ab.

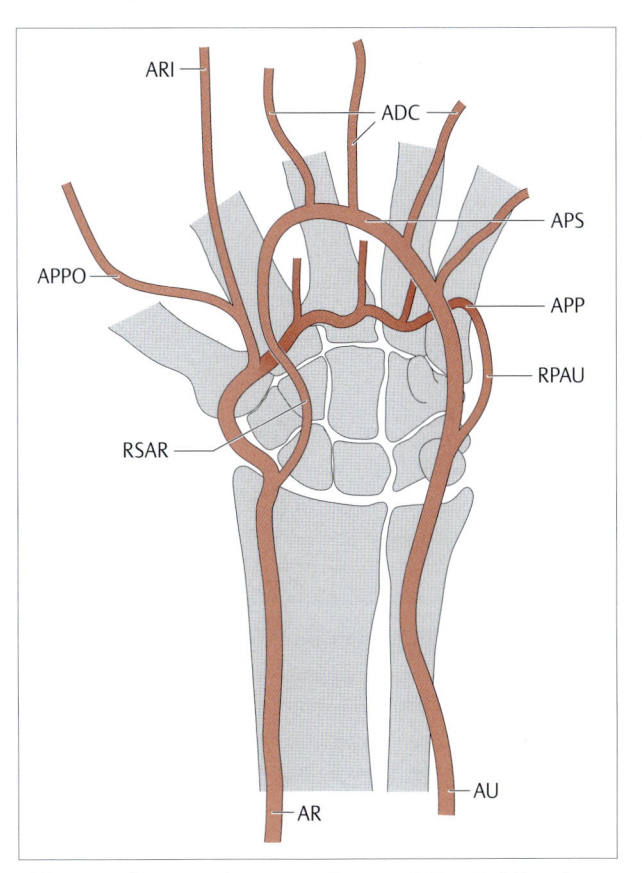

Abb. 5.1 Schemazeichnung zu den arteriellen Hohlhandbögen.
Füllung des Arcus palmaris superficialis über die A. ulnaris, Verbindung zur A. radialis über den R. superficialis a. radialis. In umgekehrter Weise Füllung des Arcus palmaris profundus über die A. radialis, Anastomose zur A. ulnaris über den R. profundus a. ulnaris. Abkürzungen: ADC = Aa. digitales communes, APPO = A. princeps pollicis, APP = Arcus palmaris profundus, APS = Arcus palmaris superficialis, AR = A. radialis, ARI = A. radialis indicis, AU = A. ulnaris, RPAU = R. profundus a. ulnaris, RSAR = R. superficialis a. radialis.

5.1.2 Arterien der Hohlhand

Die Arterien der Hohlhand repräsentieren ein komplexes Kollateralensystem, das im Wesentlichen aus 2 Hohlhandbögen besteht (Abb. 5.1):

- Der **Arcus palmaris superficialis** wird im Wesentlichen aus der A. ulnaris gespeist. Nach Passage durch die Guyon-Loge geht die A. ulnaris bogenförmig in den Arcus palmaris superficialis über, der im mittleren Hohlhandraum oberflächlich zu den Fingerbeugesehnen und den Medianusästen zu liegen kommt. Der oberflächliche Hohlhandbogen ist in 42 % geschlossen und anastomosiert dann über den R. superficialis a. radialis mit der A. radialis. In 58 % der Fälle ist der Bogen offen angelegt. Aus dem Arcus palmaris superficialis, der sich im Angiogramm auf die Mitte der Metakarpalia projiziert, entspringen die radiär abgehenden Aa. digitales communes.
- Umgekehrt wird der **Arcus palmaris profundus** in 97 % der Fälle vorwiegend aus der A. radialis versorgt. Zuvor nimmt die A. radialis einen Umweg, indem sie die Beugeseite des Unterarmes in Höhe der Tabatiere nach dorsal verlässt, um nach kurzem Verlauf durch den Intermetakarpalraum I/II wieder nach palmar umzubiegen. Der Arcus palmaris profundus ist in der Tiefe der mittleren Hohlhandloge auf den Mm. interossei und zwischen den beiden Köpfen des M. adductor pollicis gelegen. Er ist über die Anastomose des R. profundus a. ulnaris in 95 % der Fälle geschlossen angelegt. Im Angiogramm projiziert sich der tiefe Hohlhandbogen auf die Basen der Metakarpalia, also noch proximal zum oberflächlichen Bogen. Aus dem Arcus palmaris profundus gehen die A. princeps pollicis, die A. radialis indicis und kleinere Aa. metacarpeae palmares ab.

In Tab. 5.1 und Abb. 5.2 sind die Variationsmöglichkeiten zusammengefasst.

Beispiele für die Bildgebung von Arterienvarianten sind die Angiogramme der Abb. 5.3 und 5.4.

Tab. 5.1 Variationen der arteriellen Arcus palmares (nach Lippert)

Arcus palmaris superficialis bei geschlossenem Bogen:			
Radioulnar	„Normalfall" der Lehrbücher	35 %	Abb. 5.2a
Medianoulnar	persistierende A. mediana	4 %	Abb. 5.2b
Radiomedianoulnar	persistierende A. mediana	1 %	Abb. 5.2c
Profundoulnar	Anastomose zum Arcus palmaris profundus	2 %	Abb. 5.2d
Arcus palmaris superficialis bei offenem Bogen:			
Ulnar	alle Aa. digitales palmares communes aus A. ulnaris	37 %	Abb. 5.2e
Ulnoradial	A. digitalis palmaris communis I aus A. radialis, die übrigen aus A. ulnaris	31 %	Abb. 5.2f
Radioulnar	Aa. digitales palmares communes I und II aus A. radialis, III und IV aus A. ulnaris	3 %	Abb. 5.2g
Radiomedianoulnar	A. digitalis palmaris communis II aus A. mediana	1 %	Abb. 5.2h
Medianoulnar	Aa. digitales palmares communes I und II aus A. mediana, III und IV aus A. ulnaris	4 %	Abb. 5.2i
Arcus palmaris profundus:			
Radioulnar		79 %	Abb. 5.2j
Radioulnar	mit 2 ulnaren Rr. profundi	13 %	Abb. 5.2k
Radiomedianoulnar	A. mediana beteiligt	5 %	Abb. 5.2l
Offener Bogen		3 %	Abb. 5.2m

5.1 Anatomie und Variationen der Handarterien

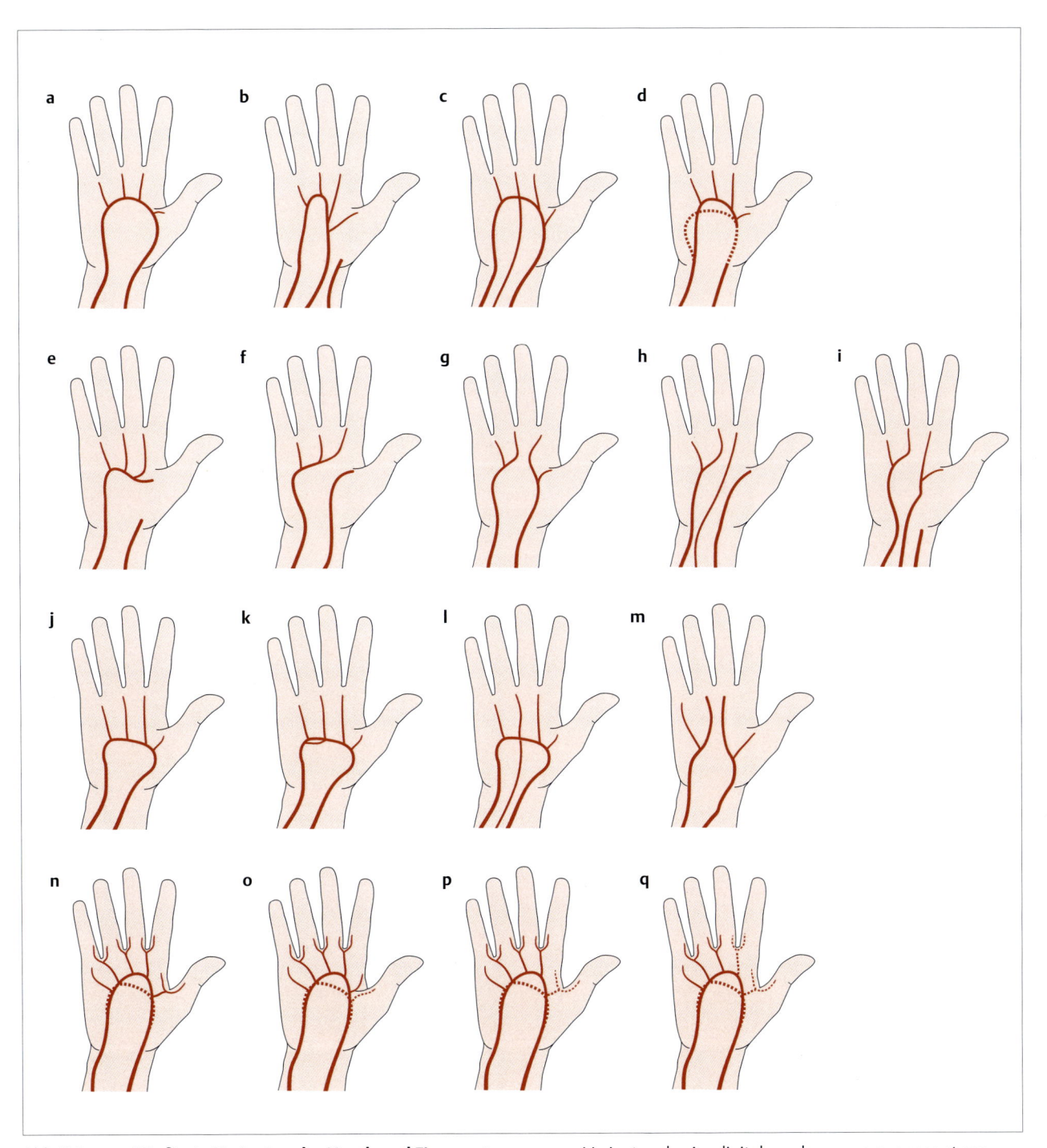

Abb. 5.2 a–q **Häufigste Varianten der Hand- und Fingerarterien** (modifiziert nach Lippert).
a–d Varianten bei geschlossenem Arcus palmaris superficialis.
e–i Varianten bei offenem Arcus palmaris superficialis.
j–m Varianten des Arcus palmaris profundus.
n–q Varianten der Aa. digitales palmares communes et propriae.
Die anatomischen Verläufe der Gefäßvarianten sind in den Tab. 5.1 und 5.2 näher beschrieben.

5 Arteriographie

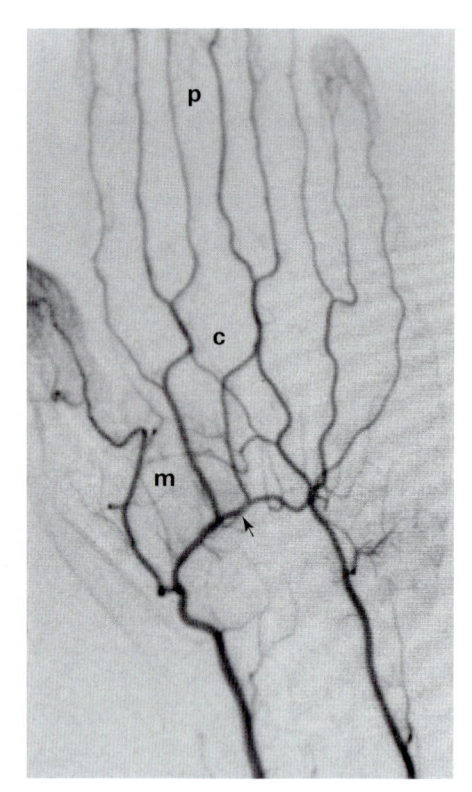

Abb. 5.3 Variante mit Aplasie des Arcus palmaris profundus.
In der arteriellen DSA kommt der tiefe Hohlhandbogen nicht zur Darstellung. Dagegen finden sich regulär der Arcus palmaris superficialis (Pfeil), die Aa. metacarpae palmares (m) und die Aa. digitales palmares communes (c) et propriae (p).

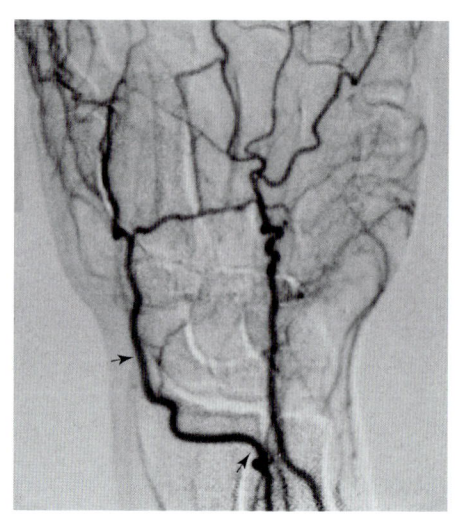

Abb. 5.4 Intraarterielle DSA mit persistierender A. mediana.
Medianoulnare Versorgung der Hand bei persistierender A. mediana (Pfeile). Die A. radialis kommt nicht, der Arcus palmaris profundus nur hypoplastisch zur Darstellung.

5.1.3 Fingerarterien

Entsprechend des Variationsreichtums der Hohlhandbögen kann die Versorgung der Aa. metacarpales palmares, der Aa. digitales palmares communes und der Aa. digitales palmares propriae vielfältig sein (Abb. 5.5). Die häufigsten Gefäßvarianten sind in Tab. 5.2 zusammengefasst.

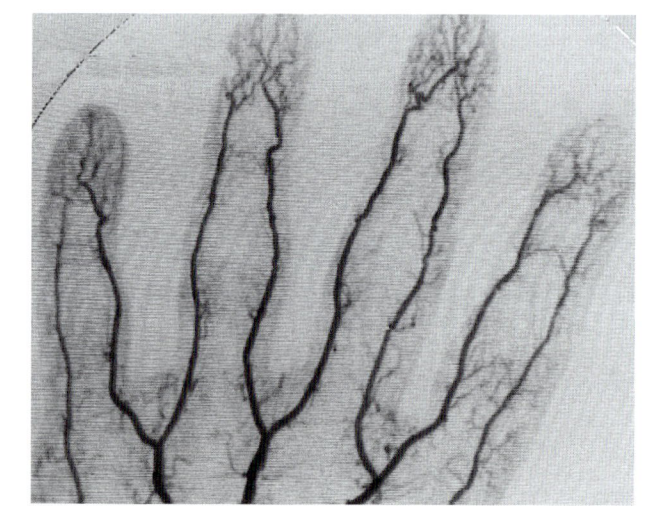

Abb. 5.5 DSA-Normalbefund der Aa. digitales palmares communes et propriae.

Tab. 5.2 Variationen der Fingerarterien (nach Lippert)

Aa. digitales palmares communes	entspringen alle aus dem Arcus palmaris superficialis	77 %	Abb. 5.2n
Daumenarterien	• aus beiden Hohlhandbögen • komplett als A. princeps pollicis aus dem Arcus palmaris profundus	10 % 11 %	Abb. 5.2o Abb. 5.2p
Daumen-/Zeigefingerarterien	aus dem Arcus palmaris profundus	2 %	Abb. 5.2q
Verbindungen zw. Aa. digitales palmares communes und Aa. metacarpae palmares	• keine Verbindungen • Verbindung über Aa. digitales palmares propriae	60 % 30 %	

5.1.4 Arterien des Handrückens

Das Gefäßnetz des Handrückens ist nicht an der Versorgung der Finger beteiligt. Es ist im Vergleich zum palmaren Gefäßsystem schmächtiger ausgebildet und deshalb für die arterielle Versorgung der Hand von nachrangiger Bedeutung.

5.2 Bildgebende Diagnostik

5.2.1 Katheterangiographie

Voraussetzungen

Vor der Durchführung der invasiven Arteriographie auf transarteriellem Wege müssen folgende Voraussetzungen erfüllt sein:
- Gemeinsame Indikation vom behandelnden Arzt und dem Radiologen,
- Aufklärung des Patienten mindestens 24 Stunden vor der Untersuchung durch den Untersucher. Umfang: Zweck und Durchführung der Untersuchung, mögliche Risiken durch Punktion, Kathetermanipulation und Kontrastmittelapplikation. Der Patient bzw. sein gesetzlicher Vertreter muss sein Einverständnis durch Unterschrift bekundet haben (Ausnahme: Notfalluntersuchung bei vitaler Indikation),
- Anamnese hinsichtlich kardiovaskulärer Risikofaktoren, Blutungsneigung, Gefäßoperationen, Schilddrüsenerkrankungen sowie aktueller Medikation,
- aktueller Laborstatus: PTT (< 40 s), Quickwert (> 50 %), INR < 1,4, Thrombozyten (> 60 000/µl), Kreatinin im Serum (< 1,6 mg/dl).

Arterielle Zugangswege

Als Zugangswege für die Arteriographie des Armes und der Hand bieten sich die A. brachialis durch Direktpunktion in der Ellenbeuge („**Nadelangiographie**") oder die A. femoralis communis („**Katheterangiographie**") an. Die Wahl des Vorgehens richtet sich nach der klinischen Fragestellung und dem Gefäßstatus. Die **A. brachialis** wird ulnarseitig in der Ellenbeuge bis maximal 1,5 cm proximal hiervon punktiert. Gelegentlich kann es zum Gefäßspasmus an der Punktionsstelle kommen. Die Arterienpunktion erfolgt nach der **Seldinger-Technik**. Nach Beendigung der Angiographie wird die Punktionsstelle für ca. 10 Minuten komprimiert und ein Druckverband angelegt.

Punktions- und Kathetermaterialien

Zur Minimierung des Gefäßtraumas sind grundsätzlich die kleinsten, diagnostisch ausreichenden Kanülen- und Katheterkaliber zu wählen. Es gelten die Empfehlungen der Tab. 5.3.

Kontrastmittel und deren Applikation

Heutzutage werden nur noch nichtionische Kontrastmittel aufgrund der besseren Verträglichkeit empfohlen (Tab. 5.4). Aufgrund ihres Molekülaufbaus sind die nichtionischen Kontrastmittel nieder- bis isoosmolar und hydrophil. Dadurch kommt es zu geringeren Schmerzsensationen während der Injektion, insbesondere wenn aus dieser Gruppe ein dimeres Kontrastmittel verwendet wird.

Die Kontrastmittelapplikation erfolgt manuell über den femoral eingebrachten Selektivkatheter oder die brachial liegende Kanüle mit Volumina zwischen 5 und 10 ml. In DSA-Technik kann eine Verdünnung des Kontrastmittels mit einer Kochsalzlösung erfolgen.

Thrombosierungen im Lumen oder an der Spitze des Katheters werden durch Spülen mit heparinisierter Kochsalzlösung vermieden, bei selektiver Katheterlage jenseits des Truncus brachiocephalicus bzw. der A. sub-

Tab. 5.3 Materialien zur Handarteriographie im Erwachsenenalter

Bei femoralem Zugang:
• 18G-Punktionskanüle
• 0,035- oder 0,032-Inch-Führungsdraht (PTFE- oder Terumo-Typ)
• Schleuse der gleichen Stärke
• F4- (oder F5-)Selektivkatheter
Bei brachialem Zugang („Nadel-Angiographie"):
• 21-G-Punktionskanüle
• kurzer 0,028-Inch-Führungsdraht
• Verlängerungsschlauch

Tab. 5.4 Nichtionische Kontrastmittel für die Arteriographie

Generic Name	Handelsname	Konzentrationen (mgJ/ml)
Iodixanol	Visipaque	150–270–320
Iomeprol	Imeron	150–250–300–350–400
Iopromid	Ultravist	150–240–300–370
Iohexol	Omnipaque	240–300–350
	Accupaque	240–300–350
Ioversol	Optiray	160–240–300–320–350
Iopentol	Imagopaque	150–200–250–300–350
Iobitridol	Xenetix	250–300–350

clavia ist die intraarterielle Gabe von 2500 IE Heparin empfehlenswert.

Bei bekannter anaphylaktischer Kontrastmittelreaktion, hyperthyreoter Stoffwechsellage oder bei kompensierter Niereninsuffizienz bietet sich als Untersuchungsalternative primär die kontrastmittelverstärkte MR-Angiographie an, mit deutlichen Einschränkungen auch die Angiographie mit CO_2 als Kontrastmittel.

Pharmakoangiographie

Für die funktionelle Diagnostik von primären Raynaud-Syndromen ist der Bildvergleich vor und nach der intraarteriellen Applikation eines vasodilatatorisch wirksamen α-Sympathikolytikums unumgänglich. Hierzu werden Vasodilatanzien (z. B. Acetylcholinchlorid, Glyceroltrinitrat) langsam über 1 Minute intraarteriell injiziert. Kontraindikationen sind tachykarde Herzerkrankungen. Die vasodilatierende Wirkung hält für einige Minuten an.

Phlebographie

Da eine vollständige Darstellung der Handvenen durch eine direkte Phlebographie technisch nicht möglich ist, können die überwiegend am Handrücken verlaufenden Venen nur indirekt in der venöse Abflussphase der Arteriographie erfasst werden.

Bildakquisition der digitalen Subtraktionsangiographie (DSA)

Sie ist das angiographische Aufzeichnungsverfahren der Wahl. Die digitalisierte Aufzeichnung erfolgt mit einer Matrix von meist 1024 × 1024 Bildpunkten und einer Bildtiefe von 256–1056 Graustufen. Im Subtraktionsverfahren wird das Kontrastfüllungsbild vom zuvor erstellten Nativbild („Maske") elektronisch subtrahiert, so dass als Bildresultat nur die Kontrastfüllung der Gefäße verbleibt. Die digital gespeicherten Bilder sind einer elektronischen Nachverarbeitung zugänglich (Maskenverschiebung, Kontrast-/Helligkeits- und Konturänderungen etc.). Die Vorteile der höheren Dichteauflösung, der fehlenden Überlagerung von knöchernen Strukturen, des digitalen Sofortbildes und der verschiedenen Möglichkeiten der Nachverarbeitung bei der DSA-Technik überwiegen deutlich die abbildungstechnisch höhere Ortsauflösung der klassischen Film-Folien-Technik.

Untersuchungsrisiken

Katheterassoziierte Komplikationen korrelieren weitgehend mit der Erfahrung des Untersuchers und werden mit einer Rate von 1,7–7 % angegeben. Bei den nichtionischen Kontrastmitteln beträgt die Unverträglichkeitsrate unter 1,5 %. In der Tab. 5.5 sind alle Komplikationensarten zusammengestellt.

5.2.2 MR-Angiographie

Die kontrastmittelverstärkte MR-Angiographie mit der Akquisition von schnellen 3D-Datensätzen hat in den letzten Jahren enorme Fortschritte gemacht und bereits einzelne Indikationen in der Diagnostik der Unterarm- und Handarterien eingenommen.

Voraussetzungen

Die in Kap. 9 erläuterten Kontraindikationen zur MR-Tomographie müssen im Rahmen der Aufklärung und schriftlichen Einwilligung zur Untersuchung ausgeschlossen worden sein (Herzschrittmacher, ferromagnetische Implantate und Fremdkörper, Kontrastmittelunverträglichkeit etc.). Im „Small-Parts"-Bereich der Hand sollte eine MR-Angiographie nur an einem Hochfeldscanner von 1,5-Tesla-Flussdichte, mit Abstrichen gegebenenfalls bei 1,0 Tesla erfolgen. Die Untersuchung in einer

Tab. 5.5 Untersuchungsrisiken der Katheterangiographie, deren Prophylaxe und Behandlung

Katheterassoziiert		Kontrastmittelassoziiert	
an Punktionsstelle	in der Zielregion	allergoid	nephrotoxisch
• lokales Hämatom • Gefäßokklusion • Pseudoaneurysma • arteriovenöse Fistel • Nervenverletzung, u.U. als chronische Kausalgie	• Gefäßdissektion durch subintimale Katheterführung • periphere Embolie • Gefäßokklusion	• weitgehend dosisunabhängig • Unverträglichkeitsrate unter 1,5 % • Niesen, Hautjucken, Unruhe • Erbrechen, Urtikaria, Hypotonie • Bronchospasmus, Quincke-Ödem, Herz-Kreislauf-Versagen • Prämedikation: orale Kortikosteroide über 2 Tage • Akuttherapie mit Kortikosteroiden, Antihistaminika und H2-Blockern	• korreliert mit der Kontrastmittelmenge • ab 250 ml gehäuft passagere Störung der Nierenfunktion • früher bei kompensierter Niereninsuffizienz, Diabetes mell., Hyperurikämie, multiplem Myelom, Dehydratation • prä- und postangiographische Hyperhydration verringert Risiko einer Nierenschädigung

Oberflächenspule ist obligat, mehrkanalige Phased-array-Spulen sind zu bevorzugen.

Sequenztypen, Sequenzparameter

Die kontrastmittelverstärkte MR-Angiographie hat sich in der Diagnostik der peripheren Gefäße aufgrund ihrer guten Kontrastauflösung und der deutlich geringeren Artefaktanfälligkeit gegenüber den nativen „Time-of-Flight"- oder „Phasenkontrast"-Techniken durchgesetzt. Wegen der hohen Anforderungen an die Ortsauflösung sind hierfür die 3D-Gradientenecho-Sequenzen (Turbo-FLASH, FSPGR, TFE) am besten geeignet.

Bei Verwendung von dedizierten Oberflächenspulen können mit diesen Sequenzen annähernd isotrope Voxelgrößen von 1 mm³ erzielt werden. Voraussetzungen sind die Begrenzung des Abtastfeldes (FoV) auf die anatomisch interessierende Region sowie eine Akquisitionsmatrix von mindestens 256 in Frequenzkodierrichtung. Aufgrund der kurzen Repititionszeiten ist häufig das Signal der nichtvaskulären Weichteilstrukturen so gering, dass eine Subtraktionstechnik bei der 3D-GRE-MR-Angiographie nicht notwendig ist.

2 Techniken kommen mit unterschiedlichen Anforderungen an die Orts- und Zeitauflösung zum Einsatz:

- Mit der **zeitaufgelösten MR-Angiographie** wird eine dynamische Bildserie von MR-Angiogrammen erstellt (Abb. 5.6). Die notwendige Verkürzung der Messzeit wird dadurch erzielt, dass pro Phase nur 5 koronal orientierte Partitionsschichten mit einer Schichtdicke von 8 mm angeregt und ausgelesen werden. Es resultiert eine Messzeit von 3–5 s pro Phase. Es werden ohne Bolus-Timing 10 Phasen gemessen. Die Gefäßbilder können nur in der akquirierten Koronalebene im MIP-Verfahren berechnet werden, nicht jedoch multiplanar. Nachteilig wirkt sich des Weiteren der Teilvolumeneffekt aus, der zu einer schlechteren Darstellung der kleinen Fingerarterien führt.
- Bei der **hochaufgelösten MR-Angiographie** wird versucht, mit dünnen Partitionsschichten einen Datensatz mit annähernd isotroper Auflösung zu erstellen (Abb. 5.7). Aus dem Volumendatensatz lassen sich mit dem Verfahren der MIP-Rekonstruktion multiplanare Gefäßprojektionen berechnen. Typische Kenngrößen der hochaufgelösten MR-Angiographie sind eine Partitionschichtdicke von 1 mm und eine Messzeit von ca. 25 s. Vorteil der hochaufgelösten Untersuchungstechnik ist die Abbildungsmöglichkeit der Fingerarterien, nachteilig sind zum einen die Notwendigkeit eines exakten Bolus-Timings, zum anderen die Kontamination mit venöser Gefäßüberlagerung bei Verwendung einer Sequenz mit linearer oder zentrischer K-Raum-Füllung.

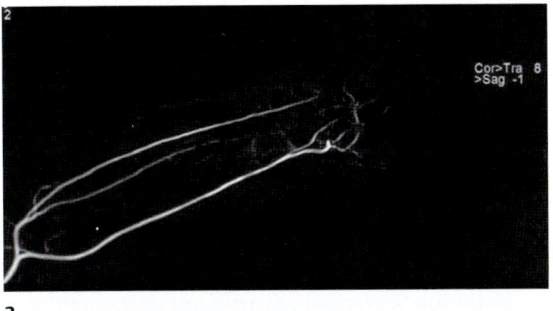

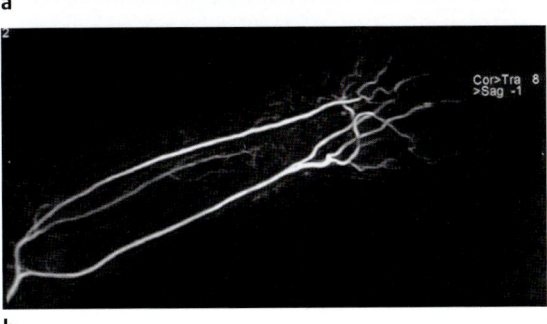

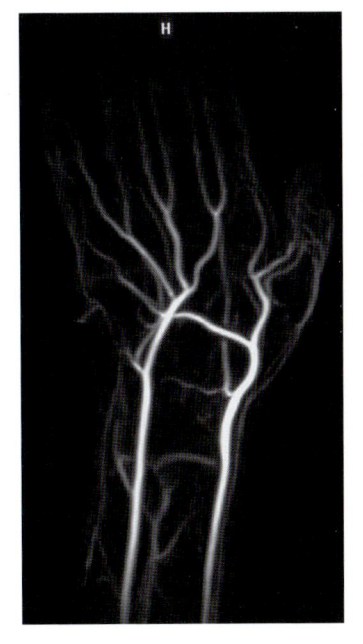

Abb. 5.7 **Hochaufgelöste Technik einer kontrastmittelverstärkten MR-Angiographie der Hand- und Fingerarterien.** Normalbefund einer frühartieriellen Phase bei einem 12-jährigen Jungen. Die distalen Fingerabschnitte liegen im Randbereich des Spulenfeldes.

Abb. 5.6 a, b **Zeitaufgelöste Technik einer kontrastmittelverstärkten MR-Angiographie der Unterarmarterien. Normalbefund bei einem 39-jährigen Mann.**
a Die koronale MIP 18 Sekunden nach Injektionsbeginn entspricht der frühartieriellen Phase.
b Spätarterielle Füllung 24 Sekunden nach Injektionsbeginn.

Tab. 5.6 Messparameter zur kontrastmittelverstärkten MR-Angiographie der Hand (3D-GRE-Sequenz, 1,5-Tesla-Magnet, dedizierte Oberflächenspule).

Parameter	Hochaufgelöste Technik	Zeitaufgelöste Technik
Sequenztyp	3D-GRE (Turbo-FLASH, FSPGR, TFE)	3D-GRE (Turbo-FLASH, FSPGR, TFE)
TR	3–7 ms	3–7 ms
TE	1–3 ms	1–3 ms
Flipwinkel	25°	25°
Slab-Dicke	40 mm	40 mm
Anzahl der Partitionen	40	5
Effektive Schichtdicke	1 mm	8 mm
Akquisitionsmatrix	512 × 176	512 × 176
Rechteck-FoV	50 %	50 %
FoV	25 cm	25 cm
Bandbreite	maximal	maximal
Akquisitionen/Phase	1	1
Phasen	1	10
Messzeit/Phase	25–30 s	3–5 s
Scan-Delay	entsprechend Testbolus	approximativ 15 s
Maximale Intensitätsprojektion	multiplanar	nur koronal

Kontrastmittel und dessen Applikation

Alle Gadoliniumchelate sind als Kontrastmittel für die MR-Angiographie geeignet (Tab. 9.4). Wegen der kleinen Gefäßdiameter, wie sie an der Hand angetroffen werden, wird die doppelte bis 3-fache Kontrastmitteldosis empfohlen, d. h. 0,2–0,3 mmol/kg Körpergewicht. Als Orientierung gelten: 20 ml und ein Fluss von 2,5–3 ml/s für ein Kontrastmittel mit mittlerer Relaxivität (z. B. Magnevist), 12 ml und ein Fluss von 2 ml/s für ein Kontrastmittel mit hoher Relaxivität (z. B. Multihance). Die Injektion des Kontrastmittels erfolgt unter standardisierten Bedingungen mit einem Doppelkopfinjektor. Zuerst wird das Kontrastmittel und direkt anschließend ein Bolus mit physiologischer Kochsalzlösung verabreicht, der die Bolusdichte kompakt hält.

Kontrastmittelankunft

Für die sekundengenaue Synchronisation der maschinellen Kontrastmittelapplikation mit dem Zeitpunkt der höchsten Kontrastempfindlichkeit während der Datenakquisition müssen folgende Parameter bekannt sein:
- Das Zeitintervall vom Injektionsbeginn bis zur Kontrastmittelankunft im Zielgebiet („Contrast Travel Time"),
- die Boluslänge (Injektionsdauer des Kontrastmittels),
- die Akquisitionsdauer der Sequenz pro Phase,
- die sequenzeigene Messvorschrift hinsichtlich der Auslesung des K-Raumes (linear, zentrisch, elliptisch-zentrisch etc.).

Die Synchronisation kann auf unterschiedliche Weise erfolgen:
- Durch Abschätzung des Scan-Delays. Für die zeitaufgelöste MR-Angiographie hat sich ein Delay von 15 s Länge als sinnvoll erwiesen.
- Beim Testbolus-Verfahren wird die Ankunft eines Kontrastbolus von 2 ml im „Zielgebiet" durch eine zeitaufgelöste Einzelschicht-Sequenz mit 1 Bild/s überwacht, die „Contrast Travel Time" bestimmt, und die Startverzögerung mit Hilfe einer Formel berechnet.
- Eine Alternative zum Testbolus ist die automatische Bolusverfolgung. Hierbei wird die Messsequenz dann gestartet, wenn im Zielgebiet eine Signalschwelle durch die Kontrastmittelankunft überschritten wurde (Beispiel: „Smart-Prep"-Verfahren).
- Bei der visuellen Bolusverfolgung detektiert der Untersucher die Kontrastmittelankunft optisch während einer zeitaufgelösten Monitoringsequenz und löst manuell den Messvorgang aus (Beispiel: „Care Bolus").

Tab. 5.7 Empfehlungen zur bildgebenden Gefäßdiagnostik an der Hand

Katheter-/Nadel-Arteriographie	MR-Angiographie
Notfalldiagnostik: • Embolie/komplettierende Thrombose • Gefäßtrauma	**Elektive Diagnostik:** • präoperativ bei Handfehlbildungen • präoperativ vor großer Lappenplastik • präoperativ bei Gefäßtumoren (z. B. Hämangiom)
Dringliche Diagnostik: • trockene/ feuchte Gangrän bei pAVK • Verdacht auf Ergotismus	**Dringliche Diagnostik:** • Aneurysma der A. radialis/ A. ulnaris • Steal-Phänomen nach Shunt-Anlage
Funktionsdiagnostik: • Differenzierung primäres vs. sekundäres Raynaud-Syndrom	**Funktionsdiagnostik:** • Thoracic-Outlet-Syndrom
„Beweisende" Diagnostik: • Thrombangitis obliterans Winiwarter-Buerger • Panarteriitis nodosa	**„Beweisende" Diagnostik:** • Hypothenar-Hammer-Syndrom

Maximale Intensitätsprojektion (MIP)

Aus den dreidimensionalen Bilddatensätzen werden die angiographischen Aufnahmen mit dem Rekonstruktionsverfahren der maximalen Intensitätsprojektion (MIP) berechnet. Die MIP-Rekonstruktionen werden bei den zeitaufgelösten MR-Angiographien nur in der koronalen Akquisitionsebene vorgenommen, bei den hochaufgelösten MR-Angiographien können MIP-Bilder in beliebiger Raumebene erstellt werden.

5.2.3 Methodenspezifische Differenzialindikationen

Obwohl die Technik der MR-Angiographie in der letzten Zeit deutliche Fortschritte gemacht hat, ist die digitale Subtraktionsangiographie (DSA) nach wie vor der diagnostische „Goldstandard" in der Darstellung der dünnkalibrigen Fingergefäße. In der Gefäßperipherie und in der Abklärung des Gefäßnotfalles liegen die Stärken der transarteriellen Katheter-Angiographie. In Tab. 5.7 wird versucht, die verschiedenen Indikationen zur bildgebenden Abklärung der Handarterien der digitalen Subtraktionsangiographie (DSA) und der MR-Angiographie (MRA) zuzuordnen. Es handelt sich um eine Empfehlung, die individuell an die aktuelle Situation des klinischen Zustandsbildes und der lokalen Untersuchungsverhältnisse angepasst werden muss.

Die angiographischen Befunde der Gefäßerkrankungen an der Hand werden in Kap. 48 erläutert.

Literatur

Übersichtsarbeiten

Beck A. Angiographie der Hand. Springer-Verlag. Berlin Heidelberg New York 1994

Connell DA, Koulouris G, Thorn DA, Potter HG. Contrast-enhanced MR angiography of the hand. RadioGraphics 2002; 22: 583–599

Harder T, Lackner K, Franken T. Digitale Subtraktionsangiographie (DSA) der oberen Extremität. Fortschr. Röntgenstr. 1983; 139: 609–615

Lippert H, Pabst R. Arterial variations in man. Classification and frequency. Bergmann-Verlag. München 1985

Rosenthal, H, Majewski A, Wagner HH. Handarteriographie. Chirurgische Indikationen und Ergebnisse. Fortschr Röntgenstr 1987; 56: 51–57

Winterer JT, Scheffler K, Paul G, Hauer M, Schäfer O, Altehöfer C, Laubenberger J. Optimization of contrast-enhanced MR angiography of the hands with a timing bolus and elliptically reordered 3D pulse sequence. J Comput Assist Tomogr 2000; 24: 903–908

Weiterführende Literatur

http://www.thieme.de/aktionen/schmitt-lanz

6 Skelettszintigraphie

J. Spitz

> Die Dreiphasenskelettszintigraphie (DPS) der Hand erlaubt in einem Untersuchungsgang die Evaluierung der regionalen Durchblutung und des Knochenstoffwechsels. Pathophysiologische Einflussfaktoren sind die ossäre Hyperämie, die Ischämie, die Kallusbildung nach Fraktur, die Entzündung des Knochens und der Gelenke, die Inaktivitätsosteoporose sowie trophische Störungen. Schwerpunktmäßig bietet sich die Skelettszintigraphie daher zur Ausschlussdiagnostik pathologischer Knochenprozesse, zum Frakturnachweis und zur weiteren Differenzierung bei unklaren Röntgenbefunden an, wo der Skelettszintigraphie oftmals eine Art Entscheidungsfunktion zukommt.

6.1 Physikalisch-technische Grundlagen

Die nuklearmedizinische Diagnostik hat im Vergleich zu den radiologischen Verfahren einen mehr **funktionell** orientierten Charakter. Ihr liegt die Indikatormethode zugrunde. Dabei wird eine radioaktive Substanz in pharmakologisch unwirksamer Dosis in den jeweiligen Stoffwechsel eingebracht. Die räumliche Verteilung des applizierten Radiopharmakons lässt sich aufgrund seiner ausgesandten Gammastrahlung an der Körperoberfläche des Patienten messen. Das derzeit am häufigsten verwendete Isotop ist das ^{99m}Technetium, das je nach Fragestellung an verschiedene Trägersubstanzen gekoppelt wird. Es wird über einen technisch unkomplizierten Prozess aus einem 99-Molybdän-Generator gewonnen, so dass es arbeitstäglich zur Verfügung steht. ^{99m}Technetium gibt eine monoenergetische Strahlung mit einer Energie von 140,5 keV ab. In Verbindung mit der kurzen Halbwertszeit von 6,03 Stunden und der fehlenden Korpuskularstrahlung hat das Isotop ideale Eigenschaften sowohl bezüglich der Strahlenbelastung als auch der Abbildungseigenschaften. Der derzeit aktuelle Gerätestandard ist die digitale Großfeld-Gammakamera mit einem effektiven Gesichtsfeld von ca. 40 cm × 55 cm.

Die Dreiphasenszintigraphie bietet die Möglichkeit, die arteriovenöse Durchblutung, die frühe Verteilungsphase im Gewebe und die spätere Verteilung des Indikators im Skelettsystem nachzuweisen, wozu sich das Standarduntersuchungsprotokoll der Tab. 6.1 anbietet.

Die Auswertung und Dokumentation der Daten kann auf verschiedene Weise erfolgen (Abb. 6.1). Für die Quantifizierung wird in der Regel die „Region-of-Interest"-Technik **(ROI-Technik)** eingesetzt. Während die Flächen der ROI für die Durchblutungskurven sehr großzügig bemessen werden sollten (Abb. 6.1 **b** u. **c**), ist in den Spätszintigrammen der pathologische Speicherbezirk möglichst eng einzugrenzen (Abb. 6.1 **d**), um die Verfälschung des Quotienten durch die Erfassung von normalem Gewebe zu vermeiden. Bei sehr kleinen ROI (z. B. von Handwurzelknochen) kann es günstig sein, die Referenz-ROI deutlich größer anzulegen, da geringe Zählraten in wenigen Pixeln bei normalem Knochengewebe zu statistischen Problemen führen können.

Die Reproduzierbarkeit der Messergebnisse ist mit einem Variationskoeffizienten von weniger als 5 % gut. Im Gegensatz zur Röntgendiagnostik beeinflussen Gipsverbände bis zu 1 cm Stärke die optische Interpretation und quantitative Auswertung von Szintigrammen nicht.

Tab. 6.1 Untersuchungsprotokoll für die Dreiphasenszintigraphie

Positionierung der Hand:
- einschließlich der Gegenseite
- unter oder auf der Gammakamera

Bolusförmige Injektion des ^{99m}Tc-markierten Diphosphonats:
- 7–10 MBq pro kg Körpergewicht
- bei Kindern reduzierte Dosis entsprechend der Tab. 6.6

1. Phase: arteriovenöse Durchblutung
- 60 Einzelbilder von je 1 s Dauer

2. Phase: Frühszintigramm
- ein oder mehrere statische Szintigramme

3. Phase: Spätszintigramm
- 2–5 Stunden post injectionem
- verschiedene Einzelprojektionen

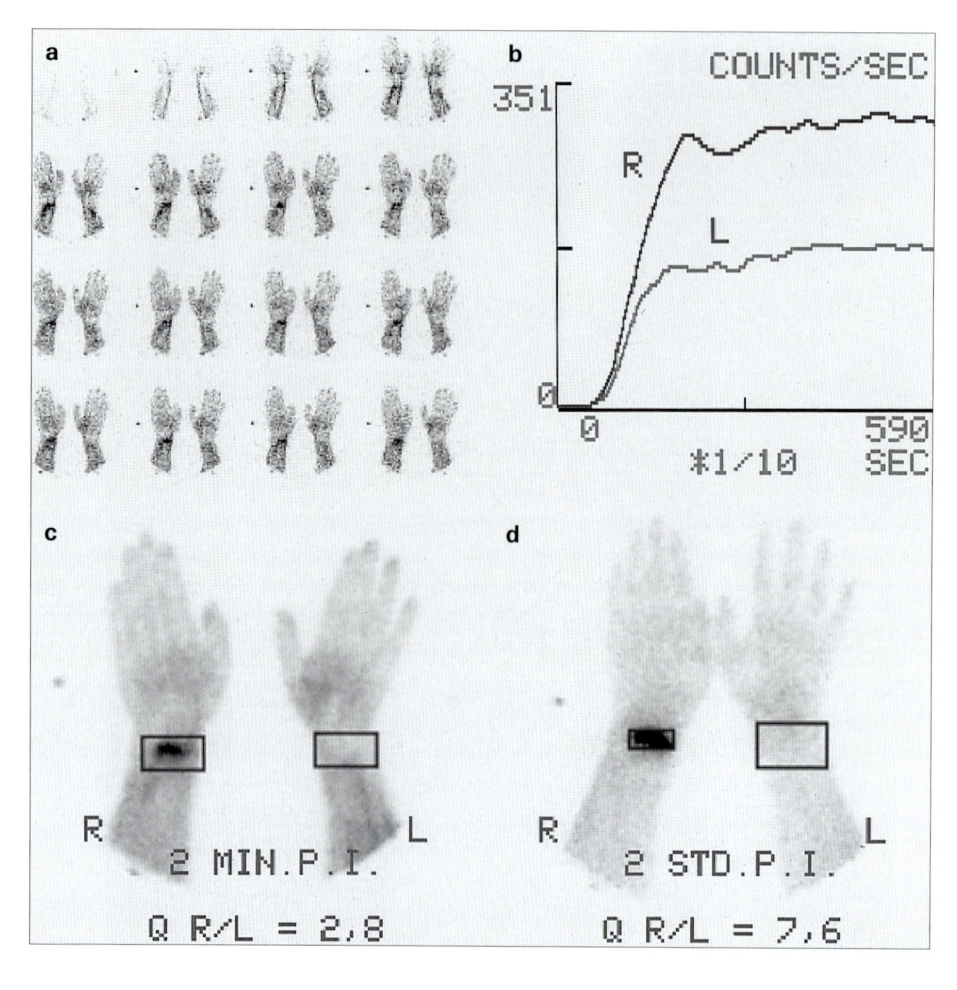

Abb. 6.1 a–d **Dreiphasenszintigraphie bei nichtdislozierter Radiusfraktur rechts (600 MBq 99mTc-HMDP).**
a Einzelbilder der arteriovenösen Phase in den ersten 60 s nach Injektion.
b Histogramme der Durchblutung in den Messkästen (ROI) des Teilbildes **c**.
c Summenbild der arteriovenösen Durchblutung in den ersten 60 s nach Injektion mit den eingezeichneten ROI. Alternativ kann auch das Frühszintigramm nach 2 min zur Festlegung der ROI dienen.
d Statisches Szintigramm 2 Stunden nach Injektion mit den eingezeichneten ROI. Deutlicher Anstieg des gemessenen Quotienten.

6.2 Biologische Grundlagen

Wichtig für die Interpretation von Skelettszintigrammen ist die Kenntnis der lokalen Perfusionsunterschiede der Knochen. Dabei ist die Blutversorgung in den gelenknahen Bereichen durch ein ausgeprägtes Netz von Gefäßkollateralen wesentlich höher als im Schaftbereich der Röhrenknochen. Deren überwiegend medulläre Blutversorgung ist insbesondere bei dislozierten Frakturen deutlich störanfälliger. Als Folge der unterschiedlichen Perfusion resultiert beispielsweise 8–10 Tage nach einem Trauma in den gelenknahen Knochenanteilen praktisch immer eine Hyperämie mit einer relativen Speichervermehrung des Isotops. Bei Frakturen im Schaftbereich findet sich zwar in den umgebenden Weichteilen ebenfalls eine reaktive Hyperämie, nicht jedoch in den betroffenen Knochenanteilen. Vergleichbar führen ähnliche Mechanismen zu intensiven Anreicherungen bei entzündlichen und aktivierten degenerativen Gelenkveränderungen.

Des Weiteren führt der reaktiv **ossäre Umbau** nach einer Fraktur zu einer Speichervermehrung im Szintigramm. Die Frakturheilung kann in 3 Stadien zusammengefasst werden (Tab. 6.2).

Nach dem **Transformationsgesetz** kommt es zum Umbau in den endgültigen Kallus.

Mit der **Indikatortechnik** werden osteotrope Radiopharmaka in die Stoffwechselprozesse des Knochens eingeschleust. Entsprechend den unterschiedlichen pathophysiologischen Gegebenheiten zu verschiedenen Zeitpunkten der Frakturheilung wechselt damit auch das szintigraphische Speicherbild im Knochen.

Letztlich sind die zugrunde liegenden Speicherprinzipien im normalen und pathologisch veränderten Knochen noch nicht vollständig geklärt. Das Konzept von

Tab. 6.2 Stadien der Frakturheilung (nach Brand)

Stadium I: Entzündung:
- wenige Stunden nach dem Trauma
- lokale Hyperämie

Stadium II: Reparatur:
- beginnt wenige Stunden nach dem Trauma
- Kalziumeinbau beginnt bereits am 3.–4. Tag
- maximale Reaktion nach 7–12 Tagen (Weichteilkallus)

Stadium III: Umbau:
- dauert Monate bis Jahre
- Umwandlung von Faser- in Lamellenknochen
- unter zunehmend funktioneller Beanspruchung

Arnold scheint jedoch geeignet, die theoretischen Denkansätze mit den gewonnenen klinischen Daten zur Deckung zu bringen (Tab. 6.2). Zur Beschreibung dient ein Modell, welches von 2 Knochenkompartimenten ausgeht, die beide mit dem Blutkompartiment in Verbindung stehen:
- Das eine Kompartiment entspricht **schwachen Bindungsstellen** an der Kristalloberfläche des ruhenden Knochens. Die Clearance des Indikators aus dem Blut an die schwachen Bindungsstellen korreliert mit der Intensität des Blutflusses zum Knochen.
- Beim zweiten Kompartiment handelt es sich um **starke Bindungsstellen**, die durch das amorphe Kalziumphosphat des neugebildeten Faserknochens darstellt werden. Die Cleareance der starken Bindungsstellung korreliert mit der Knochenneubildung. Der Mechanismus, der die Blutclearance bei Knochenneubildung ansteigen lässt, basiert im Prinzip auf der Steigerung der Extraktionseffizienz. Diese steigt entsprechend mit dem Ausmaß neugebildeten Faserknochens, unabhängig ob es sich dabei um einen Frakturkallus, einen Tumor oder eine Osteomyelitis handelt. Eine Differenzierung ist hier nur mit Hilfe der anderen bildgebenden Verfahren und des klinischen Befunds möglich.

Aufgrund der Exposition mit ionisierender Strahlung erfordert auch die Skelettszintigraphie eine korrekte Indikationsstellung. Die Tab. 6.3 zeigt die Gonadenbelastung im Vergleich zu den röntgendiagnostischen Verfahren.

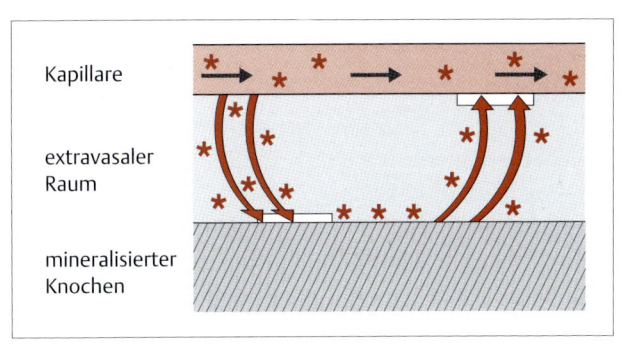

Abb. 6.2 **Verhalten von ^{99m}Tc markierten Phosphatkomplexen in der kapillären Endstrombahn** (modifiziert nach Arnold).
Das mit dem Blut eingeschwemmte Radiopharmakon (*) gelangt durch Diffusion in die extrazelluläre Flüssigkeit, die die Knochenoberfläche umspült. Das primär nicht an die Oberfläche gebundene oder wieder abgegebene Radiopharmakon gelangt in den efferenten Schenkel des Gefäßes zurück.

Aus der Tab. 6.4, die die Strahlendosen für verschiedene Organe auflistet, wird ersichtlich, dass die **Harnblase** infolge der Ausscheidung des Radiopharmakons mit dem Urin zum kritischen Organ wird. Diese Strahlenbelastung kann jedoch durch ausreichende Diurese und häufige Miktion reduziert werden.

Als **Kontraindikation** für die Skelettszintigraphie gelten, wie auch für andere nuklearmedizinische Untersuchungen, die Gravidität und Laktationsperiode. Letztere nur relativ, da bereits nach 2-tägiger Unterbrechung das Stillen bedenkenlos wieder aufgenommen werden kann.

Tab. 6.3 Gonadenbelastung bei der Skelettszintigraphie mit 555 MBq (15 mCi) ^{99m}Tc-MDP im Vergleich zu röntgendiagnostischen Verfahren

Untersuchung	Gonadenbelastung in mGy/555 MBq (Rem/15mCi)	
	männlich	weiblich
Skelettszintigraphie	1,8 (0,18)	2,6 (0,26)
Röntgen: LWS	0,65 (0,065)	0,75 (0,075)
Röntgen: Becken	7,7 (0,77)	3,5 (0,35)
Röntgen: Kolon	2,85 (0,285)	10,5 (1,05)
Röntgen: Urogramm	6,3 (0,63)	6,15 (0,615)

Tab. 6.4 Strahlenbelastung verschiedener Organe bei der Skelettszintigraphie mit ^{99m}Tc-MDP. Angaben beziehen sich auf einen 70 kg schweren Erwachsenen, dem 555 MBq (15 mCi) appliziert wurden

Organ	Strahlenbelastung in mGy/555 MBq ^{99m}Tc-MDP (Rem/15 mCi)
Gesamtkörper	1,0 (0,1)
Skelett	5,3 bis 5,7 (0,53–0,57)
Nieren	6,0 (0,6)
Harnblasenwand	20,0–47,0 (2,0–4,7)
Knochenmark	3,5 (0,35)
Leber	0,8 (0,08)

6.3 Einflussgrößen auf das skelettszintigraphische Bild

Die wichtigsten Faktoren, die pathophysiologisch das Speicherverhalten nach einem Trauma bestimmen, sind in Tab. 6.5 zusammengefasst.

Besonders im Extremitätenbereich bildet sich unmittelbar nach einem Trauma eine **reaktive regionale Hyperämie** aus, die in der dritten Phase der Skelettszintigraphie zu einer unspezifischen, diffusen Mehranreicherung in der näheren Umgebung der Fraktur führt.

Die fokale Speichervermehrung im Frakturbereich selbst kommt in unterschiedlicher **Intensität** und zu unterschiedlichen **Zeitpunkten** nach dem Trauma zur Darstellung. Beide Faktoren sind von der Lokalisation der Fraktur im Skelettsystem abhängig. So können in den ersten Tagen bei Schaftfrakturen und knöchernen Verletzungen des Körperstammes fokale Anreicherungen noch fehlen.

Weichteil- und Bandverletzungen zeigen ebenfalls eine reaktive regionale Hyperämie im betroffenen Bereich. Die Quotienten sind jedoch selten größer als 2,5 und unterscheiden sich von der Fraktur durch einen fehlenden Anstieg bzw. Abfall der Quotienten innerhalb von 24 Stunden nach der Injektion. **Degenerative Gelenkveränderungen** bieten ein ähnliches Speicherverhalten wie Band- und Weichteilverletzungen, wobei hier in der Regel die frühe Hyperämie fehlt, es sei denn es handelt sich um aktivierte Osteoarthrosen.

In den folgenden 2–3 Wochen nach dem Trauma kommt es dann zu einer signifikanten Zunahme der fokalen Anreicherung im Frakturbereich, deren Ausmaß wiederum von der **Frakturlokalisation** abhängig ist (Abb. 6.3). Die Anreicherungsintensität (Höhe der szintimetrisch bestimmten Quotienten) wird ferner vom Ausmaß der **Kallusbildung** bestimmt. Im Gegensatz zum Schädel und der Wirbelsäule ist sie im Schaftbereich der Extremitäten intensiv ausgebildet. Osteosynthetisch versorgte Frakturen mit geringer Kallusbildung zeigen entsprechend niedrige, konservativ behandelte oder instabile Frakturen sowie Stückbrüche mit ausgedehnter Kallusbildung hingegen höhere Quotienten.

Für die meisten Frakturlokalisationen findet sich das **Anreicherungsmaximum** ca. 2–3 Wochen nach dem Trauma, bei Schaftfrakturen infolge der ausgeprägten Kallusbildung erst nach 4–5 Wochen. Danach erfolgt ein allmählicher Abfall der Quotienten über Monate bis hin zur Normalisierung. Das Alter und das Geschlecht des Patienten haben keinen Einfluss auf das szintigraphische Erscheinungsbild und die Höhe der Quotienten. Abb. 6.4 zeigt für die distale Radiusfraktur die berechneten Faktoren im zeitlichen Verlauf.

Die therapeutische Ruhigstellung einer Extremität führt bereits innerhalb einer Woche zu einem gesteigerten Knochenabbau, der sich insbesondere im Gelenkbereich manifestiert. Trotz der vermehrten Anreicherung der ^{99m}Technetium-Phosphatkomplexe liegt eine negative

Tab. 6.5 Skelettszintigraphische Parameter nach einem Trauma

- Zeit nach dem Trauma (in Tagen)
- Regionale Hyperämie
- Verletzungsort
- Inaktivität bzw. Ruhigstellung
- Zeit nach Nuklidinjektion (in Stunden)

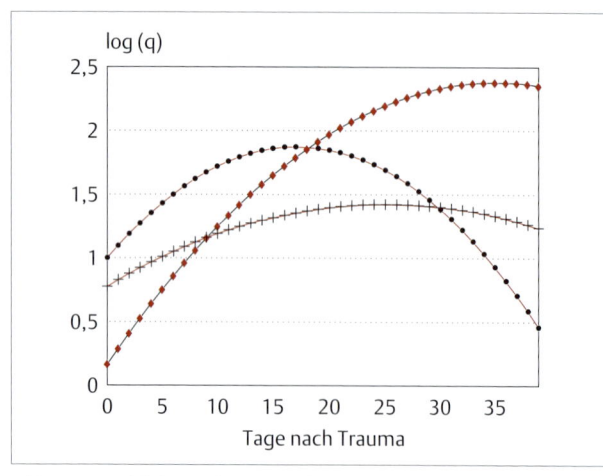

Abb. 6.3 **Nuklidspeicherverhalten von Frakturen in unterschiedlichen Lokalisationen.**
Im zeitlichen Verlauf finden sich deutliche Unterschiede in den Anreicherungsintensitäten initial, im Zeitpunkt und der Höhe des maximalen Umbaus und Normalisierungstendenz.
●─ = Radius, ＋─ = Skaphoid, ◆─ = Extremitätenschaft.

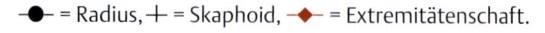

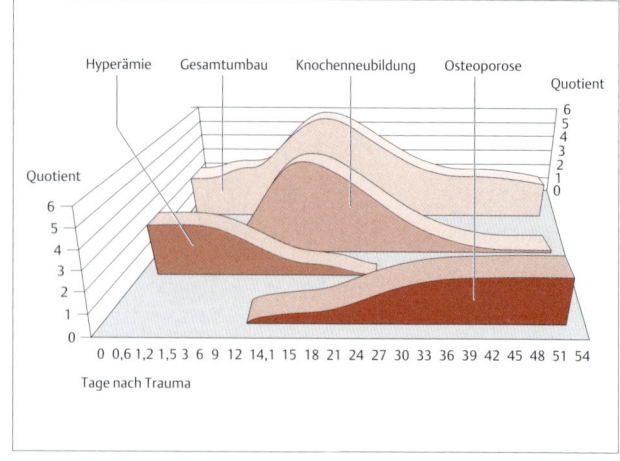

Abb. 6.4 **Schema der regionalen Knochenumbaufaktoren nach distaler Radiusfraktur.**
Dargestellt sind die pathophysiologischen Einzelfaktoren (Osteoporose, Hyperämie, Knochenneubildung) und der Gesamtumbau des Knochens in den ersten Wochen nach dem Trauma.

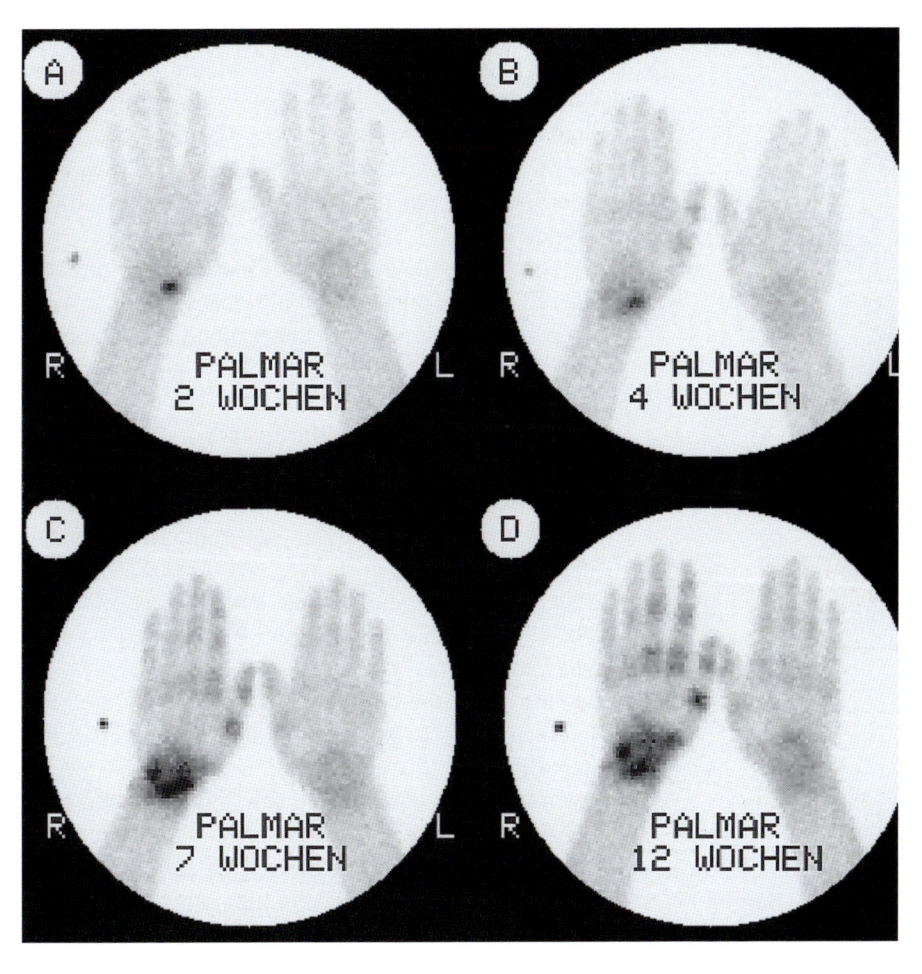

Abb. 6.5 a–d **Normaler Heilungsverlauf einer Kahnbeinfraktur (555 MBq ^{99m}Tc-HMDP).**
a Intensive fokale Speicherung 2 Wochen nach dem Trauma.
b Abnehmende Anreicherungsintensität im Frakturbereich ab der 3.–4. Woche.
c, d Mit zunehmender Immobilisation im Gipsverband kommt es zu einem diffusen ossären Umbau in den gelenknahen Abschnitten. Die Veränderungen sind auf eine Inaktivitätsosteoporose zurückzuführen und betreffen nicht den IV. und V. Finger, die außerhalb des Gipsverbands frei beweglich sind.

Bilanz des Knochenmineralhaushalts vor, es kommt zur **Inaktivitätsosteoporose**. Dauer und Effizienz der Ruhigstellung steigern diesen Umbau, so dass sich z. B. nach 12-wöchiger Immobilisation das Frakturgebiet am Kahnbein szintigraphisch nicht mehr von den umgebenden, osteoporotisch veränderten Handwurzelknochen abgrenzen lässt (Abb. 6.**5**).

Wie bereits erwähnt, verhalten sich eine **Arthritis**, eine **Osteomyelitis** und ein **Knochentumor** szintigraphisch weitgehend vergleichbar wie eine frische Fraktur, weil sie ebenfalls zur Bildung von amorphem Kalziumphosphat im Faserknochen und zu einer gesteigerten regionalen Durchblutung führen. Die weitere Differenzierung ist daher nur in synoptischer Wertung mit der Anamnese, dem klinischen Befund und dem Röntgenbild möglich. Lediglich die intensive Zunahme der Speicherintensität innerhalb der ersten 2–3 Wochen nach dem Trauma ist typisch für die frische Fraktur und kann daher in unklaren Fällen zur Differenzierung herangezogen werden. Andererseits stellen sich bei noch unergiebiger Röntgendiagnostik sowohl die initiale Arthritis als auch viele Infraktionen bereits szintigraphisch positiv dar.

6.4 Indikationen zur Skelettszintigraphie

Das breite Indikationsspektrum lässt sich in die wenigen grundsätzlichen Punkte zusammenfassen:
Ausschluss ossärer Läsionen: Dieser Indikationspunkt ist in der Traumatologie sehr wichtig, da kein anderes bildgebendes Verfahren so wie die Szintigraphie in der Lage ist, einen pathologischen Knochenprozess im Allgemeinen und eine Fraktur im Speziellen auszuschließen (Abb. 6.**6**). Mit Ausnahme der beiden folgenden Konstellationen ist die Skelettszintigraphie ein hochsensitives Verfahren für den sicheren Nachweis pathologischer Knochenumbauprozesse:

- Eine sichere Aussage ist nur möglich, wenn das Zeitintervall zwischen Trauma und Untersuchung genügend lang ist.
- In der Entzündungs- und Tumordiagnostik können nur osteoplastische Knochenprozesse ausgeschlossen werden, während reine Osteolysen häufig wegen der fehlenden Knochenneubildung szintigraphisch nicht nachweisbar sind.

Diskrepanz von klinischer Symptomatik und Röntgenbefund: Aufgrund der großen morphologischen Varianz einzelner Skelettabschnitte kann die röntgendiagnosti-

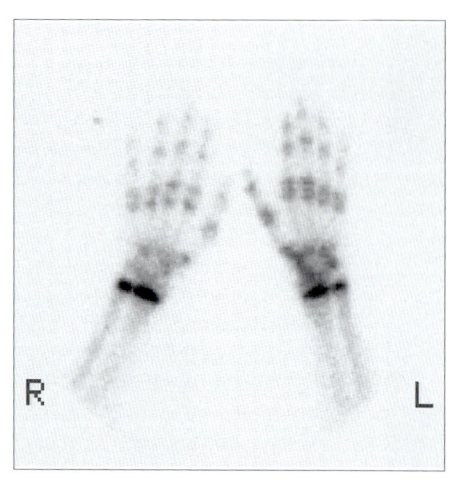

Abb. 6.6 Szintigraphischer Ausschluss einer frischen knöchernen Verletzung.
Nach 3 Wochen Ruhigstellung wegen einer vermuteten Kahnbeinfraktur links normales Spätszintigramm bei einem 12-jährigen Mädchen (160 MBq ^{99m}Tc-HMDP). Diffuse Speichervermehrung in den gelenknahen Abschnitten der linken Hand sowie verminderte Epiphysenanreicherung durch beginnende Inaktivitätsosteoporose infolge der Immobilisation.

sche Aussagekraft auch bei Vorliegen eines pathologischen Befunds begrenzt sein. In dieser Situation ist die hohe Detektionsrate des Skelettszintigramms vorteilhaft, weil als Ausdruck von Reparaturprozessen oft bereits intensive Mehrspeicherungen nachgewiesen werden können, wo das Röntgenbild noch unauffällig erscheint:

- So können beim Verdacht auf eine Kahnbeinfraktur die selteneren Frakturen der übrigen Handwurzelknochen im konventionellen Röntgenbild leicht übersehen werden (Abb. 6.7).
- Knorpelverletzungen sind im Röntgenbild nicht zu erkennen, können jedoch aufgrund der ossären Mitreaktion szintigraphisch sicher nachgewiesen werden.
- Ähnliche Aussagen gelten für die Infraktionen und die Verletzungen auf Höhe der subchondralen Grenzlamelle.
- Wie eine neuere Studie zeigt, können auch mit Hilfe der CT nicht alle Handwurzelverletzungen nachgewiesen werden.

Screening und Staging beim Polytrauma, bei systemischen Skelett- und Gelenkerkrankungen sowie bei ossärer Metastasierung:

- Beim Polytrauma können neben den lebensbedrohlichen Verletzungen zusätzliche Traumafolgen leicht übersehen werden. Hier bietet sich die Ganzkörper-Skelettszintigraphie als Screeningmethode an und lie-

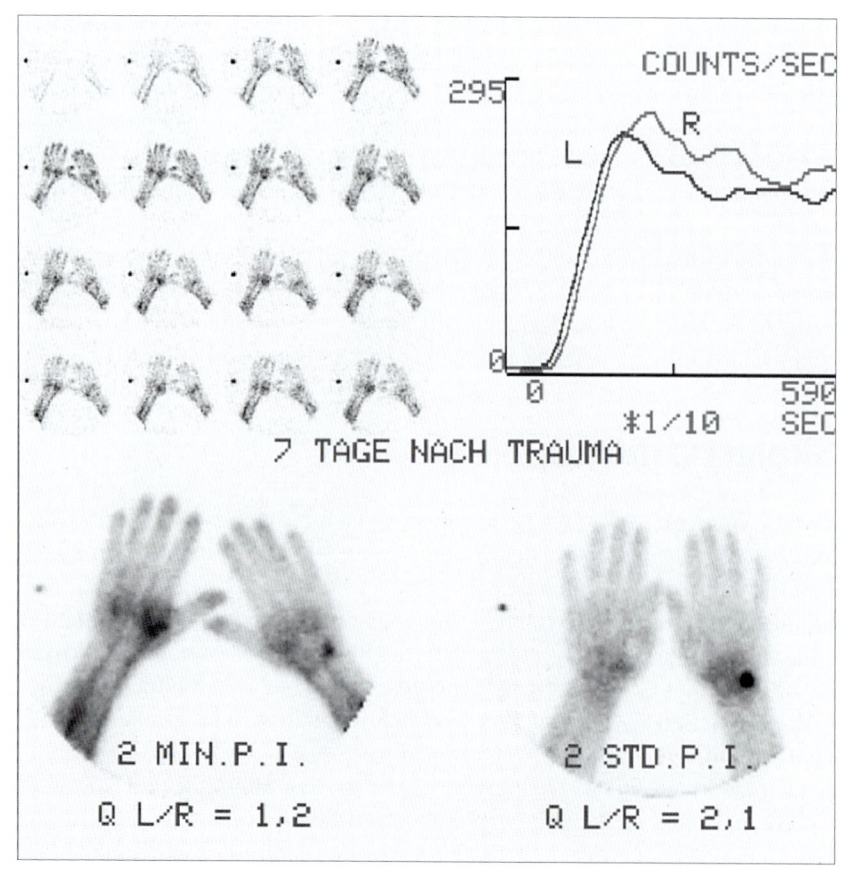

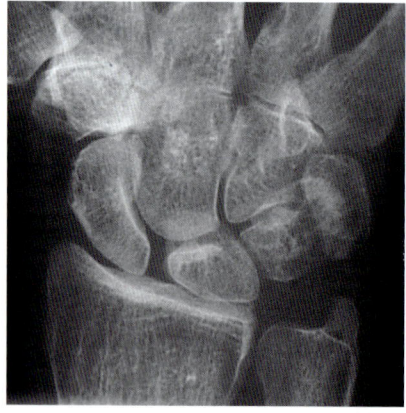

Abb. 6.7a–e Szintigraphische Lokalisationsdiagnostik nach karpalem Trauma.
Verdacht auf Kahnbeinfraktur nach Sturz auf die linke Hand, der in der Röntgenkontrolle nach 2 Wochen nicht bestätigt werden konnte. Die wegen erheblicher Schmerzsymptomatik durchgeführte Dreiphasenszintigraphie (620 MBq ^{99m}Tc-HMDP) zeigt außer einer ebenfalls unauffälligen Darstellung des Skaphoids eine intensive Mehranreicherung im Bereich des Pisiforme bzw. Triquetrums. Die Überprüfung der Röntgenaufnahmen bestätigte den Befund als knöchernen Bandausriss (Avulsionsfraktur).

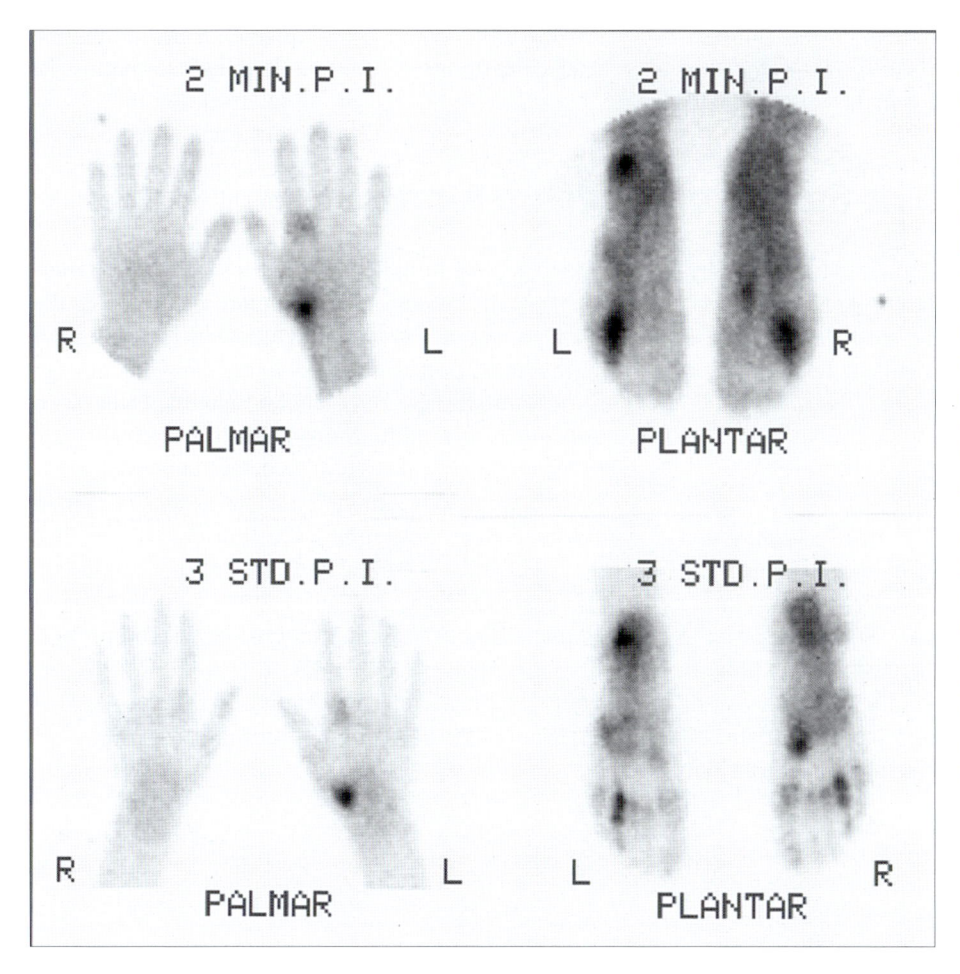

Abb. 6.8 Szintigraphischer-Nachweis einer systemischen Entzündung.
58-jähriger Patient mit persistierenden Beschwerden im linken Daumen nach Bagatelltrauma. Klinisch geringe, jedoch schmerzhafte Schwellung des Daumensattelgelenks. Die Röntgenaufnahmen sind unauffällig, die MRT zeigt einen „posttraumatischen" Reizerguss. In der Zweiphasenszintigraphie findet sich eine Synovialitis des Karpometakarpalgelenks I in der Weichteilphase und zusätzlich eine Anreicherung im MP-Gelenk II. Der Verdacht auf einen entzündlichen Systemprozess wird durch die ergänzende Darstellung der Füße mit multiplen Anreicherungen bestätigt. Aufgrund des szintigraphischen Befunds Vorstellung beim Rheumatologen zur weiteren Abklärung und Behandlung.

fert besonders im Extremitätenbereich hohe diagnostische Zusatzinformationen.
- Die gleiche Screeningeigenschaft weist die Szintigraphie bei entzündlichen Systemerkrankungen des Skeletts auf, die häufig im Bereich der Handgelenke Frühmanifestationen aufweisen.
- Umgekehrt erlaubt die problemlose szintigraphische Ganzkörperuntersuchung unter Umständen die korrekte Interpretation eines lokalen Befunds der Hand als Teil einer Systemerkrankung (Abb. 6.8). Bedingt durch abbildungs- und abrechnungstechnische Probleme können die CT und MRT dies als Routinemaßnahme derzeit noch nicht leisten.
- Bei der Frage nach ossärer Metastasierung ist das Handskelett eher von geringer Bedeutung.

Verdacht auf gestörten posttraumatischen oder postoperativen Heilungsverlauf (Ischämie, Osteonekrose, Osteomyelitis, Algodystrophie): In der Regel reichen die klinischen und radiologischen Befunde aus, um gestörte Konsolidierungsverläufe von Frakturen zu erkennen. Nur bei folgenden unklaren Beschwerdebildern oder Röntgenbefunden in der posttraumatischen oder postoperativen Phase bietet sich die Skelettszintigraphie zur weiteren Differenzierung an:

- Durchblutungsstörungen von Knochenfragmenten und -implantaten und damit Vorstufen einer Osteonekrose können szintigraphisch nachgewiesen werden. Die ungeordnete Knochenneubildung innerhalb des nekrotischen Knochengewebes bewirkt eine intensive Anreicherung, die nicht als kallöse Speichervermehrung der heilenden Fraktur fehlinterpretiert werden darf. Prognostische Aussagen sind allenfalls mit Vorbehalt und unter Berücksichtigung des Röntgenbefunds möglich.
- In der Osteomyelitis-Diagnostik hat die Szintigraphie mehr Ausschlusscharakter. Handelt es sich jedoch um einen Zustand nach Fraktur oder Osteotomie, kann die Interpretation sehr schwierig sein. Dies gilt auch für die Vierphasenszintigraphie und die spezifische Leukozytenszintigraphie.
- In der Diagnostik von Pseudarthrosen (Kap. 20) und bei Verdacht auf Algodystrophie (Kap. 32) liefert die Szintimetrie im Rahmen der Dreiphasenszintigraphie ergänzende Informationen.

Bestimmung des relativen Frakturalters: Bei bekannten Vorschäden oder degenerativen Veränderungen ist gelegentlich der Röntgenbefund nicht konklusiv, wenn es gilt, ein neuerliches Trauma auszuschließen. Hier kann die Dreiphasenszintigraphie differenzialdiagnostische Abgrenzungen liefern:

- Älteren Prozessen fehlt in der Regel die regionale Hyperämie in der 1. und 2. Szintigraphiephase.

- Ein Anstieg der szintimetrisch bestimmten Quotienten (Läsion vs. Referenzregion) verifiziert in der Kontrolluntersuchung nach 8–10 Tagen die frische knöcherne Verletzung innerhalb der ersten 3 Wochen nach dem Trauma.

6.5 Szintigraphische Besonderheiten im Kindesalter

Das Größenwachstum der Knochen findet in den Epiphysenfugen statt. Entsprechend ihrem Reifungszustand kommen am wachsenden Skelett die Areale mit intensivem Knochenwachstum in unterschiedlicher Weise zur Darstellung.

Untersuchungstechnik beim Kind

Die Szintigraphie der Hände erfolgt beim **Säugling und Kleinkind** am besten durch Lagerung jeweils einer Hand neben dem Schädel. Dabei wird gleichzeitig der gesamte Arm sowie der seitliche Schädel und Thorax entweder in ventraler oder dorsaler Projektion abgebildet (Abb. 6.9). Es ist darauf zu achten, dass die Aufnahmen beider Hände mit identischen Aufnahmezeiten erfolgen, damit ein Seitenvergleich zuverlässig möglich wird. Bei **älteren Kindern** erfolgen die Aufnahmen in sitzender Position. Hierbei liegen die Hände und Unterarme während der Blutpool- und auch der Spätaufnahme in der Mitte der Kamera fest der Detektoroberfläche auf. Besonderer Wert muss auf eine streng symmetrische Lagerung gelegt werden, da nur so seitendifferente Speichermuster szintigraphisch zuverlässig zur Abbildung gebracht werden.

Als Qualitätsmerkmal gilt für die Aufnahmetechniken in liegender und sitzender Position, dass die distalen Epiphysenfugen von Radius und Ulna getrennt voneinander dargestellt sind.

Radiopharmaka: Als Radiopharmazeutika werden entweder ^{99m}Technetium-MDP oder ^{99m}Technetium-DPD verwendet. Die Dosierung der Aktivitätsmenge errechnet sich nach dem Körpergewicht des Kindes (Tab. 6.6).

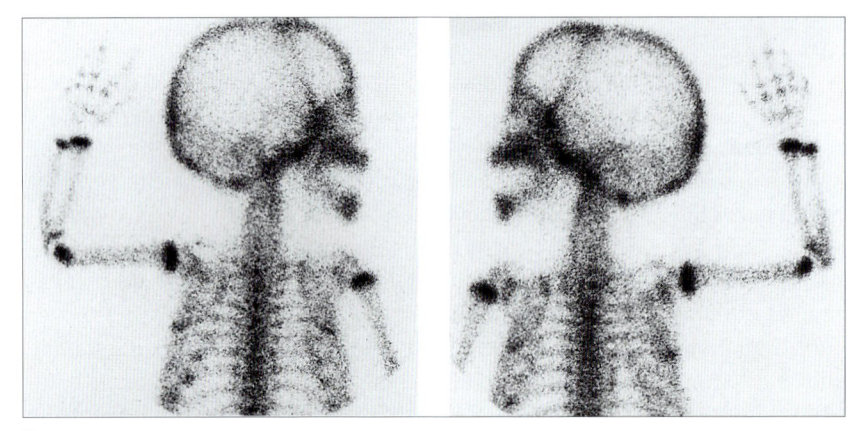

Abb. 6.9 a, b **Szintigraphische Befunde in unterschiedlichen Lebensaltern.**
a 7 Monate altes Kind. Spätaufnahme beider Hände und Arme, des Schädels in Seitenansicht sowie des knöchernen Thorax.
b 10-jähriges Kind. Links findet sich die Blutpoolaufnahme, rechts die Spätaufnahme (Aufnahmen von Prof. Dr. K. Hahn, München).

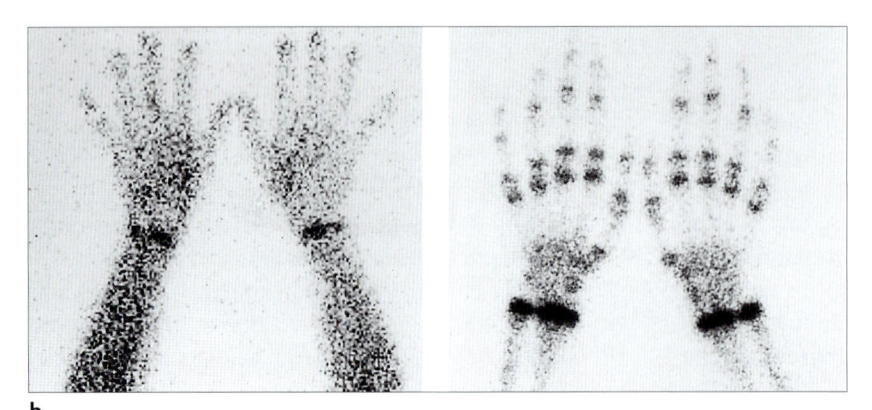

Tab. 6.6 Aktivitätsmengen von ^{99m}Tc-MDP für die Skelettszintigraphie im Kindesalter (Empfehlungen der Pediatric Task Group der EANM)

Erwachsenendosis von 500 MBq × gewichtsabhängiger Reduktionsfaktor			
Körpergewicht	Reduktionsfaktor	Körpergewicht	Reduktionsfaktor
4 kg	0,14	28 kg	0,58
8 kg	0,23	36 kg	0,71
12 kg	0,32	44 kg	0,80
16 kg	0,40	52 kg	0,90
20 kg	0,46	60 kg	0,96
24 kg	0,53	68 kg	0,99

Skelettszintigraphische Speichermuster

In der Abb. 6.9 sind Aufnahmen der Blutpoolphase unmittelbar nach Injektion des Radiopharmakons (auf die Darstellung der 1. Phase wurde verzichtet) sowie der Mineralisationsphase nach einem zeitlichen Mindestabstand von 3 Stunden dargestellt. Die Impulsrate der einzelnen Bilder beträgt 50 000 bis 100 000 Impulse bei Verwendung eines hochauflösenden Kollimators. Von wesentlicher Bedeutung ist die große Variationsbreite der skelettszintigraphischen Normalbefunde am wachsenden kindlichen Skelett.

Literatur

Übersichtsarbeiten

Arnold JS. Mechanisms of fixation of bone imaging radiopharmaceuticals. In: Billinghurst MW, Colombetti LG (eds). Studies of cellular function using radiotracers. CRC Press. Boca Raton 1982

Brand RA. Fracture healing. In: McCollister-Evarts C, Carlson DH (eds). Surgery of the musculoskeletal system. pp 65–87. Churchill Livingstone. New York 1983

Hahn K, Fischer S, Gordon I. Atlas of bone scintigraphy in the developing pediatric skeleton - The normal skeleton, variants and pitfalls. Springer. Berlin Heidelberg New York 1993

Spitz J, Lauer I, Tittel K, Weigand H. Scintimetric evaluation of remodeling after bone fractures in man. J Nucl Med 1993; 34: 1403–1409

Tiel-van Buul MMC, van Beek EJR, Dijkstra PF, Bakke AJ, Broekhuizen TH, van Royen EA. Significance of a hot spot on the bone scan after carpal injury – evaluation by computed tomography. Eur J Nucl Med 1993; 20: 159–164

Weiterführende Literatur

http://www.thieme.de/aktionen/schmitt-lanz

7 Sonographie

W. Buchberger, R. Schmitt, G. Christopoulos

Bei Verwendung hochfrequenter Schallköpfe (7,5–15 MHz) können die Weichteile der Hand, insbesondere des Karpalkanals, gut dargestellt werden. Neue Entwicklungen, wie Tissue-Harmonic-Imaging, Computed Sonography, Extended-View-Techniken und 3D-Sonographie haben die sonographischen Darstellungsmöglichkeiten im Small-Part-Bereich deutlich erweitert. Indikationen ergeben sich derzeit in der Diagnostik 1. von Sehnen-, Kollateral- und Ringbandverletzungen, 2. von Sehnenscheidenprozessen, 3. von Nervenkompressionssyndromen, 4. im Nachweis von Gelenkergüssen und entzündlichen Gelenkserkrankungen, 5. in der Charakterisierung und Ausbreitungsdiagnostik von Weichteiltumoren und anderen raumfordernden Prozessen sowie 6. mit Hilfe der farbkodierten Duplexsonographie in der Diagnostik von Gefäßpathologien. In der Darstellung von Knochenpathologien ist das Verfahren deutlich limitiert. Vorteile der Sonographie sind ihre breite Verfügbarkeit und die Möglichkeit, Bewegungsabläufe auch funktionell erfassen zu können.

7.1 Physikalisches Prinzip

- **Definition:** Schallwellen sind periodische Schwingungen von Materieteilchen um ihre Ruhelage, die sich als elastische Wellen räumlich ausbreiten. Im medizinischen Ultraschall kommen Schallfrequenzen zwischen 1–15 MHz zur Anwendung, also Frequenzen, die jenseits des menschlichen Hörvermögens von ca. 1–20 kHz liegen. Die Schallleitungsgeschwindigkeit ist von der Materiedichte abhängig: In Wasser beträgt sie 1490 m/s, in den parenchymatösen Organen (wie Leber, Milz, Niere etc.) und in der Muskulatur etwa 1580 m/s, sowie im Knochengewebe 3360 m/s.
- **Schallwellenwiderstand (= akustische Impedanz) und Grenzflächenreaktionen:** Die entscheidende physikalische Größe für die Bildgebung ist der Schallwiderstand (akustische Impedanz), da an Grenzflächen zwischen 2 benachbarten Geweben mit unterschiedlicher Schallleitfähigkeit die Schallrichtung und -qualität verändert werden. Physikalisch ist die akustische Impedanz Z das Produkt aus der Materialdichte σ und der Schallwellengeschwindigkeit c ($Z = \sigma \times c$). An akustischen Grenzflächen kommt es zur Reflexion, Brechung, Beugung, Streuung und Absorption (Abb. 7.1). Da nur der reflektierte, d. h. ohne Abweichung zur Einfallsebene zum Schallkopf reflektierte Schallanteil im Schallkopf empfangen und damit diagnostisch genutzt werden kann, beträgt die Schallempfangsenergie weniger als 1 % der Sendeenergie.

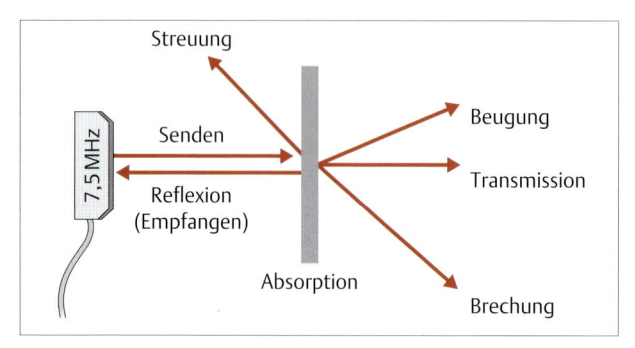

Abb. 7.1 **Schema zu den Ultraschallphänomenen an einer Grenzfläche.**
Die physikalischen Begriffe sind im Text erläutert.

- **Erzeugen, Senden und Empfangen:** Die Schallwellenerzeugung wird in Form des „negativen piezoelektrischen Effekts" realisiert: Die Energie eines hochfrequenten elektrischen Wechselfeldes, das an einen Quarzkristall angelegt wird, führt zu rhythmischen Veränderungen des Kristallvolumens, welche in Form von Ultraschallwellen an die Umgebung weitergegeben werden. Umgekehrt funktioniert der Empfang von Schallwellen als „positiver piezoelektrischer Effekt": die Energie einer Schallwelle (Schallwellendruck) wird vom Quarzkristall aufgenommen und führt an dessen Oberfläche zur einer Elektrizitätsänderung. Die so erzeugten elektrischen Impulse werden in der bildgebenden Sonographie einem Computersystem zugeleitet, das mit Hilfe eines mathematischen Algorithmus Schnittbilder in Echtzeit („Real Time") berechnet.

7.2 B-Scan-Sonographie

- **Bildentstehung:** Im B- („Brightness"-)Scan-Verfahren werden zweidimensionale Schnittbilder im Real-Time-Modus erzeugt und als schallintensitätsäquivalentes Grauwertbild realisiert. Im Ultraschallkopf sind zahlreiche Kristalle nebeneinander angeordnet, die alternierend als Sender und Empfänger dienen. Im Impuls-Echo-Verfahren werden kurze Schallimpulse von 0,000001 s Dauer in schneller Pulsfolge ausgesandt. Im Vergleich zur Sendezeit ist die Empfangszeit für das reflektierte Echo sehr lang, d.h. die Sendezeit macht nur etwa 0,1 %, die Empfangszeit 99,9 % der Bilderstellungszeit aus.
- Die Bildmatrix wird durch die **laterale und axiale Ortsfestlegung** der schallreflektierenden Grenzflächenstruktur sowie durch die Amplitude der reflektierten Schallwellen bestimmt. Die laterale Ortsfestlegung erfolgt durch die Identifikation des empfangenden piezoelektrischen Kristalls. Für die Tiefenlokalisation (axiale Ortsfestlegung) wird die Echolaufzeit (Summe aus Sende- und Empfangszeit) mit der Position des Ultraschallpunktes (= Reflex) auf dem Monitor korreliert. Diese Zeit-Positions-Berechnung bewirkt, dass kurze Echozeiten eine schallkopfnahe Position im oberen Bildabschnitt, lange Echozeiten eine schallkopfferne Position im unteren Bildabschnitt repräsentieren. Die Echointensität ist durch den Schwingungsausschlag (= Amplitude) der Schallwelle festgelegt. Hohe Amplituden erzeugen einen hellen, niedrige Amplituden einen dunklen Reflexpunkt.
- **Tiefenkompensation:** Die ausgesandten Schallwellen werden mit zunehmender Entfernung innerhalb des Körpers abgeschwächt, d.h. die Schallamplitude wird kleiner, das reflektierte Echo entsprechend schwächer. Der Intensitätsabfall nimmt exponentiell mit der Eindringtiefe zu. Um eine diagnostisch verwertbare Ultraschallinformation zu erhalten, muss deshalb auf der Empfangsseite eine Kompensation der schallkopffernen Signale in Form einer elektronischen Reflexverstärkung vorgenommen werden (Abb. 7.2). Die artifizielle Helligkeitsanhebung der tiefen Reflexschichten kann entweder automatisch oder vom Untersucher direkt erfolgen (DGC = Depth Gain Compensation).
- **Transducer-Technologie:** Der Schallkopf konvertiert über piezolelektrische Kristalle elektrische Energie in mechanische Vibrationen und umgekehrt. Die Form des Ultraschallstrahls wird wesentlich von der Schallkopfkonstruktion beeinflusst. Mechanische Schallköpfe benutzen oszillierende oder rotierende Transducer mit einem sektorförmigen Schallstrahl bzw. Annular-Array-Konstruktionen mit in konzentrischen Kreisen angeordneten Schallelementen. Elektronische Array-Schallköpfe besitzen zahlreiche planar angeordnete Schallelemente, welche elektronisch gesteuert werden. Durch lineare („Linear Array") oder konvexe („Curved Array") Anordnung der Transducer-Oberfläche können rektanguläre oder sektorförmige Schallfelder erzeugt werden. Eine sektorförmige Abtastung ist auch mit Phased-Array-Schallköpfen möglich, bei denen die Form des Schallbündels durch zeitversetzte Anregung der Schallelemente erreicht wird.

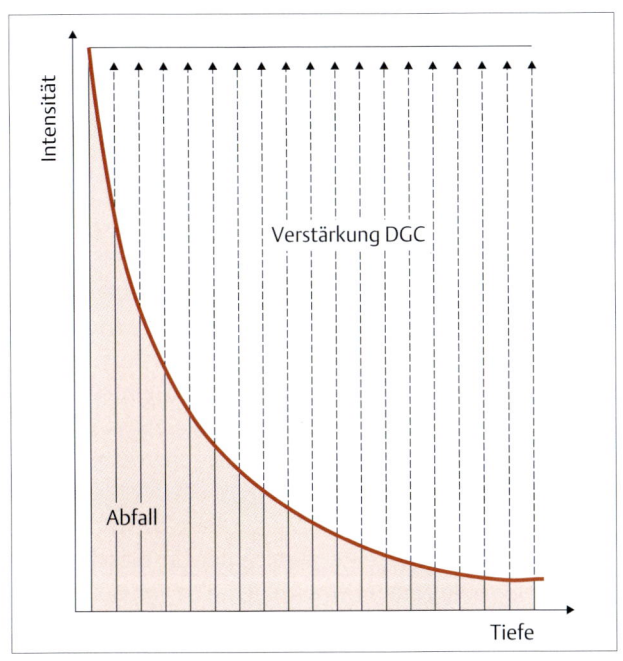

Abb. 7.2 **Beziehung zwischen Schallenergie und Eindringtiefe.**
Mit der Eindringtiefe (Abszisse) nimmt die Schallenergie (Ordinate) exponentiell ab. Elektronischer Intensitätsausgleich mit dem DGC (Depth Gain Compensation).

7.3 Dopplersonographie und farbkodierte Dopplersonographie

- **Dopplereffekt:** Werden Schallwellen an einer sich bewegenden Grenzfläche (z. B. Erythrozyten in fließendem Blut) reflektiert, kommt es zu einem Frequenzanstieg bei Annäherung bzw. einem Frequenzabfall bei Entfernung von der Schallquelle. Unter der Voraussetzung einer deutlich unter der Schallgeschwindigkeit liegenden Bewegungsgeschwindigkeit der reflektierenden Grenzfläche beträgt die Differenz zwischen Sende- und Empfangsfrequenz $f_D = \frac{2v \cdot \cos \alpha}{c}$, wobei f der Transmissionsfrequenz, c der Schallgeschwindigkeit, v der Bewegungsgeschwindigkeit der Grenzfläche und α dem Winkel zwischen dem Bewegungsvektor der reflektierenden Struktur und der effektiven Schallrichtung des Ultraschallstrahls entspricht. Bei einer Schalltransmissionsfrequenz von 3 MHz und einer Schallgeschwindigkeit von 1 500 m s^{-1} kann beispielsweise aus einer Dopplershift f_D von 4 kHz auf eine Blutflussgeschwindigkeit v von 1 m s^{-1} geschlossen werden.
- Die **Continuous-Wave- (CW-)Technik** ist die einfachste Methode zur Aufzeichnung von Doppler-Spektralkurven und beruht auf der kontinuierlichen Transmission von Ultraschallwellen in den Körper. Die Schallköpfe besitzen getrennte Schallelemente für Schalltransmission und -empfang.
- **Gepulste Dopplertechniken (PD)** erlauben durch Selektion eines elektronischen „Fensters" für den Empfang der reflektierten Schallwellen eine laufzeitabhängige Tiefenselektion, d. h. die freie Wahl eines Doppler-Sample-Volumens entlang des Ultraschallstrahls durch den Untersucher. Die Pulsrepetitionsfrequenz wird dabei durch die erforderliche Tiefenpenetration und die maximale messbare Flussgeschwindigkeit bestimmt. Beide Methoden haben den Nachteil, dass die Ableitung des Dopplerspektrums ohne Bildunterstützung erfolgen muss.
- Die **Duplex-Sonographie** ist eine Kombination der B-Scan-Technik mit einem gepulsten Doppler zum Zweck einer bildgestützten Auswahl des Doppler-Sample-Volumens. Während mit mechanischen Schallköpfen die Scanbewegung des Transducers in der gewünschten Position angehalten werden muss, um das Doppler-Signal aufzuzeichnen, ist mit elektronischen Array-Schallköpfen eine nahezu simultane Aufzeichnung von B-Bild und Doppler-Spektralkurve möglich.
- Die **farbkodierte Duplex-Sonographie** verwendet Real-Time-Grauwertbilder, über die ebenfalls in Echtzeit zweidimensionale Bilder überlagert werden, auf denen Blutfluss als Farbparameterbild dargestellt ist. Die Darstellung kann entweder frequenzkodiert oder amplitudenkodiert (Power-Doppler) erfolgen. Während die frequenzkodierte Darstellung Informationen über Flussgeschwindigkeit und -richtung enthält, erlaubt der schallwinkelunabhängige Power-Doppler-Modus die optimierte Darstellung der Gefäßarchitektur.
- **Ultraschallkontrastmittel** auf der Basis von „Microbubbles", d. h. mikroskopisch kleiner Gasblasen mit einer Größe von 2–8 µm, stellen eine Möglichkeit dar, das Ultraschallsignal zu verstärken. Ihre Eigenschaft als Echokontrastverstärker beruht auf der nahezu vollständigen Reflexion von Schallwellen an ihrer Oberfläche und mehr noch auf ihrer Fähigkeit zur Resonanz. Diese Eigenschaft kann in Form des „Second harmonic Imaging" ausgenützt werden, bei dem lediglich die Obertöne, d. h. Schallwellen mit der doppelten Frequenz der transmittierten Frequenz, für die Bildgebung ausgenützt werden, was zu einer Verbesserung des Signal-Rausch-Verhältnisses führt. Im Gegensatz zu Kontrastmitteluntersuchungen in Angiographie, CT und MRT erlaubt die Duplex-Sonographie weder nativ noch mit Echokontrastmitteln eine Darstellung des Kapillarbettes von normalen und pathologischen Geweben, da die Flussgeschwindigkeit im Kapillarsystem dafür zu gering ist. Eine Möglichkeit zur Überwindung dieser Grenze besteht in der Aufzeichnung der durch Zerplatzen der Gasbläschen unter Einwirkung eines Ultraschallstrahls von hoher Amplitude entstehenden Echos (Stimulated Acoustic Emission [SAE]).

7.4 Spezielle Voraussetzungen für die Small-Part-Sonographie

Die Untersuchung der Weichteile der Hand stellt aufgrund der anatomischen Gegebenheiten besonders hohe Anforderungen an die räumliche und Kontrastauflösung moderner Ultraschallgeräte.

- **Räumliche Auflösung:** Die räumliche Grenzauflösung, d.h. die Größe der eben noch voneinander unterscheidbaren Strukturen, wird beim Ultraschallbild von verschiedenen Faktoren beeinflusst. Die Auflösung in z-Richtung (axiale Auflösung) hängt direkt von der Pulslänge und damit von der Frequenz der transmittierten Schallwellen ab. Gleichzeitig sinkt mit zunehmender Sendefrequenz die Tiefenpenetration, da die Abschwächung der Schallwellen durch Absorption, Brechung und Streuung direkt proportional zur Schallfrequenz ist. Die Auflösung in y-Richtung (laterale Auflösung) und in x-Richtung (Schichtdickenauflösung) wird durch die Fokussierung des Schallbündels und durch die Position im Schallfeld bestimmt.
- **Breitbandfrequenz-Schallköpfe** arbeiten mit einem breiten Frequenzspektrum, z. B. zwischen 5 MHz und 12 MHz. Während bei konventionellen Schallköpfen stets ein Kompromiss zwischen Auflösung und Eindringtiefe eingegangen werden muss, verbinden die Schallköpfe der neuesten Generation hohe axiale Auflösung, gute Tiefenpenetration und Homogenität des B-Bildes.
- Die **Fokussierung** des Schallstrahls in allen Tiefenbereichen ist eine wesentliche Voraussetzung für eine hohe laterale Auflösung und die Reduktion von Schichtdickenartefakten. Mechanische Annular-Array-Schallköpfe erlauben eine sehr exakt wählbare elektronische Fokussierung des transmittierten sowie eine dynamische Fokussierung des reflektierten Schallstrahls und bieten daher exzellente Voraussetzungen für die Small-Part-Sonographie. Die Fokussierung elektronischer Array-Schallköpfe stellt hohe technische Anforderungen, die erst mit Geräten der neuesten Generation zufriedenstellend gelöst wurden. Multi-Array-Schallköpfe sind aus in 2 Ebenen angeordneten Schallelementen aufgebaut, welche selektiv aktiviert werden können und somit eine elektronische Fokussierung sowohl in x- als auch in y-Richtung erreichen. Moderne Geräte erlauben darüber hinaus die Anwahl mehrerer Fokuszonen ohne wesentliche Verlangsamung der Bildaufbaufrequenz.
- **Kontrastauflösung** und **Signal-Rausch-Verhältnis** werden neben dem Frequenzspektrum und der Fokussierung der Schallsonde wesentlich durch die akustische und elektrische Impedanz der Schallelemente, aber auch durch die akustischen Eigenschaften des durchschallten Gewebes beeinflusst. Absorption, Beugung und Brechung der Schallwellen an akustischen Grenzflächen sowie Reverberationsartefakte führen zu einem sich mit der Tiefe zunehmend verschlechternden Signal-Rausch-Verhältnis. Demgegenüber nimmt die Amplitude der Obertöne der reflektierten Schallwellen mit der Distanz zur Haut zu. Moderne Breitbandschallköpfe erlauben den selektiven Empfang dieser Obertonschallwellen mit dem Resultat einer signifikanten Reduktion des Bildrauschens (Tissue Harmonic Imaging). Eine weitere neue Möglichkeit zur Verbesserung des Kontrast-Rausch-Verhältnisses und zur Artefaktreduktion besteht im „Real Time Compound Imaging" (Computed Sonography), bei dem B-Scan-Bilder aus unterschiedlichen Schallrichtungen in Echtzeit zu einem zweidimensionalen Schnittbild zusammengesetzt werden. Weitere Verbesserungen der Kontrastauflösung ergeben sich bei modernen Geräten durch bessere Signalverstärkung, höheren Dynamikumfang und aufwendige Signalverarbeitung.
- **Extended Field of View:** Die limitierte Größe des Sichtfeldes der für die Small-Part-Sonographie verwendeten Schallköpfe erschwert die Beurteilung von Muskeln, Sehnen, Nerven und Gefäßen, welche in ihrem gesamten Verlauf über lange Strecken verfolgt werden müssen. Eine Vergrößerung des Sichtfeldes ist durch Berechnung eines Summationsbildes möglich, welches aus mehreren durch Bewegen des Schallkopfes über die darzustellende Region entstehenden Bildblöcken aufgebaut ist. Die komplexen Korrekturalgorithmen für die Translations- und Rotationsbewegungen während der Bildaufzeichnung erfordern einen eigenen Prozessor.
- **3D-Sonographie:** Die dreidimensionale Bildaufzeichnung mit Bildrekonstruktion in beliebigen Ebenen (3D-Sonographie) ermöglicht die verbesserte Darstellung anatomischer Strukturen, die dreidimensionale Rekonstruktion von Oberflächen und Gefäßstrukturen sowie die exakte Volumetrie raumfordernder Prozesse. Die heute verfügbaren Systeme benützen entweder Schallköpfe mit mechanischer volumetrischer Abtastung, konventionelle 2D-Schallköpfe mit akustischer oder magnetischer Registrierung der Schallkopfposition während der Bildaufzeichnung, oder elektronische Matrixschallköpfe, die aufgrund einer Anordnung der Schallelemente in Longitudinal- und Transversalrichtung eine direkte Volumenaufzeichnung erlauben. Sowohl die 3D-Sonographie als auch die Extended-Field-of-View-Technik sind viel versprechende Methoden für eine verbesserte sonographische Beurteilung der komplexen Anatomie und Pathologie der Hand.

Für die Untersuchung im „Small-Part"-Bereich der Hand müssen die technischen Spezifikationen der Tab. 7.1 erfüllt sein.

Tab. 7.1 Technische Voraussetzungen

- Elektronischer Linear-Array-Schallkopf
- Frequenz von mindestens 7,5 MHz
- Nahfeldfokussierung

7.5 Sonographische Normalbefunde

Die wichtigsten der sonographisch zugänglichen Strukturen der Hand liegen palmar und weisen folgende Echogenitäten auf:
- **Sehnen und Sehnenscheiden:** Sie kommen je nach Anschallwinkel echoreich (bei senkrechtem Anschallen) oder echoarm (bei schrägem Anschallen) zur Darstellung. Sie sind durch ihre fibrilläre Binnenstruktur charakterisiert. Durch Bewegen der Finger können die Sehnen im Real-Time-Bild gut identifiziert und hinsichtlich des Gleitverhaltens beurteilt werden. Die Vagina synovialis ist im Querschnitt als echoarmer Ring, im Längsschnitt als bilaterale bandförmige Struktur um die Sehnen zu erkennen.
- **Bänder:** Sie haben eine ähnliche Echotextur wie Sehnen. Von Bedeutung ist vor allem die Darstellung des ulnaren Kollateralbandes am Daumengrundgelenk, während eine ausreichende Auflösung der karpalen Ligamente nicht möglich ist. Die Ring- und Kreuzbänder der Finger lassen sich ebenfalls nicht regelmäßig darstellen, auf ihre Intaktheit kann lediglich indirekt aufgrund einer normalen Anlagerung der Beugesehnen an die Phalangen geschlossen werden.
- **Muskulatur:** Muskeln kommen als echoarme Strukturen mit der typischen Fiederung in Längsrichtung zur Darstellung. Die parallel verlaufenden Muskelsepten und Faszien stellen sich bei entsprechendem Schallwinkel als schmale hyperreflexive Bänder dar. In Querschnittsbildern erscheint das Muskelbild getüpfelt.
- **Fettgewebe:** Es kommt an der Hand fast nur subkutan vor und imponiert als echoreich mit teils unterschiedlich großen und irregulären Reflexen. Die in der Tiefe des Karpalkanals gelegene Fettschicht kann sonographisch nur unzureichend erfasst werden.
- **Hyaliner Knorpel:** Er ist annähernd echofrei. Durch die Tatsache, dass Gelenkknorpel nur durch die senkrechte Beschallung seiner Grenzflächen gut dargestellt wird, erklärt sich die unzureichende Abbildung der Radiokarpal- und Karpalgelenke mit der Sonographie.
- **Faserknorpel:** Er ist prinzipiell echoreich, spielt an der Hand untersuchungstechnisch jedoch keine Rolle, da die Strukturen des ulnokarpalen Komplexes sonographisch nicht hinreichend exakt aufgelöst werden können.
- **Knochen:** Aufgrund des großen Impedanzunterschieds zwischen dem Knochengewebe und den Weichteilen kann nur die Knochenoberfäche als echoreiche Linie mit distaler Totalauslöschung dargestellt werden.
- **Gefäße:** Die Lumina der Arterien sind durchweg echoarm bis echofrei und können bis in den Fingerkuppenbereich verfolgt werden. Vorteilig ist dabei die farbkodierte Duplex-Sonographie (FKDS), bei der die flussinduzierte Frequenzänderung der reflektierten Schallwelle (sog. „Doppler-Effekt") farbig dargestellt wird.
- **Nerven:** Periphere Nerven erscheinen als tubuläre Strukturen mit fibrillärer Binnenstruktur, die den Nervenfaszikeln entsprechen. Ihre Echogenität ist vom Einfallswinkel der Schallwellen abhängig, sie ist jedoch stets etwas geringer als die der Sehnen. Das epi- und perineurale Hüllgewebe ist echoreich.

7.6 Untersuchungsablauf

Die Handweichteile werden durch folgenden Untersuchungsgang vollständig erfasst:
- **Schnitt 1:** Die Untersuchung beginnt mit einem Querschnitt durch die Palmarseite des Unterarmes auf Höhe des distalen Radioulnargelenks mit Darstellung des M. pronator quadratus, der Sehnen der oberflächlichen und tiefen Fingerbeuger, des M. flexor carpi radialis und ulnaris sowie des N. medianus, der A. und des N. ulnaris und der A. radialis. (Abb. 7.**3a** u. **b**).
- **Schnitte 2 und 3:** Anschließend wird die Anatomie des Karpaltunnels mit dem N. medianus und den Sehnen des M. flexor digitorum superficialis und profundus sowie M. flexor pollicis longus und M. flexor carpi radialis auf Querschnitten in Höhe des Pisiforme und des Hamulus ossis hamati dokumentiert. Der N. ulnaris wird im proximalen Anteil des Guyon-Kanals ulnarseitig der A. ulnaris aufgefunden, nach Teilung in den oberflächlichen und tiefen Ast ist die Identifikation des Nervs meist nicht mehr möglich (Abb. 7.**4a** u. **b** sowie Abb. 7.**5a** u. **b**).

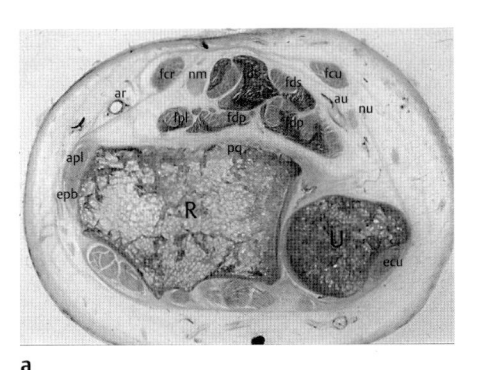

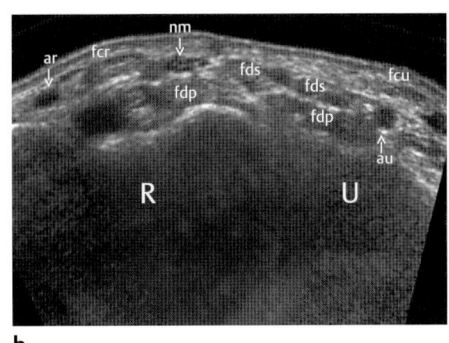

Abb. 7.3 a, b **Palmarseite der Hand in Höhe des distalen Radioulnargelenks.**
a Anatomischer Transversalschnitt.
b Sonographischer „Extended-View"-Transversalschnitt.
Abkürzungen: ar = A. radialis, au = A. ulnaris, apl = Sehne des M. abductor pollicis longus, ecu = Sehne des M. extensor carpi ulnaris, epb = Sehne des M. extensor pollicis brevis, fcr = Sehne des M. flexor carpi radialis, fcu = Sehne des M. flexor carpi ulnaris, fdp = Muskel und Sehne des M. flexor digitorum profundus, fds = Muskel und Sehne des M. flexor digitorum superficialis, fpl = Sehne des M. flexor pollicis longus, nm = N. medianus, nu = N. ulnaris, pq = M. pronator quadratus, R = Radius, U = Ulna.

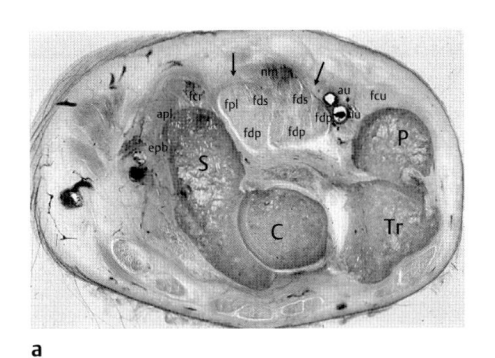

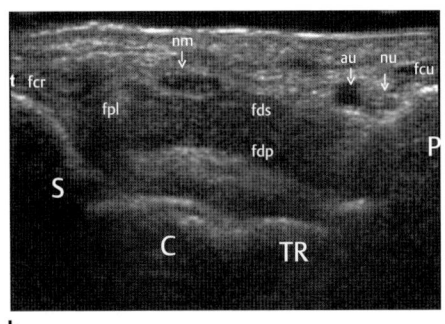

Abb. 7.4 a, b **Palmarseite der Hand in Höhe des Pisiforme.**
a Anatomischer Transversalschnitt.
b Sonographischer Transversalschnitt.
Abkürzungen: Wie in Abb. 7.3. Zusätzlich S = Skaphoid, C = Kapitatum, Tr = Triquetrum, P = Pisiforme.

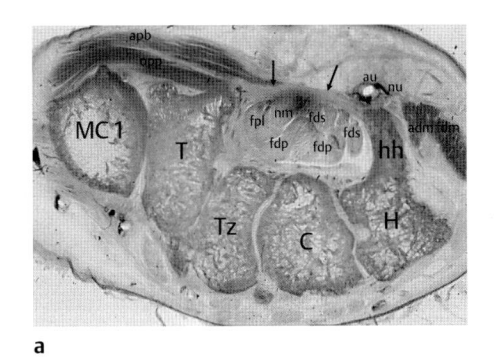

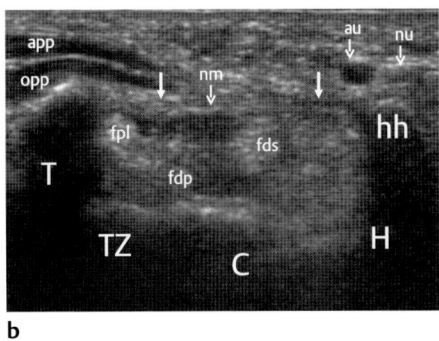

Abb. 7.5 a, b **Palmarseite der Hand in Höhe des Hamulus ossis hamati.**
a Anatomischer Transversalschnitt.
b Sonographischer Transversalschnitt.
Abkürzungen: Wie in Abb. 7.3. Zusätzlich apb = M. abductor pollicis brevis, H = Hamatum, hh = Hamulus ossis hamati, MC = Metakarpale, opp = M. opponens pollicis, T = Trapezium, Tz = Trapezoideum. Pfeile auf das Lig. carpi transversum (Retinaculum flexorum).

7 Sonographie

- **Schnitt 4:** Die sonographische Beurteilung der Dorsalseite der Hand ist aufgrund des dünnen Weichteilmantels schwieriger. Über dem Handgelenk sind bei optimalen Bedingungen in Querschnitten radialseitig die Sehnen des M. extensor carpi radialis longus und brevis, ulnarseitig die Sehne des M. extensor carpi ulnaris und median die Sehnen der Mm. extensor digitorum, extensor pollicis longus und extensor digiti minimi abgrenzbar (Abb. 7.6 a u. b). Radialseitig liegt die Sehnengruppe des M. brachioradialis sowie der Mm. extensor pollicis brevis und abductor pollicis longus.

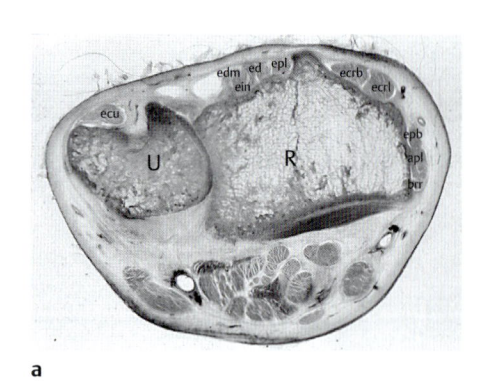

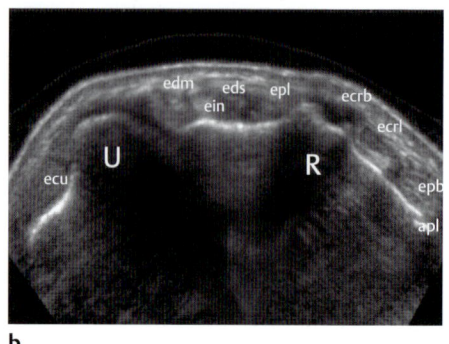

Abb. 7.6 a, b **Dorsalseite der Hand in Höhe des distalen Radioulnargelenks.**
a Anatomischer Transversalschnitt.
b Sonographischer „Extended-View"-Transversalschnitt. Abkürzungen: Wie Abb. 7.3. Zusätzlich brr = Sehne des M. brachioradialis, ecrb = Sehne des M. extensor carpi radialis, ecrl = Sehne des M. extensor carpi radialis longus, ed = Sehne des M. extensor digitorum, edm = Sehne des M. extensor digiti minimi, ein = Sehne des M. extensor indicis, epl = Sehne des M. extensor pollicis longus.

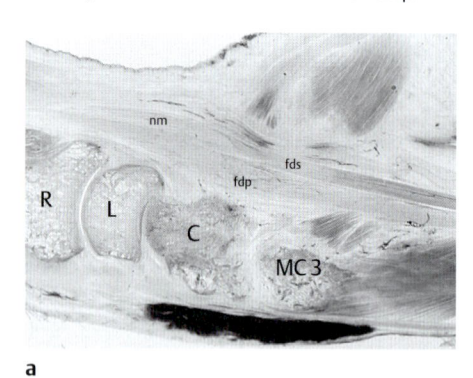

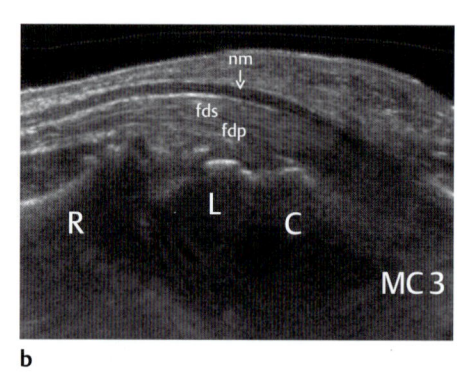

Abb. 7.7 a, b **Sagittalschnitt durch die Hand in Höhe des Lunatums.**
a Anatomischer Sagittalschnitt.
b Sonographischer „Extended-View"-Sagittalschnitt. Abkürzungen: Wie Abb. 7.3.

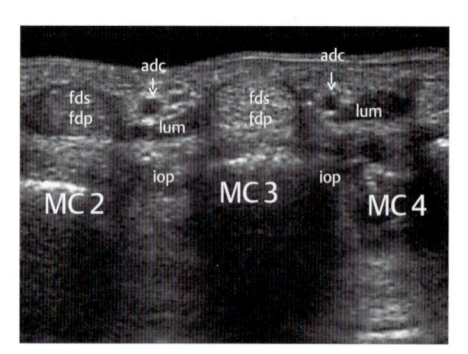

Abb. 7.8 **Sonographischer Transversalschnitt durch die Palmarseite der Mittelhand.**
Abkürzungen: Wie in Abb. 7.3. Zusätzlich iop = M. interosseus palmaris, lum = M. lumbricalis.

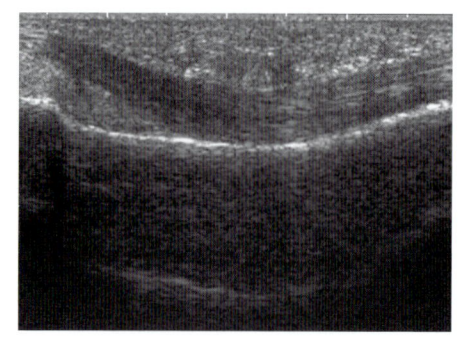

Abb. 7.9 **Sonographischer Sagittalschnitt entlang der Beugeseite des IV. Fingerstrahls mit einem 14-MHz-Schallkopf.**
Bei senkrechtem Anschallwinkel kommen die Flexorensehnen echoreich zur Darstellung (rechte Bildhälfte), bei obliquer Anschallung dagegen echoärmer (linke Bildhälfte).

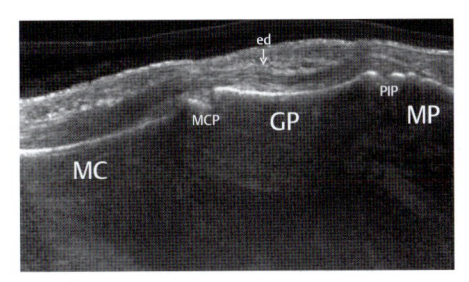

Abb. 7.10 Sonographie „Extended-View"-Sagittalschnitt entlang der Streckseite des III. Fingerstrahls.
Abkürzungen: ed = Sehne des M. extensor digitorum, GP = Grundphalanx, MCP = Metakarpophalangealgelenk, PIP = proximales Interphalangealgelenk, MC = Metakarpale, MP = Mittelphalanx.

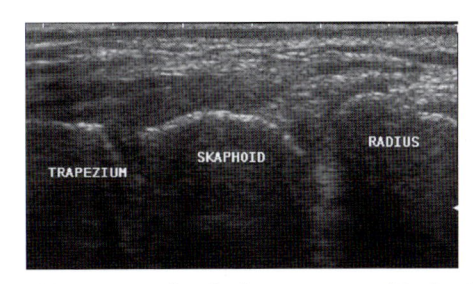

Abb. 7.11 Hochaufgelöste Sonographie der Skaphoidoberfläche.
Schnittführung von radial. Die knöchernen Oberflächen vom Processus styloideus radii, vom Skaphoid und Trapezium kommen als durchgehende Oberflächenreflexe zur Abbildung. In Höhe des radioskaphoidalen Gelenkkompartiments stellen sich die Sehnen des 1. Strecksehnenfaches echoreich dar.

- **Schnitt 5:** Im Längsschnitt durch die Radiusepiphyse und den Karpus liegt der N. medianus palmar der oberflächlichen und tiefen Beugesehnen (Abb. 7.7 a u. b).
- **Schnitte 6 und 7:** Ein weiterer Querschnitt durch die Basen der Metakarpalia zeigt den Karpaltunnelausgang und die Aufzweigung des N. medianus in 3 Nn. digitales palmares communes. Im Metakarpalbereich liegen die echoarmen Mm. lumbricales radial und etwas dorsal der Sehnen, während die Mm. interossei aufgrund der Schallschatten der Metakarpalia nicht sicher eingesehen werden können (Abb. 7.8). Querschnitte durch die Grund- und Mittelphalangen zeigen die Sehnen des M. flexor digitorum profundus und lateral davon die von diesen perforierten Anteile der Sehnen des M. flexor digitorum superficialis. Im subkutanen Fettgewebe sind die Aa. und Nn. digitales palmares zu beiden Seiten der Phalanx zu erkennen.
- **Schnitt 8:** Im Längsschnitt lassen sich die Beugesehnen gut abgrenzen, eine eindeutige Differenzierung zwischen den oberflächlichen und tiefen Sehnenanteilen ist wegen der nur dünnen Trennschicht jedoch nicht möglich (Abb. 7.9).
- **Schnitt 9:** Die Extensorensehnen sind im Längsschnitt über den Metakarpalia gut erkennbar, nach distal werden sie zunehmend dünner und strahlen an den Endphalangen in die Dorsalaponeurose der Finger ein (Abb. 7.10).

7.7 Indikationen

Neben der Funktion als Screeningmethode bei unklarem Beschwerdebild und unergiebigem Röntgenbefund bestehen für die hochauflösende Sonographie der Hand folgende spezielle Indikationen (Tab. 7.2):

Für die Diagnostik von Weichteilpathologien sollte die Sonographie als erstes Schnittbildverfahren bei den Indikationen der Tab. 7.2 zum Einsatz kommen. Limitationen bestehen in den tiefen Hohlhandkompartimenten aufgrund der Schallabsorption vorgelagerter ossärer und tendinärer Strukturen, am Tractus intermedius et lateralis der phalangealen Dorsalaponeurose, die gegenüber der Kompakta nur unzureichend abgegrenzt werden kann sowie am ulnokarpalen Komplex. In diesen Lokalisationen sowie zur Charakterisierung von soliden raumfordernden Prozessen ist die MRT die Methode der weiterführenden Diagnostik. Knöcherne Arrosionen – etwa durch Tumoren oder einen synovialen Pannus – sind sonographisch zwar erkennbar, die Sonographie ist hier jedoch der CT und auch der konventionellen Röntgendiagnostik unterlegen.

Tab. 7.2 Indikationen zur Sonographie der Hand

Trauma:
- ulnare Kollateralbandläsion am Daumengrundgelenk
- Verletzungen der Ringbänder
- Sehnenverletzungen
- Nervenverletzungen
- Gefäßkompression, Pseudoaneurysma, Thrombose, AV-Fistel

Fremdkörpersuche

Entzündliche Erkrankungen:
- Tendovaginitis, Tendovaginosen
- Gelenkerguss, hypertrophe Synovialitis
- Rheumaknoten

Nervenkompressionssyndrome:
- Karpaltunnelsyndrom
- Ulnartunnelsyndrom

Suche nach okkulten Ganglien

Tumordiagnostik:
- Differenzierung zystisch/solide
- Lagebeziehung zu anatomischen Strukturen
- Größen- und Ausbreitungsdiagnostik
- Vaskularisationsgrad

Ein neues, abschließend noch nicht evaluiertes Einsatzgebiet der Sonographie ist die Diagnostik des Skaphoids, das bei radialer, dorsaler und palmarer Anschallung mit glatter, echoreicher Oberfläche zur Darstellung kommt (Abb. 7.**11**). Die frische Skaphoidfraktur soll nach den ersten Berichten eine Konturstufung des Oberflächenreflexes und eine echoarme Umgebung infolge eines Hämatoms aufweisen.

Literatur
Übersichtsarbeiten
Bianchi S, Martinoli C, Abdelwahab IF. High-frequency ultrasound examination of the wrist and hand. Skeletal Radiol 1999; 28: 121–129

Hergan K, Mittler C, Oser W. Ulnar collateral ligament: differentiation of displaced and nondisplaced tears with US and MR imaging. Radiology 1995; 194: 65–71

Lin J, Fessell DP, Jacobson JA, Weadock WJ, Hayes CW. An illustrated tutorial of musculoskeletal sonography: part I. Introduction and general principles. Am J Roentgenol 2000; 175: 637-645

Lin J, Jacobson JA, Fessell DP, Weadock WJ, Hayes CW. An illustrated tutorial of musculoskeletal sonography: part II. Upper extremity. Am J Roentgenol 2000; 175: 637–645

Moschilla G, Breidahl W. Sonography of the finger. Pictoral essay. Am J Roentgenol 2002; 178: 1451–1457

Wells PNT. Physics and instrumentation. In: Goldberg BB, Pettersson H (eds): Ultrasonography. pp 1–31.The NICER Institute. Oslo 1996

Weiterführende Literatur
http://www.thieme.de/aktionen/schmitt-lanz

8 Computertomographie

R. Schmitt, S. Fröhner

> In der Mehrzeilen-Spiral-Technik ermöglicht die CT die Abtastung von annähernd isotropen Voxeln. Durch die Volumenakquisition mittels Dünnschichten von 0,5–1,0 mm beschränkt sich der Scan-Vorgang an der Hand primär auf eine Raumebene, nämlich die axiale Ebene am Karpus, die schräg-sagittale Ebene am Skaphoid und die sagittale Ebene an der Mittelhand und den Fingern. Aus dem Datensatz können MPR-Schichten in den übrigen Raumebenen und 3D-Oberflächenansichten errechnet werden. Die CT erstellt im kantenbetonenden Rekonstruktionsalgorithmus überlagerungsfreie Schichten des knöchernen Handskeletts mit hochaufgelöster Wiedergabe der trabekulären Knochenfeinstruktur, der Kompakta sowie der subchondralen Grenzlamelle. Wichtigste Indikationen zur CT sind die intraartikulären Frakturen des Radius, die Frakturen des Skaphoids und der übrigen Handwurzel, insbesondere wenn ein komplexes Trauma vorliegt, die Diagnostik von Skaphoidpseudarthrosen sowie der Nachweis von initialen Arthrosen.

8.1 Allgemeines Prinzip der Computertomographie

Beim Scan-Vorgang rotieren der Röntgenstrahler („Röhre") und das gegenüberliegende Bildaufnahmesystem („Detektoren") gleichsinnig um das Untersuchungsvolumen („Patient"). Während einer Rotation um 360° wird die untersuchte Schichtebene bis zu 1 000-mal aus unterschiedlichen Röhrenpositionen durchstrahlt. Pro Einstrahlvorgang resultiert jenseits des Untersuchungsobjekts durch die gewebeabhängige Absorption der Röntgenenergie eine Intensitätsverteilung der Strahlung, die als „**Projektion**" bezeichnet wird. Die Messwerte der verschiedenen Projektionen werden einer Computerbearbeitung zugeführt. Zuerst werden die Messdaten auf einen Bezugswert nominiert und logarithmiert, anschließend dem Rechenprozess der „**Faltung**" unterzogen. Die gefalteten Projektionen werden unter demselben Winkel α, unter dem sie aufgenommen wurden, auf einen Bildträger zurück projiziert. Aus den überlagerten **Rückprojektionen** entsteht das endgültige Schnittbild.

8.2 Technik der Spiral-Computertomographie

Die Spiral-CT ermöglicht die lückenlose Datenerfassung eines Untersuchungsvolumens, erstellt also einen dreidimensionalen Datensatz („Volumendatensatz"). Die technische Realisation erfolgt dergestalt, dass gleichzeitig mit der Rotation des Röhren-Detektoren-Systems auch der Untersuchungstisch mit definierter Geschwindigkeit bewegt wird. Dadurch bewegt sich der Röhrenfokus spiralförmig auf einem virtuellen Zylinder um das Rotationszentrum.

Das Untersuchungsvolumen wird auch dann vollständig erfasst, wenn die Vorschubgeschwindigkeit der Patientenliege größer ist als der Quotient aus Schichtdicke und Röhrenumlaufzeit. Die Beziehung zwischen den beiden sich bewegenden Größen wird durch den **Pitch-Faktor** als dem Verhältnis von Tischvorschub pro Röhrenrotation zur Schichtkollimation definiert. Aus Gründen des Strahlenschutzes ist es vorteilhaft, einen Pitch-Faktor zwischen 1,2 und 1,5 zu wählen, also das Untersuchungsvolumen mit Lücken abzutasten.

Die scheinbaren Datenlücken werden durch mathematische Interpolation zu vollständigen Bilddatensätzen aufgefüllt. Die berechneten Bilder weisen trotz eines anderen Schichtprofils einen Bildcharakter auf, der dem eines lückenlos akquirierten Datensatzes gleicht. Für die Berechnung der Bilddaten kommen Rekonstruktionsalgorithmen zur Anwendung, mit denen aus den Messwerten des spiralförmigen Scan-Vorgangs statische Querschnittsbilder in streng axialer Orientierung berechnet werden. Die Bildrekonstruktion umfasst somit zuerst den Vorgang der Interpolation, anschließend die Schritte der Faltung und der Rückprojektion.

In der Technik der **Mehrzeilen-Spiral-CT** werden pro Röhren-Detektor-Rotation nicht nur die Daten zur Rekonstruktion eines Bildes, sondern die Informationen zur Berechnung mehrerer Bilder in Längsrichtung des

Körpers gesammelt. Bei diesen Scannertyp sind die Detektorelemente auf einer Fläche angeordnet. Der Detektorkranz ist in Z-Richtung mit einer mehrreihigen Anordnung von Detektorelementen besetzt, z. B. 24 oder 32 nebeneinander angebrachten Detektorreihen. Je nach Gerätetyp sind die Flächendetektoren symmetrisch oder asymmetrisch („Adaptive Array") angeordnet. Prinzip der Mehrzeilen-Spiral-CT ist die Belegung mehrerer Detektorreihen durch den kollimierten Fächerstrahl, wobei die originäre Schichtdicke in erster Linie von der Detektorgeometrie abhängig ist.

8.3 Bildparameter

Ortsauflösung

Die Anzahl der Bildpunkte pro Schicht (**„Pixel"**) beträgt bei der CT allgemein 512 × 512. Sie repräsentieren die zweidimensionale Abbildungseinheit eines dreidimensionalen Volumenelements (**„Voxel"**) aus dem untersuchten Patienten (Abb. 8.**1**). Für die CT der Hand wird ein Abtastfeld („Field of View", FoV) von 60 mm zur Skaphoiddiagnostik oder 80 mm für die gesamte Handwurzel verwendet. Aus diesen geometrischen Scanparametern errechnet sich in der XY-Schichtebene eine theoretische „In-Plane"-Auflösung von 0,12 × 0,12 bzw. 0,16 × 0,16 (Kantenlängen der Voxel). Die Ortsauflösung liegt in der CT zwischen 2 und 5 Lp/mm.

Die **Schichtdicke** repräsentiert die 3. Raumebene des Volumenelements. Bei der Technik der Mehrzeilen-Spiral-CT muss zwischen der kollimierten Schichtdicke und der errechneten Schichtdicke unterschieden werden. Häufigste Werte für die kollimierte Schichtdicke in der CT der Hand sind 0,5 mm, 0,75 mm und 1 mm (selten 2 mm). Die errechneten effektiven Schichtdicken können als Minimalwerte die kollimierten Dicken aufweisen, werden in der Regel aber mit höheren Werten berechnet oder zu dickeren Schichten in der sog. „Cluster"-Technik zusammengefasst.

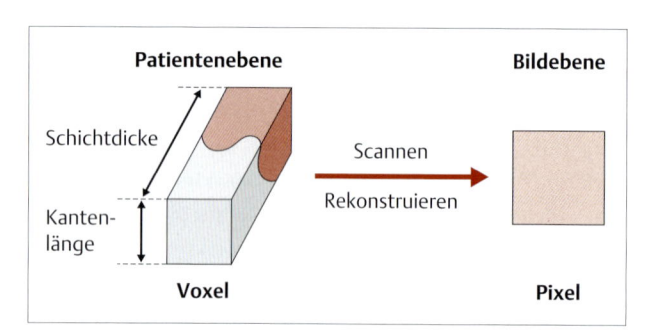

Abb. 8.1 Zusammenhang zwischen Volumen- und Bildelement.
Das Volumen eines Gewebeelements („Voxel") berechnet sich aus der verwendeten Schichtdicke und den Kantenlängen, die durch den Scanfelddurchmesser („Scan- Field of View") und die Matrixgröße vorgegeben sind. Nach dem Scan- und Rekonstruktionsvorgang repräsentiert das Bildelement („Pixel") mit einem Grauwert das „Voxel". Aus der Dichteinhomogenität des Voxels resultiert der Partialvolumen-Effekt.

Aus dem Volumendatensatz können axiale Bilder zu jedem Punkt in Z-Richtung berechnet werden. Bei vorgegebener Schichtdicke ist es vorteilhaft, den Abstand zwischen den Bildmitten so zu reduzieren, dass ein Datensatz aus sich überlappenden axialen Bildern resultiert. Das sog. **Inkrement** gibt den Grad der Überlappung zwischen axialen Schichten in der Spiral-CT an. Beispielsweise beträgt das Inkrement 0,6, wenn Schichten von 0,5 mm Bilddicke in Abständen von je 0,3 mm errechnet werden.

Dichteauflösung

Der Schwächungsgrad der Röntgenstrahlung wird durch den „Schwächungskoeffizienten" beschrieben und pro Voxel bzw. Pixel durch einen Grauwert kodiert. Er ist eine materialabhängige Größe. Für jedes Pixel wird ein CT-Dichtewert bestimmt, der dem Schwächungskoeffizienten proportional ist. Die Maßeinheit für den CT-Dichtewert ist die **Hounsfield-Einheit (HE)**, die auf einer Skala zwischen dem Wert 0 für Wasser, -1 000 für Luft und +1 000 für den dichtesten Knochen festgelegt wurde (Tab. 8.**1**).

Das menschliche Auge kann nur etwa 30 Grautöne unterscheiden. Wie in anderen digitalen Abbildungsverfahren kommt deshalb in der computertomographischen Bildwiedergabe die sog. Fenstertechnik zum Einsatz, mit der ein bestimmter, frei wählbarer CT-Wertebereich mit der gesamten Graustufenskala belegt wird. Die Fensterweite (**„Window"**) bestimmt den erfassten Bereich der durch Graustufen kodierten CT-Werte, die Fensterlage

Tab. 8.**1** CT-Dichtewerte in Hounsfield-Einheiten (Werte in HE)

Gewebe	Dichtewert (HE)
Luft	−1 000
Fettgewebe	−100
Wasser	0
Muskel	45
Knochenspongiosa	150
Knochenkompakta	>250

(„**Center**") hieraus den Dichtewert des mittleren Grauwertes. Die Wahl des Fensters ist von der diagnostischen Fragestellung abhängig. Empfohlene Fensterwerte in der CT der Hand sind:

- Window von 4 000 HE und Center von 1200 HE für die Beurteilung knöcherner Strukturen,
- Window von 400 HE und Center von 60 HE für die Beurteilung von Weichteilen.

8.4 Artefakte in der CT-Diagnostik

„Out-of-Field-"Aufhärtungsartefakte

Sie stellen sich als dunkle Bänder zwischen Objekten mit hoher CT-Dichte dar. Ursache ist ein geändertes Energiespektrum der polychromatischen Röntgenstrahlung beim Durchtritt durch die untersuchte Schicht. Problematisch sind die Grenzflächen zwischen Knochen und Weichteilen, insbesondere wenn es bei sagittaler Schichtführung im Bereich der Hand zur Strahlenaufhärtung kommt, die durch die Unterarmknochen verursacht wird, also außerhalb des interessierenden Scan-Volumens („Out-of-Field"-Artefakt). Glücklicherweise lässt sich dieser Artefakttyp in der Mehrzeilen-Spiral-CT der Hand durch die überwiegend axiale Ausrichtung der Akquisitionsebene häufig vermeiden. Technischerseits kann das Phänomen durch eine Spektralkalibrierung, eine Erhöhung der Röhrenspannung sowie durch Vorfilterung der Strahlung minimiert werden.

Räumlich begrenzte Bandbreite

Die spezielle Modulationsübertragungsfunktion der CT kann zu einer scheinbaren Vergrößerung von anatomisch kleinen und dichten Strukturen führen. Feine Frakturlinien innerhalb des spongiösen Knochens können beispielsweise hierdurch maskiert werden. Hochauflösende Messmethoden reduzieren diesen Artefakt. Durch eine geeignete Bildfensterung kann versucht werden, den Bandbreitenartefakt partiell zu korrigieren.

Partialvolumeneffekt

Liegen 2 anatomische Strukturen mit unterschiedlicher CT-Dichte innerhalb eines Voxels, werden deren Dichteunterschiede durch den Rekonstruktionsvorgang nivelliert und ein Pixel mit mittlerem Grauwert im rekonstruierten Bild errechnet. Durch die Volumenakquisition von Schichten, die eine geringe effektive Schichtdicke und eine große Bildmatrix aufweisen, können Partialvolumen-Artefakte reduziert werden.

8.5 Untersuchungstechnik zur Computertomographie der Hand

Erläutert wird das untersuchungstechnische Vorgehen bei der Verwendung von Spiral-CT-Geräten.

Lagerung

- Für das Anfertigen von axialen Schichten steht der mit einem Bleischürzchen versehene Patient neben dem CT-Untersuchungstisch (Abb. 8.2 a). Sein Unterarm und seine Hand werden in Pronationsstellung auf einem ca. 10 cm hohen Bocollo so gelagert, dass einerseits die Unterarm-Mittelfinger-Achse kolinear verläuft und andererseits das untersuchte Volumen der Handwurzel im Zentrum der Gantry zu liegen kommt.
- Für die Untersuchung des Kahnbeines nimmt der Patient auf dem CT-Tisch eine Bauchlage ein und eleviert den zu untersuchenden Arm über den Kopf. In Pronation wird die kolinear zum Unterarm ausgerichtete Hand so gelagert, dass die Unterarmachse in einer ca. 45°-Schrägen zur Längsrichtung des Tisches zu liegen kommt (Abb. 8.2 b). Das Skaphoid und der leicht abduzierte Daumen befinden sich dann in paralleler Ausrichtung zur Scan-Ebene, was mit dem Laserlicht überprüft werden kann.
- Die CT-Untersuchung eines Metakarpale und eines Fingers erfolgt am besten mit Sagittalschichten, die parallel zur Längsachse des Fingerstrahls liegen (Abb. 8.2 c). Um „Out-of-Field"-Aufhärtungsartefakte zu vermeiden, ist es sinnvoll, dass der Patient eine Ulnarduktion im Handgelenk für die Untersuchung des Zeige- und Mittelfingers sowie eine Radialduktion für die Untersuchung des Ring- und Kleinfingers durchführt. Hierdurch kommt der Unterarm außerhalb der Schichtebene zu liegen.

Bei allen Lagerungstechniken ist eine straffe Fixierung der Hand und des Unterarmes mit breitem Klebepflaster am Untersuchungstisch wichtig. Bequeme Lagerungskissen erhöhen den Patientenkomfort und helfen Bewegungsartefakte vermeiden.

8 Computertomographie

a

b

c

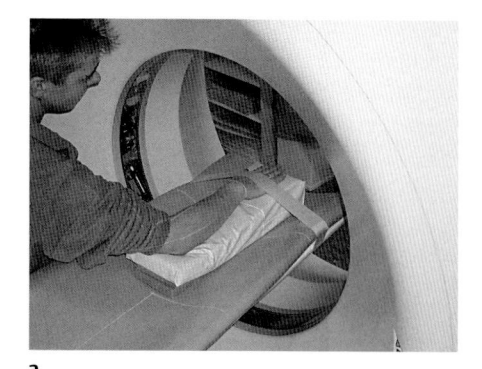

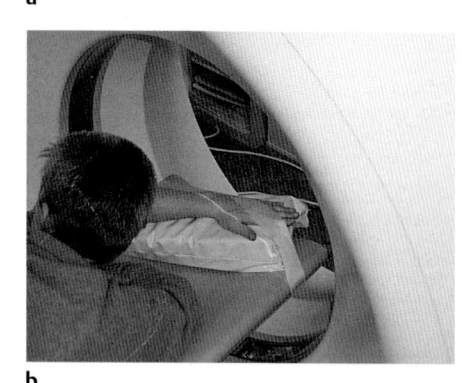

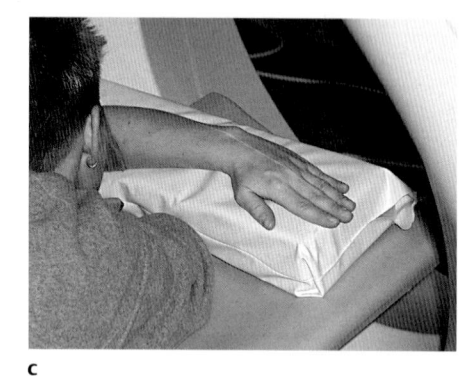

Abb. 8.**2 a–c Lagerungstechnik zur CT der Hand.**
a Lagerung für axiale Schichten durch den distalen Unterarmabschnitt und die Handwurzel. Der Patient steht neben der Gantry.
b Lagerung für schräg-sagittale Schichten durch das Kahnbein. Das Lichtvisier steht 45° zur Unterarmlängsachse. Patient in Bauchlage.
c Lagerung für sagittale Schichten durch die Mittelhand und/oder die Finger. Patient in Bauchlage. Beachte die Radialduktion, die zur Untersuchung des IV. und V. Fingerstrahls bevorzugt wird.

Planungsbilder

Die „Localizer" oder „Scouts" werden jeweils koronal angefertigt. Eine Bildlänge von 15 cm in z-Richtung ist in der Regel ausreichend. Nach elektronischer Lupenvergrößerung am Bildschirm erfolgt die Definition des Untersuchungsvolumens durch Einzeichnen der Startlinie und des Endes des Scans sowie durch die Festlegung des Scan-FoV mittels der beiden seitlichen Begrenzungen.

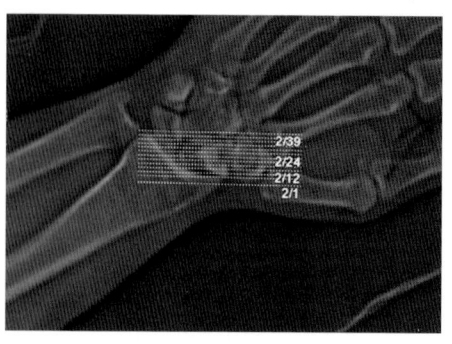

a

b

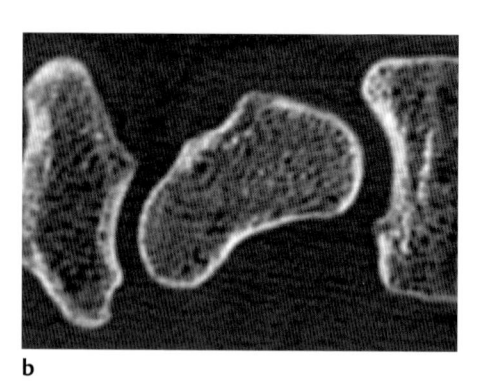

Abb. 8.**3 a, b CT des Skaphoids.**
a Durch die Lagerung der Hand im Winkel von 45° zur Körperlängsachse verläuft die Scanebene auf dem Planungsbild („Localizer") parallel zur Längsausdehnung des Skaphoids.
b Normalbefund einer schräg-sagittalen Schicht durch das Skaphoid.

Bei der CT des Skaphoids wird empfohlen, sich auf dem Planungsbild von der schichtparallelen Ausrichtung des Kahnbeines zu überzeugen (Abb. 8.**3**) und gegebenenfalls einen Wiederholungs-Scout nach Lagerungskorrektur durchzuführen.

Akquisitionsparameter und Dosis

Typische Akquisitionsparameter für die CT der Handwurzel sind eine Röhrenspannung von 120 kV und ein Stromstärken-Zeit-Produkt von 200–300 mAs. Je nach Gerätetyp resultiert eine Dosisbelastung von 15–30 mSv. Derzeit werden Niedrigdosis-CT-Untersuchungen mit einer Spannung von 80 kV und einem Strom-Zeit-Produkt von 100 mAs hinsichtlich ihrer diagnostischen Verwertbarkeit am Handskelett überprüft.

Bei Untersuchungen mit einem Einzeilen-Scanner werden an der Hand eine Schichtdicke von 1 mm bei einem Pitch-Faktor von 1,3 und ein Rekonstruktionsinkrement von 0,7 mm empfohlen. Für Mehrzeilen-Spiral-Scanner sind folgende Schichtdicken typisch: 2 × 0,5 mm, 4 × 0,5 mm, 8 × 0,5 mm, 16 × 0,5 mm oder 4 × 0,75 mm, 8 × 0,75 mm, 16 × 0,75 mm. Der Pitch-Faktor sollte auch hier auf ca. 1,3 festgesetzt werden, das Rekonstruktionsinkrement auf 60–70 % der berechneten Schichtdicke.

Je nach Konstitution der untersuchten Hand wird für axiale Schichten die Abtastfläche („Field of View") mit einem Durchmesser von 60–80 mm festgelegt. Ein größeres FoV führt an der Hand zu einer diagnostisch signifikanten Verschlechterung der Ortsauflösung. Für die Untersuchung des Kahnbeines sollten die schräg-sagittalen Schichten auf ein FoV von 60 mm begrenzt werden.

Die intravenöse Gabe von 100–150 ml eines nichtionischen Kontrastmittels ist nur bei entzündlichen und tumorösen Prozessen oder im Rahmen einer CT-Angiographie notwendig.

Bildberechnung

Eine hochauflösende Bildrekonstruktion ist an der Hand obligat. Da hier die CT meist zur Beurteilung von knöchernen Strukturen angefertigt wird, ist für die Beurteilung der axialen Primärbilder (Abb. 8.5) und für das Anfertigen von MPR-Bildern die Bildberechnung mit einem kantenanhebenden Algorithmus („knochenbetonender Kernel") wichtig. Sind dichtebasierte 3D-Oberflächenrekonstruktionen geplant, trägt die Berechnung eines zweiten Datensatzes mit mittlerer Kernellage zur Erzielung einer verbesserten Bildqualität bei.

Die akquirierten Schichtebenen an der Hand und die nachfolgend berechneten Reformationsebenen sind in der Tab. 8.2 nochmals zusammengestellt.

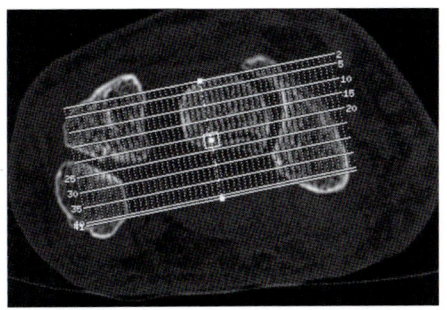

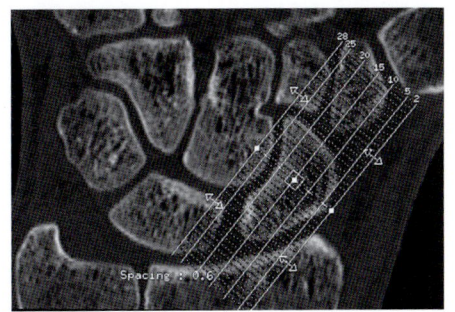

Abb. 8.4 a, b **Planung von MPR-Schichten.**
a Die koronale Ebene wird auf einer axialen Schicht so ausgerichtet, dass sie parallel zu den palmaren Begrenzungen des Skaphoids und des Pisiforme verläuft.
b Die schräg-sagittale Ebene wird auf einer koronalen MPR-Schicht längs zum Skaphoid ausgerichtet.

8.6 Bildnachverarbeitung von CT-Volumendatensätzen

Multiplanare Reformation (MPR)

Bei dieser Rekonstruktionsmethode, die an der Hand bei letztlich allen Fragestellungen sehr häufig zur Anwendung kommt, werden Schichten in beliebiger Richtung aus dem axialen Bildstapel berechnet. Entsprechend der anatomischen Zielregion wird auf einem axialen Referenzbild die neue Bildebene geplant und ein Rekonstruktionsstapel von parallel ausgerichteten Bildern festgelegt. Die neu berechneten Bilder weisen meist eine Schichtdicke von einem Voxel auf und beinhalten die Dichtewerte aller in der Schichtebene gelegenen Pixel. Zur Erzielung von standardisierten Rekonstruktionsebenen hat sich für die Berechnung der MPR-Schichten folgendes Vorgehen in der Basisdiagnostik bewährt:
- Wenn keine (Sub-)Luxation im distalen Radioulnargelenk vorliegt, verlaufen die **koronalen** MPR-Schichten am distalen Unterarmabschnitt parallel zu den Querschnittszentren von Radius und Ulna.

Tab. 8.2 Akquisitions- und MPR-Ebenen in der CT der Hand

Untersuchte Region	Akquisitionsebene	Reformatierte Ebenen (MPR)
Distaler Unterarmabschnitt	axial	koronal und sagittal
Gesamte Handwurzel	axial	koronal und sagittal
Skaphoid	schräg-sagittal	schräg-koronal
Mittelhand	sagittal	koronal (und ggf. axial)
Finger	sagittal	koronal (und ggf. axial)

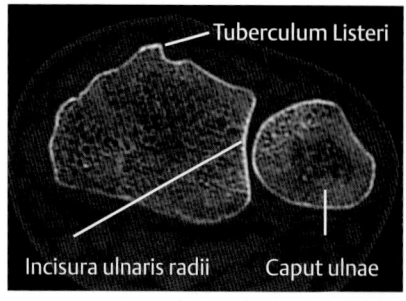

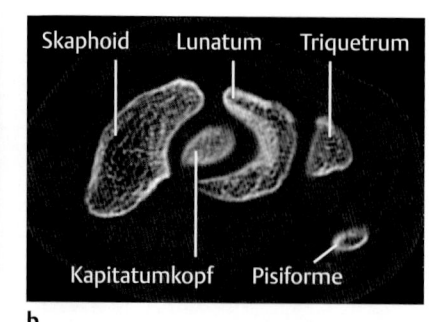

Abb. 8.**5 a–d Karpale Normalanatomie in axialen CT-Primärschichten.**
a Durch das distale Radioulnargelenk.
b Durch die proximale Handwurzelreihe in Höhe des Kapitatumkopfes.
c Am Übergang der beiden Handwurzelreihen.
d Durch die distale Handwurzelreihe.

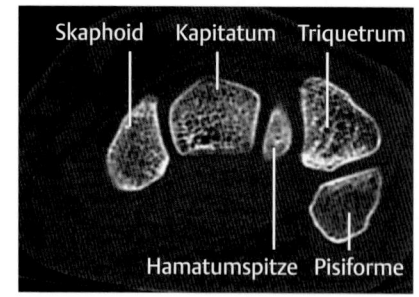

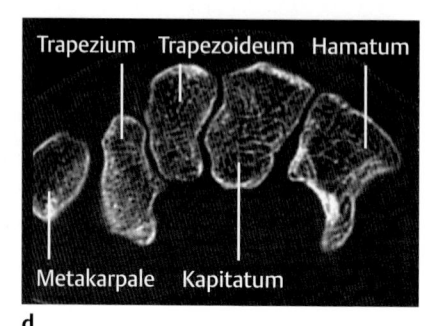

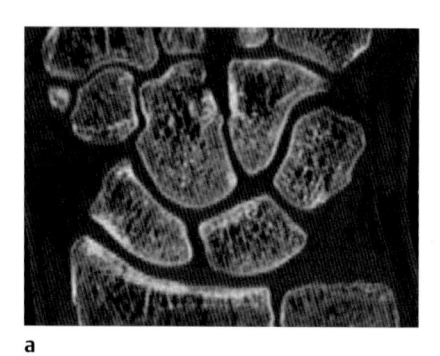

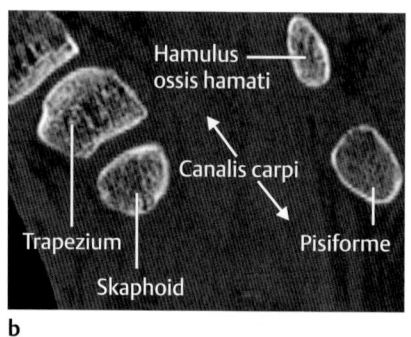

Abb. 8.**6 a, b Karpale Normalanatomie in koronalen MPR-Schichten.**
a Durch die Mitte der Handwurzel.
b Palmarseitig durch den Karpalkanal.

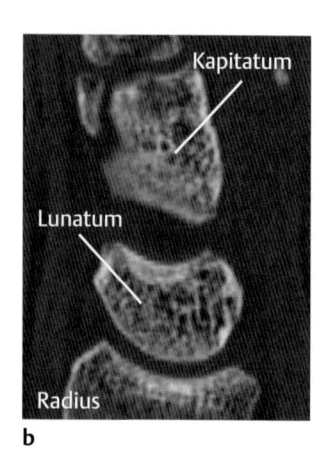

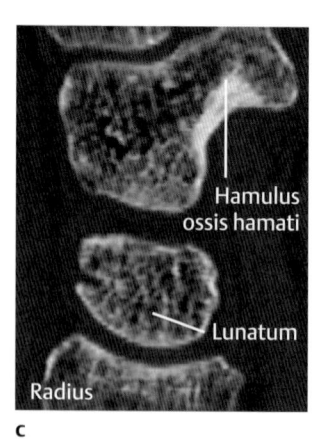

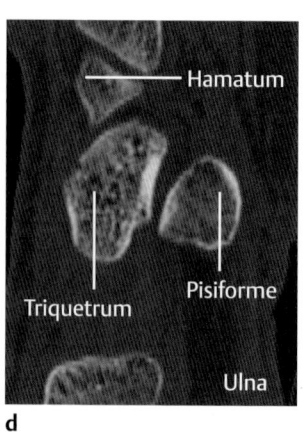

Abb. 8.7 a–d **Karpale Normalanatomie in sagittalen MPR-Schichten.**
a Durch das Skaphoid und die STT-Gelenke.
b Durch das Lunatum.
c In Höhe des Hamulus ossis hamati.
d In Höhe des Pisotriquetralgelenks.

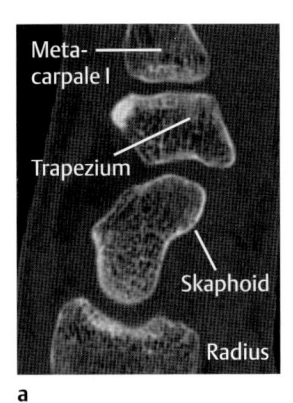

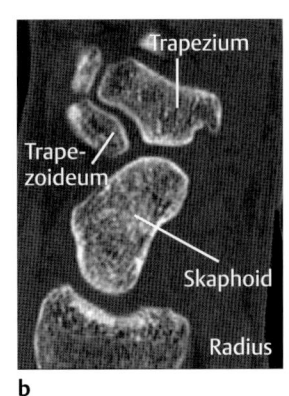

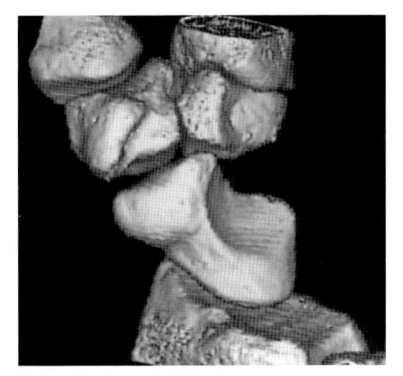

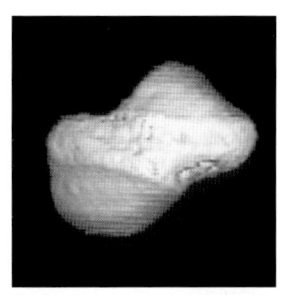

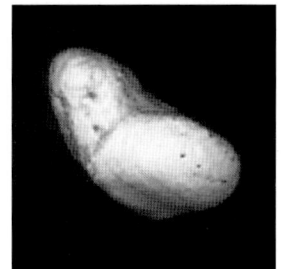

Abb. 8.8 a–f **CT Anatomie des Skaphoids.**

a, b Schräg-sagittale Schichten in Längsrichtung des Skaphoids unter Einschluss des Trapeziums bzw. des Trapezoideums.

c 3D-Darstellung des Skaphoids mit den angrenzenden STT- und Karpometakarpalgelenken sowie des Trapeziums und Trapezoideums. Blick auf die konkave Gelenkfläche zur Aufnahme des Kapitatumkopfes, der wie die übrige Handwurzel elektronisch enfernt wurde.

d, e, f 3D-Präsentation des elektronisch exartikulierten Skaphoids mit Ansicht von **d** dorsal, **e** von proximal und **f** von radial.

- An der Handwurzel ist die Berechnung von **koronalen** MPR-Bildern aus einem axialen Bilddatensatz dann anatomisch exakt geplant, wenn der Schichtblock parallel zu einer Verbindungslinie zwischen den Palmarseiten des distalen Skaphoidpols und dem Pisiforme verläuft (Abb. 8.4 a u. 8.6). Der Schichtblock muss nachfolgend mit dieser Angulation noch in die gewünschte Rekonstruktionsregion verschoben werden.
- Die Planung von **sagittalen** MPR-Bildern wird vorzugsweise auf einer bereits berechneten koronalen MPR-Schicht vorgenommen. Der sagittale Schichtblock wird senkrecht hierauf positioniert (Abb. 8.7).
- Die **schräg-sagittale** Rekonstruktion parallel zur Längsachse des Skaphoids wird auf koronalen Bildern geplant und hier am Kahnbeinverlauf ausgerichtet (Abb. 8.4 b).
- Bei spezieller Fragestellung wird die Rekonstruktionsebene an der anatomisch interessierenden Struktur ausgerichtet.

3D-Oberflächenrekonstruktion

Die „Shaded-Surface-Display"-Rekonstruktion (SSD) stellt ein Objekt auf der Basis einer definierten Dichteschwelle in dreidimensionaler Ansicht dar. In der vorbereitenden Segmentierung wird eine Dichteschwelle festgelegt (z. B. 180HE für eine Knochenrekonstruktion), unterhalb derer alle Pixel verworfen und nur die Pixel oberhalb des Wertes zur Bildberechnung herangezogen werden. Die Segmentierung umfasst regelmäßig auch ein Bildfiltern zur Reduktion störender Pixel („fliegende Pixel"), die durch das Bildrauschen nach der Schwellenzuordnung im Rekonstruktionsvolumen verblieben sind. Es resultiert eine dreidimensionale Objektansicht, deren Bildeindruck durch perspektivische Licht- und Schattierungseffekte verstärkt werden kann (Abb. 8.9). Das 3D-Objekt kann beliebig im Raum rotiert und aus allen Raumrichtungen betrachtet werden.

Anwendungsgebiete der SSD-Oberflächenrekonstruktion an der Hand sind komplexe Frakturen zur übersichtlichen Präsentation der Fragmente und deren Dislokation. Bei der Oberflächenrekonstruktion des Handskeletts können zur Ansicht von überdeckten Gelenkflächen einzelne Knochenelemente elektronisch entfernt („exartikuliert") und somit die Sicht auf das Gelenk freigegeben werden (Abb. 8.8 c). Dazu wird das zu entfernende Objekt dichtebasiert von seiner Umgebung diskriminiert. Der Vorgang kann erleichtert werden durch das elektronische Abtragen einer oberflächlichen Pixellage („Erosion"), und das Bild zu dem durch das Hinzufügen von Pixeln harmonisiert werden („Dilatation").

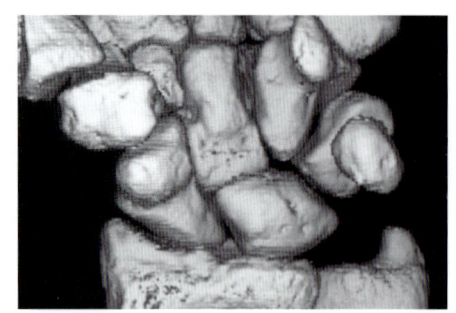

a Anblick von palmar.

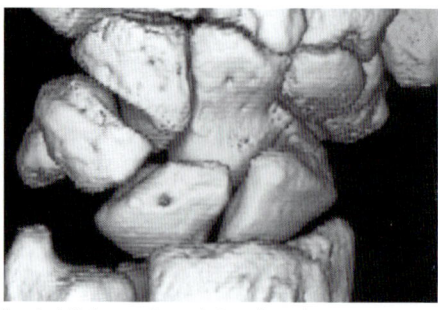

b Anblick von dorsal. Beachte den Gefäßkanal im Lunatum.

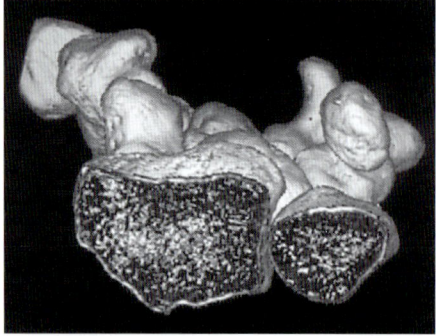

c Anblick von proximal.

Abb. 8.9 a–c **3-dimensionale Ansicht der Handwurzel im SSD-Oberflächenmodus.**

Volume Rendering (VR)

Mit dem Verfahren werden ebenfalls rotierbare 3D-Bilder erstellt, jedoch nicht nur unter Berücksichtigung eines bestimmten Dichtebereichs, sondern volumen- und oberflächenbasiert unter Verwendung der Dichtewerte aller bildrelevanten Pixel. Den interessierenden Geweben werden die Größen „CT-Dichteintervall" und „Opazität" (Transparenz) zugewiesen. Beispielsweise können farbkodiert die Sehnen und Blutgefäße dem Handskelett 3-dimensional überlagert werden. Die „Volume-Rendering"-Bilder können die komplexe Handanatomie eindrucksvoll veranschaulichen. Aufgrund des hohen Segmentierungs- und Editierungsaufwands ist das „Volume Rendering" kein Verfahren in der täglichen CT-Routinediagnostik der Hand.

Maximale Intensitätsprojektion (MIP)

Überwiegend werden hiermit Arteriogramme aus den CT-Datensätzen der Hand erstellt. Entlang eines Projektionsstrahls durch den Bilddatensatz werden nur die Pixel mit den höchsten Dichtewerten berücksichtigt und auf ein virtuelles Bild projiziert. Die maximalen Dichtewerte repräsentieren nach bolusmäßiger Kontrastmittelgabe das Gefäßlumen. Die Projektionsbilder können nachfolgend frei in den Raumebenen rotiert werden.

8.7 Normalanatomie mit Bewertung der Schichtebenen

Mit der Mehrzeilen-Spiral-CT werden an der Hand annähernd isotrope Voxel abgetastet. Deren Zuordnung in Pixelgrößen ermöglicht im Verfahren der multiplanaren Rekonstruktion (MPR) eine Bildberechnung in allen Raumebenen. Wurden Dünnschichten im Submillimeterbereich generiert, sind die sekundär aus dem Volumendatensatz angefertigten MPR-Bilder den originären Axialbildern bezüglich des Bildeindrucks und der diagnostischen Aussagekraft annähernd gleichwertig.

Durch die Möglichkeit der multiplanaren Bildwiedergabe hat die Mehrzeilentechnik die CT der Hand sowohl auf der Ebene der Datenakquisition und -weiterverarbeitung als auch auf der Ebene des diagnostischen Potenzials revolutioniert. Die in Mehrzeilentechnik gewonnenen Datensätze ermöglichen sowohl die hochaufgelöste Darstellung der Knochenstruktur in den 3 Raumebenen als auch die dreidimensionale Abbildung im dichtebasierten Oberflächenmodus. In der Tab. 8.3 werden auf anatomischer Basis die für die Befunderhebung wichtigen Schichtebenen der Hand-CT definiert.

Die Tabelle kann als Anhalt für die relevanten 2D-Rekonstruktionsebenen zur Beantwortung der klinischen Fragestellung dienen.

Tab. 8.3 Bevorzugte 2D-Abbildungsebenen in der CT der Hand

Anatomische Struktur	Ebene der 1. Wahl	Ebene der 2. Wahl
Radius	sagittal	koronal
Ulna	koronal	sagittal
Distales Radioulnargelenk	axial	koronal
Radiokarpales Gelenk	sagittal	koronal
Skaphoid	schräg-sagittal	schräg-koronal
Trapezium, Trapezoideum	schräg-sagittal	schräg-koronal
Lunatum	sagittal	koronal
Triquetrum	koronal	sagittal
Kapitatum	koronal	sagittal
Pisotriquetrales Gelenk	axial	sagittal
Hamatum	axial	koronal
Hamulus ossis hamati	axial	sagittal
Mediokarpales Gelenk	koronal	sagittal
Karpometakarpalgelenk I	schräg-koronal	schräg-sagittal
Metakarpalia	sagittal	koronal
Metakarpophalangealgelenke	sagittal	koronal
Phalangen	sagittal	koronal
Interphalangealgelenke	sagittal	koronal

8.8 CT-Arthrographie

Die Mehrzeilen-Spiral-CT eröffnet für die multiplanare Diagnostik von nichtossären Läsionen an der Hand neue Möglichkeiten. Mit dem Kombinationsverfahren der CT-Arthrographie können Fragen zu den intrinsischen Bändern (Lig. scapholunatum und Lig. lunotriquetrum), zum ulnokarpalen Komplex (TFCC) und zum hyalinen Gelenkknorpel beantwortet werden (Abb. 8.10).

Technische Durchführung

Im ersten Schritt erfolgt eine **konventionelle Arthrographie** unter Durchleuchtung. In der Regel wird eine Dreikompartiment-Arthrographie mit Kontrastmitteleinbringung in die Radio- und Mediokarpalgelenke sowie in das distale Radioulnargelenk durchgeführt. Bei interkompartimentalen Kommunikationen reduzieren sich entsprechend die Punktionsvorgänge. Das technische Vorgehen ist in Kap. 3 beschrieben. Für die CT-Arthrographie selber genügt eine Kontrastmittelkonzen-

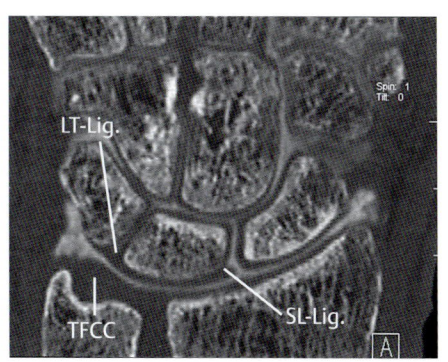

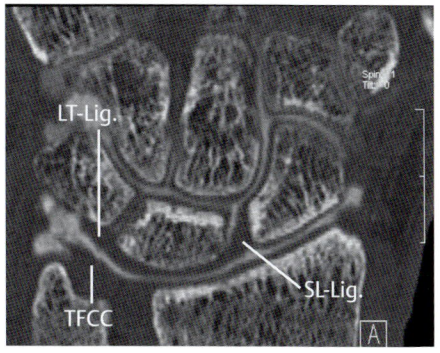

Abb. 8.10 a, b **CT-Arthrographie bei zentraler Perforation des Lig. scapholunatum.** In einer mittleren MPR-Schicht **a** ist das Band zentral dehiszent, während palmar **b** eine Bandkontinuität besteht. Beachte die vom Kontrastmittel ausgesparten Knorpelhöhen.

tration von 150 mg J/ml. Zielaufnahmen unter Durchleuchtung sind obligat.

Unmittelbar nach der Arthrographie schließt sich die **Postarthrographie-CT** an. In Mehrzeilentechnik wird die Akquisition von axialen Schichten mit 0,5–0,75 mm Dicke empfohlen. Die übrigen Aufnahmeparameter sind: FoV 60–80 mm, Pitch-Faktor 1,3, Röhrenspannung 120 kV bei ca. 200 mAs, Inkrement 0,3 bei einer Schichtdicke von 0,5 mm und Inkrement 0,5 bei einer Schichtdicke von 0,75. Für die Beurteilung der intrinsischen Ligamente und des ulnokarpalen Komplexes sind koronale MPR am wichtigsten, zur Analyse des Gelenkknorpels Rekonstruktionen in den 3 orthogonalen Raumebenen. Bei peripheren Läsionen des TFCC können radiäre Rekonstruktionen mit einem Zentrum im Processus styloideus ulnae notwendig werden.

Interpretation und Wertigkeit

Beurteilt werden in der CT-Arthrographie die vom intraartikulären Kontrastmittel umschlossenen Räume (Abb. 8.**10**):

- die skapholunären und lunotriquetralen Ligamente als lineare Kontrastmittelaussparungen,
- der Discus ulnocarpalis als annähernd bikonkave Aussparung zwischen Radius und Processus styloideus ulnae,
- der hyaline Gelenkknorpel als ca. 1 mm breite Kontrastmittelaussparung mit parallelem Verlauf zur gelenkbildenden Kortikalis.

Für diese Strukturen hat die CT-Arthrographie wegen ihrer höheren Ortsauflösung (Bildmatrix 512×512, Schichtdicken minimal 0,5 mm) diagnostische Vorteile gegenüber der MR-Arthrographie in der Beurteilung der Parameter „Größe/Dicke", „Kontinuität" und „Oberflächenbeschaffenheit". Keine Aussagen können dagegen mit der CT-Arthrographie zur Binnenstruktur der vom Kontrastmittel umschlossenen Gelenkelemente getroffen werden, da die Dichtewerte (in Hounsfield-Einheiten) zu wenig spezifisch sind. Studien, die die CT- und MR-Arthrographien vergleichend bewerten, stehen derzeit noch aus.

8.9 Osteoabsorptiometrie

Das Ossifikationsausmaß des subchondralen Knochens korreliert direkt mit dem Grad der axialen Druckbelastung des Gelenks. Entsprechend kommt es bei einer Mehrbelastung – z. B. im Rahmen einer Arthrosis deformans – zu einer Sklerosevermehrung und damit zu einer Dichtezunahme im artikulären Knochenabschnitt. Die Computertomographie eröffnet die Möglichkeit der Quantifizierung der subchondralen Knochendichte.

Technische Durchführung

Als Basis dient ein computertomographischer 3D-Datensatz des Radiokarpalgelenks, der in Dünnschnitttechnik axial akquiriert wird. In Segmentationsschritten werden die Handwurzelknochen elektronisch vom Unterarm entfernt und der verbleibende Radius und die Ulna im 3D-Oberflächenmodus rekonstruiert. Aus diesem Modell wird zuerst eine Scheibe des subchondralen Knochens ausgeschnitten und anschließend die extraartikuläre Kompakta entfernt. Aus der so erstellten Scheibe des Radius (und der Ulna) wird die kumulative Knochendichte in Hounsfield-Einheiten gemessen und in Dichtebereiche zu je 100 HE gruppiert. Die knöchernen Dichteintervalle werden mit Falschfarben belegt, die die artikulären Belastungsareale topographisch repräsentieren (Abb. 8.**11**). Für die osteoabsorptiometrische Messung wird eine spezielle Software angeboten (Analyze).

Interpretation und Wertigkeit

Die Dichteanalyse des artikulären Knochens gibt direkt Aufschlüsse über die Belastung eines Gelenks. So kann am Radiokarpalgelenk nachgewiesen werden, ob eine Druckübertragung vorwiegend über die radiale Karpalsäule und damit über die Fossa scaphoidea radii oder über die mittlere Säule bzw. die Fossa lunata radii erfolgt oder ob ein intermediärer Belastungstyp vorliegt. Wei-

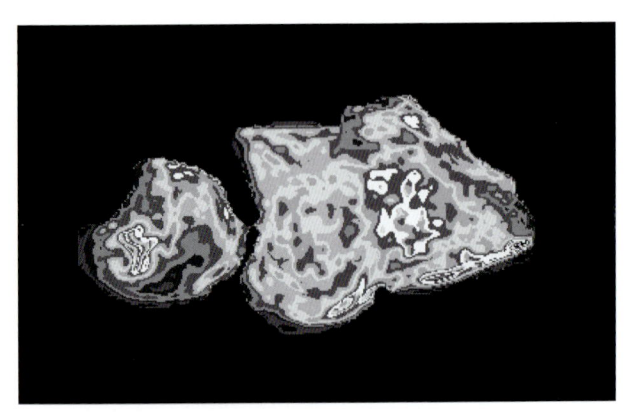

Abb. 8.11 Osteoabsorptiometrie.
In der segmentierten 3D-Scheibe der distalen Radius- und Ulnaabschnitte sind die Dichtewerte farbkodiert wiedergegeben (hier im SW-Modus).

Tab. 8.4 Indikationen zur CT der Hand

- **Fraktur des distalen Unterarmabschnitts:**
  - Staging der intraartikulären Radiusfraktur
  - Restaging der fehlverheilten Radiusfraktur
- **Eingeschränkte Umwendbewegung:**
  - Nachweis eines Rotationsfehlers nach Radiusfraktur
  - statische/dynamische Instabilität im distalen Radioulnargelenk
  - initiale Arthrosis deformans im distalen Radioulnargelenk
- **Skaphoidfraktur:**
  - Nachweis einer radiologisch okkulten Fraktur (vgl. auch MRT)
  - Staging des Frakturausmaßes
  - Follow-up des Konsolidierungsgrades
- **Skaphoidpseudarthrose:**
  - Bestimmung von Form und Binnenstruktur der Fragmente
  - Beurteilung der skaphoidalen/periskaphoidalen Gelenkflächen
- **Komplexes Handwurzeltrauma:**
  - Erfassung aller Frakturen und (Sub-)Luxationen
  - Festlegung des Dislokations- und Luxationsausmaßes
  - Klassifikation des Traumamusters
- **Spezielle Handwurzeltraumen:**
  - Verdacht auf dorsale Avulsion am Triquetrum
  - Verdacht auf pisotriquetrale Impaktion
  - Verdacht auf Fraktur des Hamulus ossis hamati
- **Trauma der Mittelhand:**
  - Verdacht auf Verletzung der karpometakarpalen Übergangsregion
  - komplexe Rolando-Fraktur
  - Trümmerfraktur eines Metakarpalekopfes
- **Trauma der Finger:**
  - dislozierte Kondylenfraktur eines Fingergelenks
  - stark eingestauchte Basisfraktur eines Fingergelenks
- **Lunatumnekrose:**
  - Festlegung der Knochenbinnenstruktur in den Stadien II–IIIa
  - Erfassung einer initialen Arthrosis deformans
- **Gelenkbelastung und Arthrosis deformans:**
  - Dichteverteilung an der subchondralen Gelenkfläche
  - Erfassung initialer Arthrosestadien
  - Gelenkflächenbeurteilung vor geplanten Teilarthrodesen
  - Verdacht auf freien Gelenkkörper
- **Osteomyelitis:**
  - Ausbreitungsdiagnostik der Osteodestruktion
  - Nachweis von Sequestern und Totenladen
  - Ausschluss einer Gelenkbeteiligung
- **Tumoröse Knochenläsionen:**
  - Nachweis eines intraossären Ganglions
  - Verdacht auf Frakturgefährdung bei zystoidem Knochentumor
  - Nidusnachweis bei Verdacht auf Osteoidosteom
  - ossäres Staging bei Verdacht auf malignen Knochentumor
- **Erkrankungen der Weichteile:**
  - Verdacht auf akute Hydroxylapatit-Kalksalzausfällung
  - Verdacht auf Chondrokalzinose (CPPD-Arthropathie)
  - Staging eines Weichteiltumors bei Kontraindikation zur MRT

terhin kann bei karpalen Gefügestörungen eine Aussage über die funktionelle Gelenkzentrierung anhand der dorsopalmaren Lage des Dichtemaximums getroffen werden. Bei der Rotationssubluxation des Skaphoids (RSS) ist das knöcherne Dichtemaximum in der Fossa scaphoidea radii zur dorsalen Radiuslippe hin verlagert. Eine abschließende Bewertung der Osteoabsorptiometrie steht am Handgelenk noch aus.

8.10 Indikationen

Bei den Indikationen zu den Krankheitsbildern der Tab. 8.4 können mit der CT diagnostische Mehrinformationen an der Hand erwartet werden. Aus der Zusammenstellung wird deutlich, dass die hochaufgelöste Dünnschicht-CT die Methode der Wahl zur Darstellung der ossifizierten Knochenstruktur ist. Vorrangige Einsatzgebiete der CT sind deshalb an der Hand die Fragestellungen zur Traumatologie und zur Gelenkdegeneration.

Literatur

Übersichtsarbeiten

Kalender WA. Computertomographie. Grundlagen, Gerätetechnologie, Bildqualität, Anwendungen. Wiley VCH Verlag GmbH. München 2000

Mino DE, Palmer AK, Levinsohn EM. The role of radiography and computerized tomography in the diagnosis of subluxation and dislocation of the distal radioulnar joint. J Hand Surg 1983; 8 A: 23–31

Preißer P, Buck-Gramcko D. Computertomographie der Hand in hochauflösender Technik. Handchir Mikrochir Plast Chir 1992; 24: 136–144

Quinn SF, Belsole RS, Greene TL, Rayhack JM. Advanced imaging of the wrist. RadioGraphics 1989; 9: 229–246

Schmitt R, Lanz U, Lucas D, Warmuth-Metz M, Schindler G. Computertomographie der Hand: Untersuchungstechnik, Normalanatomie, Indikationsgebiete. Handchir Mikrochir Plast Chir 1989; 21: 89–96

Stewart NR, Gilula LA. CT of the wrist: A tailored approach. Radiology 1992; 183: 13–20

Weiterführende Literatur

http://www.thieme.de/aktionen/schmitt-lanz

9 Magnetresonanztomographie

F. Fellner, R. Schmitt

Die MRT ist an der Hand die Methode der Wahl zur Erfassung von Erkrankungen des Knochenmarks, des hyalinen Gelenkknorpels, der Synovialis sowie der Ligamente und übrigen Weichteile. Zur Anwendung kommen Spin-Echo- (SE-) und Gradienten-Echo- (GRE-)Sequenzen. Nur der Einsatz von dedizierten Spulen sowie die intravenöse Kontrastmittelapplikation gewährleisten eine optimale Bildqualität und damit eine hohe diagnostische Sicherheit. Eine spezielle Anwendung ist die MR-Arthrographie zum Nachweis intraartikulärer pathologischer Veränderungen. Wichtige Indikationen zur MRT sind traumaassoziierte Erkrankungen (Frakturnachweis, Bandrupturen, Läsionen des TFCC), entzündliche und tumoröse Erkrankungen der Synovialis, Osteonekrosen sowie Weichteil- und Knochentumoren. Mit Ausnahme spezieller knöcherner Läsionen, die mittels CT evaluiert werden, ist die kontrastmittelverstärkte MRT die wichtigste Untersuchungsmethode an der Hand neben der Projektionsradiographie.

9.1 Allgemeine Grundlagen

Wird ein Patient in ein Magnetfeld gebracht, richten sich die Spins der Atomkerne in diesem äußeren Magnetfeld nach bestimmten Gesetzen aus. Man spricht vom **„thermischen Gleichgewichtszustand"**. Durch Einstrahlen von Hochfrequenzenergie in Form von Radiowellen, die zur Erzielung der Resonanzbedingung auf eine spezielle Frequenz eingestellt wurden, wird dieses Gleichgewicht gestört (Vorgang der **Anregung**). Nach Abschalten der Energiezufuhr stellt sich der Gleichgewichtszustand wieder ein, wobei der Körper die zugeführte Energie in Form von Radiowellen abgibt (Vorgang der **Relaxation**). Diese Energie wird von Antennen („**Spulen**") aufgenommen, das gewonnene Signal einer Computerbearbeitung zugeführt. Für eine exakte Ortskodierung sind weiterhin örtlich und zeitlich veränderbare Magnetfelder (**Gradientenfelder**) erforderlich, die dem Hauptmagnetfeld in den 3 Raumebenen überlagert werden. Durch die Anwendung spezieller Rechenalgorithmen werden schließlich Grauwertbilder erzeugt.

Durch Veränderung von Aufnahmeparametern (Anregungs- und Refokussierungspulse, Gradientenschaltungen, Repetitionszeit TR und Echozeit TE, Inversionszeit TI, usw.) ergibt sich die Möglichkeit der Erzeugung unterschiedlicher Bildkontraste. Die Abfolge von Hochfrequenzpulsen und Gradientenschaltungen wird festgelegt durch die Messvorschriften verschiedener **Pulssequenzen.**

Für die MRT-Routinediagnostik der Hand werden ausschließlich die Kerne des ^{1}H-Wasserstoffs (Protonen) verwendet. Die MRT unter Anregung anderer Kerne, wie z.B. Na^+, K^+, Fl^-, etc., hat in der Diagnostik der Hand keine Bedeutung.

9.2 Pulssequenzen

An modernen MRT-Systemen kommen die Sequenztypen der Tab. 9.1 zur Anwendung.

Der ursprüngliche Sequenztyp in der MRT ist die SE-Sequenz. Ihr folgten für die Routinebildgebung bald unterschiedliche GRE-Sequenzen, mit denen die Untersuchungszeit spürbar verkürzt werden kann. Im Bestreben einer weiteren Messzeitreduktion sind schnelle Sequenztechniken entwickelt worden, wie z.B. die Turbo-Spin-Echo- (TSE-) bzw. die Fast-Spin-Echo- (FSE-) Technik.

Tab. 9.1 Wichtigste Pulssequenzen in der MRT der Hand

SE-Sequenzen		GRE-Sequenzen	
Konventionelles Spin-Echo	SE	Konventionelles Gradienten-Echo	GRE
Schnelles Spin-Echo (fast, turbo)	FSE, TSE	schnelles Gradienten-Echo	diverse
Inversion Recovery (turbo)	(T)IR		

9.2.1 Spin-Echo-Technik (SE)

Je nach Wahl der Repetitionszeit TR und der Echozeit TE können SE-Sequenzen Informationen über die Relaxationszeiten T1 und T2 der Gewebe liefern und damit unterschiedliche Bildkontraste erzeugen.

Durch einen 90°-Anregungspuls wird die longitudinale Magnetisierung um 90° in die transversale Ebene umgeklappt. Gleichzeitig werden die Spins synchronisiert, wodurch sich diese in Phase bewegen. Nach Abschalten des Anregungspulses nimmt die transversale Magnetisierung entsprechend des T2*-Zerfalls wieder ab, und die Spins bewegen sich erneut unterschiedlich schnell. Ursache ist der magnetische Einfluss ihrer Umgebung, der durch gewebe- und gerätebedingte Magnetfeldinhomogenitäten hervorgerufen wird.

Nach der Hälfte der Echozeit TE wird ein 180°-Refokussierungspuls eingestrahlt, der die Spins in der transversalen Ebene um 180° dreht, so dass die schnellen Spins hinter den langsamen zu liegen kommen. Da die Spins ihre Geschwindigkeit und Drehrichtung beibehalten, beginnen die schnelleren die langsameren einzuholen. Zum Echozeitpunkt TE wird das Signal maximal. Dies ist der Zeitpunkt der Signalregistrierung.

Vom 180°-Refokussierungspuls werden nur die Spins rephasiert, die aufgrund von Magnetfeldinhomogenitäten dephasiert sind. Die Spins, die aufgrund der gewebeabhängigen Spin-Spin-Wechselwirkung (T2-Relaxation) dephasiert sind, werden nicht erfasst, so dass der Kontrast der verschiedenen Gewebe durch die gewebeabhängigen Relaxationszeiten bestimmt wird.

Zur Ortskodierung eines Gewebesignals sind mehrere Eingriffe über die **Gradientenfelder** notwendig:

- Mit Einstrahlen des 90°-Anregungspulses wird gleichzeitig der **Schichtselektionsgradient** G_s geschaltet, um eine bestimmte Schicht anzuwählen.
- Danach wird der **Phasenkodiergradient** G_{ph} zugeschaltet, der pro TR-Zyklus einen der benötigten Phasenkodierschritte durchführt.
- Nach der halben Echozeit wird der 180°-Refokussierungspuls eingestrahlt und gleichzeitig erneut der Schichtselektionsgradient geschaltet. Zur Echozeit TE wird dann das Signal ausgelesen. Zu diesem Zeitpunkt wird auch der **Auslesegradient** G_r geschaltet.

Das Pulssequenzdiagramm für eine SE-Sequenz ist in Abb. 9.**1** dargestellt.

Durch die geeignete Wahl der Messparameter TR und TE können verschiedene Kontraste, sog. **Betonungen („Gewichtungen")**, erzielt werden:

- Sind TR und TE sehr kurz gewählt (z. B. 600/15 ms), wird ein **T1-betonender Kontrast** erzielt. Dieser Kontrast ist vorwiegend durch die unterschiedlichen T1-Relaxationszeiten der Gewebe bestimmt. Substanzen mit langer T1-Relaxationszeit können zwischen 2 Anregungspulsen nicht ausreichend relaxieren und leisten daher keinen Beitrag zum Signal. Substanzen wie Wasser stellen sich deshalb in T1-betonten Aufnahmen hypointens dar. T2-Relaxationseffekte werden durch das kurze TE weitgehend unterdrückt.
- Werden dagegen TR und TE lang gewählt (z. B. 3.000/90 ms), resultiert ein **T2-betonender Kontrast**. Da die Spins zwischen 2 Anregungen fast vollständig relaxieren können, ist das Signal nahezu unabhängig von der T1-Relaxation. Substanzen mit langer T2-Relaxationszeit, wie z. B. Wasser, stellen sich hyperintens dar.
- Wird TR lang und TE kurz gewählt (z. B. 2.200/17 ms), ist das Kontrastverhalten nahezu unabhängig von den Relaxationszeiten T1 und T2. Der resultierende Kontrast entspricht weitgehend der **Protonendichte**.

Die konventionelle Spin-Echo-Technik ist die Standardmethode für T1-Betonung. Wegen des verminderten T1-Kontrasts und einer gewissen Bildunschärfe („Blurring") sollten die nachfolgend vorgestellten schnellen Spin-Echo-Sequenzen für T1-gewichtete Bilder keine Anwendung im „Small-Parts"-Bereich der Hand finden.

9.2.2 Schnelle Spin-Echo-Technik (TSE, FSE)

Schnelle SE-Sequenzen unterscheiden sich von den konventionellen SE-Sequenzen dadurch, dass bei ihnen pro TR-Zyklus mehrere, unterschiedlich phasenkodierte Echos ausgelesen werden. Die **Echozuglänge (ETL)** gibt die Zahl der ausgelesenen Echos pro TR-Zyklus an. Je höher die Echozuglänge ist, um so kürzer wird die Messzeit. Für die klinische Anwendung haben sich Echozuglängen zwischen 3 und etwa 30 als sinnvoll erwiesen. Die FSE-Technik ist in Abb. 9.**2** dargestellt.

Trotz eines sehr ähnlichen Kontrastverhaltens im Vergleich zur SE-Technik weisen FSE-Sequenzen spezielle Kontrasteigenschaften auf. Ein augenfälliger Unterschied besteht in der hyperintensen Darstellung von Fettgewebe in T2-gewichteten Aufnahmen.

Mit der FSE-Technik können T1-, Protonendichte- und T2-gewichtete Aufnahmen gewonnen werden. Ebenso kann die Technik auch auf Inversion-Recovery-Sequenzen angewendet werden.

Bezüglich der T2-Betonung haben FSE-Sequenzen die konventionellen SE-Sequenzen abgelöst. In der MRT der Hand finden sie allerdings nur in der Diagnostik von Weichteiltumoren Anwendung. In der Gelenk- und Knochendiagnostik der Hand ist die PD-gewichtete FSE-Sequenz mit spektraler Fettsättigung von Vorteil. Mit ihr kann sowohl ein Ödemmuster im Knochenmark nachgewiesen, als auch Informationen über den hyalinen

Knorpel gewonnen werden. Aus diesen Gründen kann nach eigener Erfahrung die PD-FSE-Sequenz die bislang häufiger verwendete STIR-Sequenz für die meisten Fragestellungen an der Hand ersetzen.

9.2.3 Inversion-Recovery-Technik (IR)

IR-Sequenzen ermöglichen ein exzellentes Kontrastverhalten sowohl für T1- als auch für T2-gewichtete Bilder.

Weiterhin ermöglicht die IR-Technik die Akquisition von fettgesättigten Aufnahmen als sog. **STIR-Sequenz** (Short-TI-Inversion-Recovery). Sie ist weitgehend identisch mit der SE-Technik, wobei nur am Anfang eines jeden TR-Zyklus ein 180°-Inversionspuls vorgeschaltet ist. Die Zeit vom initialen 180°-Inversionspuls bis zum darauf folgenden 90°-Anregungspuls wird als Inversionszeit bezeichnet. Wird die Inversionszeit TI so gewählt, dass die longitudinale Magnetisierung M_z eines bestimmten Gewebes zum Zeitpunkt des 90°-Pulses gleich Null ist, kann dieses Gewebe nicht angeregt werden, es ist „gesättigt". Damit kommt es in den entsprechenden Aufnahmen signallos zur Darstellung. In der STIR-Technik wird die TI-Zeit so gewählt, dass die longitudinale Magnetisierung des Fettes gleich Null ist (**Fettsättigung**), in der FLAIR-Technik ist die longitudinale Magnetisierung des Wassers gleich Null (**Wassersättigung**).

Die IR-Technik ist in Abb. 9.3 dargestellt. Ein Nachteil dieser Sequenzen ist die lange Messdauer, die über der der konventionellen Spin-Echo-Sequenzen liegen kann. Daher werden die IR-Techniken meist in der Turbo-Technik durchgeführt.

An der Hand finden IR-Sequenzen selten Anwendung. Von Bedeutung ist lediglich die T2-betonte STIR-Sequenz, die aufgrund ihrer fettsupprimierenden Eigenschaft Läsionen mit vermehrtem Flüssigkeitsgehalt nachweisen kann. Die STIR-Sequenz ist allerdings weniger spezifisch als die spektrale Fettsättigung, so dass die STIR-Technik nur als Alternative herangezogen werden sollte, wenn die spektrale Fettsättigung keine qualitativ zufrieden stellenden Ergebnisse liefert. Da die STIR-Sequenz Kontrastmittelanreicherungen zur Auslöschung bringen kann, darf sie nicht nach Gabe von positivem Kontrastmittel akquiriert werden.

9.2.4 Gradienten-Echo-Technik (GRE)

GRE-Sequenzen führen zu einer deutlichen Messzeitverkürzung. Sie weisen folgende Charakteristika auf (Abb. 9.4):

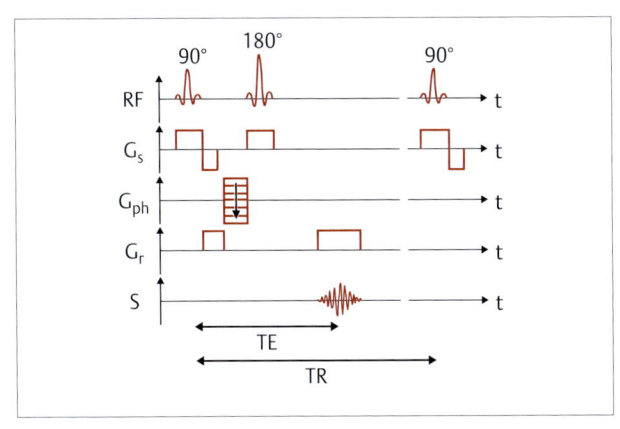

Abb. 9.1 **Sequenzdiagramm einer Spin-Echo-Sequenz (SE).**

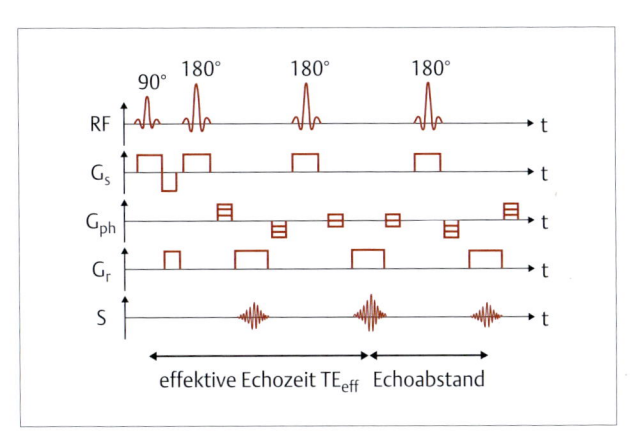

Abb. 9.2 **Sequenzdiagramm einer Fast- (Turbo-)Spin-Echo-Sequenz (FSE bzw. TSE).**

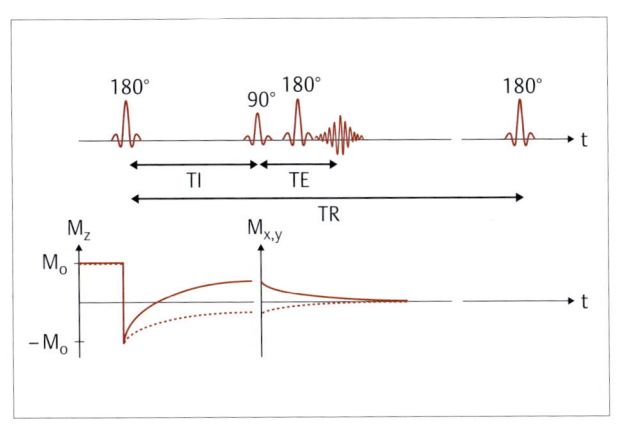

Abb. 9.3 **HF-Pulse und Magnetisierung bei einer IR-Sequenz.**

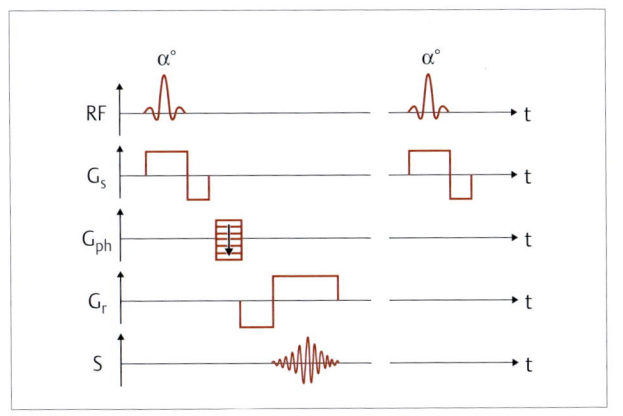

Abb. 9.4 **Prinzip eines Sequenzdiagramms einer Gradienten-Echo-Sequenz (GRE).**

- Der Anregungswinkel α (Flipwinkel) kann niedriger als 90° gewählt werden.
- Ebenso wie die Wahl von TR und TE beeinflusst der Anregungswinkel α den Bildkontrast.
- Das Echo wird erzeugt durch die Inversion des Auslesegradienten vor dem Signalauslesen. 180°-Refokussierungspulse, wie sie in der SE-Technik verwendet werden, entfallen.

GRE-Sequenzen sind somit nicht nur von T2-Effekten abhängig, sondern primär vom T2*-Zerfall, also von der T2-Relaxation und der Magnetfeldinhomogenität. Deshalb weisen GRE-Sequenzen eine hohe Sensitivität für Suszeptibilitätsschwankungen und damit für Metalle und Verkalkungen auf. Die Hochfrequenzbelastung ist wegen des Fehlens der 180°-Refokussierungspulse signifikant geringer. Schließlich können die Zeiten für TR und TE kürzer gewählt und damit Messzeit eingespart werden.

Das Sequenzdesign kann in den GRE-Techniken sehr differenziert gestaltet werden. Entsprechend ihres Sequenzaufbaus werden die nachfolgenden GRE-Sequenztypen unterschieden.

9.2.4.1 GRE-Sequenzen mit Dephasierung der transversalen Spinkomponente

Die folgenden Sequenzen stellen im Prinzip einen ähnlichen Sequenztyp dar, werden aber je nach Hersteller unterschiedlich als **FLASH**, **T1-FFE** oder **Spoiled GRASS** bezeichnet.

Bei der FLASH-Sequenz wird am Ende eines Repetitionszyklus die Phasenkohärenz der transversalen Spinkomponente durch einen „**Spoiler**" vor der nächsten Anregung zerstört. Als Spoiler können ein Spoilergradient oder eine geeignete Schaltung der Hochfrequenz-(HF-)Pulse dienen. Dadurch kann die nächste Anregung schon rasch begonnen werden. Wegen der kurzen Repetitionszeiten ist weder die T1- noch die T2-Relaxation vollständig. Durch einen Flipwinkel von kleiner als 90° wird zwar das Signal geringer, es stehen bei kurzem TR aber noch genügend Spins für eine erneute Anregung zur Verfügung. Entsprechend der Wahl von TR, TE und α können T1-, Protonendichte- oder T2*-gewichtete Bilder erzeugt werden.

Zeitoptimierte T1-gewichtete 3D-FLASH-Sequenzen sind die Grundlage der kontrastmittelunterstützten MR-Angiographie-Sequenzen.

T2*-betonte FLASH-Sequenzen eignen sich hervorragend in axialer Orientierung zur Differenzierung von Sehnen zu ihren Sehnenscheiden, in koronaler Orientierung zur Darstellung der intrinsischen Ligamente sowie der Bestandteile des TFCC. Für T1-betonte GRE-Sequenzen finden sich an der Hand keine Indikationen.

9.2.4.2 GRE-Sequenzen mit Rephasierung der transversalen Spinkomponente

Ein Beispiel für eine refokussierende GRE-Sequenz ist die **FISP-Sequenz** (Synonyme: **FFE**, **GRASS**). Im Gegensatz zur FLASH-Sequenz wird die transversale Spinkomponente nicht dephasiert, sondern durch Inversion des Phasenkodiergradienten rephasiert.

FISP-Sequenzen sind in der MR-Angiographie die Grundlage für **3D-TOF-Sequenzen** („Time of Flight"). 3D-TOF-Sequenzen haben gegenüber den kontrastmittelverstärkten Angiographiesequenzen den Vorteil der höheren Ortsauflösung. Sie werden zumeist vor der Kontrastmittelgabe eingesetzt.

9.2.4.3 GRE-Sequenzen mit speziellem Design

DESS-Sequenz

Bei der DESS-Technik handelt es sich um eine Doppelecho-3D-GRE-Sequenz („Dual Echo Steady State"). In der Mischsequenz werden innerhalb eines TR-Zyklus 2 Echos mit unterschiedlicher Betonung akquiriert, nämlich GRE-Echos vom Typ FISP und PSIF. Während der PSIF-Bildanteil stark T2-gewichtet ist, liefert der FISP-Bildanteil einen T1/T2*-Kontrast. Das Signal-Rausch-Verhältnis ist bei der DESS-Sequenz sehr gut, zudem besteht die Möglichkeit der MPR-Nachverarbeitung aus dem annähernd isotropen 3D-Datensatz.

Die DESS-Sequenz erlaubt eine gute Abgrenzung des hyalinen Knorpels mit intermediärem Signal gegenüber einem Gelenkerguss mit hoher Signalintensität. Haupteinsatzgebiet ist deshalb der Nachweis von Knorpelläsionen. Wenn kein Gelenkerguss vorliegt, erfolgt die Darstellung der Oberfläche des hyalinen Knorpels am besten im Rahmen einer MR-Arthrographie.

MEDIC-Sequenz

Sie repräsentiert eine T2*-gewichtete GRE-Sequenz in Multiecho-Technik („Multi Echo Data Image Combination"). Unter Schaltung eines Flusskompensationsgradienten werden in jedem TR-Zyklus mehrere Echos mit unterschiedlicher T2-Gewichtung gesammelt und anschließend zu einem Bild kombiniert.

Die Vorteile der MEDIC-Sequenz sind ein gutes Signal-Rausch-Verhältnis, vergleichsweise geringe Chemical-Shift-Artefakte und ein guter T2*-Kontrast. Nach den ersten Erfahrungen eignet sich die MEDIC-Sequenz zur Knorpeldiagnostik am Handgelenk.

9.2 Pulssequenzen

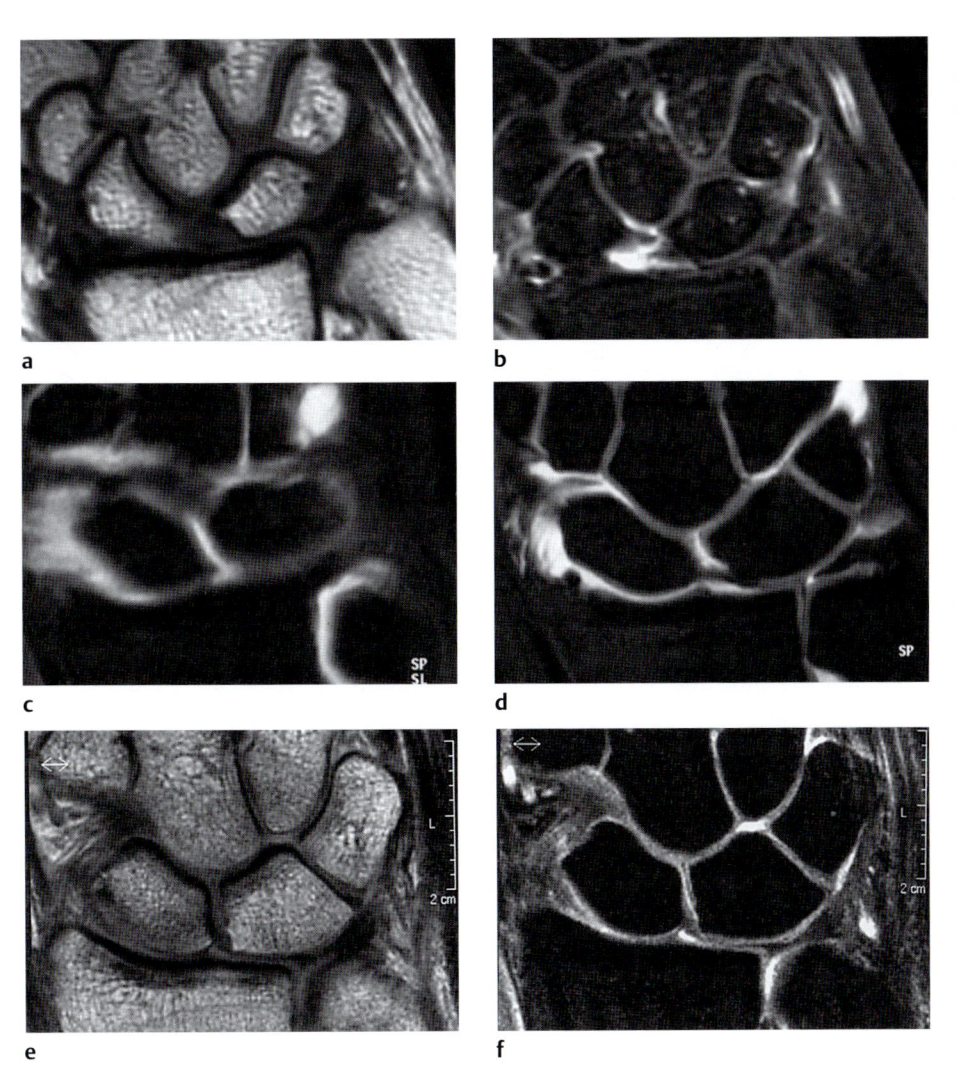

Abb. 9.5 a–f Kontrastmitteleffekte in der MRT von Traumen, dargestellt an der skapholunären Dissoziation (3 verschiedene Patienten).
- **a, b** Fokales Enhancement am rupturierten Ligament nach systemischer Kontrastmittelapplikation mit deutlich verbesserter Erkennbarkeit der Läsion. T1-SE-Sequenz nativ (**a**) und fettsaturiert nach Kontrastmittel (**b**).
- **c, d** Direkte MR-Arthrographie in der postarthrographischen T1-SE-Sequenz. Nachweis einer partiellen SL-Bandruptur und einer Diskusschädigung vom Typ Ia.
- **e, f** Indirekte MR-Arthrographie. Während in **e** der nativen T1-SE-Sequenz das Lig. scapholunatum nur schemenhaft erkennbar ist, wird das Ligament durch die indirekte MR-Arthrographie im **f** fettsaturierten T1-SE-Bild kontrastreich zur Abbildung gebracht.

CISS-Sequenz

Es handelt sich um eine 3D-GRE-Sequenz mit starkem T2*-Kontrast. Das Sequenzakronym steht für „Constructive Interference in the Steady State". Die CISS-Sequenz vereinigt 2 unterschiedlich aufgebaute True-FISP-Bildanteile in sich.

Haupteinsatzgebiet für die CISS-Sequenz ist die ZNS-Diagnostik. In einer experimentellen Studie war die Sequenz sehr gut für die Darstellung der knöchernen Handstrukturen geeignet. Derzeit findet die CISS-Sequenz jedoch keine Standardanwendung in der muskuloskelettalen Routinediagnostik.

Schnelle und ultraschnelle GRE-Sequenzen

Schnelle GRE-Sequenzen sind bekannt unter den Namen **Turbo-FLASH**, **Turbo-Field-Echo (TFE)** oder **Fast-SPGR**. Sie erlauben Messzeiten im Sekundenbereich. Hauptanwendungsbereiche sind Anflutungsstudien mit Kontrastmitteln, bei denen weniger die Bildqualität als vielmehr kurze Messzeiten vonnöten sind.

Ultraschnelle Gradienten-Echo-Sequenzen sind die **Echo-Planar-Imaging-Sequenzen (EPI)**, die eine Bildgebung im Subsekundenbereich ermöglichen. Ihre Anwendungsbereiche liegen vorwiegend in der Neuro-MRT mit Diffusions-, Perfusions- und funktionellen MRT-Techniken.

9.2.5 3-dimensionale Anregungstechnik („3D-Technik")

In der 3D-Technik werden nicht einzelne Schichten angeregt, sondern es wird ein ganzes Volumen innerhalb eines Schichtblocks („Slab" oder „Chunk") erfasst.

Ein Vorteil der **Volumenanregung** ist das exzellente Signal-Rausch-Verhältnis. Mit einem 3D-Datensatz können Schichten mit minimalen Partitionsdicken von 0,4 mm akquiriert werden. Für Routineuntersuchungen sind Schichtdicken von 1 mm meist ausreichend. Da primär das gesamte Untersuchungsvolumen angeregt wird, müssen die einzelnen Partitionsschichten durch einen

Tab. 9.2 Indikationen für die 3D-GRE-Sequenzen in der Handdiagnostik

3D-Sequenztyp	Diagnostisches Einsatzgebiet
T1-gewichtete 3D-GRE-Sequenz: • mit spektraler Fettsättigung	hyaliner Gelenkknorpel
T2*- und T1/T2*-gewichtete 3D-DESS-Sequenz: • mit spektraler Fettsättigung oder • mit spektraler Wasseranregung	hyaliner Gelenkknorpel
T2*-gewichtete 3D-MEDIC-Sequenz	hyaliner Gelenkknorpel und Knochenmark
T2*-gewichtete 3D-GRE-Sequenz	karpale Ligamente und TFCC
T1-gewichtete 3D-GRE-Sequenz: • ohne spektrale Fettsättigung oder • mit spektraler Fettsättigung	arterielle und venöse Gefäße

zusätzlichen Phasenkodiergradienten in Schichtauswahlrichtung kodiert werden. Bei der Volumenanregung entstehen keine Schichtlücken.

Nachteil der 3D-Techniken ist die relativ lange Messzeit. Deshalb ist die Anwendung der Volumenakquisition nur mit GRE-Sequenzen sinnvoll. An die Datengenerierung schließt sich die Bildnachverarbeitung (**Postprocessing**) an, die sich zeitintensiv gestalten kann. Für die Nachverarbeitung von 3D-Datensätzen stehen verschiedene Methoden zur Verfügung:

- Mit dem Verfahren der **multiplanaren Rekonstruktion (MPR)** können beliebig im Raum orientierte Schichtebenen aus dem 3D-Datensatz berechnet werden, also nicht nur orthogonal angeordnete, sondern beliebig geschrägte oder gekrümmte Rekonstruktionsschichten.
- In den MR-angiographischen Techniken beinhaltet in der Regel das durchströmte Gefäßlumen die Bildpunkte mit der höchsten Signalintensität. Werden im Vorgang der **„Maximum Intensity Projection" (MIP)** in jeder Partition nur die signalreichsten Pixel zur Bildberechnung berücksichtigt, können Angiographiebilder in beliebigen, pseudo-dreidimensionalen Ansichten errechnet werden.
- Wird im Rahmen einer Bildsegmentierung ein fixer Schwellenwert für die Signalintensität definiert, ist aus dem 3D-Datensatz die Darstellung einer dreidimensional erscheinenden Oberfläche des interessierenden Objekts möglich (**SSD = Surface Shaded Display**).
- Beim **Volume Rendering (VR)** werden verschiedenen Signalintensitäten definierte Undurchsichtigkeits-(Opazitäts-)Werte zugewiesen. Dadurch nutzt dieses Verfahren die Informationen des Datensatzes wesentlich intensiver als die zuvor genannten Techniken. Mit VR können dreidimensionale Darstellungen von höchster Qualität erzielt werden.

3D-Techniken werden an der Hand zur Diagnostik des hyalinen Gelenkknorpels und der Ligamente mit den Sequenzen der Tab. 9.2 eingesetzt. Für ultraschnelle GRE-Sequenzen ergeben sich an der Hand keine Routineanwendungen.

9.3 Fettsättigungstechniken

Es stehen 4 verschiedene Formen der Fettsaturation zur Verfügung.

- **Spektrale Fettsättigung:** Durch die selektive Anregung vor den eigentlichen Messmodulen wird das Fettgewebe selektiv gesättigt und ist nachfolgend signalreduziert. Der Vorteil der frequenzselektiven Fettsättigung ist die gewebespezifische Sättigung von Fettgewebe. Da diese Technik ein sehr homogenes Magnetfeld erfordert, ist sie sehr artefaktempfindlich und führt zu inhomogener Fettsaturation, wenn diese Feldbedingung nicht erfüllt ist.
- **Short TI Inversion Recovery (STIR):** Sie ist im Gegensatz zur spektralen Technik ein robustes Fettsaturationsverfahren, das praktisch immer eine homogene Fettsättigung ermöglicht. Im Vergleich zur spektralen Fettsättigung ist sie jedoch weniger spezifisch. Sie kann auch zur Sättigung anderer Substanzen führen, wenn deren T1-Relaxationskurven zum selben Zeitpunkt den Nullpunkt auf der Ordinate durchlaufen wie das Fettgewebe. Dieses Phänomen betrifft auch Kontrastmittelanreicherungen, weshalb STIR-Sequenzen nicht nach Gadoliniumgabe zur Anwendung kommen dürfen. Eine diagnostisch verwertbare Knorpelabbildung gelingt mit der STIR-Sequenz nicht.

In der Diagnostik der Hand ist die spektrale Fettsättigung primär der STIR-Technik vorzuziehen.

Die STIR-Technik sollte alternativ nur zum Einsatz kommen, wenn die spektrale Fettsättigung nicht gelingt.
- **GRE-Sequenz in Phase und außer Phase:** Die Larmorfrequenzen der Protonenspins von Fett und Wasser unterscheiden sich minimal. Der Effekt führt zur chemischen Verschiebung. Während in SE-Sequenzen die Fett- und Wasserspins durch den 180°-Puls zum Echozeitpunkt in Phase gebracht werden, hängt die Phasenlage der Fett- und Wasserspins in GRE-Sequenzen von der Echozeit ab, da in diesem Sequenztyp der 180°-Puls fehlt. Hier gibt es Echozeiten, bei denen die Spins in Fett- und Wassermolekülen in oder außer Phase sind. Entsprechend diesem Umstand ändert sich das Signalverhalten.

  Hauptanwendungsgebiete liegen in der abdominellen Diagnostik. Am Bewegungsapparat kommt die „Opposed-Phase"-MRT-Technik bislang nur in der Evaluation von Knochenmarksveränderungen zum Einsatz, wo mit T2*-gewichteten „Opposed-Phase"-GRE-Sequenzen die Differenzierung zwischen rotem Knochenmark und pathologischen Knochenmarkinfiltraten erfolgen kann.
- **Wasseranregung:** Bei dieser Technik wird das Fettgewebe nicht durch gezielte Hochfrequenzpulse gesättigt, sondern es erfolgt die selektive Anregung von Wasserspins. Damit ist die Wasseranregung eine indirekte Form der Fettsättigung. Die Wertigkeit dieser Methode muss in der muskuloskelettalen MRT noch abschließend evaluiert werden.

Tab. 9.3 Fettsättigungstechniken

Fettsättigungstechnik	Diagnostisches Einsatzgebiet
Spektrale Fettsättigung	Methode der Wahl
Short TI inversion recovery (STIR)	Alternative bei unzureichender Qualität der spektralen Fettsättigung
Gradienten-Echo T2* außer Phase	Differenzierung rotes Knochenmark vs. pathologisches Knochenmark
Wasseranregung	möglicherweise Alternative zur spektralen Fettsättigung; klinische Wertigkeit noch nicht geklärt

Die Einsatzgebiete und diagnostische Wertigkeit der beschriebenen Fettsaturationstechniken sind in Tab. 9.3 zusammengefasst.

9.4 Parallele Bildgebung

Die parallele Bildgebung stellt eine Technik zur Messzeitverkürzung dar, die in Verbindung mit Array-Spulen eingesetzt wird. Die Grundidee zur parallelen Bildgebung besteht darin, dass die verschiedenen Einzelspulen bzw. Empfangskanäle einer Array-Spule verschiedene Teile des k-Raums aufnehmen. Dabei werden die räumlich unterschiedlichen Empfindlichkeitsprofile der einzelnen Spulen genutzt. Um artefaktfreie Bilder zu erhalten, müssen die fehlenden k-Raum-Zeilen geeignet ergänzt werden. Diese Ergänzung kann sowohl im k-Raum als auch im Ortsraum erfolgen. Zu den Methoden, die im k-Raum arbeiten, gehören beispielsweise **SMASH** (Simultaneous Acquisition of Spatial Harmonics) und **GRAPPA** (Generalized Autocalibrating Partially Parallel Acquisition), während **SENSE** (Sensitivity Encoding) im Ortsraum arbeitet. Der Vorteil der parallelen Bildgebung besteht in einer Messzeitverkürzung ohne Verlust von Ortsauflösung. Das Verfahren ist jedoch mit einer Reduktion des Signal-Rausch-Verhältnisses verbunden. Neben der Messzeitverkürzung ist die Artefaktreduktion bei EPI-Sequenzen ein mögliches Einsatzgebiet der parallelen Bildgebungstechniken.

9.5 Kontrastmittel

9.5.1 Kontrastmittelwirkung

In der kontrastmittelverstärkten MRT wird zwischen positiven und negativen Kontrastmitteln unterschieden.
Positive Kontrastmittel: Sie führen als paramagnetisch wirksame Substanzen an den Stellen ihrer Anreicherung zu einer Signalanhebung in T1-gewichteten Sequenzen. Da das magnetische Moment einer Elektronenhülle mit ungepaarten Elektronen stärker ist als die eines Atomkerns mit ungepaarten Nukleonen, sind nur Substanzen mit ungepaarten Elektronen als Kontrastmittel von Bedeutung. Am häufigsten wird Gadolinium (Gd^{3+}) als ein Metall aus der Lanthanidengruppe eingesetzt, das aufgrund seiner 7 ungepaarten Elektronen im halbaufgefüllten 4f-Orbital ausgeprägte paramagnetische Eigenschaften aufweist. In freier Form ist es toxisch, durch Chelatbildung mit DTPA oder anderen Liganden wird seine Toxizität aufgehoben. Gadolinium ermöglicht bereits bei einer Dosierung von 0,1 mmol/kg Körpergewicht eine gute Kontrastierung. Die wichtigsten kommerziellen

Tab. 9.4 MRT-Kontrastmittel auf Gadoliniumbasis (nach Tombach)

Generic Name	Handelsname	Relaxivität* ($mmol^{-1} \times s^{-1}$)	Konzentration ($mmol \times ml^{-1}$)
Gadopentetsäure-Diglumin	Magnevist	4,8	0,5
Gadoteridol	Prohance	4,9	0,5
Gadodiamid	Omniscan	4,4	0,5
Gadobensäure-Dimeglumin	Multihance	9,7	0,5
Gadobutrol	Gadovist	5,6	1,0

(* bei 0,47 Tesla im Blutplasma gemessen)

Kontrastmittel auf Gadolinium-Basis sind in Tab. 9.4 aufgelistet.

Das zweite positive Kontrastmittel, Mangan als Mn-DPDP-Chelat, hat in der muskuloskelettalen Diagnostik keine Bedeutung.

Wirkprinzip der paramagnetischen Kontrastmittel ist die Änderung der Relaxationszeiten der Protonen, die sich in der Umgebung der Kontrastmittelmoleküle befinden. Sie führen zu einer Verkürzung der Relaxationszeiten T1 und T2. Da die T1-Verkürzung ausgeprägter ist als die T2-Verkürzung, werden nach Kontrastmittelgabe in der Regel T1-gewichtete Sequenzen akquiriert.

Durch die systemische Kontrastmittelapplikation werden alle Läsionen mit differenter Perfusion in einem verbesserten Kontrastumfang zum benachbarten Gewebe abgebildet. Am muskuloskelettalen System treten noch 2 weitere Effekte in Erscheinung: Zum einen ist ein intensives synoviales Enhancement an Gelenken, Sehnenscheiden und Bursen im Rahmen einer synovialitischen Affektion charakteristisch. Zum anderen kommt es am Ort einer traumatischen Läsion zu einer fokalen Kontrastmittelanreicherung innerhalb des sich ausbildenden fibrovaskulären Reparationsgewebes. Dieses ist ca. 1 Tag nach Traumaeinwirkung in spezifischer Weise in der kontrastmittelverstärkten MRT nachweisbar und kann entscheidend zur Diagnosefindung beitragen (Abb. 9.**5 a** u. **b**).

Negative Kontrastmittel: Diese Kontrastmittel auf der Basis von Eisenoxiden führen in T2-gewichteten Aufnahmen zu einer Signalabsenkung. Man unterscheidet zwischen superparamagnetischen Eisenoxiden (SPIO = Superparamagnetic Iron Oxide) und ultrakleinen superparamagnetischen Eisenoxiden (USPIO = Ultra-small Superparamagnetic Iron Oxide). Eisenoxide werden bevorzugt in der Leberdiagnostik eingesetzt. Ihre Wertigkeit in der Diagnostik von Knochenmarksveränderungen ist Gegenstand wissenschaftlicher Untersuchungen.

9.5.2 Kontrastmittelapplikation für Standarduntersuchungen

Für die 2D-Routineanwendung wird das positive gadoliniumhaltige Kontrastmittel manuell über eine kubitale Venenverweilkanüle injiziert. Als Minimaldosis für Kontrastmittel mittlerer Relaxivität gelten 0,1 mmol/kg Körpergewicht. Zur Erzielung eines guten Kontrasts werden jedoch 0,2 mmol/kg Körpergewicht empfohlen. Bei Kontrastmitteln mit hoher Relaxivität (Multihance, Gadovist) kann die Kontrastmittelmenge halbiert werden.

9.5.3 Kontrastmittelverstärkte MR-Angiographie

Akquiriert wird ein 3D-Datensatz einer GRE-Sequenz (Typ FLASH) während der arteriellen Passage eines systemisch applizierten Kontrastmittelbolus durch das Untersuchungsvolumen. Die Kontrastmittelapplikation erfolgt mit definierten Injektionsparametern maschinell mit Hilfe eines Doppelkopfinjektors, gefolgt von einer Nachinjektion mit Kochsalzlösung. Zuvor wird ein nativer Datensatz mit den gleichen Messparametern erstellt. Es schließt sich die Subtraktion der Partitionsschichten beider Datensätze an („Füllungsbild minus Maskenbild"). Aus dem neu entstandenen Datensatz werden die Angiographiebilder durch den Rekonstruktionsvorgang der maximalen Intensitätsprojektion (MIP) berechnet.

Zur MR-Angiographie der Hand- und Fingerarterien, die im Detail im Kap. 5 beschrieben ist, wird eine hochaufgelöste von einer zeitaufgelösten Untersuchungstechnik unterschieden:

- Die **hochaufgelöste 3D-MR-Angiographie** wird mit Partitionen von 1,0–1,5 mm Schichtdicke durchgeführt. Ziel sind annähernd isotrope Voxel für die Diagnostik der Mittelhand- und Fingerarterien. Da die Messzeit zwischen 25 und 30 s beträgt, ist ein exaktes Kontrastmittel-Timing mittels Testbolus oder fluoroskopischer Detektion notwendig. Nach Bildsubtraktion sind MIP-Rekonstruktionen in allen Raumebenen möglich.
- Bei der **zeitaufgelösten 3D-MR-Angiographie** werden Partitionsdicken von 8 mm gewählt. Es werden 5 koronale Partitionen gemessen. Es resultiert eine Messzeitverkürzung auf 3–5 s. Werden 10 lückenlose Phasen akquiriert, kann die Scanverzögerung nach der Kontrastmittelinjektion approximativ auf 15 s festgesetzt werden. Die zeitaufgelöste Technik wird für die Unterarmgefäße bis einschließlich der Hohlhandbögen empfohlen. Die MIP-Rekonstruktion bleibt auf die koronale Akquisitionsebene beschränkt.

9.5.4 MR-Arthrographie

Ziel der arthrographischen MR-Techniken ist die Differenzierung intraartikulärer Strukturen durch einen verbesserten Umgebungskontrast und durch eine kontrastmittelinduzierte Distension der interessierenden Gelenkstrukturen. Es stehen 2 Vorgehensweisen zur Verfügung:

- **Direkte MR-Arthrographie:** Bei dem semiinvasiven Verfahren wird eine verdünnte Gadolinium-Lösung unter sterilen Kautelen direkt in die radiokarpalen und mediokarpalen Gelenkkompartimente und/oder das distale Radioulnargelenk injiziert. Das Einbringen des Kontrastmittels erfolgt unter Durchleuchtungssicht, weshalb die Lösung aus einem Gemisch von Röntgen- und MR-Kontrastmittel im Verhältnis 200 : 1 besteht. Je nach Zielregion und Kontrastmittelverteilung werden Ein-, Zwei- und Drei-Kompartiment-Techniken unterschieden. Unmittelbar an die röntgenologische Arthrographie schließt sich die MR-arthrographische Untersuchung mit dem Sequenzprotokoll der Tab. 9.11 an (Abb. 9.5 c u. d). Untersuchungstechnische Details sind im Kap. 10 beschrieben.
- **Indirekte MR-Arthrographie:** Beim indirekten Vorgehen wird das gadoliniumhaltige Kontrastmittel venös verabreicht und der Patient angehalten, das Handgelenk nachfolgend für ca. 20 Minuten intensiv zu bewegen. Während des Bewegungsmanövers kommt es zur Diffusion des Kontrastmittels über die Synovialis in den Gelenkraum hinein. Das diffundierte Kontrastmittel führt zu einer Kontrastanhebung um die intraartikulären Strukturen (Abb. 9.5 e u. f). Der Effekt fällt jedoch im Vergleich zur direkten MR-Arthrographie schlechter aus. Gründe sind die signifikant geringere Kontrastmittelmenge im Gelenk und, hierdurch bedingt, die niedrigere Distensionswirkung auf die Gelenkstrukturen.

9.6 Dynamische Magnetresonanztomographie der Handwurzel

Ziel der dynamischen MRT ist die zeitaufgelöste Erfassung von Bewegungsabläufen an der Handwurzel. Für die Echtzeitaufzeichnung sind Hochfeldscanner mit hoher Gradientenleistung Voraussetzung. Bei optimierter Hard- und Software-Performance können Bewegungsstudien mit einer Wiederholungsfrequenz von 1 Bild/s und einer Bildmatrix von 128 × 128 akquiriert werden. Für die Auswertung werden die erstellten Bilder zu einer Endlosschleife („Cine Loop") elektronisch zusammengefügt.

Die derzeitige Technologie weist diagnostische Limitationen auf: Zum einen kommen die karpalen Ligamente aufgrund der reduzierten Bildmatrix nicht oder nur unzureichend zur Darstellung, zum anderen ist die Bildfrequenz meist zu niedrig, um passagere Bewegungsstörungen zu erfassen. Zur Zeit weist die dynamische MRT deshalb keine Vorteile gegenüber der Röntgenkinematographie auf.

Wegen der fehlenden zeitlichen Auflösung sind hochaufgelöste Bildsequenzen, die unter statischen Bedingungen in unterschiedlichen Handgelenkspositionen akquiriert und nachträglich zu einem Movie animiert werden, ohne wirklichen diagnostischen Nutzen.

9.7 Planung des Untersuchungsvolumens

Die „In-Center"- und „Off-Center"-Lagerung der Hand sind in der Abb. 9.6 dargestellt.

Nachfolgend ist zur Erzielung reproduzierbarer Schichtebenen ein standardisiertes Vorgehen beim Anfertigen von Planungsbildern (sog. „Localizer" oder „Scouts") eine wichtige Voraussetzung. Insbesondere besteht durch Doppelangulationen die Gefahr, oblique Schichtebenen zu erhalten, die die Bildinterpretation erschweren können. Nachfolgend wird ein einfacher Weg zur Gewinnung orthogonaler Schichtebenen, unabhängig von der Lagerung der Hand, beschrieben:

1. Schritt: Akquisition von axialen Planungsbildern.
2. Schritt: Akquisition von sagittalen Planungsbildern senkrecht zur Verbindungsebene von Radius und Ulna (senkrecht zum gedachten Verlauf der Membrana interossea).
3. Schritt: Akquisition von koronalen Planungsbildern senkrecht auf einem sagittalen Planungsbild. Die 3 Planungsbilder sind die anatomische Grundlage für das weitere Vorgehen. Bei modernen Scannern können sie auch in nur einem Messvorgang akquiriert werden (sog. „Triplane Localizer").
4. Schritt: Planung der axialen Bilder auf dem koronalen Planungsbild. Sie werden senkrecht zum Verlauf von Radius und Ulna positioniert.
5. Schritt: Planung von koronalen Bildern. Zur schnelleren Akquisitionsfolge können die koronalen Bilder zwar bereits auf den axialen Planungsbildern eingezeichnet werden, genauer ist jedoch das Vorgehen mit

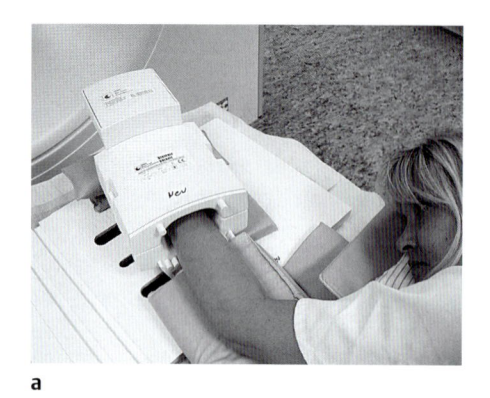

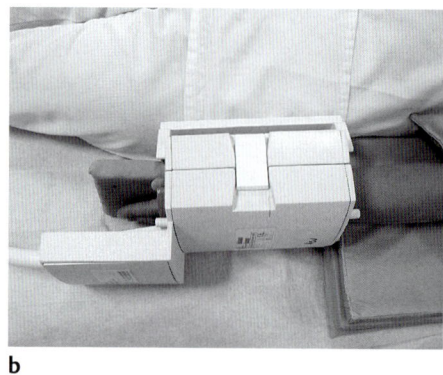

Abb. 9.6 a, b **Lagerung zur MRT der Hand.**
a Positionierung der Hand im Zentrum („In Center"). Der Patient eleviert in Bauchlage den Arm über den Kopf, die Hand befindet sich in Pronation.
b Positionierung der Hand neben dem Körper („Off Center"). Der Patient liegt auf dem Rücken, die Hand befindet sich in Neutralstellung.

Hilfe der im Schritt 4 erstellten axialen Bilder. Hier ist die koronale Ebene dann anatomisch exakt geplant, wenn sie parallel zur Verbindungslinie zwischen den Palmarseiten des distalen Skaphoidpols und dem Pisiforme verläuft. Der Schichtblock muss nachfolgend mit dieser Angulation noch in das Untersuchungszentrum verschoben werden.

6. Schritt: Planung der sagittalen Bilder entweder senkrecht auf dem koronalen Planungsbild des Schrittes 3 oder senkrecht auf einem mittleren Koronalbild des Schrittes 5.

9.8 Sequenzempfehlungen für die Magnetresonanztomographie der Hand

Aufgrund der Überlegungen zu den verschiedenen Sequenzeigenschaften ergeben sich für die Diagnostik an der Hand die allgemeinen Empfehlungen der Tab. 9.5.

Tab. 9.5 Sequenzempfehlungen für die MRT an der Hand

Paramater	Fragestellung	Typ	Orientierung
PD-/T2-/T2*-Betonung	Knochenmarködem	PD-FSE fs (alternativ STIR)	koronal
	Differenzierung Sehne/Sehnenscheide	T2*-GRE	axial
	Ligamente und TFCC	T2*-GRE	koronal
	hyaliner Knorpel	PD-FSE fs	koronal und sagittal
	Weichteiltumoren	T2-FSE	axial
T1-SE, T1-3D-GRE	Standardsequenz für T1-Betonung	T1-SE	koronal
	hyaliner Knorpel	T1-3D-GRE fs	koronal
	kontrastmittelverstärkte MRA	T1-3D-GRE fs	koronal
Doppelecho-GRE-Sequenz	hyaliner Knorpel	3D-DESS we	koronal
Kontrastmittel	intravenös für alle Fragestellungen	T1-SE nativ und T1-SE fs nach Kontrastmittelgabe	koronal (Standard), transversal, sagittal
	intraartikulär für Läsion von Ligamenten, TFCC, Knorpel	T1–SE fs (fakultativ nach zusätzlicher Kontrastmittelgabe i.v.) 3D-DESS we	koronal

Abkürzungen: fs = spektrale Fettsättigung, we = Wasseranregung

9.9 Sequenzprotokolle

Die MRT der Hand erfordert neben einer dezidierten Handspule spezielle Protokolle, die bei kleinem „Field of View" (FoV) sowohl eine hohe Ortsauflösung als auch ein ausreichendes Signal-Rausch-Verhältnis gewährleisten.

Aus der eigenen Erfahrung haben sich an 1,0- und 1,5-Tesla-Scannern folgende Einstellparameter bewährt:
- Das FoV muss zwingend auf eine Größe von 80–100 mm begrenzt werden, um die anatomisch notwendige Auflösung an der Handwurzel und den Fingern zu erzielen. An der Mittelhand kann das Scanfeld auf 120 mm erweitert werden.
- Bei einer Schichtdicke von 3 mm empfiehlt sich eine Matrixgröße von 256×512 (Phasenkodierrichtung mal Ausleserichtung), bei einer Schichtdicke von 2 mm eine Matrix von 256×256.
- Ein Rechteck-FoV sollte bei koronaler Orientierung meist nicht gewählt werden, bei sagittaler und axialer Orientierung ist dagegen ein Rechteck-FoV von 50–70 % sinnvoll.
- Um ein ausreichendes Signal-Rausch-Verhältnis zu erzielen, müssen folgende Akquisitionsanzahlen durchgeführt werden: 2 Mittelungen für T1-SE, 3 Mittelungen für PD-FSE fs, 3 Mittelungen für T2-FSE, 2 Mittelungen für T2*-GRE und 1 Mittelung für 3D-DESS.

9.9.1 MRT-Basisprotokoll

Das MRT-Basisprotokoll kommt bei uncharakteristischer, klinisch nicht klar einzuordnender Beschwerdesymptomatik zum Einsatz. Zur Erfassung des gesamten Handwurzelvolumens wird jeweils eine Schichtdicke von 3 mm gewählt.

9.9.2 MRT-Untersuchungsprotokoll beim Handwurzeltrauma

Indikation ist der Nachweis einer röntgenologisch okkulten Fraktur des distalen Radiusabschnitts und/oder der Handwurzel. Das Protokoll beinhaltet T2-gewichtete Sequenzen in koronaler und sagittaler Orientierung, mit denen sensitiv ein traumainduziertes Knochenmark-

Tab. 9.6 Basisprotokoll für die MRT der Hand

Sequenztyp	Orientierung	Schichtdicke/-lücke	Schichtanzahl	Kontrastmittel
T2*-GRE	axial	3 mm/0 %	20	nein
PD-FSE fs	koronal	3 mm/0 %	12	nein
T1-SE	koronal	3 mm/0 %	12	nein
T1-SE fs	koronal	3 mm/0 %	12	ja
T1-SE	sagittal	3 mm/10–20 %	15	ja

Tab. 9.7 MRT-Sequenzprotokoll beim frischen Trauma der Handwurzel

Sequenztyp	Orientierung	Schichtdicke/-lücke	Schichtanzahl	Kontrastmittel
T2*-GRE	axial	3 mm/0 %	20	nein
PD-FSE fs	koronal	3 mm/0 %	12	nein
STIR oder MEDIC	sagittal	3 mm/10–20 %	15	nein
T1-SE	koronal	3 mm/0 %	12	nein
T1-SE fs	koronal	3 mm/0 %	12	ja

Tab. 9.8 MRT-Sequenzprotokoll beim frischen Trauma des Skaphoids

Sequenztyp	Orientierung	Schichtdicke/-lücke	Schichtanzahl	Kontrastmittel
PD-FSE fs	koronal	3 mm/0 %	12	nein
T2*-GRE oder MEDIC	sagittal	3 mm/10–20 %	15	nein
T1-SE	schräg-sagittal	2 mm/0 %	8	nein
STIR	schräg-sagittal	2 mm/0 %	8	nein
T1-SE fs	koronal	3 mm/0 %	12	ja

ödem nachgewiesen werden kann. Nach intravenöser Kontrastmittelgabe dient die koronale, T1-gewichtete Sequenz dazu, Läsionen der Ligamente und des TFCC anhand eines fokalen Enhancements zu erkennen.

9.9.3 MRT-Untersuchungsprotokoll beim Trauma des Skaphoids

Wegen seiner doppel-obliquen Anordnung in den Standardraumebenen müssen am Kahnbein angulierte Schichten akquiriert werden, die parallel zur skaphoidalen Längsachse verlaufen. Vorteilhaft sind schräg-sagittale Schichten von 2 mm Dicke und einem FoV von 80 mm. Die T2-gewichteten Sequenzen in koronaler bzw. sagittaler Orientierung dienen zum Nachweis eines traumatischen Knochenmarködems und zur Beurteilung der karpalen Gefügeanordnung, die fettsaturierten T1-SE-Bilder nach Kontrastmittelgabe dem Erkennen einer begleitenden Bandverletzung.

9.9.4 MRT-Untersuchungsprotokoll bei der Skaphoidpseudarthrose

Die ossäre Vitalität wird indirekt anhand der synoptischen Bewertung des Wassergehalts und des Perfusionsgrades des Knochenmarks beurteilt. MRT-Parameter hierfür ist neben dem häufig anzutreffenden Knochenmarködem insbesondere die Intensität und Verteilung des Enhancements nach intravenöser Kontrastmittelgabe. Die T1-gewichteten SE-Schichten werden parallel zur Längsachse des Skaphoids ausgerichtet, die T2-gewichteten Bilder in der Koronal- und Sagittalebene.

9.9.5 MRT-Untersuchungsprotokoll bei Läsionen der Ligamente und des TFCC

Sie betreffen degenerative und traumatische Veränderungen. Während an den avaskulären Band- bzw. Diskussegmenten die strukturelle Desintegrität anhand eines interponierten Flüssigkeitseinschlusses erkennbar ist, erweist sich an den vaskularisierten Abschnitten die

Tab. 9.9 MRT-Sequenzprotokoll bei der Skaphoidpseudarthrose

Sequenztyp	Orientierung	Schichtdicke/-lücke	Schichtanzahl	Kontrastmittel
PD-FSE fs	koronal	2 mm/0 %	12	nein
T2*-GRE oder MEDIC	sagittal	3 mm/10–20 %	15	nein
T1-SE	schräg-sagittal	2 mm/0 %	8	nein
T1-SE fs	schräg-sagittal	2 mm/0 %	8	ja

Tab. 9.10 MRT-Sequenzprotokoll der Bänder und des TFCC (nicht arthrographisch)

Sequenztyp	Orientierung	Schichtdicke/-lücke	Schichtanzahl	Kontrastmittel
T2*-GRE	axial	3 mm/0 %	20	nein
PD-FSE fs	koronal	2 mm/0 %	12	nein
T1-SE	koronal	2 mm/0 %	12	nein
T1-SE fs	koronal	2 mm/0 %	12	ja
T1-SE fs	sagittal	3 mm/10–20 %	15	ja

Tab. 9.11 MRT-Sequenzprotokoll der Bänder und des TFCC (MR-Arthrographie)

Sequenztyp	Orientierung	Schichtdicke/-lücke	Schichtanzahl	Kontrastmittel
PD-FSE fs	koronal	2 mm/0 %	12	nein
T1-SE fs	koronal	2 mm/0 %	12	nein
T1-SE fs	koronal	2 mm/0 %	12	ja
T1-SE fs	axial	3 mm/0 %	15	ja
3D-DESS we	koronal	1 mm	40	ja

fokale Kontrastmittelanreicherung am Ort der einsetzenden fibrovaskulären Reparation diagnostisch als hilfreich. Entsprechend müssen bei ligamentären Verletzungsmustern sowohl T2- als auch T1-gewichtete Sequenzen sowie intravenöses Kontrastmittel zur Anwendung kommen. Die Koronalebene ist wegen des Ligamentverlaufs die bevorzugte Abbildungsebene.

Die MR-Arthrographie sollte dann zur Anwendung kommen, wenn klinisch eine Läsion im avaskulären Segment des Discus ulnocarpalis vermutet wird, diese aber in T2-gewichteten Sequenzen nicht zur Darstellung kommt, oder aber wenn eine ligamentäre Kontrastmittelanreicherung in unspezifischer Art vorliegt. Es ist vorteilhaft, nach der durchleuchtungsgezielten Arthrographie die MRT-Untersuchung ohne und mit intravenöser Kontrastmittelapplikation durchzuführen.

9.9.6 MRT-Untersuchungsprotokoll bei karpalen Osteonekrosen (Lunatumnekrose)

Osteonekrosen betreffen das Mondbein im Rahmen einer Lunatumnekrose (Morbus Kienböck) sowie das proximale Fragment bei der Skaphoidpseudarthrose. Hierfür wird ein eigenes Untersuchungsprotokoll vorgestellt. Die ossäre Vitalität kann indirekt anhand der Bewertung des Wassergehalts und des Perfusionsgrades des Knochenmarks beurteilt werden. MRT-Parameter hierfür ist neben dem Knochenmarködem die Intensität und Verteilung des Enhancements nach intravenöser Kontrastmittelgabe. T1-gewichtete SE-Dünnschichten werden koronal und sagittal jeweils nativ und nach Kontrastmittelgabe akquiriert, in der Koronalebene zusätzlich eine T2-gewichtete FSE-Sequenz.

9.9.7 MRT-Untersuchungsprotokoll bei arthritischen Gelenkerkrankungen

Häufigste Indikation ist zweifelsfrei die rheumatoide Arthritis, für deren Abklärung an der Handwurzel das nachfolgende Programm optimiert ist. Bei Reduktion der Schichtdicke auf 2 mm kann die Sequenzempfehlung auch zur Untersuchung der MP- und PIP-Gelenke Anwendung finden. Bei allen entzündlichen Erkrankungen der Synovialgewebe sind die Applikation eines gadoliniumhaltigen Kontrastmittels sowie die Anwendung von fettsupprimierenden Sequenzen wichtige Untersuchungsvoraussetzungen.

9.9.8 MRT-Untersuchungsprotokoll zum Nachweis von Ganglien

Ganglien als flüssigkeitshaltige Gebilde werden an der Dorsal- oder Palmarseite des Handgelenks sensitiv mit T2-gewichteten Sequenzen nachgewiesen, die am besten in den 3 Raumebenen mit unterschiedlichen Messvorschriften akquiriert werden. Die stielförmige Verbindung zum synovialen Entstehungsort einer Gelenkkapsel oder einer Sehnenscheide kommt häufig erst nach venöser Kontrastmittelapplikation zur Darstellung.

Tab. 9.12 MRT-Sequenzprotokoll bei Osteonekrosen (Lunatumnekrose)

Sequenztyp	Orientierung	Schichtdicke/-lücke	Schichtanzahl	Kontrastmittel
PD FSE fs	koronal	2 mm/0 %	12	nein
T1 SE	koronal	2 mm/0 %	12	nein
T1 SE	sagittal	2 mm/0 %	12	nein
T1 SE fs	koronal	2 mm/0 %	12	ja
T1 SE fs	sagittal	2 mm/0 %	12	ja

Tab. 9.13 MRT-Sequenzprotokoll bei rheumatoider Arthritis der Handwurzel

Sequenztyp	Orientierung	Schichtdicke/-lücke	Schichtanzahl	Kontrastmittel
T2*-GRE	axial	3 mm/10–20 %	20	nein
PD-FSE fs	koronal	3 mm/0 %	12	nein
T1-SE	koronal	3 mm/0 %	12	nein
T1-SE fs	koronal	3 mm/0 %	12	ja
T1-SE	sagittal	3 mm/10–20 %	15	ja

9.9.9 MRT-Untersuchungsprotokoll zur Diagnostik von Weichteil- und Knochentumoren

Zur Gewebecharakterisierung sind SE- bzw. FSE-Sequenzen besser als GRE-Sequenzen geeignet. Zum Nachweis eines Tumorödems kommt bei Knochentumoren am besten eine T2-FSE-Sequenz mit einem spektralen Fettsättigungspuls zur Anwendung, bei Weichteiltumoren dagegen ohne Fettsaturation. Nach intravenöser Kontrastmittelgabe werden T1-gewichtete Sequenzen in allen 3 Raumebenen akquiriert, um eine mögliche Umgebungsinfiltration vollständig einschätzen zu können.

Tab. 9.14 MRT-Sequenzprotokoll bei Ganglien

Sequenztyp	Orientierung	Schichtdicke/-lücke	Schichtanzahl	Kontrastmittel
T2*-GRE	axial	3 mm/0 %	20	nein
T2*-GRE oder MEDIC	sagittal	3 mm/10–20 %	15	nein
PD-FSE fs	koronal	2 mm/0 %	12	nein
T1-SE	koronal	2 mm/0 %	12	nein
T1-SE fs	koronal	2 mm/0 %	12	ja

Tab. 9.15 MRT-Sequenzprotokoll bei Knochen- und Weichteiltumoren

Sequenztyp	Orientierung	Schichtdicke/-lücke	Schichtanzahl	Kontrastmittel
T2-FSE (fs)	koronal	3 mm/0 %	12	nein
T1-SE	koronal	3 mm/0 %	12	nein
T1-SE fs	koronal	3 mm/0 %	12	ja
T1-SE fs	sagittal	3 mm/10–20 %	15	ja
T1-SE	axial	3 mm/0 %	20	ja

9.10 MRT-Anatomie der Hand

Nachfolgend wird die MRT-Normalanatomie beschrieben. Wurden die Aufnahmen in Pronationsstellung angefertigt – was bei der Untersuchung in Bauchlage und „In-Center"-Technik der Fall ist – müssen folgende „Fallstricke" berücksichtigt werden:

- Im distalen Radioulnargelenk steht der Radius gegenüber dem Ulnakopf in diskreter palmarer Subluxationsstellung. Finden sich die radioulnaren Artikulationspartner noch innerhalb der Artikulationsfläche zwischen den beiden Mino-Linien (Kap. 12), ist die pronationsassoziierte „federnde Elle" als physiologisch zu bewerten (sog. „Pseudoluxation").

- Ebenfalls aus der Lagerung in Pronation resultiert eine geringgradige Dorsalrotation des Lunatums im Sinne einer „Pseudo-DISI-Stellung" (DISI = Dorsal Intercalated Segment Instability, Kap. 23). In Pronationsstellung darf eine Rotation bis 15° nicht einem Instabilitätsphänomen zugeordnet werden.

Muskellogen und Gefäß-Nerven-Straßen des Unterarmes (Abb. 9.7)

MR-topographisch bietet sich eine Unterteilung des Unterarmes in jeweils 5 Muskellogen Gefäß-Nerven-Straßen an (Tab. 9.**16**). Die Interpretation erfolgt am besten auf axialen MRT-Aufnahmen.

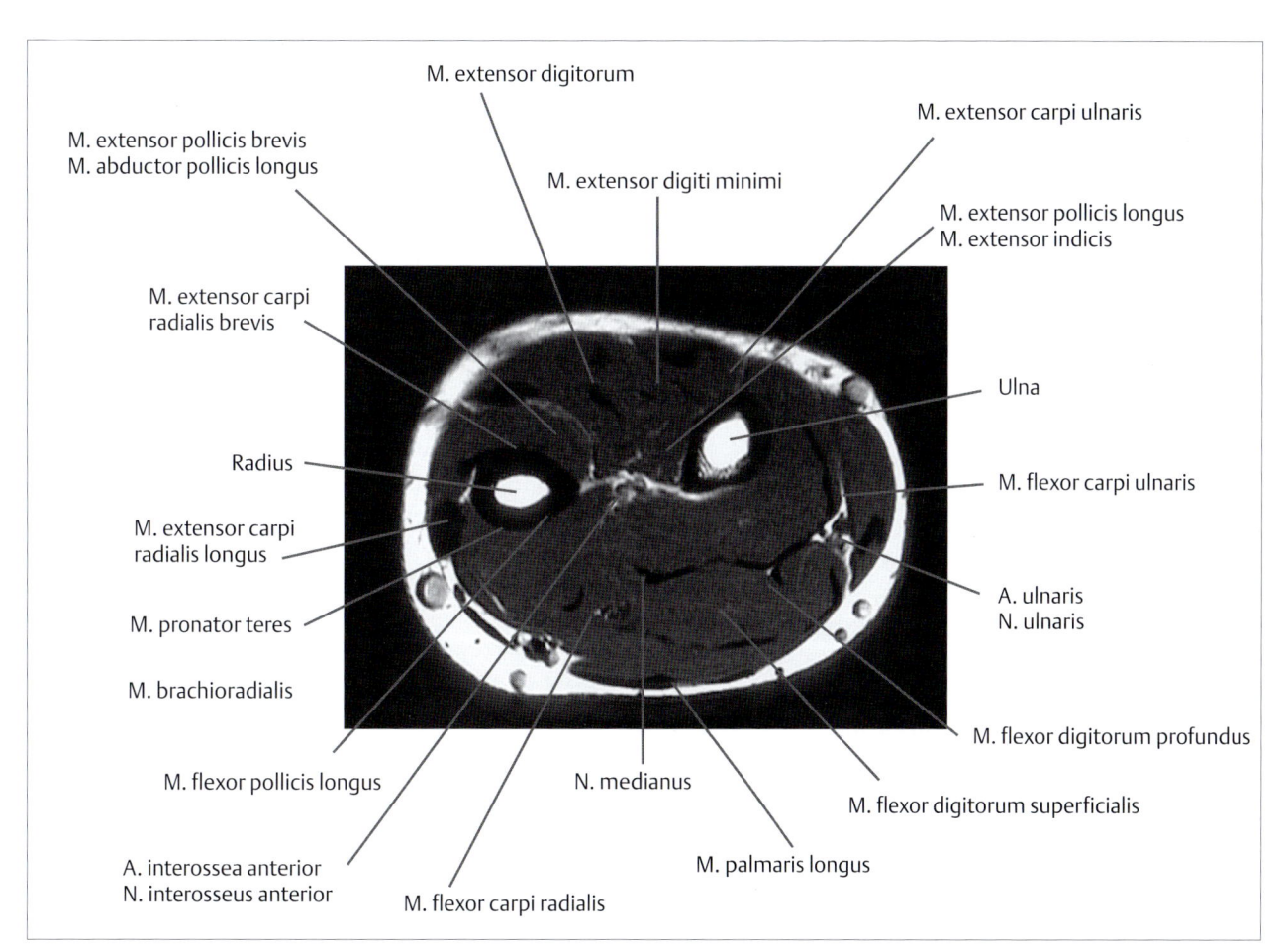

Abb. 9.**7** **MRT-Normalanatomie des Unterarmes.** Axiale T1-gewichtete SE-Schicht in Höhe des distalen Unterarmabschnitts.

Tab. 9.16 Muskelgruppen und Gefäß-Nerven-Straßen des Unterarms

Muskelgruppe	Muskel	Gefäß-Nerven-Straße	Leitstruktur
Radiale Gruppe	M. brachioradialis	radiale Gefäß-Nerven-Straße	M. brachioradialis
	M. extensor carpi radialis longus		R. superficialis n. radialis
	M. extensor carpi radialis brevis		A. radialis
Oberflächliche Extensoren	M. extensor digitorum	dorsale Zwischenknochenstraße	M. extensor digitorum
	M. extensor digiti minimi		R. profundus n. radialis
	M. extensor carpi ulnaris		A. interossea posterior
Tiefe Extensoren	M. abductor pollicis longus		
	M. extensor pollicis brevis		
	M. extensor pollicis longus		
	M. extensor indicis		
	M. supinator		
Oberflächliche Flexoren	M. flexor carpi ulnaris	ulnare Gefäß-Nerven-Straße	M. flexor carpi ulnaris
	M. pronator teres		N. ulnaris
	M. palmaris longus		A. ulnaris
	M. flexor carpi radialis	mittlere Gefäß-Nerven-Straße	M. flexor carpi radialis
	M. flexor digitorum superficialis		N. medianus
Tiefe Flexoren	M. flexor digitorum profundus	palmare Zwischenknochenstraße	A. interossea anterior
	M. flexor pollicis longus		
	M. pronator quadratus		

Knöchernes Handskelett (Abb. 9.8)
- In der MRT gelten für den distalen Unterarmabschnitt, die Handwurzel, die Mittelhand sowie die Finger die morphologischen Beurteilungskriterien der Projektionsradiographie und der CT (Kap. 1, 8 u. 12).
- Wie am übrigen Skelett kommt auch am Handskelett die **ossifizierte Knochensubstanz** in allen Sequenzen signalfrei zur Abbildung.
- Dagegen stellt sich das **Knochenmark** in den T1- und T2-gewichteten SE- und FSE-Sequenzen signalintens dar, in den FSE-Sequenzen gering signalreicher. Bei Verwendung von GRE-Sequenzen ist die Signalhöhe intermediär, hier zusätzlich von der Sequenzart und vom Flipwinkel abhängig. Durch fettsupprimierende Sequenztypen wird das gesunde Knochenmark homogen signalarm dargestellt. Jede Signalanhebung weist einen pathologischen Zustand des Knochens bzw. Knochenmarks aus.
- Die MRT ist die Methode der Wahl, um den **hyalinen Gelenkknorpel** direkt darzustellen. In den vorgestellten Sequenzen weist der hyaline Knorpel eine intermediäre Signalhöhe auf. An den Gelenken der Hand misst die Knorpeldicke lediglich um 1 mm, an den Fingergelenken unter 1 mm. Bei fehlendem Gelenkerguss stellt sich der Spalt zwischen den Knorpelschichten zweier Gelenkpartner als feine, hypointense Linie dar. Die bevorzugte Abbildungsebene für den Knorpel des distalen Radioulnargelenks ist die axiale Ebene, für den Knorpel der Radio- und Mediokarpalgelenke sowohl die koronale als auch die sagittale Ebene.

Karpale Ligamente und ulnokarpaler Komplex (TFCC) (Abb. 9.8a)
- Bevorzugte Abbildungsebene der extrinsischen und intrinsischen Ligamente sowie des ulnokarpalen Komplexes ist die koronale Schichtführung.
- Die Anatomie und die bildgebende Diagnostik des komplexen karpalen Bandapparats und des TFCC werden in Kap. 10 und 11 abgehandelt.

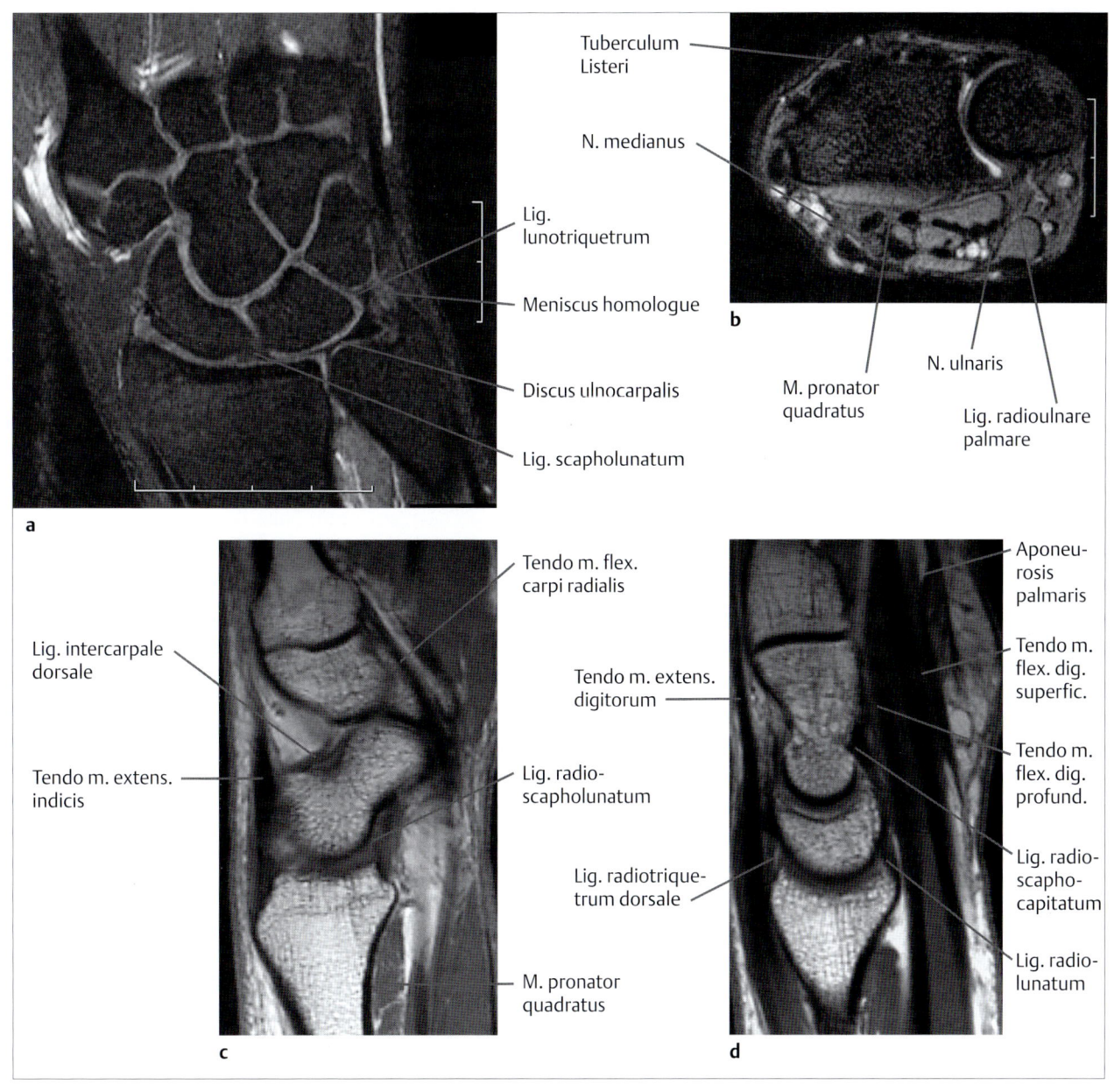

Abb. 9.8 a – d MRT-Normalanatomie des Handgelenks und der Handwurzel.

a Koronale PD-gewichtete FSE-Sequenz mit Fettsaturation. Die intrinsischen Ligamente, der ulnokarpale Komplex (TFCC) und der hyaline Gelenkknorpel sind gut abgrenzbar.

b Axiale T2*-gewichtete GRE-Sequenz durch das distale Radioulnargelenk. Gute Abgrenzung des hyalinen Knorpels mit intermediärer Signalhöhe von einem geringen signalintensen Gelenkerguss.

c Sagittale T1-gewichtete SE-Sequenz in Höhe des Skaphoids. Das Trapezoideum „reitet" auf dem distalen Skaphoidpol.

d Sagittale T1-gewichtete SE-Sequenz in Höhe des Lunatums. Beachte die kolineare Anordnung von Radius, Lunatum, Kapitatum und Metakarpale III.

Inhalt des Karpaltunnels (Abb. 9.9 a u. b)

- Durch den Karpaltunnel verlaufen die 4 Sehnen des M. flexor digitorum superficialis, die 4 Sehnen des M. flexor digitorum profundus sowie die Sehne des M. flexor pollicis longus und der N. medianus. Während die oberflächlichen und tiefen Fingerflexoren II–V eine gemeinsame Sehnenscheide haben, weist der M. flexor pollicis longus eine eigene Sehnenscheide auf.
- Die Sehnen des M. flexor digitorum superficialis sind in 2 Gruppen angeordnet, wobei die Sehnen III und IV oberflächlich zu den Sehnen II und V liegen. Die FDS-Sehne V ist im Querschnitt meist sehr dünn und dann kaum erkennbar, gelegentlich kann sie auch fehlen.
- Die Sehnen des M. flexor digitorum profundus sind in gleicher Weise gruppiert.

- Die Sehne des M. flexor pollicis longus verläuft im Tunnel am weitesten radial innerhalb einer Rinne des Trapeziums. Sie weist eine eigene Sehnenscheide auf.
- Die Sehnen kommen in allen Sequenzen signalarm zur Darstellung. Beachtung verdient der sog. „Magic-Angle"-Effekt: Verläuft eine Sehne ca. 55° zur Ausrichtung des äußeren Magnetfeldes, kommt es insbesondere bei GRE-Sequenzen zu Signalanhebungen innerhalb der Sehne selbst. Dieser Artefakt darf nicht als Tendinitis fehlgedeutet werden.
- Der N. medianus verläuft palmar innerhalb des Karpaltunnels unmittelbar unterhalb des Retinaculum flexorum. Er liegt der FDS-Sehne II und der FPL-Sehne direkt benachbart. Er weist in allen Sequenzen eine intermediäre oder gering hyperintense Signalhöhe im Vergleich zur Muskulatur auf.
- Außerhalb des Karpaltunnels ziehen die Sehne des M. palmaris longus, der zusammen mit dem M. palmaris brevis die Spannung der Palmaraponeurose aufrecht erhält, sowie die Inhaltsstrukturen der Guyon-Loge.

Guyon-Loge (Abb. 9.9 a u. b)

- Die Guyon-Loge, die in oberflächlicher Lokalisation an der Ulnarseite der Handwurzel liegt, wird am besten in axialen Schichten beurteilt. Sie wird ulnarseitig begrenzt vom Pisiforme, dem Hamulus ossis hamati und der Hypothenarmuskulatur, dorsal vom Retinaculum flexorum und palmar vom Lig. palmare carpi.
- Die Inhaltsstrukturen der Guyon-Loge sind ulnarseitig des N. ulnaris in direkter Nähe zum Pisiforme sowie radial hiervon die A. und V. ulnaris. In variabler Höhe teilt sich der N. ulnaris innerhalb der Loge in einen R. palmaris superficialis und einen R. palmaris profundus auf. Die Differenzierung des Logeninhalts gelingt am besten mit einer T1-gewichteten SE-Sequenz.

Extensorensehnen (Abb. 9.9 a u. d)

Der Streckapparat ist in 6 Sehnenfächer gruppiert, die vom Retinaculum extensorum überspannt werden. Die Strecksehnen können gut in T2*-gewichteten GRE-Sequenzen dargestellt werden:

- Das 1. Strecksehnenfach beinhaltet die Sehnen des M. abductor pollicis longus (APL) und des M. extensor pollicis brevis (EPB).
- Das 2. Strecksehnenfach beinhaltet die Sehnen des M. extensor carpi radialis longus (ECRL) und des M. extensor carpi radialis brevis (ECRB).
- Das 3. Strecksehnenfach beinhaltet die Sehne des M. extensor pollicis longus (EPL). Zwischen dem 2. und 3. Strecksehnenfach ist das Tuberculum radii Listeri interponiert. Im weiteren Verlauf überkreuzt die EPL-Sehne die Sehnen des M. extensor indicis (4. Strecksehnenfach) und die ECRL- sowie ECRP-Sehnen (2. Strecksehnenfach).
- Das 4. Strecksehnenfach beinhaltet die Sehnen des M. extensor digitorum (ED) und des M. extensor indicis proprius (EIP).
- Das 5. Strecksehnenfach beinhaltet die Sehne des M. extensor digiti minimi (EDM). In Höhe des Triquetrums nimmt die Strecksehne V einen bogenförmigen Verlauf nach ulnar hin.
- Das 6. Strecksehnenfach beinhaltet die Sehne des M. extensor carpi ulnaris (ECU). Die ECU-Sehne verläuft mit eigener Sehnenscheide dorsal in einer Rinne des Ulnarkopfes und inseriert an der Basis des Metakarpale V. In Supination kann die ECU-Sehne aus der Rinne subluxieren, physiologischerweise nicht jedoch in der Pronationsstellung, wie sie in der MRT eingenommen wird. Häufig wird ein zentrales Binnensignal in der Sehne nachgewiesen, ohne dass hierfür der „Magic-Angle"-Effekt oder eine Tendinitis verantwortlich gemacht werden kann.
- Die dorsoradial gelegene Tabatiere wird begrenzt von den Sehnen des 1. Extensorenfaches (APL und EPB) sowie der Sehne des 3. Extensorenfaches (EPL). Am Boden der Tabatiere finden sich die A. radialis, die ECRL-Sehne, das Skaphoid und das Trapezium.
- Peripher teilen sich die Fingerextensoren in einen zentralen und 2 marginale Zügel auf.
- Wenn sie weniger als die volle Zirkumferenz einnehmen, sind in T2-gewichteten Bildern geringe Flüssigkeitsmengen in den Sehnenscheiden der Extensoren als physiologisch zu bewerten.

Thenarloge (Abb. 9.10 b)

- Die Thenarloge trägt als Inhalt die kurzen Daumenmuskeln sowie als Leitstrukturen die A. radialis und die Sehnen des M. flexor pollicis longus.
- Zu den kurzen Daumenmuskeln zählen in der Anordnung von radial nach ulnar der M. abductor pollicis brevis, der M. opponens pollicis sowie jeweils aus 2 Muskelbäuchen bestehend der M. flexor pollicis brevis und der M. adductor pollicis.
- Die Sehne des M. flexor pollicis longus zieht zwischen den beiden Muskelbäuchen des M. flexor pollicis brevis hindurch.

Hohlhandloge und Mittelhand (Abb. 9.10 a u. c)

- Die mittlere Hohlhandloge trägt die Sehnen aller Fingerbeuger, die Mm. lumbricales, den arteriellen Arcus palmaris superficialis (in Höhe der Metakarpusmitte) sowie den N. medianus, der hier bereits in die Nn. digitales palmares aufgespalten ist.
- Den tiefen Flexorensehnen zugehörig sind die Mm. lumbricales. Die Lumbrikalmuskeln entspringen an

9.10 MRT-Anatomie der Hand

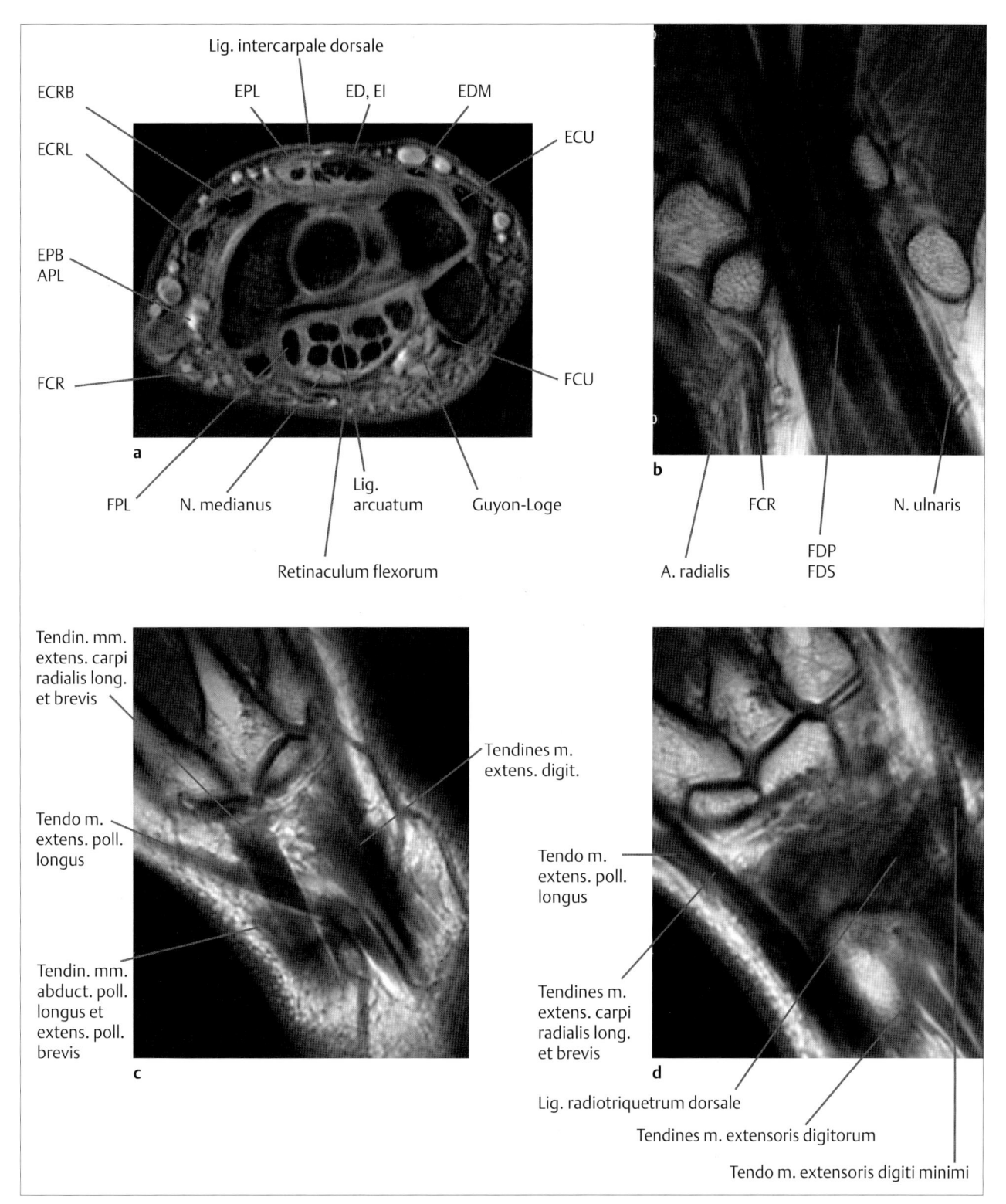

Abb. 9.**9 a–d** **MRT-Normalanatomie des Karpaltunnels sowie der Flexoren- und Extensorensehnen.**

a In der axialen T2*-GRE-Sequenz kommen dorsalseitig die 6 Strecksehnenfächer zur Abbildung. Im Karpaltunnel können die Sehnen der Mm. flexores digitorum superficialis et profundus und des M. flexor pollicis longus gut von den Sehnenscheiden sowie vom N. medianus mit intermediärem Signal abgegrenzt werden. Ulnar findet sich die Guyon-Loge in oberflächlicher Lage.

b Die koronale T1-SE-Schicht stellt die Flexorensehnen im Karpaltunnel und den N. ulnaris in der Guyon-Loge dar. Begrenzung durch den distalen Skaphoidpol und das Trapezium radialseitig sowie das Pisiforme und den Hamulus ossis hamati ulnarseitig.

c, d 2 angrenzende Koronalschichten geben dorsal die angulierten Sehnenverläufe des M. extensor pollicis longus (3. Strecksehnenfach) und des M. extensor digiti minimi (5. Strecksehnenfach) wieder.

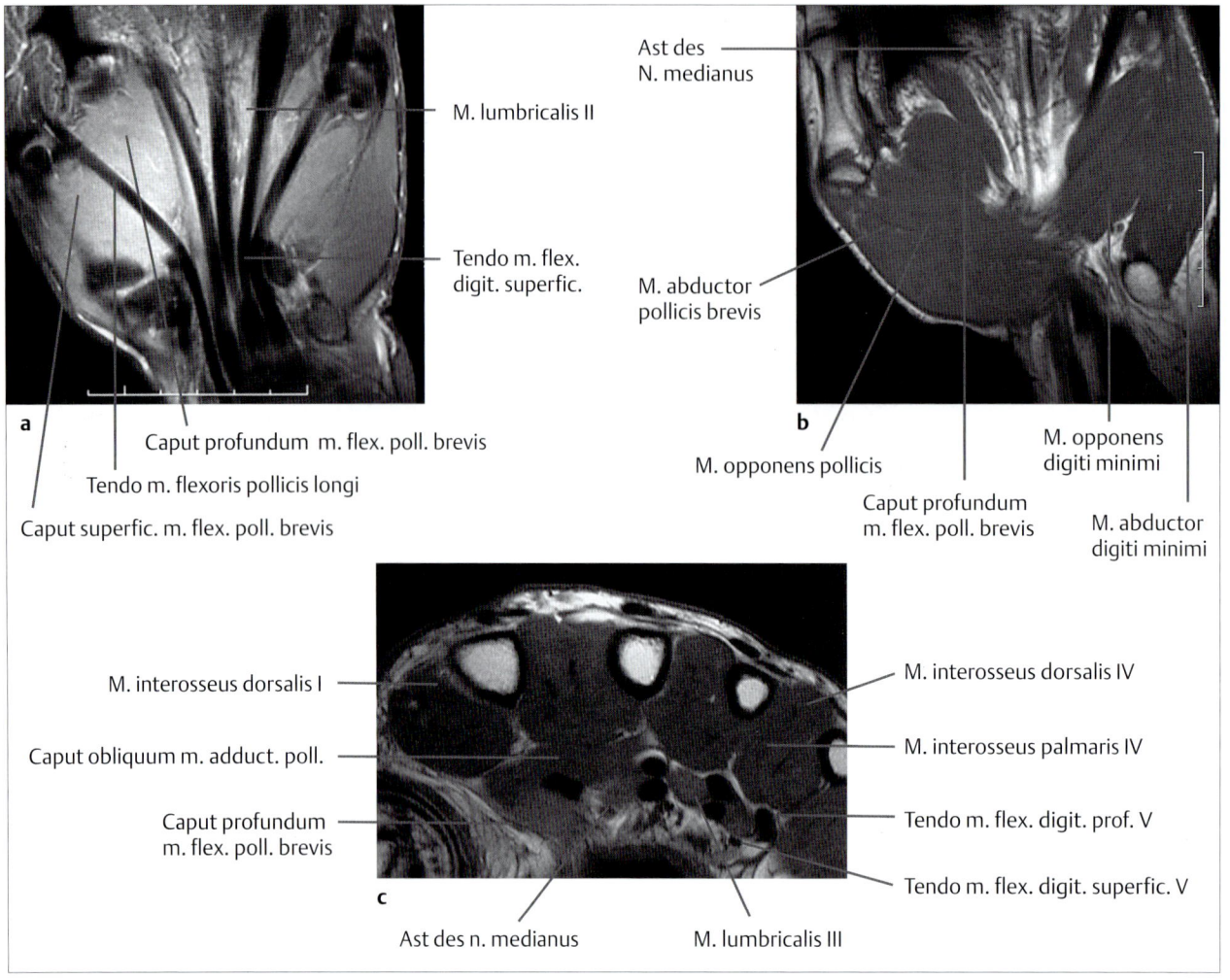

Abb. 9.10 a–c MRT-Normalanatomie der Mittelhand.

a Koronale PD-FSE-Schicht mit Fettsaturation durch die mittlere Hohlhandloge. Es kommen die Sehnen des M. flexor digitorum profundus mit den radial angrenzenden Mm. lumbricales sowie die Sehne des M. flexor pollicis longus zwischen den beiden Muskelbäuchen des M. flexor pollicis brevis zur Abbildung.

b Koronale, mehr oberflächliche Schicht durch die Thenar- und Hypothenarlogen (native T1-SE-Sequenz). Die intrinsischen Muskeln beider Logen lassen sich abgrenzen.

c Axiale T1-gewichtete SE-Sequenz durch die Mittelhand. Die Sehnen der tiefen und oberflächlichen Fingerflexoren und die Mm. lumbricales können voneinander differenziert werden, ebenso die Interosseusmuskulatur.

den Radialrändern der tiefen Flexorensehnen und setzen an den Fingern II–V distal der Insertionen der Mm. interossei an den Dorsalaponeurosen des Extensorenapparats an.

- In der Schicht unter den Flexorensehnen und Lumbrikalmuskeln ziehen quer verlaufend die beiden Muskelbäuche des M. adductor pollicis sowie proximal in Höhe der Metakarpalbasen der arterielle Arcus palmaris profundus.
- Im interossären Raum zwischen den Metakarpalia befinden sich die Mm. interossei. In den axialen und koronalen T1-SE-Bildern lassen sich meist gut die 4 kräftigeren Mm. interossei dorsales von den 3 schwächer ausgebildeten Mm. interossei palmares abgrenzen. Wie die Lumbrikalmuskeln ziehen die interossären Muskeln zu den Dorsalaponeurosen der Finger und setzen hier proximal in Höhe der Grundgelenke an.

Hypothenarloge (Abb. 9.10 b)

- Die Hypothenarloge beinhaltet die Kleinfingerballenmuskulatur sowie die A. ulnaris und den N. ulnaris.
- Zu den Kleinfingerballenmuskeln gehören in der Anordnung von ulnar nach radial der M. abductor digiti minimi, der M. opponens digiti minimi sowie der M. flexor digiti minimi brevis. Palmar aufsitzend findet sich in subkutaner Lage der M. palmaris brevis.

9.10 MRT-Anatomie der Hand

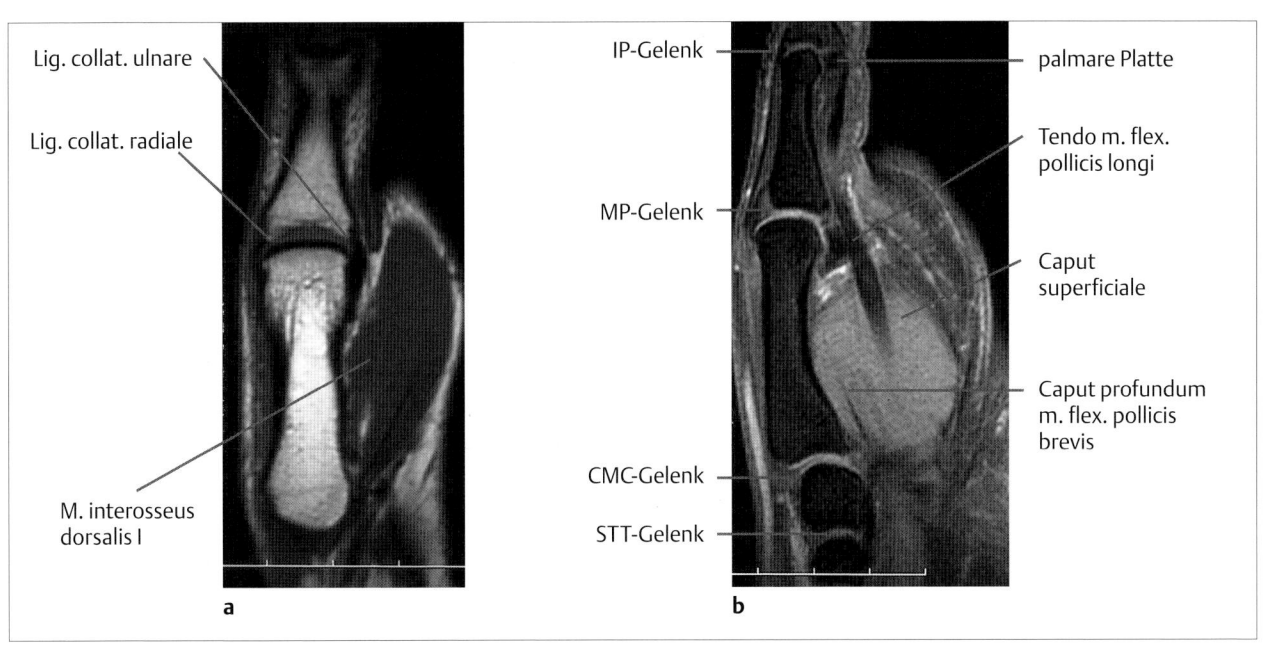

Abb. 9.11 a, b **MRT-Normalanatomie des Daumens.**
a Koronale T1-SE-Sequenz nativ. Am Daumengrundgelenk stellen sich die Kollateralbänder signalarm dar.
b Sagittales PD-FSE-Bild mit Fettsaturation. Beachte die signalreiche Darstellung des hyalinen Gelenkknorpels und die palmare Platte des Interphalangealgelenks.

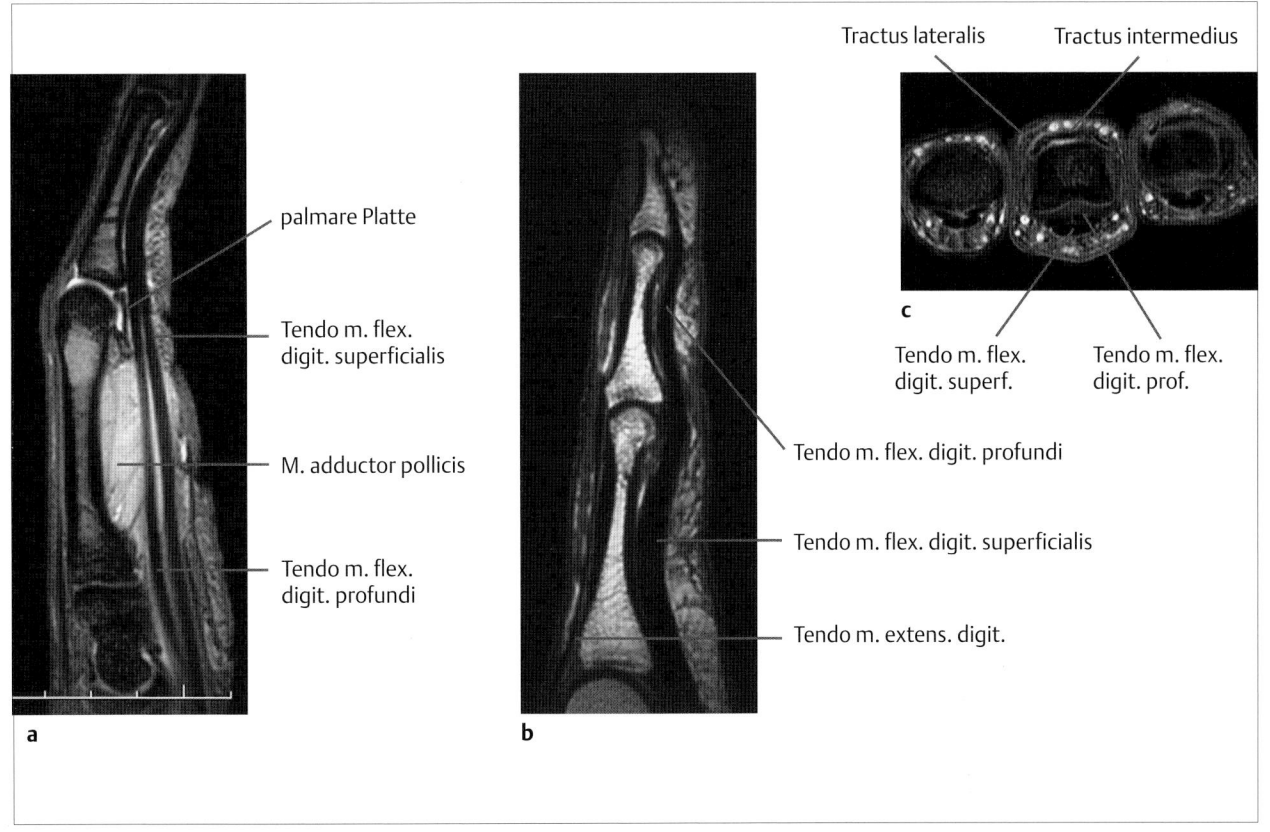

Abb. 9.12 a–c **MRT-Normalanatomie eines Fingers.**
a Sagittale T2*-gewichtete GRE-Schicht durch die Mittelhand und Grundphalanx III. Die oberflächliche und tiefe Flexorensehne können gut differenziert werden.
b Sagittale T1-gewichtete SE-Schicht mit Darstellung der Extensorsehne einschließlich der Dorsalaponeurose und der beiden Flexorensehnen.
c Axiale Schicht durch die Mittelphalangen (T2*-gewichtete GRE-Sequenz). Beachte die Anordnung der tiefen und oberflächlichen Fingerflexoren und die Dorsalaponeurose des Streckers. Palmar-lateral kommen die Vasa und Nn. digitales zur Darstellung.

Daumen und Finger (Abb. 9.**11** u. 9.**12**)

- Die Sehne des M. flexor digitorum superficialis spaltet sich in Höhe der Grundphalangen jeweils in einen radialen und ulnaren Zügel auf. Zwischen den beiden Zügeln verläuft an jedem Finger die Sehne des M. flexor digitorum profundus.
- Die Sehnen des M. flexor digitorum superficialis inserieren an den Mittelphalangen, die des M. flexor digitorum profundus an den Endphalangen.
- Die Dorsalaponeurose als periphere Endstrecke der Fingerextensoren gliedert sich in einen zentralen und 2 marginale Zügel auf. Die beiden marginalen Zügel inserieren an den Endphalanxbasen, der zentrale Zügel an der Mittelphalanxbasis. Die Seitenzügel dienen den Lumbrikal- und Interosseusmuskeln als Insertionsstellen.

Literatur

Übersichtsarbeiten

Bruhn H, Gyngell ML, Hänicke W, Merboldt P, Frahm J. High-resolution fast low-angle shot magnetic resonance imaging of the normal hand. Skeletal Radiol 1991; 20: 259–265

Foo TKF, Shellock FG, Hayes CE, Schenck JF, Slayman BE. High-Resolution MR Imaging of the Wrist and Eye with Short TR, Short TE, and Partial-Echo Acquisition. Radiology 1992; 173: 277–281

Stäbler A, Spieker A, Bonel H, Schrank C, Glaser C, Petsch R, Putz R, Reiser M. Magnetresonanztomographie des Handgelenks – Vergleich hochauflösender Pulssequenzen und unterschiedlicher Fettsignalunterdrückungen an Leichenpräparaten. Fortschr Röntgenstr 2000; 172: 168–174

Partik B, Rand T, Pretterklieber ML, Voracek M, Hoermann M, Helbich TH. Patterns of gadopentetate-enhanced MR imaging of radiocarpal joints of healthy subjects. Am J Roentgenol 2002; 179: 193–197

Steinbach LS, Palmer WE, Schweither ME. Special focus session. MR arthrography. RadioGraphics 2002; 22: 1223–1246

Stoller DW. Magnetic Resonance Imaging in Orthopaedics & Sports Medicine. Lippincott Co., Philadelphia 1997

Weiterführende Literatur

http://www.thieme.de/aktionen/schmitt-lanz

Anatomische und funktionelle Grundlagen für die Diagnostik an der Hand

10 Karpale Ligamente 96

11 Ulnokarpaler Komplex (TFCC) 113

12 Karpale Morphometrie und Funktion 122

13 Postoperative Röntgendiagnostik 131

10 Karpale Ligamente

R. Schmitt

Die karpalen Ligamente gewährleisten einerseits eine stabile Gefügeanordnung der Handwurzel, andererseits ermöglichen sie große Freiheitsgrade in den komplex aufgebauten Gelenken. Nach ihrem Verlauf können interossäre Ligamente und die extrinsischen Ligamente, das proximale und das distale V- an der Palmarseite sowie das dorsale V-Ligament unterschieden werden. Hinsichtlich der Instabilitäten kommen dem Lig. scapholunatum und dem Lig. lunotriquetrum eine besondere Bedeutung zu. Zur Diagnostik der karpalen Bänder stehen die Röntgenarthrographie, verschiedene Sequenztypen der MRT sowie die Arthroskopie zur Verfügung. Die Wertigkeit dieser Verfahren ist für die einzelnen Ligamente unterschiedlich.

10.1 Anatomische Grundlagen

An der Handwurzel verlaufen die meisten Ligamente **intrakapsulär**, nur wenige repräsentieren Verstärkungszüge der Gelenkkapsel. Dabei sind die palmaren Ligamente aufgrund ihrer wichtigen Haltefunktion kräftiger ausgebildet und funktionell wichtiger als die dorsalen Bänder. Bedingt durch die komplexe anatomische Anordnung, wurden für die karpalen Ligamente mehrere Klassifikationen vorgestellt. Die nachfolgende Beschreibung basiert im Wesentlichen auf dem funktionellen **„V-Band-System"**, das durch die Erkenntnisse aus der MRT modifiziert wurde (Tab. 10.1).

Im Einzelnen finden sich innerhalb dieser Gruppen die Ligamente der Tab. 10.2. Ihre Namensgebung leitet sich aus dem Ursprung und Ansatz sowie der Verlaufsrichtung ab.

Hinsichtlich anatomisch exakt definierter Kollateralbänder finden sich konträre Standpunkte in der Literatur. Da solche Bänder, wenn sie kräftig angelegt wären, die multiaxiale Beweglichkeit des Handgelenks einschränken würden, finden sich nur schwache kollaterale Verstärkungszüge an der Gelenkkapsel. Unter diesem Gesichtspunkt sind die Ligg. collateralia des Handgelenks in die Tab. 10.1 aufgenommen worden.

10.1.1 „Interossäre" Ligamente

Sie sind zum Teil membranartig in den Gelenkknorpeln verankert, zum Teil durchqueren sie den Knorpel, um als Sharpey-Fasern direkt am Knochen zu inserieren. Die interossären Ligamente finden sich in 2 Verlaufsrichtungen. Einerseits in longitudinaler Anordnung zwischen Radius und Skaphoid bzw. Lunatum, andererseits im Querverlauf zwischen den Elementen der beiden Handwurzelreihen (Abb. 10.1). Die interossären Ligamente sind die wichtigsten Stabilisatoren an der Handwurzel („Unit of rotational Stability").

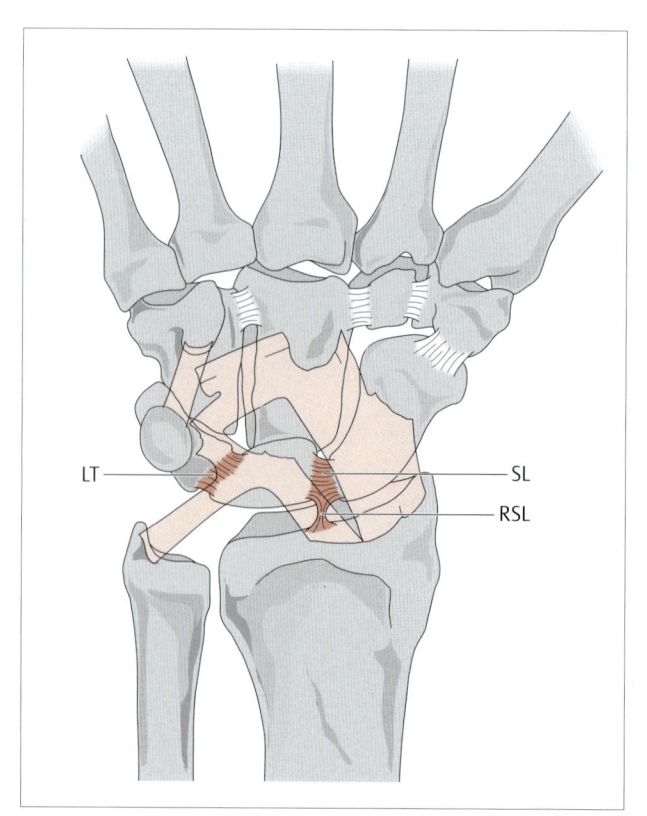

Abb. 10.1 **Schema zu den interossären und intrinsischen Ligamenten.**
Rot dargestellt sind das Lig. radioscapholunatum (RSL), das Lig. scapholunatum (SL) und das Lig. lunotriquetrum (LT).

Lig. radioscapholunatum (RSL), Lig. radioscaphoideum (RS), Lig. radiolunatum (RL)

Nach neuerer Auffassung kommt dem RSL-Ligament (Testut-Band) neben der Stabilisierung des proximalen Skaphoidpols am Radius vor allem die Funktion eines neurovaskulären Bündels zu. Im Band verläufen ein Endast der A. interossea anterior und eine Nervenfaser aus dem N. interosseus anterior. Beide versorgen das skapholunäre Ligament und den proximalen Skaphoidpol mit. Das RSL-Band entspringt an der palmaren Radiuslippe in Höhe der Interfacettenprominenz und verläuft mit

Tab. 10.1 Gliederung der karpalen Ligamente

Gliederungsprinzip	Ligamentgruppe	Ligamentverlauf
Verlaufsrichtung	extrinsisch	verlaufen entweder vom Unterarm oder von der Mittelhand zum Karpus: • palmarseitig oder dorsalseitig • radiokarpal oder ulnokarpal
	intrinsisch	verlaufen interkarpal zwischen den Handwurzelknochen
Funktionelle Topographie	interossär	verlaufen in der Tiefe direkt zwischen 2 Knochen
	palmar-proximales V	konvergieren als „umgekehrtes V" von Radius/Ulna zum Lunatum
	palmar-distales V	konvergieren als „umgekehrtes V" vom Radius/Triquetrum zum Kapitatum
	dorsales V	Konvergieren als „horizontales V" vom Radius/Skaphoid zum Triquetrum

Tab. 10.2 Klassifikation, Lage und Darstellbarkeit der karpalen Ligamente
(0 = nicht darstellbar, + = kurzstreckig darstellbar, ++ = längerstreckig darstellbar, +++ = komplett darstellbar)

Ligament	Abkürz.	Lage	Arthroskopie	MRT	MRA
Interossär:					
• Lig. radioscapholunatum *	RSL	extrinsisch	+++	+	++
• Lig. scapholunatum	SL	intrinsisch	+++	++	+++
• Lig. lunotriquetrum	LT	intrinsisch	+++	++	+++
• Lig. capitohamatum	CH	intrinsisch	+	++	++
Palmar proximales V:					
• Lig. radiolunotriquetrum	RLT	extrinsisch	+	++	++
• Lig. ulnotriquetrum	UT	extrinsisch	++	+++	++
• Lig. ulnolunatum	UL	extrinsisch	++	+++	++
• Discus ulnocarpalis	TFC	extrinsisch	+++	++	+++
Palmar distales V:					
• Lig. radioscaphocapitatum	RSC	extrinsisch	++	+++	++
• Lig. scaphocapitatum	SC	intrinsisch	+	+	+
• Lig. arcuatum (triquetrocapitoscaphoideum)	TCS	intrinsisch	+	+++	++
• Lig. scaphotrapeziotrapezoideum	STT	intrinsisch	+++	++	+++
Dorsales V:					
• Lig. radiotriquetrum dorsale	RTD	extrinsisch	0	++	++
• Lig. intercarpale dorsale	ICD	intrinsisch	0	++	++
Kollateral:					
• Lig. collaterale radiale	CR	extrinsisch	++	+	++
• Lig. collaterale ulnare	CU	extrinsisch	++	+	++

*ist eigentlich kein Band, sondern eine „Meso"-Struktur.

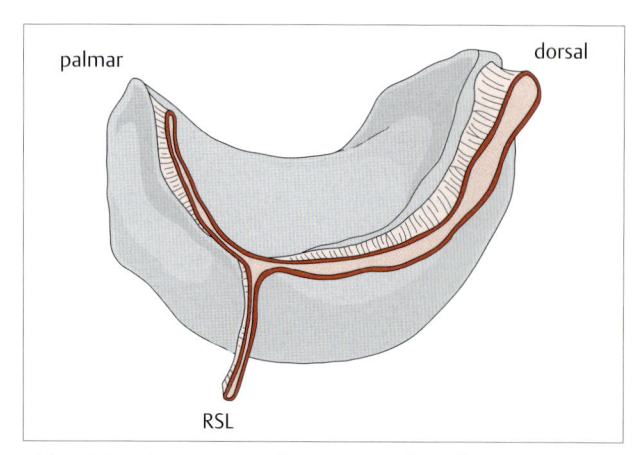

Abb. 10.2 Schema zum U-förmigen Aufbau des Lig. scapholunatum.
Im seitlichen Anblick von radial erkennt man ein palmares, ein mittleres und ein kräftiges dorsales Bandsegment. Von proximal kommend, strahlt das Lig. radioscapholunatum (RSL) in den palmaren Bandabschnitt ein.

2 Zügeln zu den palmaren und mittleren Abschnitten des skapholunären Bandes. Das RSC-Band ist interponiert zwischen dem extrinsischen RLT-Ligament palmarseitig und dem intrinsischen SL-Ligament dorsalseitig.

Beim Lig. radioscaphoideum und Lig. radiolunatum („kurzes radiolunäres Band") handelt es sich um umschriebene Verstärkungszügel der palmaren Gelenkkapsel, nicht jedoch um eigenständige Ligamente. Topographisch sind die beiden Zügel in radialer bzw. ulnarer Lage zum RSL-Ligament lokalisiert. Das Lig. radiolunatum stabilisiert das Lunatum durch seinen Verlauf zum Vorderhorn, das Lig. radioscaphoideum verhindert ein dorsales Abgleiten des Kahnbeines.

Klinisch wichtiger sind die interossären Ligamente der proximalen Karpalreihe.

Lig. scapholunatum (SL)

Dieses sehr wichtige Band garantiert nicht nur den engen Zusammenhalt zwischen Kahnbein und Mondbein, sondern ist gleichzeitig auch der wichtigste Stabilisator des Karpus. Das skapholunäre Band verläuft zwischen den proximalen Begrenzungen des Skaphoids und des Lunatums. Aufgrund einer gewissen Elastizität lässt das Band Relativbewegungen zwischen Skaphoid und Lunatum zu, die aufgrund der unterschiedlichen Gelenksradien beider Knochen während der Flexions-Extensions-Bewegungen wirksam werden. In der 13 mm tiefen Sagittalebene erstreckt es sich U-förmig wie ein Hufeisen (Abb. 10.2). In diesem Verlauf hat es eine durchschnittliche Gesamtlänge von 18 mm. Nach distal hin endet das Band mit freien Rändern. Am Lig. scapholunatum werden histologisch 3 differente Segmente unterschieden, denen unterschiedliche biomechanische Funktionen zukommen:

- Der **palmare**, in der Koronalebene verlaufende Bandabschnitt weist eine leicht schräg-transversale Ausrichtung auf. Es besteht aus kräftigen Kollagenfasern, die in lockeres Bindegewebe eingebettet sind und direkt am kortikalen Knochen inserieren. Das Bandsegment weist im Vergleich zu den beiden anderen Abschnitten eine größere Länge auf. Aufgrund dieser Beschaffenheiten ist eine geringgradige Relativbewegung von Skaphoid und Lunatum in Höhe des palmaren SL-Bandsegments möglich. Der palmare Bandabschnitt ist ebenso wie das hier inserierende Lig. radioscapholunatum (RSL) mit kleinen Gefäß- und Nervenfasern umgeben und relativ gut vaskularisiert.
- Der **mittlere**, in der Transversalebene ausgerichtete Ligamentabschnitt ist eine dünne fibrokartilaginäre Membran, der keine Stabilitätsfunktion zukommt. Sie verläuft zwischen den hyalinen Gelenkknorpeln vom Skaphoid und Lunatum. Das mittlere, membranöse SL-Banddrittel ist bevorzugter Ort degenerativ bedingter Perforationen, die regelmäßig bereits ab dem 30. Lebensjahr als „Pin-Hole"-Defekt hier einsetzen und meist asymptomatisch sind. Im Rahmen einer Arthrographie kommt es dann zu einem interkompartimentalen Kontrastmittelübertritt, ohne dass deswegen eine skapholunäre Dissoziation vorliegt.
- Der **dorsale**, ebenfalls in der Koronalebene verlaufende Bandabschnitt setzt sich aus dickfaserigen, dicht gepackten Kollagenfasern mit transversaler Verlaufsrichtung zusammen. Diese weisen ganz überwiegend eine kortikale Insertion über Sharpey-Fasern auf. Das dorsale Bandsegment ist von feinsten Gefäß- und Nervenfasern umgeben. Der kräftige und vergleichsweise kurzstreckige dorsale Ligamentabschnitt garantiert die eigentliche Stabilität des skapholunären Zusammenhalts. Eine meist traumatisch bedingte, seltener degenerative Läsion des dorsalen SL-Bandabschnitts führt zur Rotationssubluxation des Skaphoids und zur skapholunären Dissoziation.

Lig. lunotriquetrum (LT)

Das lunotriquetrale Band weist einen Aufbau wie das SL-Ligament auf, ist jedoch vergleichsweise grazil. Als straffes Band lässt es lediglich eine geringe Verschiebung zwischen Lunatum und Triquetrum von proximal nach distal zu. Das Lig. lunotriquetrum ist U-förmig konfiguriert. Das Band besteht aus kräftigen dorsalen und palmaren Zügeln, die in der Koronalebene proximal zwischen den knöchernen Begrenzungen des Lunatums und Triquetrums verlaufen. Die beiden Bandsegmente gewährleisten die funktionelle Stabilität zwischen den beiden Artikulationspartnern. Unterstützung erfahren sie dabei vom extrinsischen Lig. radiolunotriquetrum und vom Lig. radiotriquetrum dorsale. Anders verhält sich der mittlere lunotriquetrale Bandabschnitt, der als dünne Membran horizontal ausgerichtet ist. Dem membranösen Segment kommt keinerlei Stabilitätsfunktion zu. Es ist bevorzugter Ort degenerativ bedingter Perforationen.

Lig. capitohamatum (CH)

Zwischen den Knochen der distalen Handwurzelreihe finden sich kräftige interossäre Ligamente, denen keine besondere klinische Bedeutung zukommt. MR-tomographisch kann regelmäßig das sehr stabile Lig. capitohamatum (CH) als signalarme Struktur zwischen dem Kapitatum und dem Hamatum ausgemacht werden.

10.1.2 Palmare V-Ligamente

Die palmaren V-Ligamente sind im Vergleich zu den dorsalen Bändern kräftiger ausgebildet. Innerhalb der komplex erscheinenden Ligamentanordnung können nach funktionellen Gesichtspunkten 2 V-förmig konfigurierte Gruppen mit folgenden Bändern abgegrenzt werden:
- **Ligamente des palmar proximalen V:** Lig. radiolunotriquetrum (RLT), Lig. ulnolunatum (UL), Lig. ulnotriquetrum (UT),
- **Ligamente des palmar distalen V:** Lig. radioscaphocapitatum (RSC), Lig. arcuatum (TCS).

Zwischen den beiden ligamentären V-Gruppen liegt palmarseitig eine weitgehend bandfreie Zone in Höhe der Lunatum-Kapitatum-Artikulation, der sog. Poirier-Raum. Nach topographischen Gesichtspunkten finden sich eine radialseitige und eine ulnarseitige Ligamentreihe mit folgenden Bestandteilen:
- **Radialseitige Ligamente:** Lig. radioscaphocapitatum (RSC), Lig. radiolunotriquetrum (RLT),
- **Ulnarseitige Ligamente:** Lig. ulnotriquetrum (UT), Lig. ulnolunatum (UL), Lig. arcuatum (TCS).

Erwähnt sei, dass die am weitesten proximal gelegenen interossären Bänder (Lig. radioscapholunatum, Lig. radioscaphoideum und das Lig. radiolunatum) ebenfalls palmarseitig lokalisiert sind. Nachfolgend werden die karpalen Ligamente nach dem funktionell orientierten **„Konzept der V-Bänder"** vorgestellt.

10.1.2.1 Ligamente des „proximalen V"

Die Funktion des proximalen Bandapparats mit Radius und Ulna als Basis und Lunatum als Apex (Abb. 10.3) liegt einerseits in der longitudinalen Kraftübertragung zwischen Ulna und Handwurzel sowie andererseits in der Fixierung der proximalen Handwurzelreihe, insbesondere des Lunatums als dem zwischengeschalteten Bewegungselement („Intercalated Segment").

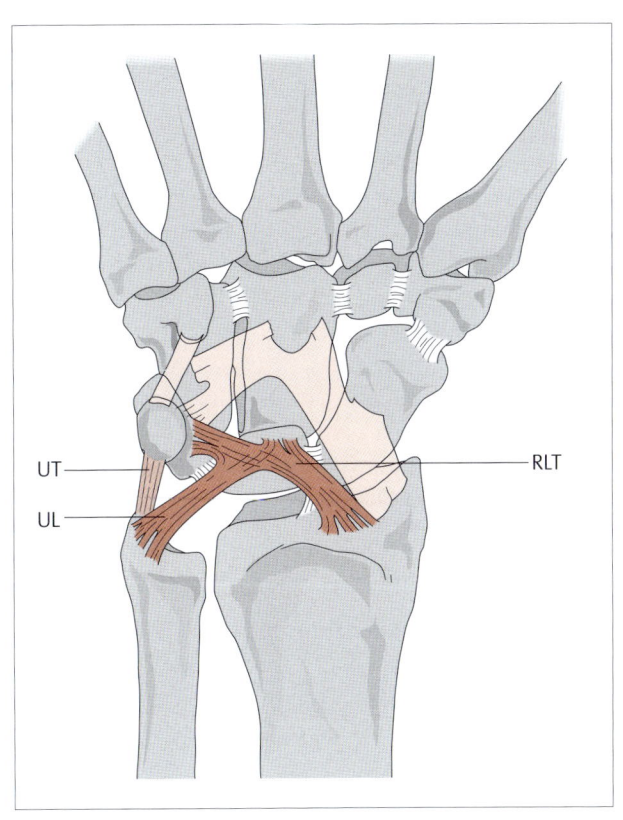

Abb. 10.3 **Schema zum palmaren „proximalen V" der extrinsischen Ligamente.**
Die proximale V-Ligamentgruppe besteht radial aus dem Lig. radiolunotriquetrum (RLT) und ulnar aus dem Lig. ulnolunatum (UL) und Lig. ulnotriquetrum (UT).

Lig. radiolunotriquetrum (RLT)

Der radialseitige Schenkel des proximalen V wird vom kräftigsten Band der Handwurzel gebildet, dem radiolunotriquetralen Ligament (auch: „langes radiolunäres Band"). In ulnarer und proximaler Nachbarschaft zum RSC-Band entspringt dieses Ligament breitbasig an der palmaren Radiuslippe. Es zieht in relativ flacher Ausrichtung zuerst zum Lunatum, an dessen Vorderhorn es mit einigen Fasern ansetzt, um schließlich in gleicher Verlaufsrichtung mit kräftigeren Bandzügeln in einer palmaren Kerbe am Triquetrum zu enden (Abb. 10.3). Zusammen mit seinem dorsalen „Partnerband", dem Lig. radiotriquetrum dorsale (RTD), kommt dem Lig. radiolunotriquetrum die wichtige Aufgabe zu, ein Abgleiten des Karpus auf der ca. 25° nach ulnar abfallenden Gelenkfläche des Radius zu verhindern. Aufgrund ihrer Ausrichtung zur ulnaren Inklination der Radiusgelenkfläche und der Funktion, die Handwurzel in stabiler Position zu halten, werden die RLT- und RTD-Ligamente auch als „Schleuderbänder" bezeichnet.

Lig. ulnolunatum (UL) und Lig. ulnotriquetrum (UT)

Der ulnarseitige Schenkel des proximalen V setzt sich aus den palmaren Bandstrukturen des ulnokarpalen Komplexes zusammen. Hierzu zählen das ulnolunäre und das ulnotriquetrale Band (Abb. 10.3). Die beiden ulnokarpalen Ligamente sind palmarseitig lokalisierte Verstärkungszüge am ulnokarpalen Komplex (TFCC). Sie entspringen jeweils am Lig. radioulnare palmare und ziehen zum Lunatumvorderhorn bzw. zu einer Vertiefung an der Palmarseite des Triquetrums. Häufig strahlen auch Bandfasern in das Lig. lunotriquetrum ein. Die ulnolunären und ulnotriquetralen Ligamente sind wichtige Stabilisatoren des ulnaren Handwurzelabschnitts und verhindern nichtdissoziative Instabilitätsformen.

Ulnokarpaler Komplex

Neben dem Lig. ulnolunatum und Lig. ulnotriquetrum besteht der TFCC (Triangular Fibrocartilage Complex) aus folgenden Bestandteilen: Discus ulnocarpalis (TFC), Lig. radioulnare palmare und Lig. radioulnare dorsale, Meniscus homologue, Sehnenscheide des M. extensor carpi ulnaris (ECU) und Lig. collaterale ulnare. Zu Einzelheiten siehe Kap. 11.

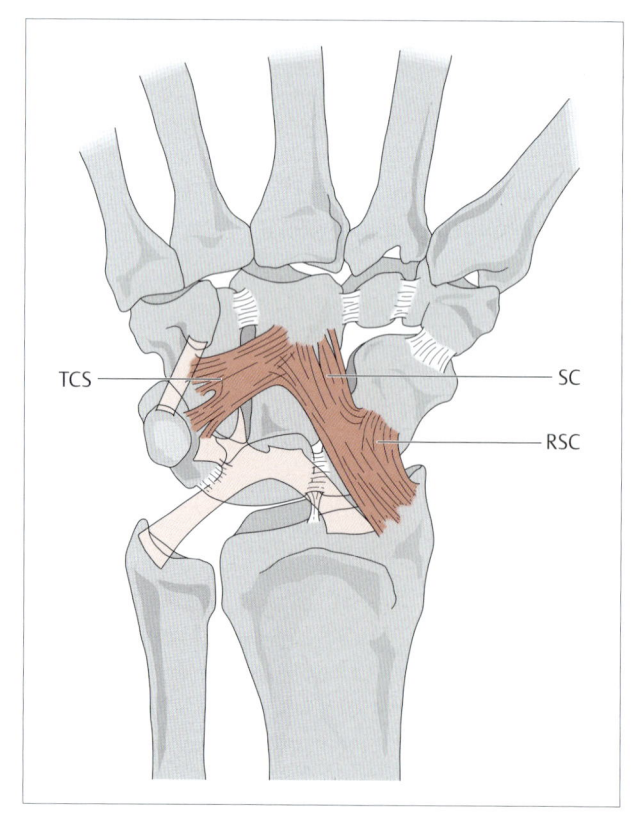

Abb. 10.4 **Schema zum palmaren „distalen V" der extrinsischen Ligamente.**
Radialseitig verläuft das Lig. radioscaphocapitatum (RSC), das nach distal von einem skaphokapitalen Bandzügel (SC) begleitet wird, ulnarseitig das Lig. arcuatum mit einem triquetrokapitatoskaphoidalen Verlauf (TCS).

10.1.2.2 Ligamente des „distalen V"

Dem palmar-distalen V-Bandsystem kommt durch die hypomochlionartige Zügelung des Skaphoids und der Fixation des Kapitatums in der distalen Handwurzelreihe eine wichtige Stabilitätsfunktion zu (Abb. 10.4).

Lig. radioscaphocapitatum (RSC) und Lig. scaphocapitatum (SC)

Die radiale Seite der distalen V-Ligamentgruppe setzt sich aus dem **radioskaphokapitalen** und dem in gleicher Richtung verlaufenden **skaphokapitalen Bandabschnitt** zusammen (Abb. 10.4). Die Bandabschnitte liegen distal zum RLT-Ligament. Das RSC-Ligament nimmt breitbasig seinen Ausgang vom Processus styloideus radii und zieht in diagonalem Verlauf palmarseitig zunächst über die rinnenförmige Vertiefung des mittleren Skaphoiddrittels („Kahnbeintaille"), von der es durch eine synoviale Duplikatur getrennt ist. Mit weiterhin diagonaler Ausrichtung inseriert das Band schließlich an der Vorderseite der Kapitatummitte. Auf der letzten Hälfte der Wegstrecke wird das Band vom Lig. scaphocapitatum begleitet, dass das mittlere Kahnbeindrittel ebenfalls mit dem Kapitatum verbindet. Durch die Bandinsertion wird einem Abdriften des Kapitatums nach ulnar vorgebeugt. Weiterhin hält das Lig. radioscaphocapitatum physiologischerweise das nach palmar ausgerichtete Skaphoid in stabiler Position und verhindert somit dessen weitere Abkipptendenz nach palmar („palmares Trageband"). Bei einer Fraktur in der proximalen Skaphoidhälfte kann das RSC-Band in den Frakturspalt einschlagen und Ursache für eine Kahnbeinpseudarthrose sein.

Lig. scaphotrapeziotrapezoideum (STT)

Im erweiterten Sinne muss auch das STT-Ligament zum radial-distalen V-Schenkel gerechnet werden. Es handelt sich um palmar und dorsal gelegene intrinsische Ligamente, die als „Radial Link" das Skaphoid mit dem Trapezium und Trapezoideum verbinden und zwischen diesen 3 Handwurzelknochen eine nur mäßige Beweglichkeit gestatten.

Lig. arcuatum (TCS = triquetrocapitoscaphoideum)

Die ulnare Seite der distalen V-Ligamentgruppe wird von einem bogenförmig verlaufenden Band gebildet, dem Lig. arcuatum (sog. „Delta-Band"). Aufgrund seines triquetrokapitoskaphoidalen Verlaufs in der Tiefe des Karpaltunnels wird das Band nachfolgend mit dem Akronym „TCS" belegt. Das Ligament entspringt an der Palmarseite des Triquetrums, zieht schlingenartig über die Spitze des Hamatums und den Kapitatumhals und endet palmarseitig am distalen Skaphoiddrittel (Abb. 10.4). Als eher lockere Bandverbindung am „Ulnar Link" lässt das Lig. arcuatum ein Gleiten des Triquetrums auf der spiralförmigen Gelenkfläche des Hamatums über eine längere Strecke zu. Hieraus leitet sich die „hohe" oder „tiefe" Position des Triquetrums während der Abduktionsbewegungen ab. Die übrigen TCS-Bandabschnitte sind straffer aufgebaut und verhindern die Palmarflexion der proximalen Handwurzelreihe.

Die ligamentfreie, mit synovialem Gewebe ausgefüllte Lücke zwischen den proximalen und distalen Zügeln des palmaren V-Ligamentsystems liegt in Höhe der kapitatolunären Artikulation. Dieser ligamentfreie Ort wird **Poirier-Raum** genannt. Das Fehlen eines Lig. lunocapitatum palmare prädisponiert zu einem „Locus resistentiae minoris" bei Hyperextensionstraumen. Hieraus erklärt sich die palmare Luxationstendenz des Lunatums im Rahmen von perilunären und lunären Luxationsverletzungen.

10.1.3 Ligamente des „dorsalen V"

Obwohl die dorsalen Ligamente (Abb. 10.5) im Vergleich zu denen der Palmarseite schwächer ausgebildet sind, sind sie biomechanisch wichtig. Durch ihren konvergierenden Verlauf zum Triquetrum hin verhindern die dorsalen Ligamente zusammen mit dem palmar gleichsinnig ausgerichteten Lig. radiolunotriquetrum ein Abgleiten des Karpus auf der nach ulnar abfallenden Gelenkfläche des Radius (ligamentäre „Gelenkschleuder"). Dadurch, dass beide dorsale Ligamente die mittlere Karpalsäule überspannen, werden das Lunatum vom Lig. radiotriquetrum dorsale sowie das Kapitatum vom Lig. intercarpale von dorsal her stabilisiert und in ihrer kolinearen Ausrichtung gehalten. Von der dorsalen Gelenkkapsel, die sie verstärken, können 2 Bandverläufe abgegrenzt werden.

Lig. radiotriquetrum dorsale (RTD)

Das extrinsisch verlaufende Lig. radiotriquetrum dorsale zieht von der dorsalen Radiuskante diagonal zur Dorsalseite des Triquetrums (Abb. 10.5). In seinem Verlauf überquert das RTD-Band den proximalen Skaphoidpol und das Lunatumhinterhorn, in deren Nachbarschaft die dorsalen Segmente der intrinsischen SL- und LT-Bänder eine enge Beziehung zum Lig. radiotriquetrum dorsale aufnehmen. Der Ursprung des Bandes ist regelhaft am Lister-Tuberkel des Radius lokalisiert, es können jedoch akzessorische Bandzügel vom Processus styloideus radii oder weiter ulnarseitig von der dorsalen Radiuskante entspringen.

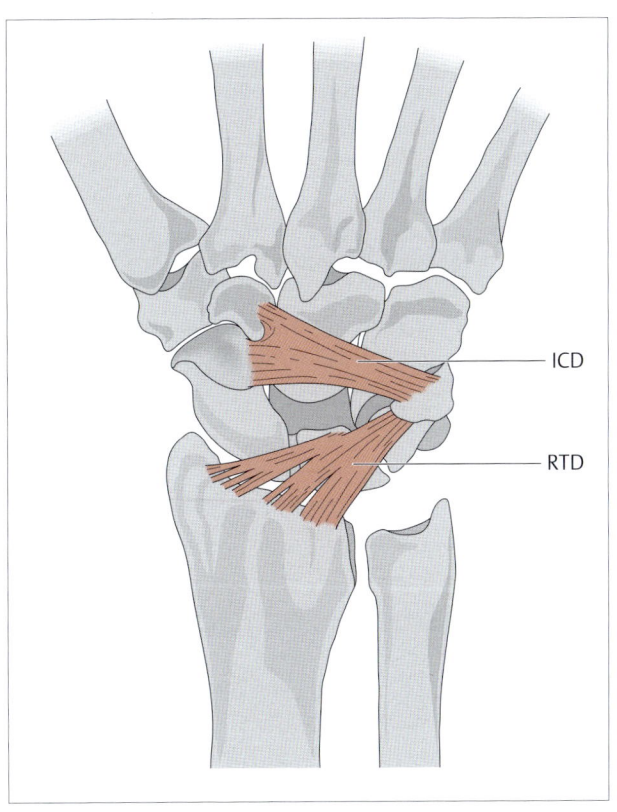

Abb. 10.5 **Schema zum Verlauf der dorsalen extrinsischen V-Ligamente.**
Proximal zieht das Lig. radiotriquetrum dorsale (RTD) vom Radius über das Lunatum zum Triquetrum, distal das Lig. intercarpale dorsale (ICD) vom Triquetrum über das Kapitatum zum Skaphoid. Der Bandverlauf imitiert ein „liegendes V".

Lig. intercarpale dorsale (ICD)

Das Lig. intercarpale dorsale, das aufgrund seines Verlaufs zwischen den Handwurzelknochen zu den intrinsischen Bändern zählt, hat am Handrücken eine mehr horizontale Verlaufsrichtung. Es entspringt an der Dorsalseite des Triquetrums und endet mit einem Zügel an den Rückseite des Skaphoids (triquetroskaphoidaler Bandabschnitt), mit einem zweiten Zügel an der Rückseite des Trapeziums (triquetrotrapezialer Bandabschnitt) und am Lig. collaterale radiale (Abb. 10.5). Auf der Wegstrecke überqueren die Bandsegmente den Kapitatumhals und die STT-Gelenke. In Folge einer variablen Aufzweigungshöhe können die beiden ICD-Bandzügel unterschiedliche Verläufe am Handrücken nehmen.

Retinaculum extensorum

Zur Oberfläche hin grenzt an die dorsalen Ligamente das Retinaculum extensorum, das die Extensorensehnen hypomochlionartig in Position hält. Es handelt sich um eine zweischichtige Verdickung der Fascia antebrachii, die vom distalen Unterarmabschnitt bis zu den Metakarpale-Basen zieht. Zwischen das oberflächliche und tiefe

Blatt des Retinakulums sind 6 durch Stege abgetrennte Fächer für die Extensorensehnen eingelassen. Topographische Landmarke ist das Lister-Tuberkel, das als knöcherne Prominenz das 2. und 3. Strecksehnenfach voneinander trennt.

10.1.4 Karpale Kollateralbänder

Sie repräsentieren keine eigenständig abgrenzbaren Kollateralbänder, sondern sind dünnfaserige Verstärkungszügel der karpalen Gelenkkapsel zu beiden Seiten des Handgelenks.

Lig. collaterale radiale (CR)

Das dünne radiale Kollateralband zieht von der Spitze des Processus styloideus radii zur Außenseite des Kahnbeines in Höhe der Skaphoidtaille, zum Tuberculum ossis trapezii und zum Retinaclum flexorum. Dem Lig. collaterale radiale kommt keine wesentliche Haltefunktion zu. Es hat jedoch Bedeutung bei Skaphoidfrakturen im mittleren Drittel, wo es zur Fragmentdislokation beiträgt.

Lig. collaterale ulnare (CU)

Auch das ulnare Kollateralband ist nur eine umschriebene Verstärkung des Retinaculum dorsale. Es entspringt am Processus styloideus ulnae und verläuft zur Außenseite des Triquetrums und Hamatums.

10.2 Pathoanatomische Prinzipien

Die Stabilität und die komplexen Bewegungsabläufe an der Handwurzel sind nur bei Unversehrtheit der karpalen Ligamente gewährleistet. In der bildgebenden Diagnostik posttraumatischer Beschwerden kommen dem Lig. scapholunatum, dem Lig. lunotriquetrum, dem Lig. radioscaphocapitatum und dem ulnokarpalen Komplex eine besondere Bedeutung zu. Ursächlich können die karpalen Bänder durch traumatische Verletzungen (häufig Hyperextensionstraumen), Degenerationsvorgänge (beginnen bereits im 3. Lebensjahrzehnt), entzündliche Erkrankungen (z. B. CPPD-Ablagerungskrankheit, rheumatoide Arthritis) sowie auch durch operative Eingriffe (z. B. durch ausgiebige Resektion des Processus styloideus radii) in Mitleidenschaft gezogen werden. Initial sind die Beschwerdesymptomatik und die konventionelle Röntgendiagnostik meist uncharakteristisch, später stellt sich dann eine statische Instabilität der Handwurzel ein, die regelhaft in einem Arthrosestadium endet. In Abhängigkeit vom alterierten Band und unabhängig von der Läsionsursache können folgende typische Instabilitätsmuster unterschieden werden:
- Die Ruptur des Lig. scapholunatum führt in Verbindung mit noch nicht gänzlich geklärten Läsionen des extrinsischen Bandapparats zu einer Rotation des Lunatums nach dorsal im Sinne einer **DISI-Konfiguration** der Handwurzel („Dorsiflexed Intercalated Segment Instability").
- Im Gegensatz dazu kommt es durch die Läsion des Lig. lunotriquetrum zu einer Rotation des Lunatums nach palmar, der sog. **PISI-Konfiguration** („Palmar Intercalated Segment Instability"). Beim Vollbild der palmaren Rotationsstörung sind in der Regel auch extrinsische Bänder geschädigt.
- Die ulnarseitige Halteinsuffizienz des Lig. arcuatum und des Lig. radiotriquetrum dorsale – ob nun als konstitutionelle Laxizität oder als traumatische Bandruptur – ist der wichtige Prädispositionsfaktor für eine **mediokarpale Instabilität**.
- Im Rahmen von **distalen Radiusfrakturen** kommt es häufig zur Ruptur der proximalen palmaren V-Ligamente. Es manifestiert sich in der Regel eine DISI-Instabilität, die auch bei korrekter Fragmentreadaptation zu posttraumatischen Beschwerdezuständen führt.
- Die isolierte Ruptur des Lig. radioscaphocapitatum („palmares Trageband") unterstützt die natürliche Flexionstendenz des Kahnbeines und damit die palmare **Rotationsfehlstellung des Skaphoids**.
- Die Zerreißung der Bandelemente der „Gelenkschleuder" (Lig. radioscapholunatum, Lig. radiolunotriquetrum und Lig. radiotriquetrum dorsale) begünstigt die **ulnare Translokation** des Karpus, zusätzlich aber auch eine DISI-Konfiguration.
- Der gemeinsame Ursprung der dorsalen V-Bänder am Triquetrum erklärt die häufigen **Avulsionsfrakturen** an der Rückseite des Triquetrums, wo es zu osteoligamentären Ausrissen des Lig. radiotriquetrum dorsale und des Lig. intercarpale dorsale kommt (s. Abb. 21.**1**).

10.3 Bildgebende Diagnostik

10.3.1 Magnetresonanztomographie

Der methodische Vorteil der MRT gegenüber der Röntgen-Arthrographie ist die direkte anatomische Abbildung der Ligamente, der Vorteil gegenüber der Arthroskopie die fehlende Invasivität des Verfahrens.

Da die Größenausdehnung der karpalen Ligamente nur im Millimeterbereich liegt und oft ein nur geringer Kontrast zwischen Ligament und Umgebung vorliegt, muss eine hochauflösende MRT-Untersuchungstechnik für die Banddarstellung zur Anwendung kommen. Voraussetzungen hierfür sind ein FoV von ca. 80 mm (maximal 100 mm) und Schichtdicken von 2 mm für die 2D-Sequenzen sowie 1 mm (und dünner) für die 3D-Sequenzen. Die Lagerung der Hand kann sowohl im Zentrum des Magneten in Bauchlage des Patienten erfolgen, was wegen der besseren Feldhomogenität für die fettsupprimierten Sequenzen von Vorteil ist, als auch „Off Center" in Rückenlage, die vom Patienten besser toleriert wird. Die MRT-Visualisierung der karpalen Ligamente kann mit Sequenztypen von unterschiedlicher Wertigkeit erfolgen (Tab. 10.3).

Die Darstellung der Ligamente ist erheblich von der angewandten Sequenz und den Sequenzparametern abhängig:

- **2D-Sequenzen** müssen für die Banddiagnostik mit einer Schichtdicke von 2 mm und einer Bildmatrix von mindestens 256×256 durchgeführt werden. Aufgrund der überwiegend koronalen Anordnung der karpalen Ligamente und des ulnokarpalen Komplexes ist die Schichtakquisition in der Koronalebene sinnvoll. Für die Abbildung der intrinsischen Ligamente sowie für den ulnokarpalen Komplex sind 12 koronale, lückenfrei akquirierte 2-mm-Schichten ausreichend. Mit dieser Untersuchungstechnik können das Lig. scapholunatum einschließlich seiner Bandsegmente sowie der ulnokarpale Komplex immer dargestellt werden. Zur Beurteilung der SL- und LT-Ligamente sind neben der Koronalebene auch axiale, am besten T2*-gewichtete Schichten hilfreich, mit denen die Kontinuität der dorsalen und palmaren Bandsegmente gut analysiert werden kann. Das deutlich kleinere Lig. lunotriquetrum kann in ca. 80–90% der Fälle zur Abbildung gebracht werden (Abb. 10.7). Teilvolumen-Effekte müssen am grazilen Band bei der Bildinterpretation mit berücksichtigt werden, gelegentlich kann die fehlende Ligamentdarstellung nicht als Beleg für die Bandruptur gelten. Letztlich weisen alle extrinsischen Ligamente eine parakoronale (oblique) Verlaufsrichtung auf und kommen deshalb regelhaft im zweidimensionalen Imaging nur segmentweise zur Abbildung. In den SE-Sequenzen stellen sich die karpalen Ligamente signalarm dar.
- Eine verbesserte Ortsauflösung wird an den Ligamenten bei Verwendung von **3D-Volumentechniken** mit einer Partitionsdicke von 1 mm erzielt. Schichtdicken von weniger als 1 mm erbringen nach eigener Erfahrung keinen anatomischen Informationsgewinn, führen aber zu einem höheren Bildrauschen. Als besonders geeignet haben sich T2*-gewichtete 3D-GRE-Sequenzen erwiesen. Dieser Sequenztyp (FLASH-Technik) stellt die intrinsischen Ligamente und den

Tab. 10.3 MRT der karpalen Ligamente

- **Kontrastmittelverstärkte Spin-Echo-Sequenzen (SE):**
  - Untersuchung nativ und nach intravenöser Kontrastmittelgabe
  - T1-Gewichtung mit hochaufgelöster Matrix (512×256) und Schichtdicke 2 mm
  - T1-Gewichtung mit Fettsaturation vorteilhaft für Kontrast Ligament/Knorpel
- **Gradienten-Echo-Sequenzen (2D-GRE):**
  - native T2*-gewichtete Sequenz (z. B. FLASH-2D)
  - Flipwinkel α zwischen 10° und 30°
- **3D-Gradienten-Echo-Sequenzen (3D-GRE):**
  - meist native T2*-gewichtete Sequenz (z. B. FLASH-3D mit Matrix 256×256)
  - Hybridsequenzen für Knorpel: DESS-3D, MEDIC-3D
  - optimale Partitionsdicke ist 1 mm, auch Submillimeterschichten möglich
  - hohes Signal-Rausch-Verhältnis
  - multiplanare Rekonstruktionen (MPR) im Bandverlauf obligat
- **Direkte MR-Arthrographie:**
  - Kontrastmittelgemisch (Gadolinium-KM und Röntgen-KM im Mischungsverhältnis 1:200)
  - Zwei-Kompartiment-Arthrographie (mediokarpal und radiokarpal) zur Diagnostik der SL- und LT-Ligamente
  - Zwei-Kompartiment-Arthrographie (radiokarpal und DRUG) zur Diagnostik des ulnokarpalen Komplexes (TFCC)
  - Drei-Kompartiment-Arthrographie (mediokarpal und DRUG, radiokarpal) zur Diagnostik unklarer Beschwerden
  - T1-gewichtete SE-Sequenz mit Fettsaturation oder 3D-Sequenzen (3D-FLASH30 oder 90, DESS, MEDIC) stellen die Ligamente kontrastreich dar
- **Indirekte Arthrographie:**
  - intravenöse Gabe von Gadolinium-KM
  - anschließend aktive Gelenkbewegung für 30–45 Minuten
  - Sequenzen wie bei direkter MR-Arthrographie
  - Kontrast und distendierende Wirkung auf Gelenkstrukturen geringer im Vergleich zur direkten MR-Arthrographie

TFCC detailreich und mit ausreichendem Kontrast zum hyalinen Gelenkknorpel und zum Knochen dar. Dabei kommen die Ligamente signalarm zur Abbildung, weisen häufig jedoch Signaleinschlüsse von intermediärer Höhe auf (Kap. 9). Da die Ligamente am Karpus überwiegend koronal bzw. parakoronal verlaufen, ist die koronale Akquisitionsebene am besten geeignet, um die Bänder bereits in den „Source Images" längerstreckig zu erfassen. In hochaufgelöster Technik wird eine Voxelgröße von 0,3 mm × 0,3 mm × 0,7 mm erzielt. Nach der Akquisition wird der 3D-Datensatz obligaterweise einer multiplanaren Rekonstruktion (MPR) unterzogen. Hier werden parakoronale und parasagittale MPR-Schichten parallel zum Verlauf des interessierenden Ligaments erstellt. Vorteilhaft ist eine Workstation, die interaktiv doppelangulierte Rekonstruktionsschichten und variable Schichtdicken (MPVR = multiplanare Volumenrekonstruktion, „Thin MIP") zulässt, da einige Karpalligamente (Lig. radiolunotriquetrum, Lig. intercarpale dorsale) einen bogigen Verlauf nehmen. Teilvolumen-Effekte haben bei den 3D-Technik keine Bedeutung mehr, es können letztlich alle intraartikulären Strukturen der Bildanalyse zugeführt werden.

- Die Diagnostik an den intrinsischen Ligamenten und am Discus ulnocarpalis kann durch die **MR-Arthrographie** deutlich gesteigert werden. Bei dieser Technik wird in einem ersten Untersuchungsschritt durchleuchtungsgezielt eine 1 : 200 verdünnte Gadolinium-DTPA-Lösung in die karpalen Gelenkkompartimente injiziert und nachfolgend ein hochauflösender 2D-Datensatz oder eine 3D-Volumenanregung vorgenommen. Gegenüber der nativen Diagnostik hat die MR-Arthrographie als kombiniertes Untersuchungsverfahren 3 Vorteile:
  – Durch die Verabreichung eines intraartikulären Flüssigkeitsvolumens kommt es zur Distanzierung und Distendierung der intraartikulären Band- und Knorpelstrukturen, sodass diese in ihrer Ausdehnung gut abgegrenzt werden können.
  – Durch die Gadolinium-Lösung wird ein verbesserter Kontrastumfang im Gelenkraum erzeugt, der in T1-gewichteten Sequenzen die signalarmen Ligamente kontrastreich gegenüber der signalreichen Flüssigkeitsumgebung darstellen lässt.
  – Durch die Distanzierung und den optimierten Umgebungskontrast können die einzelnen Segmente am Lig. scapholunatum und Lig. lunotriquetrum voneinander differenziert und damit Bandläsionen in ihrer Lokalisation und Größe zugeordnet werden.

Zur Diagnostik der intrinsischen Ligamente erfolgt die Arthrographie im Mediokarpal- und Radiokarpalgelenk, zur Diagnostik des ulnokarpalen Komplexes (TFCC) im Radiokarpalgelenk und distalen Radioulnargelenk. Allerdings ist die intraartikuläre Applikation von Gadolinium-DTPA vom Bundesgesundheitsamt derzeit nicht zugelassen, weshalb der Patient im Aufklärungsgespräch auf dieses Faktum besonders hinzuweisen und eine gesonderte schriftliche Einverständniserklärung einzuholen ist.

- Ein ähnlicher, aber weniger invasiver Ansatz ist die sog. **„indirekte Arthrographie"** (s. Abb. 9.5 e u. f).

Wie im Kap. 23 im Detail ausgeführt, finden sich beim Vorliegen karpaler Bandläsionen folgende Befunde im MRT-Bild:
- eine abnorme Bandlänge (Ausdruck der Elongation ohne Riss),
- ein hohes ligamentäres Binnensignal (Hinweis für mukoide Degeneration),
- eine fokale Banddehiszenz (Abbildung der Rupturstelle),
- eine verstärkte Kontrastmittelanreicherung (Nachweis von fibrovaskulärem Reparationsgewebe),
- ein fokal verdicktes Band (Folge der Bandretraktion)
- sowie die fehlende Darstellbarkeit des Bandes (Ausdruck des chronischen Bandverschleißes).

Bei guter Untersuchungstechnik kann die Therapie morphologiebasiert in Abhängigkeit von der Lage und der Ausdehnung der Bandläsion geplant werden.

Nachfolgend wird die MRT-Normalanatomie der karpalen Ligamente skizziert.

Lig. scapholunatum

In koronalen MR-Schichten kommen die 3 Bandabschnitte das Lig. scapholunatum unterschiedlich bezüglich Form, Binnensignalverhalten und osteochondraler Insertion zur Darstellung. Die bildmorphologischen Muster der Tab. 10.4 wurden ursprünglich für $T2^*$-gewichtete GRE-Sequenzen beschrieben, gelten jedoch auch für fettsaturierte PD- oder T2-gewichtete Sequenzen.

Tab. 10.4 MR-Morphologie des Lig. scapholunatum in der Koronalebene bei Verwendung von $T2^*$-gewichteten 3D-Gradienten-Echo-Sequenzen (modifiziert nach Smith und Totterman)

Band-segment	Palmar	Zentral	Dorsal
Form	trapez-förmig	dreieckförmig	bandförmig
Signal	deutlich inhomogen	mäßig inhomogen	wenig inhomogen
Insertion	ossär	chondral	ossär (chondral)
Knorpel	homogen signalreich	Doppellinien-Zeichen	(Doppellinien-Zeichen)

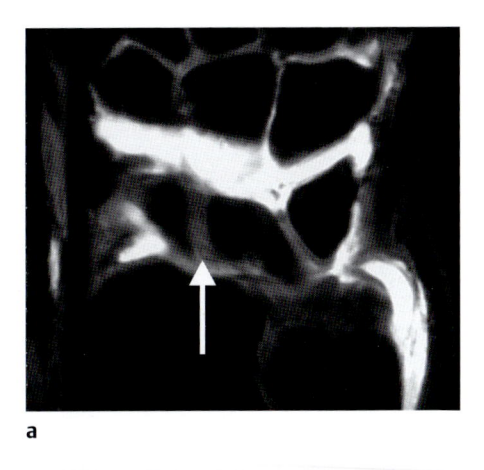

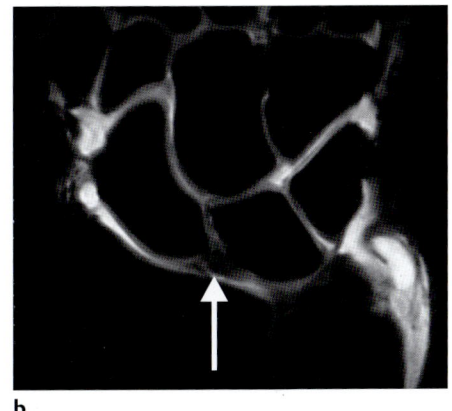

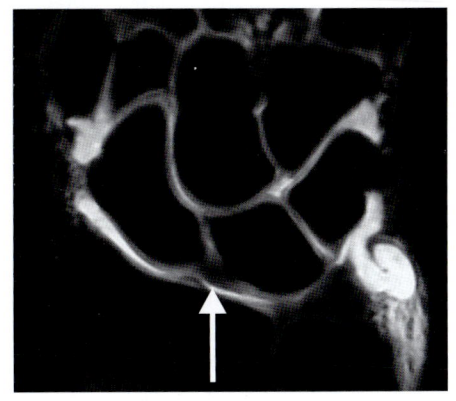

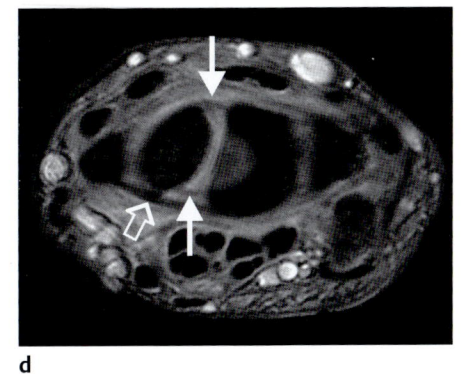

Abb. 10.6 a – d **MRT des Lig. scapholunatum** (Pfeile).

a–c In der koronalen MR-Arthrographie (T1-w SE mit Fettsaturation) exakte Abgrenzung der **a** dorsalen, **b** mittleren und **c** palmaren Bandsegmente. Beachte die lokalisationsabhängige Formen und Insertionsarten des Ligaments.

d In der nativen T2*-GRE-Sequenz lassen sich die dorsalen und palmaren Segmente des skapholunären Bandes als dünne horizontale Linien abgrenzen. Palmar verläuft das extrinsische Lig. radiolunotriquetrum (offener Pfeil).

Das skapholunäre Band weist in seinen 3 Abschnitten jeweils eine charakteristische Form im koronalen Querschnittsbild auf (Abb. 10.**6 a – c**):

- Im palmaren Segment ist das Ligament in der Regel trapezförmig konfiguriert. Der palmare Bandabschnitt ist deswegen besonders lang, weil der skapholunäre Gelenkspalt hier am weitesten ist und der Bandzügel leicht schräg verläuft.
- Das mittlere skapholunäre Bandsegment hat eine dreieckige oder flach-dreieckige Form im koronalen Schnitt.
- Der dorsale SL-Bandabschnitt kommt uniform bandförmig, d.h. linear zwischen dem proximalen Skaphoidpol und dem Lunatumhinterhorn zur Darstellung.

Immer empfehlenswert sind auch axiale Schichten, auf denen die Kontinuität der dorsalen und palmaren Bandsegmente überprüft werden kann (Abb. 10.**6 d**). Die intakten Bandsegmente überbrücken als hypointense Streifen auf transchondralem Wege die skapholunäre Strecke.

Bezüglich des Signalverhaltens stellen sich die Kollagenfasern des Ligaments selber hypointens dar. Sie weisen jedoch Einschlüsse von intermediärer Signalhöhe auf, die von bindegewebigen und fibrovaskulären Einschlüssen herrühren (Tab. 10.5). Die Signaleinschlüsse in das primär signalarme skapholunäre Band können unterschiedlich sein hinsichtlich Form (rund, linear) und Lokalisation (zentral, peripher bis zur Bandoberfläche reichend):

- Am palmaren SL-Bandabschnitt wird ein querstreifiges Muster von deutlicher Signalintensität angetroffen. Anatomisches Korrelat ist ein lockeres fibrovaskuläres Bindegewebe, in das die Bandfaszikel eingepackt sind.
- Im mittleren (membranösen) Abschnitt kann ein vertikaler Einschluss von intermediärer Signalhöhe mit einem Riss verwechselt werden, wenn er bis zur Bandoberfläche reicht.
- Die ligamentäre Signalintensität nimmt nach dorsal ab. Der dorsale SL-Bandabschnitt kommt meist homogen signalarm zur Darstellung, weil er überwiegend aus Kollagenfasern und nur aus wenig Bindegewebe aufgebaut ist.

Für die Beurteilung ist entscheidend, dass die physiologischen Bandeinschlüsse immer eine niedrigere Signalhöhe im Vergleich zu einem umgebenden Gelenkerguss aufweisen (Tab. 10.5). Wird dagegen innerhalb des Ligaments ein flüssigkeitsäquivalentes Signal nachgewiesen, muss von einem Bandriss ausgegangen werden. Fälschlicherweise kann ein extraligamentäres Areal mit erhöhtem Signal dem SL-Band zugeordnet werden. Das Areal liegt palmarseitig in Höhe des Übergangs der Fossa sca-

Tab. 10.5 Charakterisierung der MRT-Binnensignale des Lig. scapholunatum (nach Smith)

Typ	Form	Oberflächenbeziehung	Bandsegment	Pathoanatomie
1	kein Signal	Ø	dorsal oder alle Segmente	Normalbefund
2	rund	zentral	Mitte und palmar	Degeneration
3	längs-linear	bis distale Oberfläche	Mitte und palmar	Degeneration
4	längs-linear	bis proximale Oberfläche	Mitte und palmar	Degeneration
5	längs-linear	bis zur proximalen und distalen Oberfläche	Mitte	Perforation

phoidea zur Fossa lunata des Radius und entspricht fibrovaskulärem Bindegewebe in der Umgebung des Lig. radioscapholunatum (RSL). Wegen des höheren Vaskularisationsgrades kommt es hier physiologischerweise auch zu einem geringgradigen Kontrastmittelenhancement.

In den 3 skapholunären Abschnitten werden unterschiedliche Arten der osteochondralen Bandinsertion angetroffen:

- Die palmaren Bandfaszikeln sind überwiegend direkt knöchern am Skaphoid und Lunatum verankert, ziehen also in Form von Sharpey-Fasern durch den hyalinen Gelenkknorpel (Abb. 10.6 c). Ansatznah wird somit der signalreiche Gelenkknorpel von den signalarmen Bandstrukturen fokal unterbrochen.
- Der mittlere, membranöse Bandabschnitt setzt relativ uniform am hyalinen Gelenkknorpel des Skaphoids und Lunatums an, wodurch die signalarmen knöchernen und ligamentären Strukturen durch ein signalreiches Knorpelband getrennt werden (Abb. 10.6 b).
- Die dorsale Bandinsertion unterliegt einer gewissen Variabilität. Deutlich überwiegen die rein ossären Ansätze des Ligaments, also der direkte Übergang des signalarmen SL-Ligaments in die ebenfalls signalarme knöcherne Kortikalis ohne Interposition von Knorpelgewebe (Abb. 10.6 a). Seltener werden auch kombiniert osteochondrale und rein chondrale Insertionen beoachtet, teils mit unterschiedlichen Insertionsmustern am Skaphoid und Lunatum.

An der Lunatumseite sind die Sharpey-Fasern deutlich dichter und kräftiger als am Skaphoid ausgebildet. Die asymmetrische Bandkonfiguration ist der Grund dafür, dass beim Trauma die Rupturstelle bevorzugt an der skaphoidalen Seite des Lig. scapholunatum lokalisiert ist, während die größeren Bandreste am Lunatum verbleiben (Kap. 23).

Besondere Beachtung verdient das sog. **„Doppellinien-Zeichen"** am hyalinen Gelenkknorpel, das nur bei den chondralen Insertionsformen des skapholunären Ligaments nachweisbar ist, also vorwiegend im mittleren Banddrittel. In unmittelbarer Nähe der chondralen Fixation des Ligaments zieht am Skaphoid oder Lunatum eine dünne, signalarme Linie von der knöchernen Grenzlamelle in vertikalem oder leicht schrägem, transchondralen Verlauf zur proximalen Oberfläche des hyalinen Gelenkknorpels. Als anatomisches Korrelat wird eine geänderte Verlaufsrichtung der chondrogenen Kollagenfibrillen angenommen. Die signalarme Linie des „Doppellinien-Zeichens" darf nicht mit dem transchondralen Verlauf des SL-Bandes bei Vorliegen eines ossären Insertitionstyps verwechselt werden.

Lig. lunotriquetrum (LT)

Das lunotriquetrale Ligament ist ähnlich wie das SL-Band U-förmig aufgebaut, jedoch kleiner in seiner Ausdehnung von proximal nach distal. Die MRT-Darstellung des LT-Bandes stellt deshalb hohe Anforderungen an die Ortsauflösung, gelingt aber auch bei guten Abbildungsbedingungen in 10–15 % der Fälle nicht. Die MRT-Abbildungscharakteristika finden sich in der Tab. 10.6.

Die funktionell wichtigen Bandabschnitte verlaufen dorsal und palmar in der Koronalebene. Beide Segmente kommen als bandförmige oder dreieckige Strukturen zur Abbildung, wobei in T2*-gewichteten 3D-Gradienten-Echo-Sequenzen ein horizontal lineares Fasermuster imponiert. Dieses Streifenmuster wird durch lockeres Bindegewebe hervorgerufen, das die straffen Kollagenbandfasern umgibt. In beiden Segmenten inseriert das LT-Band bevorzugt direkt am kortikalen Knochen, d. h. die signalarmen Bandfasern gehen direkt in die ebenfalls signalarme Kompakta über (Abb. 10.7 a). Im Gegensatz hierzu setzt das mittlere Bandsegment, das als membra-

Tab. 10.6 MR-Morphologie des Lig. lunotriquetrum in der Koronalebene bei Verwendung von T2*-gewichteten Gradienten-Echo-Sequenzen (modifiziert nach Smith und Totterman)

Bandsegment	palmar	zentral	dorsal
Form	dreieck- oder bandförmig	dreieckförmig	dreieck- oder bandförmig
Signal	inhomogen	homogen	inhomogen
Insertion	ossär	chondral	ossär

10.3 Bildgebende Diagnostik

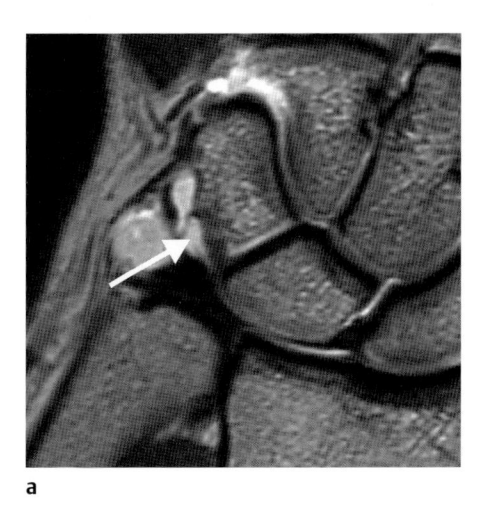

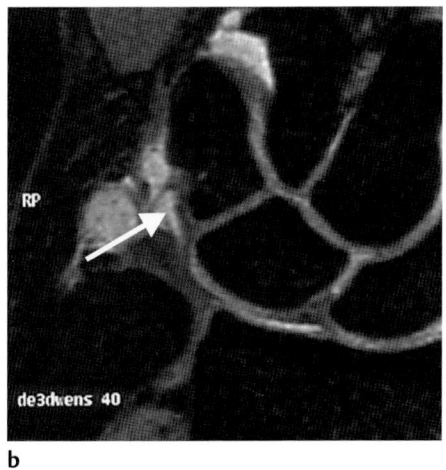

Abb. 10.7 a, b **MR-Arthrographie des Lig. lunotriquetrum.**
a Lineare Form und kortikale Insertion in einer dorsalen T1-SE-Schicht.
b Dreieckform und chondrale Insertion in einer mittleren wasserangeregten DESS-Schicht.

nöses Gebilde dünnschichtiger ist, am Gelenkknorpel an (Abb. 10.7 b). Hierdurch wird das hypointense mittlere LT-Bandsegment zu beiden Seiten hin durch Linien intermediärer Signalhöhe unterbrochen, die den hyalinen Gelenkknorpel am Lunatum und Triquetrum repräsentieren. Die signalreichen Knorpelinterponate dürfen nicht Anlass für die Annahme einer lunotriquetralen Bandläsion sein.

In T2*-gewichteten Sequenzen kann das Lig. lunotriquetrum lediglich mit Sensitivitäten und Spezifitäten zwischen 50 und 70 % im Vergleich zur Arthroskopie zur Abbildung gebracht werden. Wenn die klinische Fragestellung explizit auf das lunotriquetrale Band fokussiert ist, wird deshalb primär die MR-Arthrographie empfohlen, die am LT-Band eine diagnostische Genauigkeit um 90 % im Vergleich zur Arthroskopie aufweist.

Lig. radioscapholunatum (RSL), Lig. radioscaphoideum (RS), Lig. radiolunatum (RL)

Diese 3 palmaren Ligamente, die extrinsich und interossär zwischen dem distalen Radiusabschnitt und der proximalen Handwurzel verlaufen, können in der MRT nur inkonstant nachgewiesen werden. Noch am besten gelingt ihre Darstellung in sagittalen oder parasagittal rekonstruierten Schichten und wenn ein Gelenkerguss vorliegt. Das **Lig. radioscapholunatum (RSL, Testut-Band)** verläuft palmarseitig mit 2 longitudinalen, unscharf abgrenzbaren Zügeln zwischen der Radiuslippe einerseits und dem proximalen Skaphoidpol und Lunatum bzw. dem Lig. scapholunatum andererseits. An seinem Ansatz kann das kleine Band häufig nicht vom SL-Band abgegrenzt werden (Abb. 10.8 a). Im Gegensatz zu den übrigen extrinsischen Ligamenten hat es kein streifiges

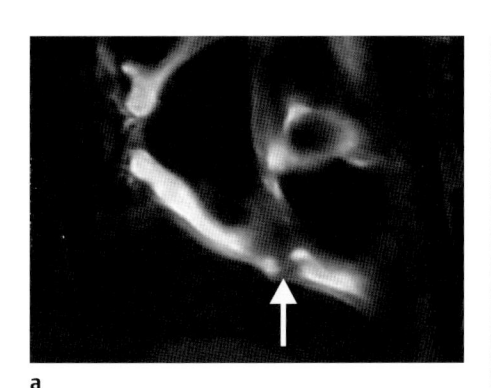

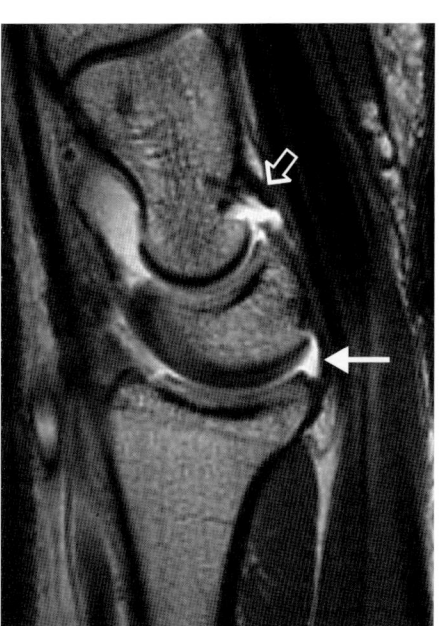

Abb. 10.8 a, b **MR-Arthrographie der „kleinen" interossären Ligamente.**
a Lig. radioscapholunatum (Pfeil) in einer postarthrographischen T1-SE-Sequenz mit Fettsaturation. Weit palmar gelegene Koronalschicht.
b Lig. radiolunatum (Pfeil), sog. „kurzes RL-Ligament", in einer sagittalen T1-SE-Schicht postarthrographisch. Palmar des Kapitatums kommt das Lig. radioscaphocapitatum zur Darstellung (offener Pfeil).

Aussehen, sondern weist ein homogen intermediäres Signal auf. Als Ursache für das eigenartige Signalverhalten wird der Aufbau des RSL-Bandes aus überwiegend neurovaskulären Elementen angenommen. Die relativ gute Vaskularisation des Bandes, dem keine stabilisierende Haltefunktion zukommt, ist Grund für ein physiologisches Enhancement nach intravenöser Kontrastmittelgabe.

Beim **Lig. radioscaphoideum (RS)** und **Lig. radiolunatum (RL)** handelt es sich um Verdickungen der palmaren Gelenkkapsel in radialer bzw. ulnarer Lage zum RSL-Ligament, die bildgebend sehr häufig nicht isoliert werden können. Der radioskaphoidale Zügel inseriert an der Palmarseite des proximalen Skaphoidpols, der radiolunäre Zügel an einer rinnenförmigen Vertiefung des Lunatumvorderhorns (Abb. 10.8 b) bzw. verschmilzt vorher mit dem Lig. ulnolunatum. Da eine Haltefunktion der kleinen Bänder bislang nicht bekannt ist, bleibt die Relevanz der MRT in dieser Unterregion der Handwurzel im Rahmen einer Trauma- oder Instabilitätsdiagnostik unklar.

Extrinsische Ligamente

Im Gegensatz zur fehlenden Darstellung in der Arthrographie und der nur partiellen Einsicht in der Arthroskopie können die extrinsischen Ligamente mit der MRT in voller Länge erfasst werden. Sowohl die palmaren V-Ligamente (RLT, RSC, TCS) als auch die dorsalen Ligamente (RTD, ICD) verlaufen schräg zu den orthogonalen Raumebenen. Sie lassen sich deshalb am besten aus 3D-Datensätzen mit Hilfe von Sekundärrekonstruktionen in MPR-Technik visualisieren. Die extrinsischen Bänder weisen in der MRT ein streifiges Aussehen auf. Dieses charakteristische Bildmuster wird durch die Interposition von signalreichem, lockerem Bindegewebe zwischen die straffen, signalarmen Kollagenfasern des Ligaments hervorgerufen. Bei Verwendung von 1 mm dicken Partitionsschichten kommen die palmaren Bänder auf mindestens 3 konsekutiven Schichten zur Darstellung, die etwas dünneren dorsalen Bänder in der Regel auf 2 Schichten. Besonders gute Abbildungsverhältnisse um die extrinsischen Ligamente entstehen, wenn sich im Rahmen einer Verletzung ein Umgebungsödem bzw. eine Synovialitis um die Bänder eingestellt hat. Dann kommen die signalarmen Ligamente kontrastreich in einer fettsaturierten PD-FSE-Sequenz (signalreiches Ödem im Hintergrund) bzw. in einer kontrastmittelverstärkten T1-SE-Sequenz (signalreiche Synovialitis im Hintergrund) zur Abbildung. In der Tab. 10.7 sind die MRT-Daten zur Morphometrie der extrinsischen Ligamente zusammengestellt.

Lig. collaterale radiale

Der radialseitige Verstärkungszügel der Gelenkkapsel kommt im unauffälligen MRT meist nicht zur Darstellung. Liegt dagegen ein größerer Gelenkerguss vor, kann die Bandinsertion an der Außenseite des Skaphoids identifiziert werden.

Lig. radioscaphocapitatum (RSC)

Von den palmaren V-Ligamenten findet sich das RSC-Band am weitesten radial an der Handwurzel. Distal zum RLT-Band zieht es in diagonalem Verlauf vom Processus styloideus radii über die Taille des Skaphoids zum Kapitatumkopf (Abb. 10.9). An der palmaren Skaphoidseite ist das RSL-Ligament nicht fixiert, sondern durch eine synoviale Duplikatur getrennt. Auf die wichtige Haltefunktion für das Skaphoid wurde bereits hingewiesen. Palmar des Skaphoids kann das Band segmentweise als signalarme Struktur in sagittalen Schichten identifiziert werden. In voller Ausdehnung ist das RSC als kräftiges Halteband mit streifigem Muster meist über 4–5, leicht parakoronal gekippten 3D-Schichten zu verfolgen. Bei fokaler Synovialitis, z. B. im Rahmen einer Skaphoidfraktur, demarkiert eine kräftige Kontrastmittelanreicherung immer Teile des Lig. radioscaphocapitatum.

Tab. 10.7 Morphometrische Daten zur MRT der extrinsischen Karpalligamente (nach Smith)

Extrinsische Ligamente	Breite (mm)	Dicke (mm)
Lig. radioscaphocapitatum	22,2 ± 1,4	2,2 ± 0,4
Lig. radiolunotriquetrum	Ø	2,3 ± 0,5
Lig. ulnolunatum	11,6 ± 1,5	2,5 ± 0,6
Lig. ulnotriquetrum	11,4 ± 0,7	3,7 ± 0,5
Lig. arcuatum (TCS)	21,4 ± 2,2	2,8 ± 0,7
Lig. radiotriquetrum dorsale	22,4 ± 2,4	2,2 ± 0,4
Lig. intercarpale dorsale	Ø	Ø

Ø = keine Messangaben möglich, da die Bänder multiplanar verlaufen

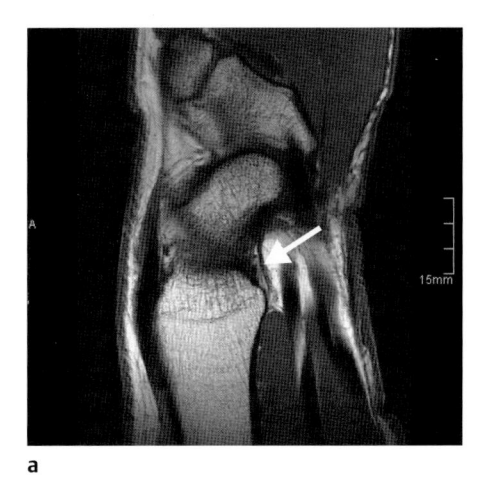

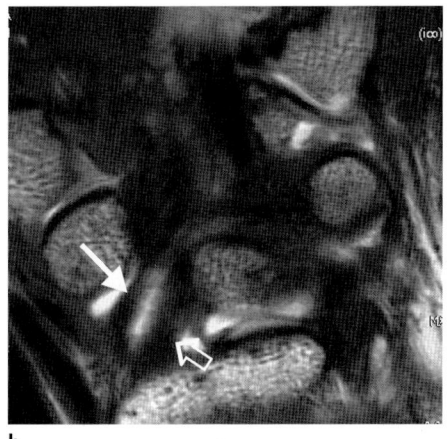

Abb. 10.**9 a, b MRT des Lig. radioscapholunatum (RSC).**
a In einer sagittalen T1-SE-Schicht verläuft das RSC-Ligament (Pfeil) an der Palmarseite des Skaphoids.
b MR-Arthrographie mit Darstellung sowohl des Lig. radioscapholunatum (Pfeil) als auch des Lig. radiolunotriquetrum (offener Pfeil).

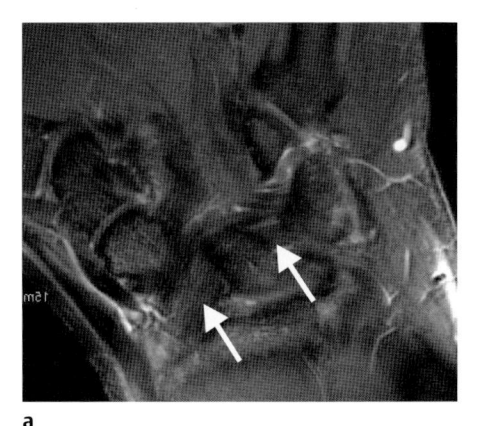

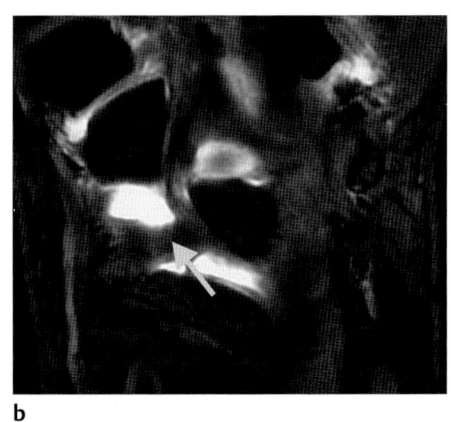

Abb. 10.**10 a, b MRT des Lig. radiolunotriquetrum (RLT).**
a In der PD-FSE-Sequenz mit Fettsaturation wird der Bandverlauf (Pfeil) zwischen Skaphoid, Lunatum und Triquetrum deutlich.
b In der MR-Arthrographie (T1-SE mit Fettsaturation) wird der radiolunäre Bandabschnitt kontrastreich dargestellt.

Lig. radiolunotriquetrum (RLT)

Durch eine interligamentäre Lücke vom RSC-Band getrennt, schließt sich diesem nach ulnar und proximal das kräftige radiolunotriquetrale Band mit flachbogigem Verlauf an. Das Ligament verbindet mit einem tiefer gelegenen Zügel den Processus styloideus radii mit dem Lunatumvorderhorn, wo es eine fokale Signalstörung hervorrufen kann. Ein oberflächlicher Zügel zieht zur Palmarseite des Triquetrums, um proximal in einer rinnenförmigen Vertiefung zu inserieren. In parakoronalen Schichten eines 3D-Datensatzes ist das RLT-Band langstreckig mit streifig-linearem Muster verfolgbar (Abb. 10.**10**). Im Rahmen einer Synovialitis stellt sich das RLT-Ligament regelmäßig in den koronalen Schichten dar.

Lig. ulnolunatum (UL) und Lig. ulnotriquetrum (UT)

Die ulnokarpalen Bänder (Lig. ulnolunatum und Lig. ulnotriquetrum) sind die ulnarseitigen Komponenten des palmar stabilisierenden Bandapparats. Sie repräsentieren periphere, gut vaskularisierte Verstärkungszüge des TFCC. Häufig haben sie einen gemeinsamen palmaren Ursprung vom mittleren Drittel des Discus ulnocarpalis (TFC). Das in schrägem Verlauf zum Lunatumvorderhorn ziehende Lig. ulnolunatum kann am besten in parasagittaler Schichtführung dargestellt werden. Das Lig. ulnotriquetrum verläuft in longitudinaler Ausrichtung zur Vorderseite des Triquetrums, wo es proximal der pisotriquetralen Artikulation an einer rinnenförmigen Vertiefung inseriert (s. Abb. 11.**3 c**). Seine Darstellung gelingt sowohl mit parasagittalen als auch parakoronalen Schichten. Gelegentlich geben beide Bänder Fasern zum Lig. lunotriquetrum ab. Die übrigen Bauelemente des ulnokarpalen Komplexes (TFCC) werden in Kap. 11 erläutert.

Lig. triquetrocapitoscaphoideum (TCS, Lig. arcuatum)

Das Lig. arcuatum, das den distalen Abschnitt des palmaren V-Bandkomplexes bildet, verläuft quer in der Tiefe des Karpaltunnels von der Triquetrumvorderseite zum Tuberculum ossis scaphoidei. MR-tomographisch wird es am einfachsten auf axialen Bildern identifiziert, wo es als signalarme Struktur zwischen den Handwurzelknochen und den tiefen Flexorensehnen interponiert ist (Abb. 10.**11 a**). Das kräftige Ligament kommt mit variablen, bogenförmigen Bandzügeln zur Darstellung. So verläuft zwischen den Insertionsgebieten entweder ein solitäres Lig. triquetroscaphoideum oder es kann ein Bandzügel identifiziert werden, der an der palmaren Taille des Kapitatums ansetzt (Lig. triquetrocapitatum), bevor er zum distalen Skaphoidpol weiterzieht (Lig. capitoscaphoideum). Wie die übrigen extrinsischen Bänder hat das Lig. arcuatum ein streifiges Aussehen (Abb. 10.11 b). In 3D-Datensätzen kann gelegentlich eine zum Lunatumvorderhorn ziehende Bandfaser abgegrenzt werden. Sehr selten kommt im Ligament die Interposition eines knöchernen oder chondralen Os centrale ansatznah zum Skaphoid zur Darstellung.

Lig. radiotriquetrum dorsale (RTD)

Das radiotriquetrale Ligament entspringt dorsal am Radius vom Lister-Tuberkel, überquert diagonal das Lunatumhinterhorn, wo es in einigen Fällen eine Fixation aufweisen kann, um schließlich an einem tuberkelartigen Vorsprung an der Triquetrum-Rückseite zu inserieren (Abb. 10.12). Zweidimensional lässt sich das Band segmentartig in koronalen Schichten darstellen, am besten mit einer fettsaturierten PD-FSE-Sequenz bzw. mit einer kontrastmittelverstärkten und fettsaturierten T1-SE-Sequenz. In dieser Ebene kann das RTD-Ligament meistens nicht von den dorsalen Segmenten des Lig. scapholunatum und des Lig. lunotriquetrum abgegrenzt werden. In sagittalen Schichten kommt es als „klecksartige" Struktur dorsal vom proximalen Skaphoidpol und Lunatumhinterhorn zur Darstellung. Das RTD-Ligament weist Ursprungs- und Verlaufsvariabilitäten auf. Diese können in der dreidimensionalen MRT mittels parakoronaler Rekonstruktionen zu 3 Bandtypen zusammengefasst werden:

- *Typ 1:* Solitäres RTD-Ligament, Ursprung ulnarseitig am Lister-Tuberkel,
- *Typ 2:* RTD-Ligament plus radialseitige Bandfaser, die am Processus styloideus radii entspringt,
- *Typ 3:* RTD-Ligament plus ulnarseitige Bandfaser, die ulnarseitig an der dorsalen Radiuslippe entspringt. Gelegentlich können Bandfasern zur ECU-Sehnenscheide und zum Lig. radioulnare dorsale identifiziert werden.

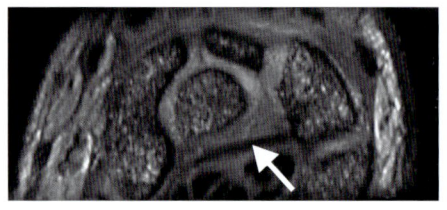

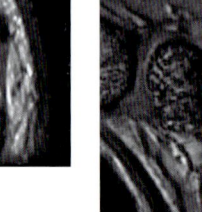

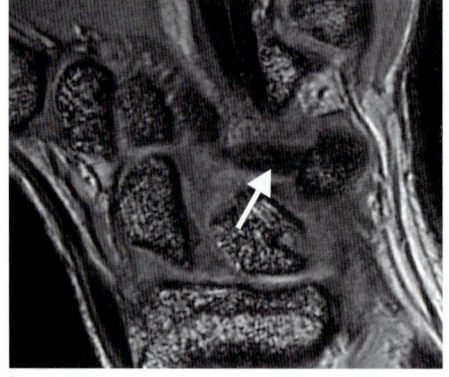

Abb. 10.11 **Rekonstruktion des Lig. arcuatum (TCS) aus einer 3D-T2*-GRE-Sequenz.**
a In der axialen Ebene stellt sich das Band in der Tiefe des Karpaltunnels dar.
b Darstellung des triquetrokapitalen Bandsegments (Pfeil) in einer parakoronalen Rekonstruktionsebene.

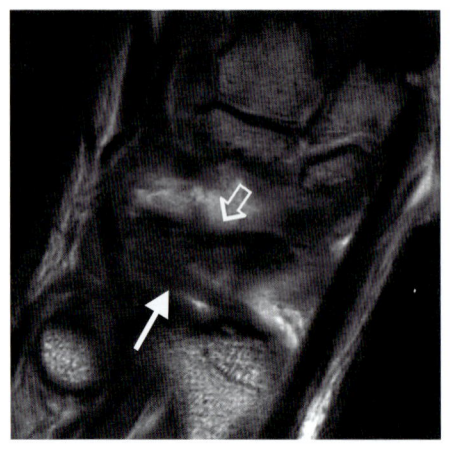

Abb. 10.12 **Verlauf des Lig. radiotriquetrum dorsale (RTD, Pfeil) und des Lig. intercarpale dorsale (ICD, offener Pfeil).** PD-FSE-Sequenz mit Fettsubtraktion.

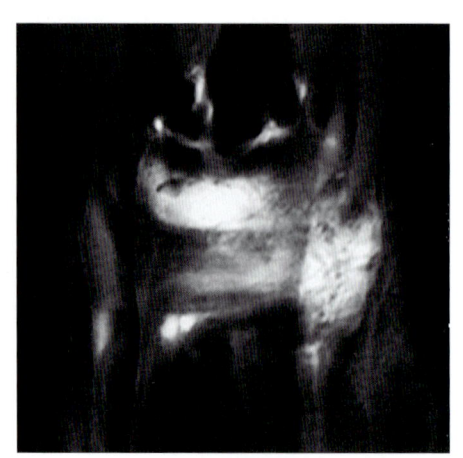

Abb. 10.13 **Quere Ausrichtung des Retinaculum extensorum.** Guter Umgebungskontrast durch eine Umgebungssynovialitis auf einer kontrastmittelverstärkten T1-SE-Sequenz mit Fettsaturation.

Lig. intercarpale dorsale (ICD)

Das intrinsische Interkarpalband beginnt an einem dorsalen Vorsprung des Triquetrums, zieht über den Kapitatumhals und endet mit variabler Insertion an leistenartigen Ausziehungen des Skaphoids und des Trapeziums sowie am Lig. collaterale radiale (Abb. 10.12). Wie das RTD- kann auch das ICD-Band in koronalen Schichten längerstreckig zur Darstellung gebracht werden. In sagittalen Schichten findet sich kurzstreckig eine längsovale, signalarme Struktur dorsal der proximalen Handwurzelreihe. In parakoronalen MPR-Bildern eines T2*-gewichteten 3D-Datensatzes lassen sich 3 ligamentäre Verlaufstypen abgrenzen:
- *Typ 1:* breites, solitäres ICD-Ligament ohne abzweigende Fasern,
- *Typ 2:* gegabeltes ICD-Ligament; aus einem gemeinsamen Ursprung am Triquetrum gehen getrennte Faszikel zum Skaphoid und zum Trapezium,
- *Typ 3:* 2 getrennt verlaufende triquetroskaphoidale und triquetrotrapeziale ICD-Bandfaszikel.

Retinaculum extensorum

Zur Oberfläche hin grenzt an den dorsalen Handgelenksligamenten das Halteband der Extensorensehnen an. Es handelt sich um die Fortsetzung der Fascia antebrachii, die in der MRT in allen Sequenzen signalarm zur Abbildung kommt (Abb. 10.13). Vom distalen Unterarmabschnitt bis zu den Metakarpalebasen sind zwischen den Blättern des Retinakulums insgesamt 6 durch Stege abgetrennte Fächer für die Extensorensehnen eingelassen. Häufig lässt sich eine Bandfaser vom Retinaculum extensorum zum Triquetrum ausmachen.

10.3.2 Arthrographie

Durch die Injektion von Kontrastmittel in das Gelenkkavum wird ein Ligament indirekt abgebildet, zur Darstellung kommt eine bandförmige Kontrastmittelaussparung. Zur vollständigen Erfassung der karpalen Ligamente muss die Drei-Kompartiment-Methode mit Arthrographien des mediokarpalen Gelenks und des distalen Radioulnargelenks in der ersten Sitzung sowie des radiokarpalen Gelenks in einer 2. Sitzung nach ca. 2 Stunden durchgeführt werden (Kap. 3).

Mit Ausnahme des Lig. radioscapholunatum und des Lig. radiolunatum können arthrographisch in der Regel die interossären Ligamente, hier besonders das Lig. scapholunatum und das Lig. lunotriquetrum, sowie die Elemente des ulnokarpalen Komplexes dargestellt werden. Dagegen entziehen sich die Bänder des palmar distalen V und des dorsalen V komplett der arthrographischen Abbildung. Jenseits des 35. Lebensjahres müssen physiologische „Pin-Hole"-Defekte und Perforationen berücksichtigt werden. Pathologisch sind in dieser Altersgruppe deshalb meist nur bidirektionale Defekte und im Zweifelsfall Verteilungsunterschiede des Kontrastmittels im Seitenvergleich.

10.3.3 Arthroskopie

Nach Gelenksdistension mit CO_2 oder Flüssigkeit erfolgt der jeweilige Zugang streckseitig mit einer 30°-Optik in das Radiokarpal-, Mediokarpal- oder distale Radioulnargelenk. Es handelt sich um ein invasives Verfahren, das den Vorteil einer endoskopischen Therapie in der gleichen Sitzung bietet (Kap. 4).

Arthroskopisch können nur Teile des karpalen Bandapparats eingesehen werden. Gut beurteilt werden können das Lig. radioscapholunatum, das Lig. scapholunatum, das Lig. lunotriquetrum, die Strukturen des ulnokarpalen Komplexes (Lig. ulnolunatum, Lig. ulnotriquetrum, Discus ulnocarpalis) sowie das Lig. scaphotrapeziotrapezoideum. Dabei müssen altersabhängige Veränderungen, insbesondere Bandperforationen, berücksichtigt werden. Als arthroskopische Landmarke dient das oft gefäßinjizierte RSL-Band (Testut), dass das Kompartiment der Fossa scaphoidea von demjenigen der Fossa lunata trennt. Auch wenn das RSL-Band in der Arthroskopie kräftig erscheint, hat das nur wenig Kollagenfasern beinhaltende Band keine Haltefunktion. Von den extrinsischen Bändern können jeweils die proximalen, also radialseitigen Abschnitte des Lig. radioscapocapitatum und des Lig. radiolunotriquetrum inspiziert werden. Ulnarseitig kommt das distal gelegene Lig. triquetrocapitoscaphoideum (arcuatum) nicht zur Darstellung. Aufgrund des Zugangsweges können die dorsalen Bänder (Lig. radiotriquetrum dorsale und Lig. intercarpale dorsale) nicht eingesehen werden.

Die Wertigkeiten der bildgebenden Verfahren für die karpale Ligamentdiagnostik sind in der Tab. 10.2 zusammengefasst.

Literatur

Übersichtsarbeiten

Mayfield JK, Johnson P, Kilcoyne RF. The ligaments of the human wrist and their functional significance. Anat Rec 1976; 186: 417–428

Rominger MB, Bernreuther WK, Kenney PJ, Lee DH. MR Imaging of anatomy and tears of wrist ligaments. RadioGraphics 1993; 13: 1233–1246

Scheck RJ, Romagnolo A, Hierner R, Pfluger T, Wilhelm K, Hahn K. The carpal ligaments in MR arthrography of the wrist: correlation with standard MRI and wrist arthroscopy. J Magn Reson Imag 1999; 9: 468–474

Schmidt HM, Lanz U. Chirurgische Anatomie der Hand. 2. Aufl., S. 68–79. Thieme. Stuttgart 2003

Taleisnik J. The ligaments of the wrist. J Hand Surg 1976; 1: 110–118

Totterman SMS, Miller R, Wasserman B, Blebea JS, Rubens DJ. Intrinsic and extrinsic carpal ligaments: evaluation by three-dimensional Fourier transform MR imaging. Am J Roentgenol 1993; 160: 117–123

Weiterführende Literatur
http://www.thieme.de/aktionen/schmitt-lanz

11 Ulnokarpaler Komplex (TFCC)

R. Schmitt

Der ulnokarpale Komplex (TFCC) ist eine differenzierte fibroligamentäre Struktur, die an der Ulnarseite des Handgelenks zwischen dem Ulnakopf und dem Lunatum bzw. Triquetrum gelegen ist. Einerseits wird über den ulnokarpalen Komplex ca. ein Fünftel der axialen Kraft des Handgelenks übertragen, andererseits ist das Gebilde die wichtigste Stabilisation am distalen Radioulnargelenk sowie an der Ulnarseite der Handwurzel. Im Zentrum wird der Discus ulnocarpalis (TFC) von den peripheren Bauelementen mit den Ligg. radioulnaria dorsale et palmare, dem Lig. ulnolunatum, dem Lig. ulnotriquetrum, der Sehnenscheide des M. extensor carpi ulnaris sowie dem Lig. collaterale ulnare unterschieden. An bildgebenden Verfahren stehen die Arthroskopie und die MRT zur Verfügung. MR-tomographisch wird das avaskuläre TFCC-Zentrum am sichersten mit dem Kombinationsverfahren der MR-Arthrographie dargestellt, die vaskularisierte TFCC-Peripherie vor und nach intravenöser Kontrastmittelapplikation.

11.1 Anatomische Grundlagen

Der ulnokarpale Komplex – im angloamerikanischen Sprachraum als **TFCC** (Triangular Fibro-Cartilage Complex) bezeichnet – nimmt quasi als Puffer und Stabilisator den Raum zwischen dem Ulnakopf und dem ulnaren Abschnitt der proximalen Handwurzelreihe (Lunatum, Triquetrum) ein. Der ulnokarpale Komplex ist dem distalen Radioulnargelenk unmittelbar benachbart und bildet mit diesem Gelenk eine funktionelle Einheit. Bei dem domartigen Gebilde handelt es sich um eine komplizierte anatomische und biomechanische Struktur, die aus fibrokartilaginären und ligamentären Elementen aufgebaut ist (Abb. 11.1):

- Der wichtigste Bestandteil, der Discus ulnocarpalis (**TFC** = Triangular Fibro-Cartilage), ist ein kissenartiges Polster in zentraler Lage zwischen dem Ulnakopf und der ulnarseitigen Handwurzel. Als bradytrophes Gewebe ist der fibrokartilaginäre Diskus mit Ausnahme seiner Peripherie schlecht durchblutet ("avaskuläres Segment").
- Die peripheren Bauelemente des TFCC bestehen aus synovialen Falten, die einer gewissen Variabilität unterliegen, und aus Ligamenten, die die Verankerung und Stabilität gewährleisten. Die Ligamente sind an der palmaren und ulnaren Seite des ulnokarpalen Komplexes angeordnet. Gegenüber dem Diskus sind die peripheren TFCC-Abschnitte vergleichsweise gut durchblutet ("vaskularisierte Segmente").

In der Tab. 11.1 sind die einzelnen Baubestandteile des ulnokarpalen Komplexes zusammengefasst.

Dem ulnokarpalen Komplex kommen 3 wichtige Aufgaben zu:
- Der TFCC ist ein wichtiger Stabilisator für das distale Radioulnargelenk (Abb. 11.1 e).
- Darüber hinaus stabilisiert der ligamentäre Halteapparat des TFCC auch die ulnare Karpusseite während der Bewegungen sowohl im Radiokarpalgelenk als auch im distalen Radioulnargelenk (Abb. 11.1 a u. d).
- Ca. 20 % der axialen Kraft- bzw. Druckbelastung des Handgelenks werden über den stoßdämpferartig wirkenden Discus ulnocarpalis übertragen (ca. 80 % erfolgen über das radiokarpale Kompartiment).

Nachfolgend wird die topographische Anatomie der einzelnen Bestandteile des ulnokarpalen Komplexes skizziert.

Discus ulnocarpalis (TFC)

Der aus Faserknorpel bestehende Diskus entspringt breitflächig am hyalinen Gelenkknorpel des Radius in Höhe der Incisura ulnaris (Abb. 11.1 b). Nach horizontalem Verlauf inseriert er an der Ulna mit 2 peripheren Bandzügeln, die ein streifiges Aussehen haben. Der eine

Tab. 11.1 Aufbau des ulnokarpalen Komplexes

- Discus ulnocarpalis (Triangular Fibrocartilage [TFC])
- Lig. ulnolunatum
- Lig. ulnotriquetrum
- Meniscus ulnocarpalis (meniscus homologue)
- Lig. collaterale carpi ulnare
- Ligg. radioulnaria palmare et dorsale
- Sehnenscheide des M. extensor carpi ulnaris

11 Ulnokarpaler Komplex (TFCC)

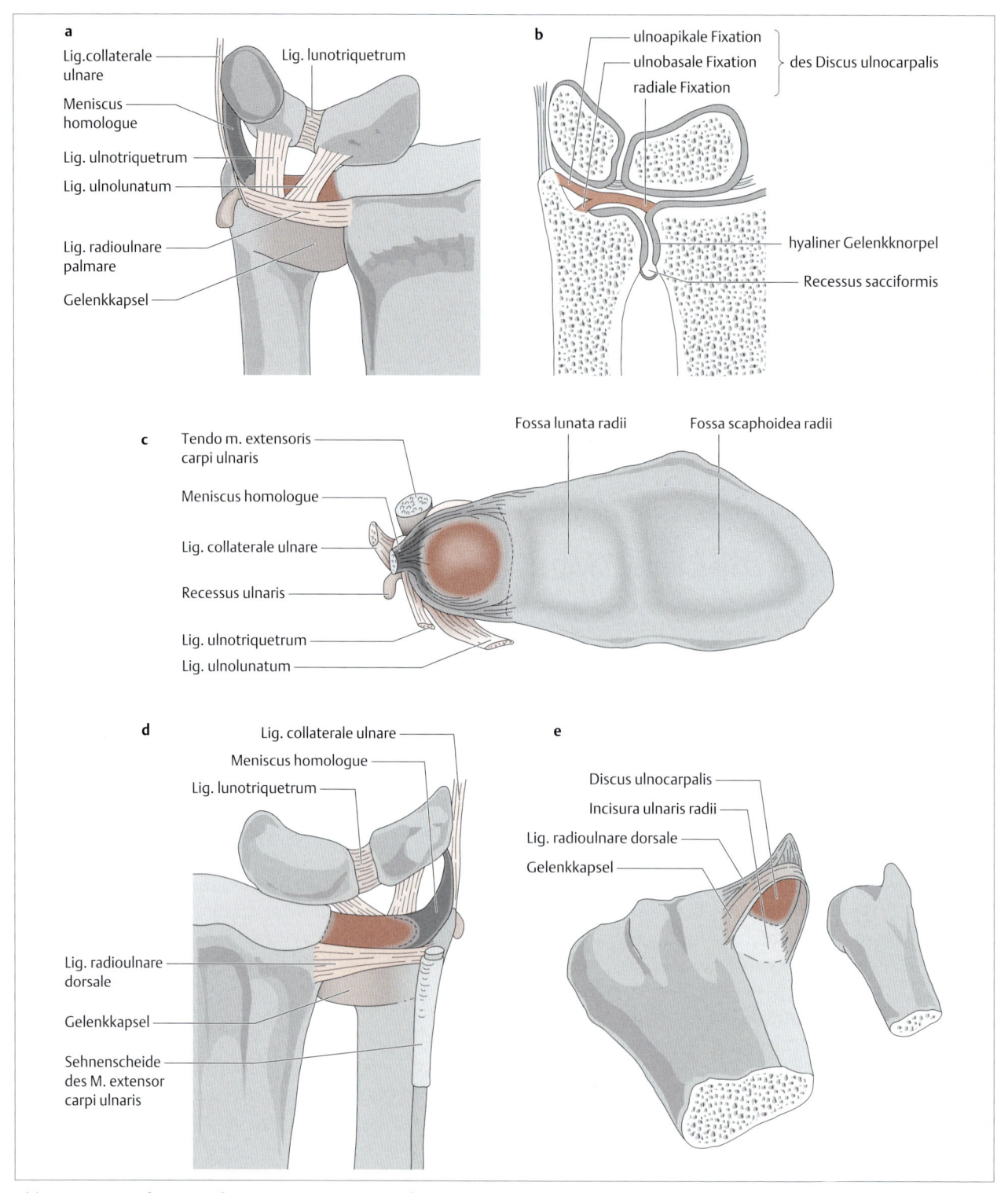

Abb. 11.1 a–e **Schemazeichnungen zur Anatomie des ulnokarpalen Komplexes (TFCC).**

a   Blick von palmar auf den ulnokarpalen Komplex. Beachte die Aussackung des Recessus ulnaris am linken Bildrand.

b   Koronaler Schnitt durch die Mitte des ulnokarpalen Komplexes. Der Ursprung des Discus ulnocarpalis am hyalinen Knorpel des Radius und die beiden ulnobasalen und ulnoakipalen Zügel werden sichtbar. Der Meniscus homologue und die ulnokarpalen Bänder liegen außerhalb der Schnittebene.

c   Aufsicht von distal auf die radiokarpale Gelenkfläche und den ulnokarpalen Komplex. Die Radiusgelenkfläche geht stufenlos in die Oberfläche des Discus ulnocarpalis über. Randständig ist der Diskus von den beiden Ligg. radioulnaria umgeben.

d   Blick von dorsal auf den ulnokarpalen Komplex. Beachte die Sehne und Sehnenscheide des M. extensor carpi ulnaris (ECU). Das nicht zum TFCC gehörende Lig. radiotriquetrum dorsale wurde entfernt.

e   Ansicht von proximal und dorsal auf den ulnokarpalen Komplex nach Entfernung der Ulna. Die Proximalseite des Discus ulnocarpalis wird sichtbar.

Zügel zieht ulnobasal zum Gelenkknorpel der Fovea capitis ulnae, der andere ulnoapikal zur Spitze des Processus styloideus ulnae (Insertionstyp I). Zwischen den beiden ulnaren Zügeln ist gut vaskularisiertes Bindegewebe interponiert. Seltener endet der Diskus mit nur einem breitflächig inserierenden Monofaszikel am Processus (Insertionstyp II). In einer axialen Querschnittsfläche imponiert der Diskus als gleichseitiges Dreieck. In der Peripherie (Limbus), die aus lamellaren Kollagenfasern aufgebaut ist, weist der Discus ulnocarpalis eine größere Höhe von bis zu 5 mm im Vergleich zu seinem dünneren Zentrum auf. Dadurch resultiert in sagittalen und koronalen Querschnitten eine bikonkave Diskusform. Bezüglich der mittleren Höhe des Diskus muss die relative Ulnalänge berücksichtigt werden. So geht eine Minusvariante der Ulna mit einem relativ dicken Diskus einher, eine Plusvariante dagegen mit einem vergleichsweise dünnen Diskus. Der Discus ulnocarpalis weist eine spezielle Vaskularisation dergestalt auf, dass nur dessen periphere Segmente aufgrund der hier einstrahlenden Nutritialgefäße gut durchblutet sind, während der deutlich größere zentrale und radiale Diskusabschnitt avaskulär ist. An den Außenseiten des Diskus sind die Ligg. radioulnaria sowie palmar das Lig. ulnolunatum und Lig. ulnotriquetrum fixiert.

Lig. radioulnare palmare (RUP) und Lig. radioulnare dorsale (RUD)

Im Gegensatz zum Diskus nehmen die beiden als „Steuerbänder" wirkenden Ligamente ihren Ursprung direkt vom kompakten Knochen des distalen Radiusabschnitts (Abb. 11.1 a u. d). Die streifenförmig imponierenden Bänder verlaufen innerhalb der Gelenkkapsel in sehr enger Beziehung zum Discus ulnocarpalis, von dem sie durch eine dünne Zellschicht abgetrennt sind, die bildgebend jedoch nicht abgegrenzt werden kann. Durch ihre Fixation zwischen Radius, Diskus und Ulnakopf tragen die beiden radioulnaren Ligamente wesentlich zur Stabilisierung des distalen Radioulnargelenks und des ulnokarpalen Komplexes bei. Der strukturelle Aufbau der beiden Steuerbänder ist spiralförmig verflochten, so dass sie zu jedem Zeitpunkt des Umwendvorgangs das distale Radioulnargelenk unter Spannung halten.

Meniscus homologue (MH)

Diese Struktur ist ein bindegewebiges Relikt der Evolution, nämlich der bei Primaten noch nachweisbaren Artikulation zwischen Ulnakopf und Triquetrum. Das relativ schlecht abgrenzbare Gebilde besteht aus einer synovialen Schleimhautfalte sowie lockerem Bindegewebe. Der Meniskus entspringt randständig am Discus ulnocarpalis bzw. der Incisura ulnaris radii und zieht schräg nach palmar und ulnar (Abb. 11.1 a, c u. d). In seinem Verlauf schwingt er sich um den Processus styloideus ulnae und bildet dabei das Dach des Recessus ulnaris (praestyloideus). Distal endet der Meniscus homologue an der Palmarseite des Triquetrums, Hamatums und der Metakarpale-Basen IV/V sowie am Lig. collaterale ulnare. Der Meniscus homologue stabilisiert das Pisotriquetralgelenk.

Lig. ulnolunatum (UL)

Das Band ist in der Gelenkkapsel lokalisiert und einer von 2 palmaren Verstärkungszügen aus dem TFCC. Es entspringt am Lig. radioulnare palmare und zieht im diagonalen Verlauf zum Lunatumvorderhorn (Abb. 11.1 a). Häufig strahlen auch Bandfasern in das Lig. lunotriquetrum ein. Ebenso wie das ulnotriquetrale Band trägt es mit zur Stabilität im Radiokarpalgelenk und distalen Radioulnargelenk bei.

Lig. ulnotriquetrum (UT)

Nach ulnar hin findet sind das 2. Verstärkungsband an der Palmarseite des TFCC. Das ulnotriquetrale Band nimmt seinen Ausgang vom Lig. radioulnare palmare entweder isoliert oder gemeinsam mit dem ulnolunären Ligament (Abb. 11.1 a). In steilem Verlauf zieht es zu einer Vertiefung an der Palmarseite des Triquetrums.

Sehnenscheide des M. extensor carpi ulnaris (ECU)

Als sehr dünne Struktur ist die ECU-Sehnenscheide in den dorsalen TFCC-Abschnitt integriert, wo sie innerhalb einer rinnenförmigen Vertiefung an der Dorsalseite des Ulnakopfes verläuft (Abb. 11.1 c u. d). Sie wird durch das Retinaculum extensorum fixiert, das die Sehne bogenförmig überspannt.

Lig. collaterale ulnare (CU)

Es handelt sich um eine strangförmige Verdickung der ulnarseitigen Gelenkkapsel (Abb. 11.1 a u. d). Dessen Existenz und kapsuläre Abgrenzbarkeit wird in der Literatur kontrovers diskutiert.

11.2 Pathoanatomische Prinzipien

Prinzipiell können sich am ulnokarpalen Komplex (TFCC) traumatisch verursachte Läsionen (Partial- und Komplettrupturen) oder degenerativ bedingte Läsionen (mukoide Einschlüsse und Perforationen) manifestieren. Häufig wird jedoch eine Ruptur auf dem Boden einer bereits vorher bestehenden TFCC-Degeneration angenommen. Aus therapeutischer und prognostischer Sicht müssen Alterationen im avaskulären Segment des Discus ulnocarpalis von denen der gut vaskularisierten TFCC-Peripherie unterschieden werden:

- Degenerative Diskusläsionen werden regelhaft bereits im 3. Lebensjahrzehnt angetroffen. Sie beginnen mit mukoiden Einschlussformationen, die nach Erreichen der Oberfläche zu breiten Perforationen im radialen und zentralen Segment des Discus ulnocarpalis führen.
- Nach meist kurzer Laufzeit zieht die Diskusperforation eine Chondropathie am hyalinen Knorpel des Ulnakopfes und des Lunatums bzw. Triquetrums nach sich. Endstadium der Entwicklung ist das ulnolunotriquetrale Impaction-Syndrom.
- Im Rahmen einer TFCC-Läsion manifestiert sich gehäuft auch eine Verletzung des Lig. lunotriquetrum ohne oder mit Ausbildung einer karpalen Instabilität.
- Rupturen sind am Discus ulnocarpalis meist in der unmittelbaren Nähe des radialen Ursprungs, seltener an den ulnarseitigen Fixationen lokalisiert.
- Verletzungen der radioulnaren Bänder führen immer zu einer Instabiliät im distalen Radioulnargelenk. Ist das Lig. radioulnare palmare betroffen, subluxiert der Radius nach palmar. Umgekehrt führt die dorsale Bandschädigung zu einem dorsalen Abdriften des Radius im distalen Radioulnargelenk.
- Verletzungen des Lig. ulnolunatum und des Lig. ulnotriquetrum können eine radiokarpale Gefügestörung an der Handwurzel begünstigen.

11.3 Bildgebende Diagnostik

Die Elemente des ulnokarpalen Komplexes werden bildgebend am besten mit der MRT erfasst. Als diagnostischer Goldstandard gilt jedoch die Arthroskopie. Es handelt sich um invasives Verfahren, das therapeutische Maßnahmen in der gleichen Sitzung gestattet.

11.3.1 Magnetresonanztomographie

Untersuchungstechniken:
Wegen seiner geringen Größenausdehnung im Millimeter-Bereich kann der ulnokarpale Komplex nur dann in diagnostisch hinreichender Qualität zur Abbildung gebracht werden, wenn folgende Untersuchungsbedingungen erfüllt sind:

- **Flussdichte und Gradientenfeldstärke:** Um ein gutes Signal-Rausch-Verhältnis sowie eine hohe Ortsauflösung in vertretbarer Messzeit zu erzielen, müssen Hochleistungsgeräte mit Flussdichten von 1,0 oder 1,5 Tesla und Gradientenfeldstärken ab 20 mT/m zum Einsatz kommen. Niederfeldscanner von 0,2 oder 0,5 Tesla bilden zwar die knöcherne Morphologie der Handwurzel ab, entziehen jedoch immer die karpalen Ligamente und den TFCC einer sicheren Beurteilung.
- **Oberflächenspule:** Die Verwendung einer dezidierten Oberflächenspule ist an der Handwurzel obligat. Zur Verfügung stehen flexible Wickelspulen („Wrap around Coils") sowie 2- bzw. 4-Kanal-Spulen in „Phased-Array"-Technologie. Letztere liefern die besten Bildergebnisse.
- **Applikation von Kontrastmittel:** Die diagnostische Sicherheit wird am ulnokarpalen Komplex durch die Verwendung von intravenösen und/oder intraartikulären Kontrastmitteln signifikant erhöht: Die Oberflächenkontur und mögliche Dehiszenzen im Rahmen von Perforationen und Rupturen werden sowohl an den intrinsischen Ligamenten als auch am Discus ulnocarpalis (TFC) mit hohem Kontrast und Distension zur Umgebung durch die MR-Arthrographie dargestellt. Fibrovaskuläres Reparationsgewebe, das sich wenige Tage nach dem Schädigungsereignis am Verletzungsort manifestiert, kann sehr sensitiv durch ein intensives Enhancement nach intravenöser Kontrastmittelgabe erkannt und lokalisiert werden.

Tab. 11.2 MRT-Sequenzen zur Darstellung des ulnokarpalen Komplexes (TFCC)

- T2*-gewichtete GRE-Sequenz (2D- oder 3D-Verfahren)
- PD-gewichtete FSE-Sequenz (fettsaturiert)
- native und kontrastmittelverstärkte T1-gewichtete SE-Sequenz (fettsaturiert)
- postarthrographische T1-gewichtete SE-Sequenz (fettsaturiert)
- postarthrographische T2*- oder T2*-/T1-gewichtete 3D-GRE-Sequenzen
- postarthrographische, kontrastmittelverstärkte T1-gewichtete SE-Sequenz (fettsaturiert)

11.3 Bildgebende Diagnostik

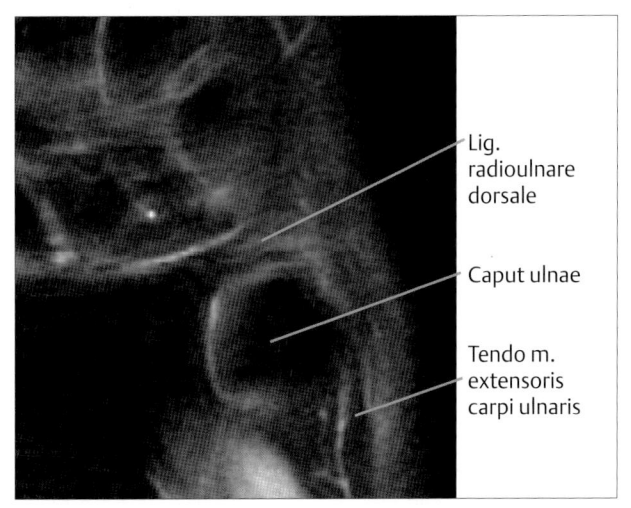

a Koronale Schicht durch den dorsalen TFCC-Abschnitt (fettsaturierte PD-FSE-Sequenz). Das Lig. radioulnare dorsale entspringt ossär von der dorsalen Radiuslippe. Ebenfalls zur Abbildung kommt die ECU-Sehne.

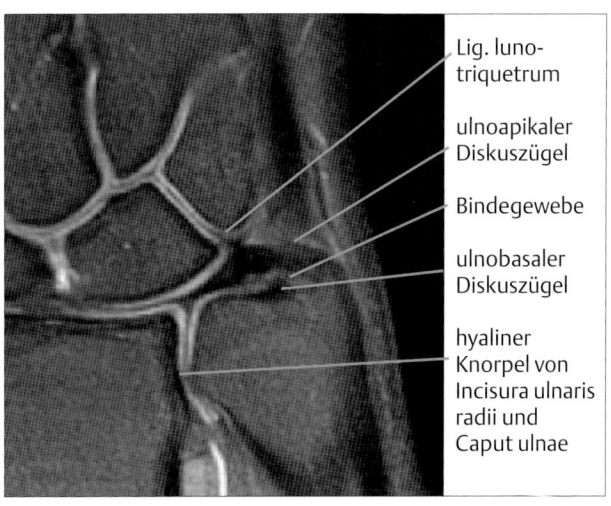

b Koronale Schicht durch die Mitte des TFCC (fettsaturierte T1-SE-Schicht nach venöser Kontrastmittelgabe). Radialseitig entspringt der Discus ulnocarpalis vom hyalinen Knorpel der Incisura ulnaris radii. Beachte die Interposition von signalreichem Bindegewebe zwischen den beiden ulnarseitigen Diskuszügeln.

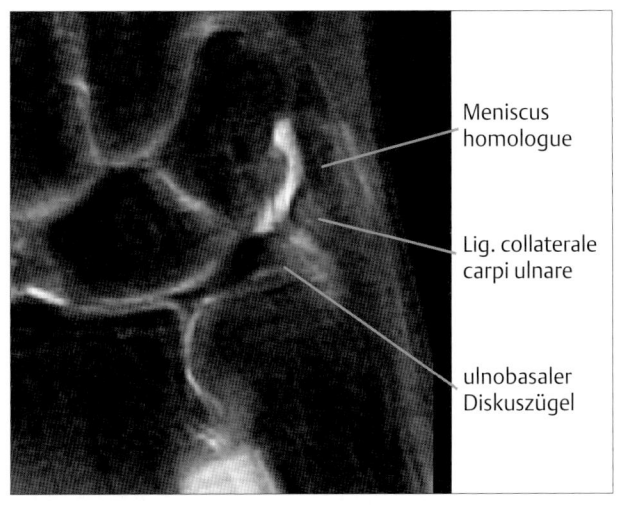

c Koronale Schicht durch den palmaren TFCC-Abschnitt (fettsaturierte PD-FSE-Sequenz). Der Meniscus homologue kommt in direkter Fortsetzung des Discus ulnocarpalis zur Darstellung. Es liegt ein Gelenkerguss in physiologischer Menge vor.

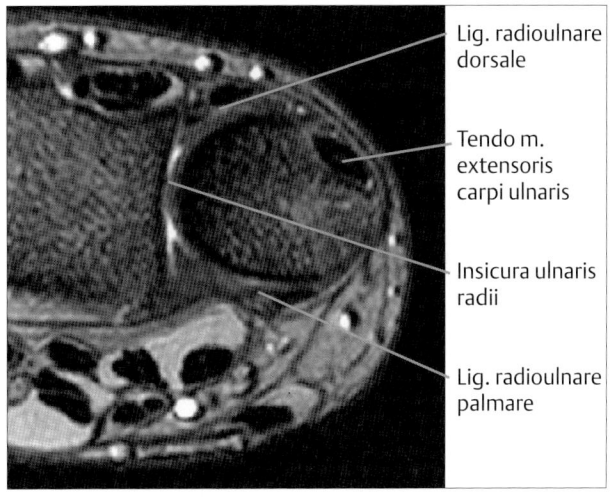

d Axiale Schicht durch das distale Radioulnargelenk (T2*-GRE-Sequenz). Zur Abbildung kommen die beiden Ligg. radioulnaria sowie die dorsal in einer Rinne verlaufende Sehne des M. extensor carpi ulnaris.

Abb. 11.2 a–d **MRT-Normalanatomie des ulnokarpalen Komplexes (TFCC).**

- **Geeignete Sequenzen:** Wie bereits in den Kap. 9 und 10 erläutert, sind für die MRT-Darstellung des ulnokarpalen Komplexes die Sequenzen der Tab. 11.2 am besten geeignet, die am besten in der Koronalebene akquiriert werden.

Für die 2D-Bildgebung eignen sich am besten die fettsaturierte PD-gewichtete FSE-Sequenz (Abb. 11.2 a u. c) sowie die T1-gewichtete SE-Sequenz vor und nach intravenöser Kontrastmittelgabe (Abb. 11.2 b).

Von den 3D-Sequenzen sind die T2*-gewichtete GRE-Sequenz (FLASH bzw. FSPGR mit α von 15°–30°) und eine Hybridsequenz vom DESS-Typ (FISP- und PSIF-Anteile) vorteilhaft (s. Tab. 10.11). Die 3D-Datensätze mit annähernd isotropen Voxelgrößen ermöglichen die Rekonstruktion des dreieckförmigen Faserknorpels mit radiären MPR. Das Rekonstruktionszentrum wird dabei in den Processus styloideus ulnae gelegt, das Rekonstruktionssegment erstreckt sich zwischen der dorsalen und palmaren Begrenzung der Incisura ulnaris radii.

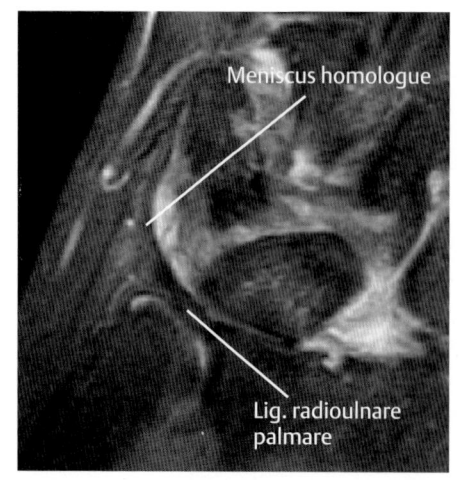

11 Ulnokarpaler Komplex (TFCC)

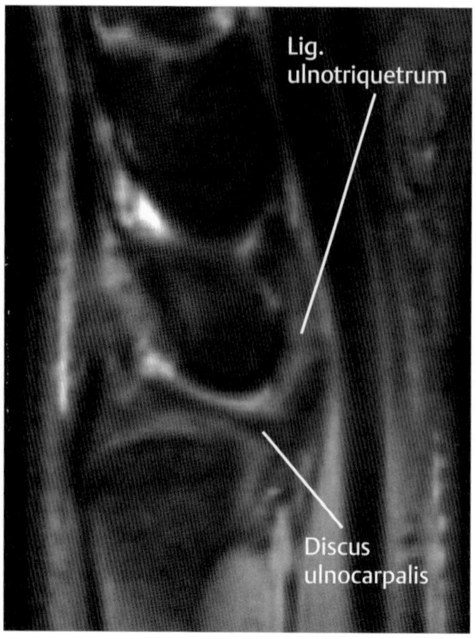

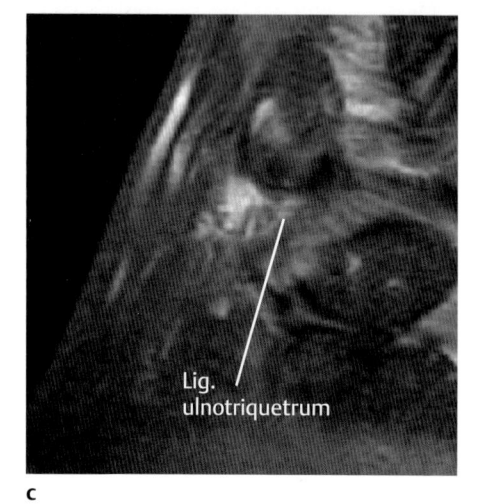

Abb. 11.3 a–c **Palmare Strukturen des ulnokarpalen Komplexes.**
a Nach Kontrastmittelgabe kommt in der T1-gewichteten SE-Sequenz mit Fettsaturation der geschwungene Verlauf des Meniscus homologue zur Darstellung. Die Abgrenzbarkeit wird durch eine geringgradige Synovialitis erleichtert.
b, c Am weitesten palmar verlaufen die ulnokarpalen Bänder, hier das Lig. ulnotriquetrum in einer sagittalen T2*-GRE-Sequenz sowie in einer koronalen kontrastmittelverstärkten T1-SE-Sequenz mit Fettsaturation.

Ein Scanfeld von 8 oder 10 cm Kantenlänge in Frequenzkodierrichtung und Schichtdicken von 2 mm für die 2D-Sequenzen bzw. 1 mm für die 3D-Sequenzen sind anzustreben. Die 3D-Bildgebung ermöglicht nachfolgend die multiplanare Rekonstruktion (MPR) entlang einer interessierenden Verlaufsrichtung, z.B. parallel zu den ulnobasalen und ulnoapikalen Fasern des Discus ulnocarpalis oder den ulnolunären und ulnotriquetralen Ligamenten.

Nachfolgend wird die Normalanatomie des ulnokarpalen Komplexes (TFCC) in der MR-Tomographie skizziert.

Discus ulnocarpalis (TFC)

In allen Sequenzgewichtungen stellt sich der Discus ulnocarpalis als hypointenses Band mit horizontalem Verlauf dar (Abb. 11.**2 b**, 11.**3 b** u. 11.**4**). In den bevorzugt koronal akquirierten Schichten, aber auch sagittal präsentiert sich der Diskus durch die zirkuläre Erhöhung seiner Peripherie (Limbus) als bikonkave Scheibe. Der Diskus kann in Abhängigkeit von der Ulnalänge unterschiedliche Dicken aufweisen. Bei der Null-Variante der Ulnalänge wird MR-tomographisch die mittlere Diskushöhe im Zentrum mit 1,1 mm ± 0,6 mm, am dorsalen Rand mit 1,8 mm ± 0,6 mm sowie am palmaren Rand mit 1,4 mm ± 0,6 mm angegeben. Die proximale Oberfläche des Discus ulnocarpalis grenzt direkt an den hyalinen Gelenkknorpel des Ulnakopfes an, seine distale Oberfläche an den Gelenkknorpel vom Lunatum und Triquetrum. Beim Vorliegen eines Gelenkergusses ist dieser zwischen den Knorpellagen interponiert.

Auf dem Boden von Alterungsprozessen, die bereits im 3. Lebensjahrzehnt einsetzen, können regelmäßig Signaleinschlüsse von intermediärer Höhe im Diskus nachgewiesen werden, bevorzugt in T2*-gewichteten Gradienten-Echo-Sequenzen. Die intradiskalen Signalanhebungen, die entweder zentral ohne oder peripher mit Kontakt zur Oberfläche liegen können, sind Ausdruck einer mukoiden Degeneration des Faserknorpels. Bei schlechter Untersuchungstechnik können sie auch durch „Blurring"-Artefakte hervorgerufen werden. Wichtigstes Differenzierungskriterium gegenüber einem Diskusriss oder einer -perforation („Full Thickness Tear") ist die Höhe des Signaleinschlusses. Degenerative Einschlüsse weisen ein intermediäres Signal, Läsionen im

11.3 Bildgebende Diagnostik

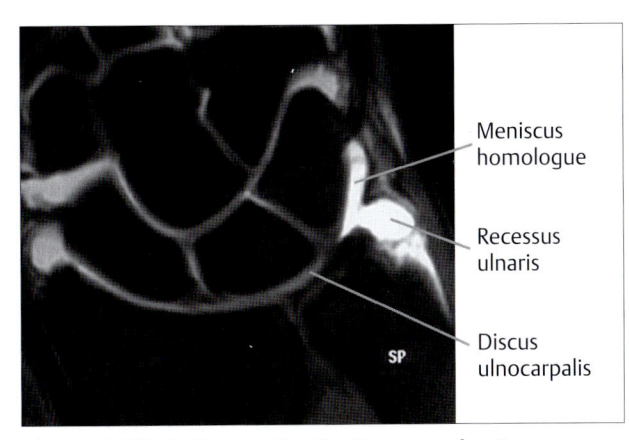

Abb. 11.4 MR-Arthrographie des Recessus ulnaris (praestyloideus).
Die postarthrographische Koronalschicht zeigt den flüssigkeitsgefüllten Recessus ulnaris (fettsaturierte T1-SE-Schicht in palmarer Lokalisation). Der Rezessus befindet sich ulnar zum Meniscus homologue, der die Dorsalseite und das Dach des Ostiums bildet.

Die Oberfläche des Diskus und seine strukturelle Integrität lassen sich am besten anhand von MR-arthrographischen Bildern beurteilen (Tab. 11.4), am schlechtesten dagegen in der nativen MRT wegen der altersbedingt physiologischen Signaleinschlüsse. Die spezielle Vaskularisation des Discus ulnocarpalis kann nur mit der kontrastmittelverstärkten MRT überprüft werden. Während das Diskuszentrum avaskulär ist, sind die peripheren Diskusabschnitte in Höhe des Limbus (Ausnahme: radial) aufgrund hier einsprossender Nutritialgefäße gut durchblutet. Somit lassen sich zentrale Diskusläsionen am besten mit der MR-Arthrographie nachweisen, periphere Läsionen dagegen mit kontrastmittelverstärkten Sequenzen. Mögliche Fallstricke in der nativen T2-gewichteten TFCC-Diagnostik sind in der Tab. 11.3 zusammengestellt.

Lig. radioulnare palmare (RUP) und Lig. radioulnare dorsale (RUD)

Die beiden Bänder beginnen palmar- bzw. dorsalseitig an den knorpelfreien Ecken der Incisura ulnaris des Radius, inserieren also im Gegensatz zum Diskus direkt am kompakten Knochen (Abb. 11.2a). Mit konvergierendem Verlauf ziehen sie nach ulnar bis kurz vor den Processus styloideus ulnae, wo sie sich mit dem ulnobasalen Diskuszügel vereinigen. Zwischen die ligamentären Kollagenfasern ist lockeres Bindegewebe eingeschlossen, das den radioulnaren Bändern ein streifenförmiges Aussehen in den T2-/T2*-gewichteten Sequenzen gibt. Wegen des nach ulnar konvergierenden Verlaufs (Abb. 11.1d) laufen die Bänder aus streng koronalen Schichten heraus und werden deshalb ebenso wie der Discus ulnocarpalis nur segmentweise abgebildet. Liegt eine Subluxationsstellung im distalen Radioulnargelenk vor, dann sollten die Ligg. radioulnaria hinsicht-

Rahmen einer Ruptur oder Perforation dagegen ein hyperintenses, wasseräquivalentes Signal auf.

Weiterhin muss ein Areal mit hyperintensem Signal an der ulnaren Diskusseite abgegrenzt werden, das von Binde- und Fettgewebe zwischen den beiden ligamentären Diskuszügeln herrührt (Abb. 11.2b). Die ulnare Fixation des Diskus wird von 2 ligamentären Zügeln gebildet, die wie der Diskus eine geringe Signalhöhe aufweisen. In seltenen Fällen liegt nur ein kräftiger Bandzügel vor. Nur scheinbar erreichen in 2D-Sequenzen die ulnaren Diskusausläufer ihre Ansatzorte an der Fovea capitis ulnae bzw. an der Spitze des Processus styloideus ulnae nicht, was durch die Wirksamkeit des Teilvolumeneffekts an den grazilen Fasern erklärt wird.

Tab. 11.3 Diagnostische Fallstricke („Pitfalls") aufgrund von Signalalterationen am ulnokarpalen Komplex (TFCC)

MRT-Symptom	Anatomisches Korrelat	„Pitfall" bzw. Differenzialdiagnose
Hyperintenses, vertikal verlaufendes Band am radialen Ursprung	hyaliner Gelenkknorpel des Radius	Komplettruptur vom Typ I A oder I D nach Palmer mit Flüssigkeitsverhalt
Hyperintenses Areal zwischen den ulnaren Bandzügeln und dem Processus styloideus ulnae	physiologisches Binde- und Fettgewebe ulnarseitig	Komplettruptur vom Typ I B nach Palmer mit Flüssigkeitsverhalt
Flächenhafte Signalanhebung ulnarseitig	„Magic-Angle"-Effekt aufgrund des obliquen Faserverlaufs	Komplettruptur vom Typ I B nach Palmer mit Flüssigkeitsverhalt
Hyperintenses Areal palmar des Processus styloideus ulnae	Flüssigkeitsverhalt im benachbarten Recessus ulnaris	Diskusdegeneration vom Typ II C–II E nach Palmer mit Flüssigkeitsverhalt
Hypointense, schmale Linie in Höhe des Diskuszentrums	Oberflächenbegrenzung des hyalinen Gelenkknorpels am Ulnakopf und Lunatum	Diskusdegeneration vom Typ II A (Ausdünnung) versus II C (Perforation)

lich einer Diskontinuität und auf Flüssigkeitseinschlüsse analysiert werden.

Meniscus homologue (MH)

Als bindegewebige Umschlagsfalte weist der Meniskus in allen MR-Sequenzen eine intermediäre Signalhöhe auf. Seine Darstellung gestaltet sich schwierig, weil der Meniscus homologue einen diagonalen Verlauf vom Dorsalrand des Discus ulnocarpalis zur Palmarseite des Triquetrums bzw. Hamatums und zum Lig. collaterale ulnare nimmt. In den orthogonalen Standardebenen wird deshalb der Meniskus nur segmentweise abgebildet. Am besten kommt er in Koronalschichten zur Darstellung (Abb. 11.2 c u. 11.3 a). Ein „Pitfall" ist das Ostium zum Recessus ulnaris (praestyloideus), das palmar dem Meniskus angrenzt und dessen Dach zum Teil vom Meniskus gebildet wird (Tab. 11.4).

Lig. ulnolunatum (UL) und Lig. ulnotriquetrum (UT)

Ebenfalls oblique verlaufen die beiden palmarseitigen Verstärkungsbänder des TFCC. Sie ziehen vom Lig. radioulnare palmare, an dem sie einen gemeinsamen Ursprung haben können, zur Palmarseite des Lunatums bzw. des Triquetrums. Gelegentlich können in 3D-Sequenzen auch Bandfaszikel zum Lig. lunotriquetrum nachgewiesen werden. Am besten kommen beide Ligamente in parasagittalen oder parakoronalen 3D-Dünnschichten zur Darstellung (Abb. 11.3 b u. c), nur inkonstant dagegen in den Standardebenen von 2D-Sequenzen. Weitere Details sind im Kap. 10 ausgeführt.

Sehnenscheide des M. extensor carpi ulnaris (ECU)

Die normalerweise dünne ECU-Sehnenscheide wird in der MRT am besten in axialen, T2*-gewichteten Schichten dargestellt (Abb. 11.2 d). Hier zeigt sich die Sehnenscheide als signalreicher Ring in peripherer Lage zum hypointensen Zentrum der Sehne selber. Ebenfalls in der axialen Ebene lassen sich die als Führung dienende, rinnenförmige Vertiefung an der Dorsalseite des Ulnakopfes sowie das Retinaculum extensorum als fixierendes Band zur Abbildung bringen. Im Vergleich zu den Turbo-Spin-Echo-Sequenzen kann die ECU-Sehne mit T2*-gewichteten Gradienten-Echo-Sequenzen wesentlich kontrastreicher gegenüber dem Sehnenscheidengewebe abgegrenzt werden. Wegen des Teilvolumeneffekts gelingt die Darstellung schlecht in koronaler Schichtführung.

Lig. collaterale ulnare (CU)

Als eigenständige Struktur kann das ulnare Kollateralband auch in koronalen MRT-Sequenzen nicht immer von der Gelenkkapsel differenziert werden (Abb. 11.2 c).

Gegenüber der Arthroskopie weist die MRT den methodischen Vorteil auf, dass auch die Binnengewebsstrukturen des Discus ulnocarpalis und der Ligamente dargestellt werden können, wodurch Degenerationsstadien bereits sichtbar werden, bevor sich eine Oberflächenläsion eingestellt hat.

Recessus ulnaris (praestyloideus)

An der Ulnarseite des Handgelenks kann regelmäßig eine Ausstülpung der Gelenkkapsel nachgewiesen werden. Diesem in der Arthrographie immer darstellbaren Rezessus kommt die Funktion eines Ausgleichreservoirs für die synoviale Gelenksflüssigkeit zu (Abb. 11.4). Der Recessus ulnaris liegt in palmarer und proximaler Position zum Processus styloideus ulnae. Seine begrenzenden Bauelemente können in der MRT gut dargestellt werden. Es sind dieses dorsal der Processus styloideus ulnae, distal der Meniscus homologue, radial der ulnodistale Diskuszügel und ulnar die Gelenkkapsel und die ECU-Sehnenscheide.

11.3.2 Arthroskopie

Zur Abklärung von ulnarseitig lokalisierten Beschwerdekomplexen wird die Arthroskopie des Radiokarpalgelenks mit Zugangsweg über die 3–4- oder 4–5-Pforte eingesetzt. Arthroskopisch können die distale Oberfläche des Discus ulnocarpalis und der periphere Bandapparat des TFCC direkt eingesehen werden. Bei unauffälligem Befund geht die Oberfläche der Fossa lunata radii mit kontinuierlichem Übergang auf eine harmonische Diskusoberfläche über, da der Discus ulnocarpalis als „Stoßdämpfer" das Höhenniveau zwischen Radius und Ulna vollständig ausgleicht (s. Abb. 4.4 c). Naturgemäß kann dieses Beurteilungskriterium nicht auf die proximale Diskusseite übertragen werden, da die Arthroskopie des distalen Radioulnargelenks in der Regel nicht durchführbar ist. Jedoch kann mit einem Tasthaken die Spannung und die Elastizität des ulnokarpalen Komplexes überprüft werden. Im Rahmen eines Normalbefunds findet sich ein sog. „Trampolineffekt", der die Unversehrtheit des Diskus und der ligamentären Peripherie beweist. Beide Beurteilungsparameter – die direkte Inspektion und die Palpation mittels Tasthaken – machen die Arthroskopie zur derzeitigen diagnostischen Referenzmethode am ulnokarpalen Komplex (s. Abb. 4.6). In der diagnostischen Sitzung kann eine arthroskopische Operation angeschlossen werden (Débridement bei zentraler TFC-Läsion, arthroskopische Naht bei peripherer TFCC-Läsion).

11.3.3 Arthrographie

Als Zwei-Kompartiment-Untersuchung mit Punktion und Kontrastmitteleinbringung in das Radiokarpalgelenk (s. Abb. 3.**2c**) und das distale Radioulnargelenk (s. Abb. 3.**2b**) ist die Arthrographie eine sensitive Methode zum Nachweis von Degenerationen und Rupturen des Discus ulnocarpalis. Die technische Durchführung des Verfahrens ist in Kap. 3 beschrieben. Ist während der radiokarpalen Arthrographie, bei der die distale Diskusoberfläche dargestellt wird, kein Kontrastmittelübertritt in das distale Radioulnargelenk nachweisbar, schließt sich zur Kontrastierung der proximalen Diskusoberfläche die Arthrographie des distalen Radioulnargelenks unmittelbar an. Ergänzende Zielaufnahmen unter Durchleuchtungskontrolle sind für die Dokumentation einer diskreten Diskusläsion empfehlenswert.

Methodisch weist die arthrographische Diagnostik am ulnokarpalen Komplex 2 schwerwiegende Limitationen auf:
- Beurteilt werden kann nur der Discus ulnocarpalis (TFC). Die übrigen Strukturelemente – Meniscus homologue, Ligg. radioulnaria, Lig. ulnolunatum und Lig. ulnotriquetrum sowie die ECU-Sehnenscheide – entziehen sich immer der arthrographischen Darstellung.
- Als Projektionsverfahren gelingt die Zuordnung in traumatische oder degenerative Diskusläsionen und die Bestimmung des Ausmaßes der Läsion nur unzureichend.

Aus diesen Gründen sollte im Zeitalter der hochauflösenden Schnittbilddiagnostik die Arthrographie des Handgelenks immer kombiniert als MR-Arthrographie (oder CT-Arthrographie), niemals jedoch als arthrographische Einzeluntersuchung durchgeführt werden (s. Abb. 3.**5**).

11.3.4 Röntgendiagnostik

Mit den konventionellen Röntgen-Projektionen kann der ulnokarpale Komplex nicht zur Abbildung gebracht werden. Die Aufnahmen in Neutralstellung dienen lediglich dazu, anhand der relativen Ulnalänge die Dicke des Discus ulnocarpalis (TFC) abzuschätzen. Bei Minusvarianten der Ulna muss infolge einer vermehrten axialen Last im radiolunären Kompartiment eine Lunatumnekrose, bei einer Plusvariante eine ulnolunäre Neoartikulation mit Manifestation eines Impaction-Syndroms ausgeschlossen werden.

11.3.5 Computertomographie

Die CT ist zur Diagnostik des ulnokarpalen Komplexes nicht zielführend, weil der Discus ulnocarpalis aufgrund geringer Dichtedifferenzen und ossär bedingter Streifenartefakte unzureichend zur Darstellung kommt.

Literatur

Übersichtsarbeiten

Levinsohn EM, Rosen ID, Palmer AK. Wrist arthrography: value of the three-compartment injection method. Radiology 1991; 179: 231–239

Mikic ZD. Age related changes in the triangular fibrocartilage of the wrist. J. Anat. 1978; 126: 367–384

Oneson SR, Scales LM, Timins ME, Erickson SJ, Chamoy L. MR imaging interpretation of the Palmer classification of triangular fibrocartilage complex lesions. RadioGraphics 1996; 16: 97–106

Schmidt HM, Lanz U. Chirurgische Anatomie der Hand. 2. Aufl., S. 55–61. Thieme. Stuttgart 2003

Totterman SMS, Miller RJ. Triangular fibrocartilage complex: normal appearance on coronal three-dimensional gradient-recalled-echo MR images. Radiology 1995; 195: 521–527

Weiterführende Literatur

http://www.thieme.de/aktionen/schmitt-lanz

12 Karpale Morphometrie und Funktion

R. Schmitt, K. J. Prommersberger

Das Handgelenk repräsentiert anatomisch ein komplexes Mosaik von Skelettelementen mit einer Vielzahl von Gelenkfacetten. Funktionell müssen neben einer hinreichenden Stabilität große Freiheitsgrade der Bewegung gewährleistet sein. Die korrekte Analyse statischer Röntgenaufnahmen der Handwurzel in Neutralstellung erfordert die systematische Anwendung von Hilfslinien, karpalen Winkeln und Längenindizes. Bewegungsabläufe erfolgen am Handgelenk in komplexer Weise in mehreren Gelenkkompartimenten und Raumebenen, wobei die Radialduktion mit einer Flexion und die Ulnarduktion mit einer Extension kombiniert ist.

12.1 Morphometrie und Funktion am distalen Unterarmabschnitt

Die Gelenkpfanne des Handgelenks wird zu 3/4 vom Radius, bestehend aus der **Fossa scaphoidea radii** und der **Fossa lunata radii**, und zu 1/4 vom ulnokarpalen Komplex gebildet. Zur Ulnarseite hin schließt sich die **Incisura ulnaris radii** als Gelenkfläche zur Aufnahme des Ulnakopfes im distalen Radioulnargelenk an (Abb. 12.1). Die radiokarpale Gelenkfläche des Radius weist Neigungen nach ulnar und palmar auf. Ein durch die Gelenkflächenneigungen bedingtes Abgleiten der Handwurzel wird durch antagonistisch wirksame Ligamentgruppen verhindert, nämlich durch die sog. **„Gelenkschleuder"** (RSL, RLT, RSC, RTD), die von proximal-radial nach distal-ulnar verläuft, und durch das sog. **„palmare Trageband"** (RSC, RLT, UL, UT). Die Ligamente sind im Kap. 10 näher erläutert.

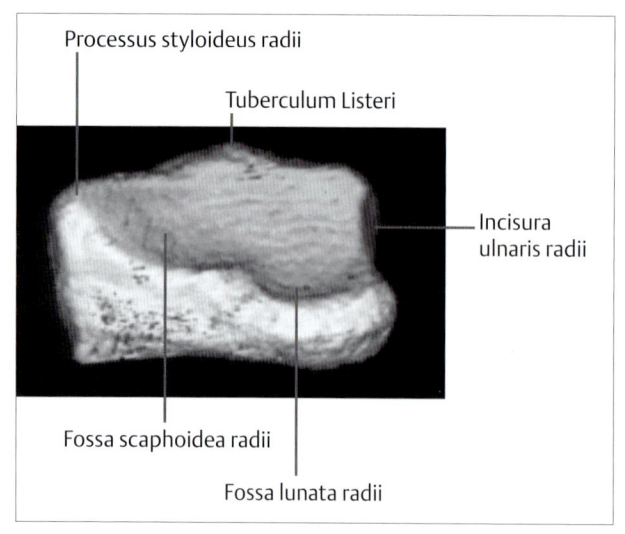

Abb. 12.1 **Gelenkflächen des distalen Radiusabschnitts.** 3D-Oberflächenmodell aus einem CT-Datensatz nach elektronischer Exartikulation der Ulna und der Handwurzel.

12.1.1 Gelenkwinkel des distalen Radiusabschnitts

Der **frontale Radiusgelenkwinkel** (Ulnar- oder Radialinklination des Radius) wird auf der dorsopalmaren Aufnahme des Handgelenks in Neutralstellung gemessen (Abb. 12.2a). Man versteht darunter den Winkel zwischen 2 Verbindungslinien:
- Einer Tangente, die an der Spitze des Processus styloideus radii und an einen mittigen Punkt zwischen der palmaren und dorsalen Ecke der ulnaren Radiusseite angelegt wird.
- Einer Senkrechten zur Radiuslängsachse (Methode nach DiBenedetto) bzw. Ulnalängsachse (Methode nach Matsushita).

Der Durchschnittswert des frontalen Radiusgelenkwinkels liegt bei 23° (Normbereich 15°–35°).

Insbesondere bei fehlverheilten distalen Radiusfrakturen kann die Bestimmung des **frontalen dorsalen und frontalen palmaren Winkels** sinnvoll sein. Sie erlaubt bereits auf der dorsopalmaren Aufnahme eine gewisse Abschätzung der Fehlstellung des Radius in der Sagittalebene. Im Falle der Dorsalkippung liegt im Gegensatz zur physiologischen Situation der ulnodorsale Eckpunkt des Radius proximal des ulnopalmaren.

Der **sagittale Radiusgelenkwinkel** (Radiustilt, Palmarinklination) wird auf der Seitaufnahme des Handgelenks in Neutralstellung bestimmt (Abb. 12.2b), wobei der distale Radius wenigstens auf eine Länge von 6 cm abgebildet sein sollte. Er ist definiert als Winkel zwischen der Senkrechten zur Radiuslängsachse und einer Tangente an die Eckpunkte der dorsalen und palmaren Radiuslippe in der Seitaufnahme. Der durchschnittliche Wert

12.1 Morphometrie und Funktion am distalen Unterarmabschnitt

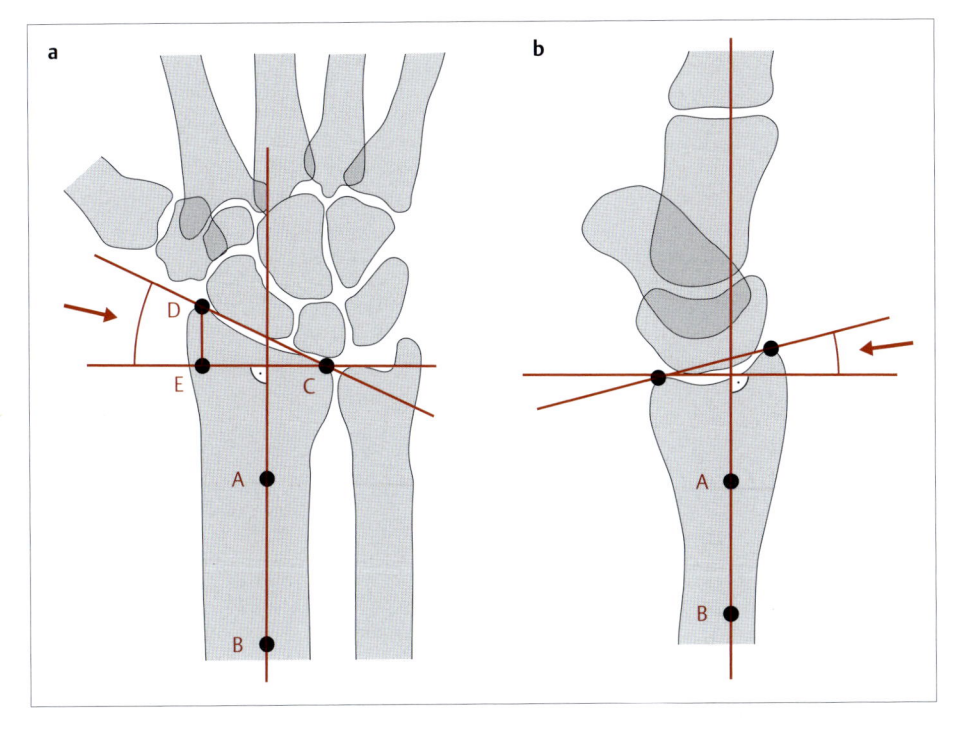

Abb. 12.2 a, b Bestimmung der Radiusgelenkwinkel.
a Frontaler Radiusgelenkwinkel (nach DiBenedetto). Wie im Text erläutert, wurde der Punkt C in die Mitte der dorsalen und palmaren ulnaren Radiusecke gesetzt. Der frontale Radiusgelenkwinkel liegt zwischen den Punkten DCE. Der mittlere Wert beträgt 23° (Bereich von 15°–35°). Der Abstand der Punkte D und E entspricht der Höhe des Processus styloideus radii.
b Sagittaler Radiusgelenkwinkel (nach Mann). Der Winkel wird zwischen der Senkrechten zur Radiuslängsachse und der Tangente an den Eckpunkten der palmaren und dorsalen Radiuslippe gemessen. Der mittlere Wert beträgt 11°

für die Palmarinklination des Radius liegt bei 11° (Normbereich 0°–20°).

12.1.2 Relative Länge von Radius und Ulna

Das Längenverhältnis zwischen Radius und Ulna, als **Ulna-Varianz** bezeichnet, darf aufgrund der Translationsbewegung der Ulna bei der Unterarmdrehung nur auf der dorsopalmaren Handgelenksaufnahme in Neutralstellung bestimmt werden. Von verschiedenen Bestimmungsmethoden ist die Methode nach Gelberman die gebräuchlichste (Abb. 12.3). Als Normwerte gelten Längendifferenzen von 2 mm zwischen Radius und Ulna.

Die **Länge (Höhe) des Processus styloideus radii** wird auf der dorsopalmaren Aufnahme bestimmt. Der Wert ist definiert als der Abstand zwischen der Spitze des Processus styloideus radii und einer zur Radiuslängsachse errichteten Senkrechten, die die karpale Gelenkfläche des Ulnakopfes berührt (Abb. 12.2 a). Die Bestimmung des Wertes ist bei Chauffeur-Frakturen sinnvoll (Kap. 17). Der Normalwert liegt zwischen 11 und 13 mm (Normbereich 8–17 mm).

12.1.3 Radioulnare Translation

Während der Umwendbewegung kommt es zu einer relativen Längenänderung der Ulna. Die Ulna nimmt während der Pronation eine distale und während der Supination eine proximale Position in Bezug zum Radius ein. Durch nichtstandardisierte Aufnahmetechniken können deshalb Plus- und Minusvarianten der Ulna vorgetäuscht werden.

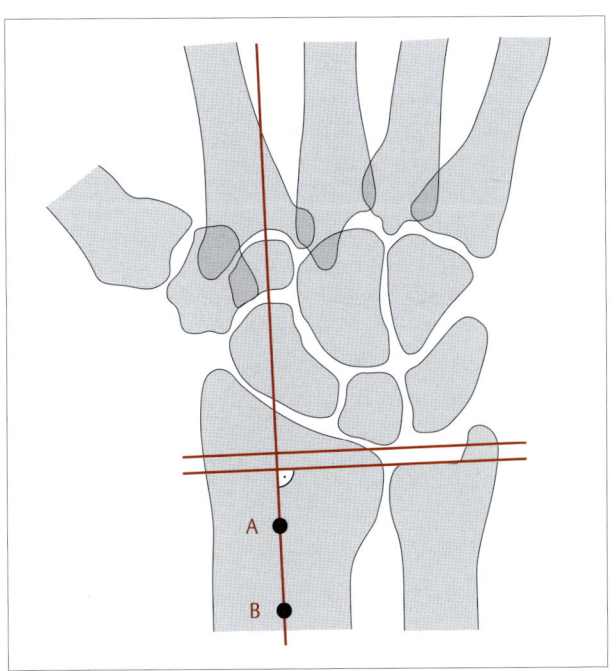

Abb. 12.3 **Bestimmung der Ulnavarianz in der Methode nach Gelberman.**

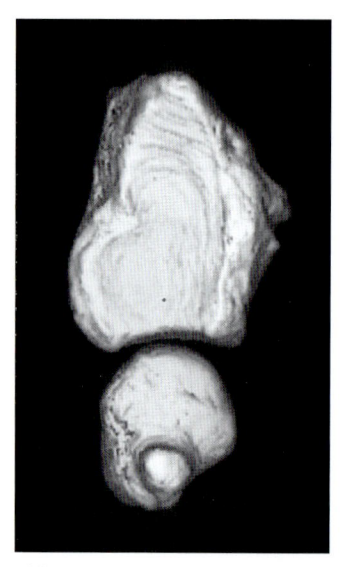

Abb. 12.4 **Distales Radioulnargelenk in Neutralstellung.** Beachte die Gelenkflächenkongruenz der Incisura ulnaris radii zum Ulnakopf. Blick von distal auf die Gelenkflächen eines 3D-Oberflächenmodells (berechnet aus einem CT-Datensatz nach elektronischer Exartikulation der Handwurzel).

12.1.4 Umwendbewegungen (Pronation, Supination)

Die Umwendbewegungen des Unterarmes und der Hand werden in gleichphasiger Kongruenz an den proximalen und distalen Radioulnargelenken durchgeführt. Der Bewegungsumfang in Pronationsrichtung beträgt durchschnittlich 85°, in Supinationsrichtung 90°. Ausgangspunkt ist die Neutralstellung, die dann vorliegt, wenn der Oberarm adduziert und der Ellenbogen rechtwinkelig gebeugt ist sowie die Handfläche nach medial zeigt (Kap. 1). Der Rotationsvorgang im distalen Radioulnargelenk erfolgt um die Ulna als statischen Bezugspunkt, um die sich der Radius gemeinsam mit der Hand dreht. Dabei „überstreicht" der Radius die Oberfläche eines Kegelsegmentes. Die größtmögliche Kongruenz der Gelenkflächen besteht in Neutralstellung (Abb. 12.4), während in Pronation und Supination die Artikulationsflächen des Ulnakopfes und der Incisura ulnaris radii nur geringe Kontakte aufweisen (s. Abb. 1.2).

12.2 Morphometrie und Funktion der Handwurzel

12.2.1 Radiologische Karpalbögen

Physiologischerweise sind die Elemente der beiden Handwurzelreihen dergestalt angeordnet, dass 3 harmonische und parallel verlaufende Bögen entlang ihrer Randkonturen in der dorsopalmaren Röntgenaufnahme gezeichnet werden können (Abb. 12.5):
- Der 1. Karpalbogen verbindet die proximalen Konturen der proximalen Handwurzelreihe.
- Der 2. Karpalbogen verbindet die distalen Konturen der proximalen Handwurzelreihe.
- Der 3. Karpalbogen verbindet die proximalen Konturen der distalen Handwurzelreihe.

Jede Konturunterbrechung bzw. -stufung eines Bogens muss den Verdacht auf eine Gefügestörung im Sinne einer karpalen Instabilität lenken. Als pathologisch müssen des Weiteren nichtparallele Bogenverläufe sowie eine Dreiecksform des normalerweise trapezförmigen Lunatums im dorsopalmaren Bild gelten.

12.2.2 Karpale Winkel

Die Messung von 4 Winkeln in der seitlichen Aufnahme (in Neutralstellung!) erleichtert das Erkennen von diskreten Gefügestörungen der Handwurzel. Zur Bestimmung der radiolunären, radioskaphoidalen, skapholunären und kapitolunären Winkelmaße werden Längsachsen durch den Radius, das Lunatum, Skaphoid und Kapitatum gezogen (Abb. 12.6 u. 12.7). Zur Anwendung kommt dabei entweder die **Axialmethode** (Verbindungslinien durch die Mitten der proximalen und distalen Gelenkflächen) oder die **Tangentialmethode** (Tangente entlang der Palmarseite des Skaphoids bzw. der Dorsalseite des Kapitatums und Senkrechte auf die Verbindungslinie zwischen den Lunatumhörnern). Die Normalwerte und Schwankungsbereiche sind in Tab. 12.1 aufgelistet.

An der intakten Handwurzel können die Längsachsen durch den Radius, das Lunatum und Kapitatum sowie das Metakarpale III zu einer durchgehenden Gerade verlängert werden, d. h. die Einzelachsen verlaufen **kolinear** zueinander (Abb. 12.9a). Aufgrund von physiologischen Variationen und Messungenauigkeiten (insbesondere am Lunatum) wird eine kolinear verlaufende Verbindungslinie nur in ca. 10% der Handgesunden angetroffen. Messwerte innerhalb des angegebenen Schwankungsbereichs gelten deshalb als normal. Pathologische Bildbeispiele finden sich in Kap. 23.

Tab. 12.1 Werte für die karpalen Winkelmaße

Winkel	Normalwert	Normbereich
Radiolunär	0°	−15°–+15°
Radioskaphoidal	0°	30°–60°
Skapholunär	47°	30°–60°
Kapitatolunär	0°	−15°–+15°

12.2.3 Karpale Höhe

Die proximale Handwurzelreihe kann bei karpalen Instabilitäten, Lunatumnekrosen und instabilen Skaphoidpseudarthrosen eine Höhenminderung erfahren. Mittels Längenvergleich wird die longitudinale Ausdehnung der Handwurzel in Relation zur benachbarten Mit-

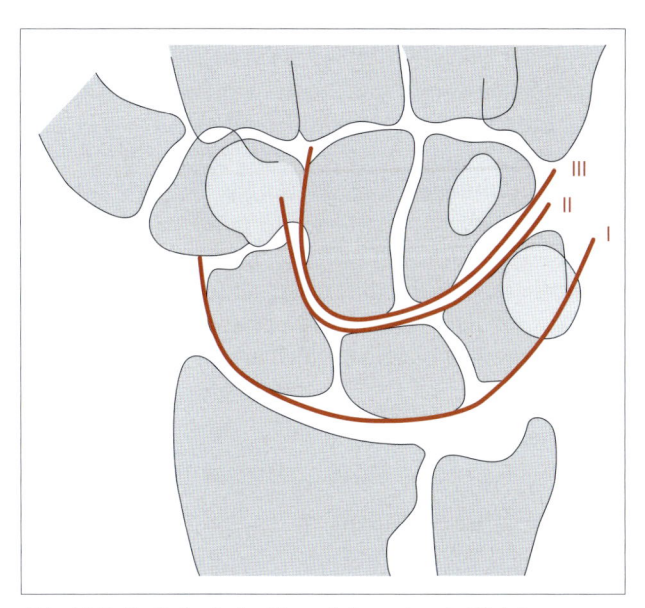

Abb. 12.5 **Radiologische Karpalbögen (nach Gilula).** Bei ungestörter karpaler Gefügeanordnung können durchgehende Linien entlang der proximalen (I und II) und distalen (III) Handwurzelreihe gezogen werden. Die Verbindungslinien verlaufen parallel.

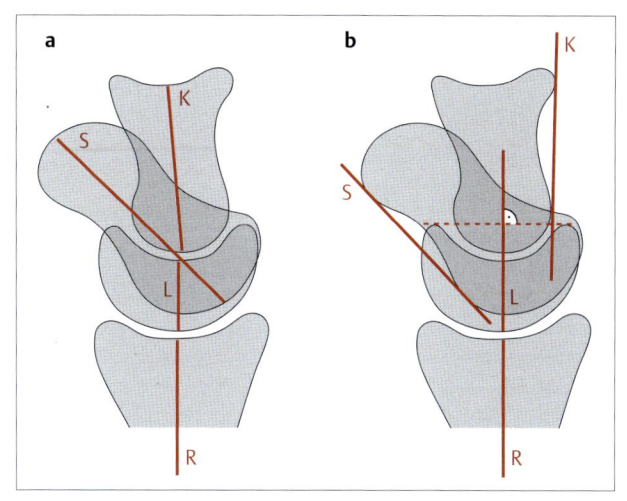

Abb. 12.6 a, b **Längsachsenbestimmung für das Skaphoid (S), Lunatum (L), Kapitatum (K) und den Radius (R).**
a Bei der Axialmethode werden jeweils Verbindungslinien durch die Mitten der proximalen und distalen Gelenkflächen gezogen.
b In der Tangentialmethode wird am Skaphoid die Tangente entlang der Palmarseite und am Kapitatum entlang der Dorsalseite gelegt. Am Lunatum wird die Senkrechte zur Verbindungslinie (gestrichelt) von Vorder- und Hinterhorn errichtet.

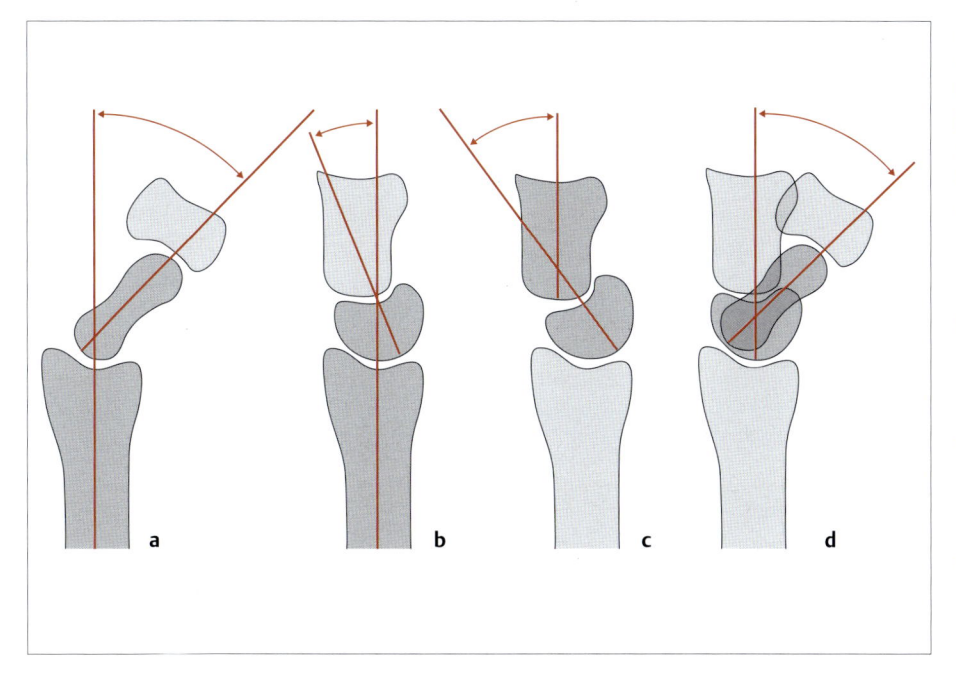

Abb. 12.7 a–d **Bestimmung der karpalen Winkel.**
Mit Hilfe der Axialmethode sind jeweils die Winkelmaße zwischen den gepunkteten Knochen bestimmt.
a Radioskaphoidaler Winkel. Hier Normalwert von 45° bei regulärem Handwurzelgefüge.
b Radiolunärer Winkel. Pathologischer Wert von 22° bei geringgradiger DISI-Achsenfehlstellung.
c Kapitolunärer Winkel. Pathologischer Wert von 37° bei deutlicher DISI-Achsenfehlstellung.
d Skapholunärer Winkel. Normalwert von 47° bei regulärer Gefügeanordnung.

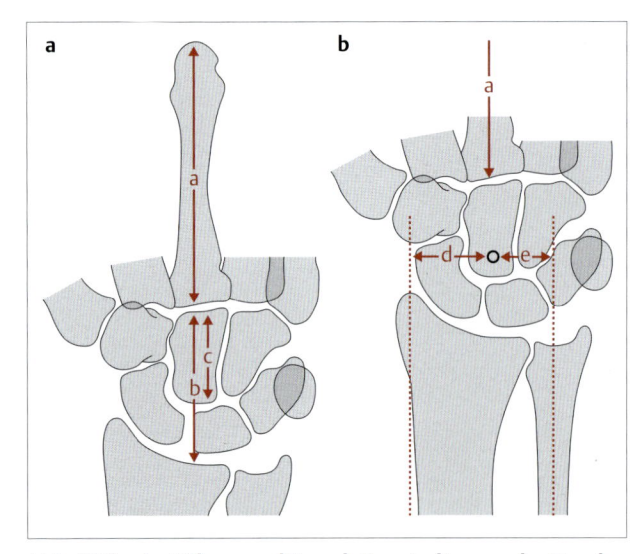

Abb. 12.8 a, b Höhen- und Translationsindizes an der Handwurzel.
a Karpale Höhenindizes nach Youm bzw. Nattrass. Eingezeichnet sind die Länge a für das Metakarpale III, die Höhe b für die gesamte Handwurzel und die Länge c für das Kapitatum. Der karpale Höhenindex nach Youm berechnet sich auch dem Quotienten b/a, der Höhenindex nach Nattrass aus b/c.
b Karpale Translationsindizes nach Chamay bzw. McMurtry. Der Kreis repräsentiert das Drehzentrum des Kapitatums, während die gestrichelten Linien durch den Processus styloideus radii bzw. durch die Mitte des Ulnaschaftes verlaufen. Die Strecken d und e stehen senkrecht hierzu. Der karpale Translationsindex nach Chamay berechnet sich aus dem Quotienten d/a, der Translationsindex nach McMurtry aus e/a.

telhand bewertet. 2 Indizes stehen zur Verfügung (Abb. 12.8 a):

- **Karpaler Höhenindex nach Youm:** Dabei wird der Quotient aus der Handwurzellänge (in Verlängerung zur Metakarpale-III-Achse) und der Länge des Metakarpale III gebildet. Der Normalwert beträgt 0,54 ± 0,03.
- **Modifizierter Höhenindex nach Nattrass:** Wenn im Bildformat die Mittelhand nicht vollständig erfasst wurde, kann der Quotient aus Höhe der Handwurzellänge (in Verlängerung der Kapitatumachse) und der Länge des Kapitatums ermittelt werden. Der Normalwert ist 1,57 ± 0,05.

12.2.4 Ulnare Abweichung der Handwurzel

Durch 2 Indizes können traumatisch, degenerativ oder rheumatisch bedingte Abweichungen der Handwurzel nach ulnar quantifiziert werden (Abb. 12.8 b). Referenzpunkt ist jeweils das Drehzentrum der Handwurzel im Kapitatumkopf:

- **Translationsindex nach Chamay:** Die Messung wird an der Radialseite des Karpus vorgenommen. Ermittelt wird der Quotient der Strecke vom Drehzentrum zur Senkrechten durch den Processus styloideus radii und der Länge des Metakarpale III. Der Normalwert beträgt 0,28 ± 0,03, pathologische Werte sind größer.
- **Translationsindex nach McMurtry:** Die Bestimmung erfolgt an der Ulnarseite des Karpus. Es wird der Quotient der Strecke vom Drehzentrum zur Senkrechten durch die Mitte des Ulnakopfes und der Länge des Metakarpale III bestimmt. Der Normalwert ist 0,30 ± 0,03, pathologische Werte sind kleiner.

12.2.5 Karpale Bewegungsebenen und -achsen

Das Handgelenk kann als modifiziertes Kondylengelenk betrachtet werden, dessen „Kondylus" sich aus den 8 Knochen der Handwurzel zusammensetzt. Durch definierte Bewegungen der Handwurzelknochen untereinander liegt kein starrer Kondylus vor, sondern ein mobiles Gelenksystem, das nach dem Prinzip der **„variablen Geometrie"** seine Form entsprechend den aktuellen Raum- und Krafterfordernissen anpassen kann. Die Gefügeanordnung der bewegten Handwurzel wird einerseits durch die Ausrichtung der Gelenkflächen, andererseits durch die Führung der karpalen Bänder koordiniert. Verschiebungen finden dabei nicht nur zwischen den beiden Handwurzelreihen **(interkarpal)**, sondern auch zwischen den einzelnen Handwurzelknochen untereinander statt **(intrakarpal)**. Der Bewegungsumfang ist an den Elementen der proximalen Handwurzelreihe vergleichsweise groß, an der distalen Reihe dagegen aufgrund der stärkeren ligamentären Fixation gering. In Kombination mit den Gelenken der Handwurzel besitzt das Radiokarpalgelenk 2 **Freiheitsgrade** (Flexion/

Tab. 12.2 Karpale Bewegungsebenen und -achsen

Bewegung	Raumebene	Bewegungsachse	
Flexion – Extension	Sagittalebene	Transversalachse	(x-Achse)
Radialduktion – Ulnarduktion	Koronalebene	Sagittalachse	(y-Achse)
Pronation – Supination	Axialebene	Körperlängsachse	(z-Achse)

Extension und Radial-/Ulnarduktion), durch die proximalen und distalen Radioulnargelenke resultiert ein dritter Freiheitsgrad (Pronation/Supination). Diese Bewegungsabläufe können in den 3 Raumebenen isoliert oder kombiniert ausgeführt werden (Tab. 12.2).

12.2.6 Flexion und Extension

Die Beuge- und Streckbewegungen finden sowohl im Radiokarpalgelenk als auch in den Mediokarpalgelenken statt (Abb. 12.9 a). Die Artikulationsumfänge von durchschnittlich 80° Flexion und 85° Extension sind ungefähr je zur Hälfte auf beide Gelenkkompartimente verteilt. Auf unterschiedliche Bewegungsgrade des Skaphoids und Lunatums in der Sagittalebene sei hingewiesen. Bedingt durch den kleineren **Krümmungsradius** seiner proximalen Gelenkfläche, führt das Skaphoid im Vergleich zum Lunatum größere Flexions- und Extensionsbewegungen im Radiokarpalgelenk aus (Abb. 12.9 b u. c). Die skapholunäre Relativbewegung wird jedoch durch das interossär verlaufende Lig. scapholunatum auf ein Maß zwischen 15° und 20° begrenzt.

12.2.7 Radial- und Ulnarduktion

Die Radialduktion kann durchschnittlich um 24°, die Ulnarduktion um 40° durchgeführt werden. Drehpunkt ist das Zentrum des Kapitatumkopfes. Während dieser Abduktionswegungen verschieben sich die beiden Handwurzelreihen gegenläufig zueinander:
- Bei der Radialduktion (Abb. 12.**10 a – c**) dreht sich die proximale Reihe geringgradig nach ulnar, die distale Reihe entgegengesetzt nach radial.
- Bei Ulnarduktion (Abb. 12.**10 d – f**) kommt es zum Gleiten der proximalen Reihe nach radial und der distalen Reihe nach ulnar.

Die beiden palmaren Ligamentgruppen, die in Neutralstellung „V"-förmig angeordnet sind, verformen sich während der Ulnar-/Radialduktion zu 2 „L"-förmig konfigurierten Strukturen. Antagonistisch werden dabei die 4 Zügel in Rotations- bzw. Translationsrichtung gestreckt bzw. entspannt.

Die Bewegungsabläufe während der Radial-/Ulnarduktion sind nicht nur auf die Koronalebene beschränkt, sondern vielmehr mit komplexen Rotationsvorgängen der proximalen Handwurzelreihe in der Sagittalebene

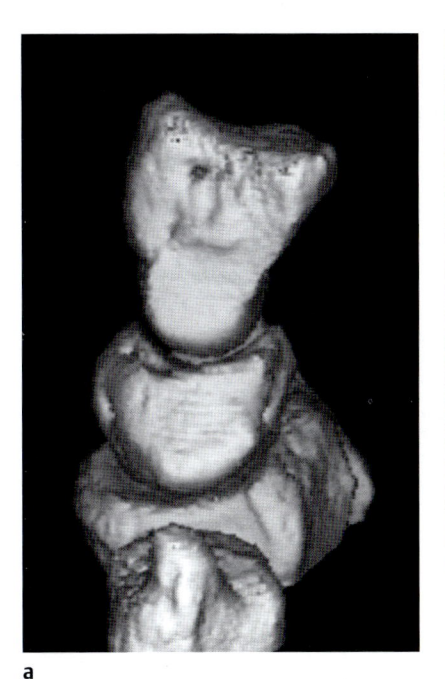

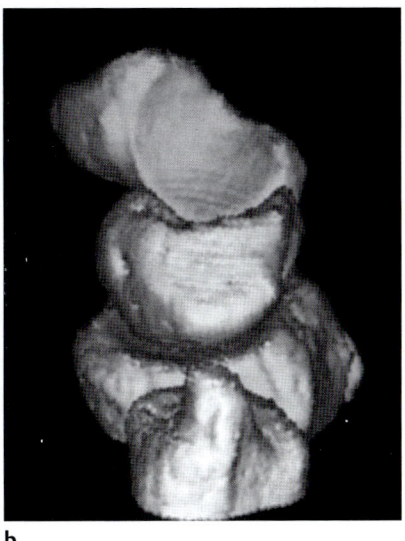

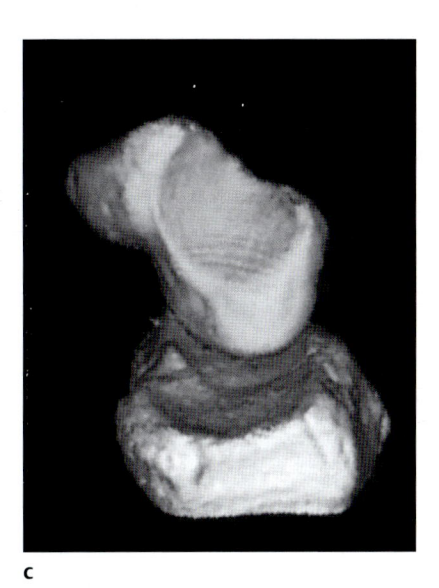

12.9 a – c 3D-Darstellung einzelner Handwurzelabschnitte aus einem CT-Datensatz.
a Blick von ulnar auf die mittlere Karpalsäule, bestehend aus dem Lunatum und Kapitatum. Die übrigen Handwurzelelemente wurden entfernt. Gut erkennbar sind die radiolunären und kapitatolunären Gelenkkompartimente.
b Dokumentation der skapholunären Gefügeanordnung. In der seitlichen Ansicht (hier von ulnar) weist das Skaphoid gegenüber dem Lunatum eine Angulation seiner Längsachse um ca. 45° nach palmar auf. Die übrigen Handwurzelelemente wurden extrahiert.
c Nach weiterer Entfernung des Lunatums und Ulnakopfes freier Blick auf die radioskaphoidale Artikulation. Der proximale Skaphoidpol, der in der Fossa scaphoidea radii zentriert ist, weist im Vergleich zum Lunatum (Abb. 12.**9b**) einen deutlich kleineren Krümmungsradius seiner Gelenkfläche auf.

12 Karpale Morphometrie und Funktion

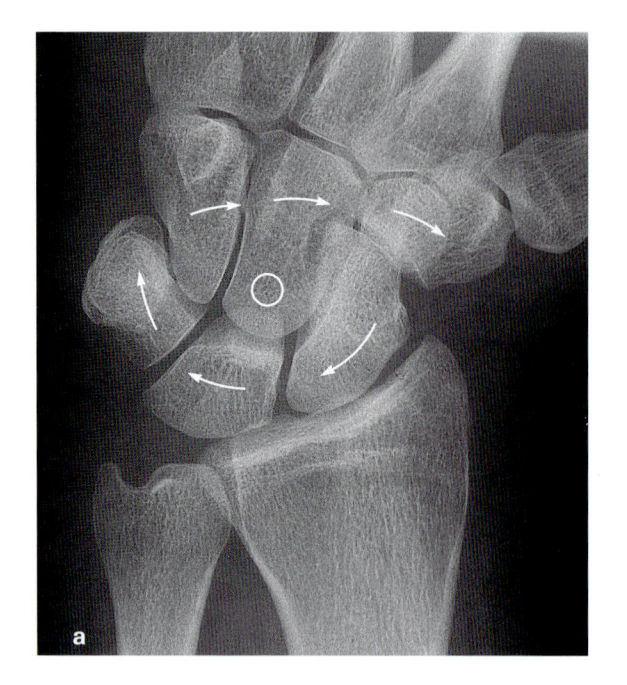

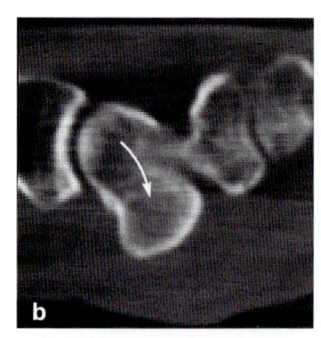

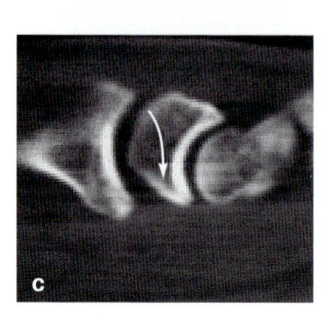

Abb. 12.**10 a–f Karpale Kinematik während der Radial- und Ulnarduktion.**
Während der Radialduktion kommt es **a** zur Drehung der distalen Handwurzelreihe nach radial und der proximalen Reihe nach ulnar, die dabei gleichzeitig eine palmar gerichtete Rotation durchführt, dargestellt in sagittalen CT-Schichten **b** auf Höhe des Skaphoids und **c** des Lunatums. Umgekehrte Bewegungen während der Ulnarduktion. **d** Auch hier gegenläufige Bewegungen der beiden Handwurzelreihen nach radial bzw. ulnar sowie Drehung der proximalen Reihe in Extension, veranschaulicht in CT-Schichten **e** am Skaphoid und **f** am Lunatum.

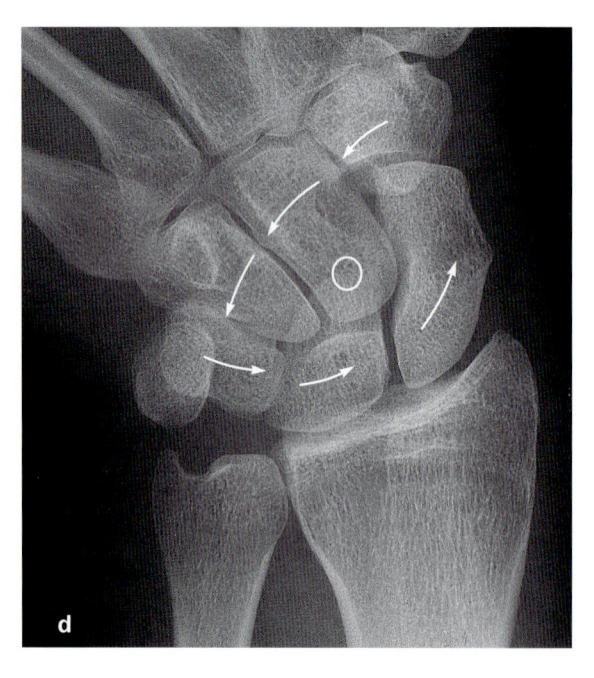

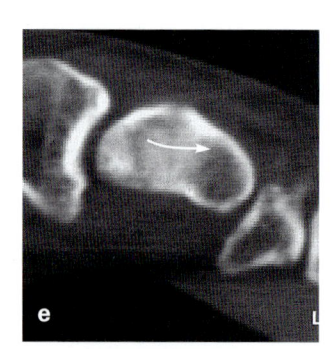

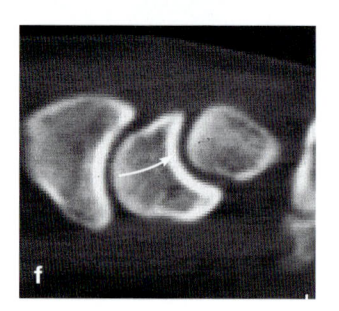

kombiniert. Dabei ist die Radialduktion der Handwurzel mit einer Flexionsbewegung der proximalen Karpalreihe, die Ulnarduktion dagegen mit deren Extensionsbewegung vergesellschaftet. Nachfolgend werden die einzelnen Vorgänge während der Abduktionsvorgänge erläutert und in Tab. 12.**3** zusammengestellt.

Während der **Radialduktion der Handwurzel**
- dreht das Skaphoid in Flexion (Abb. 12.**10 b**). Der proximale Skaphoidpol tritt dabei gering nach dorsal. In der dorsopalmaren Ansicht erscheint das flektierte Skaphoid mit seinem distalen Pol als sog. „Ringzeichen".
- rotiert das Lunatum ebenfalls nach palmar (Abb. 12.**10 c**). Die PISI-Konfiguration der mittleren Karpalsäule resultiert aus der Koppelung des Lunatums an die Bewegungen des Skaphoids und des Triquetrums über die skapholunären und lunotriquetralen Ligamente. Weiterhin drückt auch das in relativer Extension stehende Kapitatum das Lunatum nach palmar.
- gleitet das Triquetrum in eine proximale (sog. „tiefe") Position. Auf der spiralförmigen Gelenkfläche zum Hamatum hin verlagert sich das Triquetrum gleichzeitig nach dorsal und dreht sich dabei nach palmar.

Während der **Ulnarduktion der Handwurzel**
- dreht das Skaphoid in Extension (Abb. 12.**10 e**). Der proximale Skaphoidpol tritt dabei gering nach palmar.

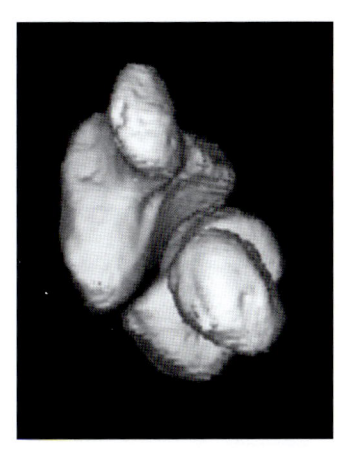

Abb. 12.11 Hamatotriquetralgelenk in 3D-Ansicht.
In der 3D-Ansicht der pisotriquetrohamatalen Region, die aus einem CT-Datensatz erstellt wurde, kommt die spiralförmige Konfiguration der Gelenkfläche zwischen Triquetrum und Hamatum anschaulich zur Darstellung. Aus der Gelenkflächenanatomie leitet sich die rotatorische Komponente des Triquetrums während des Gleitens von einer distalen („hohen") in eine proximale („tiefe") Position und vice versa ab.

Das extendierte Skaphoid erscheint in der dorsopalmaren Ansicht „verlängert".
- rotiert das Lunatum ebenfalls nach dorsal (Abb. 12.10f). Die DISI-Konfiguration der mittleren Karpalsäule, die in der seitlichen Ansicht auffällig wird, resultiert aus der Koppelung des Lunatums an die Bewegungen des Skaphoids und des Triquetrums über die skapholunären und lunotriquetralen Ligamente. Des Weiteren wird das Lunatum durch das in relativer Flexion stehende Kapitatum nach dorsal gedrückt.
- gleitet das Triquetrum in eine distale (sog. „hohe") Position. Wegen der spiralförmigen Konfiguration der hamatotriquetralen Gelenkfläche (Abb. 12.11) verlagert sich das Triquetrum in Relation zum Hamatum gleichzeitig nach palmar und dreht sich dabei nach dorsal.

In der dorsopalmaren Röntgenaufnahme führt die „hohe" bzw. „tiefe" Relativposition des Triquetrums gegenüber dem Hamatum zur wechselseitigen Überlagerung der beiden Knochen an der Ulnarseite des Handgelenks (Abb. 12.10a u. d).

12.2.8 Konzepte zur karpalen Stabilität und Instabilität

Allgemein wird die **Stabilität** zweier Artikulationspartner definiert als deren Fähigkeit, unter den Bedingungen der Alltagsbelastung eine physiologische Lagebeziehung zueinander aufrechtzuerhalten.

Zur Analyse und Erklärung von karpalen Instabilitätszuständen wurden verschiedene Konzepte entwickelt, von denen keines für sich alleine die physiologische oder pathologische Kinematik der Handwurzel zufriedenstellend zu erklären vermag.
- Das **Konzept der Handwurzelreihen (nach Fisk)** unterscheidet eine proximale und distale Reihe. Das beide Reihen überbrückende Skaphoid stabilisiert dabei das Mediokarpalgelenk, wodurch die Bewegungen zum Teil synchronisiert werden.

Tab. 12.3 Bewegungsabläufe an der Handwurzel während der Ulnarduktion bzw. Radialduktion

Ebene	Anatomische Struktur	Ulnarduktion	Radialduktion
Koronal	proximale Handwurzelreihe	Gleiten nach radial	Gleiten nach ulnar
	distale Handwurzelreihe	Gleiten nach ulnar	Gleiten nach radial
	radiale Höhe	vergrößert	verkleinert
	ulnare Höhe	verkleinert	vergrößert
	angespannte Ligamente	RSC, RLT, RTD	UL, UT, TCS, ICD
	entspannte Ligamente	UL, UT, TCS, ICD	RSC, RLT, RTD
Sagittal	proximale Handwurzelreihe:	globale Extension	globale Flexion
	• Skaphoid	Extension nach dorsal, Translation nach palmar	Flexion nach palmar, Translation nach dorsal
	• Lunatum	Extension nach dorsal, Translation nach palmar	Flexion nach palmar, Translation nach dorsal
	• Triquetrum	distale (hohe) Position, Translation nach palmar	proximale (tiefe) Position, Translation nach dorsal
	distale Handwurzelreihe	relative Flexion	relative Extension

- Nach dem **Konzept der Gelenksäulen (nach Taleisnik)** erfolgen Flexionen/Extensionen über die zentrale Säule (Lunatum, Kapitatum, Hamatum, Trapezium, Trapezoideum), während die mediale Säule (Triquetrum) insbesondere Rotationsbewegungen im Hamatotriquetralgelenk ermöglicht.
- Am besten können derzeit statische und dynamische Gefügestörungen mit dem **Konzept des ovalen Rings (nach Lichtman)** erklärt werden. Nach dieser Vorstellung wird die Handwurzel als ein Ring von Knochenelementen betrachtet, in dem sich die beiden Handwurzelreihen über die mobilen STT- und Hamatotriquetralgelenke („Radial and ulnar Links") gegenläufig bewegen. Jede Sprengung der artikulären Ringkette führt zur karpalen Instabilität.

Eine **Gefügestörung** zweier Gelenkspartner liegt dann vor, wenn zwischen den beiden Artikulationspartnern die anatomische Anordnung bereits in Ruhe gestört ist **(statische Gefügestörung)** oder das reguläre Zusammenspiel während eines Bewegungsablaufes in der Funktion behindert ist **(dynamische Gefügestörung)**. Ursprünglich wurde unter dem historischen Begriff der „karpalen Instabilität" (Linscheid) lediglich die Achsenfehlstellung des Lunatums beschrieben. Heute wird inhaltlich hierunter jeder gestörte Gleichgewichtszustand der Handwurzel verstanden, in welchem eine pathologische Gefügeanordnung von 2 oder mehreren Karpalelementen bereits unter Alltagsbelastung auftritt.

Literatur

Übersichtsarbeiten

Baratz ME, Larsen CF: Wrist and hand measurements and classification schemas. In: Gilula LA, Yin Y (eds). Imaging of the wrist and Hand. pp 225–259. Saunders. Philadelphia 1996

Förstner H. Das distale Radio-Ulnar-Gelenk (DRU). Morphologische Überlegung und chirurgisch-orthopädische Konsequenzen. Unfallchirurg 1987; 90: 512–517

Gilula LA. Carpal injuries: Analytic approach and case exercises. Am J Roentgenol 1979; 133: 503–517

Kapandji IA. Funktionelle Anatomie der Gelenke. Bd 1. Obere Extremität. S 98–281. Enke. Stuttgart 1984

Sennwald G. The wrist. Springer. Berlin 1987

Weiterführende Literatur

http://www.thieme.de/aktionen/schmitt-lanz

13 Postoperative Röntgendiagnostik

H. Krimmer, P. Hahn, R. Schmitt

Die postoperative Röntgendiagnostik dient zur Dokumentation und Beurteilung der durchgeführten Operation. Nach rekonstruktiven Verfahren steht die Formwiederherstellung, Frakturstabilisierung, Stellung der Gelenkflächen und Lage des Osteosynthesenmaterials im Vordergrund. Im Falle von Rettungsoperationen („Salvage Procedures") gilt es, das definierte Operationsziel und die Lage von eingebrachtem Prothesen- und Osteosynthesenmaterial zu beurteilen. Im Verlauf ist der knöcherne Durchbau oder die knöcherne Integration bei Prothesen entscheidend.

13.1 Teilarthrodesen am Handgelenk

Teilarthrodesen am Handgelenk (Tab. 13.1) haben zum Ziel, traumatisch oder degenerativ zerstörte Gelenkflächen durch die Arthrodese auszuschalten und in den noch erhaltenen Gelenkflächen eine funktionell günstige Restbeweglichkeit aufrechtzuerhalten (mediokarpale und radiokarpale Teilarthrodesen). Die Arthrodese zwi-

Tab. 13.1 Karpale Teilarthrodesen und postoperative Röntgendiagnostik

Operationsverfahren	Mediokarpale Teilarthrodese	Radiokarpale Teilarthrodese (RSL-Fusion, RL-Fusion)	STT-Fusion
Operationsindikation	• SLAC wrist • SNAC wrist	• radiokarpale Arthrose • ulnare Translokation	• STT-Arthrose • Lunatumnekrose • chronische SL-Dissoziation
Operationsprinzip	• Skaphoidresektion • Lunatumaufrichtung • Arthrodese im restlichen Mediokarpalgelenk	• Reposition des Karpus • Arthrodese zwischen Lunatum und/oder Skaphoid und Radius	• Arthrodese im STT-Gelenk • Aufrichtung des Skaphoids auf ca. 45°–60°
Postoperative Röntgenkriterien	• Lunatumaufrichtung • Kongruenz der proximalen und distalen Handwurzelreihe • extraartikuläre Lage des Osteosynthesematerials	• Stellung der proximalen Handwurzelreihe • Lage des Osteosynthesematerials	• Skaphoidstellung • extraartikuläre Lage des Osteosynthesematerials
Abbildung	Abb. 13.1		Abb. 13.2

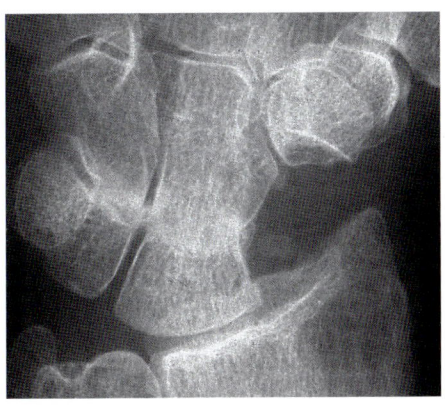

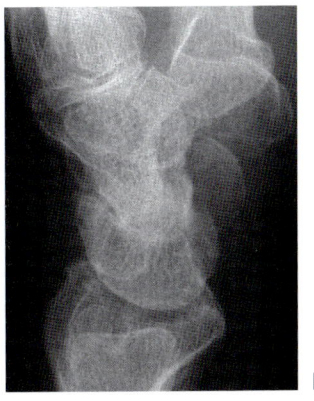

Abb. 13.1 a, b **Mediokarpale Teilarthrodese.** Die Kirschner-Drähte wurden bereits entfernt.

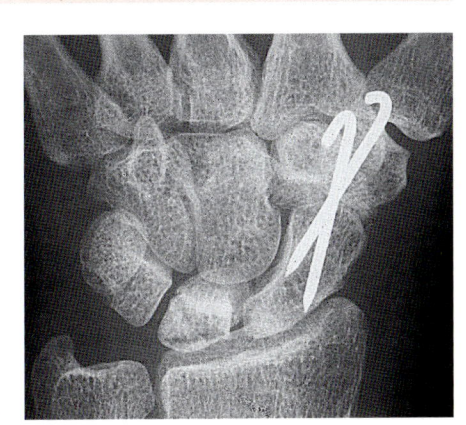

Abb. 13.2 **STT-Fusion wegen Lunatumnekrose.**

schen Skaphoid, Trapezium und Trapezoideum (STT-Fusion) wird unter diesem Aspekt bei der isolierten STT-Arthrose durchgeführt. Im Falle der chronischen SL-Dissoziation und der fortgeschrittenen Lunatumnekrose soll durch Stabilisierung der radialen Säule der karpale Kollaps verhindert werden und damit ein präventiver Aspekt realisiert werden.

13.2 Operationen am distalen Ulnaabschnitt

Rettungsoperationen am distalen Ulnaende (Tab. 13.2) werden bei posttraumatisch oder degenerativ destruiertem distalen Radioulnargelenk (DRUG) mit dem Ziel der Schmerzreduktion und der Verbesserung der Umwendbewegung durchgeführt. In seltenen Fällen gelten anlagebedingte Störungen wie die Madelung-Deformität als Indikation.

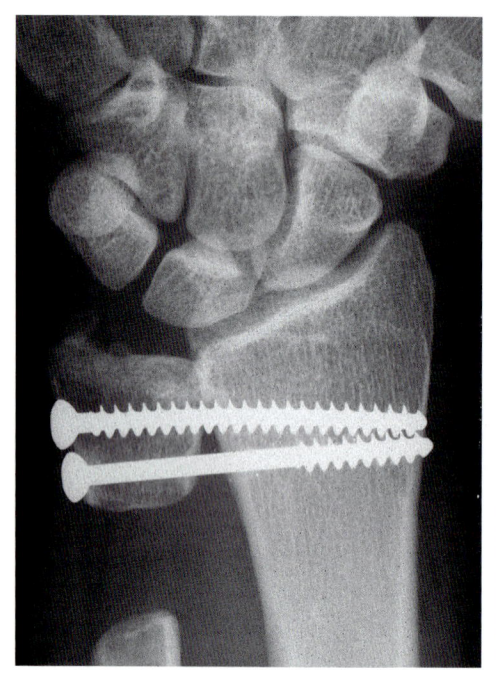

Abb. 13.3 **Operation nach Kapandji.**

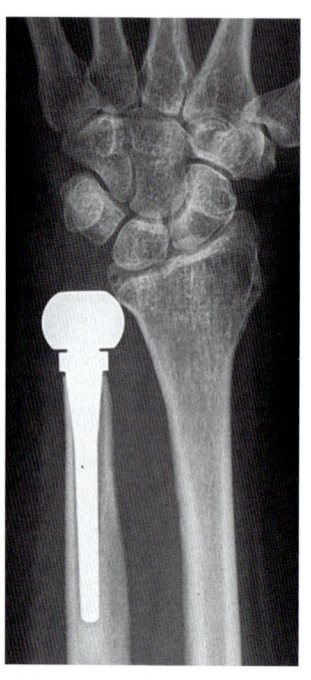

Abb. 13.4 **Implantation einer Ulnakopf-Prothese.**

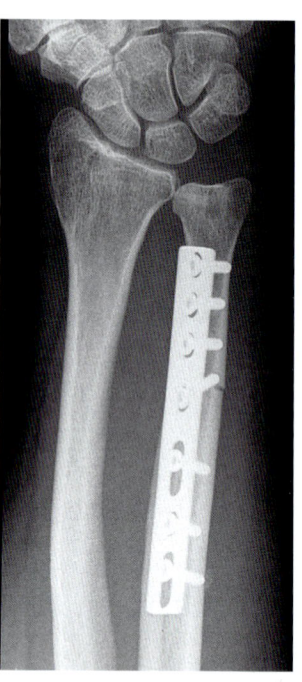

Abb. 13.5 **Verkürzungsosteotomie bei Plusvariante der Ulna und Impaction-Syndrom.**

Tab. 13.2 Operationen am distalen Ulna-Abschnitt und postoperative Röntgendiagnostik

Operationsverfahren	Ulnakopf-Hemiresektion nach Bowers	Operation nach Kapandji	Ulnakopf-Prothese
Operationsindikation	• Arthrose im distalen Radioulnargelenk	• Arthrose DRUG	• Arthrose DRUG • Instabilität der Ulna nach Bowers- oder Kapandji-Operationen
Operationsprinzip	• Hemiresektion ggf. mit Verkürzung des Ulnakopfes • Refixation des TFCC	• Arthrodese des distalen Ulnaendes auf Nullniveau • Segmentresektion im im distalen Ulna-Schaftbereich (Neodrehgelenk)	• Press-fit-Implantation mit Einstellen des Prothesenkopfes auf Null- oder geringem Minusniveau • Stabilisierung durch Weichteillappen
Postoperative Röntgenkriterien	• Niveau des distalen Ulnaendes im Verhältnis zum Radius • Impingement unter Belastung	• Niveau und Stellung des Ulnakopfes • Ausmaß der Resektion • Impingement unter Belastung	• Niveau des Prothesenkopfes • kongruente Stellung in der seitlichen Projektion
Abbildung	Abb. 13.**12**	Abb. 13.**3**	Abb. 13.**4**

13.3 Niveauoperationen an Radius und Ulna

Verkürzungen an Radius und Ulna (Tab. 13.3) werden mit dem Ziel einer veränderten Kraftübertragung durchgeführt. Das posttraumatische oder anlagebedingte Ulna-Impaction-Syndrom gilt als Indikation für die Ulnaverkürzungsosteotomie. Lunatumnekrosen, die eine Ulnaminussituation aufweisen, können erfolgreich durch eine Radiusverkürzungsosteotomie behandelt werden, sofern keine Arthrose vorliegt.

13.4 Operationen bei Frakturen und Pseudarthrosen des Kahnbeines

Frakturen des Kahnbeines (Tab. 13.4) im mittleren Drittel werden bevorzugt durch palmare Schraubenosteosynthese von distal nach proximal stabilisiert. Für Frakturen im proximalen Drittel ist dagegen wegen der geringen Größe des Fragments der dorsale Zugang mit Einbringen der Schraube durch das Fragment von proximal nach distal technisch günstiger. Das Prinzip der Herbert-Schraube ermöglicht eine intraossäre Platzierung der Schraube.

Gleiches gilt für die Kahnbeinpseudarthrose (Tab. 13.4), wobei hier generell eine Spongiosaplastik mit Formwiederherstellung des Kahnbeines als operatives Grundprinzip anzusehen ist. Die Stabilisierung erfolgt hier ebenfalls durch eine Schraube oder durch Osteosynthese mittels spezieller Plättchen. In der Verlaufsbeurteilung ist der knöcherne Durchbau und die Einheilung der eingebrachten Spongiosa von Bedeutung.

Tab. 13.3 Niveauoperationen an Radius/Ulna und postoperative Röntgendiagnostik

Operationsverfahren	Radiusverkürzung	Ulnaverkürzung
Operationsindikation	• Lunatumnekrose	• Ulna-Impaction-Syndrom
Operationsprinzip	• Segmentosteotomie des Radiusschaftes • Längeneinstellung von Null bis geringes Minusniveau am Radius • Plattenosteosynthese	• Segmentosteotomie des Ulnaschaftes • Längeneinstellung von Null- bis geringes Minusniveau an der Ulna • Plattenosteosynthese
Postoperative Röntgenkriterien	• Längenniveau von Radius zu Ulna • Verschluss des Osteotomiespalts • Plattenlage	• Längenniveau von Radius zu Ulna • Verschluss des Osteotomiespalts • Plattenlage
Abbildung		Abb. 13.5

Tab. 13.4 Operationen am Kahnbein und postoperative Röntgendiagnostik

Operationsverfahren	Kahnbeinfraktur	Kahnbeinpseudarthrose
Operationsindikation	• instabile Frakturen • verzögerte Heilung • alle Frakturen im proximalen Drittel	• fehlender Nachweis einer knöchernen Heilung
Operationsprinzip	• Schraubenosteosynthese	• Resektion der Pseudarthrose • Spongiosaplastik und Formwiederherstellung • Aufrichtung bei Humpback-Deformität
Postoperative Röntgenkriterien	• intraossäre Schraubenlage in allen Ebenen • Überbrückung und Kompression der Frakturebene	• intraossäre Schraubenlage in allen Ebenen • Länge und Achsenstellung des Kahn- und Mondbeines
Abbildung	s. Abb. 19.10	s. Abb. 20.11

13.5 Operationen bei Radiusfrakturen und Radiuskorrekturosteotomie

Frakturen am distalen Radius (Tab. 13.5) werden in Abhängigkeit vom Frakturtyp durch Kirschnerdrähte, Fixateur externe, palmare oder dorsale Plattenosteosynthese mit dem Ziel der Retention nach geschlossener oder offener Reposition stabilisiert. Das Prinzip der winkelstabilen Osteosynthese mit palmarer Plattenanlage ermöglicht auch bei Extensionsfrakturen mit ausgeprägter dorsaler Trümmerzone eine Stabilisierung ohne Spongiosaplastik und Gefahr des sekundären Repositionsverlusts. Fehlverheilte Radiusfrakturen mit Verkürzung und Fehlstellung der Gelenkflächen (Tab. 13.5) werden durch Osteotomie mit Korrektur der Fehlstellung und Einbringen eines kortikospongiösen Blocks behandelt. Die Stabilisierung erfolgt bevorzugt durch eine Plattenosteosynthese. Bei rein intraartikulären Fehlstellungen ist nach Korrektur die Stabilisierung durch Schrauben oder Miniplättchen oft ausreichend.

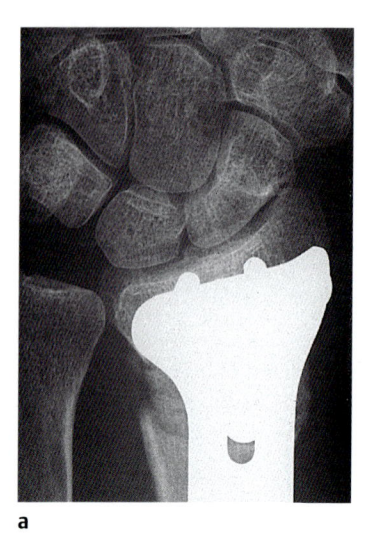

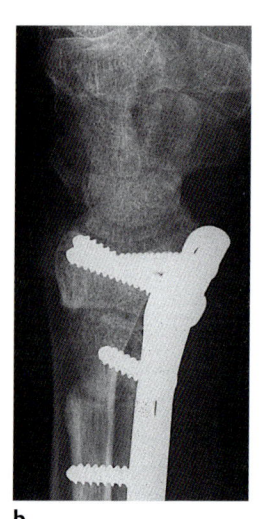

Abb. 13.6 a, b **Postoperative Kontrolle nach Korrekturosteotomie des Radius bei ehemals fehlverheilter Fraktur.**

Tab. 13.5 Operationen am Radius und postoperative Röntgendiagnostik

Operationsverfahren	Primäre Osteosynthese	Korrekturosteotomie
Operationsindikation	• Frakturretention nach Reposition	• extra- und intraartikuläre Fehlstellungen
Operationsprinzip	• Stabilisierung zur Vermeidung eines sekundären Repositionsverlusts • bevorzugt winkelstabile Osteosynthese	• Osteotomie • Spongiosaplastik • Formwiederherstellung
Postoperative Röntgenkriterien	• Wiederherstellung der Gelenkfläche • Ausgleich des Längenniveaus von Radius und Ulna	• Stellung der Gelenkfläche • Ausgleich des Längenniveaus von Radius und Ulna
Abbildung	s. Abb. 17.5	Abb. 13.6

13.6 Operationen bei Bandverletzungen, Luxationen und Luxationsfrakturen der Handwurzel

Bandverletzungen der proximalen Handwurzelreihe, perilunäre Luxationen und Luxationsfrakturen (Tab. 13.6) sind durch Achsenfehlstellungen des Karpus gekennzeichnet. Die operative Behandlung besteht in der Reposition, gegebenenfalls in Kombination mit Naht der extrinsischen und intrinsischen Bänder und passagerer Transfixation der Karpalknochen. Frakturen einzelner Karpalknochen werden bevorzugt durch intraossäre Schraubenosteosynthese stabilisiert.

Tab. 13.6 Operation bei karpalen Verletzungen und postoperative Röntgendiagnostik

Operationsverfahren	Skapholunäre Dissoziation	Perilunäre Luxation	Perilunäre Luxationsfraktur
Operationsindikation	• Ruptur des SL-Bandes mit Achsenfehlstellung	• fortbestehende Achsenfehlstellung nach Reposition	• grundsätzlich • instabile Skaphoidfraktur
Operationsprinzip	• Reposition von Skaphoid und Lunatum • Transfixation durch K-Drähte	• Reposition von Skaphoid, Lunatum und Triquetrum • Transfixation durch K-Drähte	• Osteosynthese der frakturierten Knochen • Reposition und Transfixation der Achsenfehlstellungen
Postoperative Röntgenkriterien	• Weite des SL-Spalts • Größe des skapholunären Winkels	• Weite SL-Spaltes • Größe des skapholunären Winkels • LT-Konfiguration	• Lage der intraossären Schrauben • Formwiederherstellung der Karpalknochen • karpales Achsengefüge
Abbildung	Abb. 13.7		Abb. 13.8

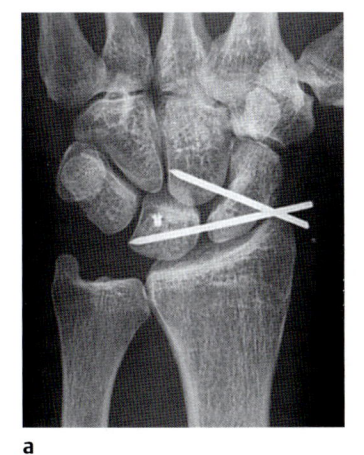

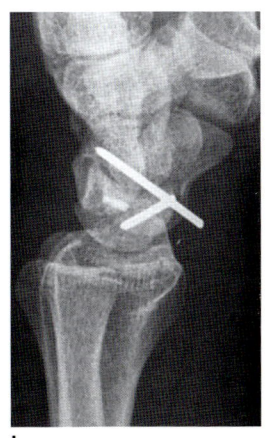

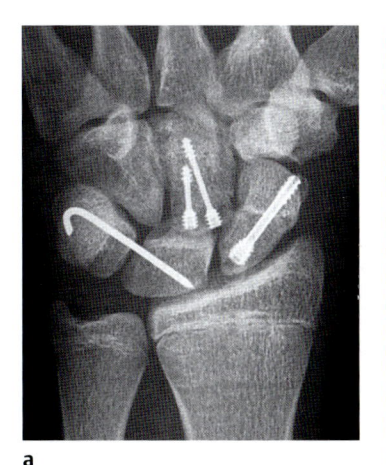

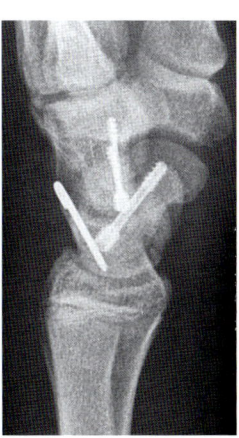

Abb. 13.7 a, b **Passagere K-Draht-Fixation und Mitek-Anker bei skapholunärer Dissoziation.**

Abb. 13.8 a, b **Osteosynthesen mit Herbert-Schrauben und passagere K-Draht-Fixation nach transskaphoidaler-transkapitaler perilunärer Luxationsfraktur.** Fall der Abb. 22.9.

13.7 Operative Rettungseingriffe an Fingergelenken

Posttraumatische oder degenerative Gelenkdestruktionen der Finger und des Daumens (Tab. 13.7) können neben der Arthrodese durch funktionserhaltende Verfahren behandelt werden. Bei der Rhizarthrose stellt die Resektionsarthroplastik das dominierende Verfahren dar. Hierbei wird das Trapezium komplett entfernt und der Daumenstrahl durch eine Sehnenaufhängeplastik stabilisiert. An den Grund- und Mittelgelenken steht dagegen die prothetische Versorgung im Vordergrund, sofern der Strecksehnenapparat und die Kollateralbänder erhalten oder rekonstruierbar sind und eine ausreichende knöcherne Verankerung gewährleitet ist. Silikonprothesen werden bei Rheumatikern noch in größerem Maße eingesetzt. Bei isolierter posttraumatischer oder degenerativer Destruktion kommen dagegen zunehmend anatomiegerechte Prothesen aus Metall-Polyäthylen-Kombination, Keramik oder Pyrokarbon zum Einsatz. Bevorzugt erfolgt das Einbringen in Press-Fit-Technik ohne Verwendung von Knochenzement.

Tab. 13.7 Operative Rettungseingriffe an den Fingergelenken und postoperative Röntgendiagnostik

Operationsverfahren	Resektionsarthroplasik Daumensattelgelenk	Prothesen an den Fingergrundgelenken	Prothesen an den Fingermittelgelenken
Operationsindikation	• Rhizarthrose • STT-Arthrose	• Arthrosis deformans	• Arthrosis deformans
Operationsprinzip	• komplette Resektion des Trapeziums • Sehnenaufhängeplastik	• Resektion der Gelenkflächen • Press-fit-Implantation • evtl. Rekonstruktion des Bandapparats	• Resektion der Gelenkflächen • Press-fit-Implantation • evtl. Rekonstruktion des Strecksehnen- und Bandapparats
Postoperative Röntgenkriterien	• komplette Resektion des Trapeziums • Höhenminderung des Daumenstrahls • Arthrose zwischen Skaphoid und Trapezoideum	• achsengerechter Sitz der Prothese • komplette Verankerung im Schaftbereich	• achsengerechter Sitz der Prothese • komplette Verankerung im Schaftbereich
Abbildung		Abb. 13.9	Abb. 13.10

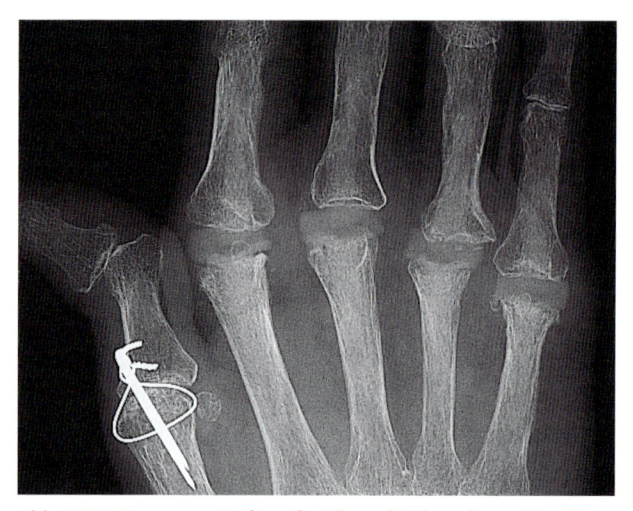

Abb. 13.9 Swanson-Arthroplastik und Achsenkorrektur der MP-Gelenke II–V bei rheumatoider Arthritis.

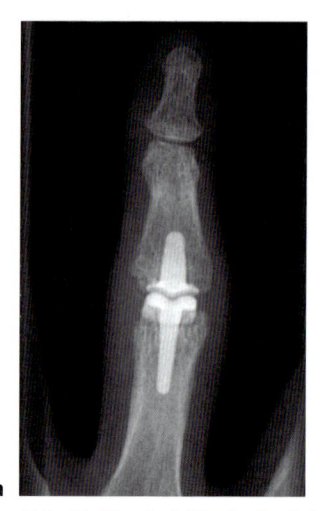

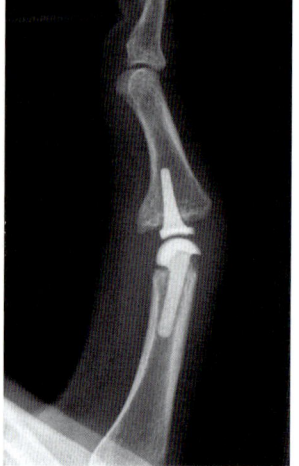

Abb. 13.10 a, b Mittelgelenk-Prothese, die in der Technik der „Press-fit"-Technik eingebracht wurde.

13.8 Operationen bei Fingerfrakturen

Frakturen der Finger mit intraartikulärer Beteiligung und Frakturen, die sich nicht stabil reponieren lassen oder Rotationsfehler aufweisen (Tab. 13.8), werden wie alle offenen Frakturen durch Schrauben, Plättchenosteosynthese oder K-Drähte stabilisiert. Die Beurteilung von Rotationsfehlern muss anhand der klinischen Untersuchung erfolgen.

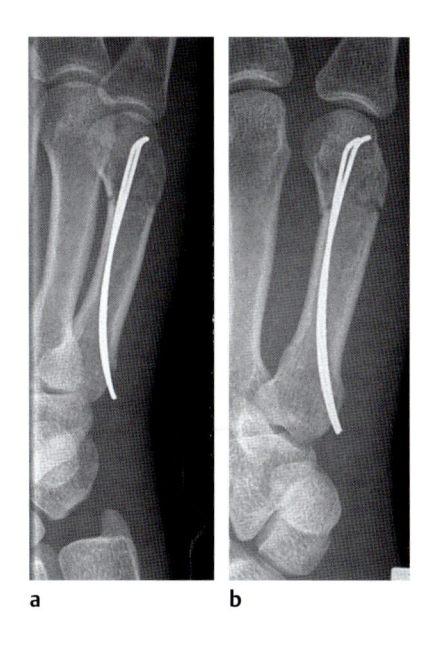

Abb. 13.11 a, b **Osteosynthese einer subkapitalen Metakarpale-V-Fraktur mittels intramedullärer Drähte.**

Tab. 13.8 Operationen bei Fingerfrakturen und postoperative Röntgendiagnostik

Operationsverfahren	Bei Basisfrakturen des Metakarpale I	Bei Kopffrakturen der Metakarpalia	Bei Schaftfrakturen der Metakarpalia und der Phalangen
Operationsindikation	• grundsätzlich, da Repositionsergebnis im Gips nicht haltbar ist	• dislozierte Kopffraktur	• offene Fraktur • irreponible Fraktur • nicht stabil reponierbare Fraktur
Operationsprinzip	• geschlossene oder offene Reposition • osteosynthetische Stabilisierung	• geschlossene Reposition (Zug und Druck) • Stabilisierung durch intramedulläre Drähte	• offene Reposition • Schrauben- oder Plättchenosteosynthese
Postoperative Röntgenkriterien	• Rekonstruktion der Gelenkfläche • Gelenkkongruenz • achsengerechte Stellung des Metakarpale I	• achsengerecht Reposition • intramedulläre Drahtlage • Frakturebene durch Draht überbrückt	• achsengerechte Reposition • Lage und Länge der Implantate
Abbildung		Abb. 13.11	

13.9 Arthrodesen

Arthrodesen an den Hand- und Fingergelenken (Tab. 13.9) stellen das Ende der therapeutischen Bemühungen dar und gehen um den Preis der Schmerzreduktion mit einem kompletten Funktionsverlust einher. Arthrodesen des Handgelenks und der Fingermittel-und Endgelenke stellen die häufigsten Indikationen dar. Während an den Fingergelenken die Resektion der Gelenkflächen und Stabilisierung durch Osteosynthese ausreichend ist, erfordert die Handgelenksarthrodese immer eine Spongiosaplastik.

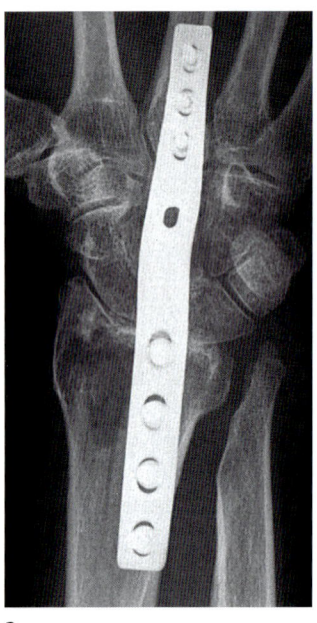

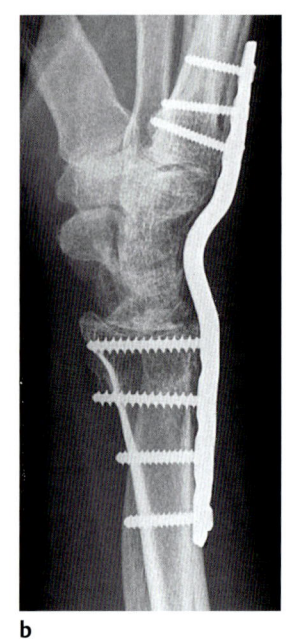

Abb. 13.12 a, b **Arthrodese des Handgelenks und Bowers-Operation am Ulnakopf.**

Tab. 13.9 Arthrodesen der Hand-/Fingergelenke und postoperative Röntgendiagnostik

Operationsverfahren	Arthrodese des Handgelenks	Arthrodese des Fingermittelgelenks	Arthrodese des Fingerendgelenks
Operationsindikation	• radiokarpale und/oder medikarpale Arthrose	• Arthrosis deformans	• Arthrosis deformans
Operationsprinzip	• Entknorpeln der Gelenkflächen • Spongiosaplastik • Plattenosteosynthese	• Entknorpeln der Gelenkflächen • Zuggurtung, Schraubenosteosynthese	• Entknorpeln der Gelenkflächen • intraossäre Drahtnaht, Schraubenosteosynthese
Postoperative Röntgenkriterien	• Stellung des Handgelenks • Sitz des Osteosynthesenmaterials • Konfiguration im distalen Radioulnargelenk	• Verschluss des Gelenkspalts • Winkelstellung • Lage des Osteosynthesematerials	• Verschluss des Gelenkspalts • Winkelstellung • Lage des Osteosynthesematerials
Abbildung	Abb. 13.12		

13.10 Weichteil- und Kallusdistraktionen

Die Indikation zur Kallusdistraktion (Tab. 13.10) besteht bei Fehlbildungen, posttraumatischen Wachstumsstörungen mit vorzeitigem Epiphysenverschluss und Amputationsverletzungen. Bei der radialen Klumphand kann zur Vorbereitung der Zentralisation zunächst eine Weichteildistraktion erfolgen (Tab. 13.10). Eine Längendiskrepanz zwischen Radius und Ulna kann durch die Kallusdistraktion zur Vermeidung einer gravierenden Karpusfehlstellung behandelt werden. Die Distraktion des Metakarpale I nach Daumenamputation mit begleitender Vertiefung der ersten Zwischenfingerfalte stellt ein etabliertes Verfahren zur Funktionsverbesserung nach Daumenamputation in Höhe der Grundphalanx dar.

Tabelle 13.10 Weichteil-/Kallusdistraktion und postoperative Röntgendiagnostik

Operationsverfahren	Distraktion des Metakarpale I	Distraktion der Ulna	Weichteildistraktion am Radius
Operationsindikation	• Daumenamputation	• komplexe Fehlbildung	• radiale Klumphand (passiv nicht ausgleichbar)
Operationsprinzip	• Osteotomie • Anlage eines Distraktionsfixateurs am Metakarpale I • Längengewinn 1 mm pro Tag bis max. 4 cm	• Osteotomie • Anlage des Distraktionsfixateurs am Radius	• Fixateuranlage an Metakarpale und Radius • langsames Aufdehnen aus der Radialduktion
Postoperative Röntgenkriterien	• Lage des Fixateurs • Kallusneubildung	• Gelenkflächenstellung • Kallusneubildung • Längenverhältnis in Relation zum Radius	• Achsenstellung der Hand zum Radius • Lage des Fixateurs
Abbildung	Abb. 13.13	Abb. 13.14	

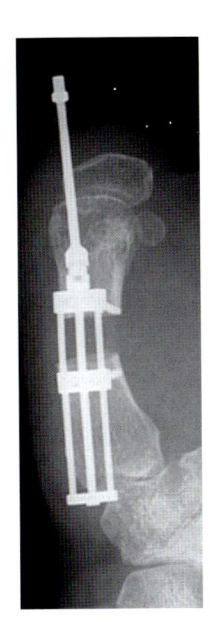

Abb. 13.13 **Distraktion des Metakarpale I nach subtotaler Daumenamputation.**

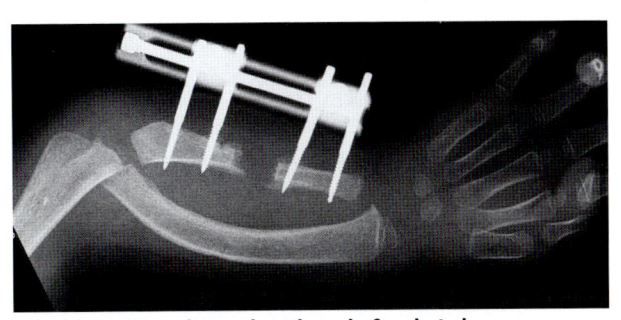

Abb. 13.14 **Distraktion des Ulnaschaftes bei ulnarer Klumphand (Hypoplasie-Typ).**

13.11 Operationen bei Amputationsverletzungen

Nach Amputationsverletzungen steht die rasche osteosynthetische Versorgung im Vordergrund. Wann immer möglich, erfolgt hierbei eine Knochenkürzung in der Amputationsebene, um eine Entlastung der mikrochirurgisch zu versorgenden Strukturen zu gewährleisten. Im Fingerbereich erfolgt die Stabilisierung bevorzugt durch Minimalosteosynthesen mit Kirschner-Drähten und Drahtnähten. Amputationen am Handgelenk oder Unterarm werden meist durch Plattenosteosynthese versorgt, gegebenenfalls in Kombination mit einem Fixateur externe.

Tab. 13.11 Amputationsverletzungen und postoperative Röntgendiagnostik

Operationsverfahren	Unterarmamputation	Mittelhandamputation	Daumenamputation
Operationsindikation	• Amputation	• Amputation	• Amputation
Operationsprinzip	• Knochenkürzung • Plattenosteosynthese an Radius und Ulna	• Kirschner-Drahtosteosynthese • intraossäre Drahtnaht	• Kirschner-Drahtosteosynthese • intraossäre Drahtnaht
Postoperative Röntgenkriterien	• achsengerechte Stellung • Lage des Osteosynthesematerials	• achsengerechte Stellung • Lage des Osteosynthesematerials	• achsengerechte Stellung • Lage des Osteosynthesematerials
Abbildung		Abb. 13.15	

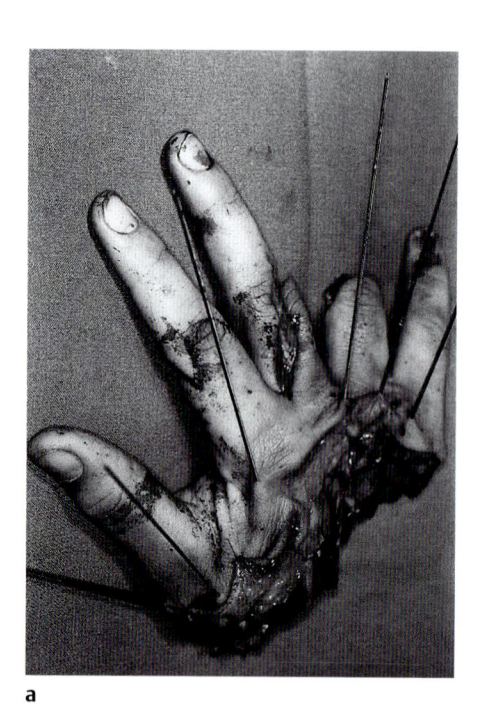

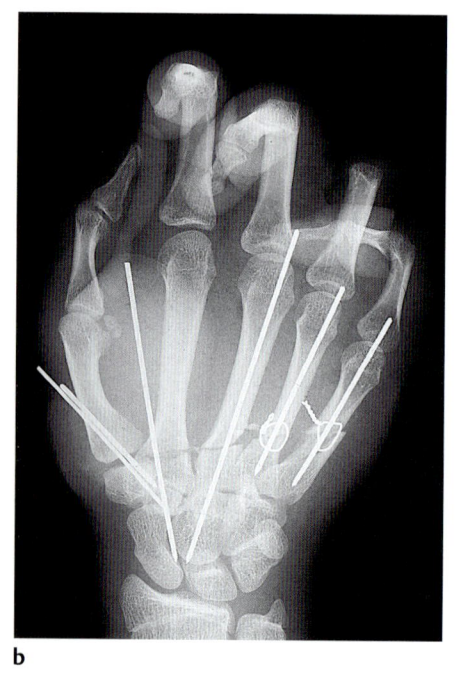

Abb. 13.15 **Osteosynthetische Versorgung bei Mittelhandamputation.**
a Mittel- und Vorhandamputat eines 16-jährigen Mädchens. Unfall durch automatische Brotschneidemaschine.
b Postoperativer Röntgensitus nach Replantation. Die osteosynthetische Stabilisierung erfolgte durch Kirschner-Drähte und intraossäre Drahtnähte. Hiermit auch Erhaltung des Daumensattelgelenkes.

Literatur

Übersichtsarbeiten

Beckenbaugh RD, Linscheid RL. Arthroplasty in the hand and wrist. In: Green DP (ed). Operative Hand Surgery. 3rd ed. Vol 1. pp 143–187. Churchill Livingstone. New York Edinburgh London Melbourne Tokyo 1993
Brockman R, Weiland AJ. Small joint arthrodesis. In: Green DP (ed). Operative Hand Surgery. 3rd ed. Vol 1. pp 99–111. Churchill Livingstone. New York Edinburgh London Melbourne Tokyo 1993
Dick HM. Wrist arthrodesis. In: Green DP (ed). Operative Hand Surgery. 3rd ed. Vol 1. pp 131–142. Churchill Livingstone. New York Edinburgh London Melbourne Tokyo 1993
Heim U, Pfeiffer KM. Periphere Osteosynthesen. 4. Aufl. Springer. Berlin Heidelberg New York 1991
Herbert TJ. The fractured scaphoid. Quality Medical Publishing. St. Louis 1990
Sim E, Zechner W. Computertomographie nach operativer Versorgung von Kahnbeinfrakturen und -pseudarthrosen bei liegenden Implantaten. Handchir Mikrochir PlastChir 1991; 23: 67–73
Watson HK, Dhillon HS. Intercarpal arthrodesis. In: Green DP (ed). Operative Hand Surgery. 3rd ed. Vol 1. pp 113–130. Churchill Livingstone. New York Edinburgh London Melbourne Tokyo 1993

Weiterführende Literatur
http://www.thieme.de/aktionen/schmitt-lanz

Wachstum, Normvarianten und Fehlbildungen der Hand

14 Wachsendes Handskelett 142

15 Normvarianten des Handskeletts und der Handweichteile 147

16 Fehlbildungen und Deformitäten 154

14 Wachsendes Handskelett

A. E. Horwitz, G. Schindler

> Röntgenologisch können auf der Basis von statistisch ermittelten Tabellen sowohl das aktuelle Skelettalter als auch die zu erwartende Körperendlänge hinreichend genau ermittelt werden. Die Bestimmung beider Werte erfolgt ab dem 3. Lebensmonat mit dem Radiogramm der linken Hand.

14.1 Normale Entwicklung des Handskeletts

Die Ossifikation des Skeletts beginnt im 2. Fetalmonat und schreitet anschließend schnell voran. An den Dia- und Metaphysen der Röhrenknochen bilden sich jeweils mehrere Ossifikationszentren aus, die rasch verschmelzen. Die ersten Knochenkerne treten an der Klavikula sowie am Ober- und Unterkiefer auf. Abgeschlossen ist die fetale Ossifikation im 8.–9. Fetalmonat. Bei normgerechter Entwicklung sind bei der Geburt die Schäfte aller Röhrenknochen sowie die Epiphysenkerne des distalen Femurs, der proximalen Tibia und der Rundknochen (Talus und Kalkaneus) sichtbar. Die Ossifikation aller anderen Epiphysen und Rundknochen findet erst postfetal statt.

Postfetal verläuft das Längenwachstum der Röhrenknochen parallel zur Ossifikation der Epi- und Apophysen. Beide Entwicklungen schließen in der Pubertät mit dem Epiphysenschluss ab. Sesambeine treten etwa ab dem 13. Lebensjahr, jedoch individuell verschieden schnell und in unterschiedlicher Anzahl auf. An der Hand erscheinen sie zuerst an den Metakarpophalangealgelenken, etwas später kommt es zur Anlage der relativ konstanten Sesambeine am Interphalangealgelenk des Daumens, wo sie radialseitig zu 94 %, ulnarseitig zu 100 % vorhanden sind. Der Zeitpunkt ihres Auftretens entspricht dem Beginn der Pubertät.

Neben der zahlenmäßigen Vermehrung der Epiphysen und dem Längenwachstum kommt es zu einem Gestaltwandel der Epiphysen der Handwurzel. Dieser Gestaltwandel repräsentiert die Entwicklung des Skeletts und damit auch den Gesamtorganismus.

14.2 Gestörte Skelettreifung

Kommt es zu Störungen der allgemeinen Entwicklung (Tab. 14.1), so treten Veränderungen auf, die sich auch an der Reifung des Skeletts nachweisen lassen. Mit den nachfolgenden Messmethoden kann das Skelettalter bestimmt und eine mögliche Retardierung oder Akzeleration erkannt werden.

Tab. 14.1 Ursachen der gestörten Skelettreifung

- Chromosomopathien
- Skelettdysplasien
- Endokrine Störungen, Pubertas praecox bzw. tarda
- Metabolische Störungen, Störungen des Knochenstoffwechsels
- Fehl-/Mangelernährung, Vitamin-Mangelzustand
- Chronische Entzündungen
- Intrakranielle Tumoren

Mit ihren 28 Knochen (und zusätzlichen 19 Epiphysen) stellt die Hand einen repräsentativen Spiegel des Skeletts dar (Abb. 14.1). Üblicherweise wird daher das **Radiogramm der linken Hand** für die Reifebestimmung des Skeletts herangezogen. Das Röntgenbild der Hand gilt als verlässlicher Indikator für die Reifung anderer Körpersysteme und nimmt daher in der klinischen Diagnostik des Kindesalters eine besondere Stellung ein. Ebenfalls in hohem Maße abhängig von der Entwicklung des Handskeletts ist das szintigraphische Speichermuster, für das altersabhängige Bildtabellen vorliegen. Mit Hilfe der MRT werden neben den Knochenkernen auch die nichtossifizierten Knorpelanlagen signalreich zur Darstellung gebracht. Beide zuletzt genannten Methoden haben sich jedoch im klinischen Alltag bislang nicht durchsetzen können.

14.2 Gestörte Skelettreifung

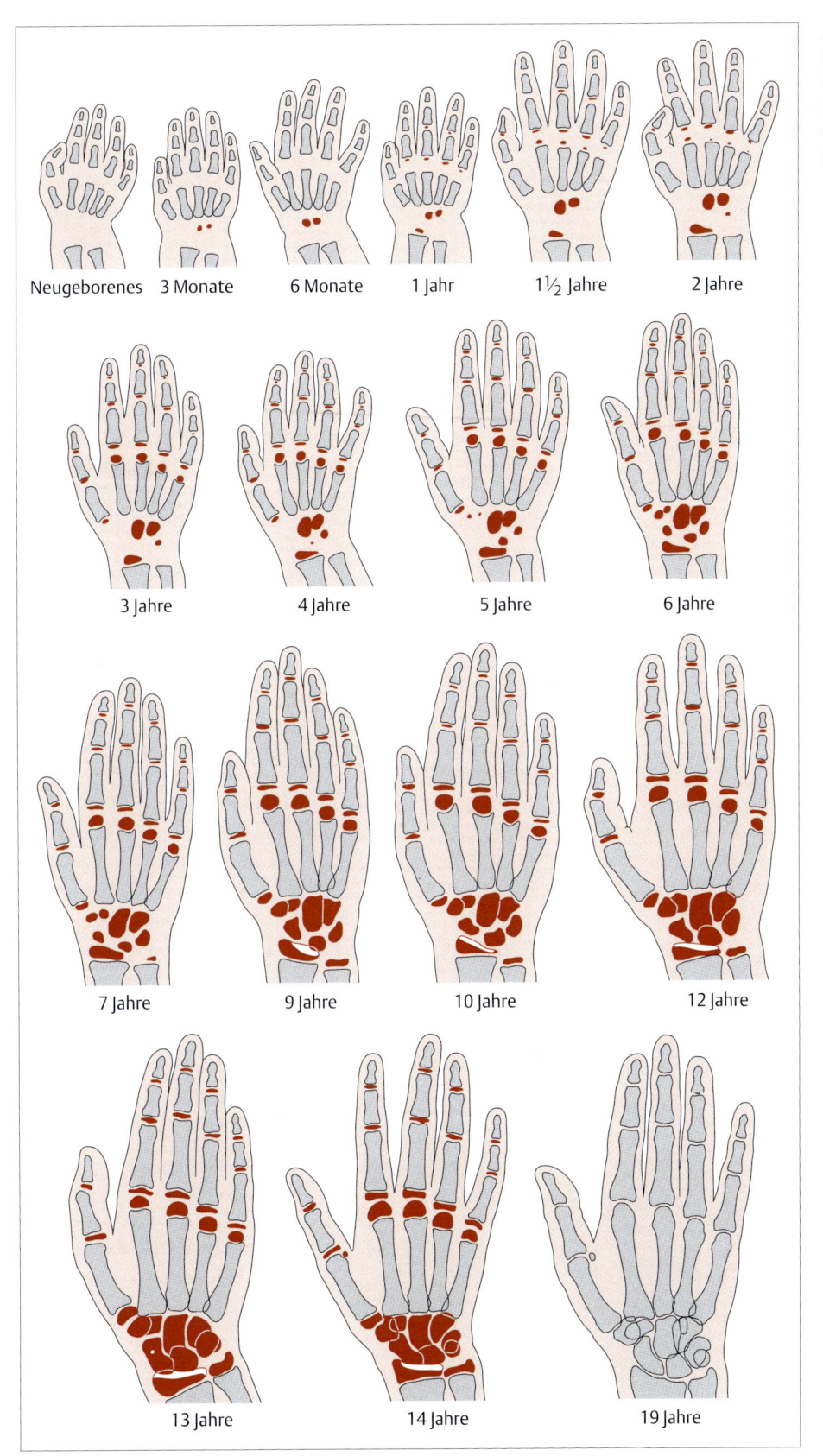

Abb. 14.1 **Übersichtstafel zum kindlichen Skelettalter** (nach Greulich u. Pyle). Ohne Berücksichtigung des Geschlechts (modifziert nach Schmid u. Moll).

14.3 Juristische und forensische Aspekte

Gelegentlich wird eine Skelettaltersbestimmung von Seiten der Kriminalpolizei bzw. Justiz gefordert. In den meisten Fällen handelt es sich um eine Altersbestimmung bei Asylsuchenden oder jugendlichen Delinquenten, bei denen rasch geklärt werden muss, ob das Jugendstrafrecht noch zur Anwendung gebracht werden kann. Nach der Röntgenverordnung darf die Anwendung von Röntgenstrahlen nur nach ärztlicher Anordnung aus einer medizinischen Indikation erfolgen. In diesen Fällen erfolgt die Anordnung zur Röntgenuntersuchung nach §81 der StPO durch einen Richter oder Staatsanwalt. Sie darf nicht von einem Polizisten, einem Kriminalbeamten oder einem Mitarbeiter einer anderen Behörde ausgehen. Die Anordnung sollte schriftlich (z.B. per Fax) erfolgen. Da bei Gericht und Staatsanwaltschaft eine 24-stündige Rufbereitschaft vorhanden ist, kann eine derartige Anordnung auch nachts und an Wochenenden oder Feiertagen vorgelegt werden. Der Beschuldigte kann eine Maßnahme verweigern. Die Mitwirkung an Zwangsmaßnahmen beruht selbstverständlich auf einer Individualentscheidung.

Der juristisch erwünschte Grad der Gewissheit lautet „mit einer an Sicherheit grenzenden Wahrscheinlichkeit". Das entspricht einer Wahrscheinlichkeit von über 99%, die mit einem Handradiogramm allein nicht zu erreichen ist. Daher beinhaltet die Diagnostik zur genauen Altersbestimmung zusätzlich zum Handradiogramm (linke Hand) eine körperliche und eine zahnärztliche Untersuchung einschließlich einer Panorama-Aufnahme. Das radiologische Gutachten allein stellt eine Entscheidungshilfe für Richter oder Staatsanwälte dar.

14.4 Bestimmungsmethoden der bildgebenden Diagnostik

14.4.1 Altersabhängigkeit

Diagnostik bis zum 3. Lebensmonat

Bei Neugeborenen und jungen Säuglingen weisen an der Hand weder die Epiphysen noch die Karpalia Ossifikationskerne auf. Deshalb wird in den ersten 3 Lebensmonaten zur Bestimmung des Skelettalters eine Röntgenaufnahme des **Unterschenkels mit Knie- und Sprunggelenken** angefertigt, da die Ossifikationskerne der proximalen Tibiaepiphyse, des Kalkaneus und des Talus physiologischerweise zum Zeitpunkt der Geburt bereits nachweisbar sind. Diese Ossifikationskerne lassen sich beim Neugeborenen auch mit der Sonographie darstellen (Abb. 14.2).

Diagnostik ab dem 3. Lebensmonat

Ab diesem Zeitpunkt hat sich als Standardmethode die Bestimmung des Skelettalters mit Hilfe des **Radiogramms der linken Hand** etabliert. Die Aufnahme der Hand (Abb. 14.3) ist leicht durchführbar und kann mit einer geringen Strahlendosis angefertigt werden: Freie Belichtung mit 30–45 kV, 3–6 mAs, Empfindlichkeitsklasse der Folie 400, kleiner Fokus, ohne Raster, Rumpf des Kindes mit Bleischürze abdecken und vom Untersuchungstisch abwenden.

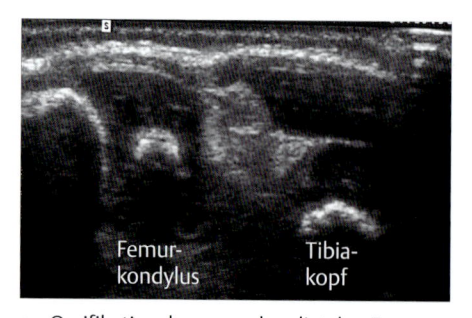

Abb. 14.**2 a, b** **Sonographischer Nachweis von Ossifikationskernen bei einem reifen weiblichen Neugeborenen im Alter von 2 Wochen.**

a Ossifikationskerne an den distalen Femur- und proximalen Tibiaepiphysen.

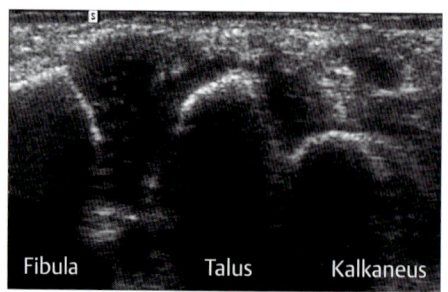

b Ossifikationskerne an Talus und Kalkaneus.

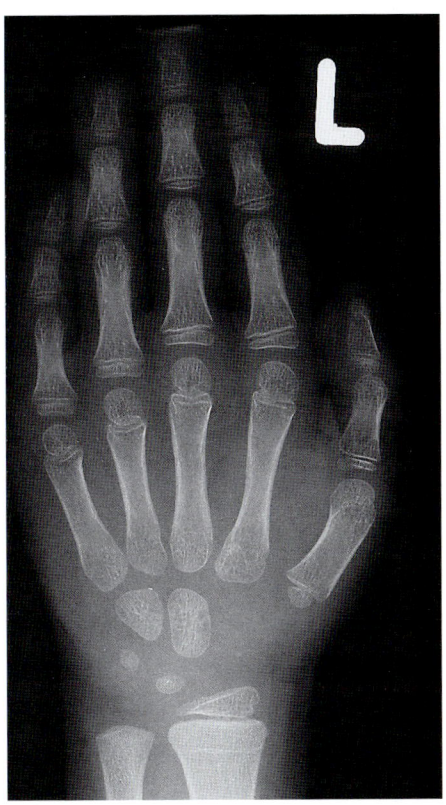

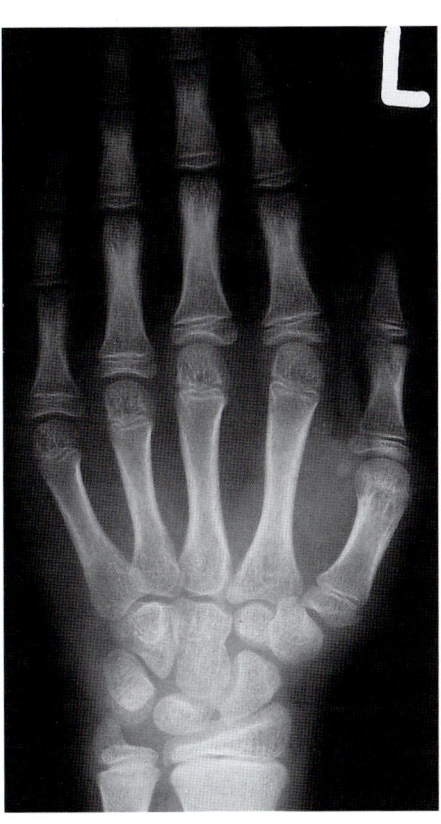

Abb. 14.3 a, b **Pathologisches Skelettalter bei einem Jungen mit Morbus Recklinghausen.**

a Im chronologischen Alter von 7 Jahren entspricht das Skelettalter dem eines 4 1/2- bis 5-jährigen Kindes **(Retardierung)**. Zu diesem Zeitpunkt wird ein Optikusgliom mit Störung der Hypothalamus-Hypophysen-Achse nachgewiesen.

b Nach Substitution mit Wachstumshormonen (HGH-Therapie) kommt es zur raschen Reifung des Handskeletts, das im Alter von 9 Jahren und 4 Monaten einem Skelettalter von 12 1/2 bis 13 Jahren entspricht **(Akzeleration)**.

14.4.2 Bestimmung des Skelettalters

Hierzu stehen 3 gebräuchliche Methoden zur Verfügung:

Atlas von Greulich und Pyle

Der Atlas enthält vom linken Handskelett Altersstandards zwischen dem 3. Lebensmonat und dem 17. Lebensjahr, wobei die Abbildungen nach Jungen (31 Standardbeispiele) und Mädchen (29 Standardbeispiele) getrennt aufgeführt sind (in der modifizierten in Abb. 14.1 werden die Geschlechtsunterschiede nicht berücksichtigt). Gleichzeitig finden sich Listen zum Alter jedes einzelnen Knochenkernes. In einem gesonderten Abschnitt sind die Knochenkerne in ihren Entwicklungsdetails skizziert. Der Atlas greift auf ein Normalkollektiv US-amerikanischer weißer Kinder und Jugendlicher zurück.

In der Vorgehensweise wird das Handradiogramm zunächst mit dem Atlasbild des entsprechenden Alters und Geschlechts verglichen. Nach einer Abwägung mit dem nächst jüngeren und älteren Bild fällt dann die Wahl auf den Standard, der dem Röntgenbild am meisten entspricht (Tab. 14.2). Gelegentlich ist jedoch am Handskelett die Entwicklung der Knochenkerne in Folge unterschiedlicher Reifegrade dissoziert. Es wird dann empfohlen, die Altersbestimmung der langen (Radius und Ulna) und kurzen Röhrenknochen sowie der Karpalia getrennt vorzunehmen, um abschließend das tatsächliche Knochenalter durch Mittelung der einzelnen Alterswerte zu errechnen. Die Grenzbereiche der normalen Skelettentwicklung sind der Tab. 14.2 zu entnehmen.

Tab. 14.2 Grenzbereiche der normalen Skelettentwicklung (nach Garn)

Alter (in Jahren)		± 2 S-Bereich von der normalen Entwicklung
Jungen	Mädchen	Jungen und Mädchen
0–1	0–1	± 3–6 Monate
2–3	3–4	± 1–1,5 Jahre
6–10	7–11	± 2 Jahre
12–13	13–14	± über 2 Jahre

Atlas von Thiemann und Nitz

Dieser 1986 erschienene Atlas zur Skelettaltersbestimmung listet Standards von Kindern aus der damaligen DDR auf und repräsentiert damit mitteleuropäische Normen. Die Verfahrensweise dieses Atlasses entspricht dem Vorgehen von Greulich und Pyle.

Methode nach Tanner, Whitehouse et al.

Die als „TW 2" benannte Methode ist die 1975 modifizierte Version der Originalarbeit aus dem Jahre 1962. In diesem Konzept werden die einzelnen Ossifikationskerne nicht nach ihrer Größe, sondern vielmehr ihrer Form und Änderungstendenz im Reifungsprozess analysiert. Dabei stehen für die Skelettaltersbestimmung 3 „Scoring"-Systeme zur Verfügung:
- RUS = Radius, Ulna, kurze Knochen (Karpalia und Phalangen des I., III. und V. Fingerstrahls)
- Karpal-Index: alle Karpalia
- 20 Ossikel: Kombination aus RUS und Karpal-Index.

14.4.3 Bestimmung der prospektiven Körperendlänge

Die Skelettreifung und das Längenwachstum korrelieren eng miteinander. Mit statistischen Methoden, die die Zusammenhänge beider Parameter beschreiben, kann deshalb von der aktuellen Körpergröße approximativ auf die prospektive Endlänge geschlossen werden. Klinisch relevant ist das Vorgehen insbesondere bei Abweichungen von der normalen Körpergröße. 2 Methoden stehen zur Verfügung.

Methode nach Bayley und Pinneau

Sie wird im Zusammenhang mit der Skelettaltersbestimmung nach Greulich und Pyle bei Gesunden angewandt. Anhand von Tabellen wird vom Skelettalter auf die prospektive Endlänge geschlossen. Entsprechend des chronologischen Skelettalters erfolgt eine Einteilung in die Kategorien **„durchschnittlich"**, **„akzeleriert"** und **„retardiert"**. Hierbei ist zu beachten, dass bei einer Retardierung bzw. Akzeleration von 2 Jahren die Anwendung dieser Methode nicht zulässig ist. Von der aktuellen Körpergröße wird dann mittels Dreisatzrechnung die zu erwartende Endlänge errechnet. Prozentuale Streubreiten sind angegeben. Die Genauigkeit des Verfahrens nimmt mit dem Alter des Kindes zu. Wegen ihrer Praktikabilität hat sich diese einfache Methode in der Routine durchgesetzt.

Methode nach Tanner, Whitehouse et al.

Diesem Berechnungssystem liegen Regressionsgleichungen zugrunde, in die die Messparameter Skelettalter (nach dem RUS-Score), chronologisches Alter, aktuelle Körperlänge, bei Mädchen die Menarche und eine Konstante, die der Elterngröße entspricht, eingefügt werden. Die Einzeldaten werden mit Faktoren multipliziert, die sich aus dem chronologischen Alter ergeben, und anschließend addiert (bzw. subtrahiert). Die Streubreite und die Vorhersagegenauigkeit sind angegeben. Die Methode ist dem Verfahren nach Bayley und Pinneau im Allgemeinen überlegen, sollte jedoch wegen des großen Rechenaufwands speziellen Fällen vorbehalten bleiben (erhebliche Retardierung oder Akzeleration oder bei hochwüchsigen Familien).

Literatur

Übersichtsarbeiten

Greulich WW, Pyle SI. Radiographic atlas of skeletal development of the hand and wrist. Un Schmid F, Moll H. Atlas der normalen und pathologischen Handskelettentwicklung. Springer. Berlin Göttingen Heidelberg 1960

Schmid F, Moll H. Atlas der normalen und pathologischen Handskelettentwicklung. Springer. Berlin Göttingen Heidelberg 1960

Tanner JM, Whitehouse RH, Marshall WA, Healy MJR, Goldstein H. Assessment of skeletal maturity and prediction of adult hight (TW 2-method). Academic Press. London New York San Francisco 1975

Thiemann HH, Nitz I. Röntgenatlas der normalen Hand im Kindesalter. VEB Georg Thieme. Leipzig 1986

Weiterführende Literatur

http://www.thieme.de/aktionen/schmitt-lanz

15 Normvarianten des Handskeletts und der Handweichteile

R. Schmitt, G. Schindler

> Nichtpathologische Varianten des Handskeletts umfassen überzählige Sesambeine, Koalitionen und Teilungen der Karpalia sowie akzessorische Knochen. Sie besitzen im Gegensatz zu den Fehlbildungen keinen Krankheitswert bzw. bedeuten keine Funktionseinschränkung. Differenzialdiagnostisch sind stets posttraumatische Zustandsbilder abzugrenzen. Die wichtigsten Varianten der Handweichteile betreffen aberrierend verlaufende oder akzessorische Muskeln. Häufig sind sie asymptomatisch und werden zufällig im MRT oder intraoperativ entdeckt.

15.1 Normvarianten des Handskeletts

15.1.1 Sesambeine

Sesambeine finden sich palmarseitig an den Metakarpophalangeal- und den distalen Interphalangealgelenken. Ihre Häufigkeiten sind in Abhängigkeit von den einzelnen Lokalisationen in Tab. 15.1 angegeben.

15.1.2 Koalitionen der Karpalia

Es handelt sich um Verschmelzungen von 2 Handwurzelknochen. Unterschieden werden idiopathische Koalitionen, die kongenital 2 Knochen der gleichen Handwurzelreihe verbinden, von postentzündlichen bzw. posttraumatischen Formen, die beide Handwurzelreihen überbrücken. Bei den idiopathischen Koalitionen sind Frauen und Afroamerikaner bevorzugt betroffen.

Die verschiedenen karpalen Verschmelzungsmöglichkeiten sind in der Abb. 15.1 aufgeführt. Am häufigsten sind Fusionen von Lunatum und Triquetrum (Abb. 15.2–15.4), gefolgt von denen des Kapitatums und Hamatums (Abb. 15.5). Bei der **lunotriquetralen Koalition** werden entsprechend des Ausprägungsgrades der verbindenden Synostose bzw. Synchondrose 4 verschiedene Varianten unterschieden (Tab. 15.2).

Die übrigen Koalitionen sind sehr selten (Abb. 15.6). Bei der **Verschmelzung von akzessorischen Elementen** mit den benachbarten Karpalia erhalten diese umschriebene Exostosen.

Tab. 15.1 Häufigkeit der Sesambeine an der Hand (nach Birkner)

Lokalisation	Häufigkeit in %
Sesamum radiale I	95
Sesamum ulnare I	100
Sesamum radiale II	50
Sesamum radiale III	2
Sesamum radiale IV	2
Sesamum ulnare IV	unter 2
Sesamum radiale V	3
Sesamum ulnare V	80
Sesamum interphalangeale distale I	70
Sesamum interphalangeale distale II	unter 1
Sesamum interphalangeale distale V	unter 1

Tab. 15.2 Varianten der lunotriquetralen Koalition (nach Minaar)

Typ	Art der Koalition	Besonderheit
I	fibrös/ fibrokartilaginär	
II	ossär inkomplett	distale Kerbe
III	ossär komplett	
IV	ossär komplett	weitere karpale Anomalien

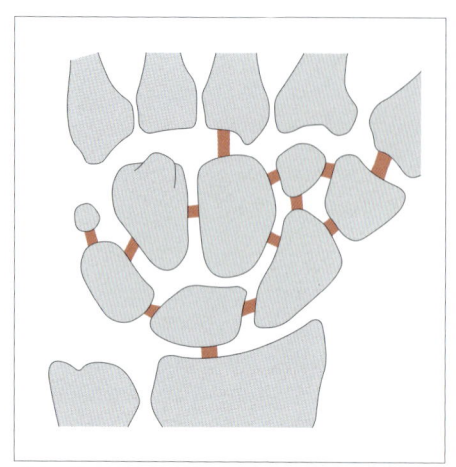

15 Normvarianten des Handskeletts und der Handweichteile

Abb. 15.1 **Schema zu den karpalen Verschmelzungen** (nach Zimmer).

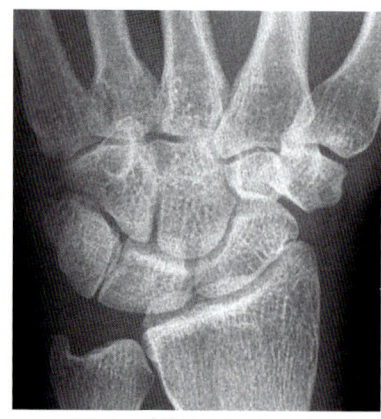

a Im Röntgenbild ist der Gelenkspalt verschmälert und irregulär konturiert.

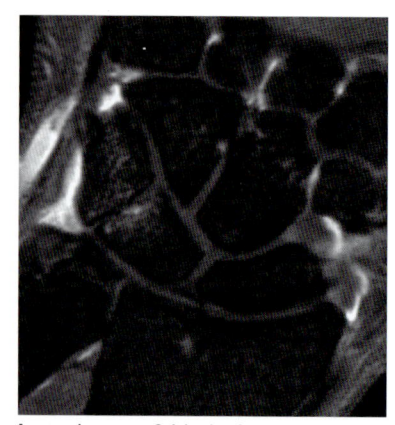

b In der MRT fehlt der hyaline Gelenkknorpel (fettsaturierte T1-SE-Sequenz nach Kontrastmittelgabe).

Abb. 15.2 a, b **Lunotriquetrale Koalition vom Typ I (nach Minaar).**

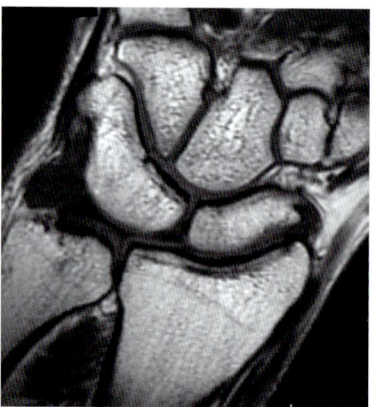

Abb. 15.3 **Lunotriquetrale Koalition vom Typ II nach Minaar.** T1-gewichtete SE-Sequenz mit kleiner distaler Kerbe in Höhe der Koalition.

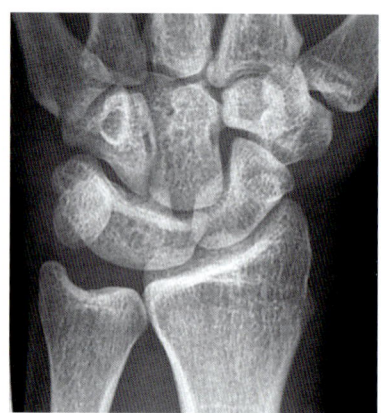

Abb. 15.4 **Lunotriquetrale Koalition vom Typ III nach Minaar.** Komplette Synostose.

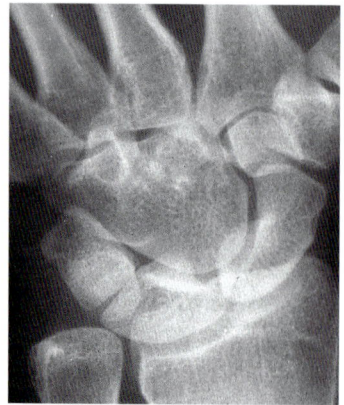

Abb. 15.5 **Kapitohamatale Koalition.**

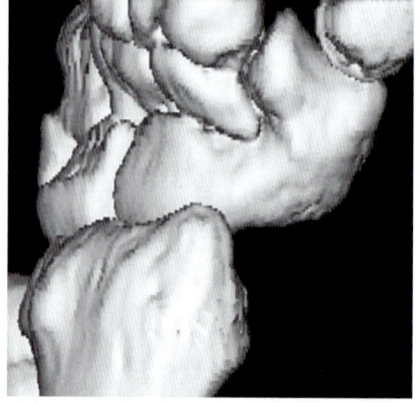

Abb. 15.6 **Skaphotrapeziale Koalition.** Darstellung in einer 3D-Oberflächenrekonstruktion eines CT-Datensatzes.

15.1.3 Teilungen der Karpalia

Zwei- oder mehrfach geteilte Handwurzelknochen sind ausgesprochen selten. In absteigender Reihenfolge können sie das Skaphoid, das Triquetrum, das Pisiforme, das Trapezium und Trapezoideum sowie das Kapitatum betreffen. Abb. 15.7 repräsentiert ein Schema über die möglichen Teilungen der verschiedenen Karpalia. Ein typisches **Scaphoideum bipartitum** ist in Abb. 15.8 zu sehen.

Beim Nachweis der Teilung eines Handwurzelknochens muss differenzialdiagnostisch immer ein posttraumatischer Zustand in Erwägung gezogen werden. Dies gilt insbesondere für das Skaphoid, dessen Frakturen häufig verkannt werden. Die Kriterien einer echten Zweiteilung des Skaphoids sind in Tab. 15.3 zusammengefasst.

Der Nachweis eines Scaphoideum bipartitum an der anderen Hand stützt die Annahme einer kongenitalen Teilung jedoch nicht zwingend, da auch beidseitige Skaphoidfrakturen bzw. -pseudarthrosen möglich sind.

15.1.4 Akzessorische Handwurzelknochen

Ein knöchernes Akzessorium wird in ca. 1,5 % aller Hände gefunden. 20 akzessorische Knöchelchen sind an der Handwurzel bekannt. Schematisch sind sie in der Abb. 15.9 zusammengefasst, die häufigsten zeigt die Tab. 15.4 auf. Zugrunde liegen sekundäre Ossifikationszentren ohne Verbindung zum eigentlichen Knochenkern. Wegen ihrer oft versteckten Lage sind sie gelegentlich im Röntgenbild nur schwer zu erkennen.

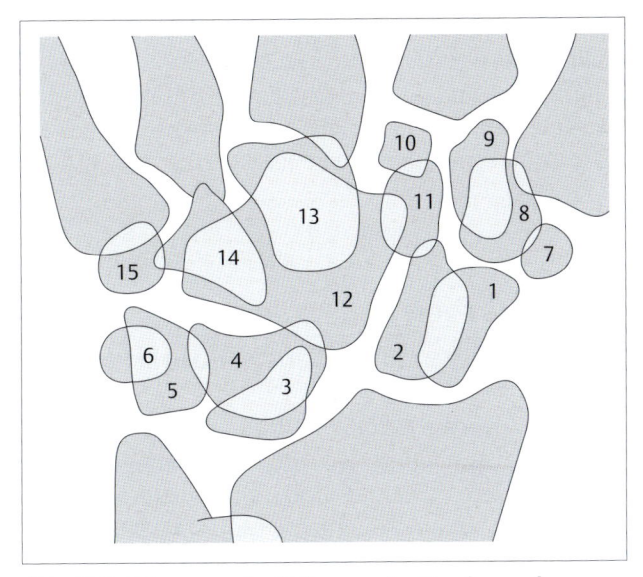

Abb. 15.7 **Schema zu den Teilungen der Handwurzelknochen (nach Ruckensteiner).**
1 und 2 = Scaphoideum bipartitum; 3 und 4 = Lunatum bipartitum; 5 = Triquetrum; 6 = Pisiforme; 7 und 8 = Trapezium bipartitum oder Trapezium (8) mit Paratrapezium (7); 9, 10 und 11 = Trapezoideum tripartitum. Der proximal gelegene Knochen (11) kann auch aus einem Os centrale entstanden sein; 12 und 13 = Kapitatum bipartitum; 14 = Hamatum; 15 = Os Vesalinum (DD: Os hamulare basale).

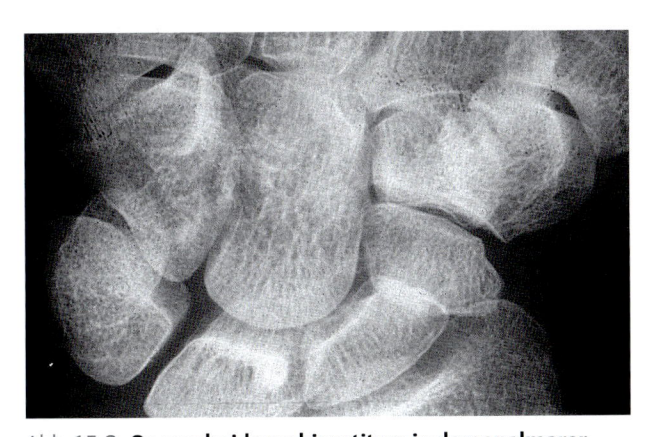

Abb. 15.8 **Os scaphoideum bipartitum in dorsopalmarer Projektion.**

Tab. 15.3 Diagnosekriterien für ein Scaphoideum bipartitum (nach Taleisnik)

- Keine Traumaanamnese
- Beide Knochenteile von normaler Dichte, unterschiedliche Größen sind möglich
- Scharf gezeichnete Knochenkanten mit schmalem gelenkähnlichen Zwischenraum
- Keine Sklerosierung und zystische Veränderungen an den zugewandten Knochenkanten, stattdessen abgerundete Knochenkanten
- Keine periskaphoidale Arthrose (radioskaphoidal und STT-Gelenke)

Tab. 15.4 Zusammenstellung der wichtigsten akzessorischen Handwurzelknochen

Akzessorium	Lokalisation
Os triangulare	dorsal der Incisura ulnaris radii
Lunula	im Meniscus homologue
Os centrale	am distalen Skaphoidpol ulnarseitig
Epilunatum	am Lunatumhinterhorn
Os trapezium secundarium	dorsal des Trapeziums
Os styloideum	an der Metakarpale-Basis II oder III
Os capitatum secundarium	dorsal am Kapitatum
Os hamuli proprium	an der Spitze des Hamulus ossis hamati

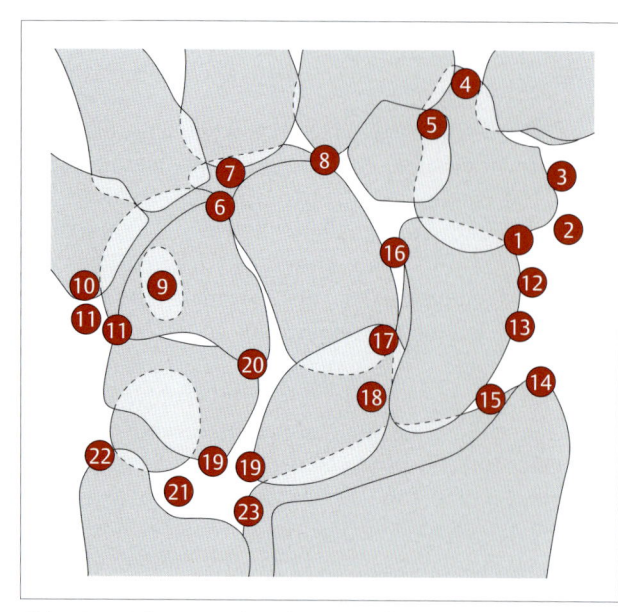

Abb. 15.9 **Schema zu den akzessorischen Handwurzelknochen und ihren Differenzialdiagnosen (nach Zimmer).**
1 = Epitrapezium, 2 = Verkalkung (Bursa bzw. M.flexor carpi radialis), 3 = Paratrapezium (Prätrapezium?), 4 = Trapezium secundarium, 5 = Trapezoides secundarium, 6 = Os styloideum, 7 = Ossiculum Gruberi, 8 = Capitatum secundarium, 9 = Os hamuli proprium, 10 = Os Vesalianum, 11 = Os ulnare externum (Verkalkungen in Bursa oder Sehne), 12 = Os radiale externum, 13 = traumatisch bedingte Ausrisse, 14 = persistierender Kern des Processus styloideus radii, 15 = Schaltknochen zwischen Skaphoid und Radius (Paraskaphoid), 16 = Os centrale carpi, 17 = Hypolunatum, 18 = Epilunatum, 19 = akzessorischer Knochen zwischen Lunatum und Triquetrum, 20 = Epipyramis, 21 = sog. „Triangulare", 22 = persistierender Kern am Processus styloideus ulnae.

Für die Annahme eines Akzessoriums gelten differenzialdiagnostisch die gleichen Kriterien in der Abgrenzung zum traumatischen Knochenausriss wie bei den zweigeteilten Knochen (Tab. 15.4). Ein ossifiziertes Os centrale und eine Lunula demonstrieren die Abb. 15.10 u. 15.11.

15.1.5 Kerben und Mulden an den Handwurzelknochen

Physiologischerweise können am Skaphoid, Triquetrum, Trapezium, Kapitatum und der Metakarpale-V-Basis muldenförmige Vertiefungen, die mit regulärer Kortikalis ausgekleidet sind, vorkommen (Abb. 15.12). Arthritische Erosionen können hiergegen anhand ihrer unregelmäßigen Kontur und der fehlenden Kortikalis abgegrenzt werden.

15.1.6 Formvarianten des Lunatums

Bezüglich seiner Form unterliegt das Mondbein im Vergleich zu den übrigen Handwurzelknochen einer gewissen Variabilität. Unterschieden werden 2 annähernd gleich häufig vorkommende Formtypen des Lunatums:
- Der **Lunatum-Typ I** weist nur 1 mediokarpale Gelenkfacette auf.
- Beim **Lunatum-Typ II** finden sich 2 mediokarpale Gelenkfacetten. Die zweite, kleinere Gelenkfläche ist ulnarseitig lokalisiert und artikuliert mit der Hamatum-

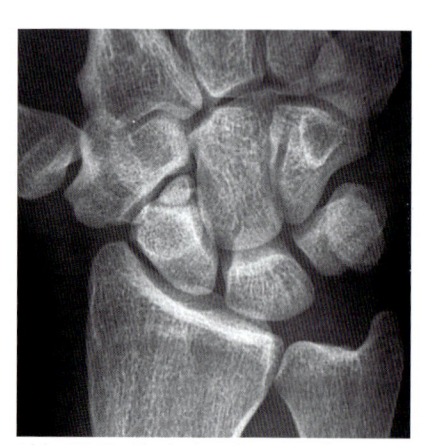

Abb. 15.10 **Typisches Os centrale mit kalzifiziertem Kern.**

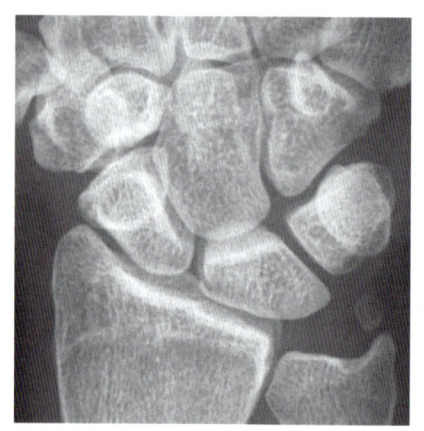

Abb. 15.11 **Lunula als persistierender Kern an der Spitze des Processus styloideus ulnae.**

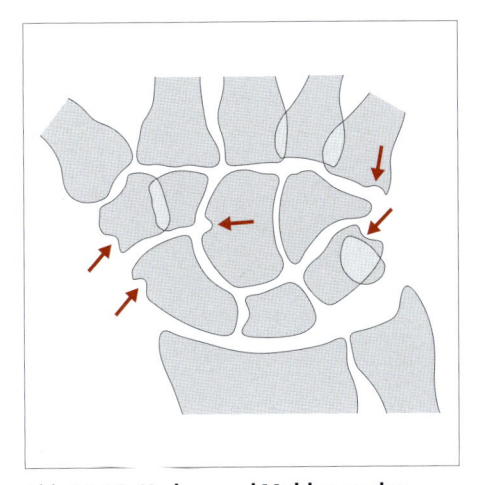

Abb. 15.12 Kerben und Mulden an der Handwurzel (nach Dihlmann).
Die Pfeile weisen auf die Prädilektionsstellen der physiologischen Vertiefungen an der Handwurzel hin.

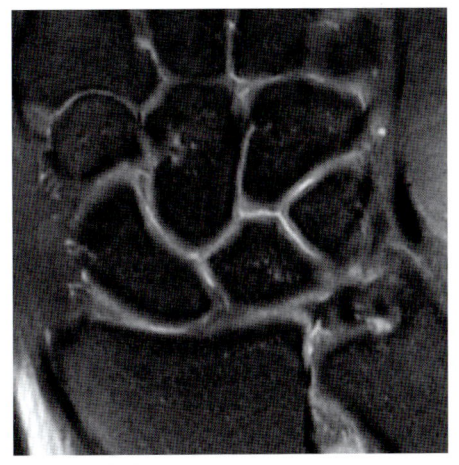

Abb. 15.13 Formtyp II des Lunatums.
Beachte die initiale Chondropathie an der Hamatumspitze mit geringem Gelenkerguss. PD-gewichtete FSE-Sequenz mit Fettsuppression.

spitze. Das lunohamatale Gelenkkompartiment des Formtyps II prädisponiert zur Arthrosis deformans, die mit den Schnittbildverfahren frühzeitiger erfasst werden kann (Abb. 15.13).

An der Palmarseite weist das Lunatum am Übergang zum Vorderhorn häufig eine Einkerbung bzw. eine Signalstörung in sagittalen MRT auf. Hier befindet sich die Insertionsstelle der RL- und RSL-Ligamente mit Eintritt von Nutritialgefäßen.

15.2 Normvarianten der Handweichteile

15.2.1 Varianten der extrinsischen und intrinsischen Muskulatur

Muskelvarianten rufen an der Hand häufig keine Beschwerden hervor und werden als Zufallsbefund entdeckt. Führen sie dagegen zu einer Symptomatik, imponiert diese entweder als Raumforderung oder selten als Kompressionsneuropathie des N. medianus oder N. ulnaris. Die „symptomatische Muskelvariante" muss dann als **Muskelanomalie** bezeichnet werden. In der MR-Tomographie ist die muskelisotense Signalhöhe neben topographischen Kriterien das wichtigste Erkennungsmerkmal. Die häufigsten Muskelvarianten sind in Tab. 15.5 zusammengestellt.

Die Abb. 15.14–15.17 repräsentieren Beispiele für Muskelvarianten in der MR-Tomographie.

15.2.2 Doppelungen und Multiplizität von Sehnen

MR-tomographisch kommen die Sehnen in axialen Querschnitten meist als solitäre Rundstrukturen mit fehlendem Signal zur Abbildung. Als Normvarianten können sich die APL-Sehne (1. Strecksehnenfach), die ECRL-Sehne (2. Strecksehnenfach), die ECU-Sehne (6. Strecksehnenfach) und die FCR-Sehne gedoppelt oder mehrfach geteilt darstellen. Ein Beispiel hierfür ist die gedoppelte ECU-Sehne der Abb. 15.18.

15 Normvarianten des Handskeletts und der Handweichteile

Tab. 15.**5** Varianten der extrinsischen und intrinsischen Handmuskulatur (nach Timins)

Variante	Lokalisation in CT und MRT	Ursprung und Ansatz	Häufigkeit
Akzessorischer M. abductor digiti minimi	radial und palmar des Pisiforme gelegen	von Fascia antebrachii bis zur Grundphalanxbasis V	24 %
M. extensor digitorum brevis manus	dorsal des Metakarpale II/ III	von distalem Radiusabschnitt zur Extensor-digitorum-Sehne II oder III	1–3 %
Muskelbauch des M. flexor digitorum superficialis II	im Karpaltunnel gelegen	innerhalb der Flexor-digitorum-superficialis-Sehne	sehr selten
Varianten des M. palmaris longus	Muskelformen: • fehlend • invers muskulotendinär • panmuskulär • digastrisch • bifid	vom Epicondylus humeri ulnaris zur Palmaraponeurose	> 15 %

Abb. 15.**14 a, b M. extensor digitorum brevis manus.** Dargestellt im sagittalen T1-SE-Bild (**a**) sowie im axialen T2*-GRE-Bild (**b**).

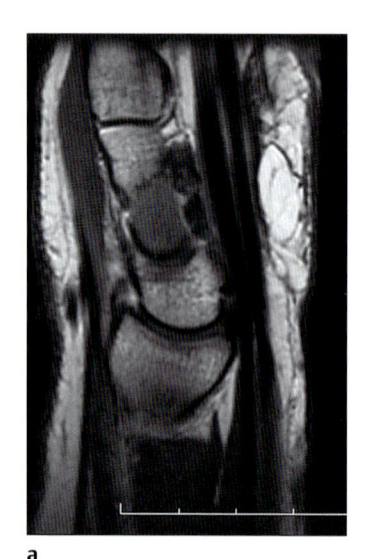

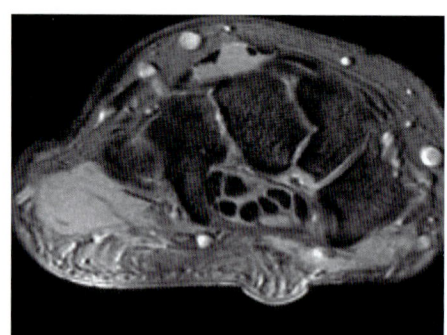

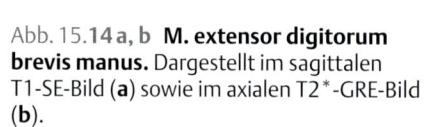

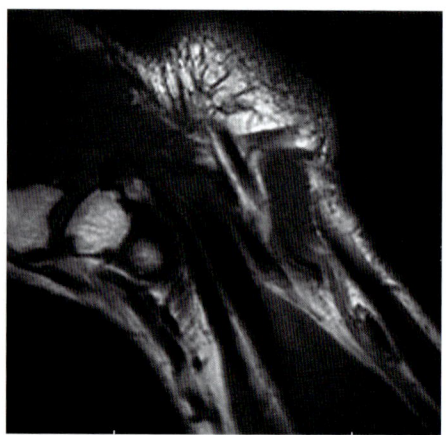

Abb. 15.**15 Akzessorischer M. abductor digiti minimi.** Er liegt in oberflächlicher Lage zum Kleinfingerballen (koronale T1-SE-Sequenz).

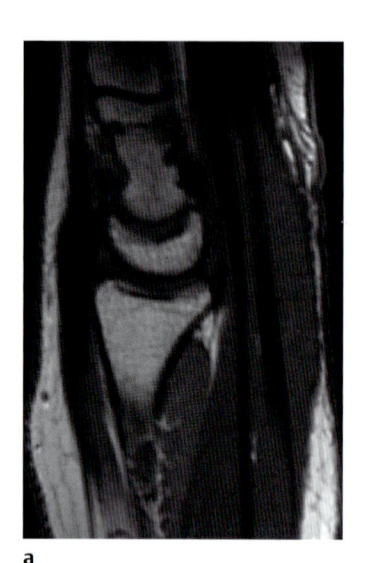

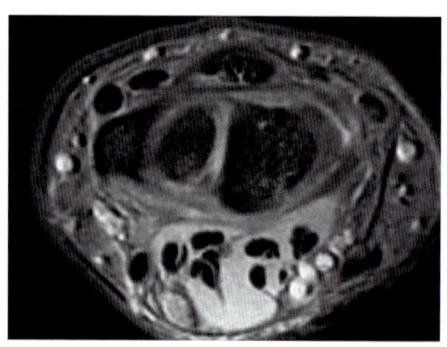

Abb. 15.**16 a, b Abnorm kräftiger „Bauch" des M. flexor digitorum superficialis II.** Dargestellt im sagittalen T1-SE-Bild (**a**) sowie im axialen T2*-GRE-Bild (**b**).

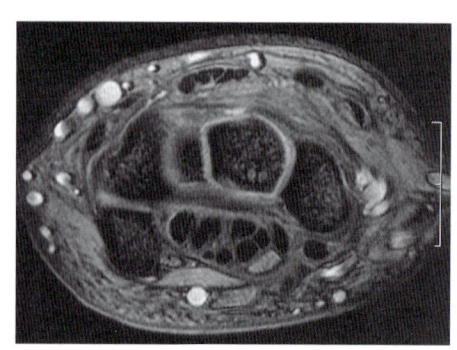

Abb. 15.**17 Panmuskuläre Variante des M. palmaris longus.** Der nach distal reichende Muskel liegt palmar der Guyon-Loge.

15.2.3 Doppelung des Nervus medianus

Bei bereits proximal am Unterarm erfolgter Teilung kann der N. medianus in Höhe des Karpaltunnels zweibauchig in der axialen MRT-Schicht erscheinen. Die beiden Nervenstämme werden in der Regel von einer interponierten A. mediana begleitet (Abb. 15.**19**).

15.2.4 Persistierende Arteria mediana

Sie soll in 2–10% aller Hände über das Embryonalalter hinaus persistieren und kann in seltenen Fällen Ursache für ein Karpaltunnelsyndrom sein. In ihrer Nachbarschaft finden sich dann ein bifider N. medianus und mehrere Vv. communicantes (Abb. 15.**19**).

Literatur

Übersichtsarbeiten

Brossmann J, Czerny C, Freyschmidt J. Grenzen des Normalen und Anfänge des Pathologischen in der Radiologie des kindlichen und erwachsenen Skeletts. 14. Aufl. Thieme. Stuttgart New York 2001

Keats TE. Röntgenatlas der Normvarianten. 4. Aufl. Gustav Fischer. Stuttgart New York 1990

Minaar A. Congenital fusion between the lunate and triquetral bones in the South African Bantu. J Bone Joint Surg 1952; 34B: 45–58

Timins ME. The wrist and the hand: MRI. In: Shirkhoda A (ed). Variants and pitfalls in body imaging. pp 585–615. Lippincott Williams & Williams. Philadelphia 2000

Weiterführende Literatur

http://www.thieme.de/aktionen/schmitt-lanz

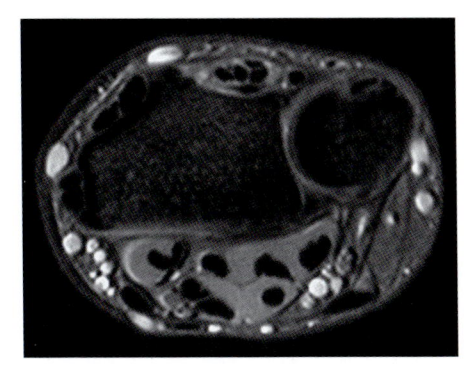

Abb. 15.**18 Gedoppelte Sehne des M. extensor carpi ulnaris.** Axiales T2*-gewichtetes GRE-Bild.

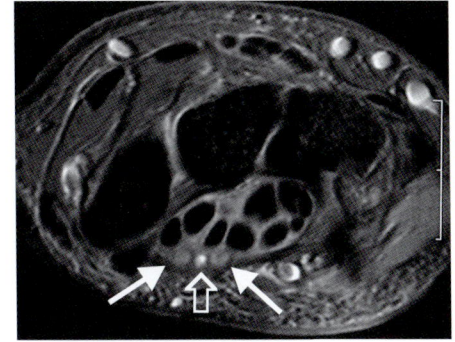

Abb. 15.**19 Persistierende A. mediana (offener Pfeil).** Sie ist charakteristischerweise zu beiden Seiten von einem gedoppelten N. medianus (Pfeile) umgeben.

16 Fehlbildungen und Deformitäten

J. van Schoonhoven, R. Schmitt, A. E. Horwitz, H. Rosenthal, U. Lanz

An der Hand können Anomalien des Skeletts und der Weichteile durch kongenitale Fehlbildungen oder durch erworbene Deformitäten während des Wachstums verursacht sein. Die wichtigsten **Fehlbildungen** sind die Syn- und Brachydaktylien, die Oligo- und Polydaktylien, die Aphalangie, der Schnürring-Komplex, die Hypo-/Aplasie des Daumens, die Makrodaktylie, die Symphalangie, Kampto- und Klinodaktylie, Phokomelie sowie die Klump- und Spalthand. Bei Mitbeteiligung von anderen Organsystemen spricht man von **Fehlbildungs-Syndromen**. Zu den erst später manifesten Deformitäten gehören die umschrieben lokalisierten **Dysostosen**, deren bekanntester Vertreter die Madelung-Deformität ist, die systemischen **Osteochondrodysplasien**, für die der disproportionierte Minderwuchs charakteristisch ist, die **sklerosierenden und hyperostotischen** Knochenläsionen sowie die Formen der **Dysostosis multiplex**, der primär eine Stoffwechselstörung zugrunde liegt.

Pathoanatomie, klinische Symptomatik

Nach den Definitionen zur „Classification and Nomenclature of morphologic Defects" ist eine **Fehlbildung** (Malformation) ein primärer Strukturdefekt, der aus einem lokalisierten Fehler der embryonalen (seltener der fetalen) Morphogenese resultiert. Zur Geburt sind damit die Symptome der Fehlbildung bereits manifest. Unter einem **Fehlbildungssyndrom** wird die Summe aller Fehlbildungen einer Person verstanden, die zwar die gleiche Ätiologie, aber differente Pathomorphogenesen haben. Demgegenüber werden unter einer **Deformität** alle Form- und Strukturänderungen zusammengefasst, die sekundär aus einem ursprünglich normal ausgebildeten Teil entstanden sind.

Kongenitale Anomalien der oberen Extremität sind vergleichsweise selten und werden bei nur ca. 1 von 600 Neugeborenen angetroffen, davon in 10% als funktionell schwerwiegende Formen. Ätiologisch müssen **Erbfaktoren** (endogene Ursachen) von **Umwelteinflüssen** (exogene Ursachen) unterschieden werden. Beispiele für hereditäre Fehlbildungen der Hand sind das Apert-Syndrom und die Trisomie 21. Exogen führte das Medikament Thalidomid u. a. zu Fehlbildungen der oberen Extremität, von der Daumenaplasie bis zur Amelie. In ca. 40–50% der Fehlbildungen sind jedoch die Ursachen bislang **nicht bekannt**.

Bildgebende Diagnostik

Sie beschränkt sich meist auf die beidseitig angefertigten Radiogramme der Hände und Unterarme in 2 Ebenen. Beim Neugeborenen und Kleinkind ist die radiologische Diagnostik oft jedoch limitiert, da an der Hand die Ossifikationskerne erst zwischen dem 2. Monat und 4. Lebensjahr erscheinen. Möglicherweise können in Zukunft die hochauflösende Sonographie, die MR-Tomographie und die Arteriographie (als DSA) dem Handchirurgen wichtige Zusatzinformationen über die nichtossifizierten Skelettabschnitte und Weichteile für frühe Korrektureingriffe liefern. Eine wertvolle Bilddokumentation ist die einfache Fotoaufnahme der fehlgebildeten Hand, am besten auch in Funktionsstellung.

An dieser Stelle soll auf mögliche **Form- und Strukturveränderungen an den Epi- und Metaphysen** hingewiesen werden, die entweder isoliert als symptomlose Varianten oder in Verbindung mit weiteren Röntgenzeichen für das Erkennen einer Fehlbildung (Abb. 16.**1c**) diagnostisch richtungsweisend sein können:

- Als Beispiel für epiphysäre Läsionen seien die Pseudoepiphysen genannt. Hierbei handelt es sich um unvollständig angelegte Epiphysen, die radiologisch keinen durchgehenden Epiphysenspalt zeigen. Eine weitere epiphysäre Läsion besteht aus Epiphysen oder epiphysären Einkerbungen an unphysiologischer Lokalisation (Abb. 16.**1a**). Mit Ausnahme des Daumens sind die Epiphysen normalerweise an den Metakarpalia distal und an den Phalangen proximal lokalisiert. Epiphysen an unphysiologischer Lokalisation können zusammen mit einer Daumenhypoplasie und Brachymesophalangie/Klinodaktylie V auf das Hand-Fuß-Uterus-Syndrom hinweisen.

- Bei den metaphysären Veränderungen (Abb. 16.**1b**) muss stets die Abgrenzung gegenüber den erworbenen Formen erfolgen. Unregelmäßig verlaufende Metaphysenendplatten sind häufig auch bei gesunden Kindern anzutreffen, besonders an den Mittel-und

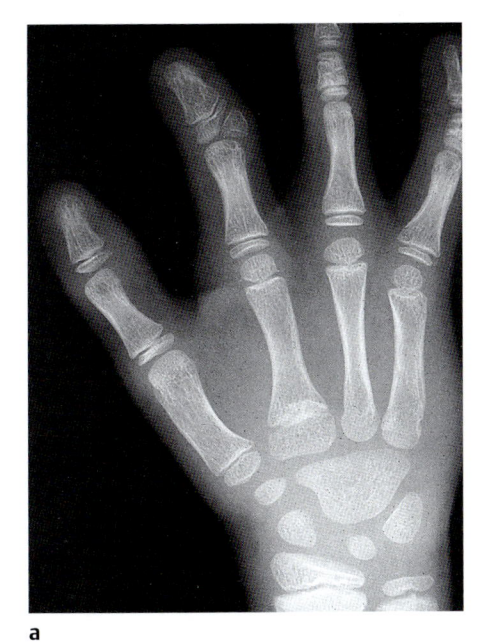

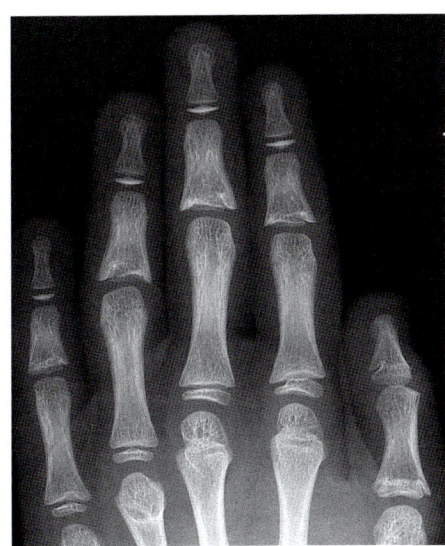

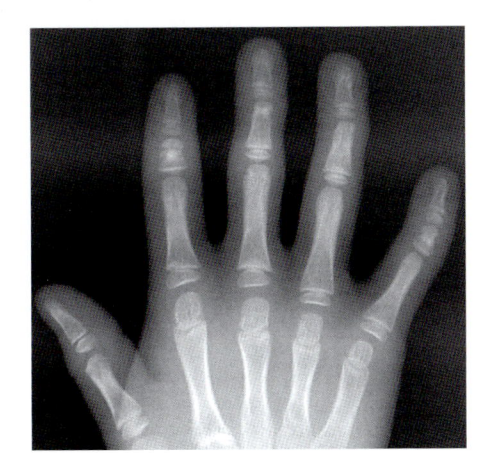

Abb. 16.1 a–c **Variationsformen der Epi- und Metaphysen.**
a Unphysiologisch lokalisierte Epiphyse am Metakarpale II und Delta-Phalanx am 2-gliedrigen Zeigefinger bei komplexer Handfehlbildung (6-jähriger Junge). Darüber hinaus finden sich eine Oligodaktylie mit fehlender Anlage des V. Fingerstrahls sowie eine karpale Verschmelzung von Trapezoid, Kapitatum und Hamatum.
b Trichorhinophalangeales Syndrom bei einem 12-jährigen Jungen. An den Fingerendgliedern finden sich Elfenbeinepiphysen, an den Mittelgliedern Zapfenepiphysen sowie becherförmige Metaphysen.
c Angle-shaped Phalango-Epiphyseal Dysplasia (ASPED-Syndrom). Multiple epiphysäre Dysplasien der Mittelphalangen bei einem 8-jährigen Jungen mit Schmerzen an der Mittelphalanx II links. Weitere Handdeformierungen.

Endgliedern. Diese Veränderungen werden zusammen mit einer Sklerosierung bei verzögertem Epiphysenschluss gesehen. Eine ungleichmäßige Knochendichte ist an der Metaphysenendplatte bei Jungen sehr viel häufiger als bei Mädchen, wofür das Testosteron verantwortlich sein soll.

In den Kap. 49 und 50 sind die verschiedenen Form- und Strukturveränderungen an den Epi- und Metaphysen zusammengestellt.

Klassifikation

Die Vielzahl der kongenitalen Fehlbildungen kann nach ätiologischen oder morphologischen Kriterien klassifiziert werden. Die nachfolgende Einteilung berücksichtigt systematisch die sieben Kategorien der „International Federation of Societies for Surgery of the Hand" und der „International Society for Prosthetics and Orthotics". Diese sind in der Tab. 16.1 zusammen mit ihren Inzidenzen aufgelistet.

Tab. 16.1 Fehlbildungen am Handskelett (nach Swanson u. Lister)

Fehlbildung	Häufigkeit (in %)
Fehlende Bildung von Teilen	12,2
Fehlende Differenzierung von Teilen	31,3
Doppelungen	35,9
Überentwicklung	0,5
Unterentwicklung	4,3
Schnürring-Komplex	6,5
Generalisierte Skelettdeformitäten	unterschiedlich

16 Fehlbildungen und Deformitäten

Krankheitsbilder

16.1 Fehlende Bildung von Teilen

16.1.1 Transversale Defektbildungen

Alle Amputationsformen zählen zu den transversalen Defektbildungen (der Oberarm und proximale Unterarmabschnitt seien außer Acht gelassen). Bei den folgenden Defektbildungen fehlen somit Teile der Handwurzel, der Mittelhand oder der Finger.
- Die **Aphalangie**, d. h. das Fehlen von einem oder mehreren Fingern, wird sporadisch als eigenständige Entität sowie bei einer Vielzahl von Fehlbildungssyndromen, bei der Spalthand, der Symbrachydaktylie und beim Schnürring-Komplex beobachtet (Abb. 16.**8** u. 16.**19**). Als wichtiges Unterscheidungsmerkmal fehlen beim Schnürring-Komplex die distalen Fingeranteile einschließlich des Nagels, der bei den übrigen Aphalangie-Formen rudimentär angelegt ist.
- Hiermit verwandt sind die **Oligodaktylien.** Zu ihnen wird nicht nur das Fehlen eines Fingers (Aphalangie), sondern auch die Aplasie eines ganzen Fingerstrahls gerechnet (Abb. 16.**1 a** u. 16.**2**). Oligodaktylien sind meistens mit weiteren Fehlbildungen kombiniert, nämlich mit Brachydaktylien (Verkürzung von Fingerstrahlen), Syndaktylien (Verschmelzungen von benachbarten Fingern), Symbrachydaktylien (Gruppe von Fehlbildungen mit Verkürzung, Verplumpung, partiellem oder komplettem Fehlen von Phalangen, teilweise kombiniert mit Verschmelzung der benachbarten Phalangen oder Finger), karpalen Synostosen sowie Fehlbildungen des Unterarmes mit Anomalien der Sehnen und Muskulatur.

16.1.2 Longitudinale Defektbildungen

Alle anderen Formen eines unvollständigen Arm- und Handskeletts einschließlich der zwischengeschalteten Glieder gehören zu den longitudinalen Defektbildungen.
- **Phokomelie:** Bei diesem longitudinalen Defekt fehlt der Oberarm und/oder Unterarm als zwischengeschalteter Skelettabschnitt komplett. Es resultiert die Fixa-

Abb. 16.**2 a – d Radiale Klumphand.**
a, b Minimalvariante mit Hypoplasie des Daumenstrahls und der radialen Handwurzelknochen.
c, d Ausgeprägte Form der radialen Klumphand mit kombinierter Radius- und Daumenaplasie, radialer Deviation der Hand und retardiertem Skelettalter.

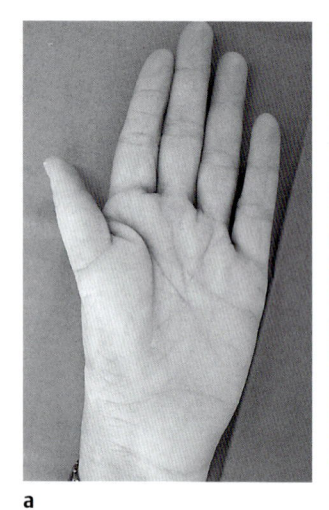

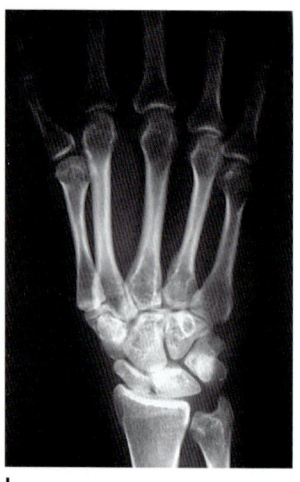

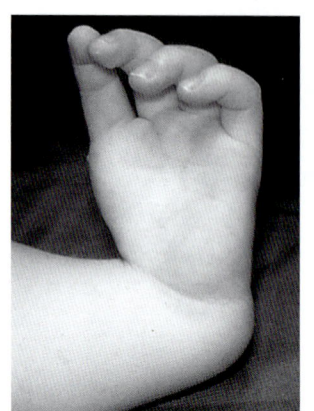

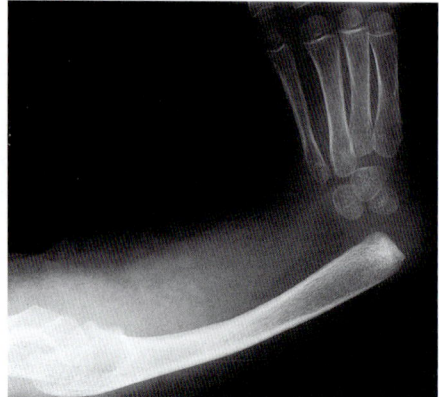

tion der Hand an eine verkürzte und in ihrer Funktion eingeschränkte obere Extremität. Bezüglich der Ausprägungsgrade unterscheidet man komplette (Oberarm und Unterarm fehlend), proximale (Oberarm fehlend) und distale Formen (Unterarm fehlend).

- **Radiale Klumphand:** Es liegt eine Hypo- oder Aplasie des Radius vor, wobei der Daumenstrahl ebenfalls in die defizitäre Fehlbildung einbezogen sein kann (Abb. 16.2 c u. d). Das seiner Hauptstütze beraubte Handgelenk weicht erheblich nach radial ab. Ein Erbgang ist nicht bekannt, in 50–70 % manifestiert sich die radiale Klumphand beidseitig. Bei einseitiger Ausprägung kann der gegenseitige Daumen hypoplastisch sein. Das Ellenbogengelenk ist häufig in Streckstellung fixiert. Radialseitig sind die proximalen Interphalangealgelenke vermindert beweglich, da die Kraft der Fingerbeuger am instabilen Handgelenk verloren geht. Des Weiteren finden sich Muskelatrophien und -verschmelzungen an den Extensoren und Flexoren des Handgelenks und der Finger, aber auch am Oberarm und Schultergürtel. Der Ausprägungsgrad dieser Fehlbildung kann sehr unterschiedlich sein und die Übergänge sind fließend. Er reicht von der milden radialen Hypoplasie bis zum vollständigen Fehlen des Daumens, der radialen Karpalia und des Radius, kombiniert mit einem deformierten Humerus, einer verbogenen und verkürzten Ulna und einem in Streckstellung fixierten Ellenbogengelenk. Dementsprechend können sich die in Tab. 16.2 zusammengefassten radiologischen Merkmale einzeln oder als Kombinationen finden.

Mit der radialen Klumphand sind oft weitere Fehlbildungen vergesellschaftet, insbesondere Herzvitien (z. B. beim Holt-Oram-Syndrom) und Erkrankungen des blutbildenden Systems (z. B. Thrombozytopenien, Fanconi-Anämie), so dass entsprechende Screenings bei radialseitigen Handfehlbildungen veranlasst werden sollten. Weitere begleitende Fehlbildungen sind eine Triphalangie, Hypo- oder Aplasie des Daumens, weniger häufig der Finger sowie karpale bzw. radioulnare Synostosen.

- **Ulnare Klumphand:** Es liegt eine sporadisch auftretende Anlagestörung der ulnarseitigen Abschnitte der Hand und des Unterarmes vor. Die Fehlbildung ist vergleichsweise selten. Wegen der fehlenden oder insuffizienten humeroulnaren Artikulation ist die Funktion des Ellenbogens meist erheblich gestört, während die Handwurzel stabil ist. Auch bei dieser Fehlbildung lassen sich sehr unterschiedliche Schweregrade in der Ausprägung finden. Mögliche radiologische Auffälligkeiten, die als Kombinationen oder alleine vorkommen können, sind in Tab. 16.3 dargestellt.

Eine verkürzte fibrokartilaginäre Anlage der Ulna wird als mögliche Ursache für eine ulnare Deviation der Hand im Handgelenk diskutiert. Neben dem Ellenbogengelenk (Instabilität oder Synostose) liegen oft weitere muskuloskelettale Fehlbildungen vor.

- **Spalthand:** Formal liegt eine periphere Spaltbildung an der Hand vor, die unterschiedliche Ausmaße von einem Spalt zwischen Mittel- und Ringfinger, über eine Aplasie des Mittelfingers (Abb. 16.3 a) ohne und mit Hypoplasie der radialseitigen Finger (medianer bzw. medioradialer Typ) bis hin zur Syndaktylie der verbliebenen Finger einnehmen kann. Häufig werden bei der Spalthand eine Adduktionsstellung des Daumens, metakarpale Transversalknochen, die sperrig auf die Spalte wirken („Triangelbildung") sowie Syndaktylien zwischen den I. und II. sowie den IV. und V. Fingerstrahlen angetroffen. Als charakteristisch gelten die bilaterale Manifestation an Händen und Füßen sowie das familiäre Vorkommen. An begleitenden Fehlbildungen der Spalthand finden sich häufig auch Spaltfüße und Lippen-Kiefer-Gaumen-Spalten. Differenzialdiagnostisch muss demgegenüber die Symbrachydaktylie, insbesondere die Symbrachydaktylie vom Spalthandtyp (Abb. 16.3 c) abgegrenzt werden, die sich genetisch und in ihrer Manifestationsform von der Spalthand unterscheidet (Tab. 16.4).

Tab. 16.2 Röntgenzeichen der radialen Klumphand

- Anlagestörung des Radius:
  - Fehlen der distalen Radiusepiphyse
  - Radius komplett, aber verkürzt (Hypoplasie)
  - Radius nur proximal angelegt (partielle Aplasie)
  - komplette Aplasie des Radius
- Ulna nach radial verbogen, verdickt und verkürzt
- Daumen fehlend oder hypoplastisch
- Karpalia verschmolzen oder partiell fehlend (Skaphoid, Trapezium)
- Humerus verkürzt und distal deformiert

Tab. 16.3 Röntgenzeichen der ulnaren Klumphand

- Anlagestörung der Ulna:
  - Ulna komplett, aber verkürzt (Hypoplasie)
  - Ulna nur proximal angelegt (partielle Aplasie)
  - komplette Aplasie der Ulna
  - radiohumerale Synostose
- Radius nach ulnar verbogen
- Radius im Ellenbogen subluxiert
- Aplasie oder Syndaktylie der ulnarseitigen Finger und Handwurzel (Hamatum, Kapitatum, Triquetrum, Pisiforme)

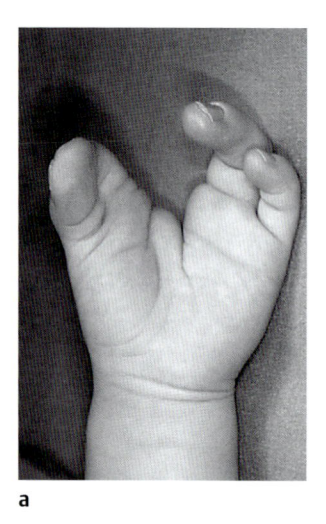

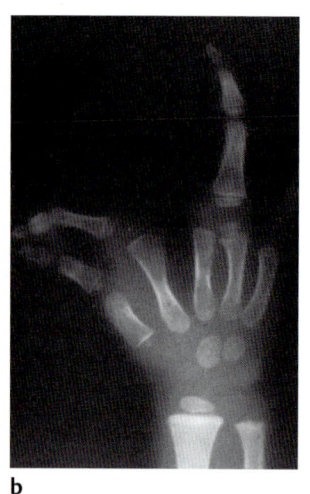

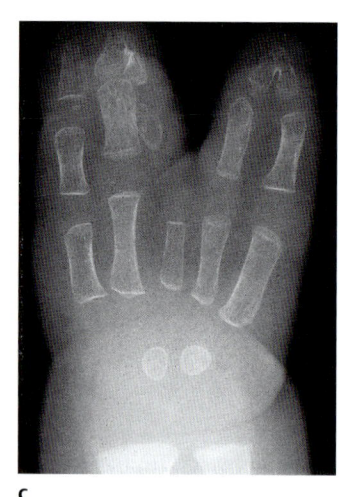

Abb. 16.3 a–c **Unterschiedliche Formen der Spalthand.**
a, b Bei dem 3-jährigen Mädchen beruht die Spalthand auf einer Aphalangie des Mittelfingers. Die vorhandenen Finger haben einen normalen 3- und der Daumen einen 2-gliedrigen Aufbau. Klinisch findet sich noch eine komplette Syndaktylie von Daumen und Zeigefinger. Die Zwischenfingerfurche zwischen dem III. Mittelhandknochen ulnar und dem Zeigefinger radial ist deutlich vertieft.

c Symbrachydaktylie vom Spalthandtyp bei einem 1-jährigen Mädchen mit Hypoplasie des Mittelfingers und Syndaktylien zwischen den I. und II. sowie zwischen den III.–V. Fingerstrahlen. Es bestehen jeweils 2-gliedrige Finger.

Tab. 16.4 Unterscheidungsmerkmale zwischen einer typischen Spalthand und der Symbrachydaktylie

Merkmal	Spalthand	Symbrachydaktylie
Erblichkeit	ja	nein
Lokalisation	• bilateral • Radialseite bevorzugt (Extrem: Monodaktylie V) • Füße oft betroffen	• unilateral • Ulnarseite bevorzugt (Extrem: Monodaktylie I) • Füße nicht betroffen
Form des Defekts	V-förmig	U-förmig
Fingerglieder	fehlend	hypoplastisch

16.2 Fehlende Differenzierung von Teilen

16.2. Symphalangie

Allgemein beschreibt die Symphalangie die Bewegungseinschränkung eines Fingers. Meist ist das Krankheitsbild angeboren und als Ankylose oft am proximalen Interphalangealgelenk lokalisiert (Abb. 16.9). Die autosomal-dominant vererbte Symphalangie bevorzugt die ulnarseitigen Finger, die einzeln oder mehrfach betroffen sein können. In der Regel findet sich dann auch ein verkürztes Fingermittelglied, dessen Epiphysenfuge nicht mit dem Gelenkspalt verwechselt werden darf. Die nichthereditären Symphalangien sind mit Syndaktylien, dem Apert-Syndrom oder dem Poland-Syndrom assoziiert.

16.2.2 Kamptodaktylie

Sie beschreibt eine angeborene, meist beidseitige Beugedeformität eines Fingers mit sporadischem Vorkommen oder autosomal-dominantem Erbgang. Die Kamptodaktylie ist am häufigsten am proximalen Interphalangealgelenk und am Kleinfinger lokalisiert (Abb. 16.5 a). Mehrere Finger sind bei der Arthrogryposis betroffen. Pathoanatomische Grundlage sind abnorme Insertionen der Mm. lumbricales bzw. der oberflächlichen Fingerbeugesehnen. Klinisch wird die Fehlstellung des betroffenen Fingers erst langsam im Kleinkind- oder im Jugendalter manifest. Kompensatorisch ist das MP-Gelenk häufig hyperextendiert. Die radiologischen Besonderheiten der Tab. 16.5 stellen sich am Gelenk oft erst sekundär nach Jahren ein, wobei die 2. Ebene streng seitlich und mit Zentrierung auf das betroffene Gelenk angefertigt werden muss.

In Flexionsstellung füllt dabei die verplumpte Mittelgliedbasis die palmarseitige Einkerbung am Hals des korrespondierenden Grundgliedes aus. Dabei kann es kompensatorisch zur Überstreckung im MP-Gelenk kommen.

16.2.3 Klinodaktylie

Bei der Klinodaktylie ist der Finger in der Koronalebene nach radial oder ulnar verbogen, wobei die Fingerspitze zur Handmitte zeigt (Abb. 16.8 a, 16.14, 16.19 u. 16.20). Anatomische Ursache ist ein deformiertes Fingermittelglied mit nichtparallel verlaufenden Gelenkflächen. Am häufigsten sind der Kleinfinger, der Zeigefinger und der triphalangeale Daumen betroffen. Klinodaktylien werden entweder isoliert oder aber bei einer Vielzahl von Fehlbildungssyndromen angetroffen. Je nach Ausprägungsgrad der lateralen Deviation und der Fingerverkürzung können 3 Schweregrade unterschieden werden.
2 Sonderformen seien genannt:
- Bei der **Delta-Phalanx**, die dem Grad III der Klinodaktylie entspricht, liegt ein delta- oder dreieckförmig konfiguriertes Fingerglied vor, innerhalb dessen die Epiphysenfuge bogenförmig in Längsrichtung von proximal nach distal verläuft (Abb. 16.4). Die Diaphyse liegt dabei an der Konvexseite des Klinodakylie-Fingers und wird zur Konkavseite von der C-förmigen

Tab. 16.5 Röntgenzeichen der Kamptodaktylie

- Flexionsstellung im PIP-Gelenk, fakultativ Hyperextension im MP-Gelenk
- Palmare Kerbe am Hals der Fingergrundphalanx
- Verbreiterte Basis der Fingermittelphalanx
- Begradigung des Grundphalanxköpfchens palmarseitig

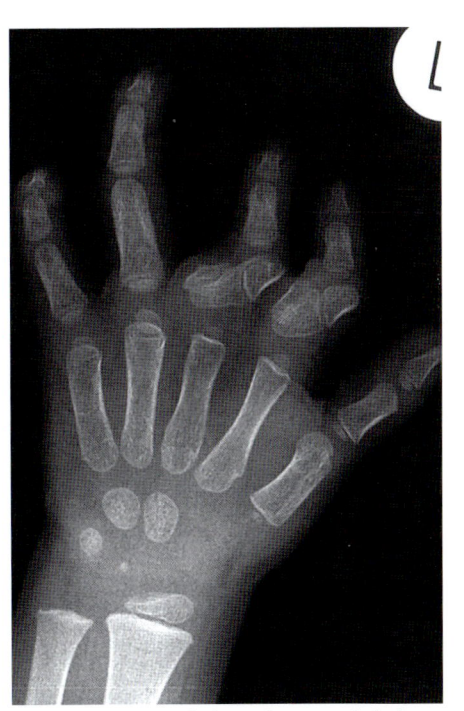

Abb. 16.4 **Delta-Phalanx der Grundphalangen II und III bei einem 3 ½-jährigen Jungen.**

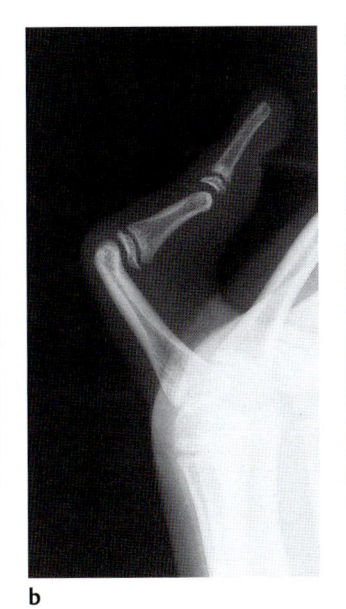

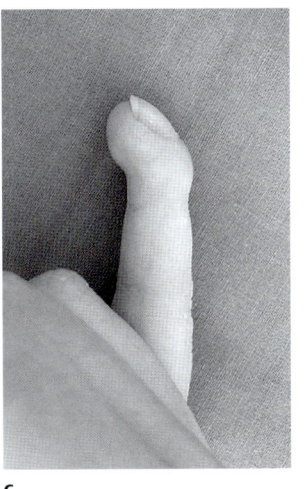

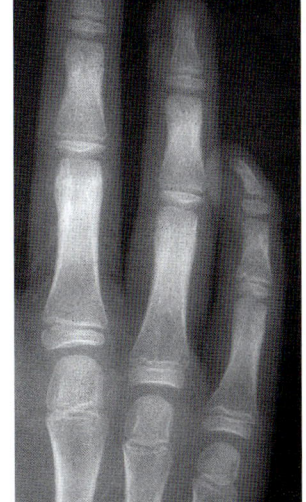

Abb. 16.5 a–d **Phalangeale Differenzierungsstörungen.**
a, b Kamptodaktylie des Kleinfingers. Beachte die Formänderung der Epi-/Metaphyse des Mittelgliedes. Klinisch findet sich eine Beugekontraktur des Mittelgelenks mit verkürzter palmarer Haut.
c, d Kirner-Deformität mit Deviation des Kleinfingerendgliedes jenseits der Epiphyse nach palmar und radial.

Epiphysenfuge langstreckig umgeben („Longitudinally bracketed Diaphysis").

Bei der **Kirner-Deformität**, die von der Klinodaktylie abgegrenzt werden muss, weist das Kleinfingerendglied eine Deviation nach radial und palmar auf (Abb. 16.5 c u. d). Bei fehlendem Erbgang sind überwiegend Frauen mit beidseitiger Manifestation betroffen. Radiologisch lässt sich ein verzögerter Schluss der Epiphysenfuge sowie eine verstärkte Sklerose der Endglieddiaphyse nachweisen.

16.2.4 Pollex flexus

Es liegt ein kongenital verbogener Daumenstrahl vor. Hierbei ist die radiologische Diagnostik meist wenig ergiebig. 2 Ursachen kommen in Betracht:
- Zum einen der **schnellende Daumen**, bei dem eine fixierte Beugestellung im Interphalangealgelenk vorliegt. Grundlage der immobilen Fehlstellung ist eine Knotenbildung der langen Daumenbeugesehne proximal des Ringbandes A1, die eine operative Ringbandspaltung erforderlich macht. Deutlich seltener findet sich die Pathologie an den anderen Fingern.
- Zum anderen der **Pollex flexus congenitus („Clasp Thumb")**, bei dem zusätzlich auch das Metakarpophalangealgelenk betroffen ist. Am hakenförmig verbogenen Daumen ist die Ursache bei der geringeren Variante eine Hypoplasie oder Aplasie der Mm. extensores pollicis. Dagegen liegt der komplexen Variante eine Vielzahl von Pathologien zugrunde: Hypoplasie der Extensorsehnen, Beugekontraktur im MP-Gelenk, Schwäche des ulnaren Kollateralbandes, Hypo- oder Aplasie der Thenarmuskulatur, Adduktionskontraktur im CMC-Gelenk, Hautveränderungen im I. Zwischenfingerraum. Oft ist der komplexe Pollex flexus congenitus mit einer Ulnardeviation und Beugestellung in den übrigen MP-Gelenken sowie mit einer Extension im Handgelenk kombiniert. Hieraus resultiert die „Windmühlenflügel-Stellung" (Abb. 16.6) bei der Arthrogrypose sowie beim Freeman-Sheldon-Syndrom in Verbindung mit einer Gesichtsdeformität.

16.2.5 Arthrogryposis multiplex congenita

Charakteristisch für die Arthrogrypose sind Kontrakturen der oberen und unteren Extremität mit verkrümmten und steifen Gelenken, die bereits bei der Geburt manifest sind und auch passiv nicht überwunden werden können. Dem Krankheitsbild liegt eine Pathologie des 2. Neurons zwischen Vorderhornzelle und motorischer Endplatte zugrunde. Je nach Ausprägungsgrad werden die Schweregrade der Tab. 16.6 unterschieden.

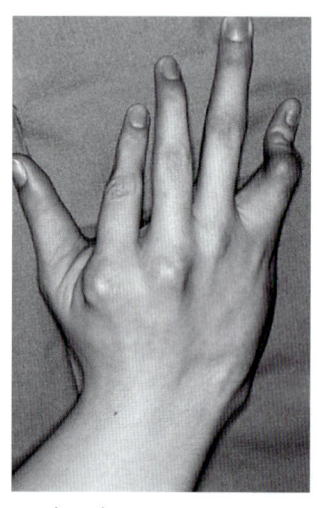

a Klinisch imponiert eine Radialduktion und Hyperextension im Handgelenk bei ulnarer Deviation der Finger in den Grundgelenken.

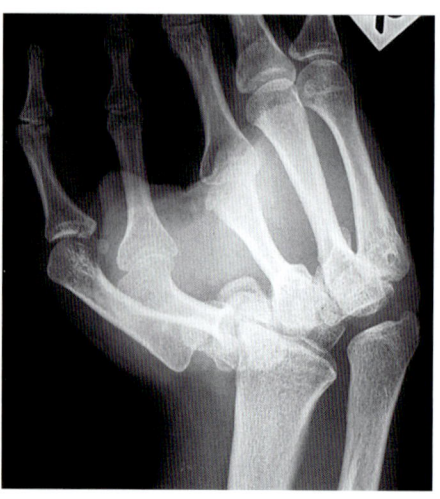

b Durch die Fehlstellung des Handgelenks kann in der Röntgenaufnahme die Handwurzel nicht ausreichend beurteilt werden.

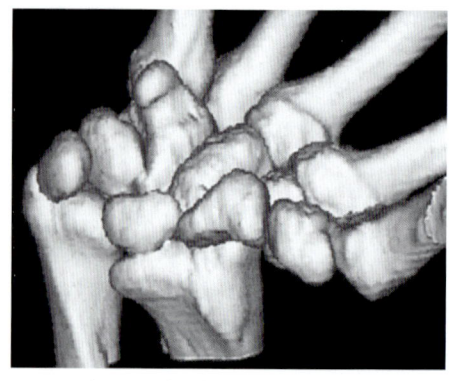

c Erst die 3D-Oberflächenrekonstruktion eines CT-Datensatzes zeigt exakt die Position der fehlgestellten Handwurzelknochen.

Abb. 16.6 a – c Windmühlenflügel-Stellung („Wind-blow-Deformity").

Tab. 16.6 Schweregrade der Arthrogryposis multiplex congenita

Grad	Manifestation	Pathologie
I	unilokulär	• Pronationskontraktur • komplexer Hakendaumen • Schwäche der Finger- und Handextensoren
II	Vollbild	• dünne Röhrenknochen betroffen • Hand in Palmarflexion und Ulnarduktion fixiert • Finger „intrinsisch" fixiert • Adduktion des Daumens • Ellenbogen in Extension fixiert • Schultermuskulatur fehlt • Haut verdickt und ohne Falten
III	Vollbild und weitere Fehlbildungen	• wie bei Grad II • zusätzlich Polydaktylie und andere neurogene und/oder muskuloskelettale Fehlbildungen

16.2.6 Syndaktylie

Im Rahmen einer Syndaktylie sind 2 oder mehrere benachbarte Finger mit ihren Weichteilen und/oder knöchernen Strukturen untereinander verwachsen. Es ist die häufigste Fehlbildung an der Hand. Neben sporadischen Formen gibt es dominant vererbte Syndaktylien, die eine unterschiedliche Expression und in der Hälfte der Fälle eine bilaterale Manifestation aufweisen. Die Verschmelzungshäufigkeit beträgt zwischen dem I. und II. Fingerstrahl 5 %, zwischen dem II. und III. 15 %, zwischen dem III. und IV. 50 % und zwischen dem IV. und V. 30 %. Nach dem Umfang der Verschmelzung und den begleitenden Fehlbildungen werden folgende Varianten unterschieden:

- Bei der **kompletten Syndaktylie** sind die Finger langstreckig einschließlich ihrer Endglieder vereint (ohne oder mit Fusion der Fingernägel). Diese Verschmelzungsanomalie ist die häufigste (Abb. 16.7 b).
- Dagegen betrifft die **inkomplette Syndaktylie** unter Aussparung des Endgliedes eine kürzere Strecke jenseits der Grundgliedmitte.
- Bei der **einfachen Syndaktylie** liegt keine knöcherne Synostosierung, sondern lediglich eine Fusion der phalangealen Weichteile vor („Schwimmhaut").

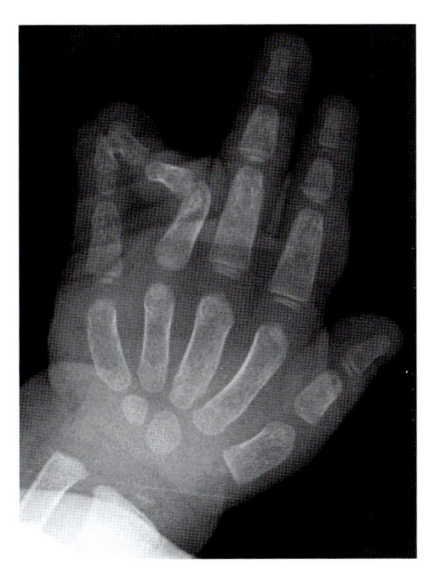

a Akrosyndaktylie an den Fingerendgliedern IV und V mit nur partiell häutiger Verbindung in Höhe der Endglieder (2-jähriges Mädchen).

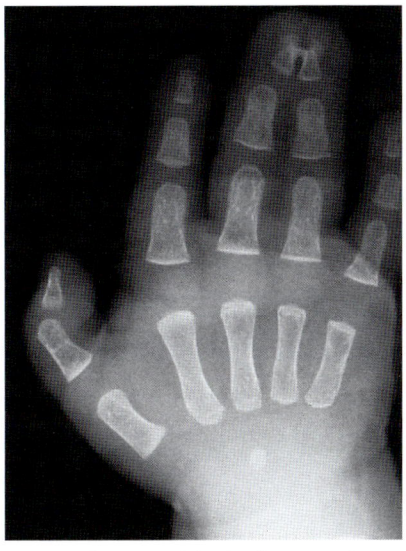

b Komplette Syndaktylie des III. und IV. Fingers bei einem 7 Monate alten Säugling.

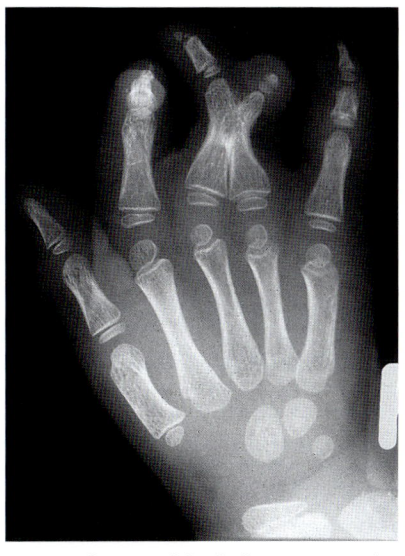

c Komplexe Syndaktylie bei einem 3 Jahre alten Mädchen. Partielle Synostose, Klinodaktylie und Syndaktylie der Grundglieder III und IV.

Abb. 16.7 a–c **Unterschiedliche Ausprägungsgrade von Syndaktylien.**

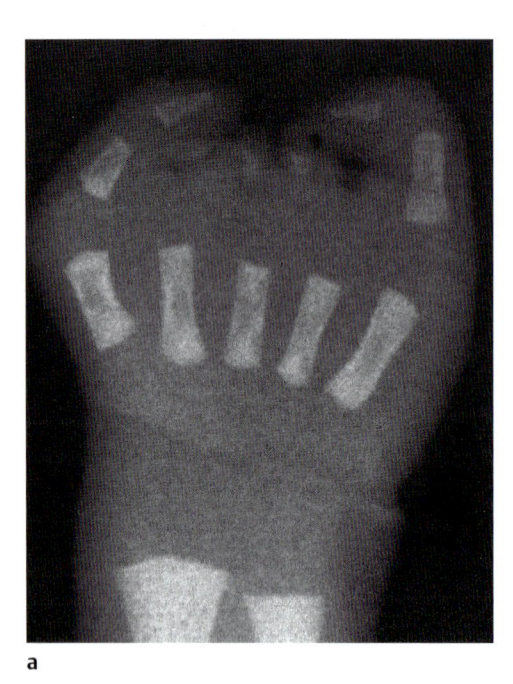

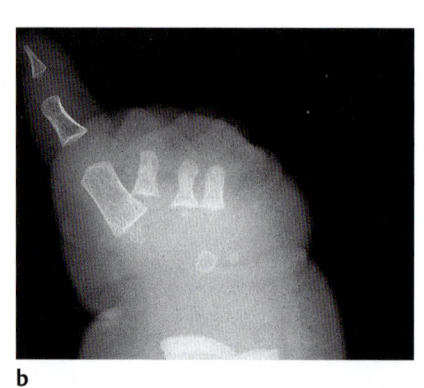

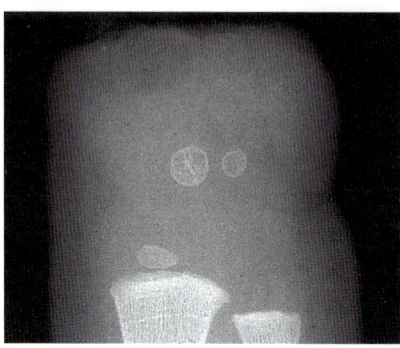

Abb. 16.8 a–c **Formen der Symbrachydaktylie.**
a Symbrachydaktylie vom Spalthandtyp bei einem Neugeborenen. Die Finger II–IV sind rudimentär angelegt, wobei eine häutige Syndaktylie zum Kleinfinger besteht, der eine Brachymesophalangie und eine radiale Klinodaktylie aufweist.
b Monodaktyler Typ bei einem Neugeborenen. Lediglich Anlagen des Daumenstrahls und von 3 Metakarpalia, sonst Aphalangie.
c Peromeler Typ. Mit Ausnahme von 2 kleinen rudimentären „Fingeranhängseln" ist das Mittelhand- und Fingerskelett nicht angelegt (2 Jahre alter Junge).

- **Komplexe Syndaktylien** sind durch knöcherne Verschmelzungen charakterisiert. Die komplexen Syndaktylien können zusätzlich mit weiteren Fehlbildungen der Finger kombiniert sein, z.B. Oligo- oder Polydaktylien, Symphalangien (Abb. 16.7c), Brachydaktylien, der Spalthand etc. Somit lassen sich folgende Unterformen differenzieren:
  – Bei der **Akrosyndaktylie** ist eine kutane oder knöcherne Fusion distal in Höhe zweier Endglieder lokalisiert, während die proximalen Phalangen getrennt ausgebildet sind (Abb. 16.7a). Begleitende Brachydaktylien kommen vor.
  – **Oligo- bzw. Polysyndaktylien** werden bei einer Vielzahl von Fehlbildungs-Syndromen angetroffen. Es handelt sich um phalangeale Verschmelzungsformen an Händen mit verminderter oder vermehrter Fingerzahl. Polysyndaktylien betreffen dabei überwiegend akzessorische Finger des III. oder IV. Strahls (siehe „zentrale Polydaktylie"), selten die prä- und postaxialen Formen.
  – Die **Symbrachydaktylie** umfasst die Fehlbildungskombination aus phalangealer Fusion (Syndaktylie) und Kurzfingrigkeit (Brachydaktylie) (Abb. 16.8 u. 16.10). Die Symbrachydaktylie bevorzugt die Ulnarseite mit 2 oder 3 Fingerstrahlen und wird charakteristischerweise nicht vererbt. Weiteres Merkmal ist die unilaterale Manifestation an der Hand und am Fuß. Die oft stummelförmigen Finger tragen Nägel. Je nach Ausmaß werden die Formen der Tab. 16.7 unterschieden.
  – Differenzialdiagnostisch muss die **Spalthand** getrennt von der Symbrachydaktylie betrachtet werden, da neben dem Erbgang auch Unterschiede in der Verteilung und Lokalisation bestehen. Extremausprägungen beider Varianten sind die **Monodaktylie I** (Abb. 16.8b), die zu den Symbrachydaktylien gehört, und die **Monodaktylie V**, die als Sonderform der Spalthand zählt (Tab. 16.4).
  – Beim dominant vererbten **Apert-Syndrom** (Akrozephalodaktylie Typ I) liegt eine Kombination aus bilateraler Syndaktylie mit Symphalangie und Brachydaktylie einerseits (Abb. 16.9) und Akrozephalie mit Hypertelorismus andererseits vor. Häufig ist der Daumen in die Syndaktylie mit einbezogen oder steht mit einer Delta-Phalanx in radialer Deviationsstellung. Bei einer Syndaktylie II–IV können

Tab. 16.7 Formen der Symbrachydaktylie (nach Blauth u. Gekeler)

- **Kurzfingertyp:**
  Kombination aus Brachymesophalangie und Syndaktylie
- **Spalthandtyp:**
  Fehlen eines oder mehrerer zentraler Finger
- **Monodaktyler Typ:**
  alle Finger mit Ausnahme des Daumens fehlen, rudimentäre Anlagen sind möglich
- **Peromeler Typ:**
  alle Finger einschließlich der Metakarpalia fehlen, rudimentäre Anlagen sind möglich

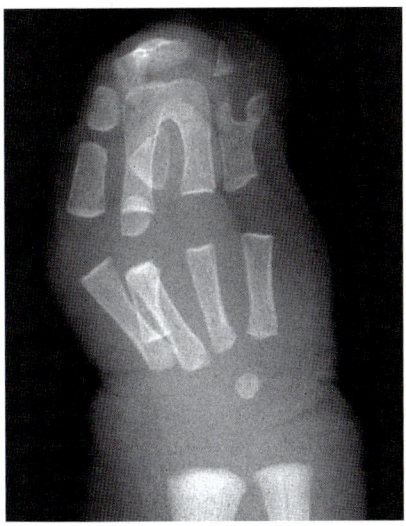

Abb. 16.9 Neugeborenes mit Apert-Syndrom.
„Löffelhand" mit häutiger Syndaktylie aller Finger und des Daumens. Symphalangie der Grund- und Mittelglieder III–V, dabei knöcherne Syndaktylie zwischen dem Mittel- und Ringfinger. Phalangeale Doppelung V sowie Klinodaktylie II.

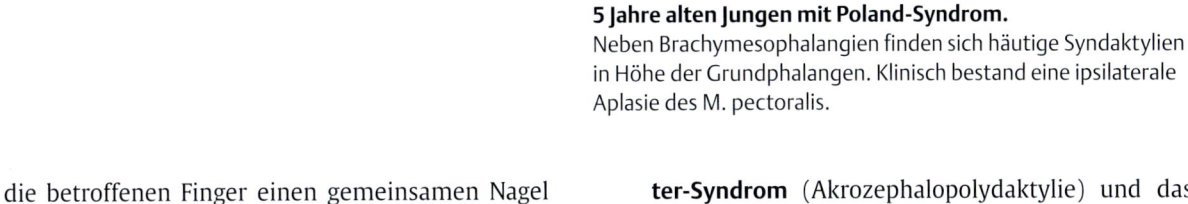

Abb. 16.10 Kurzfingertyp der Symbrachydaktylie bei einem 5 Jahre alten Jungen mit Poland-Syndrom.
Neben Brachymesophalangien finden sich häutige Syndaktylien in Höhe der Grundphalangen. Klinisch bestand eine ipsilaterale Aplasie des M. pectoralis.

die betroffenen Finger einen gemeinsamen Nagel tragen. Oft liegt als Maximalform eine sog. „Löffelhand" vor, die alle Phalangen einschließlich des Daumens umfasst.
- Beim nichthereditären **Poland-Syndrom** (Abb. 16.**10**) sind an einer hypoplastischen Hand Symbrachydaktylien (meist fehlende Mittelglieder) unilateral mit einer Aplasie des M. pectoralis sowie einer Schultergürtelhypoplasie kombiniert.
- Weitere Syndaktyliesyndrome betreffen schließlich die **Akrozephalodaktylie Typ II–V**, das **Carpenter-Syndrom** (Akrozephalopolydaktylie) und das **okulodentodigitale Syndrom** (Kap. 51).

Entsprechend des Schweregrades einer Syndaktylie steigt die Wahrscheinlichkeit von mehr peripher lokalisierten und abnormen Aufzweigungen der Digitalgefäße und -nerven (s. Abb. 48.**16**).

In der Regel sind **karpale Koalitionen (Synostosen)** funktionell ohne Bedeutung. Wie in Kap. 15 dargestellt, handelt es sich hierbei mehr um Normvarianten der Handwurzel. Nur sehr selten finden sich isolierte **Synostosen der proximalen Metakarpalabschnitte**.

16.3 Doppelbildungen

Es handelt sich um die überzählige Anlage von Fingerstrahlen, meist als Hexadaktylie. Eine signifikante Häufung weist die Vielfingerigkeit bei der schwarzen Rasse auf. Die Doppelanlage kann nur die Weichteile (Typ I), inkomplett das Fingerskelett (Typ II) oder den ganzen Finger einschließlich des Metakarpale betreffen (Typ III). Nach der Lokalisation werden die folgenden Unterformen unterschieden.

16.3.1 Radiale (präaxiale) Polydaktylie

Die häufigste Duplikationsform betrifft den Daumenstrahl, der unilateral in unterschiedlicher Längsausdehnung doppelt angelegt ist. Die Einteilung der Tab. 16.**8** und Abb. 16.**11** berücksichtigen die Höhe und damit das Ausmaß der Doppelanlage.

Bei den mehr proximal beginnenden Duplikationen können die beiden Anlagen verschieden lang sein (Abb. 16.**12a**) und aufgrund von Sehneninsertionsanomalien mit Deviationen einhergehen, so dass einer der

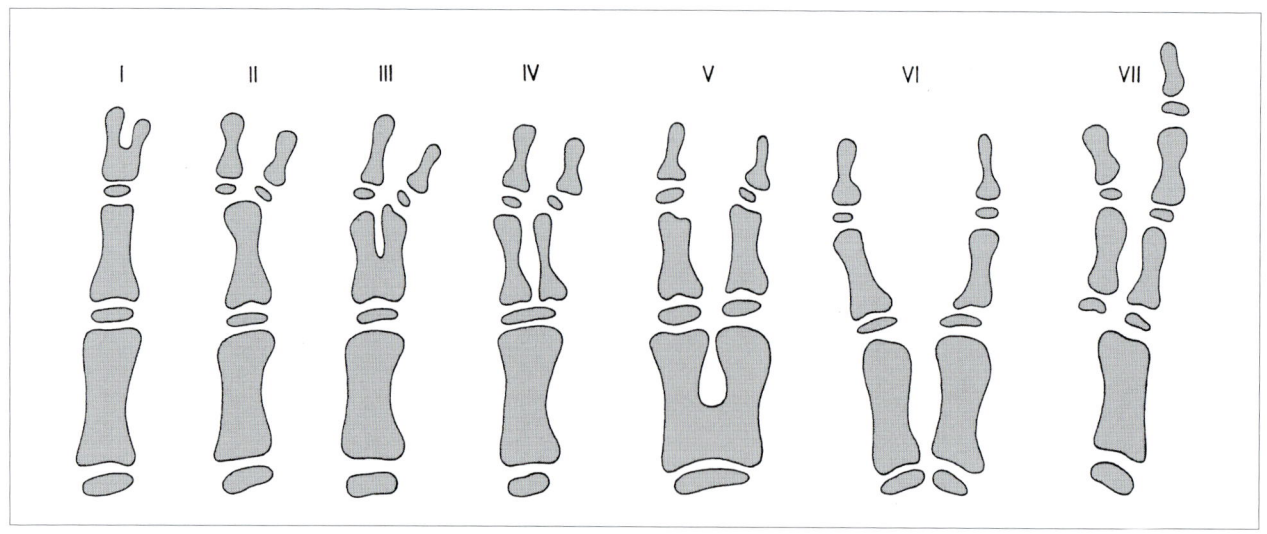

Abb. 16.11 Doppelungsformen des Daumens (radiale Polydaktylien).
Schemazeichnung nach Wassel, deren Einteilung in der Tab. 16.8 näher erläutert ist.

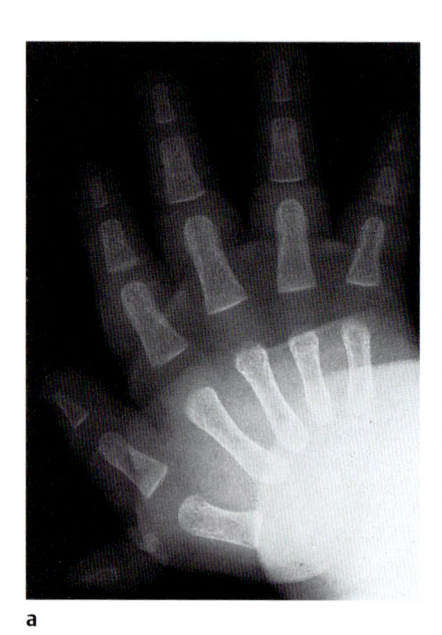

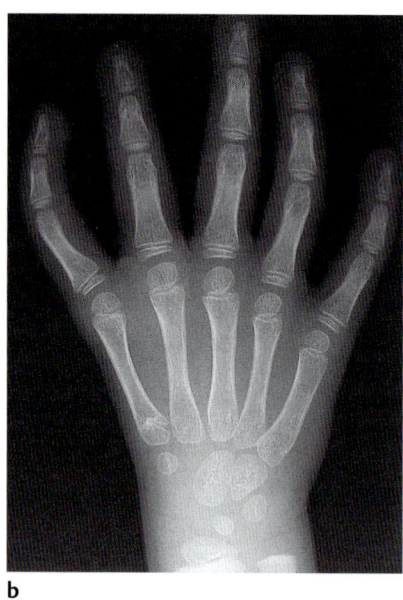

Abb. 16.12 a, b Unterschiedliche Formen der Polydaktylie des Daumens.
a Doppelung des Daumens ab dem MP-Gelenk (Typ IV) bei einem 6 Monate alten Säugling. Der akzessorische Daumen ist hypoplastisch.
b Triphalangie des Daumens ohne Doppelung (5-jähriges Mädchen). Die Fehlbildung war beidseitig manifest. Beachte die Verschmälerung der thenaren Weichteile.

Tab. 16.8 Klassifikation der radialen Polydaktylie (nach Wassel)

Typ	Fehlbildung	Häufigkeit (%)
I	nur Endglied gegabelt	2
II	nur Endglied gedoppelt	15
III	Grundglied gegabelt, Endglied gedoppelt	6
IV	Grund- und Endglied gedoppelt	43
V	Metakarpale gegabelt, Grund- und Endglied gedoppelt	10
VI	Metakarpale, Grund- und Endglied gedoppelt	4
VII	triphalangealer Daumen	20

beiden Daumen dominant eingesetzt wird. Entsprechend werden bei den Typen IV und VI weitere Unterformen einschließlich der seltenen Dreifachbildung des Daumens differenziert.

Eine Sonderstellung nimmt der **triphalangeale Daumen** ein, bei dem der Daumenstrahl aus 3 phalangealen Gliedern besteht (Hyperphalangie), gleichzeitig aber auch Sehnen- und Muskelanomalien am meist deutlich atrophischen Thenar vorliegen. Der triphalangeale Daumen kann als isolierte Fehlbildung (Abb. 16.12 b) oder kombiniert mit einer Doppelung des Daumenstrahls (Typ VII) manifest sein. Dabei ist das Metakarpale I entweder solitär oder ebenfalls doppelt angelegt. Am häufigsten ist der eine Daumenstrahl 2-gliedrig, der andere 3-gliedrig. Beim Letzteren kann als Mittelglied eine Delta- oder

Dreieck-Phalanx vorliegen, so dass der akzessorische Daumen eine Deviation aufweist. Nach der Länge des triphalangealen Daumenstrahls werden **brachymesophalangeale** und **dolichophalangeale Formen** unterschieden. Der triphalangeale Daumen wird dominant vererbt, während es sich bei den Formen I–VI um sporadische Duplikationsstörungen handelt.

16.3.2 Ulnare (postaxiale) Polydaktylie

Bei der ulnaren Polydaktylie ist der Kleinfingerstrahl doppelt angelegt. Es werden komplette Doppelungen des Kleinfingerskeletts (Typ A) (Abb. 16.13) von rudimentären Weichteilanhängseln (Typ B) unterschieden. Die Duplikatur wird autosomal-rezessiv im Rahmen von sehr unterschiedlichen Fehlbildungssyndromen vererbt, z. B. beim Laurence-Moon-Bardet-Biedl-, Ellis-van-Creveld- oder orofaziodigitalen Syndrom.

16.3.3 Zentrale Polydaktylie

Deutlich seltener werden phalangeale Duplikaturen an den Strahlen II–IV angetroffen, wobei der Ringfinger bevorzugt wird (Abb. 16.14). Fast immer sind diese mit Syndaktylien („Hidden central Polydactyly") und Symphalangien kombiniert, seltener mit Transversalknochen („Triangel") und anderen Skelettfehlbildungen. Die zentrale Polydaktylie reicht von Minimalvarianten (kleines Weichteilanhängsel, Endgliedverdoppelung) bis zur kompletten Doppelbildung eines Strahls, bei der die Gabelung eines gemeinsamen Metakarpale anzutreffen ist.

16.3.4 Spiegelhand

Bei der sehr seltenen Spiegelhand sind die Ulna und die ulnarseitigen Fingerstrahlen doppelt angelegt (ulnare Dimelie), während der Radius und die radialseitigen

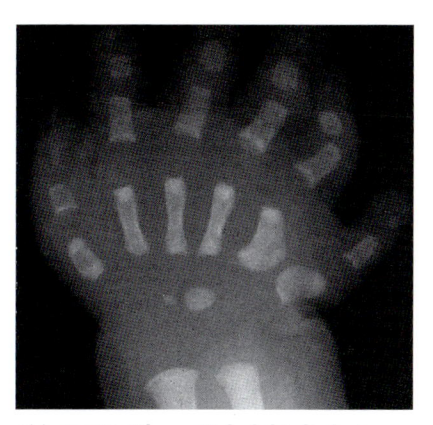

Abb. 16.**13** **Ulnare Polydaktylie bei Ellis-van-Creveld-Syndrom.**
Neugeborenes mit kompletter Doppelung des V. Fingerstrahls einschließlich der verplumpten Metakarpalia (Typ A).

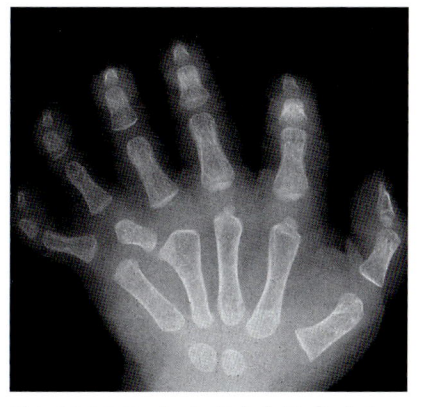

Abb. 16.**14** **Zentrale Polydaktylie bei einem 2 1/4-jährigen Mädchen.**
Zentrale Polydaktylie mit Doppelung des Ringfingers. Die ulnare Fingeranlage IV ist über einen akzessorischen Knochen mit dem solitären Metakarpale IV verbunden. Radiale Klinodaktylie V.

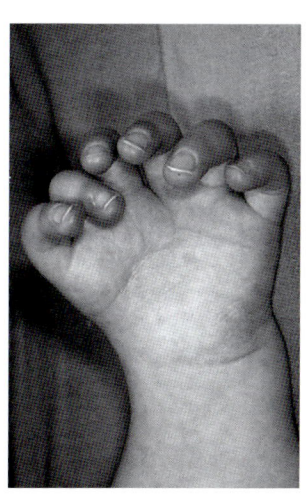

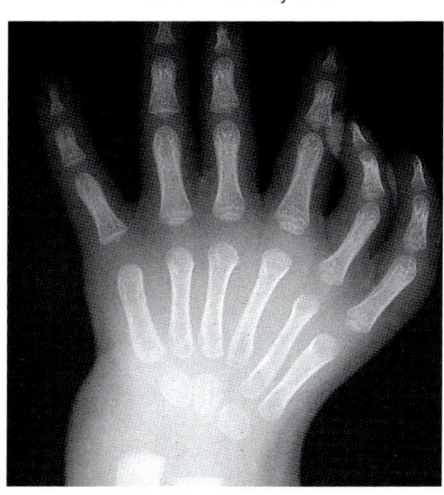

Abb. 16.**15 a, b** **Spiegelhand bei einem 4-jährigen Jungen.**
Anlage von 6 vollständigen Fingern. Klinisch sieht man die gleichgerichtete Achsenausrichtung von jeweils 3 Fingern.

Strahlen einschließlich Daumen fehlen. Hieraus resultieren 6–8 gleichartige Finger (Abb. 16.15) und somit eine weitgehende longitudinale Symmetrie von Unterarm und Hand. Der Bewegungsumfang ist an den Ellenbogen-, Hand- und Fingergelenken eingeschränkt.

16.4 Überentwicklung von Teilen (Makrodaktylie)

Hyperplastische Fingerstrahlen sind überwiegend unilateral angelegt und umfassen in über 70 % 2 oder 3 benachbarte Finger des gleichen Nervenversorgungsgebiets, meist des N. medianus (Abb. 16.16). Das Vorkommen ist sporadisch, eine Assoziation zur Neurofibromatose Typ I wird angenommen. Differenzialdiagnostisch muss hiervon die Makrodaktylie bei Hämangiomen abgegrenzt werden, z. B. beim Klippel-Trénaunay-Syndrom (s. Abb. 48.17). Die Makrodaktylie bezieht häufiger die Weichteile und Knochen der Phalangen als die der Metakarpalregion ein. Besonders vermehrt ist das Fettgewebe, woraus der Terminus „**Macrodystrophia lipomatosa**" resultiert (s. Abb. 45.19). Nach der Wachstumsgeschwindigkeit wird die **statische Form**, die bereits bei Geburt manifest ist und synchron zum physiologischen Wachstum verläuft, von der **progressiven Form** unterschieden, die im Laufe der Entwicklung eine unphysiologische Größenzunahme aufweist. Als Komplikationen können sich dann eine zunehmende Gelenkimmobilität, eine Strahldeviation, ein Karpaltunnel-Syndrom sowie akrale Ulzerationen einstellen.

16.5 Unterentwicklung von Teilen

16.5.1 Hypo- bzw. Aplasie des Daumens

Die Hypoplasie des Daumenskeletts (Abb. 16.17 kann mit einem doppelten oder triphalangealen Daumen mit oder ohne Delta-Phalanx vergesellschaftet sein. Des Weiteren bestehen meist Anomalien der Daumensehnen und -muskeln, insbesondere des M. flexor pollicis longus („**Pollex adductus**" mit fehlenden Hautbeugefalten), des M. extensor pollicis sowie der Thenarmuskulatur. Die Klassifikation der Daumenhypoplasie richtet sich nach den Kriterien der Tab. 16.9.

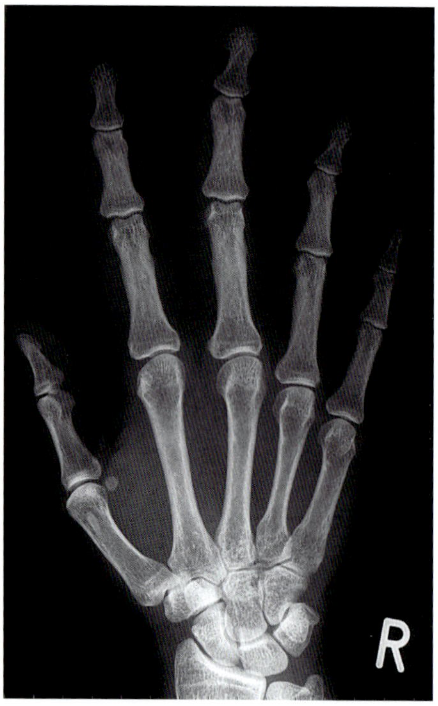

Die Daumenhypoplasie bzw. -aplasie kann mit weiteren Fehlbildungen, wie Syndaktylien, der radialen Klumphand (Abb. 16.2) etc., vergesellschaftet sein.

Abb. 16.16 **Makrodaktylie des II. und III. Fingerstrahls.** Die Fingerstrahlen II und III inklusive der Metakarpalia sind betroffen.

Tab. 16.9 Klassifikation der Hypo-/Aplasie des Daumens (nach Blauth)

Grad	Fehlbildung
I	• geringe Hypoplasie des Daumens • alle Daumenglieder sind angelegt
II	• reguläres Daumenskelett • Adduktionskontraktur • MP-Gelenk I instabil • hypoplastische Thenarmuskeln

III	• deutliche Hypoplasie des Daumenskeletts
	• Unterscheidung zwischen:
	  – CMC-Gelenk I vorhanden
	  – proximaler Abschnitt des Metakarpale I fehlend
	• intrinsische Sehnen aplastisch
	• extrinsische Sehnen hypoplastisch

IV	• „flottierender" Daumen • als rudimentäre Phalanx bewegungsunkontrolliert am MP-Gelenk II
V	• Aplasie des Daumens

16.5 Unterentwicklung von Teilen

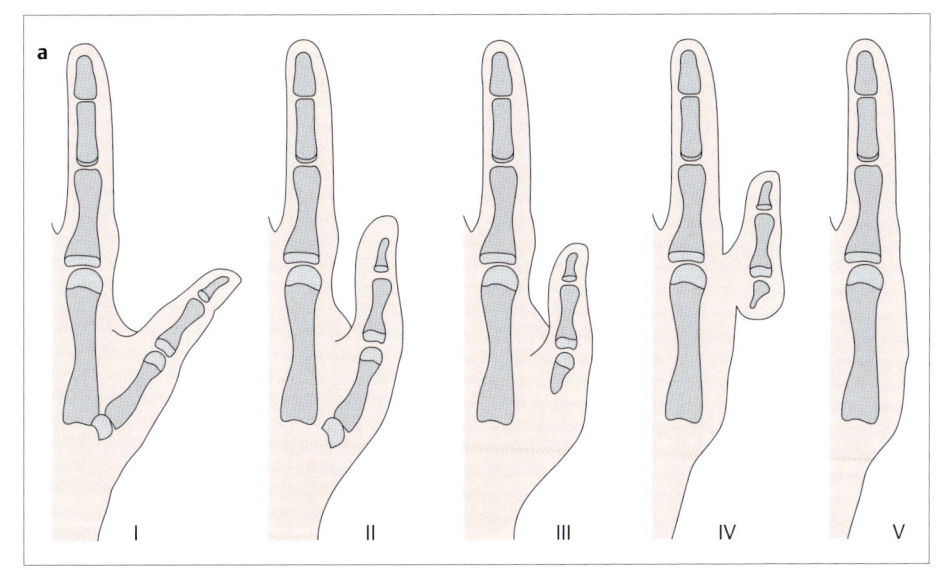

Abb. 16.17 a–c Formen der Hypo-/Aplasie des Daumens.
- **a** Die Schemazeichnung gibt die Grade I–V der Klassifikation nach Blauth wieder.
- **b** Geringgradige Hypoplasie des Daumenskeletts (Grad I) bei einem 5-jährigen Mädchen. Deutlich verschmälerter Weichteilmantel des Thenars.
- **c** „Floating Thumb" (Grad IV) bei einem 1-jährigen Kleinkind.

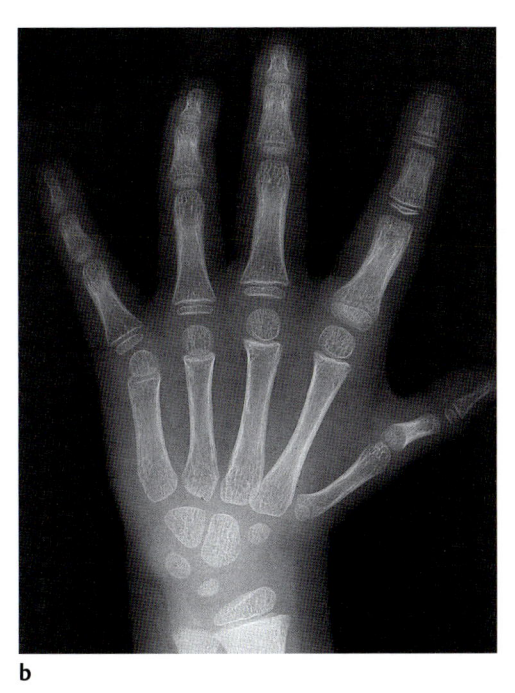

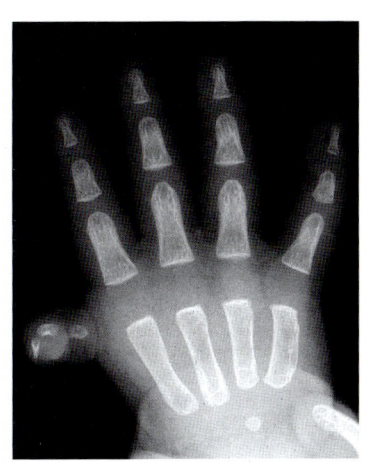

Tab. 16.10 Klassifikation der Brachydaktylien (nach Bell, modifiziert von Temtamy u. McKusick)

Typ	Beschreibung
A 1	• Brachymesophalangie II–V und -basophalangie I • evtl. Symphalangie von Mittel- und Endgliedern • oder Aplasie der Mittelglieder
A 2	• Brachymesophalangie II • Fehlen der Epiphysen • Delta-Phalanx mit Klinodaktylie nach radial
A 3	• Brachymesophalangie V • Klinodaktylie nach radial
A 4	• Brachymesophalangie II–V • gegabeltes Daumenendglied • Dystelephalangie V
B	• Brachymesophalangie und -telephalangie II–V • oder Fehlen der Endglieder
C	• Brachymesophalangie II, III und V • Hyperphalangie der Grundglieder II und III
D	• Brachytelephalangie I mit Verbreiterung
E	• Brachymetakarpie III–V

16.5.2 Brachydaktylie

Bei der Brachydaktylie sind ein oder mehrere Fingerstrahlen verkürzt. Die Variabilität der transversalen Fehlbildung, die überwiegend dominant vererbt wird, ist groß. Ursache ist entweder ein verkürztes Metakarpale (**Brachymetakarpie**) (Abb. 16.18 a u. b), selten ein verkürztes Fingergrundglied (**Brachybasophalangie**), häufiger ein verkürztes Fingermittelglied (**Brachymesophalangie**) (Abb. 16.8 a) oder Fingerendglied (**Brachytelephalangie**).

Am häufigsten ist das Mittelglied V betroffen, durch die Konfiguration eines Trapezes oft in Kombination mit einer radialen Klinodaktylie. Bei der Brachytelephalangie können die Nägel fehlen oder hypoplastisch sein. Durch

Begleitsymptome sind weitere Differenzierungen möglich (Tab. 16.10). Beispielsweise geht die Brachytelephalangie I beim Apert-Syndrom und beim Rubinstein-Taybi-Syndrom mit einer Verbreiterung der Endphalanx, beim Cornelia-de-Lange-Syndrom (Abb. 16.20) und bei der Trisomie 18 dagegen mit einer Verschmälerung einher. Weitere Fehlbildungssyndrome, die mit Brachydaktylien einhergehen, sind im Kap. 51 zusammengefasst.

Die Brachydaktylien werden häufig von weiteren Fehlbildungen, wie der Polydaktylie, Syndaktylie, Symphalangie etc., begleitet. Auf die verschiedenen Formen der Symbrachydaktylie und ihre Unterscheidungsmerkmale gegenüber der Spalthand wurde bereits im Zusammenhang mit den Syndaktylien im Abschnitt 16.2.6 hingewiesen.

16.6 Schnürring-Komplex

Unter dem Terminus „Schnürring-Komplex" (Perodaktylie, Ektrodaktylie) wird eine morphologisch heterogene Gruppe von Fehlbildungen zusammengefasst, die mit Schnürringen bzw. -furchen, Akrosyndaktylien und amputationsähnlichen Defekten einhergeht. Über die Ätiologie besteht letztlich Unklarheit. Diskutiert werden neben der traditionellen Theorie von amniogenen Abschnürungen auch genetisch determinierte Störungen. Die Manifestation erfolgt jedoch sporadisch und ohne bislang nachweisbaren Erbgang. Es können 4 häufige Ausprägungsgrade unterschieden werden, die durchaus nebeneinander vorkommen können (Tab. 16.11).

Die an den Fingern oder der übrigen Hand quer verlaufenden Einschnürungen können als umschriebene **Schnürfurche** oder als konzentrischer **Schnürring** vorliegen (Grad I). Je nach Tiefe findet sich distal eines Schnürrings ein subkutanes **Weichteilpolster** (Grad II) mit lymphbedingter Gewebsinduration. Bei den schwerwiegenden Formen ist die vasale und nervale Funktion des betroffenen Abschnitts gefährdet. Begleitende Fehlbildungen an den Fingern umfassen **Akrosyndaktylien** (Grad III) mit teils übereinander liegenden Strahlen sowie die phalangealen **Amputationsformen** (Grad IV). Entsprechend deren Lokalisation liegen Fingerendglieddefekte, kurze Fingerstummel (Abb. 16.19) oder eine komplette Aphalangie vor. Die Veränderungen des Schnürring-Komplexes sind vorwiegend an den Strahlen II–IV uni- oder bilateral lokalisiert und betreffen hier in der Regel nur 1 oder 2 Finger.

Tab. 16.11 Ausprägungsgrade des Schnürring-Komplexes

Grad	Fehlbildung
I	• einfache Schnürringe bzw. -furchen
II	• Schnürringe mit peripheren Fehlbildungen kombiniert • mit oder ohne Lymphödem
III	• Schnürringe mit Akrosyndaktylien kombiniert
IV	• Amputationsformen

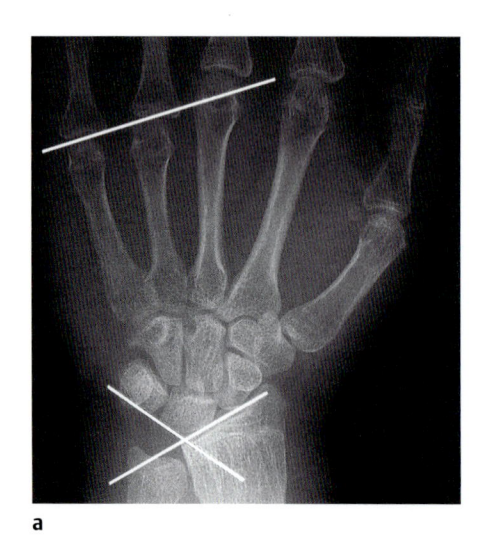

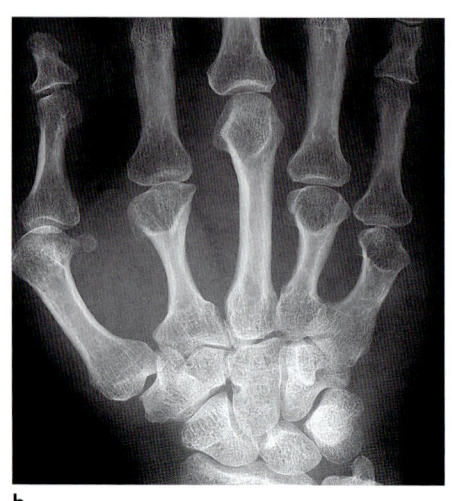

Abb. 16.18 a, b **Brachymetakarpien unterschiedlicher Ursache.**
a 16 1/2-jähriges Mädchen mit Turner-Syndrom. Das Metakarpalzeichen ist infolge einer Brachymetakarpie IV positiv. Charakteristisch sind des Weiteren ein auf 113° verkleinerter Karpalwinkel und eine Osteopenie. Ulna-Minusvariante.
b Isolierte Brachymetakarpien II, IV und V bei einer 57-jährigen Frau ohne weitere Fehlbildungen (Aufnahme von Dr. G. Lingg, Bad Kreuznach).

16.7 Fehlbildungssyndrome

In den vorangegangenen Kapitelabschnitten wurden spezielle **Fehlbildungen** der Hand als primär umschrieben lokalisierte Strukturdefekte besprochen. Bei gleicher genetischer oder exogener Ätiologie sind vielfach die Fehlbildungen der Hand mit solchen anderer Skelettabschnitte oder Organsysteme vergesellschaftet. Man spricht dann von **Fehlbildungssyndromen**. Da die Gliedmaßenanomalien meist in Kombinationen vorkommen, gilt es, das zugrunde liegende Muster der Fehlbildung aufzudecken.

Klassifikation

Folgt man bei der Einteilung morphologischen Kriterien, dann besteht die Gefahr, ätiologische Zusammenhänge zu vernachlässigen. Oft bleibt die zugrunde liegende Ursache jedoch unklar. Häufig sind die Grenzen zu den Skelettdeformitäten nur schwer oder gar nicht zu ziehen. Die wichtigsten Fehlbildungssyndrome, die auch die Hände in ihre Anlagestörung mit einbeziehen, sind in Kap. 51 zusammengefasst.

Röntgendiagnostik

Sie umfasst die fehlgebildete Hand in 2 Ebenen sowie individuell die morphologisch und funktionell auffälligen Körperregionen. Da die Skelettveränderungen an der Hand häufiger als am Fuß angetroffen werden, kann die Hand als repräsentativer Ausschnitt des vorliegenden Fehlbildungssyndroms betrachtet werden. Häufig kann deshalb auf empirischer Grundlage bereits mit Hilfe des subtil ausgewerteten Handradiogramms eine differenzialdiagnostische Einengung erfolgen. Beispielsweise ist das Radiogramm der Hand für das otopalatodigitale Syndrom durch den Nachweis der charakteristischen Malformation der Karpalia und Metakarpalia sensitiv. Des Weiteren können Hypoplasien des Daumens, die bei einer größeren Zahl von Fehlbildungssyndromen angetroffen werden, durch die Analyse des betroffenen Daumengliedes weiter präzisiert werden: Eine Brachytelphalangie I findet sich beim otopalatodigitalen Syndrom, eine Brachymetakarpie I bei der Fanconi-Anämie. Ist das verkürzte Metakarpale I zusätzlich verdickt, und sind gleichzeitig alle Glieder des V. Fingers hypoplastisch, so ist an das Cornelia-de-Lange-Syndrom (Abb. 16.**20**) zu denken. Unspezifisch sind dagegen überzählige Karpalia (Abb. 15.**7**), epiphysäre Veränderungen sowie die Klinodaktylien.

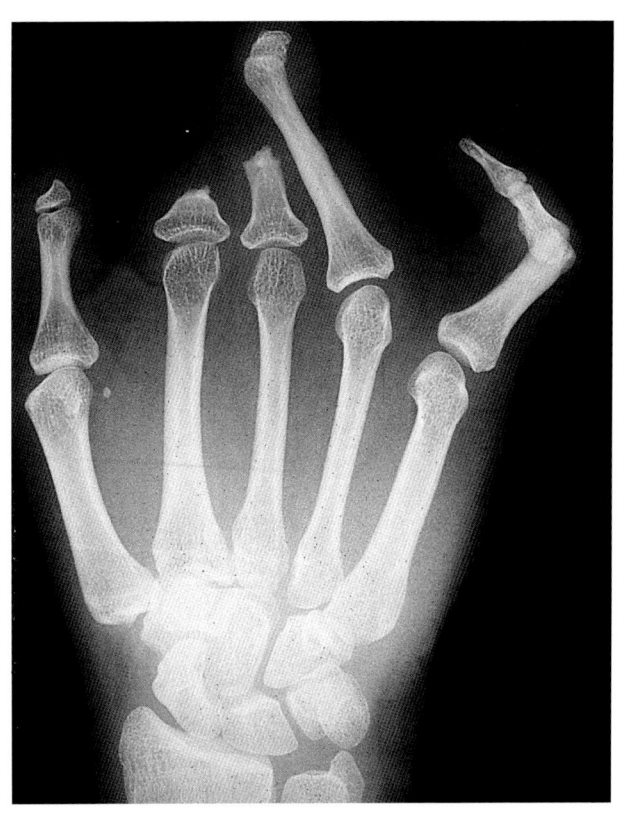

Abb. 16.**19 Schnürring-Komplex (Grad IV) bei einer 20-jährigen Frau.**
Neben häutigen Syndaktylien liegen an den Fingern I–IV Amputationsformen in unterschiedlicher Höhe vor. Exzessive radiale Klinodaktylie im PIP V.

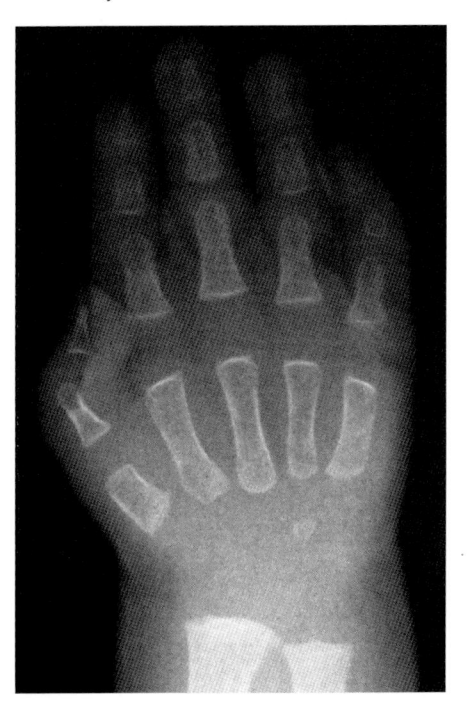

Abb. 16.**20 Hand eines 10 Monate alten Säuglings mit Cornelia-de-Lange-Syndrom.**
Bei den in unterschiedlichsten Ausprägungen möglichen Veränderungen, sind im Handradiogramm in diesem Beispiel diagnostisch hinweisend der hypoplastische Daumen und Kleinfinger, mit Brachymetakarpie bzw. Brachymeso-/-telephalangien sowie die Klinodaktylie V.

16.8 Skelettdeformitäten

Gegenüber den Fehlbildungen müssen die **Deformitäten** abgegrenzt werden, die erst sekundär aus einem ursprünglich normal geformten Teil entstanden sind. Ätiopathogenetisch werden bei den Skelettdeformitäten 3 große Gruppen unterschieden.

16.8.1 Skelettdysostosen

Bei den Skelettdysostosen liegt eine genetisch determinierte Entwicklungs- und Wachstumsstörung eines einzelnen Knochens oder Knochenabschnitts vor, während die übrigen Skelett- und Organsysteme keine Deformitäten aufweisen. Hierin unterscheidet sich die lokalisierte Skelettdysostose gegenüber der systemischen Skelettdysplasie.

Klassischer Vertreter einer Dysostose an der Hand ist die **Madelung-Deformität** (Abb. 16.21). Es handelt sich um eine lokalisierte osteochondrale Entwicklungsstörung der distalen Radiusepiphyse, die in ihrem ulnopalmaren Abschnitt infolge eines vorzeitigen Teilschlusses der Epiphysenfuge deformiert ist. Pathogenetisch wird hierfür die traktive Wirkung eines verkürzten Lig. radiolunatum verantwortlich gemacht. Es resultieren Fehlartikulationen im Radiokarpal- und distalen Radioulnargelenk mit Einschränkungen insbesondere der Extension, Radialduktion und Supination. Die Madelung-Deformität wird entweder autosomal-dominant vererbt oder kommt sporadisch vor, z.B. bei Enchondromatosen wie dem Morbus Ollier, bei der Exostosenkrankheit, den Mukopolysaccharidosen, beim Leri-Weill-Syndrom (Abb. 16.22) und beim Turner-Syndrom. Bevorzugt betroffen sind Frauen, eine bilaterale Ausprägung ist häufig. Der klinische Manifestationsbeginn liegt zwischen dem 8. und 14. Lebensjahr, wobei die Beschwerdesymptomatik trotz eindrucksvoller radiologischer Befunde (Tab. 16.12) gering sein kann. Bei einseitiger Deformität muss eine Traumafolge in die differenzialdiagnostischen Überlegungen einbezogen werden.

Tab. 16.12 Röntgenzeichen der Madelung-Deformität

Lokalisation	Art der Fehlbildung
Radius	• Dreieckform der Radiusepiphyse • pathologische Angulation der Gelenkfläche nach ulnar und palmar (seltener nach dorsal) • Epiphysenfuge ulnarseitig vorzeitig geschlossen • Schaft nach ulnar und dorsal verbogen, Länge verkürzt
Ulna	• dorsale Subluxation im distalen Radioulnargelenk • Deformierung des Ulnakopfes • Ulnalänge verkürzt
Handwurzel	• in dorsopalmarer Aufnahme Keilform der Handwurzel mit Apex in der V-förmigen Kerbe zwischen Radius und Ulna • in seitlicher Aufnahme Bogenform der Handwurzel

a b

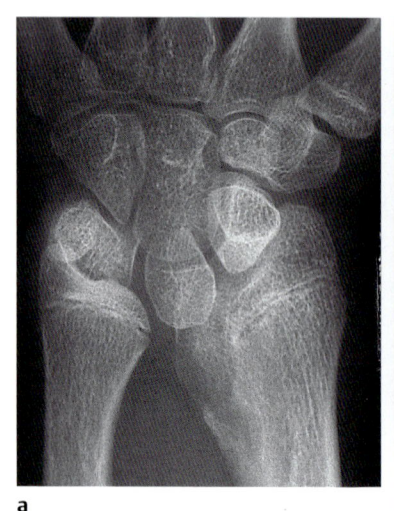

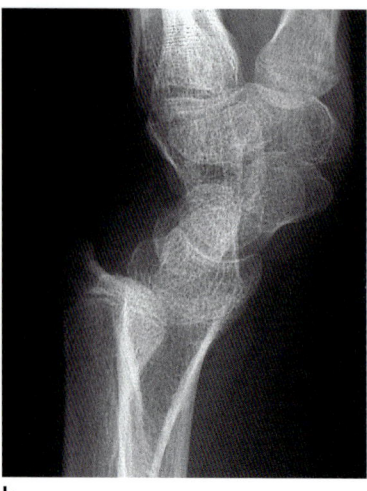

Abb. 16.21 a, b **Madelung-Deformität bei einem 12 1/2-jährigen Mädchen.** Durch die verstärkte Angulation der Radiusgelenkfläche nach ulnar nimmt die Handwurzel die Form eines Keiles mit Apex in der Kerbe zwischen Radius und Ulna ein. Dorsale Subluxation der Ulna im erweiterten distalen Radioulnargelenk.

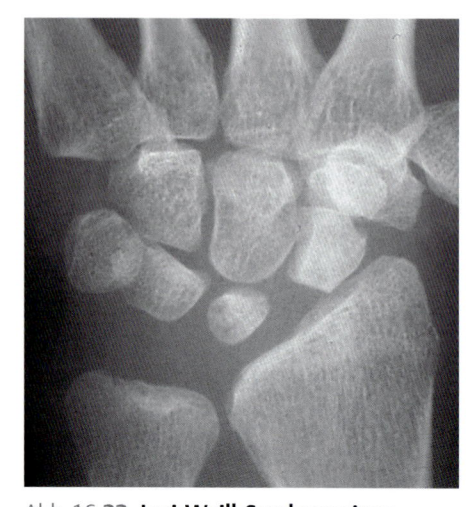

Abb. 16.22 **Leri-Weill-Syndrom einer 34-jährigen Frau mit Minderwuchs.** Milde Form der Mandelung-Deformität mit verkleinertem Karpalwinkel und zusätzlicher Hypoplasie aller proximaler Handwurzelknochen.

16.8.2 Skelettdysplasien (Osteochondrodysplasien)

Bei den Osteochondrodysplasien liegt eine generalisierte Wachstums- und Entwicklungsstörung des Knochen- und Knorpelgewebes auf dem Boden einer genetisch determinierten Störung vor. Beispiele für eine gestörte Knorpeldifferenzierung sind die Enchondromatosen (Abb. 16.23), für eine pathologische Ossifikation die endostale Hyperostose Van Buchem (Abb. 16.24). Ursachen sind kongenitale Störungen des Knochen- und/oder Knorpelstoffwechsels, deren Pathogenese häufig jedoch nicht bekannt ist, wie beispielsweise beim idiopathischen karpotarsalen Osteolysen-Syndrom (Abb. 16.25). Nach dem klinischen Manifestationsgrad werden frühletale (z. B. Achondrogenese) und frühmanifeste, aber nichtletale (z. B. Chondrodysplasia punctata) Dysplasieformen unterschieden. Aus morphologischer Sicht können die Skelettdysplasien in epiphysäre, metaphysäre, spondyläre, chondrogene, osteopenische, osteosklerotische und segmental betonte Formen untergliedert werden. Die wichtigsten Skelettdysplasien sind in Kap. 52 aufgelistet. Führender klinischer Befund ist der **dysproportionierte Minderwuchs** (Tab. 16.13).

Im Rahmen der Grunderkrankung stellen sich weiterhin meist Deformierungen der langen Röhrenknochen, Gelenkfehlstellungen und Skoliosen ein. Weitere begleitende Fehlbildungen sind Gaumenspalten, Missbildungen der Augen, Schwerhörigkeit, typische Gesichtsphysiognomien, Herzfehler, Fehlbildungen der Harnwe-

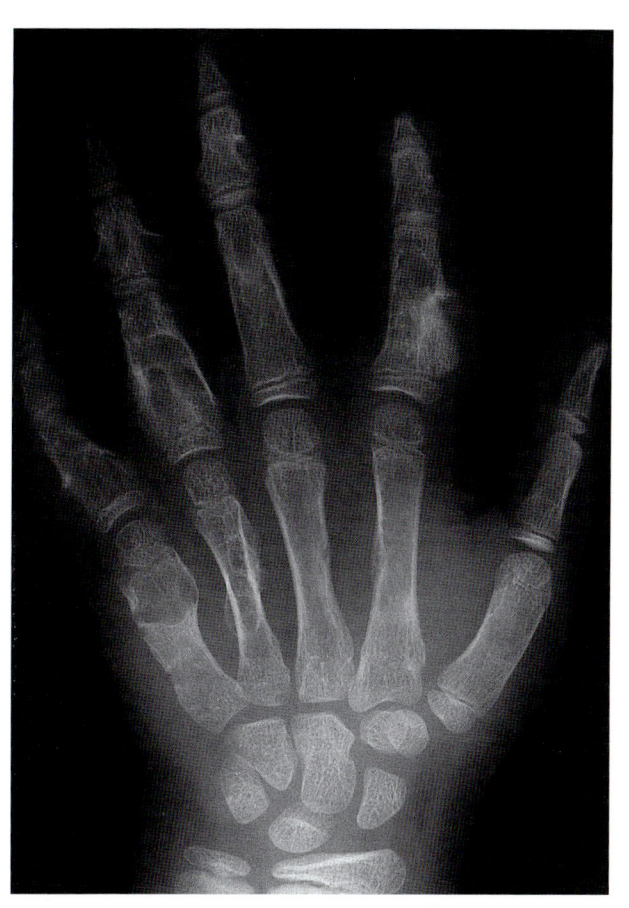

Abb. 16.**23 Enchondromatose (Morbus Ollier) bei einem 11-jährigen Jungen.**
Multiple Enchondrome mit teils feingranulärer Tumormatrix finden sich in den blasig aufgetriebenen Fingerstrahlen II–V. In die Grundphalanx II wurde ein kortikospongiöser Block eingebracht.

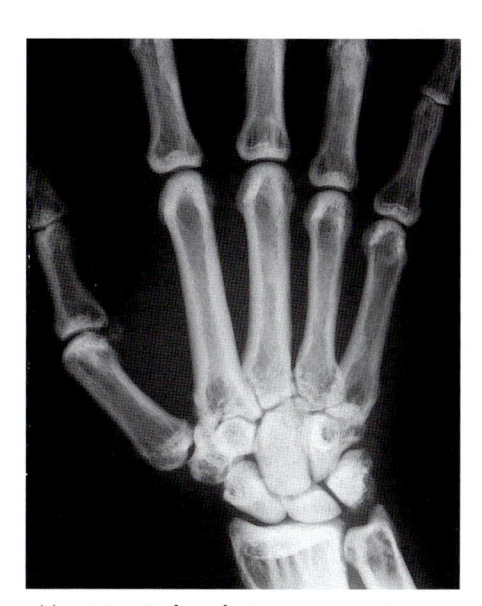

Abb. 16.**24 Endostale Hyperostose Van Buchem.**
Diaphysäre Verplumpung der Metakarpalia und erhebliche Sklerose des Handskeletts einschließlich der Karpalia.

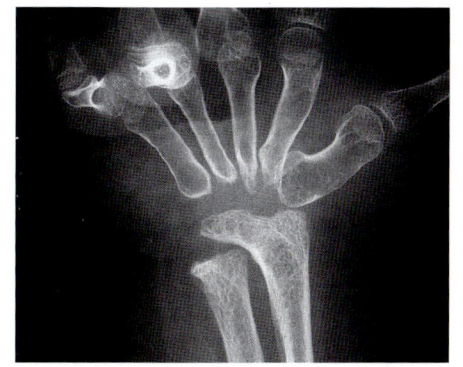

Abb. 16.**25 Idiopathisches karpotarsales Osteolyse-Syndrom (10-jähriger Junge).**
Verlust aller Karpalia, exostosenartige Ausziehung der Radiusepiphyse nach ulnar, konische Ausziehung der proximalen Metakarpalabschnitte II–IV. Partieller Schluss der Epiphysenfugen. Es bestanden die Symptome einer akuten Arthritis und einer dialysenpflichtigen Niereninsuffizienz.

16 Fehlbildungen und Deformitäten

Tab. 16.13 Formen des osteochondrodysplastischen Minderwuchses

- **Kurzrumpfiger Minderwuchs:**
  infolge höhengeminderter Wirbelkörper

- **Kurzgliedriger Minderwuchs:**
  durch verkürzte Extremitäten (Mikromelie):
  – **Rhizomelie:** proximal betonte Mikromelie
  – **Akromelie:** distal betonte Mikromelie

ge und Immundefekte. Die geistige Entwicklung ist in der Regel normal.

Klassifikation

International werden die Skelettdysplasien nach der **Pariser Nomenklatur** von 1983/84 benannt. Die Beschreibung erfolgt nach den betroffenen Skelettabschnitten, z. B. als spondyloepiphysäre oder spondylometaphysäre Dysplasie.

Röntgendiagnostik

Bei Verdacht auf eine Osteochondrodysplasie empfiehlt sich folgendes radiologisches Screening-Programm:
- Im Neugeborenen- und Säuglingsalter wird eine anteroposteriore Ganzaufnahme des Skeletts (sog. **„Babygramm"**) angefertigt, die eventuell durch Detailaufnahmen ergänzt wird.
- Nach dem 1. Lebensjahr sollten mindestens 4 Röntgenexpositionen vorgenommen werden, nämlich ein Radiogramm der linken Hand, eine Beckenübersichtsaufnahme, eine seitliche Aufnahme der Lendenwirbelsäule (einschließlich Kreuzbein und thorakolumbalem Übergang) und eine Seitaufnahme des Schädels.

16.8.3 Angeborene sklerosierende und hyperostostische Skelettveränderungen

Bei dieser Sonderform der Skelettdysplasien handelt es sich um seltene Erkrankungsbilder mit zumeist unbekannter Genese oder Erblichkeit. Über die meisten dieser Krankheitsbilder sind lediglich Fallbeschreibungen veröffentlicht.

Osteopoikilie

Radiologisch finden sich 2–5 mm große, scharf begrenzte Verdichtungen der Spongiosa mit bevorzugtem Befall der Epi- und Metaphysen der Extremitäten (Abb. 16.26). Es werden eine fleckige, streifige und gemischte Formen unterschieden. Der Schädel und die Wirbelsäule sind zumeist nicht betroffen. Histologisch handelt es sich um dicht gepackte Knochenbälkchen. Ein dominanter Erbgang mit vornehmlichem Befall der Männer wird diskutiert. Die Inzidenz beträgt 12 pro 100 000. Klinische Symptome und laborchemische Veränderungen finden sich nicht. Ein gleichzeitiges Vorkommen von Hautveränderungen oder Skelettdeformitäten wurde beschrieben.

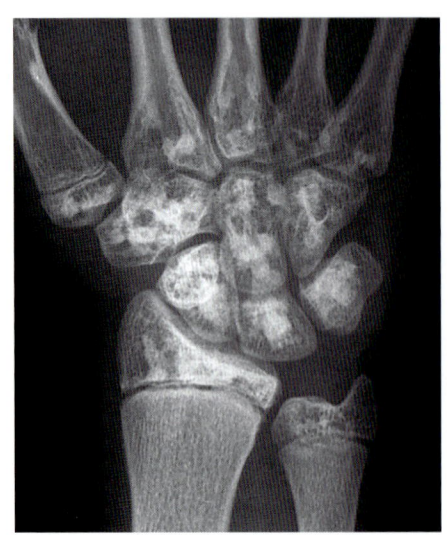

Abb. 16.26 **Osteopoikilie bei einem 15-jährigen Jugendlichen.**
An den distalen Unterarmepiphysen, an der Handwurzel und den Metakarpalia finden sich multiple runde Skleroseareale von wenigen Millimetern Durchmesser. Keine Skelettdeformität.

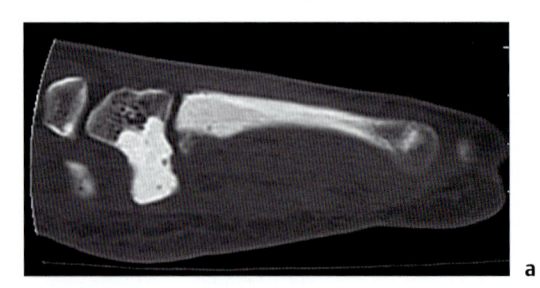

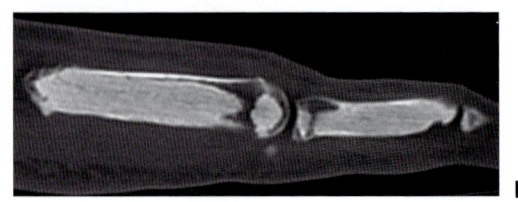

Abb. 16.27 a, b **Melorheostose bei einer 16-jährigen Patientin.**
Die sagittalen CT-Schichten zeigen die endostale Sklerosierung im Hamatum, in den Metakarpalia IV und V und in der Grundphalanx V, wobei typischerweise die Epiphysenfugen nicht befallen sind.

Melorheostose

Radiologisch findet sich eine fokale Knochenneubildung, die von der Kortikalis nicht trennbar der Außenseite des Knochens anliegt und sich wie herabfließendes Kerzenwachs darstellt (melos = Gliedmaße, rheos = Fluss). Auch endostale Knochenneubildungen mit vollständiger Ausfüllung des Knochens können vorkommen (Abb. 16.27). Typisch sind der einseitige Befall von einem oder mehreren Röhrenknochen einer Extremität sowie Veränderungen in einem Sklerotom (Skelettabschnitt, der von einem sensiblen Spinalnerv versorgt wird). Klinisch finden sich Schwellungen, Schmerzen, Gelenksteife und Bewegungseinschränkungen, oft auch ein Weichteilbefall mit Muskelatrophien, Sehnen- und Bandverkalkungen sowie Gelenkkontrakturen. Die angeborene Erkrankung unbekannter Ätiologie kann mit einer Sklerodermie, Neurofibromatose von Recklinghausen, tuberösen Sklerose, Lymphödemen, arteriovenösen Aneurysmen und Hämangiomen assoziiert sein.

Sonstige hyperostotische Anomalien

Entsprechend der Pariser Nomenklatur wurden zusätzlich die folgenden Krankheitsbilder in dieser Gruppe zusammengefasst: Osteopetrose, Pyknodysostose, Osteopathia striata, diaphysäre Dysplasie, kraniodiaphysäre Dysplasie, endostale Hyperostose, tubuläre Sklerose, Pachydermoperiostose, Osteodysplasie, frontometaphysäre Dysplasie, kraniometaphysäre Dysplasie, metaphysäre Dysplasie, Sklerostose, Dysosteosklerose, Osteoektasie mit Hyperphosphatasie.

16.8.4 Primäre Stoffwechselstörungen des Skeletts (Dysostosis multiplex)

Primäre Osteopathien haben ihre Ursachen in genetisch determinierten Stoffwechselstörungen, nämlich verschiedenen Enzymdefekten, die zu Krankheitsbildern mit klinisch oft ähnlicher Symptomatologie führen. In der Regel liegen erhebliche Funktionsstörungen vor, vornehmlich in Knochenaufbaustörungen, Kleinwuchs, Gelenkkontrakturen, Hautverdickungen, vergröberten Gesichtszügen („Gargoylismus"), Hernienbildung, Hepatomegalie und Korneatrübungen. Schwerwiegend sind die Formen, die durch Ablagerung von Speicherprodukten im Nervensystem zur Demenz und/oder peripheren Neuropathien führen. Die speziellen Symptomenkombinationen sind in Kap. 53 zusammengestellt. Neben den klinischen und radiologischen Befunden werden zur Diagnosefindung in der Regel auch laborchemische und zytologische Methoden herangezogen.

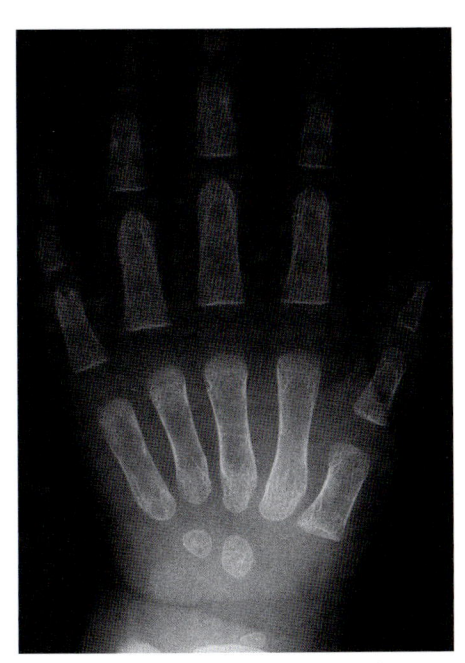

Abb. 16.28 Fukosoidose bei einem 2 1/4-jährigen Jungen.
Die zu den Mukolipoidosen gehörende Dysostose manifestiert sich in Form verplumpter Röhrenknochen mit „Zuckerhutform" der Phalangen und spitz nach proximal zulaufenden Metakarpalia. Brachymetakarpie I.

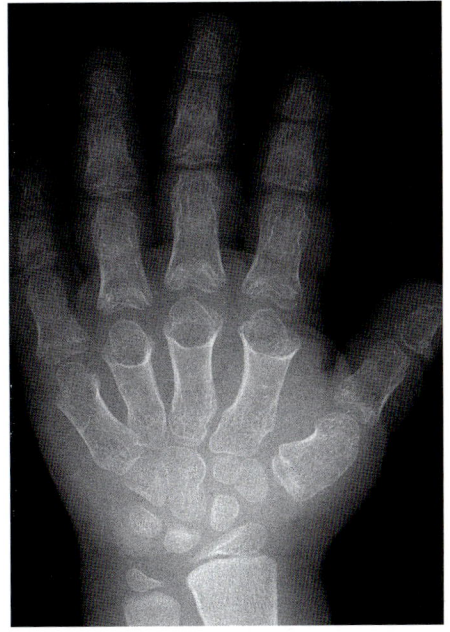

Abb. 16.29 Pseudohypoparathyreoidismus bei einem 4 3/4-jährigen Mädchen.
Charakteristische „Tatzenhand" mit Verplumpung aller Röhrenknochen und Brachymetakarpie II–V. Zapfenepiphysen an allen Grund- und Mittelgliedern. Subkutane Kalzifikationen am distalen Unterarmabschnitt.

Klassifikation

Nach den genetisch determinierten Enzymdefekten können die primären Osteopathien in die folgenden Gruppen unterteilt werden:
- **Störungen im Kohlenhydratstoffwechsel (Heteroglykanosen):** Der Abbau komplexer Kohlenhydrate ist gestört, wodurch hochmolekulare Heteroglykan-Bruchstücke in den Lysosomen abgelagert werden. Hauptvertreter sind die Mukopolysaccharidosen, seltenere Formen sind die Glykoproteinosen (Abb. 16.**28**) (autosomal-rezessive Vererbung).
- **Störungen im Lipidstoffwechsel:** Der enzymatische Abbau der Sphingomyelinlipide und der Glukozerebroside ist herabgesetzt bzw. fehlt. Die hochmolekularen Lipide werden in die Zellen des retikuloendothelialen Systems eingelagert (s. Abb. 43.7) (autosomal-rezessive Vererbung).
- **Störungen im Aminosäurestoffwechsel:** Den beiden häufigsten Erkrankungen liegt ein Fehlen der Phenylalaninhydroxylase bzw. ein Mangel an Zystathioninsynthase zugrunde (autosomal-rezessive Vererbung).
- **Störungen im Kupferstoffwechsel:** Ursache ist eine Transportstörung des Kupfers von der Darmschleimhaut in das Blut (x-chromosomal-rezessive Vererbung).
- **Störungen im Kalzium- und/oder Phosphorstoffwechsel:** Bei der heterogenen Gruppe finden sich neben renalen Tubulopathien auch Resorptionsstörungen der Dünndarmmukosa und Enzymstörungen (unterschiedlicher Vererbungsmodus) (Abb. 16.**29**).

Röntgendiagnostik

Bei Verdacht auf einen „Gargoylismus" sollten mindestens die 4 folgenden Standardaufnahmen durchgeführt werden: Radiogramm der linken Hand, Beckenübersichtsaufnahme sowie Seitenaufnahmen der Lendenwirbelsäule und des Schädels. Bei allen Speicherkrankheiten nimmt der Ausprägungsgrad der Röntgensymptome mit dem Schweregrad der Erkrankung zu, so dass die Intensität der radiologischen Befunde vom Zeitpunkt der Untersuchung abhängig ist. Die schwersten klinischen und radiologischen Veränderungen finden sich beim Morbus Pfaundler-Hurler. Manche Speicherkrankheiten weisen eine schwerere (Typ A) und eine leichtere (Typ B) Verlaufsform auf. Bei der Phenylketonurie hat das Radiogramm der Hand keine diagnostische Bedeutung.

Differenzialdiagnosen

Gegenüber den Fehlbildungen und Deformitäten müssen die **sekundären Osteopathien** abgegrenzt werden, bei denen es sich um metabolisch bedingte Skelettveränderungen handelt, die auf exogene Ursachen oder eine Fehlfunktion eines Organs zurückgeführt werden können. Im Gegensatz zu den primären Formen liegt kein genetischer Defekt zugrunde. Wichtigste exogen bedingte Erkrankungen des Kalzium- und Phosphorstoffwechsels sind die Vitamin-D-Mangelrachitis, die Hypervitaminose D und die Hypovitaminose C (Skorbut). Die Krankheitsbilder werden im Kap. 33 vorgestellt.

Literatur

Übersichtsarbeiten

Buck-Gramcko D. Congenital Malformations of the Hand and Forearm. Churchill Livingstone. London Edinburgh Philadelphia Sydney Toronto 1998

Flatt AE. The Care of Congenital Hand Anomalies. 2nd ed, Qual Med Publ Inc. St. Louis 1994

Giedion A. Konstitutionell-genetische Skeletterkrankungen. In: Frommhold W, Dihlmann W, Stender HS, Thurn P (Hrsg). Radiologische Diagnostik in Klinik und Praxis. Bd VI, Teil 2. S 575–801. Thieme. Stuttgart New York 1991

Poznanski AK. The Hand in Radiologic Diagnosis. Saunders. Philadelphia 1974

Steinbach HL, Gold RH, Preger L. Roentgen Appearance of the Hand in Diffuse Disease. Year Book Med Publ. Chicago 1975

Weiterführende Literatur

http://www.thieme.de/aktionen/schmitt-lanz

Trauma der Hand und Verletzungsfolgen

17 Trauma des distalen Unterarmabschnitts 176

18 Läsionen im ulnokarpalen Kompartiment 192

19 Frakturen des Skaphoids 209

20 Skaphoidpseudarthrose 222

21 Frakturen der übrigen Handwurzel 236

22 Karpale Luxationen und Luxationsfrakturen 251

23 Karpale Instabilitäten 261

24 Karpometakarpale Luxationen und Luxationsfrakturen 285

25 Frakturen der Metakarpalia 290

26 Fingerfrakturen und -luxationen 296

17 Trauma des distalen Unterarmabschnitts

K. J. Prommersberger, S. Fröhner, J. van Schoonhoven, R. Schmitt

Basisdiagnostik von Frakturen und Luxationen des handgelenknahen Unterarmes – ob frisch oder veraltet, verheilt, fehlverheilt oder nicht verheilt – sind Standardaufnahmen des Handgelenks in 2 Ebenen, gegebenenfalls mit seitlich angestellter Kassette. Die CT gewinnt zunehmend an Bedeutung zum Ausschluss okkulter Frakturen und zur Beurteilung der Kongruenz des Radiokarpal- und des distalen Radioulnargelenks. Sie ist Grundlage der Operationsplanung frischer komplexer extra- und insbesondere intraartikulärer Frakturen, wobei 3D-Rekonstruktionen hilfreich sind. Luxationen und Subluxationen des distalen Radioulnargelenks sowie Rotationsfehlstellungen fehlverheilter Radiusfrakturen bedürfen der Abklärung mittels Computertomographie beider Handgelenke.

17.1 Frische Frakturen und Luxationsfrakturen des distalen Unterarmabschnitts

Pathoanatomie, klinische Symptomatik

Distale Frakturen des Unterarmes betreffen das distale Drittel der Diaphyse, die Meta- sowie die Epiphyse des Radius und/oder der Ulna. Sie sind **extraartikulär** oder **intraartikulär** unter Einbeziehung der radiokarpalen und/oder radioulnaren Gelenkfläche lokalisiert. Der zur Fraktur führende Mechanismus ist eine Stauchung des Handgelenks. Ursache ist meist ein Sturz, nicht selten aus dem Stand. In Abhängigkeit von der Energie, der Gelenkstellung beim Aufprall (Handgelenk in Extension oder Flexion, Ausmaß der Ulnar-/Radialduktion und der Rotation des Unterarmes sowie der Streckung des Ellenbogens) und der Knochenstabilität bzw. -elastizität variieren Verlaufsform und Schweregrad der Fraktur selbst, aber auch möglicher Begleitverletzungen (Weichteilverletzungen, knöcherne und/oder ligamentäre Verletzungen der Handwurzel).

Die klinischen Symptome der typischen Fraktur umfassen den Schmerz, die Schwellung, die Konturdeformierung und die Gebrauchsunfähigkeit des Handgelenks. Auf Begleitverletzungen weisen separat von der Frakturstelle vorhandene Druck- und Bewegungsschmerzen, Sensibilitäts- und Funktionsstörungen hin. Eine typische Komplikation der nicht oder nur gering dislozierten Radiusfraktur ist die Ruptur der langen Daumenstrecksehne im Lister-Kanal 4–12 Wochen nach dem Unfall.

Klassifikationen

Bei keiner anderen Verletzung ist der Gebrauch von Eponymen und Synonymen so verbreitet wie bei der distalen Radiusfraktur (Tab. 17.1, Abb. 17.1). Auch wenn sich durch diese Schlagwörter die Frakturen des distalen Radiusabschnitts im klinischen Alltag ausreichend charakterisieren lassen, sind frakturspezifische Behandlungskonzepte, prognostische Aussagen hinsichtlich des zu erwartenden Endergebnisses und Vergleiche verschiedener Behandlungsstrategien nur anhand von Frakturklassifikationen möglich.

Tab. 17.1 Klassifikation distaler Radiusfrakturen anhand von Eponymen und Synonymen

Colles-Fraktur	dorsale Fragmentabkippung
Smith-Fraktur	palmare Fragmentabkippung
Barton-Fraktur	dorsaler Kantenabbruch
Reverse Barton-Fraktur	palmarer Kantenabbruch
Chauffeur-Fraktur	Fraktur durch den Processus styloideus radii
„Die-Punch"-Fracture	Impression der Fossa lunata radii
Grünholz-Fraktur	kindliche Fraktur, Kortikalis auf der Konvexseite vollständig durchgebrochen, auf der Konkavseite nur angebrochen
Galeazzi-Fraktur	Kombination einer Fraktur des distalen Radiusdrittels mit einer Luxation im distalen Radioulnargelenk

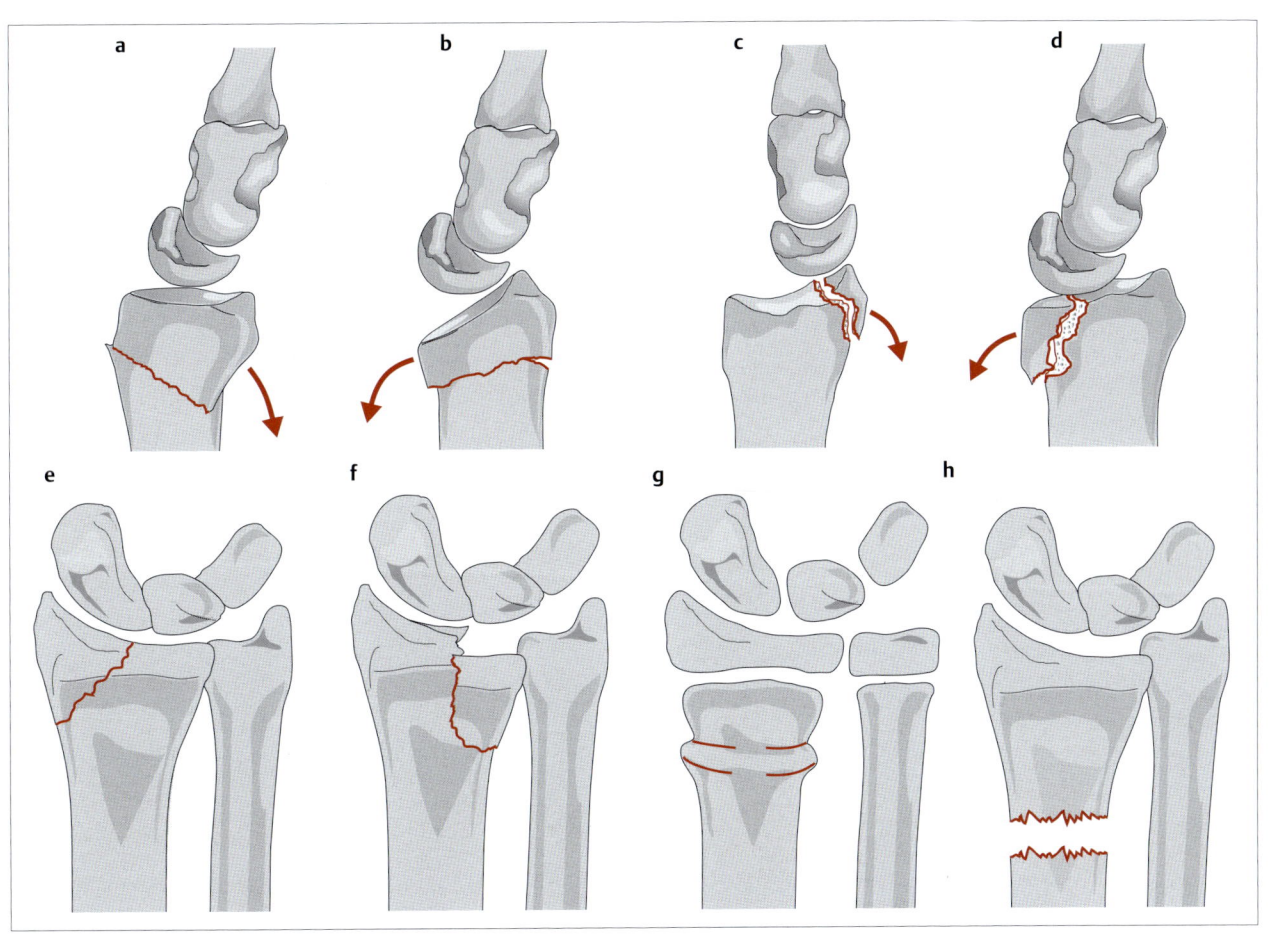

Abb. 17.1 a–h Klassifikation distaler Radiusfrakturen anhand von Eponymen und Synonymen.
- **a** Colles-Fraktur.
- **b** Smith-Fraktur.
- **c** Barton-Fraktur.
- **d** „reverse" Barton-Fraktur.
- **e** Chauffeur-Fraktur.
- **f** „Die-punch"-Fraktur.
- **g** Grünholz-Fraktur.
- **h** Galeazzi-Fraktur.

- Von den zahlreichen Klassifikationen hat sich unter therapeutischen Gesichtspunkten besonders die **Einteilung nach Fernandez** bewährt. Fernandez unterscheidet lediglich 5 Hauptgruppen (Abb. 17.**2 a**): I: metaphysäre Biegungsbrüche, II: Abscherfrakturen der dorsalen und palmaren Radiuslippe, III: Kompressionsfrakturen der radiokarpalen Gelenkfläche, IV: Avulsionsfrakturen inklusive radiokarpalen Luxationsfrakturen und V: Kombinationen der Frakturentypen I–IV. Die Mitverletzungen des distalen Radioulnargelenks werden in Abhängigkeit von der Stabilität bzw. Instabilität des Gelenks nach Reposition und Stabilisation des distalen Radius in einer eigenen Klassifikation erfasst (Abb. 17.**2 b**). Die beiden Klassifikationen erlauben eine computerunterstützte Datenverarbeitung. So bedeutet die Abkürzung *RII D 2P – U IA*, dass eine Radiusfraktur (*R*) vom Typ *II* (Abscherfraktur) mit Dislokation nach dorsal (*D*) und 2 Hauptfragmenten (*2P*) vorliegt, und dass das distale Radioulnargelenk (*U*) stabil (*I*) ist bei einer Abrissfraktur des Griffelfortsatzes der Ulna (*A*).

- Insbesondere in den USA weit verbreitet ist die **Klassifikation nach Frykman**. Diese Einteilung berücksichtigt die Unterscheidung von extra- und intraartikulären Bruchformen sowie die fehlende oder vorhandene Mitfrakturierung der distalen Ulna (Abb. 17.**3**). Nicht beachtet wird in der Einteilung nach Frykman die Anzahl der Fragmente und deren Dislokation. Mit zunehmender Klassifikationsnummer steigt die Komplexität der Fraktur an, die Prognose verschlechtert sich entsprechend.
- Die Typisierung distaler Unterarmfrakturen der **Arbeitsgemeinschaft für Osteosynthesefragen (AO)** beurteilt neben dem Frakturverlauf und der Dislokationsart zusätzlich die Fragmentanzahl. Sie basiert auf der zur computerunterstützten Datenerfassung entwickelten AO-Klassifikation für Frakturen langer Knochen. Es werden 3 Arten (extraartikuläre, einfache intraartikuläre und komplexe intraartikuläre Brüche), 9 Hauptgruppen und 27 Untergruppen berücksichtigt (Tab. 17.**2**).

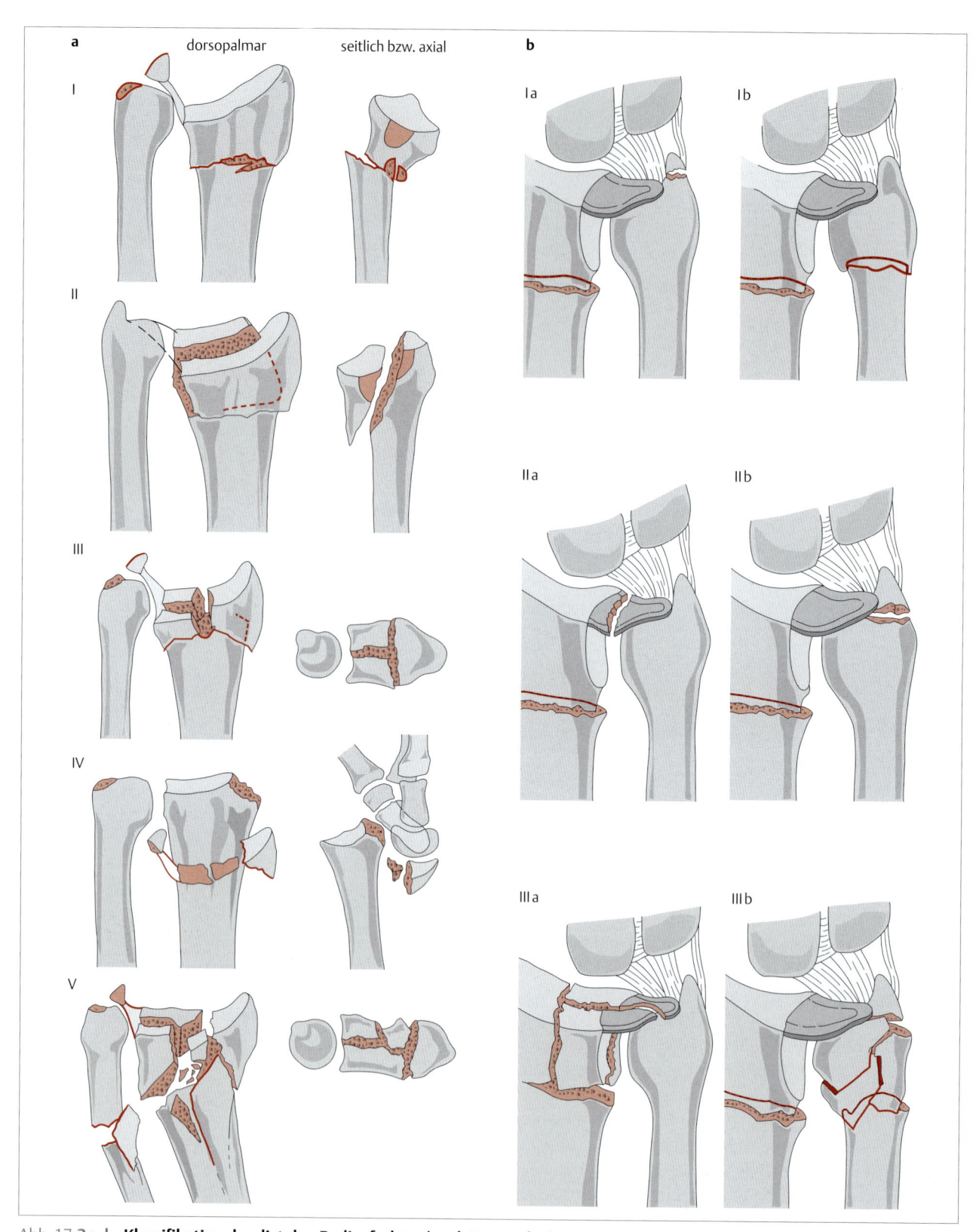

Abb. 17.2 a, b **Klassifikation der distalen Radiusfraktur (nach Fernandez).**
a I = Metaphysärer Biegungsbruch; dorsale oder palmare Dislokation. II = Abscherfraktur der dorsalen oder palmaren Radiuslippe. III = Kompressionsfraktur der radiokarpalen Gelenkfläche. IV = Avulsionsfraktur inklusive radiokarpaler Luxationsfraktur. V = Kombination der Frakturtypen I–IV.
b Klassifikation der Mitverletzung des distalen Radioulnargelenks: I = stabil, Gelenkflächen intakt (a: Spitzenabriss des Processus styloideus ulnae; b: stabile subkapitale Ulnafraktur). II = instabil, Gelenkflächen intakt (a: radialer oder ulnarer Abriss des TFCC; b: basisnaher Abriss des Processus styloideus ulnae samt TFCC). III = fraglich stabil, Gelenkflächen zerstört (a: Fraktur der Incisura ulnaris radii; b: Fraktur des Ulnakopfes mit Zerstörung der Gelenkfläche zum Radius).

- Die Klassifikationen nach **Aitken** und **Salter** für Frakturen im Bereich der Wachstumsfuge werden im Kindes- und Jugendalter auch bei handgelenksnahen Unterarmbrüchen angewendet (Tab. 17.3, Abb. 17.4).

Tab. 17.2 Klassifikation der distalen Radiusfraktur nach der Arbeitsgemeinschaft für Osteosynthesefragen

Klassifikation	Verlauf	Dislokation
A Extraartikuläre Fraktur	A1 der Ulna, Radius intakt	1. Processus styloideus
		2. metaphysär einfach
		3. metaphysär mehrfragmentär
	A2 des Radius, einfach und impaktiert	1. ohne Fehlstellung
		2. dorsale Fehlstellung
		3. palmare Fehlstellung
	A3 des Radius, mehrfragmentär	1. impaktiert mit axialer Verkürzung
		2. mit Keil
		3. komplex
B Einfach intrartikuläre Fraktur des Radius	B1 sagittaler Verlauf	1. lateral einfach
		2. lateral mehrfragmentär
		3. medial
	B2 dorsale Kante	1. einfach
		2. mit lateraler sagittaler Fraktur
		3. mit dorsaler Karpusdislokation
	B3 palmare Kante	1. einfach mit kleinem Fragment
		2. einfach mit großem Fragment
		3. mehrfragmentär
C Komplex intraartikuläre Fraktur des Radius	C1 artikulär einfach, metaphysär einfach	1. mit posteromedialem Fragment
		2. mit sagittal verlaufender Frakturlinie
		3. mit frontal verlaufender Frakturlinie
	C2 artikulär einfach, metaphysär mehrfragmentär	1. mit sagittal verlaufender Frakturlinie
		2. mit frontal verlaufender Frakturlinie
		3. in die Diaphyse reichend
	C3 artikulär einfach, mehrfragmentär	1. metaphysär einfach
		2. metaphysär mehrfragmentär
		3. in die Diaphyse reichend

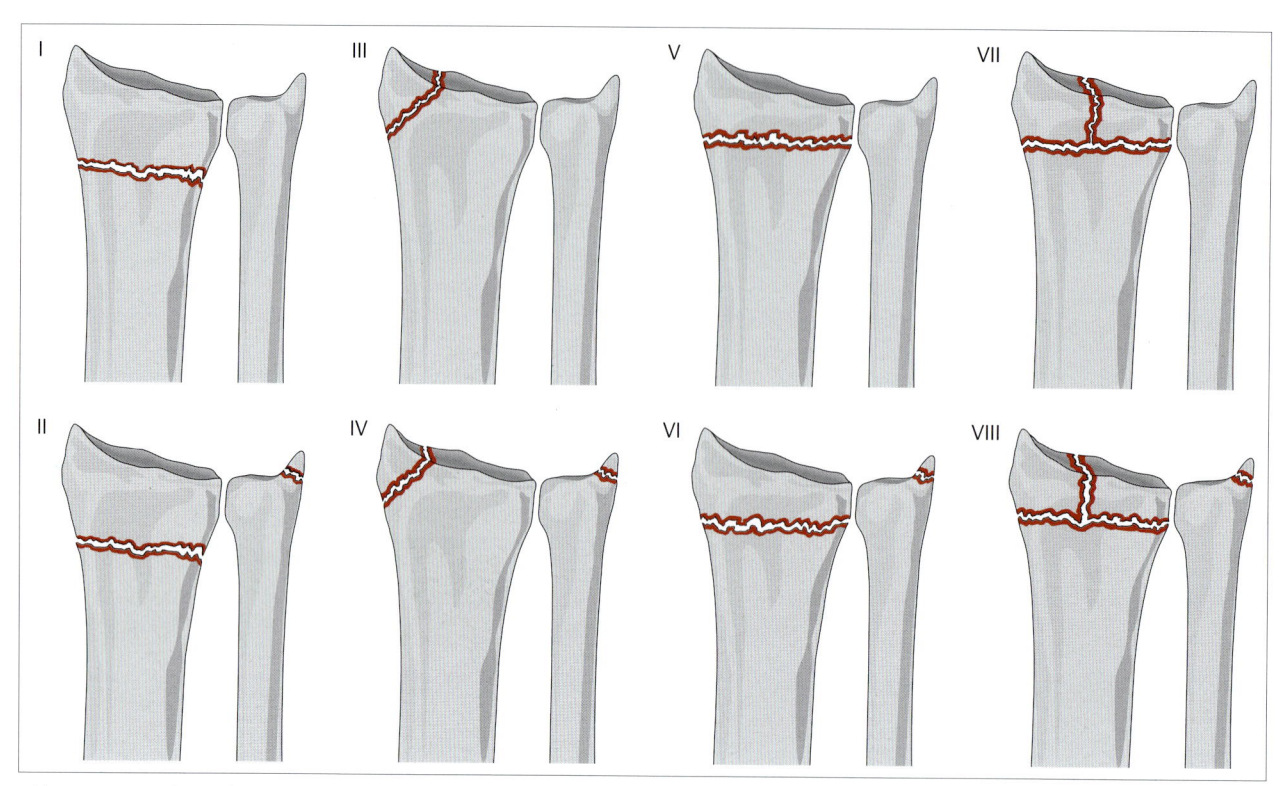

Abb. 17.3 Distale Radiusfrakturen in der Klassifikation (nach Frykman).
Extraartikuläre Frakturen (I und II), Frakturen mit Beteiligung des Radiokarpalgelenks (III und IV), Frakturen mit Beteiligung des distalen Radioulnargelenks (V und VI), Frakturen mit Verletzung sowohl des Radiokarpal- als auch des distalen Radioulnargelenks (VII und VIII). Bei ungeraden Ziffern liegt keine, bei geraden Ziffern dagegen eine Mitfrakturierung der Ulna vor.

Bildgebende Diagnostik

Röntgendiagnostik

Grundsätzlich sind sowohl bei Verdacht auf eine Fraktur des distalen Unterarmabschnitts als auch zur Verlaufsbeurteilung zuerst **Standardaufnahmen** des Handgelenks in 2 Ebenen in Neutralstellung des Handgelenks und des Unterarmes (mittlere Rotation) durchzuführen (Abb. 17.4 u. 17.5) und meistens bereits ausreichend. Auch bei schweren Verletzungen des Handgelenks ist die exakt seitliche Aufnahme unerlässlich.

Abb. 17.4 a, b Grünholz-Frakturen der distalen Radius- und Ulna-Metaphysen mit Epiphyseolyse am Radius (Aitken Ib, Salter-Harris II).
Positives Pronator-quadratus-Zeichen in Folge Hämatombildung (Pfeile).

Tab. 17.3 Klassifikation der Epiphysen-/Metaphysenfrakturen

Verletzungsart	Nach Aitken	Nach Salter-Harris
Reine Epiphysenlösung	I a	I
Epiphysenlösung und Metaphysenfraktur	I b	II
Epiphysenfraktur	II	III
Kombinierte Epiphysen-/Metaphysenfraktur	III	IV
Epi-/metaphysäre Trümmerfraktur		V

17.1 Frische Frakturen und Luxationsfrakturen des distalen Unterarmabschnitts

Bei grob unauffälligen Übersichtsaufnahmen ist stets auch nach indirekten Zeichen für eine Verletzung oder einen entzündlichen Gelenkprozess zu suchen. Beim **Pronator-quadratus-Zeichen** kann die Fettlamelle, die zwischen dem M. pronator quadratus und den tiefen Beugesehnen verläuft und dem Radius normalerweise eng anliegt, hämatombedingt in der seitlichen Aufnahme entweder nicht abgegrenzt werden oder nach palmar verlagert sein (Tab. 17.4). Bei auffälliger Klinik und nicht sicher pathologischem Röntgenbefund ist bei Kindern die Vergleichsaufnahme der gesunden Gegenseite angezeigt, bei Erwachsenen eher eine weiterführende Diagnostik mittels der CT oder MRT.

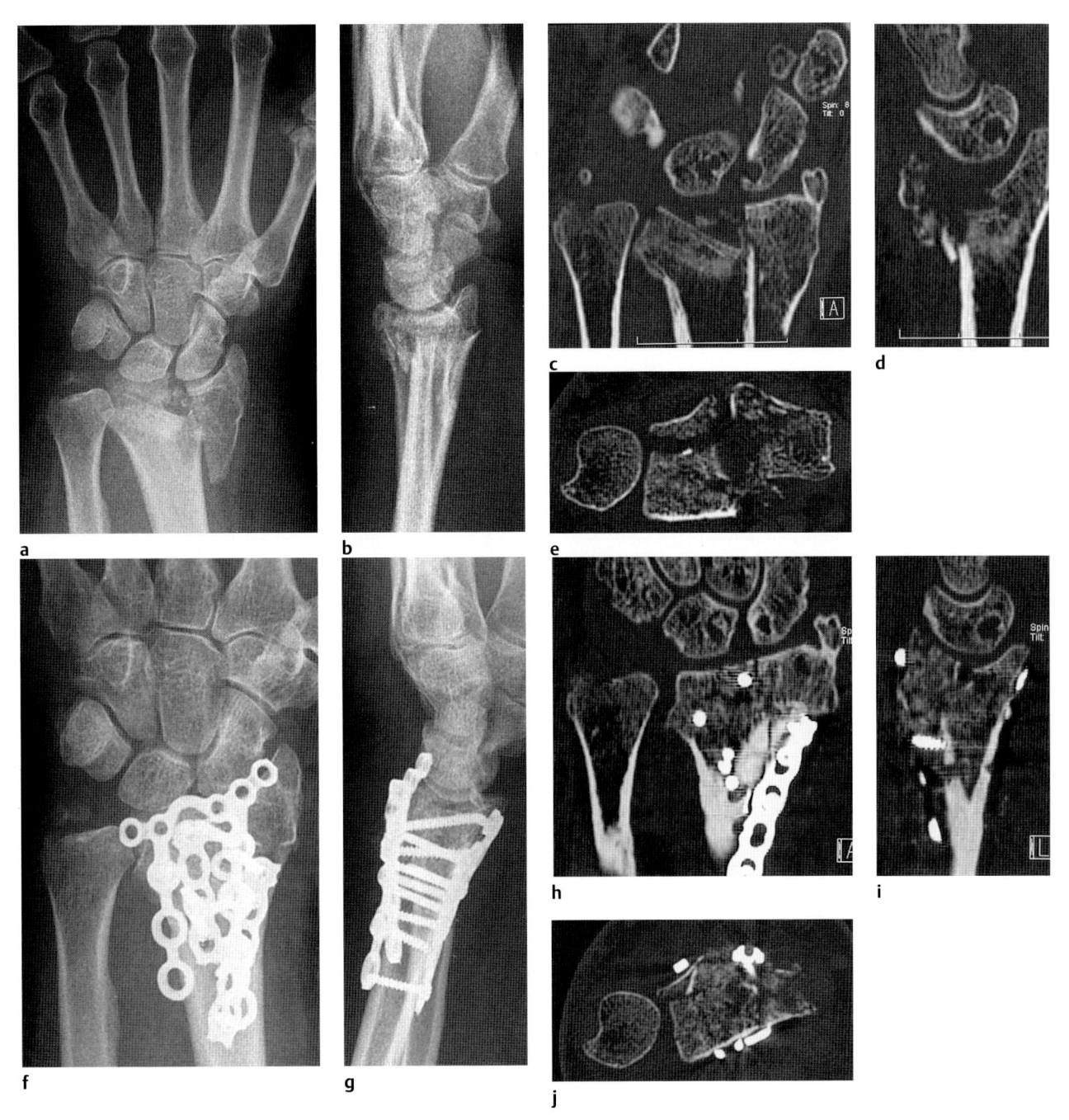

Abb. 17.5 a–j **Intraartikuläre distale Radiustrümmerfraktur (Typ Fernandez V, Frykman VIII, AO C3.2).**

a–e Präoperative Diagnostik: Ausgedehnte Impression der radiokarpalen Gelenkfläche. Deren Ausmaß und die Mitbeteiligung des distalen Radioulnargelenks kommen erst in der CT zur vollen Darstellung. Vorschädigungen am Processus styloideus radii, Lunatum und Skaphoid.

f–j Postoperative Diagnostik nach Rekonstruktion und Osteosynthese: Die Röntgenaufnahmen lassen durch Implantatüberlagerung die Gelenkflächen nur begrenzt beurteilen. Die CT bringt die Gelenkflächen in guter operativer Rekonstruktion überlagerungsfrei und die Schrauben streng extraartikulär zur Darstellung.

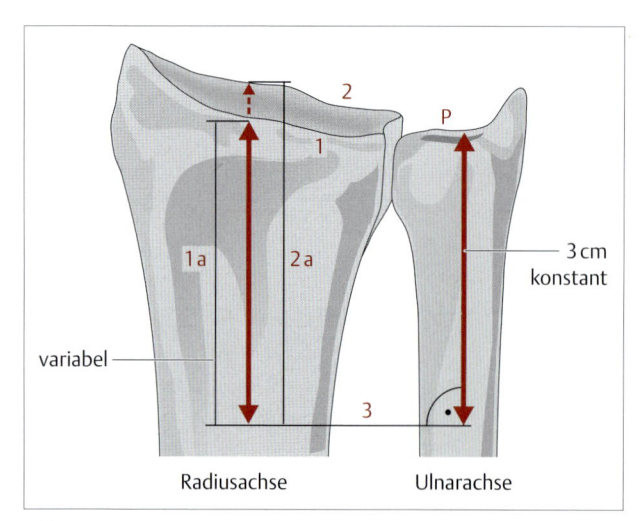

Abb. 17.6 Bestimmung der Einstauchung des distalen Radiusabschnitts in der Messmethode nach Sennwald. Fixpunkt ist der Ulnakopf. Von hier aus wird eine Linie von 3 cm Länge am Ulnaschaft gezogen und eine Senkrechte errichtet. Zu dieser Referenzlinie werden entlang der Radiusschaftmitte die Distanzen zum Palmar- und Dorsalrand der Fossa radii bestimmt.

Begleitverletzungen der Handwurzelknochen und karpalen Bänder sollten möglichst im Rahmen der Primärdiagnostik der distalen Radiusfraktur erkannt und dann der entsprechenden Therapie zugeführt werden, um konsekutive Instabilitäten und Arthrosen zu vermeiden. Hierzu ist eine subtile Beurteilung der karpalen Gelenklinien und -spaltbreiten sowie der Achsenstellungen, speziell des Skaphoids und Lunatums, in den Aufnahmen in Neutralstellung notwendig. In der lateralen Projektion ist dabei zu berücksichtigen, dass das Lunatum dem distalen Radius in die Fehlstellung folgt. Kippungen des Lunatums, die Fehlstellung des Radius übersteigend, sind jedoch dringend verdächtig auf eine Ruptur des skapholunären Bandes. Besteht Verdacht auf eine karpale Begleitverletzung, sollte die Indikation zu Spezialaufnahmen (Abb. 17.8) und Schnittbildtechniken (Abb. 17.9) großzügig gestellt werden.

Vorbestehende Veränderungen sollten ebenfalls im Rahmen der Erstuntersuchung diagnostiziert werden, zum einen aus versicherungstechnischen Gründen, zum anderen, weil sie unter Umständen die Therapie, sicher jedoch den weiteren Verlauf beeinflussen.

Therapeutische Optionen: Die Behandlung distaler Radiusfrakturen verfolgt primär folgende Ziele: möglichst optimale Wiederherstellung der zerstörten Anatomie, insbesondere der Radiusgelenkfläche, rasche Rückkehr zum funktionellen Einsatz der Hand und Vermeidung einer sekundären Dislokation. Werden diese Ziele erreicht, so darf man bessere klinische Ergebnisse erwarten. Die Röntgendiagnostik hat dabei die Aufgabe, zu dokumentieren und zu quantifizieren, ob und wie weit durch die Behandlung anatomische Verhältnisse wieder hergestellt wurden, ob Implantate korrekt oder nicht korrekt platziert sind, und es im weiteren postoperativen Verlauf zu einem Korrekturverlust kommt.

Die Stellungskontrolle nach Reposition muss in der Neutralstellung oder, wenn durch die Fixierung nicht möglich, in exakter frontaler und sagittaler Projektion erfolgen. Neben den radiokarpalen Gelenkwinkeln (Tab. 17.4) interessieren das Längenverhältnis von Radius und Ulna, ob ein Versatz des distalen Fragments nach radial, dorsal oder palmar vorliegt sowie die Artikulation im distalen Radioulnargelenk:

- Der Längenverlust des Radius bei frischen, aber auch bei fehlverheilten Frakturen lässt sich getrennt für die Dorsal- und die Palmarseite durch Bestimmung der **Einstauchung** (Methode nach Sennwald) erfassen, wobei eine Berechnung im Seitenvergleich erforderlich ist (Abb. 17.6).
- Um den Versatz des distalen Fragments im Rahmen frischer, aber auch fehlverheilter Radiusfrakturen nach dorsal, palmar und radial zu beschreiben, empfiehlt sich die Bestimmung des **Radiusshiftes** (Metho-

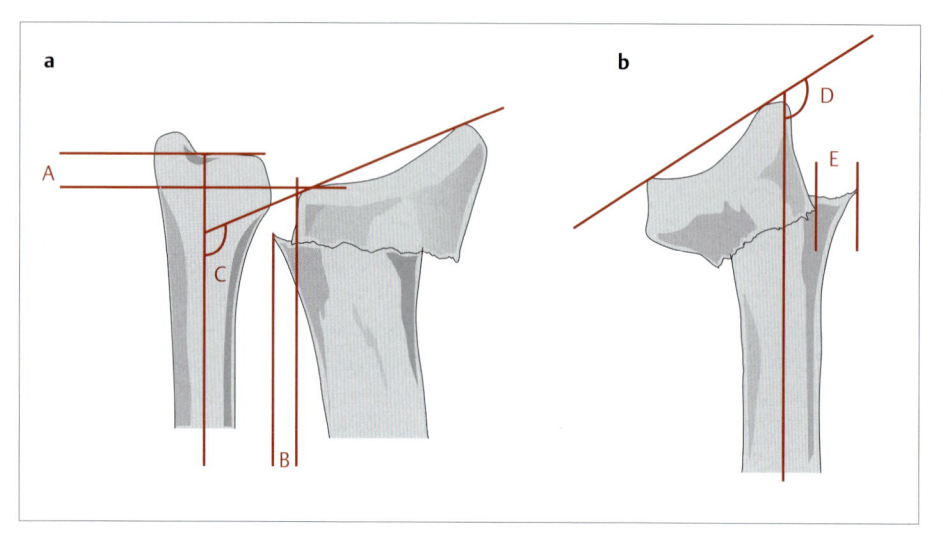

Abb. 17.7 Radiale und dorsale Verschiebung des distalen Radiusfragments in der Methode nach Abbaszadegan.

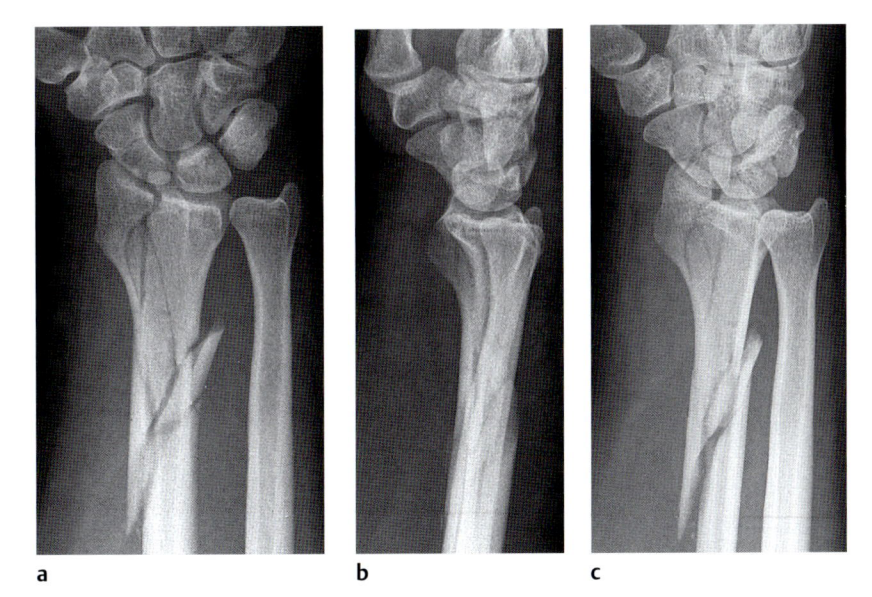

17.1 Frische Frakturen und Luxationsfrakturen des distalen Unterarmabschnitts

Abb. 17.8 a–c Kombiniertes Radius-Handwurzel-Trauma.
Neben einer distalen Radiusfraktur (Chauffeur-Fraktur, Typ Fernandez II, Frykman III und AO C2.3) findet sich eine Skaphoidfraktur. Diese kommt deutlich in der Zitherspieler-Projektion zur Darstellung.

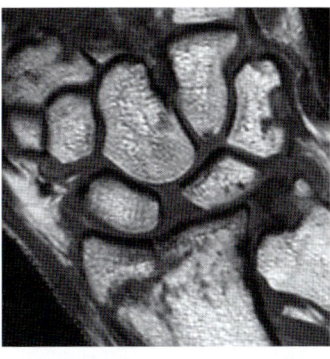

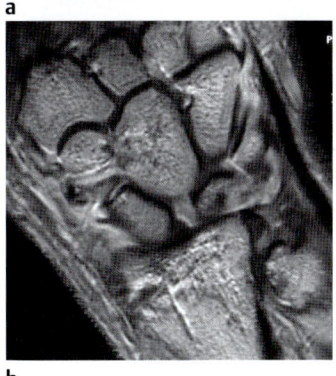

Abb. 17.9 a, b Intraartikuläre Radiusfraktur in Kombination mit einer skapholunären Dissoziation.
a In der nativen T1-gewichteten SE-Sequenz lässt sich aufgrund des Frakturverlaufs und der erweiterten SL-Lücke eine Schädigung des Lig. scapholunatum vermuten.
b Nach intravenöser Kontrastmittelgabe stellt sich das vom Lunatum abgerissene SL-Band infolge eines Enhancements im synovialen Reparationsgewebe direkt dar.

de nach Van der Linden). Der dorsale Radiusshift ist definiert als der Abstand zwischen der Längsachse des Radius in der Seitaufnahme und dem am weitesten dorsal gelegenen Punkt der Radiusepiphyse; der palmare Radiusshift entsprechend als der Abstand zwischen der Längsachse und dem am weitesten palmar gelegenen Punkt der Radiusepiphyse. Der radiale Radiusshift ist der Abstand zwischen Radiuslängsachse in der dorsopalmaren Aufnahme und dem am weitesten radial gelegenen Punkt des Processus styloideus radii. Die dorsalen und radialen Verschiebungen des distalen Radiusfragments frischer Frakturen lassen sich auch mittels der Methode von Abbaszadegan erfassen (Abb. 17.7). Aufgrund der Kallusbildung ist die Methode weniger für fehlverheilte distale Radiusfrakturen geeignet.

- Zur Bestimmung von zentralen Gelenkstufen- und Spaltbildungen intraartikulärer distaler Radiusfrakturen bedarf es der überlagerungsfreien Darstellung der Gelenkfläche mittels CT-Schichten (Abb. 17.5, 17.13 u.

Tab. 17.4 Die normale Radiusgelenkfläche

- **Frontaler Radiusgelenkwinkel:**
  - mittlere Neigung 23° nach ulnar
  - Normbereich zwischen 15° und 35°
- **Sagittaler Radiusgelenkwinkel:**
  - mittlere Neigung 11° nach palmar
  - Normbereich zwischen 0° und 20°
- **Längenverhältnis Radius zu Ulna:**
  ± 2 mm in Neutralstellung

Tab. 17.5 Stufenbildung im Radiokarpalgelenk bei Radiusfrakturen (nach Knirk u. Jupiter)

Grad	Größe der Gelenkstufe
0	kleiner als 1 mm
1	zwischen 1–2 mm
2	zwischen 2–3 mm
3	größer als 3 mm

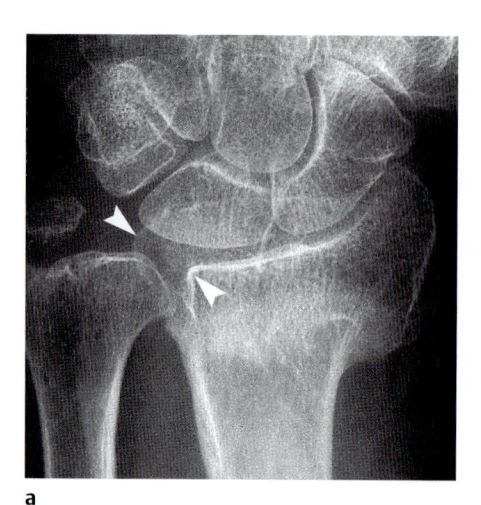

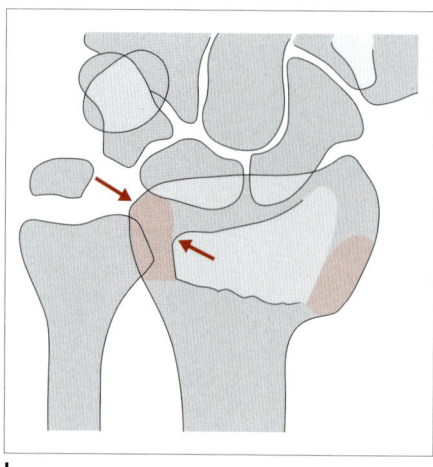

Abb. 17.10 a, b Rotationsfehlstellung nach distaler Radiusfraktur (Typ Fernandez I, Frykman II).
a Als Folge der Rotation der Radiusepiphyse projizieren sich die Eckpunkte der Incisura ulnaris radii auseinander (Pfeile), und es kommt am Radius zu einer radialseitigen Stufenbildung. Eine zusätzliche Inkongruenz entsteht durch die Radiusverkürzung
b Die Skizze verdeutlicht die Rotationseffekte am Radius (Pfeile und schraffierte Fläche) (Aufnahme von Frau Priv.-Doz. Dr. R. Frahm, Tuttlingen).

17.14). Persistierende Stufen des Radiokarpalgelenks lassen sich nach der Tabelle 17.5 exakt graduieren.
- Je größer die verbliebene Gelenkstufe, desto häufiger muss mit einer posttraumatischen Radiokarpalarthrose gerechnet werden.
- Um axiale Drehfehler der Radiuskonsole gegenüber dem Radiusschaft erkennen zu können, müssen die Aufnahmen in Neutralstellung des Unterarmes angefertigt sein. Normalerweise projizieren sich die Begrenzungslinien der Incisura ulnaris radii übereinander. Überdecken sich die beiden Gelenklinien der Inzisur dagegen nicht – wie dies in Abb. 17.10 der Fall ist – liegt eine Rotation des distalen Radiusfragments vor. Ein Verdacht besteht auch dann, wenn ulnar die Kompakta kongruent ist, während radial eine Stufenbildung vorliegt. Richtung und Ausmaß des Drehfehlers können nur mit Hilfe der CT im Seitenvergleich bestimmt werden (Abb. 17.11). Fehlt in der lateralen Projektion die Überlagerung von Radius und Ulna ganz oder teilweise, liegt wahrscheinlich eine Läsion des ulnokarpalen Komplexes vor. Neben einer klinischen Stabilitätsprüfung des distalen Radioulnargelenks im Seitenvergleich empfiehlt sich zur Verifizierung im Zweifelsfalle die axiale CT (Abb. 17.12 b), mit deutlich größerem Untersuchungsaufwand auch die MRT (Abb. 17.12 c).

Nach interner Stabilisation des distalen Radiusabschnitts mit spezifisch der Form angepassten Platten, wie sie heute zunehmend Verwendung finden – die distalen Schrauben werden praktisch subchondral unter die radiokarpale Gelenkfläche platziert – kann eine intraartikuläre Fehllage der distalen Schrauben auf den Standardaufnahmen manchmal nicht sicher ausgeschlossen werden. Lässt sich unter Durchleuchtung der Gelenkspalt nicht sicher frei projizieren, empfiehlt sich zum Ausschluss einer Implantatfehllage eine CT (Abb. 17.5 u. 17.14).

Computertomographie

Die CT hat aufgrund der überlagerungsfreien Abbildung einen wichtigen Stellenwert in der Primärdiagnostik und bei der Verlaufsbeurteilung komplexer Radiusfrakturen (Abb. 17.5 u. 17.14). Am aussagekräftigsten sind axiale und sagittale Schnittorientierungen, letztere parallel zur Hand-/Unterarmachse. Zunehmend Bedeutung erfahren 3D-Rekonstruktionen.
- **Fissuren** sind deutlicher und **okkulte Frakturen** überhaupt erst in der CT erkennbar.
- Sowohl die beiden Gelenkfacetten der radiokarpalen **Gelenkfläche** (Fossa scaphoidea, Fossa lunata) als auch die Gelenkfläche des Radius gegenüber dem Ulnakopf (Incisura ulnaris) sind in den beiden CT-Schichtebenen optimal einzusehen. Stufen und Spaltbildungen der Gelenkfläche, die Anzahl der Fragmente, das Ausmaß der Impression und des metaphysären Defekts lassen sich meist erst in ihrem ganzen Umfang in den überlagerungsfreien Abbildungen der CT erkennen und auswerten (Abb. 17.5 e u. j, 17.14 e u. j). Die 3D-Rekonstruktionen des distalen Radius nach digitaler Entfernung des Karpus und der distalen Ulna sind für die Planung des operativen Vorgehens (Zugänge, Implantatwahl, Implantatlage etc.) sehr hilfreich. Nach aufwendigen Rekonstruktionen komplexer Frakturen mit mehreren Implantaten ist nur mit der CT eine Beurteilung der Kongruenz der Gelenkflächen möglich.
- **Axiale Drehfehler** werden wegen ihrer diskreten Erscheinungsform im Röntgenbild oft nicht ausreichend beachtet, können jedoch das klinische Ergebnis im Hinblick auf die Unterarmdrehung erheblich beeinträchtigen. Nur mittels axialer Schnittbilder ist es möglich, die Richtung und das Ausmaß der Rotation des distalen Radiusfragments gegenüber dem Radiusschaft zu bestimmen. Wegen der interindividuell stark schwankenden, intraindividuell im Seitenvergleich je-

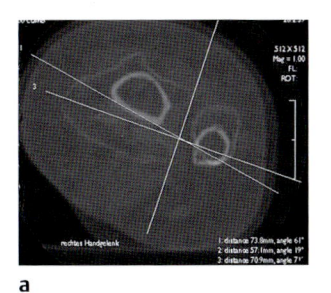

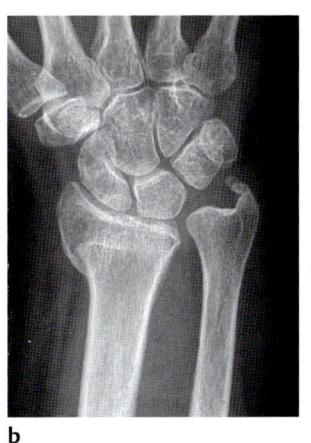

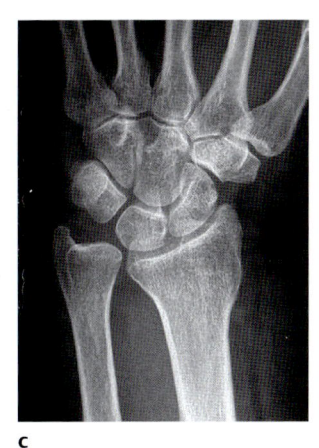

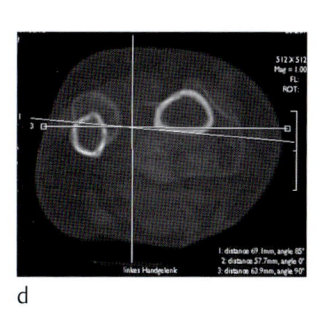

17.1 Frische Frakturen und Luxationsfrakturen des distalen Unterarmabschnitts

Abb. 17.11 a–d   CT zur Rotationsfehlerbestimmung des Radius im Seitenvergleich.
b, c Die Röntgenaufnahmen zeigen eine in leichter Fehlstellung verheilte Radiusfraktur. Ausladender Processus styloideus radii als mögliche Folge eines Rotationsfehlers.
a, d Axiale Schichten durch beide Radii. Zur Rotationsfehlerbestimmung wird eine Schicht distal der ehemaligen Fraktur in Höhe des distalen Radioulnargelenks und eine 2. Schicht ca. 2–6 cm proximal durch die Radiusmetaphyse benötigt. Elektronische Addition der distalen und proximalen Schicht. Die Achse durch die Radiusepiphyse (3) steht senkrecht auf der Tangente durch die Eckpunkte der Incisura ulnaris radii. Die Achse durch die Radiusmetaphyse (1) verläuft parallel zu deren Palmarkante. Rechts ist die Epiphyse im Verhältnis zur Metaphyse um 17° in Richtung Supination gedreht, links um 5° Richtung Pronation. Somit liegt rechts ein Drehfehler von 22° in Richtung Supination vor.

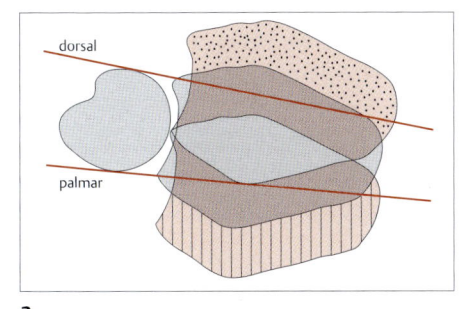

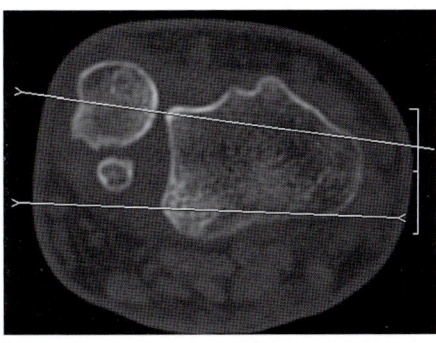

doch nur minimale Abweichungen aufweisenden physiologischen Radiustorsion, lässt sich der Drehfehler des distalen Radiusfragments nur im Seitenvergleich berechnen (Abb. 17.11). 2 Untersuchungsmethoden sind beschrieben. Bei beiden muss die Hand-Unterarm-Achse möglichst genau im rechten Winkel zur Gantry positioniert werden. Bei beiden Methoden erfasst die Schichtung durch das distale Radioulnargelenk das distale Radiusfragment. Die 2. Schicht wird proximal der Fraktur entweder in einem Abschnitt der Radiusmetaphyse angefertigt, wo die palmare Kortikalis des Radius noch vollkommen flach ist (etwa 4–6 cm proximal des Radiokarpalgelenks) oder alternativ am proximalen Radius durch die Tuberositas radii gelegt. Wegen der physiologischen Radiustorsion sind bei der Primäruntersuchung die distalen und proximalen Schichten rechts und links und bei Kontrolluntersuchungen auf der verletzten Seite unbedingt auf gleicher Höhe anzulegen.

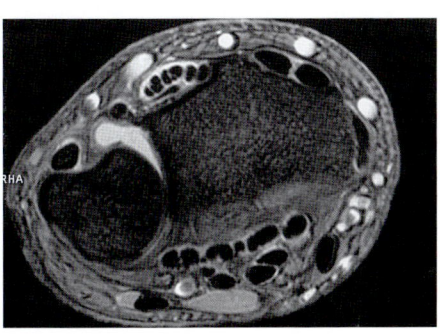

Abb. 17.12 a–c   Analyse von Radius(sub)luxationen in der axialen Ebene.
a In der Schemazeichnung zeigt die gepunktete Fläche die Radiusluxation nach dorsal, die linierte Fläche nach palmar. Die Verbindungslinien begrenzen den physiologischen Artikulationsspielraum.
b Posttraumatische Subluxation des Radius nach palmar. In der axialen CT-Schicht sind die Verbindungslinien (nach Mino) eingezeichnet. Pseudarthrose des Processus styloideus ulnae.
c Geringe Subluxation des Radius nach dorsal. In dem T2*-gewichteten MRT ist die Ruptur des Lig. radiopalmare dorsale sichtbar. Der signalintense Erguss reicht nach dorsal bis in die Läsionsstelle.

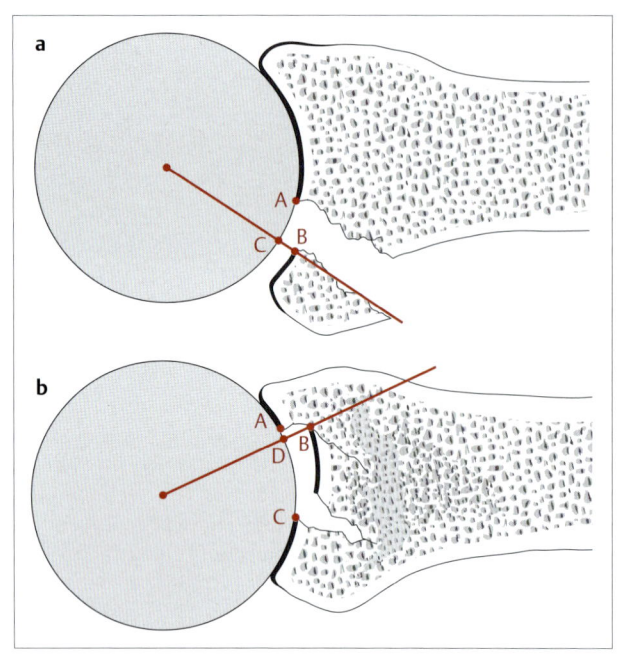

Abb. 17.13 a, b Bestimmung zentraler Gelenkstufen- und Frakturspaltbildungen (nach Cole).
Der Abstand der Punkte A und C entspricht der Weite des Frakturspaltes; der Abstand zwischen den Punkten A und D der frakturbedingten Gelenkstufe.

Sonographie

Erste Erfahrungen zeigen, dass mittels der Sonographie das Repositionsergebnis distaler Radiusfrakturen ebenso gut beurteilt werden kann wie bei der radiologischen Begutachtung. Dies sollte insbesondere bei Verlaufskontrollen von Frakturen im Kindesalter Berücksichtigung finden.

Magnetresonanztomographie

Die MRT hat eine sehr hohe Sensitivität für den Nachweis frischer Radiusfrakturen. Für die Frakturdiagnose ist wichtig, dass neben einem Knochenmarködem auch eine lineare, meist signalarme Frakturlinie im MRT-Bild sichtbar sein muss. Indikationen zur MRT sind letztlich nur der Nachweis nichtdislozierter Frakturen sowie von ligamentären Begleitverletzungen (Abb. 17.9). Dagegen hat die MRT zum Fragment-Staging komplexer distaler Unterarmfrakturen aufgrund ihrer deutlich schlechteren Knochendarstellung im Vergleich zur CT keine Bedeutung.

Arthroskopie

Während der Nutzen einer arthroskopisch assistierten Versorgung von intraartikulären distalen Radiusfrakturen umstritten ist, besteht zunehmend Einigkeit über den Wert der arthroskopisch kontrollierten Behandlung. Für die Beurteilung des Repositionsergebnisses hinsichtlich der Gelenkkongruenz zeigt die Arthroskopie sich der intraoperativen Durchleuchtung überlegen. Darüber hinaus bietet die Arthroskopie den Vorteil, dass die **karpalen Bänder** und der **trianguläre fibrokartilaginäre Komplex (TFCC)** direkt zu beurteilen, und gegebenenfalls in gleicher Sitzung arthroskopische Operationen – z. B. ein Shaving von Einrissen des TFCC – möglich sind. Hämarthrose und Blutungen aus dem Frakturspalt erschweren jedoch in den ersten Tagen nach dem Unfall die Arthroskopie.

17.2 Fehlverheilte distale Radiusfrakturen

Pathoanatomie, klinische Symptomatik

Trotz aller Fortschritte in der Frakturbehandlung ist die Ausheilung in Fehlstellung weiterhin eine der häufigsten Komplikationen distaler Radiusfrakturen. Sowohl nach extra- als auch nach intraartikulären Speichenbrüchen kann es zur Ausheilung in Fehlstellung kommen. In der überwiegenden Mehrheit handelt es sich um Brüche, die konservativ mittels Reposition und Gipsruhigstellung behandelt wurden. Ursache ist weniger eine primär ungenügende Reposition, als vielmehr eine schleichende Redislokation. Aber auch nach operativer Behandlung, selbst nach offener Reposition und interner Stabilisation, wird eine Heilung in Fehlstellung – sei es aufgrund eines sekundären Repositionsverlustes oder einer primären Fixation in Fehlstellung – beobachtet.

Heilt eine extraartikuläre Fraktur der körperfernen Speiche in Fehlstellung aus, so findet sich in den meisten Fällen eine mehrdimensionale Deformität mit
- Verkippung der Radiusgelenkfläche in der Sagittalebene mit Neigung nach dorsal oder vermehrter Kippung zur Beugeseite,
- Abflachung der Ulnarinklination in der Frontalebene,
- Verkürzung der Speiche gegenüber der Elle,
- Rotationsfehler des körperfernen Speichenfragments in Relation zum Radiusschaft,
- Verschiebungen des distalen Fragments nach dorsal bzw. palmar und/oder nach radial.

Intraartikuläre Frakturen des distalen Radius können mit Gelenkstufen und/oder Spaltbildungen der Gelenkfläche ausheilen. Diese können das Radiokarpal- und/oder das distale Radioulnargelenk betreffen. Meist findet sich

17.2 Fehlverheilte distale Radiusfrakturen 187

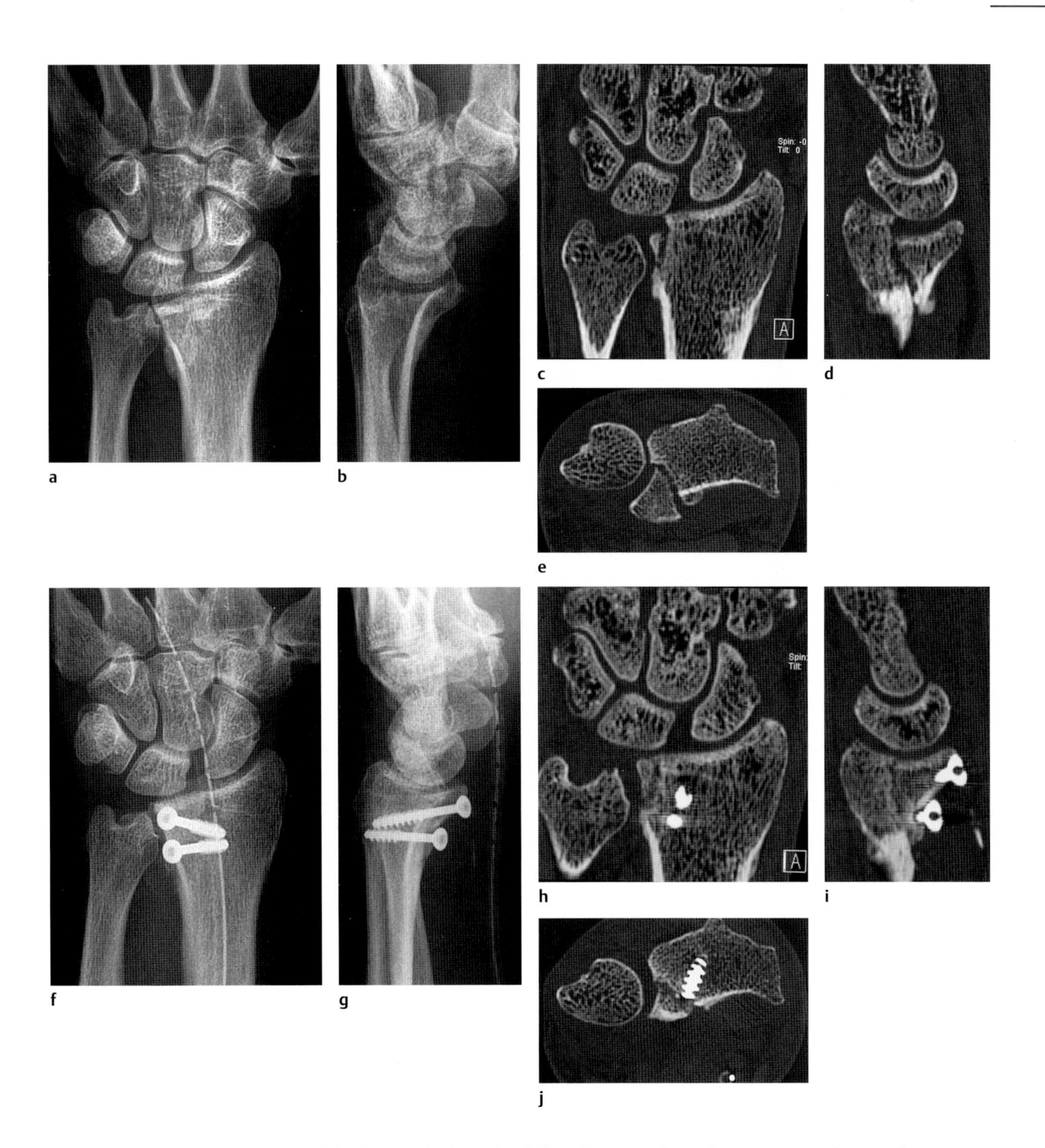

Abb. 17.**14 a–j** **In intraartikulärer Fehlstellung verheilte Radiusfraktur („Die-Punch"-Fraktur, Typ Fernandez II, Frykman VII, AO C1.1).**

a–e Präoperative Diagnostik: Im Röntgenbild ist zwar die intraartikuläre Stufe zu erkennen, das genaue Ausmaß jedoch nicht zu bestimmen. In den CT-Schichten lässt sich die Gelenkstufen- und -spaltbildung hingegen nicht nur darstellen, sondern auch nach der Technik der Abb. 17.**13** ausmessen.

f–j Postoperative Diagnostik nach Korrekturosteotomie: Im Seitenbild findet sich noch eine geringe Stufenbildung. Die CT-Schichten ergeben eine nahezu anatomische Rekonstruktion.

neben der intra- auch eine extraartikuläre Fehlstellungskomponente.

Viele, aber nicht alle Patienten mit einem in Fehlstellung verheilten Bruch des distalen Radiusabschnitts klagen über Bewegungseinschränkungen, Kraftminderung, Schmerzen, gestörte Ästhetik des Handgelenks sowie Gefühlsstörungen. Die geklagten Beschwerden der Patienten sind vor dem Hintergrund der durch die Fehlstellung des distalen Radius bedingten Störungen der Biomechanik des Handgelenks verständlich. Diese betreffen das Radiokarpalgelenk, das Mediokarpalgelenk und das distale Radiokarpalgelenk.

Bei Dorsalkippung des distalen Radiusfragments kommt es auf der Ebene des Radiokarpalgelenks zu einer Verlagerung der Belastungszone am Radius nach dorsal, einhergehend mit einer Verschmälerung der Belastungszone. Gleichzeitig verlagert sich parallel zur Dorsalkippung des distalen Radius der Kraftfluss von der Hand auf den Unterarm hin zum ulnokarpalen Gelenkkompartiment. Auf der Ebene des Mediokarpalgelenks wird die Rotation des Lunatums, das dem distalen Radius meist in die Fehlstellung folgt, durch eine gegenläufige Kippung des Kapitatums ausgeglichen. Bei länger bestehenden Fehlstellungen verursacht dies nicht selten eine synovialitische Reizung mit entsprechenden Beschwerden. Ist die Fehlstellung der Handwurzel bereits fixiert, besteht sie und mit ihr die dadurch verursachten Beschwerden auch nach einer Stellungskorrektur des distalen Radius unverändert fort. Sowohl durch die unphysiologische Kippung des distalen Radiusfragments als auch durch die Verkürzung des Radius kommt es zu einer Verringerung der Kontaktfläche des distalen Radioulnargelenks und gleichzeitig zu einem Spannungsanstieg des ulnokarpalen Komplexes. Beides kann die Unterarmdrehung beeinträchtigen.

Therapeutische Optionen

Bei der Entscheidung, ob eine fehlverheilte Fraktur des distalen Radius operativ behandelt werden soll, steht der Patient mit seinen funktionellen Bedürfnissen und seiner Motivation im Vordergrund. Hingegen sind bei der Frage, wie gegebenenfalls operativ vorgegangen werden kann, eher lokale Faktoren (Art der Fehlstellung, Knochenqualität, Arthrose, Weichteilsituation etc.) ausschlaggebend. Ziel operativer Eingriffe bei fehlverheilten distalen Radiusfrakturen ist die Schmerzreduktion und, sofern möglich, Funktionsverbesserung. Prinzipiell können 4 Therapiegruppen unterschieden werden:
- Eingriffe zur Wiederherstellung der normalen Anatomie,
- Eingriffe zur Funktionsverbesserung ohne Wiederherstellung der normalen Anatomie,
- Eingriffe zur Schmerzreduktion und
- Kombinationseingriffe.

Bei der Entscheidungsfindung, welches Operationsverfahren im konkreten Fall am ehesten in Frage kommt, ist der radiologische Befund ausschlaggebend.

Bildgebende Diagnostik

Röntgendiagnostik

Grundsätzlich sind zuerst **Standardaufnahmen** des Handgelenks in 2 Ebenen in Neutralstellung des Handgelenks und des Unterarmes (mittlere Rotation) durchzuführen. Neben den radiokarpalen Gelenkwinkeln interessieren das Längenverhältnis von Radius und Ulna, ob ein Versatz des distalen Fragments nach radial, dorsal oder palmar vorliegt sowie die Artikulation im distalen Radioulnargelenk. Zeigen sich keine oder nur geringe arthrotische Veränderungen des Radiokarpalgelenks, ist prinzipiell eine Korrekturosteotomie des distalen Radius oder – bei geringer Fehlstellung – eine Ulnaverkürzungsosteotomie möglich. Eine zeichnerische Planung einer Korrekturosteotomie (Niveau der Osteotomie, Osteotomie- und Korrekturwinkel, Größe des notwendigen Knocheninterponats) ist obligatorisch. Bei streng extraartikulärer Fehlstellung erfolgt sie anhand von Röntgenaufnahmen beider Handgelenke in 2 Ebenen. Stellungskontrolle und Beurteilung der Knochenheilung nach dem Korrektureingriff erfolgen mittels Standardaufnahmen des Handgelenks in 2 Ebenen.

Computertomographie

Ergibt sich bei in Fehlstellung ausgeheilten extraartikulären distalen Radiusfrakturen der Verdacht auf einen zusätzlichen **Rotationsfehler,** sollte eine CT im Seitenvergleich zur Bestimmung des Rotationsfehlers durchgeführt werden (Abb. 17.**11**). Die CT ist aufgrund der überlagerungsfreien Abbildung der Gelenkflächen ideal geeignet zur Beurteilung, ob eine **intraartikuläre Korrekturosteotomie** möglich ist oder nicht (Abb. 17.**14**). Zur Operationsplanung (Zugänge, Implantatwahl, Implantatlage etc.) sind 3D-Rekonstruktionen des distalen Radius mit digitaler Entfernung des Karpus und der distalen Ulna hilfreich. Zur Beurteilung der Kongruenz der Gelenkflächen ist postoperativ ebenfalls regelmäßig eine CT erforderlich. Die CT ist auch Voraussetzung der zunehmend an Bedeutung gewinnenden, mit Computerunterstützung geplanten und durchgeführten extraartikulären Korrektureingriffe.

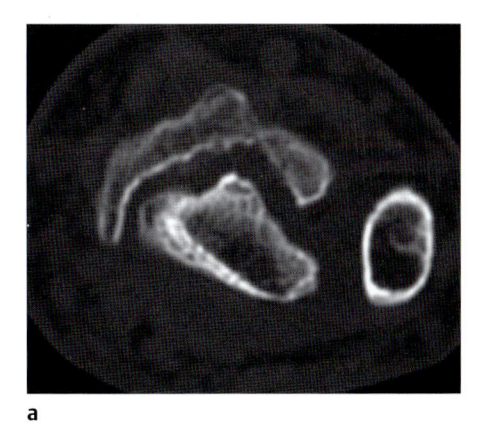

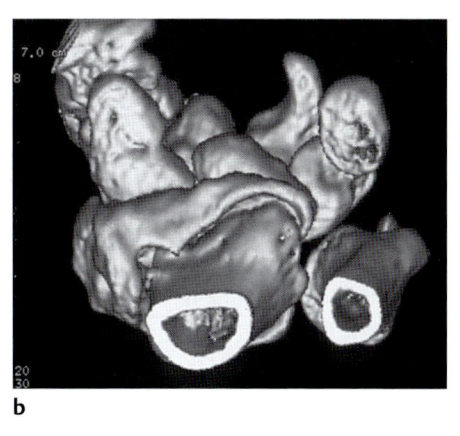

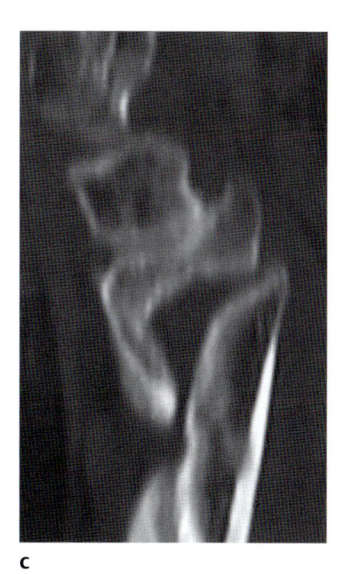

Abb. 17.**15 a–c** **CT-Nachweis einer Pseudarthrose im distalen Radiusabschnitt.** Bei Zustand nach distaler Radiusfraktur und fortbestehender Schmerzhaftigkeit weist die CT die fehlende Überbrückung des Frakturspaltes und damit das Vorliegen einer Pseudarthrose sicher nach.

Magnetresonanztomographie

Die MRT bietet die Möglichkeit, die Knorpelsituation radiokarpal nichtinvasiv abzuklären, was bei der Entscheidungsfindung bei intraartikulären Fehlstellungen wichtig ist. Gleichzeitig ist eine Beurteilung der karpalen Ligamente und des ulnokarpalen Komplexes möglich.

Arthroskopie

Bestehen Bedenken hinsichtlich des Knorpelzustands oder gibt es Anhaltspunkte auf eine begleitende karpale Bandverletzung, empfiehlt sich eine Handgelenksspiegelung. Sie ist immer noch der MRT überlegen.

17.3 Pseudarthrosen nach distalen Radiusfrakturen

Die Ausheilung in Fehlstellung ist die häufigste Komplikation distaler Radiusfrakturen. Dagegen ist die ausbleibende knöcherne Konsolidierung, also die Falschgelenkbildung, nach einem körperfernen Speichenbruch extrem selten. Persistierende Schmerzen in Verbindung mit einer zunehmenden Fehlstellung nach Aufhebung der Ruhigstellung einer distalen Radiusfraktur sind verdächtig auf eine Störung der Frakturheilung. Eine metaphysäre distale Radiusfraktur sollte bei einem ansonsten gesunden Patienten innerhalb von 3 Monaten Zeichen der Konsolidierung im Röntgenbild zeigen. Bleiben diese aus, spricht man nach 4 Monaten von einer verzögerten Heilung (Delayed Union) und nach 6 Monaten von einer Pseudarthrose. In der Regel lässt sich die Diagnose durch Nachweis von Bewegungen der Knochenfragmente mittels Aufnahmen unter **Durchleuchtung** in Extension und Flexion des Handgelenks stellen. Im Zweifelsfall ist eine CT (Abb. 17.**15**) durchzuführen. Eine CT ist auch im Hinblick auf die Operationsplanung sinnvoll (Erhalt des Radiokarpalgelenks und damit der Handgelenksbeweglichkeit).

17.4 Luxationen im distalen Radioulnargelenk

Pathoanatomie, klinische Symptomatik

(Sub)luxationen im distalen Radioulnargelenk kommen in Verbindung mit distalen Radiusfrakturen mit und ohne Abriss des Processus styloideus ulnae, aber auch als isolierte Weichteilverletzungen vor. Eine Sonderform ist die **Galeazzi-Luxationsfraktur** als Kombinationsverletzung aus einer Radiusschaftfraktur und einer Luxation im distalen Radioulnargelenk. Sie entsteht durch rotierende Krafteinwirkungen zum einen auf den Unterarm in Pronation oder Supination bei fixierter Hand, zum anderen auf die Hand in Pronation oder Supination bei fixiertem Unterarm.

Bei der Unterarmdrehung ist der Ulnakopf der eigentliche Fixpunkt des distalen Radioulnargelenks, um den sich der Radius dreht, auch wenn es sich im klinischen Sprachgebrauch eingebürgert hat, die Speiche als feststehend zu betrachten und Luxationen nach der Richtung des Ellenkopfes zu beschreiben. Definitionsgemäß liegt eine **Luxation** im distalen Radioulnargelenk vor, wenn mehr als die Hälfte der korrespondierenden Gelenkflächen keinen Kontakt zueinander haben. Steht mehr als die halbe Incisura ulnaris in Beziehung zum Ulnakopf, liegt eine **Subluxation** vor (Abb. 17.12 a). Da sich milde Subluxationsformen auch bei konstitutioneller Laxität finden, ist oft die vergleichende Untersuchung zur Gegenseite angezeigt.

Das Verletzungsmuster reicht, abhängig vom Trauma, von der isolierten Läsion des dorsalen oder palmaren **Lig. radioulnare** bis hin zum Abriss des **ulnokarpalen Komplexes** an seinem radialen Ursprung und/oder seinem ulnaren Ansatz. Entsprechend breit variiert das klinische und radiologische Erscheinungsbild. Bei der klinischen Untersuchung findet sich bei manuell fixiertem Radius meist eine „**federnde Elle**". In seltenen Fällen ist der Ellenkopf in einer Hypersupination fixiert. Die Unterarmdrehung kann gering eingeschränkt, aber auch vollständig aufgehoben sein. Das radiologische Erscheinungsbild reicht von der minimalen Asymmetrie der Gelenkflächen bis zur **Hyperpronationsstellung** oder gar **fixierten Hypersupination**. Die Incisura ulnaris des Radius und der Ulnakopf haben hierbei keinerlei Kontakt mehr. Die Incisura ulnaris radii verhakt sich bei der Hypersupination in der Rinne des Ellenkopfes für die Sehne des M. extensor carpi ulnaris. Eine Umwendbewegung ist nicht mehr möglich.

Tab. 17.6 Röntgenzeichen der Radius(sub)luxation

- Palmare oder dorsale Fehlprojektion der Ulna: im Seitenbild (Neutralstellung!)
- Radioulnarer Gelenkspalt breiter als 3 mm: in der dorsopalmaren Aufnahme (Neutralstellung!)
- Radialseitige Projektion des Processus styloideus ulnae: in der palmodorsalen Aufnahme (in Supination)
- Aufnahmen in Neutralstellung oft nicht möglich

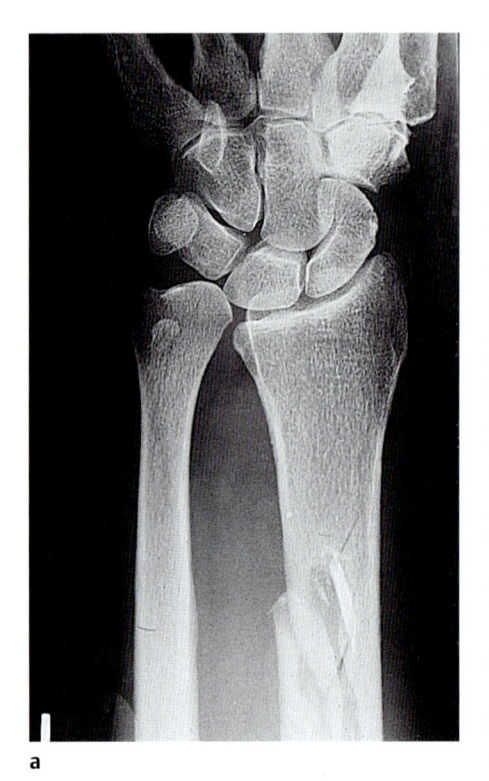

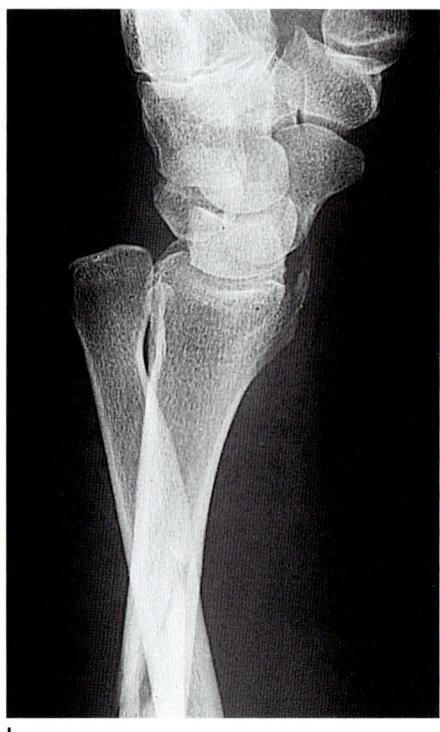

Abb. 17.**16 a, b** **Galeazzi-Luxationsfraktur.**
Spiralfraktur des distalen Radiusschaftabschnitts in Kombination mit einer kompletten Dorsalluxation und Vorschub der Ulna im distalen Radioulnargelenk. Exposition in Neutralstellung.

Bildgebende Diagnostik

Röntgendiagnostik

Bei der Radius(sub)luxation ist in der Regel die seitliche Aufnahme in Neutralstellung Diagnose weisend, während die dorsopalmare Aufnahme oft unauffällig ist. Zur vollständigen Erfassung einer **Galeazzi-Luxationsfraktur** (Abb. 17.**16**) müssen die in Neutralstellung angefertigten Aufnahmen soweit aufgeblendet werden, dass die Radiusschaftfraktur im Bildformat mit erfasst wird. Werden Aufnahmen in der Aufsicht – notgedrungen bei fixierter Supination des Unterarmes – in Supination statt in Neutralstellung angefertigt, ist die pathologische Projektion des Processus styloideus ulnae in die radiale Hälfte des Ulnaquerdurchmessers beweisend. Typischerweise sind Aufnahmen in Neutralstellung bei der **Hypersupinations-/-pronationsluxation** des Gelenks aufgrund der fixierten Fehlstellung nicht möglich (Tab. 17.**6**). Konventionelle Tomogramme oder Vergrößerungsaufnahmen sind nicht notwendig, Stressaufnahmen nicht durchführbar.

Computertomographie

Mit Hilfe des axialen CT-Schnittbildes ist die Diagnose einer Radius(sub)luxation einfach zu erbringen (Abb. 17.**12 b**). Die Untersuchung ist in jeder Handgelenksstellung (auch im Gips) möglich, wobei Luxationen von einer standardisierten Lagerung weitgehend unabhängig sind. Subluxationen werden dagegen häufig erst durch CT-Untersuchung in Neutral-, Pronations- und Supinationsstellung im Seitenvergleich erkannt. Es gelten die Bewertungskriterien der Abb. 17.**12 a**.

Magnetresonanztomographie

Ebenso wie in der CT können durch axiale MR-Schichten Fehlartikulationen im distalen Radioulnargelenk übersichtlich dargestellt werden. Die MRT bietet den Vorteil, Rupturen der Ligg. radioulnaria, des ulnokarpalen Komplexes und Gelenkergüsse direkt zur Abbildung zu bringen (Abb. 17.**12 c**).

Arthroskopie

Während bei fixierten Luxationen ein offenes operatives Vorgehen indiziert ist, ist bei Subluxationen sowohl unter diagnostischen als auch therapeutischen Gesichtspunkten eine Arthroskopie angezeigt. Insbesondere ulnare Abrisse des ulnokarpalen Komplexes lassen sich arthroskopisch (unterstützt) refixieren.

17.5 Differenzialdiagnosen

- Bei Frakturen ohne adäquates Trauma müssen **pathologische Brüche** ausgeschlossen werden, z. B. bei Kindern eine juvenile Knochenzyste, bei älteren Patienten Metastasen. In der Regel sind neben den Röntgenkriterien der benignen oder malignen Knochenläsionen bekannte Vorerkrankungen Diagnose weisend. Bei primär malignen Knochen- oder Knorpeltumoren erfolgt das lokale Tumorstaging mit der MRT.
- Wird nach einem Trauma eine Fraktur nicht nachgewiesen, sollten bei persistierenden Beschwerden alle Anstrengungen unternommen werden, um **ligamentäre Verletzungen der Handwurzel und/oder Verletzungen des ulnokarpalen Komplexes** auszuschließen, vorrangig durch eine MRT mit Kontrastmittel oder eine Arthroskopie.

Literatur

Übersichtsarbeiten

Fernandez DL, Jupiter JB. Fractures of the distal radius. Springer. New York 2002

Frykman G. Fracture of the distal radius including sequelae-shoulder-hand-finger symdrom, disturbance of the distal radio-ulnar joint and impairment of nerve function. Acta Orthop Scand 1967; 108 (Suppl): 30–31

Laer van L. Frakturen und Luxationen im Wachstumsalter. 2. Aufl. Thieme-Verlag, Stuttgart 1991

McQueen MM, Jupiter JB. Radius and Ulna. Butterworth-Heinemann. Oxford 1999

Prommersberger KJ, Fernandez DL, Ring D, Jupiter JB, Lanz UB. Open reduction and internal fixation of un-united fractures of the distal radius: Does the size of the distal fragment affect the result? Chir Main 2002; 21: 113–123

Prommersberger KJ, van Schoonhoven J, Lanz U. Outcome after corrective osteotomy for malunited fractures of the distal end of the radius. J Hand Surg 2002; 27B: 55–60

Weiterführende Literatur

http://www.thieme.de/aktionen/schmitt-lanz

18 Läsionen im ulnokarpalen Kompartiment

R. Schmitt, G. Christopoulos, H. Krimmer

Bei einer Instabilität im distalen Radioulnargelenk und bei Beschwerdesymptomatik an der Ulnarseite des Handgelenks muss nach Ausschluss einer knöchernen Verletzung immer eine Läsion des ulnokarpalen Komplexes in Erwägung gezogen werden. Die Läsionen im ulnokarpalen Kompartiment können degenerativen, traumatischen oder kombiniert degenerativ-traumatischen Ursprungs sein, wobei eine Abgrenzung häufig nicht möglich ist. Zur bildgebenden Diagnostik am besten geeignet sind die nichtinvasive MRT, die immer kontrastmittelverstärkt durchgeführt werden muss, und die Arthroskopie, die oft in der gleichen Sitzung eine Therapie ermöglicht. Eine Sonderform ist das ulnolunäre Impaction-Syndrom, dessen pathoanatomische Grundlage die relativ zu lange Ulna ist. Da alle Bauelemente des ulnokarpalen Komplexes einem physiologischen Alterungsprozess unterliegen, darf die Einordnung der bildgebenden Befunde stets nur unter Berücksichtigung der klinischen Symptome erfolgen.

18.1 Läsionen des ulnokarpalen Komplexes (TFCC)

Pathoanatomie, klinische Symptomatik

Der ulnokarpale Komplex – im angloamerikanischen Sprachraum als **TFCC** (Triangular Fibro-Cartilage Complex) bezeichnet – nimmt quasi als kissenartiger Puffer und Stabilisator den Raum zwischen dem Ulnakopf und dem ulnaren Abschnitt der proximalen Handwurzelreihe (Lunatum, Triquetrum) ein. Er schließt sich unmittelbar an das distale Radioulnargelenk an, mit dem er eine funktionelle Einheit bildet. Die Normalanatomie und deren bildgebende Diagnostik sind in Kap. 11 dargestellt.

Am TFCC manifestieren sich Läsionen nicht nur an der avaskulären Knorpelscheibe des Discus ulnocarpalis, sondern auch in der gut vaskularisierten Peripherie des Komplexes. Die Schäden können hier den Bandapparat (Lig. ulnolunatum et ulnotriquetrum, Lig. radioulnare palmare et dorsale, Lig. collaterale carpi ulnare) und die bindegewebigen Elemente (Meniscus homologue, Sehnenscheide des M. extensor carpi ulnaris) betreffen. Sekundärschäden stellen sich regelhaft nach längerer Laufzeit am hyalinen Gelenkknorpel des Ulnakopfes, des Lunatums und des Triquetrums ein. Nach ihrer Entstehung kommen folgende Läsionsarten in Frage:

- **Traumatische Läsionen:** Stauchungs-, Rotations- oder Distraktionstraumen können zum Abriss des Discus ulnocarpalis an seiner ulnodistalen Verankerung zusammen mit einer Fraktur des Processus styloideus ulnae führen. Dagegen geht die ulnoproximale Diskusruptur meist ohne ossäre Beteiligung einher. Oft werden auch die Ligg. radioulnaria mit verletzt, worauf sich im Gefolge nicht selten eine Instabilität im distalen Radioulnargelenk einstellt. Ebenfalls häufig sind Diskuseinrisse in der Nähe der Radiusinsertion lokalisiert. Seltenere Verletzungen sind dagegen der Diskusabriss direkt vom Radius im Rahmen eines Hypersupinations- oder Hyperpronationstraumas sowie die Ruptur der palmar lokalisierten ulnolunären und ulnotriquetralen Ligamente.
- **Chronische Degenerationen:** Degenerative Veränderungen des Diskus treten bereits ab der 3. Lebensdekade auf. Sie sind deshalb wesentlich häufiger als traumatische Läsionen. Mehr als 40 % der über 40-Jährigen sowie gut 60 % der älter als 60-Jährigen weisen asymptomatische Diskusläsionen auf. Als prädisponierend gelten die Plusvariante der Ulnalänge und der intensive berufliche Gebrauch der Hand. Der Degenerationsprozess verläuft stadienhaft. Initial kommt es zu mukoidzystischen Einschlüssen innerhalb des verquollenen Faserknorpels mit proximoulnarer Prädilektion. Mit zunehmendem Alter stellt sich eine strukturelle Diskusausdünnung und später die Diskusperforation ein, die typischerweise das Diskuszentrum als den dünnsten Teil betrifft. Der Degenerationsvorgang schreitet danach auf die ligamentäre Peripherie fort. In späteren Stadien kommt es zur Knorpelschädigung am Ulnakopf sowie an den Proximalseiten des Lunatums und Triquetrums („Denudation").
- **Kombinierte degenerativ-traumatische Läsion:** Im Alter kann bei vorbestehend degenerativer Diskusveränderung ein inadäquates Trauma zu einem partiellen oder kompletten Riss führen. Diese Rupturen sind häufig an der proximalen Diskusseite mit horizontalem oder schrägem Verlauf lokalisiert. Umgekehrt führt die nichtbehandelte Ruptur schon in frühen Le-

bensjahren zur Diskusdegeneration mit Substanzverlust.
- **Läsionen des benachbarten Knochengerüsts:** Der ulnarseitige Diskusabriss mit oder ohne Fraktur des Processus styloideus ulnae ist eine häufige Begleitverletzung bei der distalen Radiusfraktur (Typ Frykman II, IV, VI und VIII). Bei der Pseudarthrose an der Basis des Prozessus sind die beiden ulnaren Diskusansatzstellen am Fragment verblieben und können eine Instabilität mit Einklemmungssymptomen hervorrufen. Demgegenüber wird die radiale Diskusansatzstelle im Rahmen einer Radiusfraktur nur selten derart instabil, dass eine relevante Diskusdeformierung resultiert.

Als Anlageanomalie sei die Ulnaminusvariante genannt, bei der der Discus ulnocarpalis durch das vergrößerte ulnokarpale Kompartiment voluminöser ausgebildet und meist auch verformt ist. Umgekehrt führt die Plusvariante der Ulna im Laufe des Lebens immer zur mechanischen Alteration des Discus ulnocarpalis und zur ulnokarpalen Neoartikulation im Rahmen eines Impaction-Syndroms.

Die lunotriquetrale Dissoziation ist als ulnare Instabilitätsform der Handwurzel in der Regel nicht Ursache, sondern Folge einer Schädigung des ulnokarpalen Komplexes. Ebenfalls sekundär stellt sich nach einer Verletzung der Ligg. radioulnaria eine Subluxation im distalen Radioulnargelenk ein. Die Ruptur des palmaren Bandes führt zur Radiussubluxation nach palmar – klinisch imponiert die „federnde Elle" – umgekehrt verursacht die seltenere Läsion des dorsalen Bandes einen Drift des Radius nach dorsal.

Neben einem uncharakteristischen Spannungsgefühl können Läsionen des ulnokarpalen Komplexes Schmerzen an der Ulnarseite des Handgelenks hervorrufen. Besonders proximal-ulnarseitig lokalisierte Partialläsionen traumatischer oder degenerativer Genese verursachen häufig eine hartnäckige Symptomatik. Beim kompletten, ulnarseitigen Diskusabriss kommt es neben einem Bewegungsschmerz auch zur Blockierung durch Einklemmung. Dagegen rufen isolierte Perforationen ohne Umgebungsdegeneration in der Regel keine Symptome hervor. Erst wenn sich zur Diskusperforation im

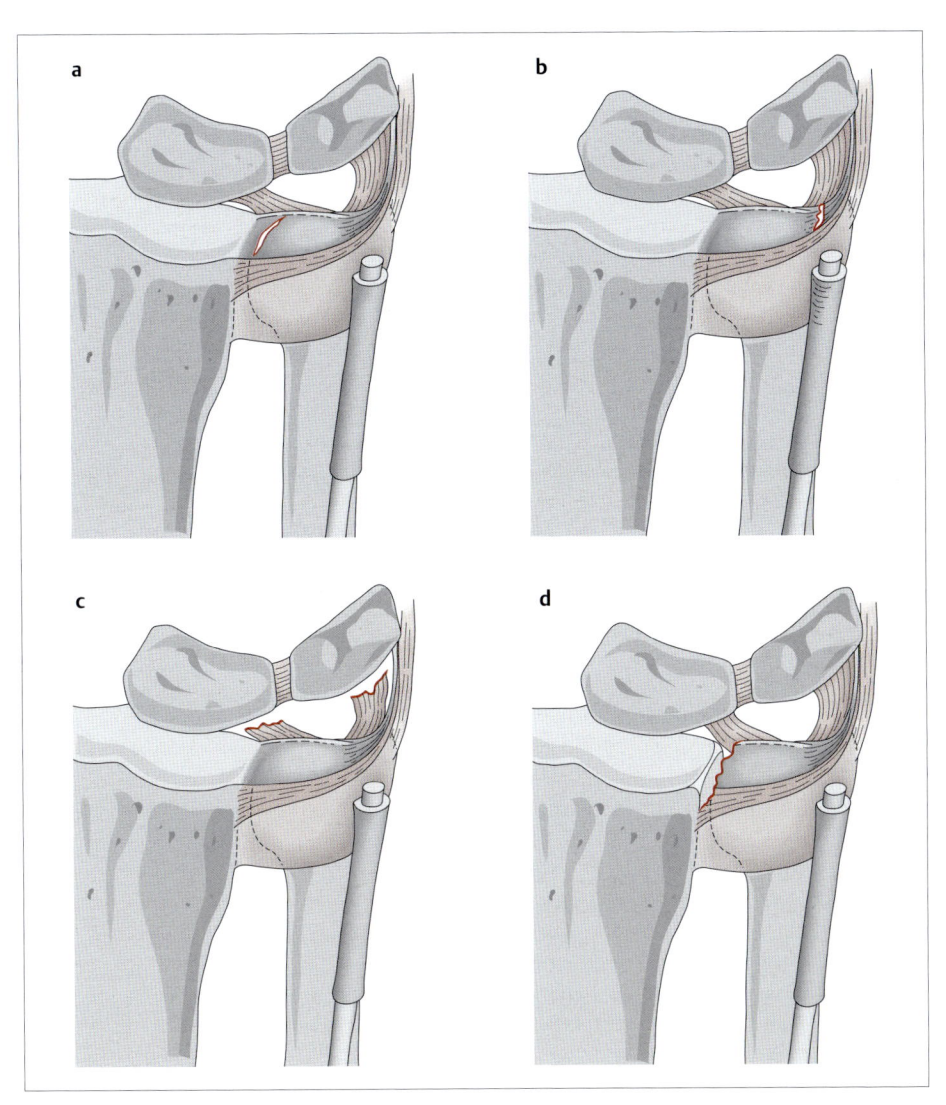

Abb. 18.1 a–d **Traumatische Läsionen des ulnokarpalen Komplexes (Klasse I, nach Palmer).**
a Traumatyp I A: Vertikalriss im radialseitigen Abschnitt des Discus ulnocarpalis (TFC).
b Traumatyp I B: Abriss der ulnarseitigen Diskusfixation vom Processus styloideus ulnae.
c Traumatyp I C: Ruptur des Lig. ulnolunatum und/oder Lig. ulnotriquetrum.
d Traumatyp I D: Abriss des Discus ulnocarpalis direkt vom hyalinen Knorpel des Radius.

Rahmen eines Impaction-Syndroms auch osteochondrale Umbauten am Lunatum bzw. Triquetrum und am Ulnakopf manifestiert haben, kommt es zur Schwellung über der proximalen Handwurzelreihe und Schmerzsymptomatik an der Ulnarseite des Karpus. Diese ist bei der Ulnarduktion, bei der Umwendbewegung und bei kraftvollem Faustschluss am stärksten ausgebildet. Zudem wird über eine Griffschwäche geklagt.

Klassifikation

Am weitesten verbreitet ist die Klassifikation nach Palmer. In dieser Einteilung werden berücksichtigt:
- die Ätiologie der TFCC-Schädigung (Trauma vs. Degeneration),
- die Lokalisation der Läsion in Abhängigkeit vom Vaskularisationsgrad (avaskuläres Zentrum versus vaskularisierte Peripherie) sowie
- die ätiopathogenetisch abgeleiteten Therapieformen.

Es werden folgende Pathologien unterschieden (Tab. 18.1).

Klasse I: Traumatische Läsionen

In Abhängigkeit vom Ort der traumatischen Schädigung und dessen Vaskularisationsgrad werden die Untergruppen I A–I D unterteilt (Abb. 18.1). Die Traumamuster I A und I D befinden sich in avaskulären Arealen und weisen deshalb eine schlechte Heilungstendenz auf. Demgegenüber liegen die Läsionen I B und I C in vaskularisierten Segmenten und können gut zur Ausheilung gebracht werden.

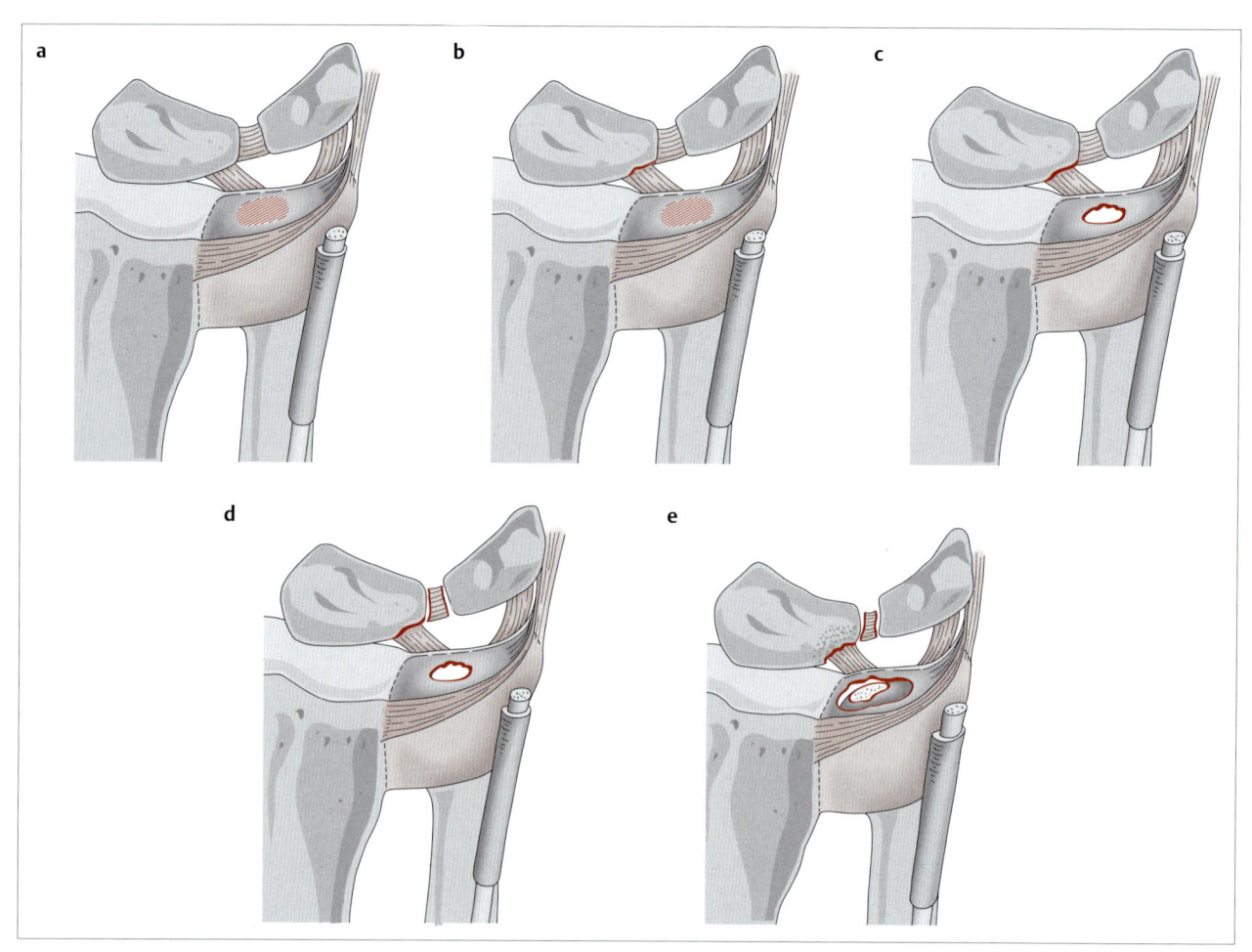

Abb. 18.2 a–e **Degenerative Läsionen des ulnokarpalen Komplexes (Klasse II, nach Palmer).**
a Degenerationstyp II A: Discus ulnocarplis (TFC) mit mukoidzystischen Einschlüssen und Höhenminderung.
b Degenerationstyp II B: Discus ulnocarpalis degeneriert, hyaliner Gelenkknorpel mit initialer Chondropathie.
c Degenerationstyp II C: Discus ulnocarpalis mit zentraler Perforation, hyaliner Gelenkknorpel mit Ulzerationen.
d Degenerationstyp II D: Degenerationsstadium II C mit zusätzlicher Läsion des Lig. lunotriquetrum.
e Degenerationstyp II E: Degenerationsstadium II D mit manifester Arthrosis deformans ulnokarpal.

Klasse II: Degenerative Läsionen

Nach dem Grad des Degenerationsausmaßes am Discus ulnocarpalis (TFC) und des hyalinen Knorpels bzw. Knochens am Ulnakopf und Lunatum/Triquetrum sowie des Zustands des Lig. lunotriquetrum erfolgt die Einteilung in die Untergruppen II A–II E (Abb. 18.**2**). Mit Ausnahme des ulnokarpalen Impaction-Syndroms rufen degenerative TFCC-Läsionen keine oder nur geringe Symptome hervor.

Bildgebende Diagnostik

Entscheidend ist, dass die am TFCC erhobenen Befunde der Bildgebung immer nur in engem Kontext mit der klinischen Symptomatik des Patienten analysiert und bewertet werden dürfen. Das Ziel der präoperativen Diagnostik muss am ulnokarpalen Komplex die exakte Lokalisation und Graduierung des Schädigungsmusters sein, so dass eine differenzierte Therapie geplant werden kann.

Magnetresonanztomographie

Untersuchungstechnik

Die im Kap. 11 erläuterten Voraussetzungen für eine optimierte Befunderhebung am TFCC umfassen die Untersuchung an einem Mittel- oder Hochfeldscanner, die Verwendung einer dezidierten Oberflächenspule mit einem FoV von 8–10 cm, Schichtdicken von 2 mm für koronale 2D-Sequenzen und Partitionsdicken von 1 mm für T2*-gewichteten 3D-Datensätze sowie die Verwendung eines intravenös und/oder intraartikulär applizierten Kontrastmittels auf der Basis von Gadolinium-Chelaten.

In der Diagnostik von Läsionen des ulnokarpalen Komplexes liefert die native MRT signifkant schlechtere Ergebnisse als die kontrastmittelverstärkte Untersuchung:

- Läsionen im zentralen, avaskulären Segment des Discus ulnocarpalis (TFC) werden am besten im kombinierten Vorgehen, bestehend aus der Zwei-Kompartiment-Arthrographie und der MRT, nachgewiesen (**MR-Arthrographie**).
- Periphere Läsionen in den vaskularisierten TFCC-Segmenten werden nach **venöser Kontrastmittelgabe** sensitiv anhand des Enhancements am fibrovaskulären Reparationsgewebe des Schädigungsortes erkannt.

Tab. 18.**1** Klassifikation der Läsionen des ulnokarpalen Komplexes (TFCC) in der Einteilung nach Palmer

Klasse	Typ	Pathoanatomie	Vaskularisation der geschädigten Zone	Therapie
Traumatisch	I A	Riss im radialseitigen Diskusabschnitt	avaskulär	Débridement
	I B	Abriss des Diskus vom Processus styloideus ulnae, ohne oder mit Fraktur	vaskularisiert	operative Refixation
	I C	Ruptur des Lig. ulnolunatum bzw. Lig. ulnotriquetrum, selten!	vaskularisiert	akut: Bandnaht, chronisch: Ulnaverkürzung
	I D	Abriss des Diskus von der Incisura ulnaris radii, häufig mit Radiusfraktur	avaskulär	Débridement
Degenerativ	II A	initiale mukoidzystische Degeneration des Diskus	avaskulär	(Débridement)
	II B	fortgeschrittene Degeneration des Diskus und initiale Schädigung des Knorpels	avaskulär	Débridement, evtl. Ulna-Verkürzung
	II C	zentrale Perforation des Diskus und fortgeschrittene Schädigung des Knorpels	avaskulär	Débridement, evtl. Ulna-Verkürzung
	II D	zentrale Perforation des Diskus, fortgeschrittene Knorpelschädigung und lunotriquetrale Bandläsion	Diskus avaskulär, Lig. vaskularisiert	Débridement, lunotriquetrale Teilarthrodese
	II E	zentrale Perforation des Diskus, lunotriquetrale Bandläsion und ulnokarpale Arthrose	Diskus avaskulär, Lig. vaskularisiert	Débridement, lunotriquetrale Teilarthrodese

18 Läsionen im ulnokarpalen Kompartiment

Tab. 18.2 Empfehlung einer MRT-Basisuntersuchung bei Verletzungen des ulnokarpalen Komplexes (TFCC)

Sequenztyp		Detektiertes TFCC-Segment	Läsionstyp nach Palmer
Axial	T2*-w GRE nativ	chondral, DRUG	II B–II E
Koronal	3D-DESS * nativ	chondral	II B–II E
Koronal	PD-w FSE fs nativ	avaskulär-zentral	I A, I D, II A–II C, II E
Koronal	T1-w SE nativ und T1-w SE fs nach i.v.-KM	vaskularisiert-peripher	I B, I C, II D

* 3D-DESS ist eine knorpeloptimierte Hybridsequenz der Fa. Siemens. Alternativen sind T2*-w 3D-FSPGR (Fa. General Electric) und T2*-w 3D-TFE (Fa. Philips).

Im klinischen Alltag kann jedoch nicht jeder Patient mit einer Symptomatik am ulnarseitigen Handgelenk sowohl einer Arthrographie als auch einer nachfolgenden MRT unterzogen werden. Als zuverlässiger Kompromiss hat sich das Sequenzprogramm der Tab. 18.2 erwiesen.

In diesem Sequenzprogramm werden Läsionen im avaskulären TFCC-Segment mit der fettsupprimierten PD-FSE-Sequenz (Abb. 18.3 a) sowie einer 3D-T2*-GRE-Sequenz nachgewiesen sowie ligamentäre Läsionen in den vaskularisierten Segmenten mit T1-SE-Sequenzen vor und nach venöser Kontrastmittelgabe detektiert

Abb. 18.3 a–d **Synopsis der nichtarthrographischen MRT-Befunde am ulnokarpalen Komplex (TFCC) an verschiedenen Patienten.**

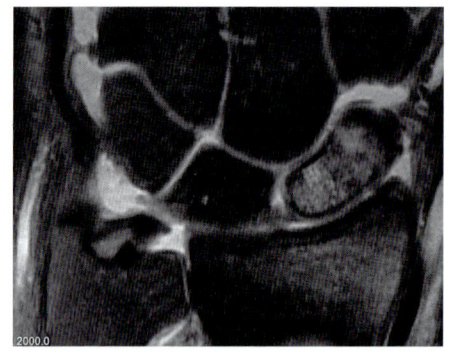

a In der fettsaturierten PD-FSE-Sequenz findet sich bei einem frischen Handwurzeltrauma neben einer Skaphoidfraktur und einem „Bone Bruise" im Radius auch ein Abriss des Discus ulnocarpalis von seiner radialen Fixation (Typ I D nach Palmer).

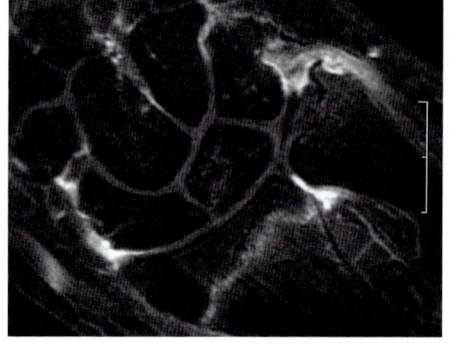

b In der fettsaturierten T1-SE-Sequenz nach venöser Kontrastmittelgabe wird im Rahmen einer frischen Radiusfraktur ein Abriss des Discus ulnocarpalis vom Processus styloideus ulnae nachgewiesen. Bereits vorbestehende Diskusperforation im avaskulären Segment.

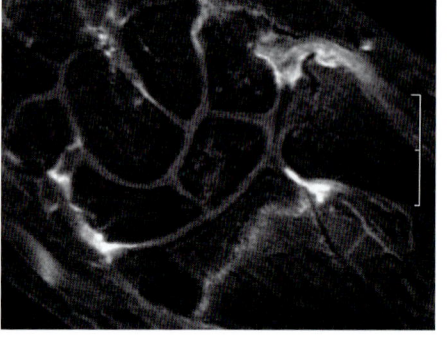

c Initiale Chondropathie an der proximo-ulnaren Zirkumferenz des Lunatums bei ulnolunärem Impaction-Syndrom. In der 3D-DESS-Sequenz ist das betroffene Knorpelsegment ödematös verdickt und im Signal angehoben. Radiale Diskusperforation, zystische Einschlüsse im Lunatum.

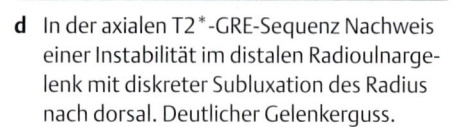

d In der axialen T2*-GRE-Sequenz Nachweis einer Instabilität im distalen Radioulnargelenk mit diskreter Subluxation des Radius nach dorsal. Deutlicher Gelenkerguss.

(Abb. 18.3 b). Weiterhin wird versucht, Chondropathien des hyalinen Gelenkknorpels mit 2D-Sequenzen (z. B. PD-FSE fettsaturiert) oder 3D-Sequenzen (z. B. 3D-T2*-GRE oder wasserangeregte DESS) (Abb. 18.3 c) sowie Subluxationen im distalen Radioulnargelenk mit einer axialen T2*-GRE-Sequenz (Abb. 18.3 d) zu erkennen.

Richtet sich die klinische Fragestellung explizit auf eine Pathologie im avaskulären Segment des Diskusfaserknorpels und/oder des hyalinen Gelenkknorpels, dann wird primär die Durchführung einer MR-Arthrographie empfohlen.

MRT-Befunde

In der Tab. 18.3 sind alle MRT-Befunde zusammengetragen, die im Rahmen von traumatischen und/oder degenerativen Läsionen des ulnokarpalen Komplexes (TFCC) gefunden werden.

In der Abklärung von TFCC-Läsionen weist die MRT in der vorgestellten Untersuchungstechnik Sensitivitäten und Spezifitäten von deutlich über 90 % im Vergleich zur Arthroskopie als dem „Goldstandard" auf. Die Methode hat den Vorteil, dass mit ihr auch die Binnenstruktur des Discus ulnocarpalis und der Ligamente und damit bereits auch frühe Degenerationsstadien sensitiv dargestellt werden können. Es müssen am ulnokarpalen Komplex spezielle von allgemeinen Schädigungskriterien abgegrenzt werden:

- Spezielles Zeichen der akuten traumatischen Ruptur ist die strukturelle Dehiszenz des Discus ulnocarpalis mit scharfrandiger Konturierung (Abb. 18.3 a, 18.4 u. 18.7), spezielles Zeichen der chronischen Degeneration dagegen die breite Dehiszenz mit stumpfen Rändern (Abb. 18.9–18.12 u. 18.16).
- Allgemeine Zeichen lassen am geschädigten TFCC die Differenzierung in eine degenerative und traumatische Ätiologie nicht zu. So finden sich häufig in unspezifischer Weise am Ort der Diskus- oder Bandläsion in T2-gewichteten Sequenzen signalintense Flüssigkeitsansammlungen mit Kommunikation zwischen den Kompartimenten des Radiokarpal- und des distalen Radioulnargelenks (Abb. 18.3 a, c u. d).

Obwohl am ulnokarpalen Komplex oftmals die Abgrenzung von traumatischen und degenerativen Läsionen mit Hilfe der bildgebenden Verfahren nicht möglich ist, werden beide Läsionsklassen nachfolgend aus Gründen der Übersicht getrennt abgehandelt.

Traumatische TFCC-Läsionen im MRT

Bei traumatisch bedingten Rissen hängt die diagnostische Strategie in der MRT in erster Linie vom Vaskularisationsgrad des Schädigungsortes ab:
- Traumatische **Läsionen des Faserknorpels** werden relativ sicher in nativen T2*- und PD-gewichteten Se-

Tab. 18.3 Zusammenstellung aller MRT-Befunde bei Läsionen des ulnokarpalen Komplexes (TFCC)

MRT-Befund am TFCC	Pathoanatomisches Korrelat
Hyperintense, runde oder lineare Signaleinschlüsse im Discus ulnocarpalis	initiale mukoide Diskusdegeneration
Höhenminderung und unregelmäßige Oberfläche des Discus ulnocarpalis	fortgeschrittene Diskusdegeneration
Breite, zentrale Diskontinuität des Discus ulnocarpalis mit abgerundeten Rändern und lokalisiertem Flüssigkeitsverhalt	degenerative Perforation im Diskuszentrum
Diskontinuität, lokalisierter Flüssigkeitsverhalt und Kontrastmittelanreicherung am Lig. lunotriquetrum	begleitende Läsion des Lig. lunotriquetrum bei fortgeschrittener Degeneration des TFCC
Hyperintenses Signal und Höhenminderung des hyalinen Knorpels am Ulnakopf und Lunatum bzw. Triquetrum	Chondropathie bei fortgeschrittener Degeneration des TFCC, ulnolunäres Impaction-Syndrom
Längs orientierte Kerbe an der ulnaren Proximalseite des Discus ulnocarpalis mit lokalisiertem Flüssigkeitsverhalt	partielle Diskusläsion traumatischer oder degenerativer Ursache an Prädilektionsstelle
Schmale, längs orientierte Diskontinuität im radialen Abschnitt des Discus ulnocarpalis mit lokalisiertem Flüssigkeitsverhalt	traumatische Komplettruptur des Diskus an häufiger Lokalisation
Ablösung des Discus ulnocarpalis direkt vom Knorpel der Incisura ulnaris radii mit lokalisiertem Flüssigkeitsverhalt	traumatische Komplettruptur des Diskus an seltener Lokalisation
Lokalisierter Flüssigkeitsverhalt und Kontrastmittelanreicherung an der ulnaren Diskusfixation	traumatische oder degenerative Partial- oder Komplettruptur des Diskus am Processus styloideus ulnae
Lokalisierter Flüssigkeitsverhalt und Kontrastmittelanreicherung in der TFCC-Peripherie	traumatische oder degenerative Läsion der peripheren, gut vaskularisierten TFCC-Ligamente
Palmare oder dorsale Subluxationsstellung des Radius im distalen Radioulnargelenk	traumatische oder degenerative Läsion der Ligg. radioulnaria

quenzen anhand hyperintenser Signaleinschlüsse von definierter Form erkannt: Beim **Rupturtyp I A** findet sich eine vertikal verlaufende, schlitzförmige Linie, die 1–2 mm vom radialen Diskusursprung entfernt ist und beide Oberflächen des Diskus erreicht (Abb. 18.4). Beim **Rupturtyp I D** ist ein ovaler Fleck zwischen dem hyalinen Gelenkknorpel der Incisura ulnaris radii und dem abgelösten, häufig nur gering dislozierten Discus ulnocarpalis gelegen (Abb. 18.3a u. 18.7). Vergleichsweise selten manifestieren sich am Diskus Horizontalrisse. Nur wenn bei einem schmalen Riss kein Gelenkerguss vorliegt, kann eine Verletzung vom Läsionstyp

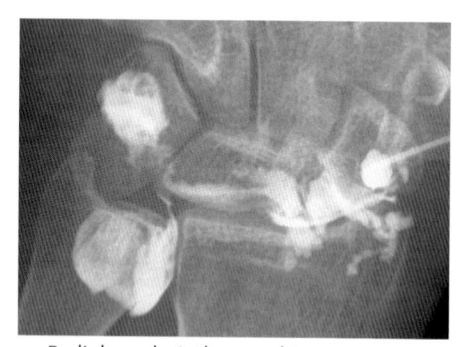

Abb. 18.**4 a, b MR-Arthrographie beim TFCC-Traumatyp I A.** Radialseitiger Vertikalriss im Diskus.

a Radiokarpale Arthrographie.

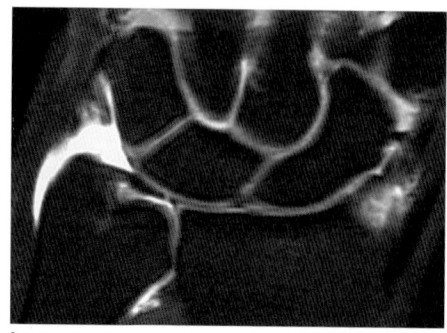

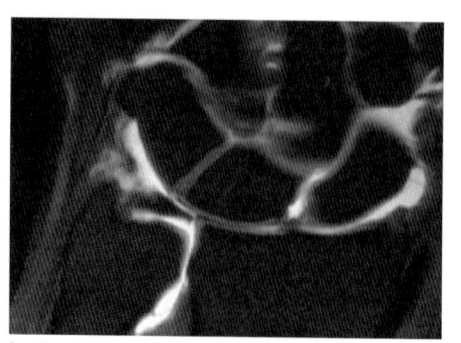

b Postarthrographische T1-SE-Sequenz mit Fettsaturation.

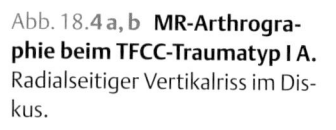

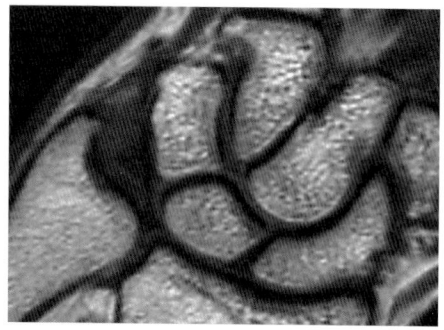

Abb. 18.**5 a, b Kontrastmittelverstärkte MRT beim TFCC-Traumatyp I B.** Abriss der ulnaren Diskusfixation mit lokaler Kontrastmittelanreicherung.

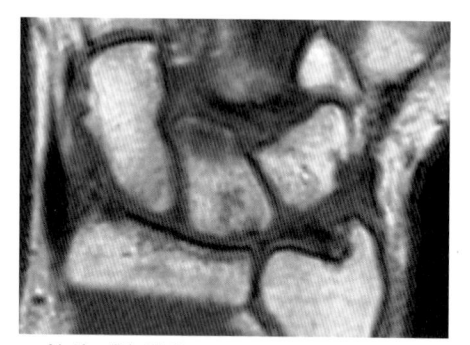

a Native T1-SE-Sequenz.

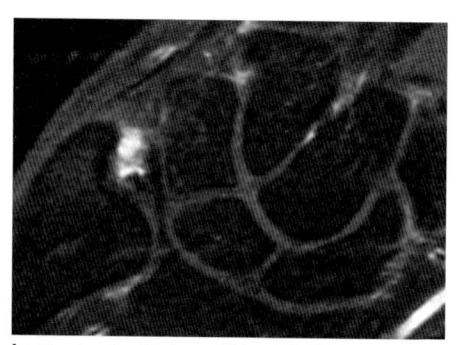

b Kontrastmittelverstärkte T1-SE-Sequenz mit Fettsaturation.

Abb. 18.**6 a, b Kontrastmittelverstärkte MRT beim TFCC-Traumatyp I C.** Kontrastmittelenhancement am verletzten Lig. ulnotriquetrum.

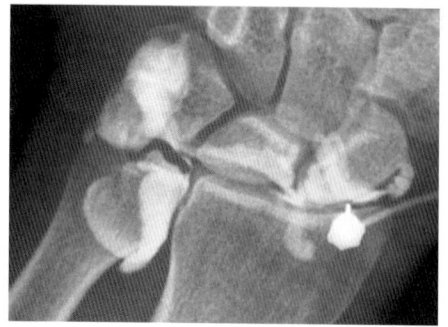

a Native T1-SE-Sequenz.

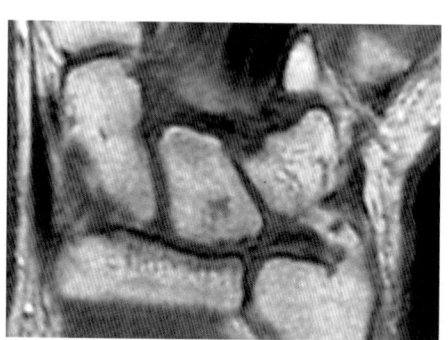

b Kontrastmittelverstärkte T1-SE-Sequenz ohne Fettsaturation.

Abb. 18.**7 a, b MR-Arthrographie beim TFCC-Traumatyp I D.** Abriss des Diskus direkt an seiner Radiusinsertion.

a Radiokarpale Arthrographie.

b Postarthrographische T1-SE-Sequenz mit Fettsaturation.

I A in der nativen MRT übersehen werden. Die ergänzende MR-Arthrographie wird empfohlen, wenn eine persistierende Symptomatik für eine Diskusverletzung spricht.

- Ohne intravenöse Kontrastmittelgabe ist der MRT-Nachweis von **ligamentären TFCC-Läsionen** nicht möglich. Die Lokalisation der Ligamente und der Diskusperipherie entspricht den vaskularisierten TFCC-Abschnitten, an denen sich wenige Tage nach einer traumatischen Schädigung fibrovaskuläres Reparationsgewebe ausbildet. Pathoanatomisch weist das Reparationsgewebe eine signifikant gesteigerte Durchblutung auf. Die einsetzende hyperämische bzw. hypervaskuläre Reaktion kann nach venöser Kontrastmittelgabe anhand eines intensiven Enhancements in fettsupprimierten T1-gewichteten Sequenzen visualisiert werden. Anhand der fokalen Kontrastmittelanreicherung werden Abrisse der ligamentären Diskusinsertionen am Processus styloideus ulnae (**Rupturtyp I B**, Abb. 18.3b u. 18.5), Avulsionen des Lig. ulnolunatum bzw. Lig. ulnotriquetrum (**Rupturtyp I C**, Abb. 18.6) sowie **Rupturen der Ligg. radioulnaria** im Rahmen von Instabilitäten des distalen Radioulnargelenks erkannt.

Degenerative TFCC-Läsionen im MRT

Frühe degenerative Veränderungen im zentralen, avaskulären Abschnitt des Discus ulnocarpalis werden nachgewiesen sowohl in fettsaturierten PD-gewichteten FSE- als auch in T2*-gewichteten GRE-Sequenzen in Form von signalreichen Flecken und Linien, die die Diskusoberfläche nicht erreichen. Ursächlich liegen diesem Signalverhalten mukoidzystische Einschlüsse sowie eine geänderte Bindungskomponente für „freies Wasser" zugrunde (Abb. 18.8). Gegenüber der Klassifikation nach Palmer lassen sich die frühen Stadien der Diskusdegeneration und -perforation mit den MRT-Kriterien der Tab. 18.4 noch weiter präzisieren.

Die später einsetzenden Formänderungen des Diskus lassen sich am besten mit der MR-Arthrographie darstellen. Die 1:200 verdünnte Gadolinium-Lösung steigert im Gelenk den Kontrast zwischen der Oberfläche des verformten Diskus und der Umgebung. Sie optimiert durch die distendierende Volumenwirkung gleichzeitig die Detaildarstellung von inkompletten und kompletten Perforationen im zentralen, avaskulären Segment des TFCC (Abb. 18.3c u. 18.9–18.11). Mit der MR-Arthrographie werden degenerative (und traumatische) TFCC-Läsionen mit einer diagnostischen Genauigkeit von über 95 % im Vergleich zur Arthroskopie nachgewiesen. In den Spätstadien kann von der Deformierung des Discus ulnocarpalis meist nicht auf die Genese der Schädigung geschlossen werden, da sich eine Diskusdeformierung sowohl im Rahmen eines primär degenerativen Geschehens als auch sekundär durch Retraktionsvorgänge nach einem traumatischen Diskusabriss einstellen kann.

Bereits zeitig, nämlich schon ab dem Degenerationsstadium II B, kommt es zur Schädigung des hyalinen Gelenkknorpels (Chondropathie, Denudation) am Ulnakopf und Lunatum, seltener am Triquetrum. Unter Anwendung der fettsaturierten PD-FSE-Sequenz oder einer dezidierten, T2*-gewichteten 3D-GRE-Sequenz kann versucht werden, die Signalstörung in Form von heterointensen Einschlüssen innerhalb des Knorpels und die chondrale Höhenminderung nachzuweisen (Abb. 18.3c u. 18.10). Der Nachweis gelingt am besten, wenn ein Gelenkerguss als Distensionsmedium zwischen den Knorpellagen vorliegt. Ist dieses jedoch nicht der Fall, können initiale Knorpelläsionen wegen der Höhe des Knorpelbelags im Submillimeterbereich der MRT-Diagnostik entgehen.

In der Diagnostik der Diskusläsionen müssen folgende Fehlermöglichkeiten beachtet werden:

- Der signalintense, vertikal verlaufende Gelenkknorpel der Incisura ulnaris radii, der dem Discus ulnocarpalis als Ursprung dient, kann mit einer I D-Läsion verwechselt werden.
- Sowohl das signalreiche Fettgewebe zwischen den beiden ulnaren Diskuszügeln als auch ein Flüssigkeitsverhalt im Recessus ulnaris müssen gegenüber einer I B-Läsion abgegrenzt werden.
- In allen Sequenztypen wird die Oberfläche des hyalinen Gelenkknorpels von einer dunklen, signalarmen

Tab. 18.4 MRT-Klassifikation des degenerierten Discus ulnocarpalis (modifiziert nach Metz)

Grad	Binnenstruktur	Form	Begrenzung	Pathoanatomie	Stadium nach Palmer
1	intermediärer Fleck im Inneren	normal	scharf	initiale Degeneration	II A
2	intermediäre Linien im Inneren	deformiert	unregelmäßig	fortgeschrittene Degeneration	II A
3	hyperintense Linie bis zur einer Oberfläche	amorph	scharf	initiale Perforation	II B
4	hyperintensie Linie bis zu beiden Oberflächen	amorph	unregelmäßig	fortgeschrittene Perforation	II B–II E

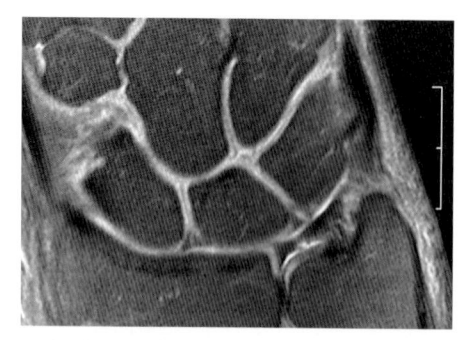

18 Läsionen im ulnokarpalen Kompartiment

a Native PD-FSE-Sequenz mit Fettsaturation.
b Native PD-FSE-Sequenz mit Fettsaturation. 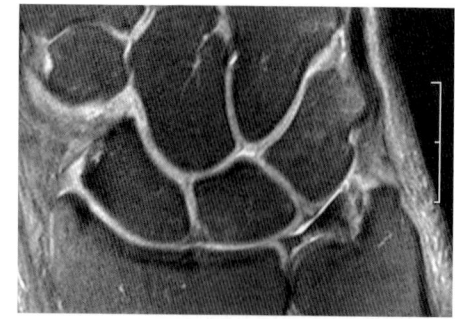

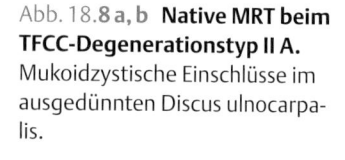

Abb. 18.8 a, b Native MRT beim TFCC-Degenerationstyp II A. Mukoidzystische Einschlüsse im ausgedünnten Discus ulnocarpalis.

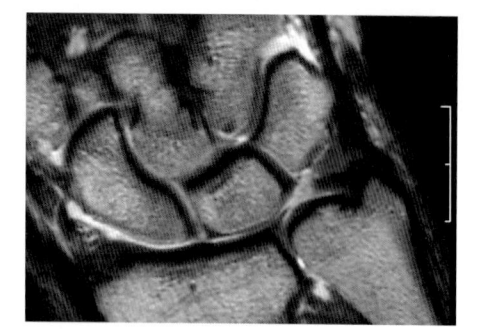

a Postarthrographische T1-SE-Sequenz ohne Fettsaturation.
b Postarthrographische T1-SE-Sequenz mit Fettsaturation. 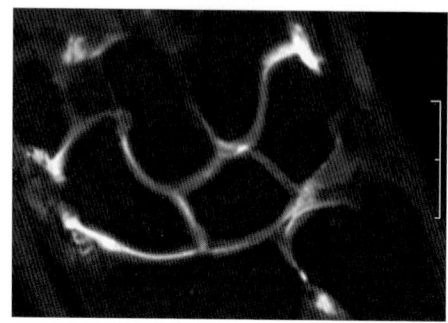

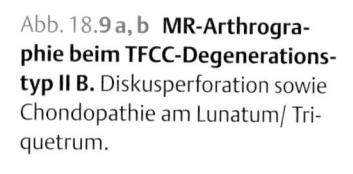

Abb. 18.9 a, b MR-Arthrographie beim TFCC-Degenerationstyp II B. Diskusperforation sowie Chondopathie am Lunatum/Triquetrum.

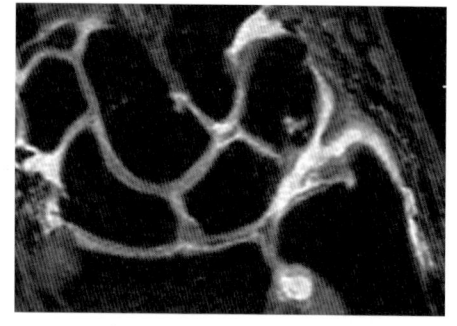

a Postarthrographische 3D-DESS-Sequenz.
b Postarthrographische 3D-DESS-Sequenz. 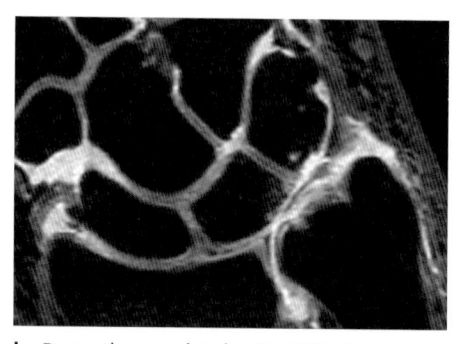

Abb. 18.10 a, b MR-Arthrographie beim TFCC-Degenerationstyp II C. Breite Diskusperforation und „Knorpelglatze" am Lunatum.

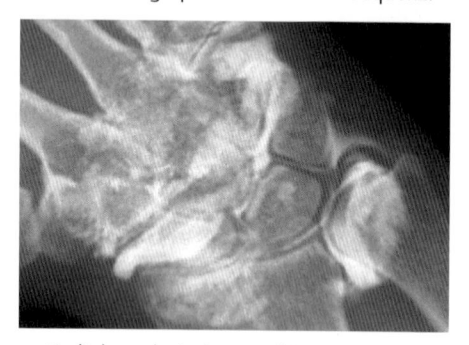

a Radiokarpale Arthrographie.
b Postarthrographische T1-SE-Sequenz mit Fettsaturation. 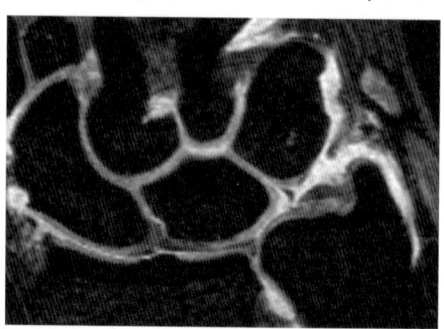

Abb. 18.11 a, b MR-Arthrographie beim TFCC-Degenerationstyp II D. Trias aus Diskusperforation, Chondropathie und Läsion des Lig. lunotriquetrum.

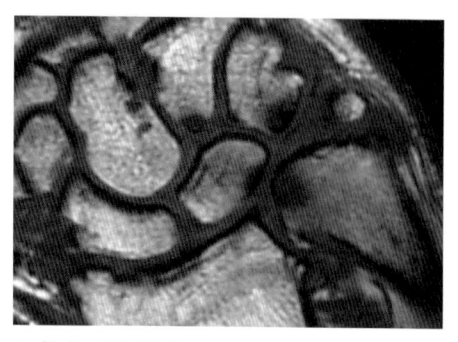

a Native T1-SE-Sequenz.
b Kontrastmittelverstärkte T1-SE-Sequenz mit Fettsaturation. 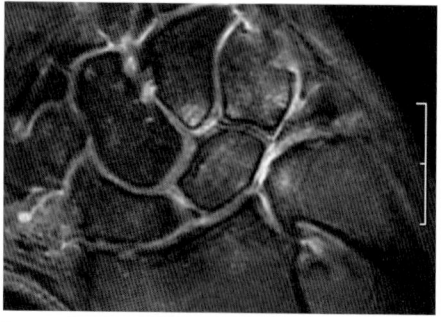

Abb. 18.12 a, b Kontrastmittelverstärkte MRT beim TFCC-Degenerationstyp II E. Ulnolunotriquetrales Impaction-Syndrom mit Arthrose ulnokarpal und im distalen Radioulnargelenk. Syndrom der Hamatumspitze.

Linie begrenzt. Liegt im Diskuszentrum eine breite degenerative Perforation vom Typ II C vor, können an der Kontaktstelle die chondralen Oberflächenlinien des Ulnakopfes und des Lunatums einen dünnen, fadenförmigen Diskusrest vortäuschen (Tab. 18.**16**). Übersichtlicher wird die Situation, wenn ein Gelenkerguss oder intraartikuläres Kontrastmittel die Knorpellagen in Perforationshöhe distendiert.

In der Tab. 18.**5** sind alle Befunde zur Pathoanatomie, zur Klassifikation und zu den MRT-Symptomen in einer Übersicht zusammengestellt.

Arthroskopie

Zu diagnostischen Zwecken wird am ulnokarpalen Komplex die Arthroskopie des Radiokarpalgelenks als invasive Methode dann eingesetzt, wenn die klinischen und MRT-Untersuchungsbefunde die Beschwerdesymptomatik nicht hinreichend erklären können. Mit hoher Sensitivität können dabei traumatische und degenerative Diskusveränderungen endoskopisch nachgewiesen werden. Die Arthroskopie gilt als die diagnostische Referenzmethode am TFCC, obwohl mit der Arthroskopie immer nur die Oberfläche der Gelenkstrukturen beurteilt werden kann. Ebenfalls nicht eingesehen werden kann die ulnobasale Diskusfixation, da aus geometrischen Gründen die Arthroskopie im distalen Radioulnargelenk nicht durchführbar ist. Jedoch kann der Gesamtzustand des ulnokarpalen Komplexes indirekt dadurch beurteilt werden, dass mit einem Testhaken dessen Spannung und Elastizität überprüft werden. Die typischen arthroskopischen Befunde eines Risses und einer degenerativ bedingten Perforation sind in den Abb. 4.**6a** u. 4.**6b** dargestellt.

An die diagnostische Sitzung kann eine **arthroskopische Operation** angeschlossen werden. In den letzten Jahren wurden die arthroskopischen Operationstechniken am Handgelenk zunehmend miniaturisiert und verfeinert. Im Zentrum gelegene Einrisse werden durch Débridement mit Fasszangen und Shaver, bei peripherer Lage mit einer Naht versorgt. Bei degenerativen Veränderungen wird ebenfalls ein arthroskopisches Débridement durchgeführt (Kap. 4).

Arthrographie

Untersuchungstechnik

Die technische Durchführung ist in Kap. 3 beschrieben. Ist während der radiokarpalen Arthrographie, bei der die distale Diskusfläche dargestellt wird, kein Kontrastmittelübertritt in das distale Radioulnargelenk nachweisbar, schließt sich zur Kontrastierung der proximalen Diskusfläche die Arthrographie des distalen Radioulnargelenks an. Ergänzende Stressaufnahmen unter Durchleuchtungssicht sind für die sichere Rupturdokumentation und das Erkennen von karpalen Instabilitäten hilfreich. Ebenso muss beim Vorliegen einer Pseudarthrose des Processus styloideus ulnae durch Aufnahmen in Pro- und Supination geprüft werden, ob eine stabile („straffe") oder instabile Pseudarthrose und damit ein immobiler oder mobiler Discus ulnocarpalis vorliegt (Abb. 18.**13a**).

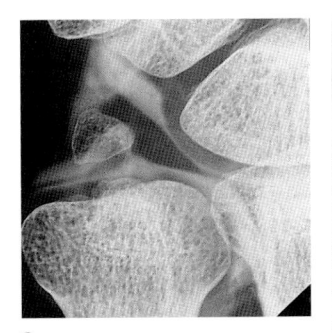

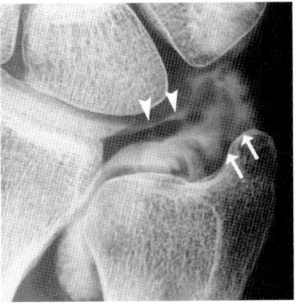

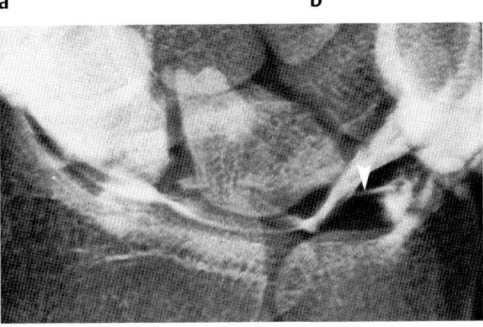

Abb. 18.**13a–c Arthrographische Befunde bei traumatischen TFCC-Läsionen** (Aufnahmen 18.3a u. b von Frau Priv.-Doz. Dr. R. Frahm, Tuttlingen).
a Intakter Discus ulnocarpalis bei Pseudarthrose des Processus styloideus ulnae. Die ulnare Diskusfixation ist intakt, der radiale Ansatz ist ausgedünnt. Mobiler Griffelfortsatz während der Umwendbewegungen mit Einklemmung des Diskus.
b Ulnobasaler und ulnoapikaler Abriss des Discus ulnocarpalis vom Processus styloideus ulnae. Das radiokarpal applizierte Kontrastmittel fließt über die defekten Anheftungsstellen in das distale Radioulnargelenk.
c Frischer Horizontalriss des Discus ulnocarpalis. Es kontrastieren sich ein feiner, horizontal verlaufender Riss und ein intradiskales Depot in der Nähe des Processus styloideus ulnae.

18 Läsionen im ulnokarpalen Kompartiment

Arthrographische Befunde am TFCC

Der intakte Discus ulnocarpalis stellt sich in der Zwei-Kompartiment-Arthrographie als bikonkave, glatt berandete und horizontale Kontrastmittelaussparung dar. Bei pathologischen Veränderungen ist die Arthrographie lediglich eine Methode zum Nachweis von uni- oder bidirektionalen Kommunikationen zwischen dem radiokarpalen Gelenk und dem distalen Radioulnargelenk im Rahmen von Komplettläsionen (Abb. 18.4a, 18.7a u.

Tab. 18.5 MRT-Befunde am ulnokarpalen Komplex (TFCC) in der Einteilung nach Palmer

Klasse	Typ	Pathoanatomie	MRT-Zeichen: Native T2-/T2*-Sequenz	Kontrastmittelverstärkte T1-Sequenz	MR-Arthrographie
Traumatisch	I A	schlitzförmiger Riss im radialseitigen Diskusabschnitt	flüssigkeitsäquivalentes Signal im radialen Diskusabschnitt mit vertikal linearem Verlauf	keine Kontrastmittelanreicherung (avaskuläres Segment)	Kontrastmittel im radialseitigen Diskusriss und Kommunikation zum distalen Radioulnargelenk
	I B	Diskusabriss vom Processus styloideus ulnae häufig Fraktur des Processus styloideus ulnae	flüssigkeitsäquivalentes Signal am Processus styloideus ulnae Instabilität im distalen Radioulnargelenk	Kontrastmittelanreicherung am Processus styloideus ulnae (vaskularisiertes Segment)	Kontrastmittel zwischen Diskus und Processus styloideus ulnae und Übertritt in das distale Radioulnargelenk
	I C	osteoligamentäre Avulsion des Lig. ulnolunatum oder des Lig. ulnotriquetrum	Lig. ulnolunatum oder Lig. ulnotriquetrum mit flüssigkeitsäquivalentem Signaleinschluss in sagittalen Schichten evtl. palmare Translokation von Lunatum bzw. Triquetrum	palmarseitige Kontrastmittelanreicherung (vaskularisiertes Segment)	fakultativ Kontrastmitteldepot palmarseitig, aber keine Kommunikation zum distalen Radioulnargelenk
	I D	Diskusabriss an der Incisura ulnaris radii häufig mit Radiusfraktur	Diskus durch flüssigkeitsäquivalentem Signaleinschluss von der Incisura ulnaris radii getrennt	keine Kontrastmittelanreicherung am Diskus (avaskuläres Segment) Kontrastmittelanreicherung an Ligg. radioulnaria (vaskularisiertes Segment)	Kontrastmitteldepot zwischen Diskus und Incisura ulnaris radii sowie Kommunikation zum distalen Radioulnargelenk
Degenerativ	II A	initiale Degeneration des Diskus (mukoide Einschlüsse, Faserung, keine Perforation) häufig Ulnaplusvariante	Diskus mit intermediären Signaleinschlüssen und irregulärer Oberflächenbegrenzung	keine Kontrastmittelanreicherung (avaskuläres Segment)	Diskusoberfläche irregulär begrenzt keine Kommunikation zum distalen Radioulnargelenk
	II B	fortschreitende Degeneration des Diskus ohne Perforation initiale Knorpelschädigung am Ulnakopf und/oder Lunatum	Diskus ausgedünnt, mit intermediären Signaleinschlüssen und irregulärer Oberflächenbegrenzung hyaliner Knorpel am Ulnakopf und/oder Lunatum heterointens und ausgedünnt	keine Kontrastmittelanreicherung (avaskuläres Segment)	Diskusoberfläche irregulär begrenzt keine Kommunikation zum distalen Radioulnargelenk Knorpel von Ulnakopf und Lunatum irregulär begrenzt

18.11 a) sowie zur Detektion von Partialläsionen am Diskus (Abb. 18.13 c, 18.14 a u. b). Darüber hinaus hat das Verfahren deutliche Limitationen:
- Mit dem Projektionsverfahren der Arthrographie können Läsionen an den peripheren TFCC-Ligamenten nur eingeschränkt dargestellt werden (Abb. 18.13 b).
- Eine weitere Grenze des Verfahrens ist die fehlende Möglichkeit, die klinische Relevanz des arthrographisch erhobenen Befunds einzuordnen, z. B. eine dehiszente Komplettruptur nach einem Trauma von

Tab. 18.5 Fortsetzung

Klasse	Typ	Pathoanatomie	MRT-Zeichen: Native T2-/T2*-Sequenz	Kontrastmittelverstärkte T1-Sequenz	MR-Arthrographie
	II C	Perforation des Diskus im zentralen Abschnitt	Diskus zentral breitflächig oval unterbrochen (Knorpeloberflächen von Ulnakopf und Lunatum berühren sich)	keine Kontrastmittelanreicherung (avaskuläres Segment)	Kontrastmittel in breiter, zentraler Diskusperforation und Kommunikation zum distalen Radioulnargelenk
		manifeste Chondropathie	hyaliner Knorpel am Ulnakopf und/oder Lunatum heterointens und ausgedünnt		Knorpel von Ulnakopf und Lunatum irregulär begrenzt
	II D	Perforation des Diskus im zentralen Abschnitt	Diskus zentral breitflächig oval unterbrochen (Knorpeloberflächen von Ulnakopf und Lunatum berühren sich)	keine Kontrastmittelanreicherung (avaskuläres Segment)	Kontrastmittel in breiter, zentraler Diskusperforation und Kommunikation zum distalen Radioulnargelenk
		manifeste Chondropathie	hyaliner Knorpel am Ulnakopf und/oder Lunatum heterointens und ausgedünnt		Knorpel von Ulnakopf und Lunatum irregulär begrenzt
		Ruptur des Lig. lunotriquetrum	Lig. lunotriquetrum unterbrochen, PISI-Stellung des Lunatums	Kontrastmittelanreicherung am Lig. lunotriquetrum (vaskularisiertes Segment)	Kontrastmittel im lunotriquetralen Gelenkspalt
	II E	Perforation des Diskus im zentralen Abschnitt	Diskus zentral breitflächig unterbrochen (Knorpeloberflächen von Ulnakopf und Lunatum berühren sich)	keine Kontrastmittelanreicherung (avaskuläres Segment)	Kontrastmittel in breiter, zentraler Diskusperforation und Kommunikation zum distalen Radioulnargelenk
		manifeste Chondropathie	hyaliner Knorpel am Ulnakopf und/oder Lunatum heterointens und ausgedünnt		Knorpel von Ulnakopf und Lunatum irregulär begrenzt
		Ruptur des Lig. lunotriquetrum	Lig. lunotriquetrum unterbrochen, PISI-Stellung des Lunatums	Kontrastmittelanreicherung am Lig. lunotriquetrum (vaskularisiertes Segment)	Kontrastmittel im lunotriquetralen Gelenkspalt
		Arthrosis deformans ulnokarpal	subchondrale Signalstörung an Radius, Ulna und Lunatum	Kontrastmittelanreicherung an der artikulären Synovialis (arthroseninduziert)	

einer Perforation im Rahmen einer altersphysiologischen Degeneration abzugrenzen.

Aus diesen Gründen sollte die Arthrographie am Handgelenk immer nur kombiniert als MR-Arthrographie (oder CT-Arthrographie), niemals jedoch als arthrographische Einzeluntersuchung durchgeführt werden. Die klinische Bewertung eines Arthrographiebefunds kann nur über 2 deskriptive Parameter versucht werden, nämlich die Lokalisation und die Morphologie einer TFCC-Läsion.

Arthrographische Morphologie einer TFCC-Läsion

Während der frühen Degenerationsstadien ist die Knorpelscheibe höhengemindert und gelegentlich mit zottigen Konturen versehen, jedoch ohne Diskontinuität. Inkomplette Diskontinuitäten, die sowohl traumatischer als auch degenerativer Genese sein können, sind bevorzugt an der proximalen Diskusseite lokalisiert und werden dementsprechend nur erkannt, wenn das distale Radioulnargelenk mit Kontrastmittel gefüllt ist (Abb. 18.14b). Über eine kleine Oberflächenläsion kann das Kontrastmittel in das Diskusinnere gelangen und eine flächige, unscharf konturierte Verdichtungszone ausbilden (Abb. 18.13c).

Liegt eine komplette Diskontinuität am Diskus vor, kann anhand der Breite des interkompartimentalen Kommunikationsweges sowie der Randbegrenzung der Diskusfragmente versucht werden, die Genese der Befunde einzugrenzen: die radialseitige, schlitzförmige und scharf begrenzte Läsion spricht für eine traumatische Ruptur (Abb. 18.4a), während bei einer zentralen, breiten und abgerundeten Läsion von einer degenerativen Perforation auszugehen ist (Abb. 18.11a u. 18.14c).

Weitere Beurteilungskriterien sind die Höhe und Oberflächenbeschaffenheit des hyalinen Gelenkknorpels im Arthrogramm sowie knöcherne Umbauvorgänge an den subchondralen Grenzlamellen. Werden chondrale und/oder ossäre Läsionen am Ulnakopf und Lunatum bzw. Triquetrum nachgewiesen, liegt bereits ein fortgeschrittenes Degenerationsstadium vor (Abb. 18.14c).

Arthrographische Lokalisaton einer TFCC-Läsion

In Ergänzung zur morphologischen Diagnostik kann versucht werden, den Ort einer TFCC-Schädigung mit den Parametern der Tab. 18.6 zu erfassen und der zugrunde liegenden Pathologie nach der Palmer-Klassifikation zuzuordnen.

Die übrigen Strukturelemente des TFCC (Meniscus homologue, Ligg. radioulnaria, Lig. ulnolunatum und Lig. ulnotriquetrum, Lig. collaterale ulnare sowie die ECU-Sehnenscheide), die in der Klassifikation nach Palmer in der Traumagruppe I C aufgelistet sind, entziehen sich weitgehend der arthrographischen Darstellung und sind deshalb nicht in der Tab. 18.6 erfasst.

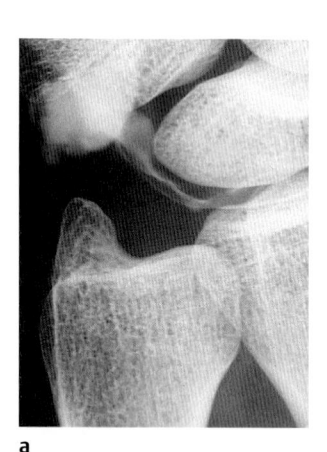

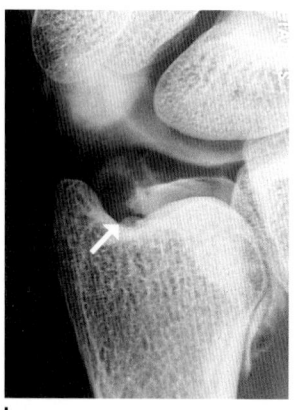

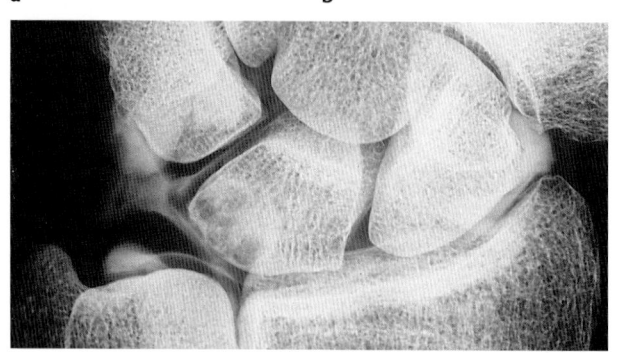

Abb. 18.14 a–c **Arthrographische Befunde bei degenerativen TFCC-Läsionen** (Aufnahmen von Frau Priv.-Doz. Dr. R. Frahm, Tuttlingen).
a Initiales Degenerationsstadium II B des Discus ulnocarpalis mit unregelmäßiger Begrenzung der distalen Oberfläche.
b Bei der Arthrographie des distalen Radioulnargelenks stellt sich eine inkomplette Läsion an der Proximalseite des Diskus dar (Pfeil).
c Diskus- und Ligamentläsionen bei ulnolunärem Impaction-Syndrom eines anderen Patienten. Zentral breite TFC-Perforation mit Kontrastierung der proximalen Diskusseite, tiefe Knorpelläsion am Lunatum sowie Kontrastmittelübertritt in das lunotriquetrale Kompartiment.

Tab. 18.6 Arthrographische Lokalisation von Läsionen des Discus ulnocarpalis

Deskriptionsort	Lokalisation	Trauma (Klasse I n. Palmer)	Degeneration (Klasse II n. Palmer)
1	an der Incisura ulnaris radii	I D	
2	2–3 mm vom Radius entfernt (= pararadial)	I A	II A
3	in der Mitte des Diskus		II A–II E
4	2–3 mm von der Ulna entfernt (= paraulnar)	I B	II A
5	am Ulnakopf bzw. Processus styloideus ulnae	I B	

Arthrographisch gut beurteilt werden kann der Recessus ulnaris (praestyloideus). Unter Vergrößerung kann er bei entzündlicher Affektion sowie auch im Rahmen einer degenerativen Gelenkerkrankung eine Schmerzsymptomatik an der Ulnarseite des Handgelenks hervorrufen. Weitere Ausführungen finden sich im Kap. 29.

In Tab. 18.7 sind die arthrographischen Symptome zur Morphologie und Lokalisation von Diskusläsionen zusammengestellt.

Röntgendiagnostik

Degenerative TFCC-Veränderungen werden gehäuft bei den Neutral- oder Plusvarianten der Ulna, nur selten bei Minuslängen vorgefunden. Aufgrund der relativen Translation während der Umwendbewegung (proximale Position der Ulna in Supination, distale Position der Ulna in Pronation) ist in der Röntgendiagnostik die Standardeinstellung in Neutralstellung entscheidend (Kap. 1).

Feinste subchondrale Veränderungen an den Grenzlamellen des Ulnakopfes und des proximoulnaren Lunatumabschnitts werden gelegentlich bereits in früheren Degenerationsstadien des TFCC beobachtet. Deutliche sklerotische und zystische Einschlüsse in subchondraler Lage weisen auf ein länger bestehendes Impaction-Syndrom hin (Abb. 18.15 a u. b).

Die arthrotischen Umbauvorgänge im ulnokarpalen Handgelenkskompartiment greifen in der Regel auch auf das distale Radioulnargelenk über (Abb. 18.15 c). Punkt- oder strichförmige Kalzifikationen in Projektion auf das ulnokarpale Kompartiment sind charakteristisch für eine Chondrokalzinose (CPPD), die Auslöser des degenerativen Geschehens sein kann (s. Abb. 34.4 a).

Computertomographie

Wegen der nur geringen Dichtedifferenzen kann mit der nativen CT der Discus ulnocarpalis und die TFCC-Peripherie nicht zur Darstellung gebracht werden. In vergleich-

Tab. 18.7 Befunde der Arthrographie am ulnokarpalen Komplex (TFCC) in Zuordnung zur traumatischen oder degenerativen Entstehung

Parameter	Morphologie	Bewertungsversuch
Höhe und Form des Diskus	normal und bikonkav	Normalbefund
	vermindert und abgeflacht	frühe Degeneration
	vermindert und transdiskale Kommunikation	fortgeschrittene Degeneration
	normal und transdiskale Kommunikation	traumatische Ruptur
Ort der transdiskalen Kommunikation	im zentralen Segment	degenerative Perforation
	im radialen oder ulnaren Segment	traumatische Ruptur
Weite der transdiskalen Kommunikation	breit klaffend	degenerative Perforation
	schmal, schlitzförmig	traumatische Ruptur
Ränder bei transdiskaler Kommunikation	abgerundet	degenerative Perforation
	scharfrandig	traumatische Ruptur
Knorpelhöhe und -oberfläche	normal und glatt	Normalbefund
	reduziert und irregulär	fortgeschrittene Degeneration
Kommunikation zum mediokarpalen Kompartiment	über lunotriquetralen Spalt	degenerative Perforation
	über palmarseitige Kapsel	traumatische Ruptur

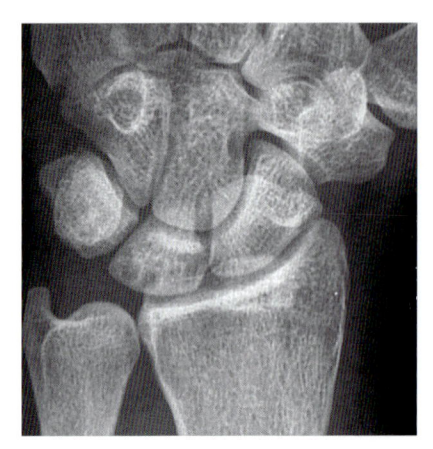

a Bereits zystische und sklerosierende Umbauten an typischer Stelle des proximoulnaren Lunatumabschnitts trotz Null-Längenvariante der Ulna.

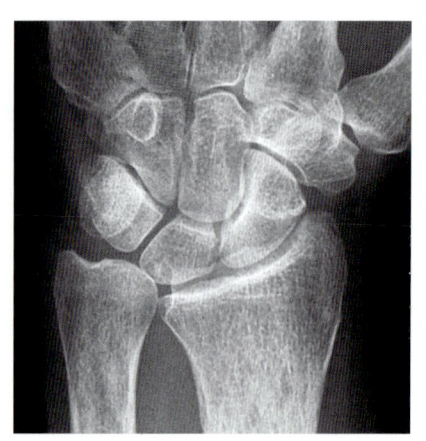

b Plus-Längenvariante der Ulna von 4 mm, die zur Neoartikulation am Lunatum mit zystischer Transformation geführt hat.

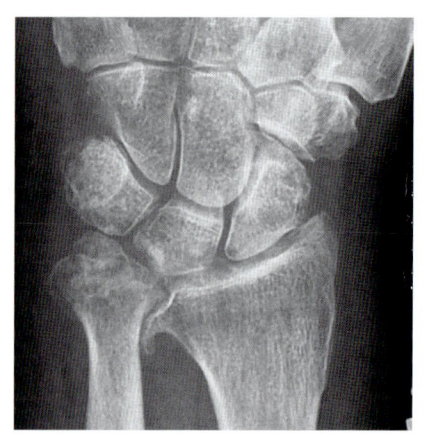

c Massive Plusvariante der Ulnalänge (sog. „Caput-ulnae-Syndrom"). Osteophytäre Anbauten am Ulnakopf, Schliffflächen mit subchondraler Sklerosierung am Lunatum und Triquetrum, fortgeschrittene Arthrosis deformans im distalen Radioulnargelenk.

Abb. 18.15 a–c **Röntgenbefunde bei unterschiedlichen Ausprägungsgraden des ulnolunären Impaction-Syndroms.**

barer Weise wie mit der MR-Arthrographie können mit der CT-Arthrographie nach Kontrastmittelfüllung der Radiokarpal- und distalen Radioulnargelenke die Diskusoberfläche und transdiskale Kontrastmittelkommunikationen sensitiv nachgewiesen und einer topographischen Einordnung zugewiesen werden. Die Methode ist bislang jedoch nicht evaluiert.

Zur differenzialdiagnostischen Unterscheidung von Diskuskalzifikationen gegenüber freien Gelenkkörpern ist die CT-Arthrographie nach intraartikulärer Luftinstillation eine brauchbare Methode.

18.2 Ulnokarpales Impaction-Syndrom (ulnolunär, ulnolunotriquetral)

Pathoanatomie, klinische Symptomatik

Eine im Verhältnis zum Radius zu lange Ulna repräsentiert entweder eine konstitutionelle Formvariante (sog. **„Plusvariante"**) oder einen erworbenen Zustand nach eingestauchter Radiusfraktur (sog. „relativer Ulnavorschub") bzw. einen Folgezustand einer rheumatoiden Arthritis. Bei einem ausgeglichenen Längenverhältnis von Radius und Ulna werden am Handgelenk ca. 20 % der axialen Last über das ulnokarpale Kompartiment übertragen. Definitionsgemäß weist die Ulna dann ein Plus an Länge auf, wenn sie im dorsopalmaren, in Neutralstellung exponierten Röntgenbild den Radius um mehr als 2 mm überragt. Die zu lange Ulna führt zu einer vermehrten biomechanischen Beanspruchung des ulnokarpalen Kompartiments. Als Folge der Kraftübertrag von mehr als 20 % führt die einsetzende Neoartikulation zu degenerativen Umbauvorgängen im ulnokarpalen Kompartiment und im distalen Radioulnargelenk.

Im Rahmen des ulnokarpalen Impaction-Syndroms (Synonym: ulnokarpales Abutment-Syndrom), das eine Sonderstellung in der Pathologie des TFCC einnimmt, verläuft der Degenerationsprozess progredient in einem stadienhaften Ablauf:

- Schon frühzeitig – bei der konstitutionellen Plusvariante der Ulna bereits im Jugend- oder frühen Erwachsenenalter – stellt sich nach einem mukoiden Degenerationsstadium eine breite Perforation im Zentrum des Discus ulnocarpalis (TFC) ein. Nicht selten manifestiert sich eine Läsion am Lig. lunotriquetrum.
- Später kommt es zum Abrieb und zur Höhenminderung des hyalinen Gelenkknorpels. Typische Lokalisationen sind der radiale Abschnitt des Ulnakopfes sowie die proximoulnare Zirkumferenz des Lunatums (**ulnolunäres Impaction-Syndrom**), in ausgeprägten Fällen auch die Proximalseite des Triquetrums (**ulnolunotriquetrales Impaction-Syndrom**).

18.2 Ulnokarpales Impaction-Syndrom (ulnolunär, ulnolunotriquetral)

- An den genannten Orten der vermehrten Belastung bildet sich ein mechanisch induziertes Ödem des Knochenmarkes aus. Im Gefolge reagiert der spongiöse Knochen an den Prädilektionsstellen mit zystischen und sklerosierenden Umbauvorgängen, zuerst an der subchondralen Grenzlamelle, später auch tiefer im Knochen.
- Während aller Phasen der ulnokarpalen Neoartikulation kann eine lokale Synovialitis und ein Gelenkerguss ulnarseitig nachgewiesen werden.

Die klinischen Symptome des Impaction-Syndroms werden immer deutlich empfunden und umfassen eine Schwellung an der ulnarseitigen Handwurzel, eine sichtbare Vorwölbung des Ulnakopfes sowie belastungsabhängige Schmerzen, die bei Ulnarduktion, bei der Pro-/Supination und beim Faustschluss angegeben werden. Die Beweglichkeit im Handgelenk ist eingeschränkt, insbesondere die Umwendbewegungen. In seltenen Fällen, meist im Rahmen einer rheumatoiden Arthritis, kann die zu lange Ulna eine Arrosion und Ruptur der Strecksehnen IV und V verursachen.

Bildgebende Diagnostik

Röntgendiagnostik

Auf die Messung der relativen Ulnalänge in Neutralstellung einer dorsopalmaren Röntgenaufnahme wurde im Abschnitt 18.1 bereits hingewiesen, ebenso auf die zystischen und sklerosierenden Umbauvorgänge im Rahmen der ulnokarpalen Neoartikulation (Abb. 18.15).

Tab. 18.8 MRT-Befunde beim ulnolunären Impaction-Syndrom

- Trias aus
  - Plusvariante der Ulna (gelegentlich auch Nullvariante)
  - breite, zentrale Perforation im Discus ulnocarpalis (TFC)
  - Läsion des Lig. lunotriquetrum ohne/mit karpaler Instabilität
- Neoartikulation zwischen dem Ulnakopf und dem Lunatum (proximoulnares Segment), seltener auch dem Triquetrum:
  - Signalstörung und Ausdünnung des hyalinen Gelenkknorpels
  - Knochenmarködem und Kontrastmittel-Enhancement subchondral
  - später zystische Einschlüsse und Sklerosierung subchondral
  - im Endstadium Arthrosis deformans („Caput-ulnae-Syndrom")
- Gelenkerguss und Synovialitis ulnokarpal und im distalen Radioulnargelenk

Magnetresonanztomographie

Die Befundkriterien der ulnokarpalen Neoartikulation umfassen alle vorgestellten Degenerationszeichen am TFCC und Gelenkknorpel sowie die Reaktionen des angrenzenden Knochens (Tab. 18.8). Ossär betroffen sind einerseits der Ulnakopf und andererseits das Lunatum in seinem proximoulnaren Abschnitt (Abb. 18.16), seltener auch das Triquetrum proximalseitig (Abb. 18.12).

Ein Ödem innerhalb des Knochenmarkes kann sensitiv mit einer STIR- oder einer fettsaturierten PD-FSE-Sequenz nachgewiesen werden. In den Arealen des Knochenmarködems kommt es in der Regel zu einer kräftigen Kontrastmittelanreicherung als Ausdruck der verstärkten Durchblutung (Abb. 18.16b). Die MRT ist für die Frühform des Impaction-Syndroms die Nachweismethode der Wahl, da das Röntgenbild anfangs für längere Zeit unauffällig bleibt.

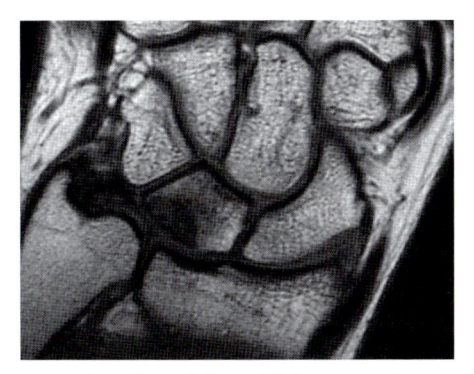

Abb. 18.16 a, b **MRT beim ulnolunären Impaction-Syndrom.**

a Native T1-gewichtete SE-Sequenz mit einer Kombination aus geringer Plusvariante der Ulnalänge, breiter Perforation im Zentrum des Discus ulnocarpalis und semiovaler Signalverlustzone im proximoulnaren Lunatumsegment.

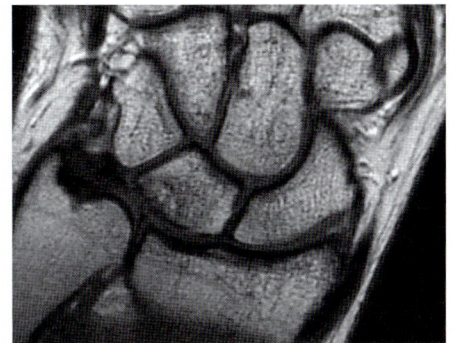

b Nach venöser Kontrastmittelgabe in der gleichen Sequenz deutliches Enhancement als Hinweis darauf, dass das signalalterierte Lunatumsegment vitales Gewebe beherbergt.

In der MRT imponieren die zystischen Einschlüsse an den subchondralen Grenzlamellen als rundliche Areale mit flüssigkeitsintensem Signal in T2-gewichteten Sequenzen, während die später einsetzenden Sklerosezonen in allen Gewichtungen signalfrei zur Darstellung kommen.

Arthroskopie

Mit dem endoskopischen Verfahren können prinzipiell alle Phänomene des Impaction-Syndroms am TFCC, am hyalinen Gelenkknorpel, an der Synovialis und im Falle einer Denudation auch am Knochen direkt visualisiert werden. Liegt klinisch und bildgebend eindeutig ein Impaction-Syndrom vor, muss die Arthroskopie nur selten durchgeführt werden. Gründe sind die vorgegebene Raumenge der ulnokarpalen Neoartikulation sowie insbesondere eine andere, auf arthroskopischem Wege nicht durchführbare Therapieform.

18.3 Differenzialdiagnosen

Neben den Läsionen des TFCC können ulnarseitig lokalisierte Schmerzen am Handgelenk durch weitere Krankheitsbilder hervorgerufen werden, die in Tab. 18.9 zusammengestellt sind.

18.4 Therapeutische Optionen

Zentrale Diskusläsionen werden aufgrund der schlechten Durchblutung arthroskopisch mittels Débridement und Shaving behandelt. Rupturen in der gut perfundierten TFCC-Peripherie können mit dem Ziel einer verbesserten Stabilität und einer Schmerzreduktion der operativen Refixation mittels Bandnaht unterzogen werden. Im fortgeschrittenen Stadium einer TFCC-Läsion ist für die weitere Therapie der Zustand des hyalinen Gelenkknorpels entscheidend. Bei intaktem Knorpel wird operativ eine Ulnaverkürzung, bei nachgewiesener Chondropathie eines der verschiedenen Resektionsverfahren (sog. „Salvage Procedures") durchgeführt.

Tab. 18.9 Differenzialdiagnosen zu den TFCC-Läsionen bei ulnarseitigen Schmerzen am Handgelenk

Krankheitsbild	Weiterführende Bildgebung
Nicht erkannte Handwurzelfraktur	CT, MRT
Arthrose im distalen Radioulnargelenk	CT
Syndrom des Recessus ulnaris	Sonographie, MRT
Läsion des Lig. lunotriquetrum	Arthroskopie, MR-Arthrographie
Adhäsive Kapsulitis („Frozen Wrist") posttraumatisch/postoperativ	Arthrographie
Tendovaginose der ECU-Sehne	Sonographie, MRT

Literatur

Übersichtsarbeiten

Mikic ZD. Age related changes in the triangular fibrocartilage of the wrist. J Anat 1978; 126: 367–384

Oneson SR, Scales LM, Timins ME, Erickson SJ, Chamoy L. MR imaging interpretation of the Palmer classification of triangular fibrocartilage complex lesions. RadioGraphics 1996; 16: 97–106

Palmer AK. Triangular fibrocartilage lesions: A classification. J Hand Surg 1989; 14A: 594–606

Schmitt R, Christopoulos G, Meier R, Coblenz G, Fröhner S, Lanz U, Krimmer H. Direkte MR-Arthrographie des Handgelenks in Zwei-Kompartiment-Technik: Prospektive Studie an 125 Patienten im Vergleich zur Arthroskopie. Fortschr Röntgenstr 2003; 175: 911–919

Totterman SMS, Miller RJ, McCane SE, Meyers SP. Lesions of the triangular fibrocartilage complex: MR findings with a three-dimensional gradient-recalled-echo sequence. Radiology 1996; 199: 227–232

Weiterführende Literatur

http://www.thieme.de/aktionen/schmitt-lanz

19 Frakturen des Skaphoids

R. Schmitt, H. Krimmer, J. Spitz

Die Kahnbeinfraktur entzieht sich oft der radiologischen Darstellung am Unfalltag und bedarf deshalb der besonderen diagnostischen Anstrengung. Für die Projektionsradiographie erscheint die Beschränkung auf die dorsopalmare, seitliche und Stecher-Aufnahme gerechtfertigt, wenn ergänzend die hochaufgelöste CT und MRT zur Verfügung stehen. Mit den Schnittbildverfahren kann die Diagnose einer Kahnbeinfraktur bereits am Unfalltag gestellt oder ausgeschlossen werden. Die hochaufgelöste CT parallel zur Längsachse des Skaphoids stellt die Frakturmorphologie mit möglicher Fragmentdislokation oder Trümmerzonen am besten dar. Die Beurteilung der Fragmentstabilität und die Indikation zur operativen Stabilisierung erfolgen am sichersten anhand der Befundkriterien der CT. Die MRT hat die höchste Sensitivität im Nachweis von Ödemmustern des Knochenmarkes. Zur Abgrenzung gegenüber dem häufigen „Bone Bruise" darf nur dann von einer Skaphoidfraktur ausgegangen werden, wenn im MRT zweifelsfrei eine Frakturlinie vorliegt. Die Indikation zur Dreiphasenszintigraphie ist heutzutage nur noch bei speziellen Fragestellungen wie dem rezidivierenden Kahnbeintrauma gegeben.

19.1 Pathophysiologie, klinische Symptomatik

Die Fraktur des Kahnbeines tritt in der Regel beim Sturz auf die hyperextendierte Hand auf. Dabei kommt es zur Kompression des Knochens entlang eines Kraftvektors, der vom Metakarpale III über das Kapitatum und Skaphoid zum Radius verläuft. Mit zunehmender Extension im Handgelenk nimmt der distale Skaphoidabschnitt eine vermehrt ungeschützte Lage ein. Der proximale Skaphoidabschnitt befindet sich in einer vergleichsweise sicheren Position zwischen dem Radius und dem Lig. radioscaphocapitatum (Abb. 19.1). Aus dieser anatomischen Begebenheit erklärt sich, dass neben der Dorsalextension für den Frakturmechanismus auch die Abduktionsrichtung der Handwurzel bedeutsam ist. Bei der Radialduktion kommt es zur palmaren Kippung des Skaphoids, bei der Ulnarduktion gegenläufig zur Aufrichtung (Kap. 12). Entsprechend frakturieren bei der kombinierten Radialduktion/Dorsalextension mehr die distalen Abschnitte und bei der kombinierten Ulnarduktion/Dorsalextension mehr die proximalen Abschnitte des Kahnbeines.

Die Häufigkeitsrelation der Skaphoid- zu den Radiusfrakturen beträgt 1 : 10, wobei beide in seltenen Fällen auch gleichzeitig frakturiert sein können. Die Skaphoidfraktur ist mit knapp 80 % die bei weitem häufigste Fraktur an der Handwurzel. Bei der Skaphoidfraktur sind das männliche Geschlecht und das jüngere Lebensalter zwischen dem 15. und 40. Lebensjahr bevorzugt betroffen – im Gegensatz zur Radiusfraktur, wo der Altersgipfel zwischen dem 50. und 70. Lebensjahr liegt.

Je nach Traumaschwere können Kahnbeinfrakturen isoliert oder in Kombination mit anderen Handwurzelfrakturen und -luxationen auftreten. Für die systemati-

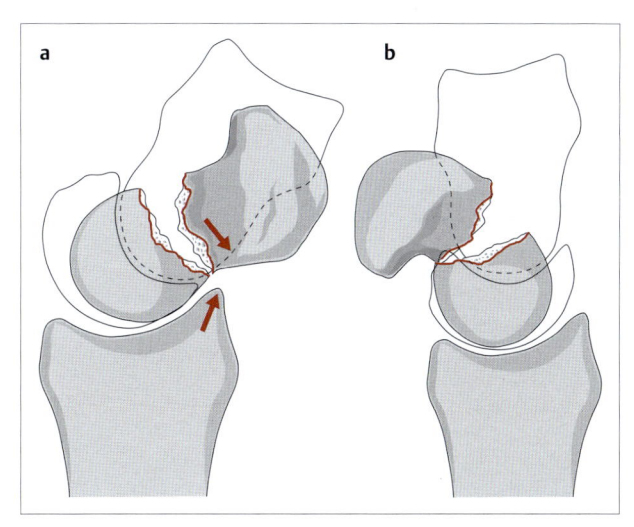

Abb. 19.1 a, b **Schema zur Traumatologie von Skaphoidfrakturen.**
a Beim Sturz auf die extendierte Hand verbleibt der proximale Kahnbeinabschnitt in einer fixierten Position zwischen Radius und Lig. radioscaphocapitatum (RSC), während auf den distalen Kahnbeinabschnitt ein nach dorsal gerichteter Kraftvektor einwirkt. Passager klaffen die beiden Fragmente palmarseitig während des Frakturvorgangs.
b Später führen die ligamentäre Spannung sowie die Geometrie der karpalen Gelenkflächen zur Drehung des proximalen Fragments nach dorsal sowie des distalen Fragments nach palmar. Es entsteht ein „Humpback".

19 Frakturen des Skaphoids

Tab. 19.1 Häufigkeiten der Skaphoidfrakturen in Abhängigkeit von deren Lokalisationen

Frakturlokalisation	Häufigkeit
Proximales Skaphoiddrittel	15 %
Mittleres Skaphoiddrittel	60 %
Distales Skaphoiddrittel	15 %
Tuberculum ossis scaphoidei	10 %

sche Bildanalyse der traumatisierten Handwurzel sei auf die Kraftvektoren des „Lesser Arc" und „Greater Arc" hingewiesen (Kap. 22). Danach können im Rahmen einer Skaphoidfraktur bei einer Verletzung entlang des **„Greater Arc"** auch der Processus styloideus radii, das Kapitatum, Hamatum, Triquetrum und der Processus styloideus ulnae eine Fraktur aufweisen. Bei einer Verletzung entlang des **„Lesser Arc"** finden sich bevorzugt Rupturen der intrinsischen Ligamente. Eine typische Kombinationsverletzung ist die transskaphoidale perilunäre Luxationsfraktur de Quervain (s. Abb. 22.7).

Nach der Lokalisation und Häufigkeit werden am Kahnbein die Frakturtypen der Tab. 19.1 unterschieden. Es fällt die deutliche Frakturbevorzugung im mittleren Kahnbeindrittel auf. Selten sind dagegen die Tuberkulum-Abrissfrakturen, die eine extraartikuläre Lage aufweisen.

Die Lokalisation einer Skaphoidfraktur ist das entscheidende Kriterium für die Prognose der Frakturheilung und damit für die Art des therapeutischen Vorgehens. Die pathoanatomische Begründung liegt in der speziellen arteriellen Gefäßversorgung des Skaphoids:

- Die distalen und mittleren Kahnbeinabschnitte weisen eine ausreichende Versorgung über die A. radialis auf, die kleine Gefäßäste in Höhe einer dorsalen Knochenleiste in das Skaphoid abgibt.
- Dagegen fehlt im proximalen Skaphoidabschnitt eine eigenständige Blutversorgung. Diese Region wird vielmehr in Form einer „rückläufigen Perfusion" über ein intraossäres Gefäßnetz mit versorgt, das über die distal eintretenden Arterien gespeist wird (s. Abb. 20.1).

Der proximale Skaphoidpol ist somit eine vaskuläre Terminalzone („letzte Wiese"), in der eine Fraktur nach Unterbrechung der intraossären Blutgefäße eine kritische Stoffwechsellage im Knochen hervorrufen kann. Die proximale Fraktur zieht deshalb im Vergleich zu den übrigen Kahnbeinabschnitten gehäuft die Entwicklung einer Pseudarthrose sowie eine ossäre und medulläre Vitalitätsstörung des proximalen Skaphoidfragments mit Ausbildung einer **„avaskulären" Osteonekrose** nach sich.

Zur Einteilung der Kahnbeinfrakturen existieren mehrere Klassifikationen. Aus klinischer Sicht hat sich die Einteilung nach Herbert und Fisher (1984) bewährt, die die therapeutische Konsequenz anhand von Stabilitätskriterien ableitet (Abb. 19.2). Entsprechend werden in dieser Klassifikation bei den frischen Frakturen **stabile Formen (Typ A)** von **instabilen (Typ B)** unterschieden. Das frühzeitige Erkennen von instabilen Skaphoidfrakturen ist deshalb so wichtig, da diese in bis zu 50 % der Fälle in eine Pseudarthrose übergehen können. Des Weiteren werden in dieser Einteilung die frischen Brüche von der **verzögerten Frakturheilung (Typ C)** und der **Kahnbeinpseudarthrose (Typ D)** abgegrenzt. Die Tab. 19.2 listet die

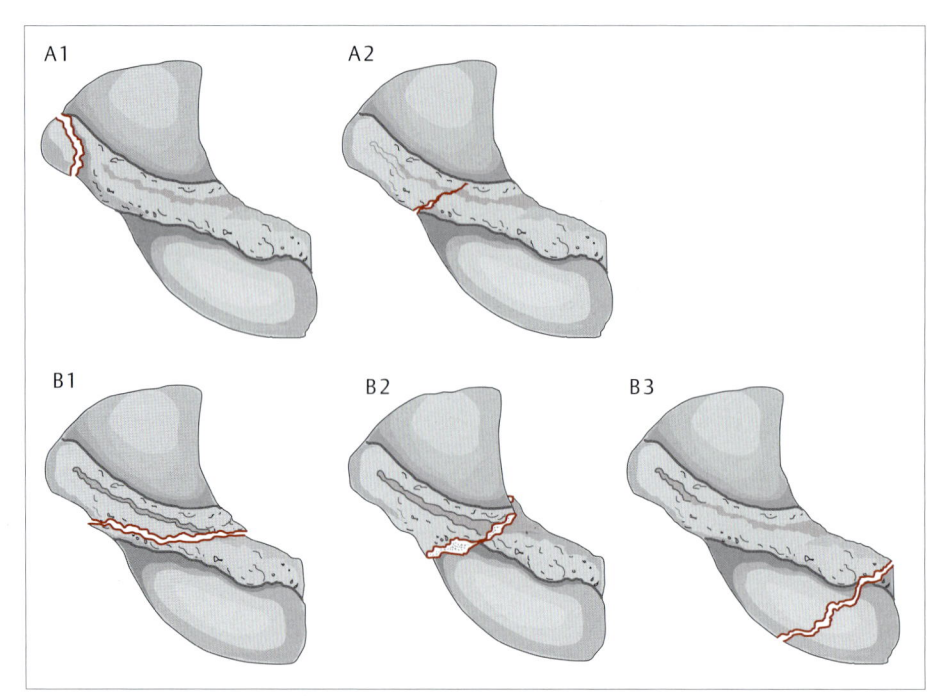

Abb. 19.2 **Schema zur Klassifikation der frischen Skaphoidfrakturen** (nach Herbert u. Krimmer).
Stabile Frakturen (Typ A) in der oberen Reihe: A1 = Fraktur des Tuberculum ossis scaphoidei, A2 = nichtdislozierte oder inkomplette Fraktur im mittleren/ distalen Drittel.
Instabile Frakturen (Typ B) in der unteren Reihe: B1 = Schrägfraktur, B2 = dislozierte Fraktur, B3 = Fraktur im proximalen Drittel.

Tab. 19.2 Klassifikation der frischen Skaphoidfrakturen (nach Herbert, modifiziert von Krimmer)

Stabilität	Unterform	Frakturlokalisation und -morphologie	Therapie
Typ A (= stabil)	A1	Fraktur des Tuberculum ossis scaphoidei	konservativ
	A2	nichtdislozierte Querfraktur im mittleren/distalen Drittel	konservativ oder perkutane Schraubenosteosynthese
Typ B (= instabil)	B1	distale Schrägfraktur des Kahnbeines	perkutane oder offene Schraubenosteosynthese
	B2	dislozierte oder klaffende Kahnbeinfraktur	perkutane oder offene Schraubenosteosynthese
	B3	Fraktur des proximalen Kahnbeindrittels	offene Schraubenosteosynthese von dorsal
	B4	transskaphoidale perilunäre Luxationsfraktur de Quervain	offene Schraubenosteosynthese von palmar oder dorsal

Tab. 19.3 Komplikationen und deren prädisponierende Faktoren im Rahmen einer Skaphoidfraktur

Komplikationsart	Begünstigt durch
Skaphoidpseudarthrose	Fraktur instabil und/oder im proximalen Drittel
Avaskuläre Osteonekrose	Fraktur im proximalen Drittel
„Humpback"-Deformität	dislozierte Fraktur im mittleren Drittel
Karpale Gefügestörung (DISI)	starke „Humpback"-Deformität bei Pseudarthrose oder begleitender SL-Bandverletzung
Karpaler Kollaps mit Arthrosis deformans („SNAC Wrist")	Pseudarthrose in „Humpback"-Fehlstellung
Karpaltunnelsyndrom	Hämatom, karpale Instabilität, SNAC Wrist
Algodystrophie	Mechanismus unbekannt

frischen Skaphoidfrakturen in der modifizierten Herbert-Klassifikation auf.

Die Symptome der Skaphoidfraktur umfassen den Druckschmerz über der Tabatiere, den Stauchungsschmerz des Daumenstrahls sowie die schmerzhafte Bewegungseinschränkung bei Extension und Radialduktion des Handgelenks. Oftmals lässt die Schmerzsymptomatik im Gefolge der als „Verstauchung" verkannten Fraktur nach. Wichtig ist der Hinweis, dass die Diagnose „Handgelenksverstauchung" bzw. „-prellung" immer nur eine Ausschlussdiagnose sein kann, nachdem eine Fraktur oder traumatische Bandläsion sicher ausgeschlossen wurden.

In der Tab. 19.3 sind die möglichen Komplikationen einer Skaphoidfraktur zusammengestellt. Sie werden im nachfolgenden Diagnostikteil erläutert.

19.2 Besonderheiten im Kindesalter

Kindliche Kahnbeinfrakturen sind vergleichsweise selten. Bei den unter 15-Jährigen machen sie nur knapp 3 % aller Frakturen der Hand aus, bei den unter 10-jährigen werden sie noch seltener angetroffen. Sie manifestieren sich überwiegend im distalen Skaphoiddrittel und am extraartikulär gelegenen Tuberculum ossis scaphoidei. Aufgrund des Patientenalters sollte in der weiterführenden Diagnostik die MRT bevorzugt eingesetzt werden.

19.3 Bildgebende Diagnostik

Röntgendiagnostik

Die konventionelle Projektionsradiographie ist immer die diagnostische Grundlage am traumatisierten Handgelenk, so auch am Kahnbein. Die Durchführung erfolgt bei kleinem Fokus (0,6 mm–0,1 mm) mit Film-Folien-Systemen der Empfindlichkeitsklasse 100 bzw. 200 oder in 2K-Speicherfolien-Technik. Besteht der klinische Verdacht auf eine Skaphoidfraktur, werden neben den in Neutralstellung angefertigten Aufnahmen des Handgelenks in 2 Ebenen zusätzlich **Spezialprojektionen** zur optimierten Darstellung des Skaphoids angefertigt (Abb. 19.3). Hierzu existieren 2 Vorgehensweisen, die in der Tab. 19.4 dargestellt sind.

- Die traditionelle Röntgendiagnostik der Kahnbeinfraktur sieht additiv zu den dorsopalmaren und seitlichen Aufnahmen die 4 Projektionen der sog. **Kahnbein-Quartettserie** vor, die die Aufnahmen nach Stecher (Faustschluss und Ulnarduktion), nach Schreck (Schreibfederstellung), nach Bridgeman (Extensionsstellung) und in Hyperpronation umfasst (Kap. 1). Anatomische Grundlage dieser Einstellungen ist die doppelt-schräge Orientierung des Skaphoids zu den orthogonalen Raumebenen. Mit den Spezialeinstellungen wird versucht, das Kahnbein in seiner Längsausdehnung parallel zur Filmebene auszurichten und damit in voller Ausdehnung zur Abbildung zu bringen (Abb. 19.4). Nach der **Ahlbäck-Methode** kann die Quartettserie auch dadurch erzielt werden, dass die Röntgenröhre unter Zentrierung auf die konstant 10° nach dorsal extendierte Handwurzel in folgenden 4 Positionen anguliert wird: 25° nach ulnar, 20° nach radial, 10° nach distal und 10° nach proximal.
- In einem neueren Ansatz werden die konventionellen Röntgenaufnahmen auf 3 Aufnahmen beschränkt und beim Frakturverdacht sofort durch die **hochaufgelöste CT** ergänzt. In der Primärdiagnostik werden danach nur die dorsopalmare, seitliche und Stecher-Projektion exponiert. Dieser diagnostische Ansatz erspart bei typischer Symptomatik und unauffälligem Röntgenbefund vielfach die Wiederholungsdiagnostik nach 10–14 Tagen sowie die Skelettszintigraphie, da die Dünnschicht-CT auch nichtdislozierte Frakturen früh-

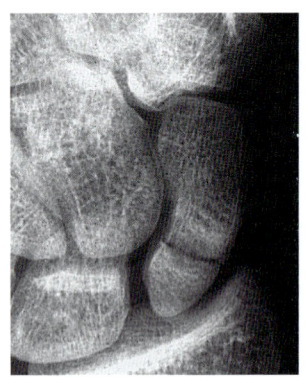

a Frische Querfraktur durch das proximale Kahnbeindrittel (Stecher-Aufnahme).

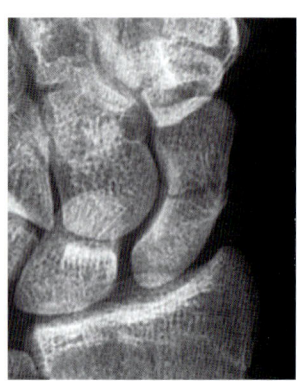

b Frische Schrägfraktur durch das mittlere Kahnbeindrittel (Stecher-Aufnahme).

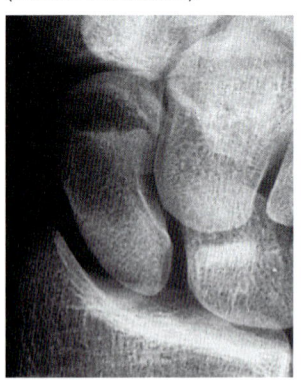

c 2 Wochen alte Querfraktur durch das distale Kahnbeindrittel (Stecher-Aufnahme).

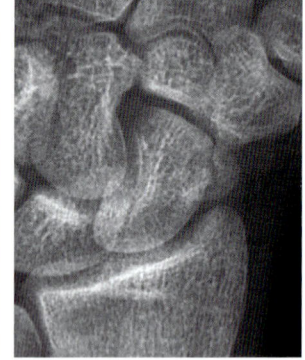

d Frische Vertikalfraktur durch das Tuberculum ossis scaphoidei (dorsopalmare Aufnahme).

Abb. 19.3 a–d **Röntgendiagnostik von Skaphoidfrakturen.**

Tab. 19.4 Diagnostisches Vorgehen beim Verdacht auf eine Skaphoidfraktur

	Herkömmliche Diagnostik	**Moderne Diagnostik**
Primäre Diagnostik	Handgelenk in 2 Ebenen	Handgelenk in 2 Ebenen
	Aufnahme nach Stecher	Aufnahme nach Stecher
	Aufnahme nach Schreck	
	Aufnahme nach Bridgeman	
	Hyperpronationsaufnahme	
Weiterführende Diagnostik	Skelettszintigraphie[2]	CT[1]
	Wiederholung des Röntgens[3]	MRT[4]

[1] = am Unfalltag, [2] = nach 3 Tagen, [3] = nach 10–14 Tagen, [4] = frühest möglich

19.3 Bildgebende Diagnostik

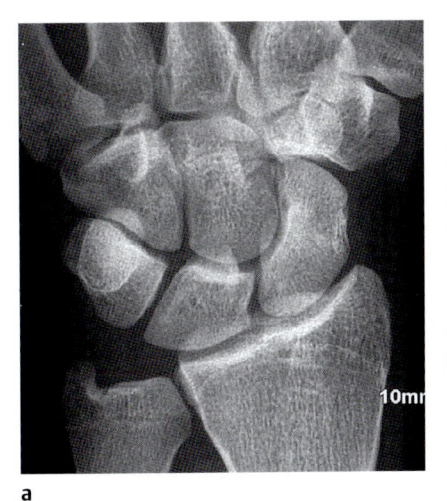

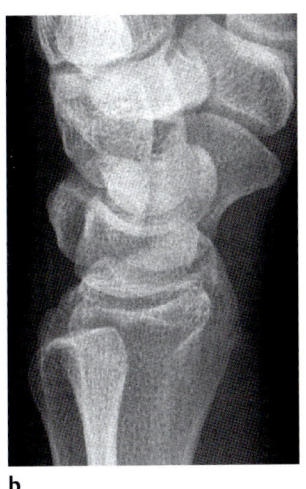

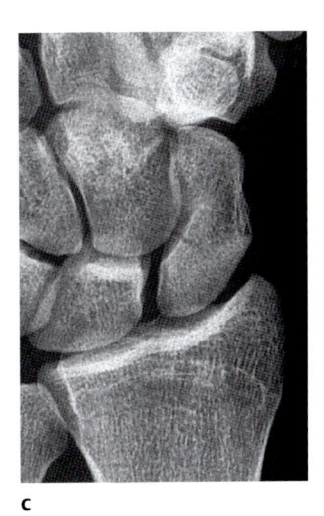

Abb. 19.4 a–c Röntgenprojektion nach Stecher in der Diagnostik frischer Skaphoidfrakturen.
a, b Kein Frakturnachweis in den Standardaufnahmen in Neutralstellung.
c In der Stecher-Projektion (Faustschluss und Ulnarduktion) wird eine nichtdislozierte Querfraktur im mittleren Kahnbeindrittel (Typ A2) sichtbar.

zeitig darzustellen vermag. Voraussetzung sind 0,5 mm bis maximal 1,0 mm dicke, schräg-sagittal orientierte Schichten parallel zur Längsausdehnung des Kahnbeines (Kap. 8).

Wie bei Frakturen anderer Lokalisationen gelten auch am Skaphoid die klassischen Frakturkriterien. Wegen der geringen Größenausdehnung des Kahnbeines und dessen schräger Orientierung im Raum sind die Frakturzeichen meist sehr diskret und nur als **Infraktion** bzw. **Fissur** erkennbar (Abb. 19.4). In Bezug zur Längsachse des Skaphoids werden Quer-, Horizontal- und Vertikalfrakturen unterschieden (Abb. 19.5). Als charakteristische Dislokationsform gilt am frakturierten Kahnbein die sog. „Humpback"-Deformität, bei der das proximale Fragment in Extension und das distale Fragment gegenläufig in Flexion dreht („Humpback Flexion Deformity"). Ursachen sind die dorsale Rotationstendenz des Lunatums, die das Skaphoid bei erhaltenem SL-Ligament mit nach dorsal dreht, sowie die axial wirksame Kraft der übrigen Handwurzel, die das distale Fragment nach palmar drückt. Die „Humpback"-Achsenknickung des Kahnbeines kann nur in der Seitaufnahme des Handgelenks erkannt und quantifiziert werden. Die Tab. 19.5 gibt die Röntgenzeichen der frischen Skaphoidfraktur wieder, die auch für die CT gelten.

Als indirektes Frakturkriterium kann das sog. **Skaphoid-Fettstreifen-Zeichen** dienen. Der Skaphoid-Fettstreifen ist eine ca. 1 mm breite Fettlamelle zwischen dem Lig. collaterale radiale carpi und der Sehne des M. extensor pollicis brevis. Es wird in den weich exponierten Aufnahmen der dorsopalmaren und der Schreibfeder-Projektion als transparenter, konvexbogiger Begleitsaum in unmittelbarer Nähe zum Skaphoid sichtbar. Bei Frakturen des Skaphoids oder des Processus styloideus radii (selten auch bei der Basisfraktur des Metakarpale I) führt ein frakturbedingtes Hämatom zu einem geradlinigen und lateralisierten Verlauf des Fettstreifens oder löscht ihn ganz aus. Das Fettstreifen-Zeichen des Skaphoids soll in über 90 % der Kahnbeinfrakturen positiv ausfallen.

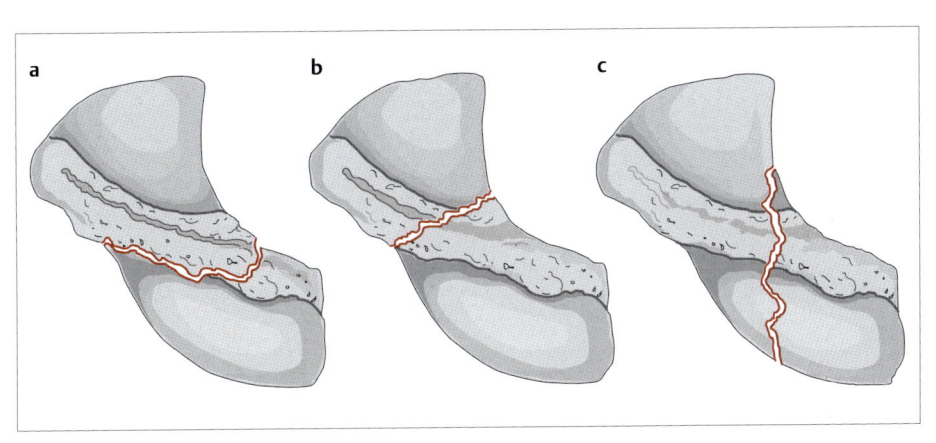

Abb. 19.5 a–c Frakturverläufe am Kahnbein in der Klassifikation nach Russe.
a Horizontal-schräge Fraktur.
b Transversale Fraktur (Querfraktur).
c Vertikal-schräge Fraktur (prädisponiert zur Fragmentdislokation).

19 Frakturen des Skaphoids

Tab. 19.5 Röntgen- und CT-Zeichen der frischen Skaphoidfraktur

Strukturzerstörung	• spongiöse Trabekelstruktur unterbrochen • spongiöse Trabekelstruktur eingestaucht • Kortikalis uni- oder bilokulär unterbrochen • kortikales Fragment ausgesprengt
Frakturverläufe	• horizontal-schräg • transversal-quer • vertikal-schräg
Frakturlokalisationen	• proximales Drittel • mittleres Drittel • distales Drittel • Tuberculum ossis scaphoidei
Fragmentdislokationen	• „Humpback"-Deformität (Kippung und Rotation des proximalen Fragments in Extension sowie gegenläufig des distalen Fragments in Flexion) • Ad-latus-Versatz nach radial/ulnar bzw. dorsal/palmar
Fettstreifen-Zeichen	• hypertransparente Begleitlinie hämatombedingt nach radial verlagert oder obliteriert

Entscheidend für die Therapie ist der radiologische Nachweis der Fragmentstabilität, da nur stabile Skaphoidfrakturen durch eine konservative Ruhigstellung im Gipsverband therapiert werden sollten. Instabile Formen werden dagegen bevorzugt der primären osteosynthetischen Versorgung zugeführt, um eine übermäßig lange Gipsimmobilisation mit erhöhtem Risiko für die Entwicklung einer Pseudarthrose zu vermeiden. Die Kriterien der Kahnbeinstabilität sind in Tab. 19.6 zusammengefasst.

Nuklearmedizin

Sowohl subklinische Beschwerden als auch eine primär unergiebige Röntgendiagnostik können Ursachen für das Verkennen einer Kahnbeinfraktur sein. Andererseits wird häufig beim traditionellen Vorgehen aus Angst vor einer übersehenen Kahnbeinfraktur sicherheitshalber eine Immobilisierung im Gipsverband vorgenommen, die zum Frakturausschluss in einer Studie immerhin im Mittel 22 Tage betrug. In dieser Situation bietet sich die Dreiphasenszintigraphie (DPS) mit ihren funktionstopographischen Informationen als Alternative zur Frakturdiagnostik mittels CT und MRT an.

Die in der Literatur überwiegend positive Empfehlungen zum Einsatz der Dreiphasenszintigraphie bei Handgelenksverletzungen lassen sich mit den Aussagen der Tab. 19.7 zusammenfassen.

Basierend auf der szintigraphischen Lokalisationsdiagnostik der karpalen Mehranreicherung, kann nachfolgend die Röntgendiagnostik und die hochaufgelöste CT des Skaphoids bzw. der Handwurzel gezielt eingesetzt werden.

Der szintigraphische Befund bei regulärem Heilungsverlauf einer Kahnbeinfraktur ist in Kap. 6 dargestellt. Die dort allgemein beschriebenen Faktoren der ossären Nuklidspeicherung gelten auch für die Skaphoidfraktur, wobei im Frakturbereich des Kahnbeines die Quotienten deutlich niedriger als bei der distalen Radiusfraktur liegen. Die Abb. 20.9 repräsentiert ein Beispiel für den szintigraphischen Nachweis eines gestörten Heilungsverlaufs am Kahnbein.

Tab. 19.7 Dreiphasenszintigraphie bei der Skaphoidfraktur

- Ein **negativer** Szintigraphiebefund schließt ab dem 3. Tag nach dem Trauma das Vorliegen einer Skaphoidfraktur aus
- Viele, aber nicht alle Patienten mit initial negativem Röntgen-, aber **positivem** Szintigraphiebefund weisen in der späteren Diagnostik eine Fraktur auf
- Durch die Darstellung des **gesamten** Handskeletts liegen auch Informationen über mögliche extraskaphoidale Begleitverletzungen vor

Tab. 19.6 Kriterien der Stabilität bzw. Instabilität bei der frischen Skaphoidfraktur

Parameter	Stabile Fraktur	Instabile Fraktur
Lokalisation	im mittleren oder distalen Drittel	im proximalen Drittel
Frakturspalt	schmaler als 1 mm	breiter als 1 mm
Fragmentzahl	nur 2 Fragmente	3. Fragment/Trümmerzone
Fragmentdislokation	nein	sichtbar, insbesondere. „Humpback"
Karpale Instabilität	nein	DISI-Konfiguration

19.3 Bildgebende Diagnostik

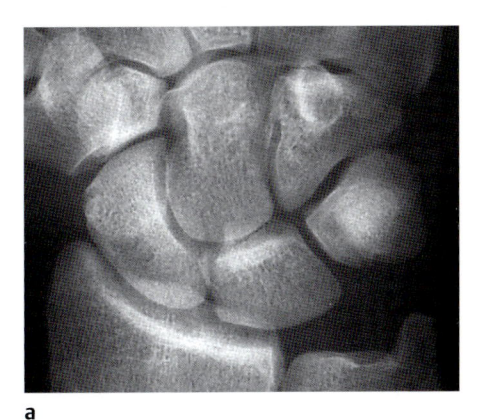

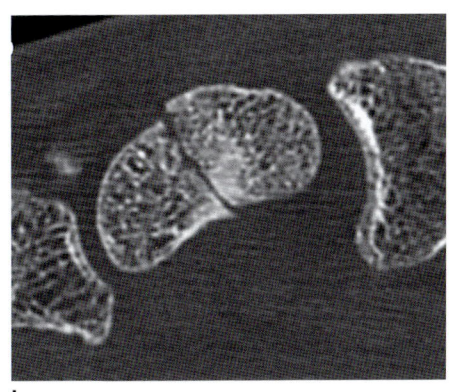

Abb. 19.6 a, b Hochaufgelöste CT des Skaphoids.
a Patient, bei dem die konventionellen Projektionen einschließlich der Quartettserie am Unfalltag keinen Frakturnachweis erbrachten.
b In der HR-CT Nachweis einer Querfraktur im mittleren Kahnbeindrittel (Typ A2).

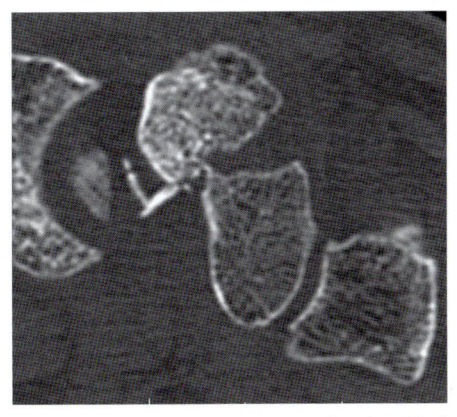

Abb. 19.7 CT einer komplexen Skaphoidfraktur.
Die Fraktur am Übergang vom proximalen zum mittleren Kahnbeindrittel geht mit einer Rotationsfehlstellung der Hauptfragmente sowie mit einer Trümmerzone einschließlich Absprengung von palmaren Fragmenten einher (Typ B2).

Computertomographie

In der Frakturdiagnostik des Kahnbeines sollte die Indikation zur hochaufgelösten CT wegen der erheblichen Therapiekonsequenzen großzügig gestellt werden. In folgenden Situationen muss die Indikation zur Skaphoid-CT in Erwägung gezogen werden:

- **Weiterführende Diagnostik** bei einer Schmerzsymptomatik und Schwellung in der Kahnbein-Loge nach einem frischen Trauma und unauffälliger Röntgendiagnostik. Mit der hochaufgelösten Dünnschicht-CT lässt sich eine Skaphoidfraktur signifikant besser erfassen („Fraktur-Nachweis"). Das Beispiel der Abb. 19.6 repräsentiert die überlegene Nachweismöglichkeit von Skaphoidfrakturen mittels hochauflösender CT in konventionell-radiologisch unklarer Situation.
- Bereits **röntgenologisch erbrachter Frakturnachweis** im mittleren oder distalen Skaphoiddrittel und Entschluss zu konservativer Therapie mittels Immobilisation. Mit der CT-Diagnostik muss eine instabile Situation, insbesondere die Mitbeteiligung des proximalen Skaphoidabschnitts, sicher ausgeschlossen werden („Fraktur-Ausmaß"). Umgekehrt muss mit der CT auch die stabile Form einer Skaphoidfraktur dokumentiert werden.
- Röntgenologischer Nachweis einer **Skaphoidfraktur im proximalen Drittel**, einer starken Fragmentdislokation und/oder einer Fragmenttrümmerzone (Abb. 19.7

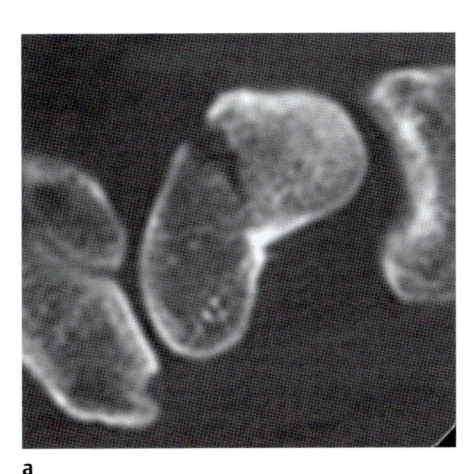

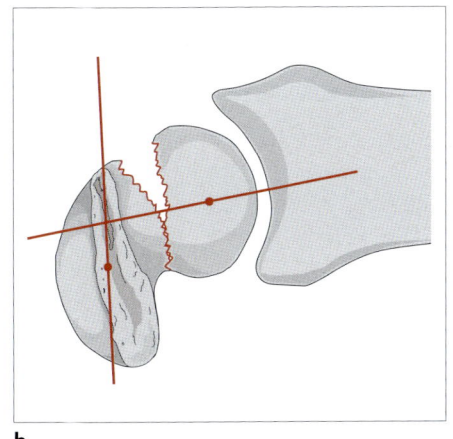

Abb. 19.8 a, b Skaphoidfraktur mit „Humpback"-Rotation der Fragmente.
In der schräg-sagittalen CT-Schicht steht das proximale Fragment in Extensionsstellung, das distale dagegen in Flexionsstellung. Es resultiert ein dorsales Klaffen des Frakturspaltes.

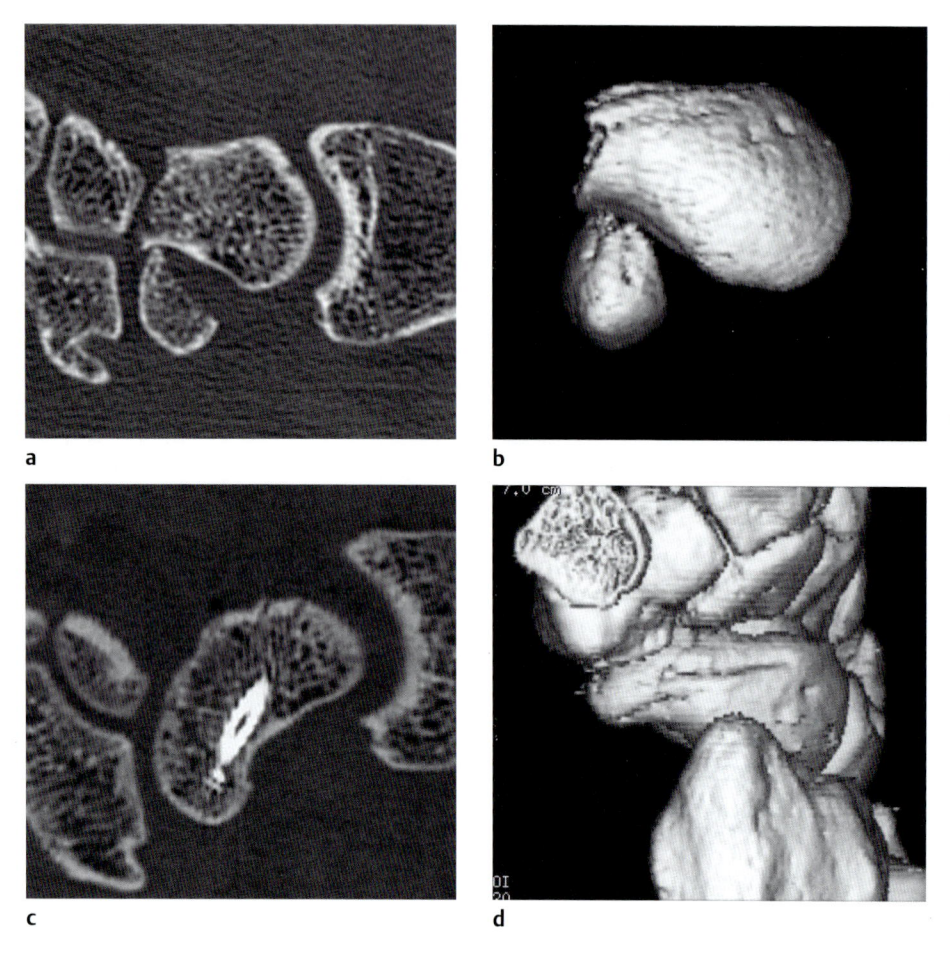

Abb. 19.9 a–d Prä- und postoperative CT-Diagnostik einer ausgeprägt dislozierten Skaphoidfraktur.
a, b Das distale Kahnbeinfragment ist um volle Organbreite nach palmar verlagert und um mehr als 90° rotiert. Darstellung **a** in schräg-sagittaler Schichtführung und **b** im 3D-Oberflächenmodus nach elektronischer Entfernung der übrigen Handwurzelknochen.
c, d Die postoperative Kontroll-CT **c** schräg-sagittal und **d** in Oberflächendarstellung weist eine anatomische Readaptation der Fragmente aus. Anschnitt der eingebrachten Herbert-Schraube.

u. 19.8). In diesen Fällen wird die CT-Diagnostik benötigt, um das operative Vorgehen (geschlossene versus offene Verschraubung, Fragmentrekonstruktion) weiter zu planen (**„Fraktur-Staging"**).
- **Posttherapeutischer Verlauf** (Abb. 19.9 u. 19.10) nach konservativer oder operativer Therapie (**„Fraktur-Monitoring"**). Spezielle Fragestellungen betreffen den Konsolidierungsgrad bei ungestörtem Heilungsverlauf, die verzögerte Frakturheilung („Delayed Union") und die Ausbildung einer Kahnbeinpseudarthrose (Kap. 20).

Für die spezielle CT-Diagnostik des Kahnbeines ist zwingend die Ausrichtung der Schichtebene parallel zur Längsachse des 45°-angulierten Knochens notwendig (Kap. 8). Mit Schichtdicken von 0,5–1 mm sind in lückenloser Abfolge auch feinste Frakturlinien am Skaphoid sicher zu erfassen. Die weiteren Vorteile der CT sind in der Tab. 19.8 zusammengefasst.

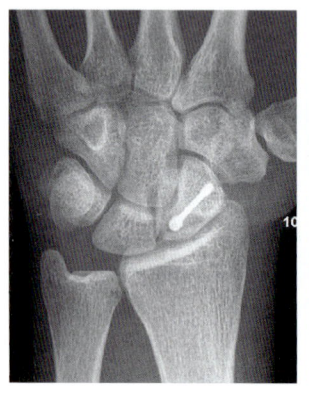

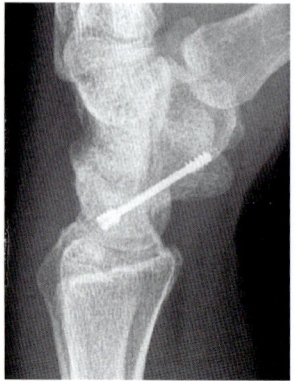

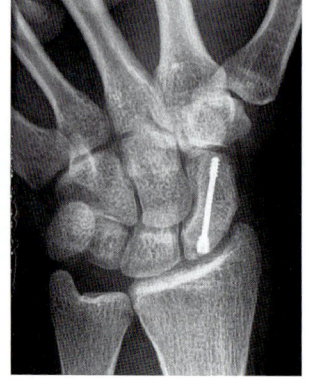

Abb. 19.10 a–c Röntgenkontrolle 6 Wochen nach Osteosynthese mit Herbert-Schraube. Die postoperative CT-Diagnostik einer dislozierten Skaphoidfraktur. Die postoperative Kontrollserie **a** dorsopalmar, **b** seitlich und **c** in Stecher-Projektion dokumentiert eine gute Fragmentadaptation sowie einen regulären Schraubensitz. Die primäre Konsolidierung ist fortgeschritten. Beachte die Schraubenlänge in der Stecher-Projektion.

Tab. 19.8 Diagnostische Vorteile der CT im Nachweis und Staging einer Skaphoidfraktur

Parameter	Überlagerungsfreie Darstellung
Frakturnachweis/-ausschluss	• der normalen Knochenstruktur (Frakturausschluss) • von feinsten Unterbrechungen der Kortikalis und der Trabekelstruktur (Frakturnachweis)
Staging der Fraktur	• des Frakturspalts und der Fragmentränder • der Anzahl der Fragmente • der Fragmentdislokation
Fragmentdislokation	• der Fragmentkippung und -rotation („Humpback Deformity"): Extensionsstellung des proximalen Fragments, Flexionsstellung des distalen Fragments • des seitlichen Fragmentversatzes nach radial/ulnar bzw. nach dorsal/palmar
Knöcherne Begleitverletzung	• Frakturen entlang der „Lesser and greater Arcs" (Radius, Kapitatum, Hamatum, Triquetrum, Ulna) • von radiokarpalen und/oder mediokarpalen Subluxationen
Frakturkonsolidierung	• des kalzifizierten Kallus im Frakturspalt (frühe „Knochenbrückchen") bei ungestörtem Heilungsverlauf • von verbreiterten Resorptionszonen an den Fragmenträndern im Rahmen der „Delayed Union" • von Resorptionszysten und Skleroserändern an den Fragmenten bei manifester Skaphoidpseudarthrose
Periskaphoidale Gelenkflächen	• einer begleitenden Radiusfraktur im Akutstadium • einer initialen radioskaphoidalen Arthrose („Styloidarthrose") im Rahmen einer Skaphoidpseudarthrose

In Abhängigkeit vom Alter der Skaphoidfraktur ergeben sich folgende Überlegungen:

- **Fragmentdislokationen** lassen sich mit der CT überlagerungsfrei darstellen. Neben der Dehiszenz ist vor allem die Konstellation aus Dorsalrotation des proximalen Fragments und Palmarkippung des distalen Fragments häufig. Es resultiert die charakteristische Buckelform des frakturierten Skaphoids (Abb. 19.**8**). Der Nachweis dieser „Humpback"-Deformität zeigt ein instabiles Handwurzelgefüge an, das in der Regel eine operative Revision mit Fragmentaufrichtung nach sich zieht. Darüber hinaus haben die Frakturen des proximalen Kahnbeindrittels immer als instabil zu gelten, da das kleine proximale Fragment über das Lig. scapholunatum an das Lunatum gebunden ist und deshalb dessen Eigenbewegungen weitgehend mit vollzieht (s. Abb. 20.**6**).
- **Begleitfrakturen der übrigen Handwurzel** werden mit der CT häufiger als in den Übersichtsaufnahmen nachgewiesen. Voraussetzung hierfür ist die CT-Untersuchung des gesamten Karpus. Ligamentäre Verletzungen wie die skapholunäre Dissoziation (Kap. 23), und die transskaphoidale perilunäre Luxationsfraktur de Quervain (Kap. 22) können in der konventionellen Röntgendiagnostik hinreichend gut dargestellt werden.
- Die CT ist zur Dokumentation **postoperativer Zustände** gut geeignet, da eine eingebrachte Herbert-Schraube nur wenig Störartefakte hervorruft (Abb. 19.**9 c**). Sie ruft lediglich eine schmale Aufhärtungszone am Schraubenrand hervor, während Großteile der Frakturzone ohne Einschränkungen beurteilbar sind. Schraubenfehllagen, die gelegentlich gelenkwirksam sein können, werden mit der CT sicherer als in der Quartettserie erkannt.
- Die CT eignet sich wie kein anderes bildgebendes Verfahren zur Dokumentation der **Frakturheilung** (Abb. 19.**13**), wobei für die CT-Kontrolle der Gipsverband nicht entfernt werden muss. Neben Zonen inkompletter knöcherner Durchbauung können feinste Knochenbälkchen im Rahmen des Heilungsprozesses nachgewiesen werden. Auch bei eingetretener knöcherner Konsolidierung, die nach 12 Wochen abgeschlossen sein sollte, persistiert eine meist ringförmige Rinnenbildung in der Peripherie des ehemaligen Frakturspaltes.
- Die Kriterien der **verzögerten („Delayed Union") oder fehlenden („Non-union") Bruchheilung** lassen sich durch den Nachweis von posttraumatischen Resorptionszonen bzw. -zysten und der bandförmig verstärkten Sklerosierung der Frakturränder mit der CT frühzeitig erkennen (Kap. 20). Eine nur scheinbare Sklerosevermehrung des proximalen Fragments findet sich im Rahmen einer Inaktivitätsosteoporose der Handwurzel. Sie kann aufgrund des Verlaufs meist gegenüber der Osteonekrose abgegrenzt werden.

19 Frakturen des Skaphoids

Tab. 19.9 MRT-Sequenzprotokoll und Beurteilungsparameter bei der frischen Skaphoidfraktur

Gewichtung	Fettsaturation	Orientierung	Schichtdicke	Kontrastmittel intravenös	Beurteilungsparameter
PD-w FSE	ja	koronal	2 mm	nein	Frakturdiagnostik
STIR	ja	schräg-sagittal	2 mm	nein	Frakturdiagnostik
T2*-w GRE	nein	sagittal	3 mm	nein	Knorpel, Gefügeanordnung
T1-w SE	ja	koronal	2 mm	ja	SL-Bandruptur

Magnetresonanztomographie

Die MRT hat eine sehr hohe Sensitivität für den Nachweis eines Knochenmarködems innerhalb des traumatisierten Skaphoids. Für die Abbildung des medullären Ödems sind fettsaturierte Sequenzen besonders geeignet, sowohl eine frequenzselektiv (spektral) gesättigte T2- oder PD-gewichtete FSE-Sequenz als auch die STIR-Sequenz (Kap. 9). In diesen Sequenzen kommt das traumatisch induzierte Ödem signalreich gegenüber dem signalarmen (fettsupprimierten) Knochenmark zur Darstellung. Tab. 19.9 ist eine Sequenzempfehlung für die MRT bei der frischen Kahnbeinfraktur.

Zum Nachweis des Knochenmarködems ungeeignet sind T2*-gewichtete Gradienten-Echo-Sequenzen, die in der Traumadiagnostik zur Beurteilung des hyalinen Gelenkknorpels und der karpalen Gefügeanordnung dienen. Mit vergleichbarem Ödemmuster innerhalb des Skaphoids müssen 2 posttraumatische Situationen mit unterschiedlicher Therapiekonsequenz unterschieden werden (Tab. 19.10).

- Einerseits die **trabekuläre Mikrofraktur (sog. „Bone Bruise")**, die keine stabilitätsgefährdende Diskontinuität am Knochengerüst des Skaphoids hervorruft. Der „Bone Bruise" präsentiert sich im MRT als flächenhaftes Ödem, innerhalb dessen keine signalarme Frakturlinie und kein flüssigkeitsgefüllter Frakturspalt erkennbar sind (Abb. 19.11 a u. b). Das derart „kontusionierte" Kahnbein bedarf keiner speziellen Therapie.
- Andererseits die **Skaphoidfraktur**, bei der eine Diskontinuität in der gesamten knöchernen Zirkumferenz vorliegt. Hier kommt innerhalb des Knochenmarködems eine Frakturlinie durch die gegenüberliegenden Fragmentränder zur Darstellung. Die Frakturlinie ist in allen Sequenzen signalarm und zieht in der Regel durch den Knochen bis in die Kortikalis zweier Skaphoidseiten (Abb. 19.11 c u. d). Sind die Fragmente dis-

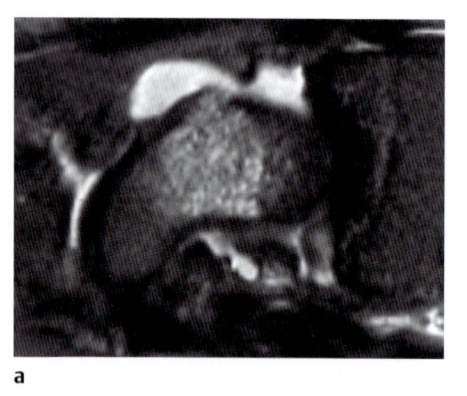

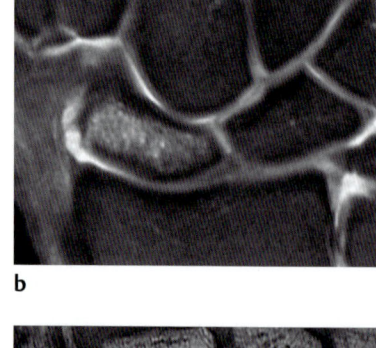

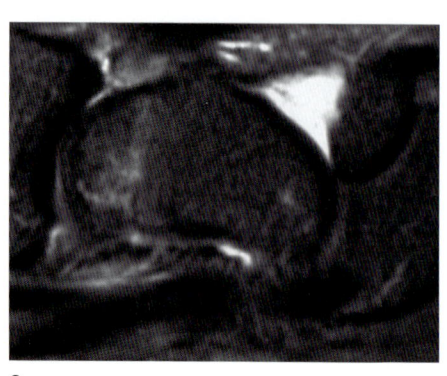

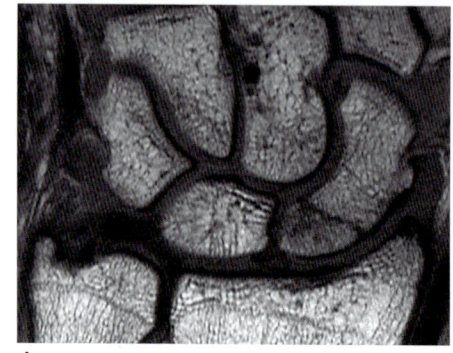

Abb. 19.11 a–d **MRT-Diagnostik des traumatisierten Skaphoids.**
a, b MRT-Bild eines sog. „Bone Bruise": Zonales Knochenmarködem in der Kahnbeinmitte **a** in einer STIR-Sequenz und **b** in einer fettsaturierten PD-FSE-Sequenz. Eine Frakturlinie kommt nicht zur Darstellung. Cave: Ohne Frakturlinie darf kein Kahnbeinbruch angenommen werden.
c, d MRT-Nachweis einer proximalen Skaphoidfraktur am Unfalltag. Unergiebige Röntgen- und CT-Befunde. **c** In der fettsaturierten PD-FSE-Sequenz schmales, bandförmiges Ödem proximal, **d** in der nativen T1-SE-Sequenz zweifelsfreie Darstellung einer quer verlaufenden Frakturlinie.

Tab. 19.10 MRT-Differenzialdiagnose des traumatisierten Skaphoids

MRT-Zeichen und Therapie	„Bone Bruise"	Skaphoidfraktur
Knochenmarködem	in flächenhafter Ausdehnung	im proximalen und distalen Fragment
Frakturlinie	nicht nachweisbar	signalarme Linie von Kortikalis zu Kortikalis
Frakturspalt	nicht nachweisbar	nachweisbar nur bei Dislokation
Gelenkerguss	fehlend oder gering	meist größer
Therapeutische Konsequenz	keine	Immobilisation oder Schraubenosteosynthese

loziert, wird in den T2-gewichteten Sequenzen ein signalreicher Erguss im klaffenden Frakturspalt erkannt. Somit ist für die Diagnose einer frischen Skaphoidfraktur in der MRT immer das Nebeneinander eines Knochenmarködems und einer Frakturlinie (bzw. eines Frakturspalts) zu fordern.

Von der Ausdehnung und Intensität des Ödems kann indirekt auf das Alter des Kahnbeintraumas (akut, subakut, chronisch) geschlossen werden. Schlechter stellen sich das Knochenmarködem und der Frakturspalt in nativen T1-gewichteten Sequenzen dar. Im Zweifelsfall ist eine kontrastmittelverstärkte Sequenz zielführend, in der die Frakturlinie kontrastreicher zur Darstellung kommen kann. Primär nicht zur Frakturdiagnostik, sondern zum Erkennen einer begleitenden Verletzung des Lig. scapholunatum ist die intravenöse Kontrastmittelgabe hilfreich.

Oft geht die Skaphoidfraktur initial ohne eine relevante Dislokation einher, so dass das Kahnbein auch in der MRT keine Verformung aufweist. Verschieben sich im Gefolge die Fragmente dennoch, dann manifestiert sich in der Regel die bereits erwähnte „Humpback"-Deformität, seltener ein Seitversatz der Fragmente.

In T1-gewichteten Sequenzen mit Fettsaturation kann das Einsetzen eines bindegewebigen Kallus verfolgt werden, der sich als Kontrastmittel aufnehmendes Band innerhalb des Frakturspaltes und in angrenzenden Fragmenten darstellt (Abb. 19.12). In den späteren Stadien der knöchernen Konsolidierung nimmt die Intensität des Enhancements deutlich ab, um schließlich zum Zeitpunkt der ossären Kallustransformation in ein dunkles Band überzugehen. Die Festigkeit des knöchernen Durchbaus kann jedoch nicht mit der MRT beurteilt werden, sondern ist den Röntgenverfahren, insbesondere der CT vorbehalten (Abb. 19.13). Wenn die Skaphoidfraktur komplett ausgeheilt ist, kann die ehemalige Frakturzone entweder von fettreichem Knochenmark durchsetzt und maskiert werden oder als signalarmes Skleroseband persistieren und dann Anlass zu Fehlinterpretationen geben.

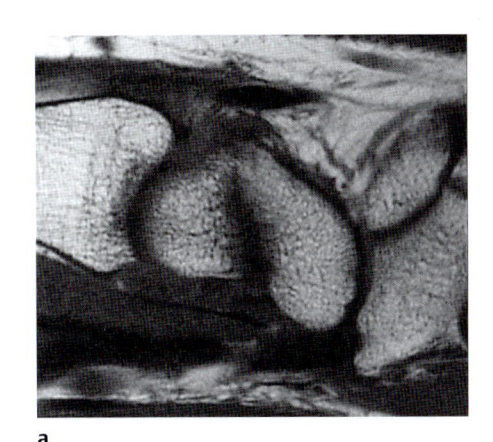

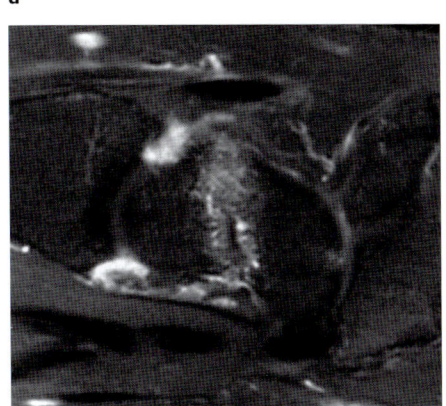

Abb. 19.12 a, b **MRT einer in Konsolidierung befindlichen Skaphoidfraktur.**
In T1-Gewichtung kommt gegenüber **a** der nativen SE-Sequenz ein hypervaskularisierter Kallus in **b** der kontrastmittelverstärkten Sequenz mit Fettsaturation vornehmlich in den dorsalen Frakturabschnitten zur Darstellung.

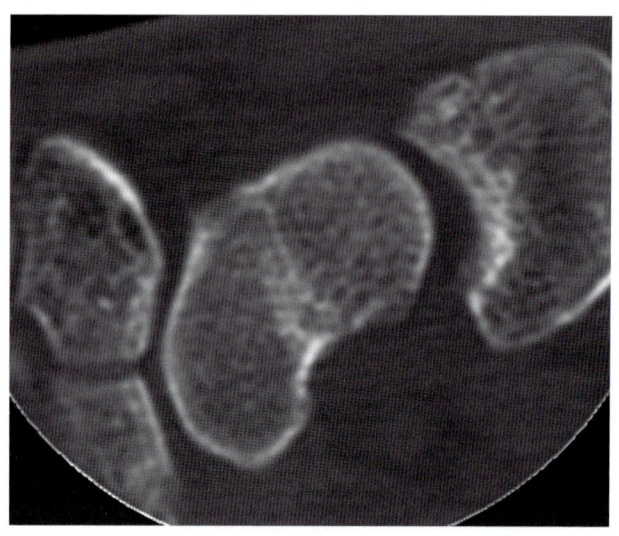

Abb. 19.13 **CT einer knöchern fest konsolidierten Skaphoidquerfraktur im mittleren Drittel.**

Sonographie

In der Frakturdiagnostik des Kahnbeines findet seit kurzem auch die hochfrequente Sonographie mit Schallköpfen von 12–14 MHz Anwendung. In Ulnarduktion des Handgelenks wird der Schallkopf von dorsal, radial und palmar an die Radialseite des Handgelenks angekoppelt und das Skaphoid in Längs- und Querschnitten dargestellt (Abb. 7.**11**). Sonographisches Leitsymptom ist die lineare oder stufenartige Kortikalisunterbrechung am schallkopfnahen Frakturabschnitt. Der intraossäre Frakturspalt kann sonographisch nicht verfolgt werden. Als indirektes Frakturzeichen gilt das Umgebungshämatom.

Frakturen im mittleren Skaphoidabschnitt sind mit hoher Genauigkeit in der Sonographie nachweisbar. Dagegen weist das Verfahren deutliche Limitationen am proximalen und distalen Skaphoiddrittel auf, da diese Segmente entweder nicht anschallbar sind oder die Rauigkeit des Tuberculum ossis scaphoidei eine einstrahlende Fraktur vortäuschen kann.

Differenzialindikationen

Kontrovers wird das weitere diagnostische Vorgehen diskutiert, wenn bei bestehender Symptomatik mit den Projektionsradiogrammen der Frakturnachweis bzw. -ausschluss am Kahnbein nicht gelingt. Nach der aktuellen Datenlage gelten T2-gewichtete Sequenzen (meist in STIR-Technik) am besten geeignet für den Traumanachweis. Das hochsensitiv nachweisbare Knochenmarködem wird sowohl beim „Bone Bruise" als auch bei der Skaphoidfraktur mit nur geringer diagnostischer Trennschärfe beobachtet. Die hochaufgelöste CT hat zwar eine etwas schlechtere Nachweisrate, liefert jedoch keine falsch positiven Frakturbefunde und bietet zu dem noch einen detaillierten Aufschluss über die knöcherne Feinmorphologie des frakturierten Skaphoids. Deshalb wird folgender diagnostischer Algorithmus bei der frischen Kahnbeinfraktur empfohlen:
- Basisdiagnostik mit Handgelenksaufnahmen in 2 Ebenen und der Stecher-Aufnahme,
- weiterführende Diagnostik mittels hochaufgelöster CT,
- nur in Zweifelsfällen MRT des Skaphoids.

19.4 Differenzialdiagnosen

Beim Trauma am radialseitigen Handgelenk können folgende Fragen einer Abklärung bedürfen:
- Die frische Ruptur des Lig. scapholunatum kann eine klinische Symptomatik hervorrufen, die der Skaphoidfraktur recht ähnlich ist. Ist eine Fraktur ausgeschlossen, muss die Diagnostik am SL-Band mittels MR-Arthrographie oder Arthroskopie erfolgen.
- Die nur selten notwendige Abgrenzung einer frischen von einer älteren Skaphoidfraktur (Pseudarthrose) kann durch eine szintigraphische Verlaufsuntersuchung beantwortet werden.
- Die röntgenmorphologischen Zeichen einer verzögerten oder fehlenden Konsolidierung einer Skaphoidfraktur werden am besten mit der hochauflösenden CT nachgewiesen.
- Für das **Scaphoideum bipartitum** gelten die Diagnosekriterien der Tab. 15.**3**.

19.5 Therapeutische Optionen

Tuberkulumfrakturen vom Typ A1 werden konservativ behandelt. Die Kahnbeinfraktur vom Typ A2 wird entweder konservativ (Unterarmgipsverband für 6–12 Wochen) oder operativ mit perkutaner Verschraubung ohne Gipsimmobilisation therapiert.

Jede instabile Kahnbeinfraktur sollte operativ versorgt werden. Am besten sind hierfür kanülierte kopflose Schrauben geeignet, die durchleuchtungsgesteuert über einen Führungsdraht eingebracht und unter den Gelenkknorpel versenkt werden. Nach knöcherner Konsolidierung ist eine Metallentfernung nicht nötig. Unterschieden wird ein perkutanes Vorgehen, das primär angestrebt wird, von der offenen Osteosynthese. Diese wird bei den proximalen Frakturen (Typ B3) von dorsal, bei den stark dislozierten Frakturen (Typ B1, B2 und B4) über einen erweiterten palmaren Zugang vorgenommen.

Literatur

Übersichtsarbeiten

Breitenseher MJ, Metz VM, Gilula LA, et al. Radiographically occult scaphoid fractures: value of MR imaging in detection. Radiology 1997; 203: 245–250

Bush CH, Gillespy III T, Dell PC. High-resolution CT of the Wrist: Initial experience with scaphoid disorders and surgical fusions. Am J Roentgenol 1987; 149: 757–760

Carlander P. CT of fresh fractures of the carpal scaphoid with regard to attenuation changes and healing. Eur Radiol 1993; 3: 413–418

Herbert TJ. The fractured scaphoid. Quality Medical Publishing. St. Louis 1990

Krimmer H, Schmitt R, Herbert T. Kahnbeinfrakturen – Diagnostik, Klassifikation und Therapie. Unfallchir. 2000; 102: 812–819

Weiterführende Literatur

http://www.thieme.de/aktionen/schmitt-lanz

20 Skaphoidpseudarthrose

R. Schmitt, H. Krimmer

Der natürliche Ablauf der Kahnbeinpseudarthrose wird primär durch die Parameter der Frakturlokalisation und Fragmentdislokation bestimmt. Bereits frühzeitig stellt sich eine knöcherne Resorption, erst später eine Sklerose und Osteonekrose des proximalen Fragments ein. Das Endstadium umfasst den karpalen Kollaps und die Arthrosis deformans. Radiologisch kann der Ablauf relativ zuverlässig in Stadien bzw. Schweregrade der Arthrose gefasst werden. Zur exakten Stadienklassifikation der Skaphoidpseudarthrose und der Osteonekrose des proximalen Fragments können ergänzend zu den Röntgenprojektionen die Schnittbildverfahren eingesetzt werden. Die hochauflösende CT stellt die knöchernen Umbauvorgänge im Skaphoid und an den angrenzenden Gelenken am besten dar, während anhand der konstrastunterstützten MRT die Vitalität des proximalen Fragments beurteilt werden kann.

20.1 Pathogenese, klinische Symptomatik

Als Folge einer Kahnbeinfraktur kann sich eine Pseudarthrose als Zustand der fehlenden knöchernen Fragmentüberbrückung einstellen. Ursächlich werden die primär übersehene Fraktur, eine unzureichende Immobilisation, die starke Fragmentdislokation ohne oder mit karpaler Gefügestörung sowie eine proximal gelegene Frakturlokalisation angesehen. Als prädisponierend gilt die spezielle Vaskularisation des Kahnbeines mit rückwärtigem Verlauf der Vasa nutritia von distal nach proximal.

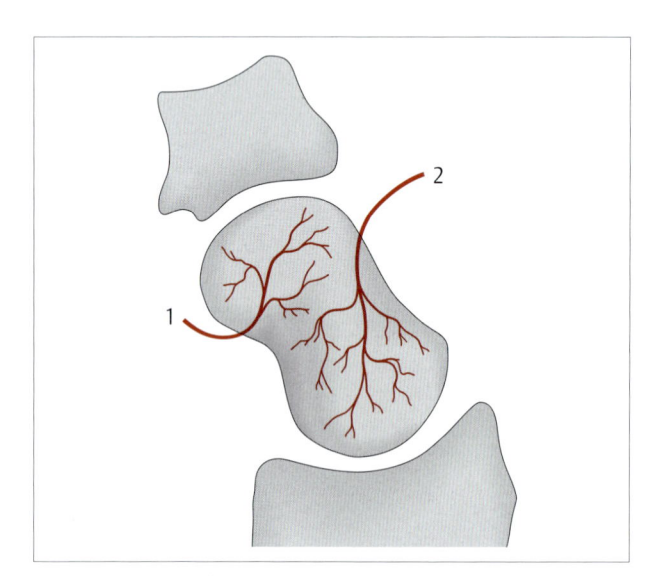

Abb. 20.1 Arterielle Versorgung des Kahnbeines in der Seitenansicht.
Ein palmarer (1) und ein dorsaler (2) Ast aus der A. radialis treten am distalen Pol in das Kahnbein ein, um sich nach proximal hin zu verzweigen. Der distale Skaphoidabschnitt ist von einem dichten Gefäßnetz durchzogen, während die intraossäre Gefäßdichte nach proximal geringer wird.

Infolge des peripheren Eintritts von Gefäßen aus der A. radialis in Höhe des Tuberkulums sind die mittleren und distalen Kahnbeinabschnitte ausreichend gut perfundiert, während die proximale Zirkumferenz lediglich von Terminalarterien erreicht und damit vergleichsweise spärlich durchblutet wird (Abb. 20.1). Da der proximale Kahnbeinabschnitt keine eigenständige Vaskularisation aufweist, stellen sich gehäuft **Pseudarthrosen** und **avaskuläre Nekrosen** im Rahmen proximaler Skaphoidfrakturen ein, nachdem die rückläufigen intraossären Gefäße durch die Fraktur unterbrochen wurden. Das spezielle Vaskularisationsmuster begründet die empirischen Angaben, wonach bei Frakturen des distalen Pols in 0 %, in Skaphoidmitte in 20 % und am proximalen Pol in 36 % der Fälle mit einer Pseudarthrose gerechnet werden muss.

Der natürliche Verlauf der Skaphoidpseudarthrose ist durch mehrere stadienhaft eingrenzbare Ereignisse charakterisiert. Als Ausdruck der verzögerten Frakturheilung kommt es zwischen dem 4. und 6. Monat nach dem Trauma zu einer übermäßigen Demineralisation um den Frakturspalt. In diesem Übergangsstadium können die bandförmigen Resorptionszonen unter adäquater Therapie noch reversibel sein. Tritt dagegen keine knöcherne Konsolidierung ein, weisen pseudozystische Resorptionsareale auf die irreversible Entwicklung des Pseudarthrosenstadiums hin. Die zystoiden Einschlüsse finden sich in beiden Skaphoidfragmenten. Unter progredienter Aufweitung des Pseudarthrosenspaltes – insbesondere palmarseitig infolge eines knöchernen Abriebs – kommt es danach zur Sklerosierung der Fragmentränder, die entweder geglättet („abgedeckelt") oder osteophytär ausgezogen sind. Neben den genannten Faktoren wird das Einschlagen des Lig. radioscaphocapitatum in den

Frakturspalt für die Entstehung einer Kahnbeinpseudarthrose verantwortlich gemacht.

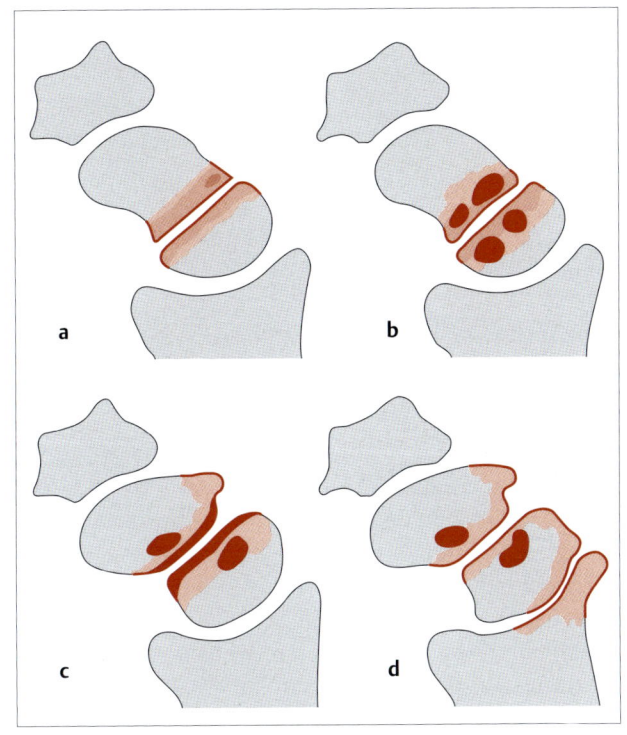

Abb. 20.3 a–d Schema zu den Stadien der Skaphoidpseudarthrose.
In der Entstehung einer Pseudarthrose werden unterschieden:
a reversibles Stadium der knöchernen Resorptionszonen an den Fragmenträndern.
b Stadium der Resorptionszysten in beiden Fragmenten.
c Stadium der Sklerosierung und Abdeckelung der Pseudarthrosenränder.
d Stadium der Arthrosis deformans, die ebenfalls etappenhaft abläuft.
Alle Stadien können mit einer „Humpback"-Verformung des Kahnbeines vergesellschaftet sein – hier nur in **c** und **d** wiedergegeben.

In Tab. 20.1 sind die möglichen Zustandsbilder des komplizierten Heilungsverlaufs einer Skaphoidfraktur zusammengestellt.

Definitionsgemäß muss nach einer Kahnbeinfraktur die verzögerte Heilung **(„Delayed Union")** von der nicht erfolgten Heilung **(„Non-Union")** abgegrenzt werden (Tab. 20.2). Der erweiterte und randsklerosierte Pseudarthrosenspalt kann mit stabilisierendem Bindegewebe

Tab. 20.1 Folgen der nicht verheilten Skaphoidfraktur

- Pseudarthrose des Kahnbeines
- Avaskuläre Nekrose des proximalen Fragments
- Karpale Achsenfehlstellung („Instabilität")
- Periskaphoidale Arthrosis deformans
- Karpaler Kollaps („SNAC Wrist")

Tab. 20.2 Definition der unterschiedlichen Heilungsverläufe einer Skaphoidfraktur

Heilungsverlauf	Definition
Normale Heilung	knöcherne Konsolidierung der Skaphoidfraktur nach 12 Wochen abgeschlossen
Verzögerte Heilung („Delayed Union")	knöcherne Konsolidierung der Skaphoidfraktur tritt erst in der 13.–24. Woche ein
Keine Heilung („Non-Union")	keine knöcherne Konsolidierung der Skaphoidfraktur nach 24 Wochen. Bei fehlender Heilung werden unterschieden: • **straffe Pseudarthrose:** stabile bindegewebige Überbrückung des Frakturspaltes • **instabile Pseudarthrose:** Pseudarthrosenspalt ohne Bindegewebe, instabile Fragmente.

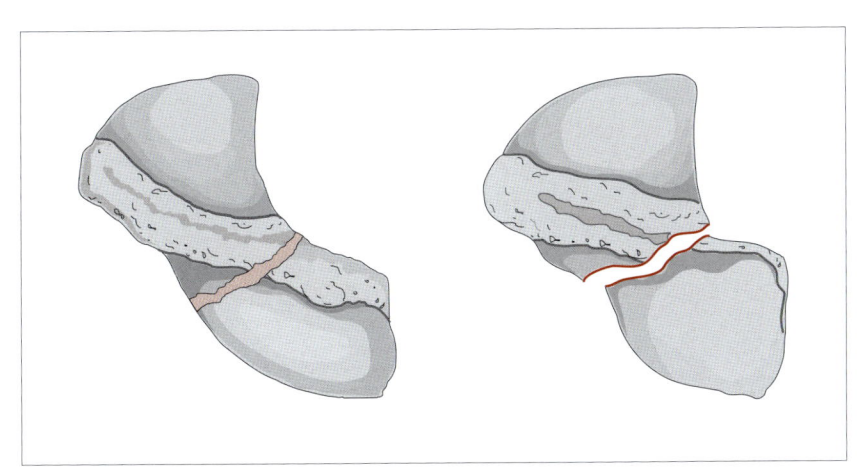

a Schemazeichnung zur Stabilität der beiden Kahnbeinfragmente. Der Pseudarthrosenspalt ist entweder mit Bindegewebe stabil überbrückt (links) oder es findet sich Flüssigkeit zwischen den instabilen Fragmenten (rechts).

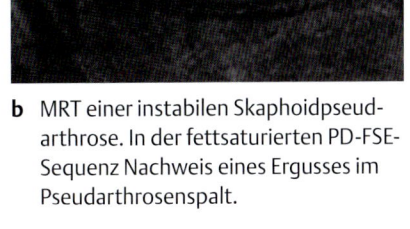

Abb. 20.2 a, b **Formen der Skaphoidpseudarthrose.**

b MRT einer instabilen Skaphoidpseudarthrose. In der fettsaturierten PD-FSE-Sequenz Nachweis eines Ergusses im Pseudarthrosenspalt.

Tab. 20.3 Stadieneinteilung der Skaphoidpseudarthrose

Stadium	Kriterien der bildgebenden Diagnostik		
I	Stadium der Resorptionszone	a = ohne Fragmentdislokation b = mit Fragmentdislokation	Resorptionsband an beiden Fragmenten parallel zum Frakturspalt, potenziell reversibel (Delayed Union)
II	Stadium der Resorptionszysten	a = ohne karpale Instabilität b = mit karpaler Instabilität	zystische Einschlüsse mit Randsklerose in beiden Fragmenten, unterschiedliche Zystengröße
III	Stadium der Abdeckelung	a = ohne karpale Instabilität b = mit karpaler Instabilität	Abdeckelung der Fragmente mit Sklerosierung entlang des Pseudarthrosenspaltes, Ausbildung von Osteophyten
IV	Stadium der Arthrosis derformans	a = Karpushöhe normal b = Karpus höhengemindert	Arthrose beginnt am Processus styloideus radii, dann übergreifend auf die Fossa scaphoidea, später mediokarpale Arthrose

ausgefüllt sein oder nicht. Deshalb wird nach dem Vorliegen eines Füllgewebes zwischen den pseudarthrotisch verbundenen Kahnbeinfragmenten die **instabile Pseudarthrose** von der **stabilen (straffen) Pseudarthrose** unterschieden (Abb. 20.2).

Liegt eine primäre Fragmentdislokation oder eine instabile Pseudarthrose vor, wirkt sich die veränderte Statik und Kinematik im weiteren Verlauf auch auf die übrige Handwurzel aus. Es kommt zunächst zu einer karpalen Achsenfehlstellung (karpale „Instabilität"). Vorgegeben durch die Gelenkflächenkonfiguration, dreht das Lunatum zusammen mit dem proximalen Skaphoidfragment in Extension, wodurch unter karpalem Höhenverlust eine sog. **DISI-Gefügestörung** der mittleren Karpalsäule hervorgerufen wird („Dorsiflexed intercalated Segment Instability"). Gegenläufig rotiert das distale Skaphoidfragment in eine palmare Flexionsstellung, da hier der Pseudarthrosenspalt in der Regel durch palmarseitigen Abrieb vermehrt aufgeweitet ist.

Die instabile Pseudarthrose des Kahnbeines zieht mittelfristig immer eine **Arthrosis deformans** nach sich, die einen stadienhaften Verlauf nimmt. Der degenerative Prozess beginnt fokal als sog. „Styloidarthrose" zwischen dem Processus styloideus radii und dem distalen Skaphoidfragment (Arthrosenstadium I). Charakteristischerweise bleiben das proximale Fragment und das Gelenkkompartiment ausgespart. Im weiteren Verlauf führt eine progrediente Druckerhöhung zwischen Lunatum und Kapitatumkopf zu einer medikarpalen Arthrose des kapitatolunären Gelenkkompartiments (Arthrosenstadium II). Schließlich resultiert ein karpaler Kollaps (**SNAC Wrist** = Scaphoid Non-union advanced Collapse). Dieser arthrotische Endzustand ist durch eine Migration des Kapitatums nach proximal und radial sowie durch eine weitere Zunahme der radio- und mediokarpalen Arthrosen gekennzeichnet. Die Vorgänge sind im Kap. 27 weiter ausgeführt.

Die klinische Symptomatik ist vielgestaltig. In den Frühstadien ist sie wenig ausgeprägt und besteht in einem Schmerz bei Radialduktion und Stauchung des Daumenstrahls. Die Beweglichkeit im Handgelenk kann nach radial und dorsal behindert sein. Durch das Einsetzen einer karpalen Instabilität werden belastungsabhängige Schmerzen und Schwellung des Handgelenks an der Radialseite hervorgerufen. Im Stadium der periskaphoidalen Arthrose ist das Handgelenk radialseitig verplumpt und neigt zur belastungsabhängigen Schwellung. Jetzt ist auch die Kraft eingeschränkt.

Aus klinischer Sicht ist sinnvoll, die Stadien I–III der Skaphoidpseudarthrose in der häufig verwendeten Klassifikation von Trojan u. Jahna (1955) einerseits um ein Arthrosenstadium zu erweitern, andererseits zu berücksichtigen, ob mit der Pseudarthrose gleichzeitig auch eine Gefügestörung der Handwurzel vorliegt (Tab. 20.3 und Abb. 20.3). Die Parameter der karpalen Instabilität und der Arthrose bestimmen die Therapie maßgeblich, da bei deren Vorliegen die Behandlung auf die gesamte Handwurzel ausgedehnt werden muss.

20.2 Bildgebende Diagnostik

In der bildgebenden Diagnostik der Skaphoidpseudarthrose müssen sowohl die knöcherne Morphologie des Kahnbeines und der Handwurzel als auch die knöcherne und medulläre Vitalität des proximalen Kahnbeinfragments beurteilt werden.

Röntgendiagnostik

Die Basisdiagnostik am Kahnbein besteht aus dorsopalmaren und seitlichen Projektionen in Neutralstellung sowie in der Aufnahme nach Stecher (Faustschluss und

20.2 Bildgebende Diagnostik

Ulnarduktion). Für die weitere Diagnostik werden hochaufgelöste CT empfohlen. Wenn ein CT-Scanner nicht verfügbar ist, werden die übrigen Projektionen der Kahnbein-Quartettserie angefertigt (Aufnahme in Schreibfederhaltung nach Schreck, in Extension nach Bridgeman sowie die Hyperpronationsaufnahme). Es finden sich folgende Röntgenzeichen:

- Im reversiblen **Stadium I** kommt es als Folge einer perifokalen Demineralisation zu bandförmigen Resorptionszonen parallel zum Frakturspalt. Die Demineralisationsareale finden sich symmetrisch in beiden Fragmenten und sind unscharf begrenzt (Abb. 20.**4a**).
- Im **Stadium II** bilden sich Resorptionshöhlen aus, die die Irreversibilität der pseudarthrotischen Entwicklung anzeigen. In beiden Fragmenten sind die pseudozystischen Einschlüsse entweder dem Pseudarthrosenspalt benachbart oder in der Fragmentperipherie gelegen (Abb. 20.**4b**). Charakteristisch werden die Zysten von einer Randsklerose umgeben. In den Projektionsradiogrammen wird die Beurteilung der Pseudozysten in späteren Stadien durch Fragmentverkippungen und Sklerosen bzw. Osteophyten erschwert.
- Im **Stadium III** wird das morphologische Vollbild der Pseudarthrose sichtbar. Zu beiden Fragmentseiten hin ist der Pseudarthrosenspalt von einem dichten Skleroseband überzogen und wirkt an seiner Oberfläche wie „abgedeckelt" (Abb. 20.**4c**). Der Übergang des Spaltes zu den radio- und mediokarpalen Gelenken ist entweder abgerundet (**atrophe Form** der Pseudarthrose) oder mit osteophytären Ausziehungen versehen (**hypertrophe Form** der Pseudarthrose), insbesondere nach dorsal. Das im Pseudarthrosenspalt unter Umständen befindliche fibrokartilaginäre Bindegewebe kann mit röntgenologischen Methoden nicht direkt abgebildet werden. Die Unterscheidung zwischen einer instabilen und stabilen (straffen) Pseudarthrose ist deshalb nur mittels Stressaufnahmen, Arthrographie oder MR-Arthrographie (Abb. 20.**2b**) durch Anfärbung des Pseudarthrosenspaltes mit Kontrastmittel oder mittels Arthroskopie möglich.

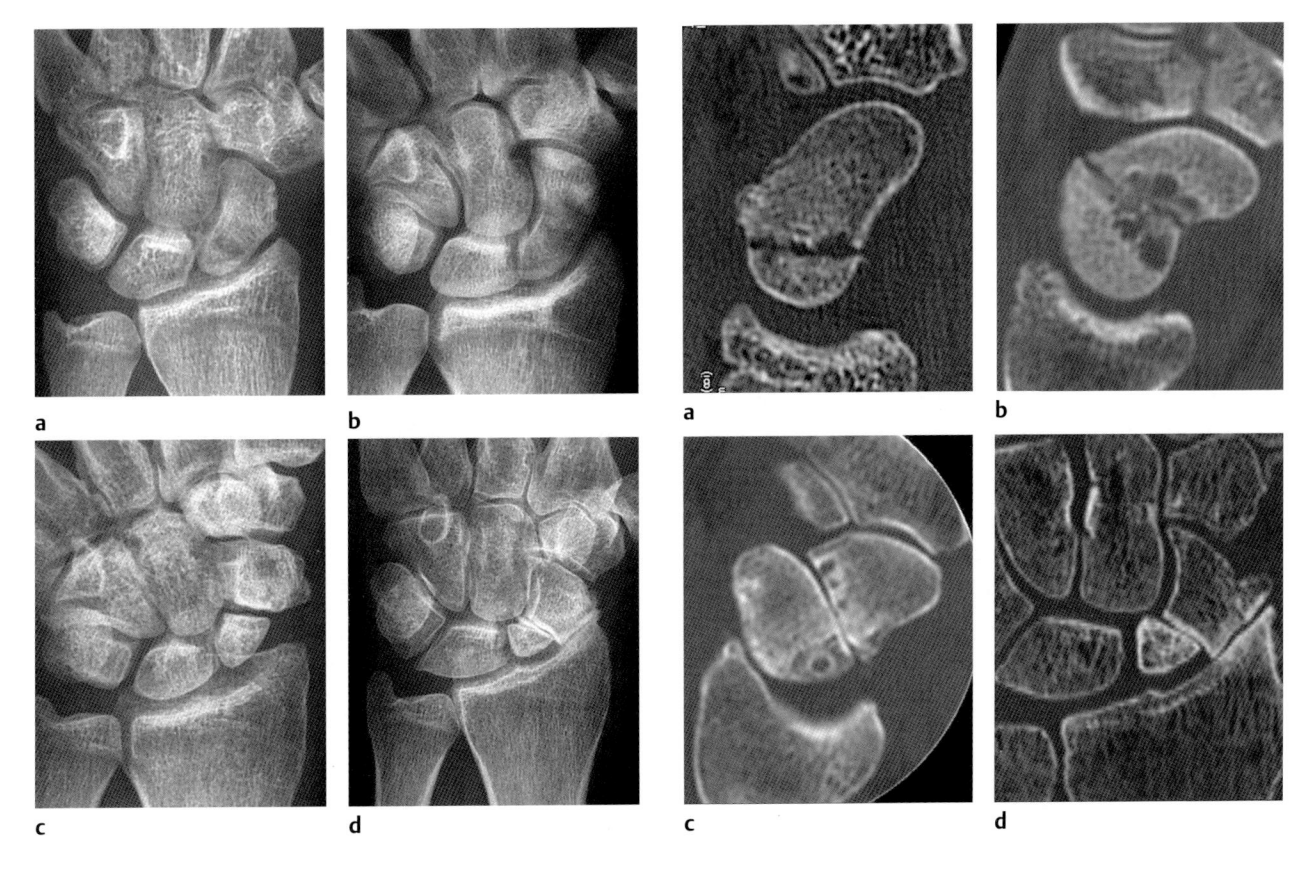

Abb. 20.**4a–d Röntgenzeichen der Skaphoidpseudarthrose.**
a Resorptionszone (dorsopalmare Projektion).
b Resorptionszysten (Stecher-Aufnahme).
c Abdeckelung der Fragmente (Stecher-Aufnahme) und
d Styloidarthrose radioskaphoidal (dorsopalmare Projektion).
Die Teilbilder korrespondieren jeweils zu denen der Abb. 20.**5**.

Abb. 20.**5a–d CT-Kriterien der Skaphoidpseudarthrose.**
a Proximale Resorptionszone (schräg-sagittale Schicht).
b Resorptionszysten mit „Humpback"-Verformung in beiden Fragmenten (schräg-sagittale Schicht).
c Abdeckelung der Fragmente und Rotationssubluxation (schräg-sagittale Schicht).
d Styloidarthrose (koronale MPR eines axial akquirierten CT-Datensatzes).

- Im **Stadium IV** liegt die „Styloidarthrose" zwischen dem Processus styloideus radii und dem distalen Skaphoidfragment vor (Abb. 20.**4d**). Der Gelenkspalt ist lokal verschmälert, der subchondrale Knochen sklerotisch verdichtet, beide Gelenkpartner sind osteophytär verplumpt. Initiale Arthrosen können sich dem konventionell-radiologischen Nachweis entziehen und sind besser mit der CT erkennbar. Später sind diese Arthrosezeichen auch im übrigen radioskaphoidalen Gelenkkompartiment und im Mediokarpalgelenk zwischen Lunatum und Kapitatumkopf nachweisbar. Schließlich gleitet das Kapitatum entlang des in DISI-Rotationstellung befindlichen Lunatums nach proximal. Hierdurch erfährt die Handwurzel eine Höhenminderung und schließlich einen karpalen Kollaps (**„SNAC Wrist"**).

Eine begleitende **Instabilität** der Handwurzel lässt sich mit den Standardaufnahmen in 2 Ebenen einfach erkennen (Abb. 20.**6**). Dabei rotiert das Lunatum zusammen mit dem proximalen Kahnbeinfragment nach dorsal, während das distale Fragment in palmarer Flexion steht. Im dorsopalmaren Bild projiziert sich der distale Skaphoidpol als kreisförmige Figur („Ringzeichen"), das Lunatum hat die Form eines Dreiecks angenommen. Die auf der Seitaufnahme normalerweise kolinear verlaufenden Verbindungslinien zwischen Radius, Lunatum, Kapitatum und Metakarpale III sind im Sinne einer Zickzack-Deformität unterbrochen. Es resultiert eine Höhenminderung der proximalen Handwurzelreihe, die mit den karpalen Höhenindizes nach Youm (Quotient der Längen von Handwurzel und Metakarpale III; Normalwert 0,54 ± 0,03) oder nach Nattrass (Quotient der Längen von Handwurzel und Kapitatum; Normalwert 1,57 ± 0,05) quantifiziert werden kann.

Radiologisch kann die manifeste Osteonekrose des proximalen Fragments nur indirekt anhand einer verstärkten Sklerosierung der Spongiosabälkchen diagnostiziert werden. Die vermehrte Knochendichte ist primär Ausdruck einer gestörten Osteoklastenfunktion. Aus 2 Gründen muss der Sklerosegrad aber mit Vorsicht abgeschätzt werden: Zum einen kann die Dorsalextension des proximalen Fragments projektionsbedingt eine pathologische Knochendichte vortäuschen. Zum anderen können die sklerosierenden Veränderungen im vitalitätsgefährdeten proximalen Kahnbeinfragment nur relativ zu den übrigen Handwurzelabschnitten bewertet werden, da diese immer einer unterschiedlich intensiven Entkalkung unterliegen.

Im Rahmen einer Inaktivitätsosteoporose erschwert die verminderte Kalksalzdichte das Erkennen von feinen Knochenbrücken bei verzögerter Frakturheilung und beim Einbau von operativ eingebrachten Knochenspänen.

Prinzipiell werden in der konventionellen Projektionsradiographie und der CT die selben morphologischen Parameter des Kahnbeines beurteilt. Deshalb sind die Befunde der Skaphoidpseudarthrose in der Tab. 20.**4** gemeinsam zusammengefasst.

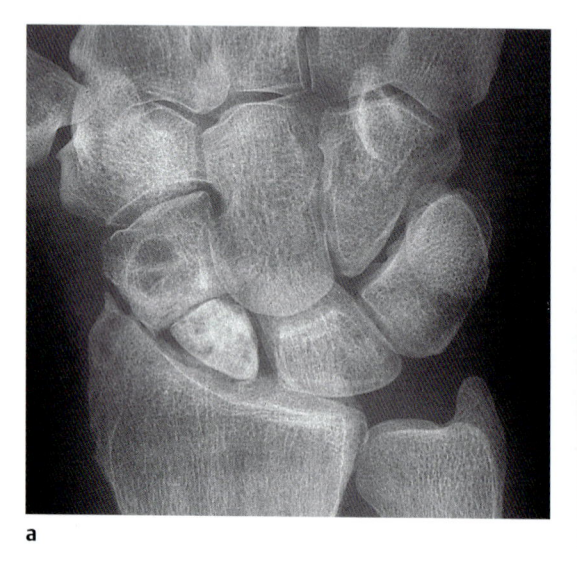

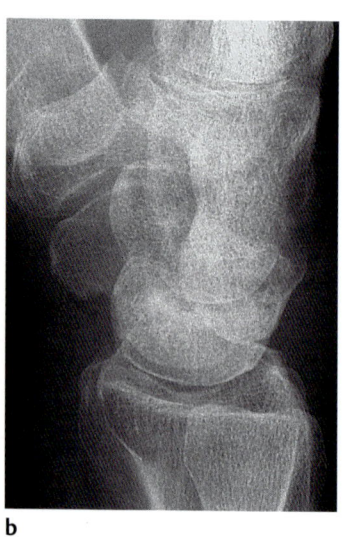

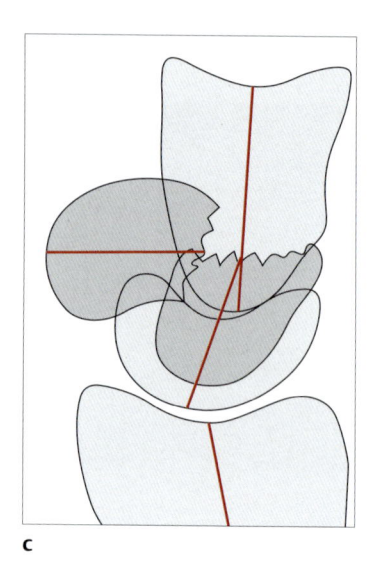

Abb. 20.**6 a – c** **Karpale Gefügestörung bei Skaphoidpseudarthrose.**

a Mehrere Zysten unterschiedlicher Größe beidseits des Pseudarthrosenspaltes, Sklerose des proximalen Fragments und Styloidarthrose (Stadium IV). Dreieckform des Lunatums.

b, c Das Lunatum befindet sich zusammen mit dem proximalen Kahnbeinfragment im Sinne einer DISI-Konfiguration in Extension, das distale Fragment in Flexion. In der Schemazeichnung sind die Kahnbeinfragmente dunkel dargestellt und die karpalen Winkellinien eingezeichnet.

20.2 Bildgebende Diagnostik

Tab. 20.4 Röntgen- und CT-Zeichen bei der Skaphoidpseudarthrose, korreliert mit der zugrunde liegenden Pathoanatomie

Pathoanatomie	Röntgen- und CT-Zeichen
Resorptionszone	• Osteopenie beidseits entlang des Frakturspaltes • bandförmig, unscharf konturiert • potenziell reversibel
Resorptionszysten	• in beiden Fragmenten lokalisiert • auch vom Pseudarthrosenspalt entfernt gelegen • meist mit Randsklerose
Spaltaufweitung	• vermehrt an der Palmarseite • Verlauf horizontal-schräg, quer, vertikal schräg • Pseudarthrose stabil (straff) oder instabil (DISI)
Rotation der Fragmente	• Drehung des proximalen Fragments in Extension • Abkippen des distalen Fragments in Flexion
Karpale Achsenfehlstellung	• proximales Skaphoidfragment dreht gemeinsam mit Lunatum • DISI-Konfiguration
Sklerose und Abdeckelung	• erhöhte Dichte der Spaltränder • Abrundungen bei der atrophen Form • Knochensporne bei der hypertrophen Form, besonders dorsal
Sklerosierung des proximalen Fragments	• nur indirektes Hinweiszeichen für Knochenvitalität • am besten in der CT beurteilbar

Periskaphoidale Arthrose	• stadienhafter Verlauf:
	  I. Arthrose am Processus styloideus radii (Styloidarthrose)
	  II. Mediokarpalarthrose und „SNAC Wrist"

Inaktivitätsosteoporose	• fleckförmig Entkalkung • proximales Fragment meist ausgespart

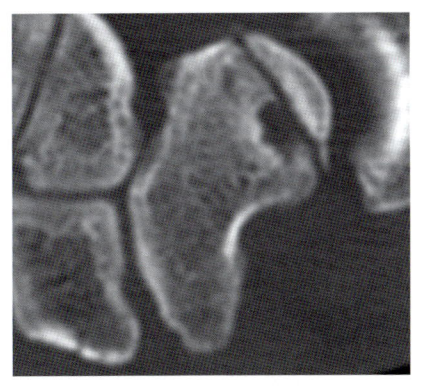

a Kleines proximales Fragment mit Spongiosasklerose.

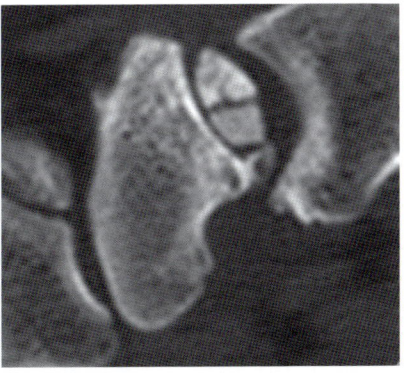

b 2 proximale Fragmente sind vom übrigen Kahnbein separiert.

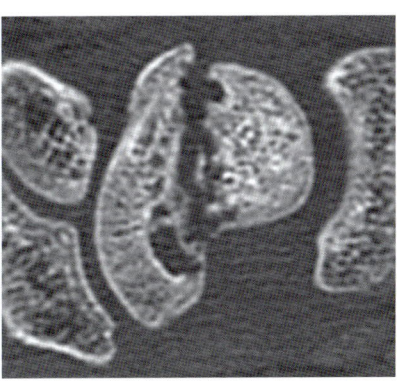

c Pseudozystische Einschlüsse in den rotierten Kahnbeinfragmenten.

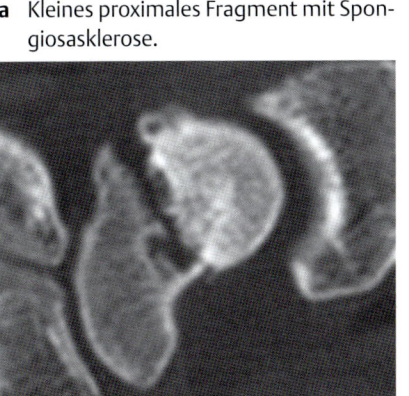

d Dichte trabekuläre Sklerosierung des proximalen Fragments.

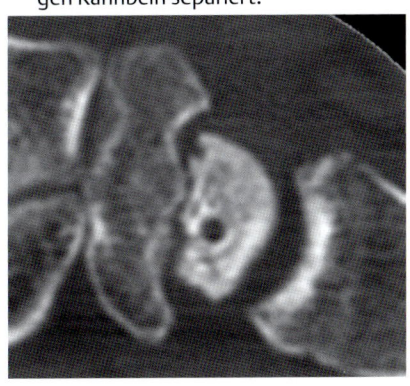

e Maximalform einer „Humpback"-Fehlstellung der um 105° rotierten Fragmente sowie proximale Sklerose.

Abb. 20.7 a – e **Manifestationsformen der Skaphoidpseudarthrose in der CT.**

Computertomographie

Die hochaufgelöste CT wird in Spiraltechnik mit 0,5 mm, 0,75 mm oder 1,0 mm dicken, schräg-sagittalen Schichten parallel zur Längsachse des Kahnbeines durchgeführt (Kap. 8). Es wird empfohlen, die CT immer durchzuführen, wenn eine Skaphoidpseudarthrose vorliegt oder der Verdacht auf eine solche besteht. Gegenüber den Röntgenprojektionen weist die hochaufgelöste CT mehrere Vorteile auf:

- **Resorptionszonen** entlang des Frakturspaltes und angrenzende pseudozystische Läsionen in den Fragmenten werden mit der CT früher und in ihrem Ausmaß meist intensiver erfasst (Abb. 20.**7 a** u. **c**). Umgebende Randsklerosen werden in der Regel nur computertomographisch sichtbar.
- In der CT erscheint der **Pseudarthrosenspalt** oftmals von größerer Ausdehnung, da in den CT-Dünnschichten die Summationseffekte der Projektionsverfahren entfallen.
- Die **radioskaphoidale Arthrose** zwischen dem Processus styloideus radii und dem distalen Kahnbeinfragment und die **mediokarpale Arthrose** zwischen Lunatum und Kapitatumkopf werden mit der CT frühzeitiger und ausgedehnter erfasst (Abb. 20.**5 d**).
- Die **Spongiosasklerose** im Rahmen einer Osteonekrose des proximalen Fragments (Abb. 20.**7 d** u. **e**) wird mit größerer Sicherheit erfasst, da die CT einerseits eine höhere Dichteauflösung aufweist und andererseits die Täuschungsmöglichkeit durch verkippte Skaphoidfragmente im Schnittbild ausscheidet.
- Domäne der CT ist der Nachweis und die Quantifizierung von **Fragmentdislokationen**. Klinisch wichtig ist der Nachweis der sog. „Humpback"-Rotationsfehlstellung, bei der das proximale Kahnbeinfragment in Extension und das distale Fragment in Flexion gedreht ist (Abb. 20.**7 c** u. **e**). Der resultierende Winkel zwischen den Fragmenten misst häufig mehr als 90°. Eine Ad-latus-Dislokation nach palmar oder dorsal ist innerhalb der Scanebene erkennbar, eine solche nach radial oder ulnar besser auf einer multiplanaren Rekonstruktionsschicht.
- Gut zur Abbildung kommt auch der typischerweise dorsal dem Skaphoid aufsitzende Osteophyt. Er trägt zur Buckelbildung („**Humpback**") bei.
- **Sklerosierungs- und Abdeckelungsvorgänge** entlang des Pseudarthrosespaltes werden mit dem konventionellen Röntgenverfahren und der CT vergleichbar dargestellt (Abb. 20.**4 c** u. 20.**5 c**).

Magnetresonanztomographie

Der MRT kommt die wichtige Aufgabe zu, die medulläre und ossäre Vitalität des proximalen Kahnbeinfragments zu bewerten sowie den Pseudarthrosenspalt hinsichtlich des Vorliegens von fibrovaskulärem Bindegewebe zu charakterisieren. Die Vitalitätsdiagnostik am proximalen Skaphoidfragment ist mit der gleichen Sensitivität auch mit der Skelettszintigraphie möglich, jedoch weist das Verfahren gegenüber der MRT eine geringere Spezifität und Ortauflösung auf.

Untersuchungstechnische Voraussetzungen sind zum einen die Verwendung einer Oberflächenspule, die ein FoV von 8–10 cm zulässt (Wrap-around- oder Phased-Array-Spule), sowie zum anderen die intravenöse Applikation eines gadoliniumhaltigen Kontrastmittels. Es wird der Sequenzablauf der Tabelle 20.**5** empfohlen (Kap. 9). Das Protokoll enthält

- eine koronale PD-gewichtete FSE-Sequenz mit frequenzselektiver Fettsaturation und eine sagittale T2*-gewichtete GRE-Sequenz (am besten vom MEDIC-Typ). Mit beiden Sequenzen wird die gesamte Handwurzel abgebildet. Die fettsaturierte PD-FSE-Sequenz dient zum Nachweis von Knochenmarksödemen und zur Beurteilung des hyalinen Gelenkknorpels. Mit der sagittalen T2*-gewichteten GRE-Sequenz wird die karpale Gefügeanordnung und der hyaline Gelenkknorpel beurteilt.
- 2 in schräg-sagittaler Orientierung T1-gewichtete SE-Sequenzen, die parallel zur Längsachse des Kahnbeines ausgerichtet und lokal auf die Kahnbeinregion begrenzt werden. Die Sequenzen werden nativ und mit gleicher Geometrie fettsaturiert nach intravenöser Kontrastmittelgabe akquiriert. Die Schichtdicke beträgt 2 mm bei 2 Akquisitionen.
- keine axiale Schichtebene, auf die in der Diagnostik der Skaphoidpseudarthrose verzichtet werden kann.

Das in T1- und T2-Gewichtung normalerweise hohe Signal innerhalb des Skaphoids wird durch die gute Magnetisierbarkeit (sog. „Relaxivität") der Fettzellen des Knochenmarkes hervorgerufen. Es besteht eine enge Korrelation zwischen der Höhe des Knochenmarksignals und der Vitalität der ossifizierten Knochensubstanz.

Im Rahmen einer Ischämiesituation können die medullären Fettzellen in der Regel nur 2–5 Tage überleben. Danach führt die Minderdurchblutung zu einer Veränderung der Signalhöhe im betroffenen Knochenmarkareal. Das sich primär einstellende Ödem des Knochenmarkes ruft eine Signalabsenkung in den T1-gewichteten Sequenzen sowie eine Signalerhöhung in den T2-gewichteten Sequenzen hervor. Erst wesentlich später haben die eigentlichen Knochenumbauvorgänge direkten Einfluss auf das Signalverhalten. Das Plus an Knochengewebe im Rahmen einer Spongiosasklerose verursacht eine Signalabsenkung in beiden Sequenzgewichtungen.

Einer besonderen diagnostischen Anstrengung bedarf der Nachweis des bereits früh einsetzenden Reparationsgewebes. In den nativen Sequenzen rufen in glei-

Tab. 20.5 MRT-Sequenzprotokoll und Beurteilungsparameter bei der Skaphoidpseudarthrose

Gewichtung	Fettsaturation	Orientierung	Schichtdicke	KM intravenös	Beurteilungsparameter
PD-w FSE	ja	koronal	2 mm	nein	Knochenmarködem, hyaliner Gelenkknorpel
T2*-w GRE	nein	sagittal	3 mm	nein	karpale Gefügeanordnung, hyaliner Gelenkknorpel
T1-w SE	nein	schräg-sagittal	2 mm	nein	Basissequenz vor i.v. Kontrastmittelgabe
T1-w SE	ja	schräg-sagittal	2 mm	ja	Osteonekrose versus Reparationsgewebe

Tab. 20.6 MRT-Bildmuster in der Vitalitätsdiagnostik des proximalen Skaphoidfragments

Muster	Signal in nativer T2w Sequenz	Signal in nativer T1w Sequenz	Enhancement nach Gd-DTPA	Pathoanatomie
normal	↔	↔	↔	Vitalität ohne Ödem
I	↑↑↑	↓↓	↑↑↑	Vitalität mit diffusem Ödem
IIa	↔ und ↑	↔ und ↓	↔ und ↑	Vitalität mit Ödem und Reparation
IIb	↔ und ↑	↔ und ↓	↑ und ∅	partielle Nekrose
IIIa	↑↑	↓↓	∅	komplette Nekrose mit Ödem
IIIb	↓↓↓	↓↓	∅	komplette Nekrose ohne Ödem

Erklärung: ↔ = normal, ↑ = erhöht, ↓ = erniedrigt, ∅ = nicht nachweisbar

cher Weise sowohl die reparative Hyperämie als auch die Osteonekrose unspezifische, fokal begrenzte Signaländerungen hervor. Als spezieller Messparameter für die **fibrovaskuläre Reparation** wird die Intensität des Signalanstiegs nach intravenöser Applikation eines gadoliniumhaltigen Kontrastmittels herangezogen. Bei intakter Perfusion bewirkt das paramagnetisch wirksame Kontrastmittel eine Verkürzung der T1-Relaxationszeit und damit eine Signalintensitätszunahme des Knochenmarkes und des reparativen Gewebes. Bei noch vorhandener, jedoch kompromittierter Vitalität kommt es im Stadium der Reparation zu einem überschießenden Enhancement, während komplette Nekrosen keinerlei Signalanstieg zeigen. Somit ist eine Differenzierung von vitalem Knochen und Reparationsgewebe einerseits und von nekrotischem Knochen andererseits mit Hilfe der kontrastmittelverstärkten MRT möglich. In enger Korrelation mit den intraoperativen Befunden finden sich mehrere unterschiedliche Anreicherungsmuster im nutritionsgefährdeten proximalen Skaphoidfragment (Tab. 20.**6**):

- Findet sich in den nativen T1- und T2-gewichteten Sequenzen eine physiologische Höhe des Knochenmarksignals, dann ist bereits im Nativdurchgang die Vitalität des Knochenmarkes und damit auch des Knochens MR-tomographisch bewiesen. In dieser Situation kann auf die Gabe eines intravenösen Kontrastmittels verzichtet werden (Abb. 20.**8 a** u. **b**).
- In den proximalen Fragmenten, in denen posttraumatisch eine residuale Perfusion erhalten geblieben ist oder sich durch kapillare Neueinsprossung reorganisierte, kommt es zum homogen überschießenden Enhancement nach intravenöser Applikation des gadoliniumhaltigen Kontrastmittels (**MRT-Muster I**). Pathohistologisches Korrelat ist ein Ödem des Knochenmarkes bei intakter Osteozytenfunktion und Knochenstruktur. Intraoperativ ist die Osteotomiefläche sanguinolent tingiert (Abb. 20.**8 c – e**).
- Relativ häufig wird im proximalen Skaphoidfragment ein fleckig-inhomogenes Anfärbeverhalten angetroffen (**MRT-Muster II**). Pathoanatomische Grundlage können 2 unterschiedliche Vorgänge sein:
- Areale mit normalem Signal in der nativen T1-Gewichtung zeigen kein Enhancement, während Areale mit nativ herabgesetztem Signal eine verstärkte Kontrastmittelanreicherung aufweisen. Diese Konstellation weist vitales Knochenmark aus, bei dem Teile ödematös und mit Reparationsgewebe durchsetzt sind (**MRT-Muster IIa**). Die Osteotomiefläche weist normale Blutungspunkte auf (Abb. 20.**8 f – h**).

Finden sich im proximalen Skaphoidfragment auch Areale mit herabgesetzter Signalhöhe in der nativen T1-Gewichtung und fehlendem Hyperenhancement,

230 20 Skaphoidpseudarthrose

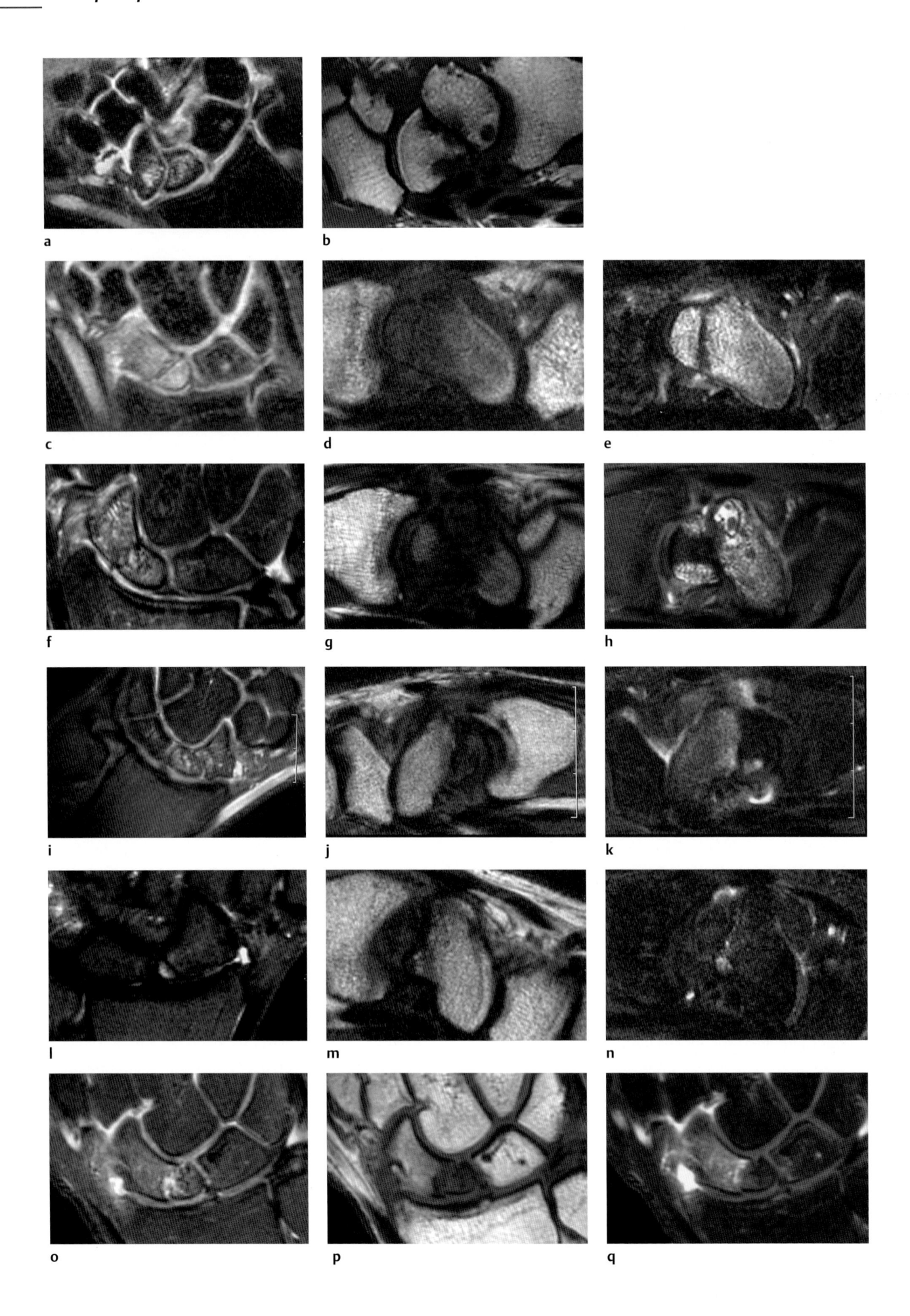

liegt ein Nebeneinander von Knochennekrosen und vitalen Knochenarealen vor (**MRT-Muster IIb**). Die Anzahl der intraoperativen Blutungspunkte ist an der Osteotomiefläche vermindert, aber nicht fehlend (Abb. 20.**8 i – k**).

- Eine schlechte Prognose haben die Kahnbeinpseudarthrosen, bei denen das proximale Fragment nativ hypointens in der T1-Gewichtung ist und nach Kontrastmittelgabe keinerlei Hyperenhancement aufweist (**MRT-Muster III**). Pathohistologisch liegt eine komplette Nekrose mit leeren Osteozytenräumen und intensiven Abräumreaktionen vor. Die Konstellation kann ohne (**MRT-Muster IIIa**) oder mit einem Begleitödem (**MRT-Muster IIIb**) des Knochenmarkes angetroffen werden. Nach Resektion der Pseudarthrose können keine Mikroblutungen nachgewiesen werden (Abb. 20.**8 l – n** u. 20.**8 o – q**).

Bei der Pseudarthrose werden Signalalterationen nicht nur proximal, sondern auch in den distal angrenzenden Skaphoidabschnitten gesehen. Als Folge der reparativen Hypervaskularisation weist das mittlere Kahnbeindrittel häufig ein zonales Knochenmarksödem auf, das sich signalarm in T1- und signalreich in T2-gewichteten Bildern darstellt. Das betroffene Segment reichert verstärkt Gd-DTPA an und wird nach distal hin in einem Teil der Fälle durch ein signalarmes Skleroseband begrenzt („**Double-Line Sign**"). Letzteres Phänomen wird als Ausdruck der reaktiv vermehrten Osteoblastentätigkeit gewertet.

Bei der **instabilen Skaphoidpseudarthrose** kann der Nachweis von signalintenser Flüssigkeit in der T2-Gewichtung als Kriterium für das Fehlen einer bindegewebigen Spaltüberbrückung dienen (Abb. 20.**2 b**). Dagegen stellt sich bei der **straffen Pseudarthrose** der bindegewebig ausgefüllte Spalt von intermediärer Signalhöhe in allen Sequenzen dar und nimmt Kontrastmittel randständig auf.

Bei längerem Krankheitsverlauf lässt sich an der instabilen Handwurzel eine Synovialitis in der MRT nachweisen. In der T2-Gewichtung finden sich signalintense Gelenkergüsse und in der T1-Gewichtung eine inflammatorisch verdickte Synovialis mit Kontrastmittelaufnahme an den Orten der entstehenden Arthrose (Abb. 20.**8 q**).

Der initiale Knorpelschaden im Rahmen der Arthrosis deformans zwischen dem Processus styloideus radii und dem distalen Skaphoidfragment („**Styloidarthrose**") lässt sich noch am besten mit einer T2*-gewichteten

Tab. 20.**7** MRT-Signalhöhen bei der Skaphoidpseudarthrose

Pathoanatomie	Signal in T2-Gewichtung	Signal in nativer T1-Gewichtung	Kontrastmittel-Enhancement
Pseudarthrosenspalt instabil	↑↑↑	↓	∅
Pseudarthrosenspalt straff	↔	↔	↑
Resorptionszone	↔	↓	↑↑
Resorptionszysten	↑↑↑	↓	peripher ↑
Spongiosasklerose	↓↓↓	↓↓↓	∅
Normales Knochenmark	↔	↔	∅ bis ↑
Knochenmarködem	↑↑↑	↓↓	↑↑↑
Reparationszone	↑↑	↓	↑↑↑
Nekrosezone	↑↑ oder ↓↓	↓	∅
Umgebungssynovialitis	↑↑↑	↓	↑↑↑

Erklärung: ↔ = normal, ↑ = erhöht, ↓ = erniedrigt, ∅ = nicht nachweisbar

◀ Abb. 20.**8 a – q** MRT-Befunde bei der Skaphoidpseudarthrose in Abhängigkeit von der Vitalität des proximalen Fragments.
In der Bildanordnung befindet sich jeweils links das T2-gewichtete Bild (fettsaturierte PD-FSE-Sequenz oder STIR-Sequenz), in der Mitte die native T1-SE-Sequenz und rechts die fettsaturierte T1-SE-Sequenz nach intravenöser Kontrastmittelgabe:

- **a, b** Proximales Fragment komplett vital. In der MRT nur minimales Ödem bei erhaltenem Knochenmarksignal. Eine Kontrastmittelgabe ist nicht indiziert.
- **c–e** Proximales Fragment komplett vital. In der MRT Knochenmarködem und kräftiges Hyperenhancement.
- **f–h** Proximales Fragment komplett vital. In der MRT fokales Knochenmarködem an 2 Orten eines Hyperenhancements.
- **i–k** Proximales Fragment partiell nekrotisch. Knochenmarködem und nur umschriebenes Hyperenhancement palmarseitig im proximalen Fragment.
- **l–n** Proximales Fragment komplett nekrotisch. Knochenmarködem und keinerlei Hyperenhancement. Dorsale Synovialitis.
- **o–q** Proximales Fragment komplett nekrotisch. Kein Knochenmarködem und kein Hyperenhancement. Diffuse Synovialitis.

GRE-Sequenz nachweisen, was im Vergleich zur Arthroskopie jedoch unsicherer gelingt. Später stellt sich eine Sklerose in der Spongiosa des Prozessus unter Ausbildung des sog. „**Corner Sign**" ein.

In der Tab. 20.**7** ist das Signalverhalten aller MR-Phänomene beim Vorliegen einer Skaphoidpseudarthrose zusammengestellt.

Es muss auf die unterschiedlichen Messprinzipien der kernspintomographischen und röntgenologischen Methoden hingewiesen werden. Mit der MRT wird die medullär-nutritive Situation und damit indirekt der Knochenstoffwechsel bewertet, während die röntgenologischen Verfahren (Projektionsradiographie und CT) dagegen die ossär-statischen Aspekte abbilden. Ossäre Feinstrukturen – wie beispielsweise die spongiöse Trabekulation, resorptive Pseudozyten oder reparative Sklerosen intraossär und am Pseudarthrosenspalt – lassen sich mit der MRT schlechter als mit den Röntgenverfahren – insbesondere der CT – zur Abbildung bringen. Aus diesem Grund sollten die Begrenzung des Pseudarthrosenspaltes (Resorption vs. Abdeckelung), die pseudozystischen Einschlüsse in den Fragmenten und arthrotische Umbauvorgänge in den subchondralen Bezirken anhand der hochaufgelösten CT beurteilt werden.

Nuklearmedizin

Ist die Diagnose einer Skaphoidfraktur bereits gestellt, ergeben sich für die Szintigraphie nur noch wenige Indikationen. Diese betreffen Zusatzinformationen zum Umbau der Fraktur bzw. der Pseudarthrose:

- In der **Primärdiagnostik** der Kahnbeinfraktur kann mit Hilfe der hochauflösenden statischen Szintigraphie eine Aussage über die Durchblutung der Fragmente gemacht werden.
- Bei **konservativer Therapie** mit Immobilisation im Gipsverband sind relevante Zusatzinformationen erst nach Beendigung der Therapie zu erwarten. Die einsetzende mechanische Belastung führt im Pseudarthrosenbereich zu einem vermehrten Knochenumbau, der sich im Szintigramm widerspiegelt. Wegen der großen Streubreite der physiologischen Reaktionen im Rahmen der Kallusbildung lassen sich quantitative Daten nur mit großem Vorbehalt machen. Ein Vergleich mit dem ipsilateralen Pisiforme ergibt bei regulärem Heilungsverlauf einen Quotienten von etwa 1,0 zum Zeitpunkt der Gipsentfernung. Kommt es im weiteren Verlauf zu Beschwerden, die an eine Pseudarthrose denken lassen, finden sich in der Kontrollszintigraphie Quotienten um 2,0–3,0. Wichtig ist dabei, die Referenzregion an der gleichen Hand zu wählen, da sonst die Inaktivitätsosteoporose in der Frakturumgebung zu einer Verfälschung der Quotienten führt.
- Umgekehrt lässt sich bei bekannter **Vorfraktur** eine Pseudarthrose gegen eine frische Fraktur abgrenzen. Nach Ruhigstellung im Gipsverband zeigt die frische Fraktur eine Zunahme der Speicherintensität infolge der einsetzenden Kallusbildung. Die Pseudarthrose hingegen weist durch die Ruhigstellung eine rückläufige Speicherintensität auf (Abb. 20.**9**). Die Aussage gilt allerdings nur für die hypertrophe Form der Pseudarthrose. Bei der atrophen Form sind uncharakteristische Sekundärveränderungen in der Umgebung der Fraktur zu erwarten.

Die Fragmente selbst können je nach Vaskularisationszustand gleich, mehr oder weniger als die Umgebung anreichern.

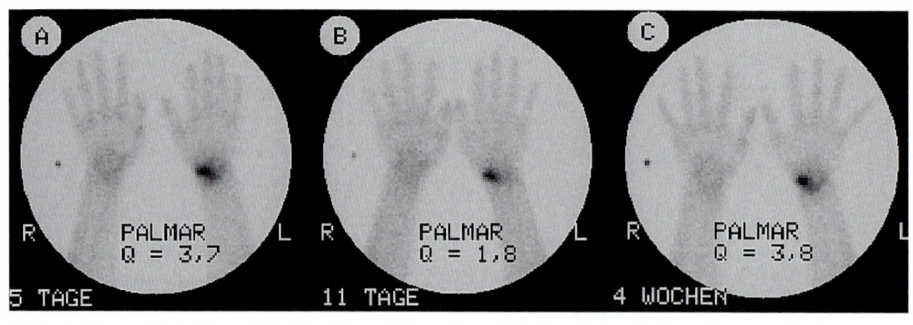

Abb. 20.**9 a – c** **Szintigraphischer Ausschluss einer frischen Kahnbeinverletzung bei bekannter Skaphoidpseudarthrose und neuerlichem Trauma. Szintigraphien mit 600 mBq** ^{99m}**Tc-HMDP.**

a 5 Tage nach dem Trauma erhöhte Anreicherungsintensität in der linken Kahnbeinregion.
b Nach Ruhigstellung im Gipsverband Absinken der ossären Umbauintensität (Quotient fällt von 3,7 auf 1,8).
c Nach Entfernung des Gipsverbands steigt der Quotient unter neuerlicher Belastung wieder auf 3,8 an.

20.3 Differenzialdiagnosen

Folgende Zustandsbilder müssen gegenüber der Kahnbeinpseudarthrose abgegrenzt werden:
- Beim **Os scaphoideum bipartitum** (s. Abb. 15.**8**) werden als Ursache getrennte kartilaginäre Anlagen oder die fehlende Fusion von 2 Ossifikationszentren angenommen. Die Existenz einer solchen Anlageanomalie gegenüber einer asymptomatischen Pseudarthrose wird kontrovers diskutiert. Die Diagnose sollte deshalb nur gestellt werden, wenn bei Beschwerdefreiheit beide Ossikel annähernd die gleiche Größe und Dichte sowie glatte, gelenkartige Berandungen aufweisen.
- Gegenüber der sekundären Osteonekrose des proximalen Skaphoidfragments muss die primäre Form der Osteonekrose des gesamten Skaphoids in Form des **Morbus Preiser** abgegrenzt werden. Beim Morbus Preiser muss ein Trauma der Handwurzel ausgeschlossen werden. Häufig liegt eine Systemerkrankung vor (s. Abb. 30.**16**).
- Die mehrkammerige **Knochenzyste des Kahnbeines** (s. Abb. 43.**4**) kann gelegentlich in den Übersichtsaufnahmen Anlass zu Verwechslungen geben. Ihre Abgrenzung gegenüber den Röntgenzeichen der Pseudarthrose gelingt mit den Schnittbildverfahren sicher.
- Nur im T1-gewichteten MRT kann die große **Kortikalisinsel (Enostom)** eine avaskuläre Kahnbeinteilnekrose imitieren. Die übrigen Sequenzgewichtungen und die Röntgenverfahren schaffen Klarheit.
- Klinisch kann die symptomatische Skaphoidpseudarthrose das Beschwerdebild eines **Osteoidosteoms** imitieren. Mit der hochaufgelösten CT gelingt die sichere bildgebende Abgrenzung.

20.4 Therapeutische Optionen und posttherapeutische Diagnostik

In Abhängigkeit vom Stadium der Skaphoidpseudarthrose können folgende Operationsverfahren zum Einsatz kommen:
- **Spongiosaplastik nach Matti-Russe:** Über einen palmaren Zugang wird ein kortikospongiöser Span in eine ovale Höhle eingebracht, die auf beiden Seiten des Pseudarthrosenspaltes geschaffen wurde. Bei starker Fragmentdislokation und/oder kleinen Fragmenten werden zusätzlich Kirschner-Drähte verwendet. Wegen der meist deutlichen Osteoporose kann in den Frühkontrollen die radiologische Beteilung des knöchernen Interponateinbaus Schwierigkeiten bereiten. Es besteht dann die Indikation zur hochaufgelösten CT (Abb. 20.**10**).
- **Formwiederherstellende Verfahren:** Nach Resektion der Pseudarthrosenränder wird der vorhandene Defekt durch die Interposition eines Knochenblockes ausgefüllt. Der kortikospongiöse Block wird meist aus dem Beckenkamm entnommen und dergestalt in Keilform zugeschnitten, dass mit der Knochenkeilinterposition eine präexistierende Humpback-Deformität ausgeglichen wird. Bevorzugt werden die 3 Knochensegmente mit einer Herbert-Schraube fixiert. Der Konsolidierungsgrad kann mit Hilfe der hochaufgelösten CT sicher beurteilt werden, da diese auch feinste Knochenbrücken darzustellen vermag. Hierzu muss ein Gipsverband nicht entfernt werden. In der CT-Diagnostik wirken sich Artefakte von implantierten Osteosynthesematerialien nur wenig störend aus (Abb. 20.**11**).
- Bei einem avaskulären proximalen Fragment können **revaskularisierende Maßnahmen** zum Einsatz kommen. Entweder kann ein am dorsalen oder palmaren Gefäßnetz gestielter kortikospongiöser Knochenblock aus dem Radius oder ein freies Knochentransplantat vom Beckenkamm mit Gefäßanschluss in den Defekt eingebracht werden.
- Die **Resektion des Processus styloideus radii (Styloidektomie)** wird selten isoliert, sondern meist in Kombination mit den stabilisierenden Maßnahmen durchgeführt.
- Wenn bereits ein karpaler Kollaps vorliegt, kommen die verschiedenen Verfahren der Rettungsoperationen zum Einsatz. Als neueres Konzept sei die **mediokarpale Teilarthrodese** erwähnt. Dabei wird das Skaphoid komplett exzidiert und eine mediokarpale Arthrodese zwischen dem Lunatum/Kapitatum bzw. dem Triquetrum/Hamatum unter Aufrichtung der zentralen Säule durchgeführt. Der postoperative Status wird in der Regel durch die Röntgenaufnahmen in 2 Ebenen hinreichend gut dokumentiert (s. Abb. 13.**1**). Bei diagnostischer Unsicherheit dokumentieren axiale CT mit sagittalen und koronalen MPR den Durchbauungsgrad zuverlässig. Alternativ kann bei Erhalt des Mediokarpalgelenks die Entfernung der proximalen Handwurzelreihe (**Proximal Row Carpectomy**) durchgeführt werden. Die **Totalarthrodese des Handgelenks** steht am Ende der therapeutischen Bemühungen.
- Der Ersatz des Kahnbeines durch **Silikon-Prothesen** ist bereits vor einiger Zeit wegen der häufig hierdurch in-

duzierten Fremdkörpersynovialitiden verlassen worden. Die Synovialisreaktion auf das Implantat zieht neben adhäsiven Kapselveränderungen sekundär auch karpale Achsenfehlstellungen nach sich. Die granulomatösen Herde im Knochen lassen sich mit der MRT und mit der hochaufgelösten CT (s. Abb. 35.7) darstellen.

Persistieren unklare Handgelenksbeschwerden trotz einer zur Ausheilung gebrachten Skaphoidpseudarthrose, dann bieten sich als postoperative Screeningmethoden die Dreiphasenszintigraphie, die MRT und die Arthroskopie an. Mit diesen Verfahren können frühe Arthrosenstadien und gelegentlich auch Handwurzelpathologien außerhalb des Kahnbeines aufgedeckt werden.

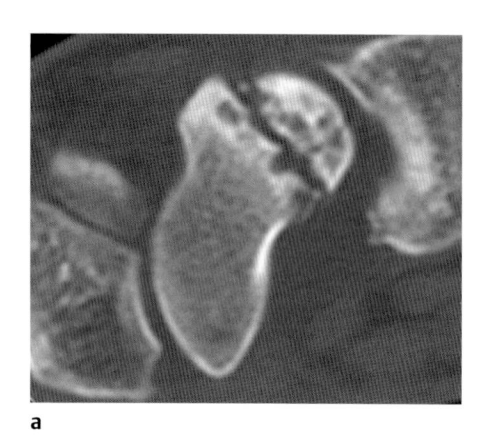

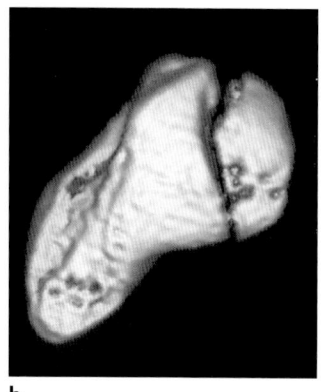

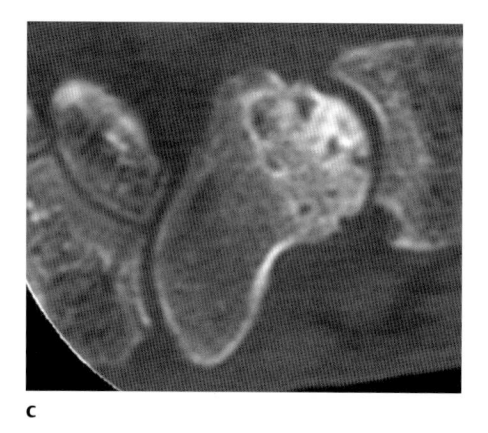

Abb. 20.**10 a–c** **CT-Kontrolle nach Matti-Russe-Plastik.**
a, b Präoperative CT mit Nachweis einer abgedeckelten Pseudarthrose im proximalen Skaphoiddrittel. Darstellung in einer **a** schräg-sagittalen Schicht und **b** in 3D-Ansicht.

c Postoperative CT, die die vollständige Integration eines Knochenblockes innerhalb des Kahnbeines belegt.

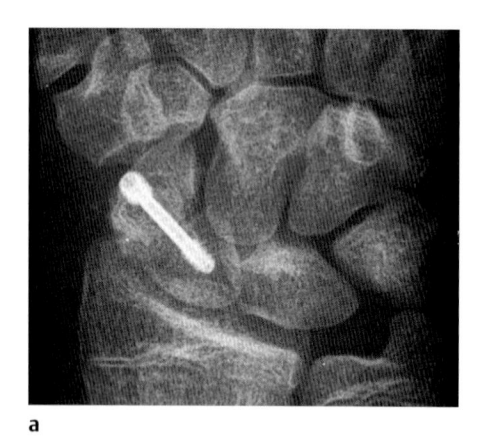

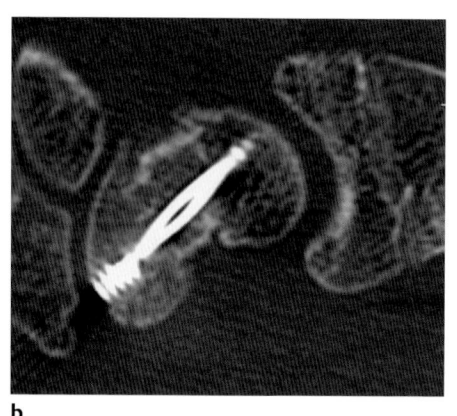

Abb. 20.**11 a, b** **Unmittelbar postoperative Kontrollen nach Skaphoidrekonstruktion.**
a In der Röntgenaufnahme (Stecher-Projektion) korrekte Position des kortikospongiösen Blockes.
b In der CT mit schräg-sagittaler Schichtführung kommen die Positionen des Knochenblockes und der Herbert-Schraube präzise zur Darstellung.

20.5 Diagnostische Strategie

- Die Röntgenaufnahmen des Handgelenks in 2 Ebenen und in Stecher-Projektion sind immer die Basis in der Diagnostik von Folgezuständen des frakturierten Skaphoids. Wird konventionell-radiologisch bereits das Arthrosenstadium IV einer Kahnbeinpseudarthrose nachgewiesen, ist eine weitere bildgebende Diagnostik aufgrund der vorgegebenen therapeutischen Konsequenz nicht vonnöten.
- Weist dagegen die röntgenologische Basisuntersuchung eine Skaphoidpseudarthrose in den Stadien I–III aus, sollte die exakte Stadienzuordnung mit Hilfe der hochaufgelösten CT weiter präzisiert werden. Oft werden hierbei höhere Erkrankungsstadien nachgewiesen.
- In den Pseudarthrosestadien I–III kommen therapeutisch die Form wiederherstellenden Operationsverfahren zum Einsatz. Bildgebend kann der Nachweis von vitalem Knochenmark nur mit der kontrastmittelverstärkten MRT erbracht werden.

Literatur

Übersichtsarbeiten

Cerezal L, Abascal A, Garcia-Valtuille R, Bustamante M, de Pinal F. Usefulnes of gadolinium-enhanced MR imaging in the evaluation of the vascularity of scaphoid nonunions. Am J Roentgenol 2000; 174: 141–149

Herbert TJ. The fractured scaphoid. Matthew Medical Books. St Louis 1990

Krimmer H, Krapohl B, Sauerbier M, Lanz U. Der posttraumatische karpale Kollaps (SLAC- und SNAC-wrist) – Stadieneinteilung und therapeutische Möglichkeiten. Handchir Mikrochir Plast Chir 1997; 29: 228–233

Schmitt R, Fellner F, Obletter N, Lenz M, Bautz W. Die Skaphoidpseudarthrose: Klassifikation und Staging mittels CT und MRT. Röntgenpraxis 1997; 50: 18–24

Trojan E, Jahna H. Die konservative Behandlung des veralteten Kahnbeinbruches der Hand. Arch Orthop Unfallchir 1955; 47: 99–104

Trumble TE. Avascular necrosis after scaphoid fracture: correlation of magnetic resonance imaging and histology. J Hand Surg 1990; 15 A: 557–564

Weiterführende Literatur

http://www.thieme.de/aktionen/schmitt-lanz

21 Frakturen der übrigen Handwurzel

G. Christopoulos, R. Schmitt, J. Spitz

Von den Frakturen der übrigen Handwurzel jenseits des Skaphoids sind Triquetrumfrakturen und kombinierte Schädigungsmuster die häufigsten. Unterbrechungen der Karpalbögen sowie eine Frakturausdehnung entlang des „Greater Arc" bzw. des „Lesser Arc" liefern wichtige Hinweise für eine Handwurzelverletzung. In Kenntnis der klinischen Symptomatik können für die weitere Abklärung radiologische Spezialprojektionen, die hochaufgelöste CT oder die kontrastmittelverstärkte MRT indiziert sein. Die Spiral-CT wird mit axialen Dünnschichten akquiriert, worauf sich die Bildrekonstruktion mittels MPR senkrecht zum vermuteten Frakturverlauf anschließt. Mit T2-gewichteten MRT-Sequenzen werden auch nichtdislozierte Frakturen sensitiv anhand eines Knochenmarködems nachgewiesen. Die Differenzialdiagnose schließt in die intraspongiösen Trabekelfrakturen (sog. „Bone Bruise") mit ein. Multilokuläre Handwurzelfrakturen werden am besten mit der CT erfasst, während Begleitläsionen der karpalen Ligamente und des ulnokarpalen Komplexes mit der MRT nachgewiesen werden.

Allgemeine Pathoanatomie und klinische Symptomatik

13 % aller Handgelenksverletzungen sind mit Frakturen der Handwurzel jenseits des Kahnbeines vergesellschaftet. Das Triquetrum und das Trapezium werden am häufigsten, das Trapezoideum am seltensten frakturiert. Die isolierte oder kombinierte Fraktur der Handwurzel kann durch verschiedenste Traumaarten hervorgerufen werden. Die karpale Traumatisierung hängt von der Handstellung sowie der Richtung und Intensität der einwirkenden Kraft ab. Die meisten Frakturen der Karpalia sind Folge eines Sturzes auf die extendierte Hand. Ein direktes Anpralltrauma, wie es beim Schlag auf den Hamulus ossis hamati wirksam wird, ist dagegen weniger häufig. Die sog. „Distorsion" der Handwurzel mit therapieresistenten Beschwerden bleibt bis zum Beweis des Gegenteils verdächtig auf eine Fraktur, auch wenn radiologisch primär keine Bruchspalten nachweisbar waren. Die Symptomatik mit Druck- und Bewegungsschmerz sowie Schwellung, eventuell mit einem Hämatom, deuten oft auf die Frakturlokalisation hin. Der diffuse Kompressionsschmerz in der Handwurzel ist verdächtig auf ein multilokuläres Traumamuster.

Allgemeines zur bildgebenden Diagnostik

Röntgendiagnostik

Die **Basisdiagnostik** erfolgt grundsätzlich mit Röntgenaufnahmen in 2 Ebenen, die in Neutralstellung angefertigt werden. Bei fehlendem Frakturnachweis trotz klinischer Symptomatik können ergänzende Projektionen exponiert werden, meist die Ulnarduktion im Faustschluss (Stecher-Aufnahme) und Schrägaufnahmen in Zitherspieler- oder Noorgard-Projektion (Kap. 1). Die weiterführende Bildgebung der verletzten Handwurzel sollte nach folgenden Grundsätzen ausgerichtet werden.

Durch die Verbreitung der CT und der MRT verliert die Szintigraphie zunehmend an Bedeutung in der Diagnostik des karpalen Traumas.

Computertomographie

Die komplexe, bereits im Basisröntgen nachgewiesene Verletzung der Handwurzel lässt sich vollständig in der axialen Spiral-CT mit koronalen und sagittalen MPR erfassen (**Fraktur-Staging**).

Die Suche nach „okkulten" Frakturen bei primär unergiebiger Röntgendiagnostik erfolgt aus Gründen der überlegenen anatomischen Präsentation mit der hochaufgelösten CT, nämlich schräg-sagittal bei Verdacht auf eine Skaphoidfraktur (Kap. 19) sowie axial für die Verletzungen der übrigen Handwurzel.

In der Tab. 21.1 sind die empfohlenen Parameter für die CT-Diagnostik der Handwurzel in Mehrzeilen-Spiral-Technik zusammengestellt.

Magnetresonanztomographie

Die MRT weist zwar sehr sensitiv traumatische Knochenmarködeme nach, jedoch gelingt im „Small-Part"-Bereich der Handwurzel die Differenzierung eines kontusionellen „Bone Bruise" von einer Fraktur häufig nicht. In einer solchen Situation muss eine hochaufgelöste CT ergänzt werden. Unter der Voraussetzung, dass intravenöses Kontrastmittel zur Anwendung kommt, können mit der MRT karpale Ligamentrupturen und Verletzungen des Discus ulnocarpalis sicher nachgewiesen werden (Kap. 23). Sequenzempfehlungen und Interpretationshilfen enthält die Tab. 21.**2**.

Nuklearmedizin

Mit der Szintigraphie kann eine **frische Fraktur** sowohl sicher ausgeschlossen als auch im Falle einer vermehrten Nuklidanreicherung lokalisiert werden (s. Abb. 6.**6** u. 6.**7**). Ein negativer Befund nach 72 Stunden schließt eine frische Fraktur aus. Die Vorteile des Verfahrens liegen in der hohen Speicherintensität im verletzten Knochen und in der übersichtlichen Darstellung von großen Körperregionen in einem Untersuchungsgang. Gerade beim polytraumatisierten Patienten kann hierdurch nachfolgend eine radiologische Ergänzungsdiagnostik veranlasst werden. Weiterhin liefert die Skelettszintigraphie wichtige Informationen in der Differenzierung von frischen gegenüber **alten Verletzungen**. Insgesamt hat die Szintigraphie eine Sensitivität von 95 % in der karpalen Frakturdetektion.

Sonographie

Die Ultraschalluntersuchung ist in der Primärdiagnostik von Handgelenksfrakturen nicht indiziert. Sie kann allenfalls additiv bei klinisch gut lokalisierbarem Schmerz zum Einsatz kommen. Wie bei den Skaphoidfrakturen beschrieben (Kap. 19), sind die sonographischen Frakturkriterien die Konturstufung der Knochenoberfläche sowie das parossal echoarme Areal infolge eines Hämatoms. Zum Einsatz kommen hochfrequente Schallköpfe mit Frequenzen von 7,5–14 MHz.

Tab. 21.**1** Kriterien der Mehrzeilen-Sprial-CT in der Frakturdiagnostik der Handwurzel
Cave: Gilt nicht für die Skaphoidfraktur!

Parameter	Ausführung/Interpretation
Schichtebene	bevorzugt axial
Schichtdicke	0,5, 0,75 oder 1,0 mm
Field of View (FoV)	60–80 mm
Primäre Bildrekonstruktion	• Algorithmus hoch aufgelöst und kantenbetont • Inkrement überlappend (60–70 %)
Sekundäre Bildrekonstruktion	• multiplanare Rekonstruktion (MPR) • 3D-Oberflächenrekonstruktion (SSD) • möglichst senkrecht zur vermuteten Fraktur
Frakturkriterien	• Kompaktaunterbrechung an 2 gegenüberliegenden Lokalisationen • an Begleitfrakturen der benachbarten Karpalia denken

Tab. 21.**2** Untersuchungsprotokoll und Befundinterpretationen zur MRT der frischen Handwurzelverletzung

Parameter	Ausführung/Interpretation
Sequenzprotokoll	• koronal PD-w FSE fettsaturiert nativ • koronal T1-w SE nativ • axial T2*-w GRE nativ • koronal T1-w SE fettsaturiert nach Kontrastmittelgabe • sagittal T1-w SE nach Kontrastmittelgabe
Schichtdicke	• 3 mm bei der „Traumasuche" • 2 mm in der Ligament- und TFCC-Diagnostik
Field of view (FoV)	80–100 mm
Befunde bei der spongiösen Mikrofraktur (sog. „Bone Bruise")	• flächenhafte Signalanhebung im Knochenmark • keine signalarme Frakturlinie oder Fragmentdislokation erkennbar
Befunde bei der Fraktur	• signalintenses Knochenmarködem flächenhaft oder bandförmig • signalarme Frakturlinie erreicht die Kompakta an 2 gegenüberliegenden Stellen • häufig parossales Hämatom und Gelenkerguss
Befunde bei der Bandläsion	• Diskontinuität des Ligaments oder des Discus ulnocarpalis • Flüssigkeitseinschluss an der ligamentären Rupturstelle • nach 3 Tagen lokalisiertes Kontrastmittelenhancement

21 Frakturen der übrigen Handwurzel

Spezielle Verletzungsmuster

Mit Ausnahme der Skaphoidfraktur (Kap. 19) werden nachfolgend die Frakturmuster an der Handwurzel sowie die speziellen Verfahren der bildgebenden Diagnostik beschrieben.

21.1 Frakturen des Triquetrums

Pathoanatomie, klinische Symptomatik

Triquetrumfrakturen treten entweder isoliert oder kombiniert mit komplexen Karpusfrakturen auf. Unfallmechanismen sind das ulnarseitige Direkttrauma sowie der Sturz auf die extendierte und ulnarduzierte Hand mit axial wirksamer Krafteinwirkung. Frakturen des Triquetrums sind nach denen des Skaphoids die zweithäufigsten an der Handwurzel und machen hier ca. 25 % aller Verletzungen aus. Es werden die Frakturtypen der Tab. 21.3 unterschieden.

- Die **dorsale Avulsionsfraktur** repräsentiert als „Chip" oder „Flake Fracture" den Großteil aller Triquetrumfrakturen (Abb. 21.1). Ihr liegt ein knöcherner Ausriss des Lig. radiotriquetrum dorsale oder des Lig. intercarpale dorsale zugrunde.
- Die **palmare Avulsionsfraktur** wird bei massiver Krafteinwirkung häufig im Rahmen komplexer Luxationsfrakturen der Handwurzel zusätzlich zum transtriquetralen Frakturverlauf angetroffen.
- Die **proximale Avulsionsfraktur** ist oft mit der lunotriquetralen Dissoziation im Rahmen einer Verletzung des Lig. lunotriquetrum assoziiert. Diese Verletzungsart wird in der Literatur auch als proximale Polfraktur bezeichnet.
- Die **artikuläre Impressionsfraktur** des Triquetrums ist seltener als die Fraktur des Pisiforme (Abb. 21.3).

Tab. 21.3 Klassifikation der Triquetrumfrakturen

Frakturtyp	Frakturverlauf bzw. Begleitverletzung
Dorsale Avulsion	beim osteoligamentären Ausriss (RTD, ICD)
Palmare Avulsion	bei perilunärer Luxationsfraktur (UT)
Proximale Avulsion	bei lunotriquetraler Dissoziation (LT)
Artikuläre Impression	beim pisotriquetralen Anpralltrauma
Triquetrumkörperfraktur	• Längsfraktur • Querfraktur • Trümmerfraktur • Fraktur der Tuberositas ossis triquetri

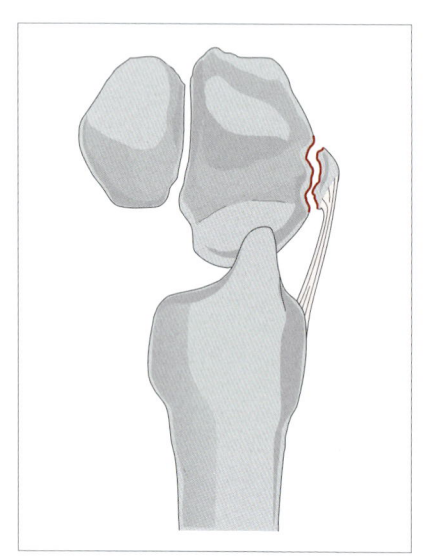

a Schemazeichnung mit Sicht auf die ulnarseitige Handwurzel. Das dorsal aus dem Triquetrum ausgerissene Chipfragment ist am Lig. radiotriquetrum dorsale (RTD) fixiert.

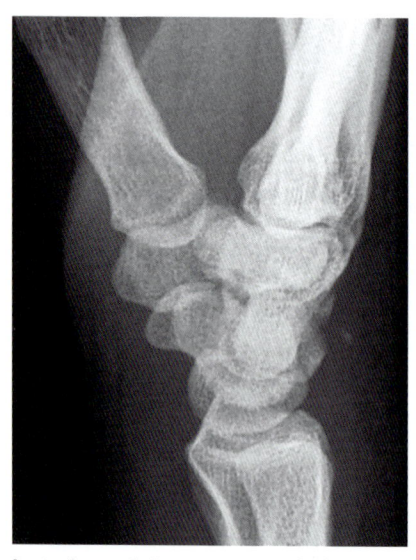

b In der seitlichen Röntgenaufnahme kann das kleine Fragment sowohl aus dem Triquetrum oder dem Lunatum stammen.

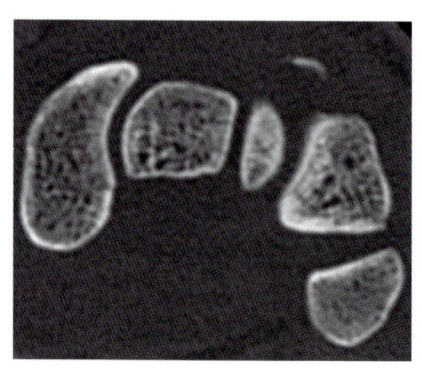

c Anhand des axialen CT wird das Avulsionsfragment eindeutig der dorsalen Kompakta des Triquetrums zugeordnet.

Abb. 21.1 a–c **Osteoligamentäre Avulsionsfraktur aus der Dorsalseite des Triquetrums.**

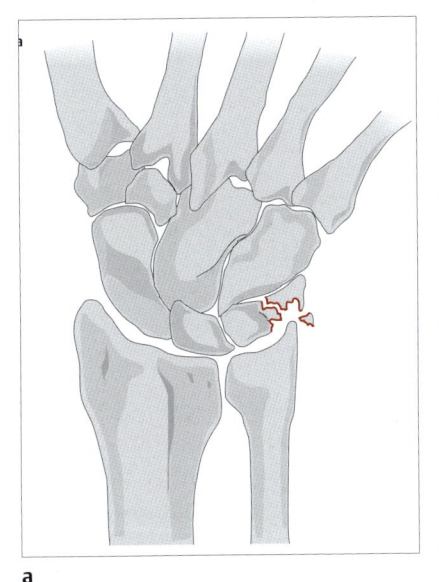

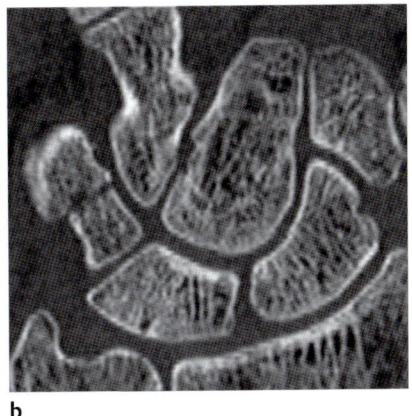

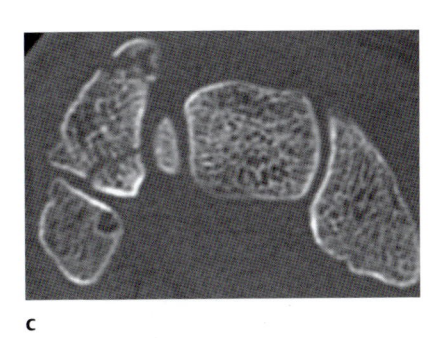

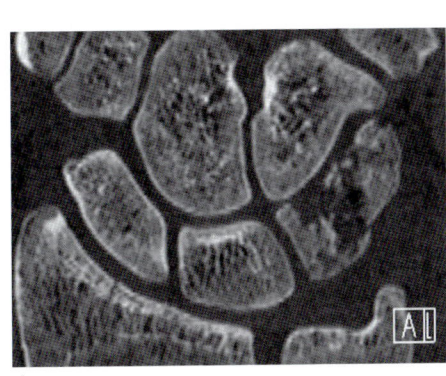

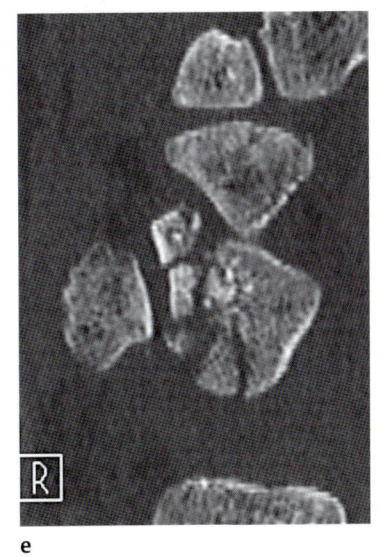

21.1 Frakturen des Triquetrums

Abb. 21.2 a–e Triquetrumkörperfrakturen unterschiedlichen Schweregrades.

a Die Schemazeichnung illustriert, dass eine Krafteinwirkung an der Ulnarseite der Handwurzel häufig direkt am Triquetrum wirksam wird.

b, c CT einer Querfraktur des Triquetrumkörpers unter Einbeziehung der pisotriquetralen Gelenkfläche sowie eines dorsalen Avulsionsfragments. **b** Koronale MPR und **c** axiales Primärbild.

d, e CT einer Trümmerfraktur des Triquetrumkörpers, dargestellt in MPR-Bildern **d** koronal und **e** sagittal. Mehrere Fragmente an der pisotriquetralen Gelenkfläche.

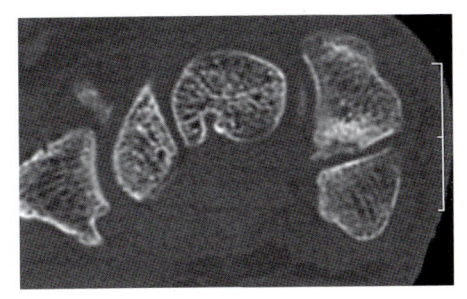

a In der axialen CT Nachweis einer Impression der pisotriquetralen Gelenkfläche. Bereits Fragmentabrundung.

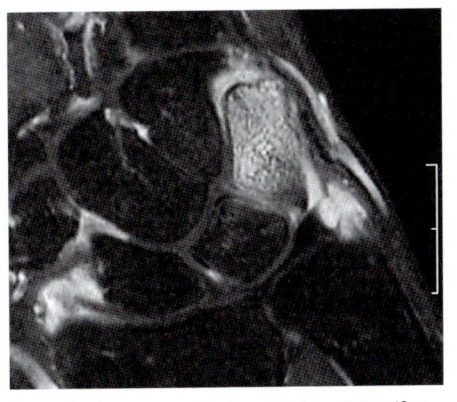

Abb. 21.3 a, b **Mehrere Wochen alte Kombinationsverletzung des Triquetrums und des Lig. lunotriquetrum.**

b In der kontrastmittelverstärkten MRT (fettsaturierte T1-SE-Sequenz) findet sich ein flächenhaftes Enhancement im Triquetrum. Konturstufung des 1. und 2. Karpalbogens in Höhe der lunotriquetralen Artikulation. Ligamentäre Kontrastmittelanreicherung als Ausdruck der Bandverletzung.

- Die **Triquetrumkörperfraktur** resultiert in der Regel aus einer direkten Krafteinwirkung oder durch die abscherende Wirkung des Processus styloideus ulnae beim axialen Trauma (Abb. 21.2a). Nach dem Frakturverlauf und dem -ausmaß werden Längs- und Querfrakturen (Abb. 21.2b u. c), Trümmerfrakturen (Abb. 21.2d u. e) sowie die Fraktur durch die Tuberositas ossis triquetrii unterschieden.

Die Frakturen des Triquetrumkörpers heilen meistens komplikationslos aus, dagegen tendieren die Avulsionsfrakturen zur Ausbildung einer Pseudarthrose.

Bildgebende Diagnostik

Röntgendiagnostik

Die dorsale Avulsionsfraktur des Triquetrums wird am besten auf einer Seitaufnahme erkannt, die in 15°-Supination und geringer Flexion exponiert wurde („tangentiale Aufnahme des Handrückens").

Entsprechend kommt die palmare Avulsionsfraktur in der Seitenaufnahme mit einer Supinationskomponente von ca. 15° zur Darstellung, also in gleicher Projektion wie das Pisotriquetralgelenk.

In geringgradiger Hyperpronation oder in Radialduktion werden Frakturen des Triquetrumkörpers aufgrund der geringeren Überlagerung durch das Pisiforme besser erkannt. In dieser Stresshaltung können auch Aufnahmen in Feinfokus-Vergrößerungstechnik hilfreich sein.

Computertomographie

Bei persistierenden Beschwerden nach einem ulnarseitigen Trauma und beim Vorliegen einer Trümmerfraktur des Triquetrums besteht die Indikation zur hochaufgelösten CT, nicht dagegen bei röntgenologisch bereits nachgewiesenen Avulsionsverletzungen. Es werden axiale Dünnschichten von 0,5 mm bis maximal 1 mm Dicke akquiriert und ergänzend in koronalen und sagittalen MPR-Bildern dargestellt (Abb. 21.2 u. 21.3a). CT-Dünnschichten helfen darüber hinaus, den Teilvolumeneffekt an der schräg verlaufenden Gelenkfläche der hamatotriquetralen Artikulation zu vermeiden.

Magnetresonanztomographie

Durch seine exponierte Lage an der Ulnarseite der Handwurzel prädisponiert das Triquetrum beim Anpralltrauma zur Manifestation von Kontusionen. In der MRT findet sich dann eine intensive Signalanhebung in den T2-gewichteten Sequenzen (Abb. 21.3b) als Ausdruck der kontusionellen Mikrofraktur („Bone Bruise"). Erst der Nachweis einer signalarmen Linie mit transtriquetralem Verlauf rechtfertigt die Annahme einer Fraktur.

Von der Höhe der Signalalteration innerhalb des Triquetrums kann nicht auf das Traumaausmaß geschlossen werden, da bereits eine kleine dorsale Avulsion ein Ödemmuster im gesamten Triquetrum verursachen kann. Beim osteoligamentären Trauma kommen parossal immer ein Ödem und ein Kontrastmittelenhancement um das betroffene Lig. radiotriquetrum dorsale bzw. das Lig. ulnotriquetrum zur Darstellung.

Frakturen im radialseitigen Abschnitt des Triquetrums können mit einer lunotriquetralen Instabilität vergesellschaftet sein. Beim Verdacht auf eine lunotriquetrale Dissoziation und/oder eine Begleitläsion des ulnokarpalen Komplexes besteht die Indikation zur MRT, am besten in direkter Arthrographie-Technik.

21.2 Frakturen des Pisiforme

Pathoanatomie, klinische Symptomatik

Anatomisch ist das Pisiforme ein Sesambein in der Sehne des M. flexor carpi ulnaris. Seine fixe Position wird durch das Lig. pisohamatum gewährleistet. Mit dem Triquetrum bildet das Pisiforme die pisotriquetrale Artikulation.

Frakturen des Pisiforme, die ca. 2% aller Handgelenksbrüche ausmachen, werden entweder isoliert oder in Kombination mit anderen Handwurzelfrakturen angetroffen. Nach dem Frakturverlauf und -ausmaß werden die Frakturarten der Tab. 21.4 unterschieden.

Die Fraktur wird gewöhnlich durch ein direktes Anpralltrauma am Hypothenar verursacht („Hämmern mit der Hand"). Die häufigste Verletzung des Pisiforme ist

Tab. 21.4 Klassifikation der Pisiformefrakturen

Frakturtyp	Frakturverlauf
Lineare Fraktur	• Längsfraktur • Querfraktur
Trümmerfraktur	
Artikuläre Impressionsfraktur	

die Querfraktur. Klinisch werden Schmerzen und eine lokale Schwellung über dem Pisiforme angegeben.

Auf dem Boden einer posttraumatischen Inkongruenz der triquetralen Gelenkfläche des Pisiforme bildet sich regelhaft eine Arthrosis deformans aus. Eine weitere Traumafolge der fehlverheilten Pisiformefraktur ist die Insertionstendopathie der Flexor-carpi-ulnaris-Sehne. Pseudarthrosen und Osteonekrose des Pisiforme sind selten. Differenzialdiagnostisch muss ein Kalksalzdepot proximal des Pisiforme an der Flexor-carpi-ulnaris-Sehne in Erwägung gezogen werden.

Bildgebende Diagnostik

Röntgendiagnostik

Diagnostisch wichtig ist die seitliche Aufnahme mit Abweichung von ca. 15° in Supinationsrichtung (s. Abb. 1.4c). Mit dieser Aufnahme werden sowohl das Pisiforme als auch die pisotriquetrale Artikulation frei projiziert. Die Karpaltunnelaufnahme kann zusätzliche Informationen liefern.

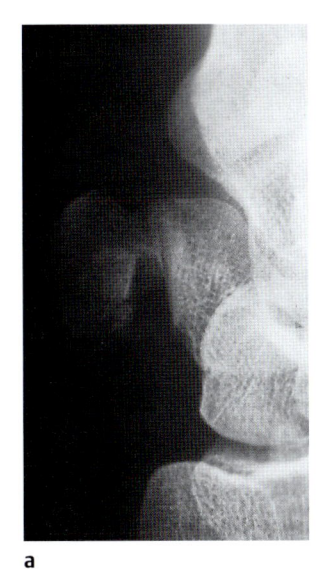

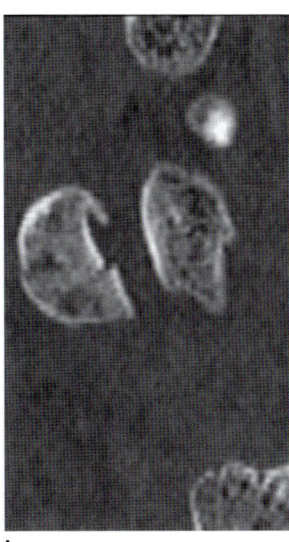

Abb. 21.4 a, b **Artikuläre Impressionsfraktur des Pisiforme.**
a Pisiforme-Spezialprojektion (70°-Schrägaufnahme) mit zentral imprimierter Gelenkfläche.
b Übersichtliche Darstellung in der CT mit sagittaler MPR.

Computertomographie

Bei unauffälligem Röntgenbefund und persistierender Symptomatik am Hypothenar ist die axiale Spiral-CT mit nachfolgend sagittalen MPR angezeigt (Tab. 21.4). Mit der CT werden nicht nur häufiger Frakturen des Pisiforme, sondern auch pisotriquetrale Subluxationen und Initialarthrosen nachgewiesen.

21.3 Frakturen des Lunatums

Pathoanatomie, klinische Symptomatik

Ohne Einbeziehung der pathologischen Frakturen im Rahmen der Lunatumnekrose repräsentieren die Lunatumfrakturen ca. 1% sämtlicher Handwurzelfrakturen. Die Tab. 21.5 berücksichtigt nur die traumaassoziierten Lunatumfrakturen. Zu den pathologischen Frakturen im Rahmen einer Lunatumnekrose siehe Kap. 30.
- Die häufigsten Brüche sind die Avulsionsfrakturen am Vorder- oder Hinterhorn des Lunatums. Sie entstehen beim Sturz auf die hyperextendierte oder hyperflektierte Hand, hier meist in Verbindung mit einer perilunären Luxationsfraktur. Stets muss berücksichtigt werden, dass die abgesprengten Fragmente, auch wenn sie nur klein erscheinen, meist ausgedehnte Bandverletzungen repräsentieren.
- In gleicher Weise können auch Horizontal- und Vertikalfrakturen des Lunatumkörpers entstehen. Die axiale Vektorkomponente beim Direkttrauma an der Handwurzel und das Anpressen des Lunatums an die dorsale Radiuslippe beim Hyperflektionstrauma führen zur Kompressionsfraktur.

Klinisch ruft die Lunatumfraktur eine Schwellung infolge eines Hämatoms sowie Schmerzen in der Mitte des Handgelenks hervor.

Bildgebende Diagnostik

Röntgendiagnostik

Mit den Standardaufnahmen in 2 Ebenen ist die Kompressionsfraktur des Lunatums anhand einer Verwerfungszone einfach erkennbar. Unzuverlässiger sind

Tab. 21.5 Klassifikation der Lunatumfrakturen

Frakturtyp	Frakturverlauf
Avulsion	• Vorderhorn • Hinterhorn
Lineare Fraktur	• Horizontalfraktur • Vertikalfraktur
Trümmerfraktur	Kompressionsfraktur

21 Frakturen der übrigen Handwurzel

Abb. 21.5 a, b **Kontusion des Lunatums („Bone Bruise")** nach Anpralltrauma der Handwurzel.

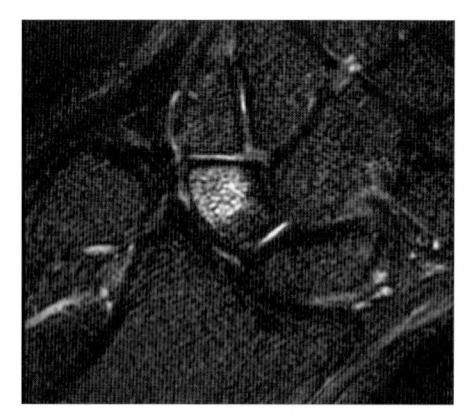

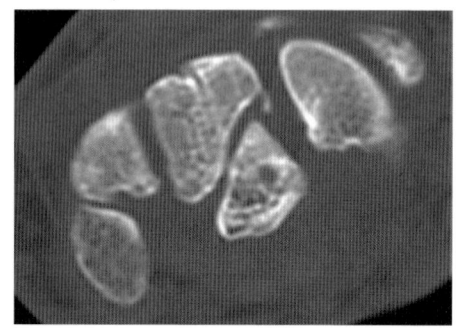

a In der koronalen STIR-FSE-Sequenz flächenhafte Signalanhebung im ulnaren und mittleren Drittel des Lunatums infolge eines Knochenmarködems.

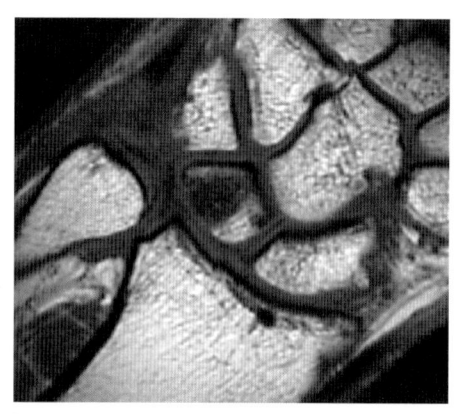

b Korrespondierende Signalverlustzone in der nativen T1-SE-Sequenz. Die übrigen Erkrankungen des Lunatums, die mit einer Signaländerung einhergehen, wurden klinisch und bildgebend ausgeschlossen.

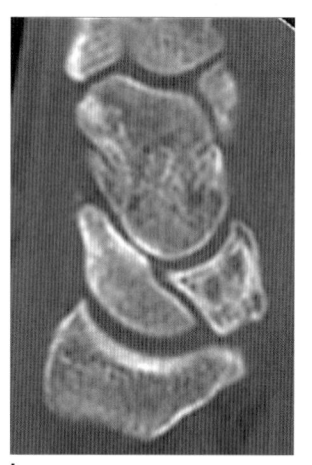

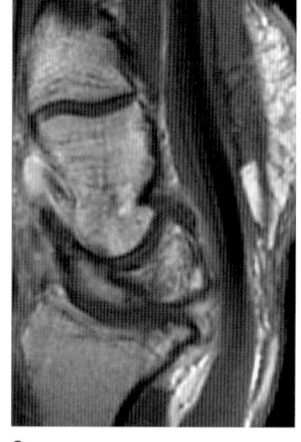

Abb. 21.6 a–c **Pseudarthrose des Lunatumkörpers.**
a, b CT mit axialer und sagittaler Schichtführung. Ein breiter Pseudarthrosenspalt mit abgerundeten Fragmenträndern wird im Zentrum des Lunatums sichtbar. Initiale Mediokarpalarthrose.

c In der kontrastmittelverstärkten MRT weisen beide Fragmente vitales Knochenmark auf (T1-gewichtete SE-Sequenz ohne Fettsaturation).

die nichtdislozierten Horizontal- und Querfrakturen in den Projektionsverfahren darstellbar. Osteoligamentäre Avulsionsabrisse aus dem Lunatum-Hinterhorn können sich in der Seitaufnahme entweder dem Nachweis entziehen oder werden mit den häufigeren Ausrissen aus der Dorsalseite des Triquetrums verwechselt. Eine topographische Zuordnung kann mit Schrägaufnahmen versucht werden. Eine seltene Sonderform ist die palmare Avulsionsverletzung am Ansatz des Lig. ulnolunatum, die Anlass zur Verwechslung mit einem Fragmentationsstadium einer Lunatumnekrose geben kann.

Computertomographie

Die axiale Spiral-CT mit Schichtdicken von 0,5–1,0 mm ist bei der Trümmerfraktur des Lunatums zur Festlegung des Frakturausmaßes immer indiziert. Rekonstruktionen mit sagittalen und koronalen MPR sind obligat (Abb. 21.**6**). Zusätzlich werden dann häufig Frakturen des Kapitatumkopfes und der benachbarten Karpalia gefunden. Eine weitere Indikation ist die Abklärung von vermeintlichen Frakturlinien durch das Lunatum in der konventionellen Diagnostik, wenn lineare Horizontal- oder Vertikalfrakturen zur Abklärung anstehen. Diese häufig nichtdislozierten Brüche sind im Projektionsradiogramm nur schwer zu verifizieren. Die Differenzialdiagnose zur pathologischen Fraktur einer Lunatumnekrose ist in der CT leicht anhand der nekroseassoziierten Spongiosasklerose des Knochens und aufgrund der bevorzugten Lokalisation im radial-proximalen Lunatumabschnitt zu stellen.

Magnetresonanztomographie

Sie spielt in der Frakturdiagnostik des Lunatums bei ligamentären Avulsionsausrissen eine Rolle, nämlich denen des Lig. scapholunatum, des Lig. lunotriquetrum und des

Lig. ulnolunatum. Wird nach einem axialen Stauchungs- oder einem direkten Anpralltrauma eine MRT durchgeführt, finden sich gelegentlich Ödemzonen im Knochenmark des Lunatums (Abb. 21.5) sowie korrespondierend im Kapitatumkopf und/oder der Hamatumspitze. Sie sind meist Ausdruck einer Kontusion im Sinne eines „Bone Bruise". Besteht ein Frakturverdacht, muss dieser radiologisch oder mittels CT ausgeschlossen bzw. bestätigt werden. Auf die MRT-Diagnostik der Lunatumnekrose wird in Kap. 30 eingegangen.

21.4 Frakturen des Kapitatums

Pathoanatomie, klinische Symptomatik

Kapitatumfrakturen machen ca. 2% aller Handwurzelbrüche aus. Als Verletzungsmechanismus liegt den Kapitatumfrakturen entweder eine direkte Krafteinwirkung, ein axiales Kompressionstrauma oder eine Hyperextension mit ambossartiger Wirkung der dorsalen Radiuslippe auf den Kapitatumhals zugrunde. Es wird zwischen isolierten Frakturen und kombinierten Verletzungen im Rahmen einer perilunären Luxationsfraktur unterschieden (Tab. 21.6).

- Häufigstes Verletzungsmuster sind die eingestauchten **distalen Längs- und Querfrakturen** durch die mittleren und distalen Abschnitte des Kapitatumkörpers (Abb. 21.7).
- Der Kapitatumhals ist bei karpalen Luxationsfrakturen entlang des sog. „Greater Arc" meist in Form einer **proximalen Querfraktur** betroffen. Bei diesem Frakturtyp ist der Kapitatumkopf wegen seiner retrograden Vaskularisation der Gefahr einer Osteonekrose ausgesetzt (Kap. 30).
- Ein klassisches Kombinationstrauma repräsentiert ebenfalls das sog. **Skaphoid-Kapitatum-Fraktur-Syndrom (Fenton-Verletzung)**, das im Kap. 22 näher ausgeführt wird.

Uncharakteristisch ruft die Kapitatumfraktur eine schmerzhafte Schwellung sowie eine Verformung der Handwurzel bei starker Fragmentdislokation hervor. Als Komplikation können sich eine Osteonekrose des Kapitatumkopfes bei proximaler Querfraktur, eine pseudarthrotische Ausheilung bei den distalen Längsfrakturen sowie eine Arthrosis deformans entwickeln, wobei letztere nur bei Manifestation im Mediokarpalgelenk eine klinische Relevanz hat.

Bildgebende Diagnostik

Röntgendiagnostik

Nicht oder wenig dislozierte Kapitatumfrakturen können sich der Darstellung in den Röntgenprojektionen entziehen. Bei Verletzungen des III. Fingerstrahls bzw. der übri-

Tab. 21.6 Klassifikation der Kapitatumfrakturen

- Distale Längsfraktur
- Proximale Querfraktur
- Skaphoid-Kapitatum-Fraktur-Syndrom

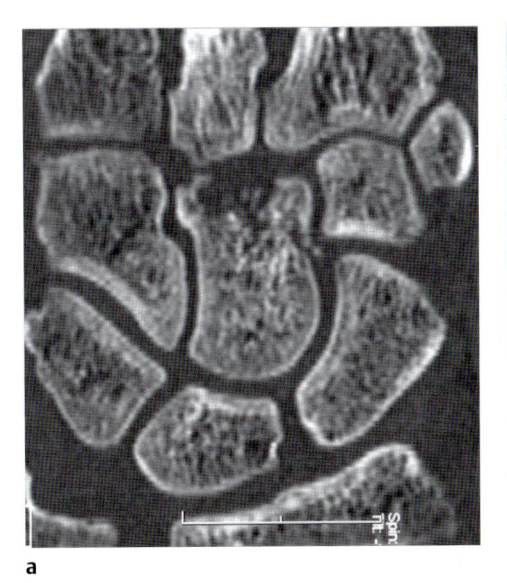

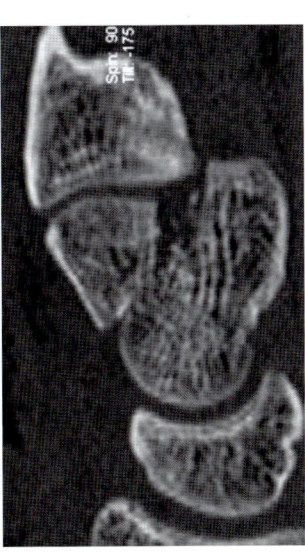

Abb. 21.7 a, b **Querfraktur des Kapitatums bei axialem Stauchungstrauma.**
Quer bis schräg verlaufende Fraktur durch den mittleren und distalen Kapitatumabschnitt. Deutliche Fragmentdislokation infolge Einstauchung und dorsaler Versatz des distalen Fragments. CT-Diagnostik mit MPR **a** koronal und **b** sagittal.

gen Handwurzel muss im dorsopalmaren Bild die Unversehrtheit der Karpalbögen II und III sowie die M-förmige Karpometakarpallinie in Höhe des Kapitatums systematisch überprüft werden, ebenso die dorsale Knochenkontur im seitlichen Bild.

Bei den Längsfrakturen mit koronalem Bruchspaltverlauf führt die Einstauchung zur proximalen Dislokation des peripheren Fragments und damit zur Verplumpung des Kapitatums. Es resultiert eine Überlagerung der karpometakarpalen Grenzlamellen III.

Die Querfraktur durch den Kapitatumhals verursacht entweder eine durchgehende Frakturlinie oder eine direkte Fragmentdislokation.

Beim **Fenton-Syndrom** kommt es neben der Frakturierung des Skaphoids zur Fraktur des Kapitatumkopfes mit Rotation desselben um 180°. Das charakteristische Dislokationsmuster wird durch Rückstellkräfte nach primärer Scherkrafteinwirkung hervorgerufen (s. Abb. 22.**9**).

Computertomographie

Die CT ist bei Kapitatumfrakturen die bildgebende Methode der Wahl. Nach Akquisition von axialen Dünnschichten (0,5–1,0 mm) sind insbesondere sagittal reformatierte Bilder für die Beurteilung des Frakturausmaßes entscheidend. Mit Hilfe der sagittalen MPR kann sowohl die Zerstörung des Kapitatumkopfes einschließlich der Fragmentdislokation bzw. -rotation (Abb. 21.**7b**) als auch der proximale Versatz von Fragmenten in mittleren und distalen Abschnitten des Kapitatumkörpers exakt beurteilt werden.

Magnetresonanztomographie

Die Kapitatumfraktur geht mit einem flächenhaften Knochenmarködem einher, das nur selten einen Rückschluss auf den zugrunde liegenden Frakturtyp zulässt. Lediglich bei gröberen Konturverwerfungen und Fragmentdislokationen ist mit der MRT die definitive Frakturdiagnose möglich. Kontusionelle Ödeme werden beim axialen Stauchungstrauma am Kapitatum relativ häufig angetroffen. Bei der proximalen Fraktur durch den Kapitatumhals weist das mitverletzte Lig. arcuatum ein starkes Kontrastmittelenhancement auf.

21.5 Frakturen des Hamatums

Pathoanatomie, klinische Symptomatik

Sie machen ca. 2 % der Handwurzelfrakturen aus. Beim Trauma des Hamatums infolge direkter oder indirekter Krafteinwirkung werden Frakturen des Hamulus ossis hamati von denen des Hamatumkörpers unterschieden, wobei letztere seltener sind. Die radiologischen Frakturtypen leiten sich aus dem Pathomechanismus ab (Tab. 21.**7**).

- Die **Hamulusfraktur** (Abb. 21.**10**) wird bei Sportarten wie Tennis oder Golf als direkte Verletzung durch die Schlägereinwirkung hervorgerufen. Indirekte Ursachen sind die abrupte, kraftvolle Kontraktion des M. flexor carpi ulnaris sowie die Distension des Retinaculum flexorum bei traumatischer Abflachung des Karpaltunnels. Differenzialdiagnostisch muss die Hamulusfraktur von Normvarianten abgegrenzt werden, nämlich vom Os hamuli proprium und von der Aplasie des Hamulus.
- Bei der **Kompressionsfraktur** des Hamatumkörpers findet sich im Hamatuminneren eine vertikale oder horizontale Verwerfungszone, die die distale Gelenkfläche meist intakt lässt. Der dorsal lokalisierte Frakturtyp an der karpometakarpalen Übergangsregion entsteht infolge einer axialen Krafteinwirkung auf die Metakarpalia IV und V und führt häufig zur karpometakarpalen Subluxation beider Fingerstrahlen.

Ein Druckschmerz am Hypothenar und eine Griffschwäche sind für alle Hamatumfrakturen charakteristisch. Dislozierte Hamatumfragmente und Hämatome sowie die Pseudarthrose des Hamulus (Abb. 21.**10c**) können zur Neuropathie des R. profundus n. ulnaris, zur Einklemmung des N. medianus sowie zur Ruptur der tiefen Flexorensehnen IV und V führen (s. Kap. 24).

Bildgebende Diagnostik

Röntgendiagnostik

Die nichtdislozierte Hamatumkörperfraktur ist auf den Übersichtsaufnahmen oft nicht erkennbar und kommt

Tab. 21.**7** Klassifikation der Hamatumfrakturen

Frakturtyp	Frakturverlauf

Fraktur des Hamatumkörpers	• Vertikalfraktur
	  – ulnar des Hamulus
	  – radial des Hamulus
	• Horizontalfraktur

Fraktur des Hamulus ossis hamati	

21.5 Frakturen des Hamatums

gelegentlich erst in Schrägaufnahmen zur Darstellung (Abb. 21.**8a** u. 21.**9**). Verläuft die Fraktur horizontal proximal durch oder in der Nähe der Hamatumspitze, muss an ein komplexes perilunäres Traumamuster entlang des „Greater Arc" gedacht werden. Bei der dislozierten Hamulusfraktur ist in der dorsopalmaren Aufnahme der querovale Hamulusring verschoben oder nur unscharf erkennbar. Zum Nachweis einer Hamulusfraktur ist zwar auch die Karpaltunnelaufnahme geeignet, in unklaren Fällen wird jedoch der frühe Einsatz der CT empfohlen. Die häufig nicht erkannte Hamulusabrissfraktur führt in der Regel zur Pseudarthrose, die sich im Gegensatz zur frischen Fraktur an abgerundeten und sklerosierten Fragmenträndern zu erkennen gibt.

Computertomographie

Die hochaufgelöste Spiral-CT mit axialer Schichtakquisition und sagittaler Rekonstruktion mittels MPR ist für den Nachweis von Hamatumfrakturen besonders geeignet. Kompressionsfrakturen des Hamatumkörpers kommen besonders in der sagittalen Bildrekonstruktion gut zur Darstellung (Abb. 21.**8b** u. **c**). Die geringgradige Impaktion führt nur zur Verwerfungszone mit verdichteter Spongiosa, während die stärkere Einstauchung eine Dorsal- und Proximaldislokation eines größeren Fragments unter Einbeziehung des Karpometakarpalgelenks verursacht. Die begleitende karpometakarpale Subluxation IV und V kann letztlich nur in der CT gut erkannt und quantifiziert werden. Hamulusfrakturen werden bereits in den axialen Schichten gut abgebildet (Abb. 21.**10**). Die Fraktur ist meist an der Basis des Hamulus lokalisiert. Die gleiche Ebene lässt eine Aussage über eine Fragmentdislokation in die benachbarte Guyon-Loge zu, im Weichteilfenster auch über Hämatome oder posttraumatisches Narbengewebe um den N. und die A. ulnaris.

Magnetresonanztomographie

In den koronalen Schichten wird unabhängig vom Frakturtyp ein meist intensives und flächenhaftes Knochenmarködem beobachtet, das Anlass zur Verwechslung mit

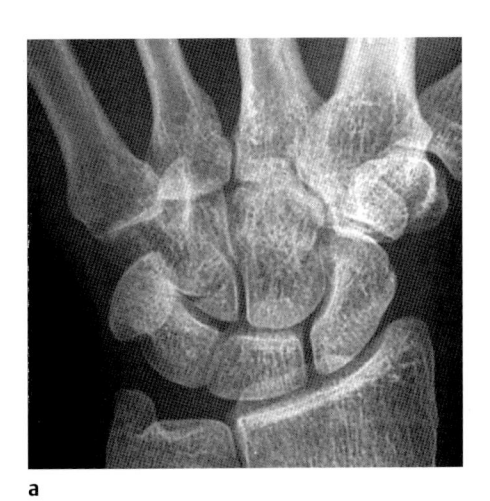

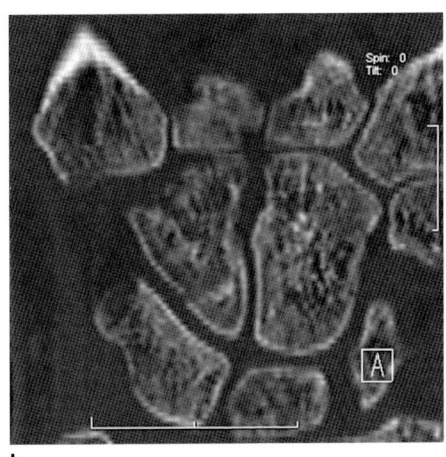

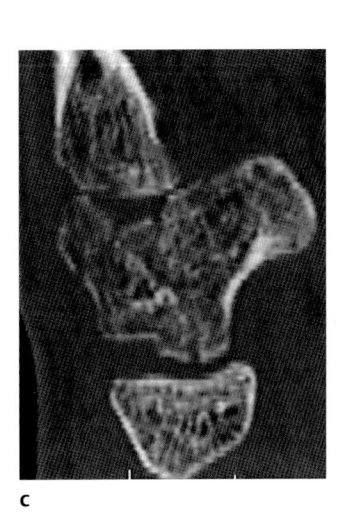

Abb. 21.**8 a–c Axiales Stauchungstrauma mit Vertikalfraktur des Hamatumkörpers.**

a Im dorsopalmaren Röntgenbild ist die M-förmige Linie der karpometakarpalen Artikulation in Höhe der Fingerstrahlen IV und V unterbrochen. Die Basis des Metakarpale V überlagert sich mit dem Hamatumkörper.

b, c In der koronalen und sagittalen MPR eines CT-Datensatzes zeigt sich zum einen eine tiefe Impression der Hamatumgelenkfläche, zum anderen eine vertikal verlaufende Fraktur bis zum hamatotriquetralen Gelenk.

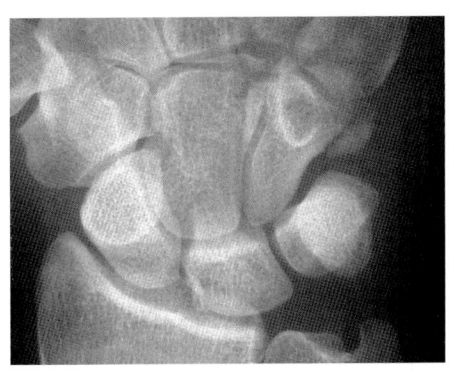

Abb. 21.**9 Vertikalfraktur des Hamatumkörpers ulnar des Hamulus ossis hamati.**

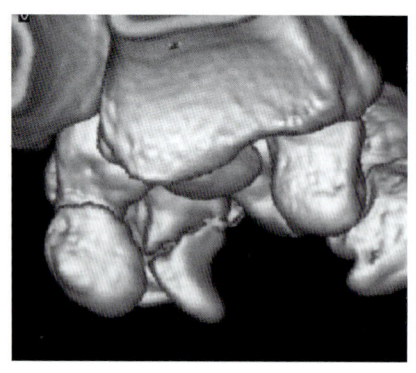

21 Frakturen der übrigen Handwurzel

a Nichtdislozierte Fraktur der Hamulusbasis. 3D-Darstellung eines CT-Datensatzes.

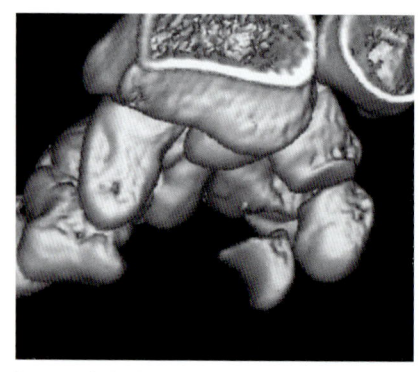

b Deutlich dislozierte Fraktur der Hamulusbasis. Ebenfalls 3D-Darstellung.

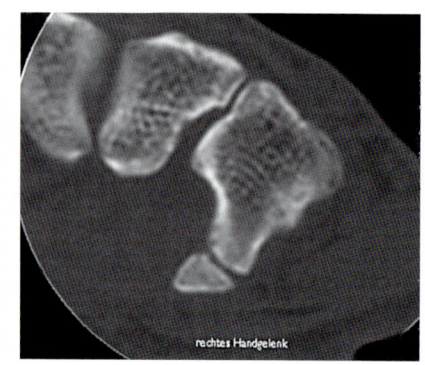

c Pseudarthrose in der Hamulusspitze nach Trauma vor Jahren. Axiales CT-Bild.

Abb. 21.10 a–c **Unterschiedliche Frakturformen des Hamulus ossis hamati.**

Knochentumoren, meist einem Osteoidosteom, geben kann. Für die Präzisierung des Frakturverlaufs sind axiale Nativschichten – am besten in GRE-Technik – sowie T1-gewichtete, nichtfettsaturierte SE-Bilder nach venöser Kontrastmittelgabe wichtig, die die Fraktur als hypointense Linie kontrastreich zur Umgebung abbilden. Bei der Hamulusfraktur stellt sich das Retinaculum flexorum in den axialen MRT-Bildern intakt dar. Liegt eine traumainduzierte Ulnarisparese vor, wird die Alteration der Inhaltsstrukturen der Guyon-Loge in axialen T2-FSE- und T1-SE-Bildern hinsichtlich zystischer Einschlüsse und posttraumatischer Narben um den N. ulnaris überprüft.

21.6 Frakturen des Trapeziums

Pathoanatomie, klinische Symptomatik

Die Trapeziumfraktur ist der dritthäufigste Bruch der Handwurzel. Es werden die Frakturformen der Tab. 21.**8** unterschieden.

- Die **isolierte Verletzung** des Trapeziums ist selten und erfolgt meistens durch die Einwirkung einer axialen Scherkraft auf den Daumen (Abb. 21.**11**).
- Dagegen liegen ursächlich den **Kombinationsverletzungen,** unter Einbeziehung der übrigen Handwurzel, Stürze auf die extendierte und ulnarduzierte Hand vor. In Abhängigkeit von der einwirkenden Kraft wird bei den kombinierten Brüchen in ca. 10 % der Fälle die Basis des Metakarpale I als Bennett-, Rolando- oder Winterstein-Fraktur mitverletzt, seltener auch das Skaphoid und der Radius. Als Rarität gelten gleichzeitige

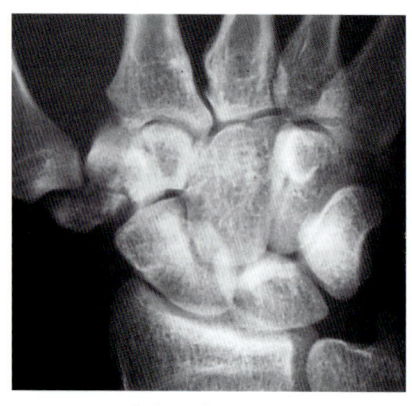

a Luxationsfraktur des Trapeziums in der dorsopalmaren Aufnahme. Erhebliche Einstauchung der Fragmente sowie Proximal- und Radialverlagerung des Daumenstrahls.

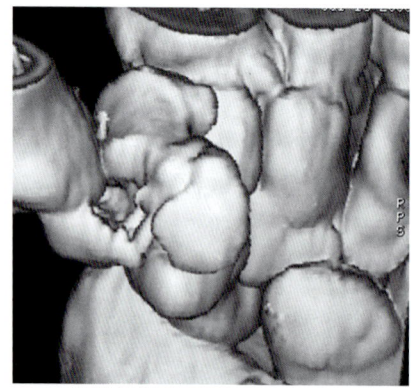

b In der 3D-Darstellung der CT erfolgt die Fragmentzuordnung.

Abb. 21.11 a, b **Dislozierte Vertikalfraktur des Trapeziums.**

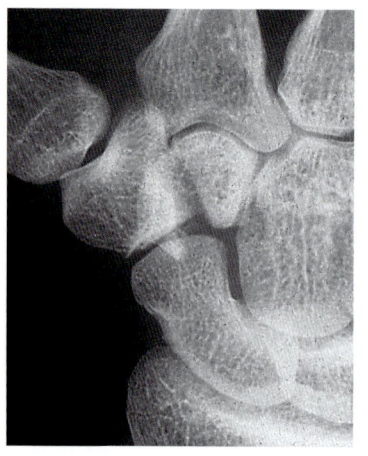

Abb. 21.12 **Vertikalfraktur des Trapezoideums** (Aufnahme von Priv.-Doz. Dr. A. Stäbler, München).

Avulsionsverletzungen des Tuberculum ossis trapezii und des Hamulus ossis hamati durch den ligamentären Ausriss des Retinaculum flexorum.
- Aufgrund seiner artikulären Einbettung gehen Trapeziumfrakturen fast immer mit Läsionen der karpometakarpalen Gelenkkapsel sowie der STT-Bänder und des Lig. arcuatum einher.

Klinisch findet sich am Daumen ein lokaler Druck- und Bewegungsschmerz, des Weiteren eine Schwellung und ein Hämatom am distalen Rand der Tabatiere.

Bildgebende Diagnostik

Röntgendiagnostik

Die Spezialprojektionen des Trapeziums umfassen die palmodorsale Daumenaufnahme (Abb. 21.11 a), die seitliche Daumenaufnahme, die beiden Trapezium-Schrägaufnahmen nach Kapandji (Hyperpronation mit Daumenabduktion) sowie gegenläufig gedreht (Zitherspieler-Stellung mit Ulnarduktion und Daumenabduktion), und die Karpaltunnelaufnahme (Kap. 1). Mit den Spezialaufnahmen werden die Trapeziumfrakturen bereits häufig schon übersichtlich erfasst.

Am häufigsten werden Vertikalfrakturen mit Verlauf in die STT-Gelenke bzw. das Sattelgelenk gesehen. Durch ligamentären Zug disloziert das radiale Fragment. Seltener finden sich extraartikuläre Horizontalfrakturen oder ein Abriss des Tuberculum ossis trapezii am Ansatz des Retinaculum flexorum. Der apikale Tuberkulumabriss neigt zur Pseudarthrose, während die Basisfrakturen am Tuberculum ossis trapezii bei adäquater Immobilisation ausheilen.

Tab. 21.8 Klassifikation der Trapeziumfrakturen

Frakturtyp	Frakturverlauf
Fraktur des Trapeziumkörpers	• vertikal • horizontal
Fraktur des Tuberculum ossis trapezii	• basal (Typ I) • apikal (Typ II)
Avulsionsfraktur	• radialseitig • dorsal- und ulnarseitig
Trümmerfraktur	

Computertomographie

Bei ausgedehnter Gelenkflächenzerstörung ist die Indikation zur CT gegeben (Abb. 21.11 b). Diese wird am einfachsten mit axialen Schichten durchführt, worauf sich schräg-koronale und schräg-sagittale Rekonstruktion entlang der Daumenlängsachse anschließen. Eine Alternative ist die Akquisition von schräg-sagittalen Primärschichten parallel zur Kahnbeinlängsachse mit anschließend schräg-koronalen MPR. Gelegentlich ist die CT zum Nachweis von Fissuren oder kleinen osteoligamentären Ausrissen vonnöten.

Magnetresonanztomographie

Sie wird in der Diagnostik von Trapeziumfrakturen selten eingesetzt. Die Fragmentzuordnung gelingt in der MRT schlechter als mit der CT. Dagegen können Verletzungen der STT-Ligamente und der Gelenkkapsel des Daumensattelgelenks nur mit der MRT nachgewiesen werden.

21.7 Frakturen des Trapezoideums

Pathoanatomie, klinische Symptomatik

Das keilförmige, von kräftigen Ligamenten umgebene Trapezoideum befindet sich in einer geschützten Lage zwischen dem Trapezium, dem Metakarpale II und dem Kapitatum. Deshalb frakturiert das Trapezoideum vergleichsweise sehr selten. Bekannt sind am Trapezoideum lediglich die beiden Frakturformen der Tab. 21.9.

Mit Gelenkbeteiligung kommt es meist zur Vertikalfraktur (Abb. 21.12), die aus einem axialen Schertrauma entlang des Zeigefingerstrahls resultiert. Relevante Ligamentläsionen sind bei nichtdislozierten Frakturen nicht zu erwarten. Jedoch muss bei chronischen Beschwerden in der STT-Region auch ohne Frakturnachweis an eine Ruptur der STT-Bänder gedacht werden.

Tab. 21.9 Klassifikation der Trapezoideumfrakturen

- Vertikalfraktur
- osteoligamentäre Avulsionsfraktur

21 Frakturen der übrigen Handwurzel

Bildgebende Diagnostik

Röntgendiagnostik

Zielaufnahmen unter Stressbelastung sind für die Diagnose von Trapezoideumfrakturen wertvoll, da gleichzeitig kapsuloligamentäre Begleitverletzungen anhand einer pathologischen Mobilität nachgewiesen werden können (Abb. 21.**12**). Bei isolierter Läsion der STT-Ligamente ändert sich die Gelenkspaltbreite unter Stress nicht, da das Lig. scaphocapitatum intakt bleibt. Die Kontrastierung der Sehnenscheide des M. flexor carpi radialis bei der mediokarpalen Arthrographie beweist die Ruptur der STT-Ligamente.

Computertomographie

Bei Frakturverdacht am Trapezoideum oder in unklarer Situation in den Röntgenprojektionen ist die CT die weiterführende Untersuchungsmethode. Die Durchführung ist identisch wie bei der Trapeziumfraktur, also entweder in axialer oder schräg-sagittaler Schichtakquisition. Die Erstellung von MPR ist obligat.

Magnetresonanztomographie

Obwohl in der Literatur bislang keine Berichte zur MRT-Diagnostik von Trapezoideumfrakturen vorliegen, müssen die üblichen Untersuchungs- und Befundkriterien des muskuloskelettalen Traumas angewendet werden.

21.8 Kombinierte Handwurzelfrakturen

Bildgebende Diagnostik

Durch die Etablierung der hochaufgelösten CT werden kombinierte Verletzungsmuster an der Handwurzel wesentlich häufiger als bisher nachgewiesen. Klassische Vertreter der karpalen Kombinationsverletzung sind die Frakturen und Bandrupturen entlang des „**Greater Arc**" der Handwurzel (Kap. 22). Hier finden sich nebeneinander Frakturen des Skaphoids, des Trapeziums, des Trapezoideums, des Kapitatums, des Hamatums und des Triquetrums.

Röntgendiagnostik

Das Verletzungsmuster kann häufig bereits durch systematische Bildanalyse der konventionellen Röntgenprojektionen vermutet werden (Abb. 21.**13a**), die Befundbestätigung und die exakte Festlegung des Traumaausmaßes gelingt meistens nur mit der CT.

Computertomographie

Die axiale Schichtakquisition mit koronalen und sagittalen Rekonstruktionen in MPR-Technik ist zum Nachweis

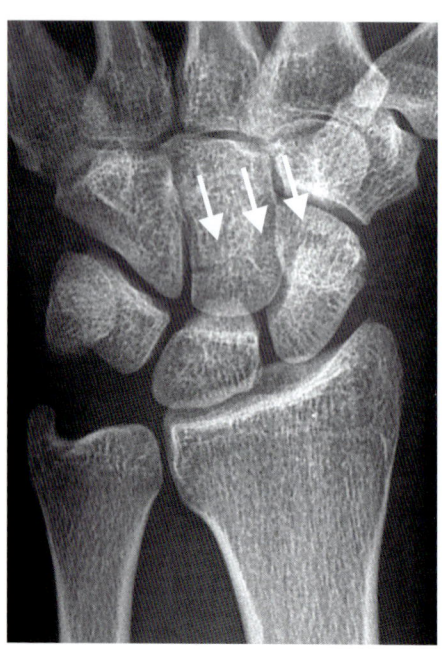

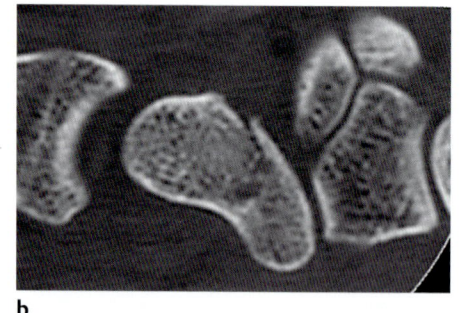

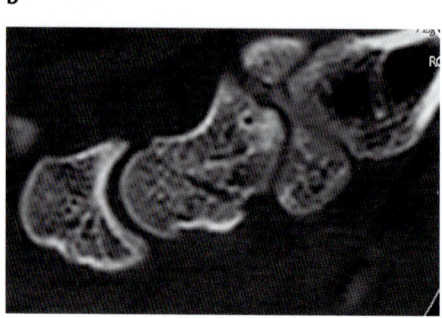

Abb. 21.**13a–c Kombiniertes Frakturmuster der Handwurzel entlang der „Greater-Arc"-Linie.**
a In der dorsopalmaren Projektion finden sich feine Frakturlinien im Skaphoid und im Kapitatum (Pfeile).
b, c Bestätigung der nichtdislozierten Frakturen **b** im Skaphoid und **c** im Kapitatumkörper mittels sagittal akquirierter CT.

von kombinierten Handwurzelfrakturen am besten geeignet (Abb. 21.**13b** u. **c**). Voraussetzung ist zum einen die Schichtkollimation von 1 mm und weniger sowie zum anderen eine überlappende Rekonstruktion mit kantenbetonendem Algorithmus.

Magnetresonanztomographie

Beim komplexen Trauma der Handwurzel kann die MRT zum Screening der beteiligten Knochen und Bänder dienen. Die Morphologie von Handwurzelfrakturen ist zweifellos differenzierter mit der CT wiederzugeben, wohingegen die MRT die Methode der Wahl zum Nachweis von Bandrupturen ist.

21.9 Besonderheiten der kindlichen Handwurzelfrakturen

Brüche der übrigen Handwurzelknochen sind – ähnlich wie die Skaphoidfraktur – im Kindesalter ausgesprochen selten (Abb. 21.**14**). Noch am häufigsten ist die Triquetrumfraktur betroffen, meist in Form einer Avulsionsverletzung. Erwähnung verdient der ebenfalls sehr seltene Bruch des Kapitatums. Diese Verletzung hat die Tendenz zur starken Fragmentdislokation, die ohne adäquate Reposition in einer Pseudarthrose enden kann. Wegen der Knorpelanlage der Handwurzelknochen kann sich im frühen Kindesalter der radiologische Frakturnachweis sehr schwierig gestalten. Zur Erfassung des Traumas trägt dann die MRT bei.

21.10 Differenzialdiagnosen

Nach einem Handgelenktrauma müssen bei unklarem Röntgenbefund folgende Krankheitsbilder in Betracht gezogen werden:
- Karpale Instabilitätsformen infolge von Ligamentverletzungen. Stressaufnahmen, die kontrastmittelverstärkte MRT und die Arthroskopie sind die weiterführenden Bildgebungsverfahren.
- Pathologische Frakturen durch Knochenläsionen, z.B. durch ein intraossäres Ganglion oder andere Tumoren, werden am sichersten durch die MRT präzisiert.
- Synovialitische Reizzustände der Gelenke und auch Tendovaginosen lassen sich primär mit der hochfrequenten Sonographie abklären.
- Das Fragmentationsstadium III der Lunatumnekrose ist gegenüber der traumainduzierten Lunatumfraktur durch die Sklerosierung und Kondensation des frakturierten Knochens sowie durch die charakteristische Lokalisation der pathologischen Frakturen an der proximal-radialen Zirkumferenz des Lunatums zu differenzieren.
- Das Osteoidosteom kann die Beschwerdesymptomatik einer karpalen Fraktur imitieren.

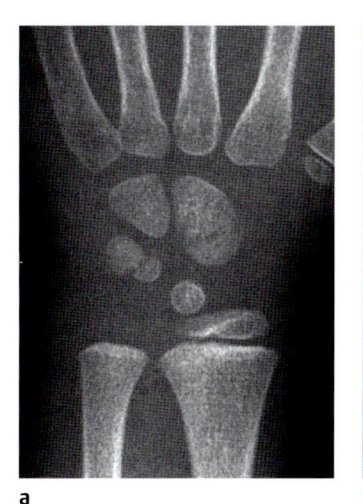

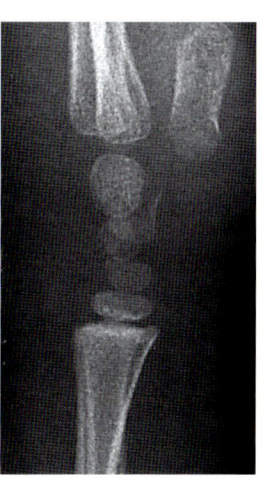

Abb. 21.**14 a, b Kombinierte Kapitatum- und Triquetrumfraktur bei einem 5¾-jährigen Mädchen.**
Es finden sich dislozierte Querfrakturen beider bereits ossifzierter Knochenkerne entlang des „Greater Arc". Dem Mädchen fiel ein schwerer Gegenstand direkt auf die Hand.

21.11 Therapeutische Optionen

An der Dorsalseite des Triquetrums und am Vorder- bzw. Hinterhorn des Lunatums werden osteoligamentäre Ausrissfrakturen ohne begleitende Instabilität durch Ruhigstellung für mehrere Wochen behandelt. Wenn eine karpale Instabilität vergesellschaftet ist, kann das Avulsionsfragment mittels Kleinfragmentschraube oder Kirschner-Draht refixiert werden. Dislozierte Frakturen an der Handwurzel werden meist osteosynthetisch versorgt. Bei größeren Defekt- oder Trümmerfrakturen, wie sie z.B. am Trapezium gesehen werden, muss gelegentlich zusätzlich eine Spongiosaplastik vorgenommen werden. Hat sich eine Pseudarthrose am Kapitatumhals oder am Hamulus ossis hamati eingestellt, wird eine Resektion empfohlen, bei einer Osteonekrose des Kapitatumkopfes auch eine mediokarpale Arthrodese. Die posttraumatische Sekundärarthrose der pisotriquetralen Artikulation erfordert meist die Exstirpation des Pisiforme.

Literatur

Übersichtsarbeiten

Biondetti PR, Vannier MW, Gilula LA, Knapp R. Wrist: Coronal and Transaxial CT Scanning. Radiology 1987; 163: 149–151

Frahm R, Lowka K, Vineè P. Computertomographische Diagnostik bei Scaphoidfraktur und -pseudarthrose im Vergleich zur Röntgenaufnahme. Handchir Mikrochir PlastChir 1992; 24: 62–66

Mayfield JK, Gilula LA, Totty WG. Isolated carpal fractures. In: Gilula LA (ed). The traumatized hand and wrist. Radiographic and anatomic correlation. pp 249–264. Saunders. Philadelphia 1992

Strunk H, Kob A, Schild H. Diagnostik seltener Frakturen der Handwurzelknochen. Röntgen-Bl 1989; 42: 63–68

Tröger H. Hand. In: Steinbrich W, Regazzoni P (Hrsg). Frakturen und Luxationen. S 136–162. Thieme. Stuttgart New York 1999

Weiterführende Literatur

http://www.thieme.de/aktionen/schmitt-lanz

22 Karpale Luxationen und Luxationsfrakturen

A. Stäbler, R. Schmitt, H. Krimmer

Karpale Luxationen betreffen einzelne oder mehrere Handwurzelknochen und sind häufig mit Frakturen kombiniert. Klassifikation: 1. Perilunäre und lunäre Luxationen, wobei die Lunatumluxation dem Stadium IV der perilunären Verrenkung entspricht, 2. perilunäre Luxationsfrakturen, 3. Skaphoid-Kapitatum-Fraktur-Syndrom und 4. axiale Luxationen. Es kommen fast ausschließlich die dorsalen Dislokationsformen der perilunären Verletzung vor. Die palmaren Varianten sind sehr selten. Zur Erkennung des gesamten Traumaausmaßes werden neben den exakt eingestellten Röntgenstandardaufnahmen in 2 Ebenen häufig die CT und MRT benötigt. Die CT hilft, das Fraktur- und Dislokationsausmaß zu präzisieren, während die MRT die zugrunde liegenden Bandverletzungen, mögliche Osteonekrosen und Knorpelschädigungen direkt zur Abbildung bringt.

Pathoanatomie, klinische Symptomatik

Typische Luxationsverletzung des Handgelenks ist die **perilunäre Luxation**, die zu einer Dissoziation von Lunatum und Kapitatumkopf im Bereich der „vulnerablen Zone" des Mediokarpalgelenks führt. Der genaue Verletzungsmechanismus bei Luxationen mit perilunärer Verrenkungslinie ist anamnestisch oft nicht zu klären. Experimentell konnten perilunäre Verletzungen durch Hyperextension, ulnare Deviation und intrakarpale Supination erzeugt werden. Auch eine axiale Stauchung bei Stürzen aus großen Höhen, oder Motorrad- und Autounfälle, bei denen ein Lenker während des Anpralls umfasst wird, tragen zum Unfallmechanismus bei. Es kommt zur Zerreißung des Lig. radioscaphocapitatum (RSC) oder zur Fraktur des Processus styloideus radii, zur Zerreißung der interossären Bänder der proximalen Handwurzelreihe, wobei das skapholunäre Band zuerst, dann das lunotriquetrale Band rupturiert. Grundsätzlich werden Verrenkungslinien entlang des kleinen Bogens („**Lesser Arc Injury**") und solche entlang des großen Bogens („**Greater Arc Injury**") durch Skaphoid, Kapitatum und gegebenenfalls Triquetrum unterschieden (Abb. 22.1).

Eine karpale Luxationsverletzung führt meist zu einer bereits äußerlich erkennbaren Deformierung des Karpus mit eingeschränkter, schmerzhafter aktiver Beweglichkeit. Neurologische Defizite im Bereich des N. medianus können durch Verlagerung des Lunatums in den Karpalkanal auftreten. Irritationen des N. ulnaris können durch Frakturen und Dislokationen im Bereich von Hamatum, Triquetrum und Pisiforme hervorgerufen werden.

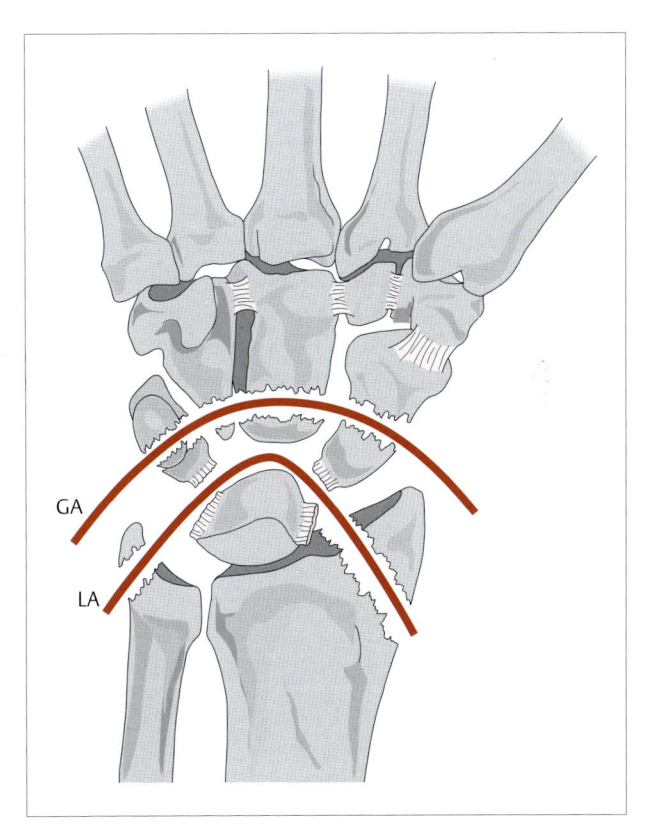

Abb. 22.1 Klassifikation der kombinierten Verletzungsmuster der Handwurzel.
Unterschieden werden Verrenkungslinien bzw. Frakturverläufe entlang des „Lesser Arc" (LA), der neben der perilunären Luxation auch Frakturen des Radius (Typ Chauffeur) und/oder der Ulna beinhaltet, und des „Greater Arc" (GA) mit Frakturen durch das Skaphoid, den Kapitatumkopf, die Hamatumspitze und das Triquetrum.

22 Karpale Luxationen und Luxationsfrakturen

Tab. 22.1 Klassifikation der karpalen Luxationsverletzungen

- **Perilunäre und lunäre Luxationen:**
  - Dislokation nach dorsal oder palmar
  - Stadien I–IV,
    wobei die Lunatumluxation dem Stadium IV entspricht
- **Perilunäre und lunäre Luxationsfrakturen:**
  - Dislokation nach dorsal oder palmar
  - Formen:
    transskaphoidal (de Quervain)
    transtriquetral
    transradial und/oder transulnar
- **Skaphoid-Kapitatum-Fraktur-Syndrom:**
  - einschließlich der Sonderformen
- **Axiale Luxationen/ Luxationsfrakturen:**
  - radialseitig
  - ulnarseitig
  - radial- und ulnarseitig

Klassifikation

„**Lesser-Arc**"-**Verletzungen** sind perilunäre Bandzerreißungen ohne Frakturen an der Handwurzel, „**Greater-Arc**"-**Verletzungen** sind dagegen karpale Luxationsfrakturen. Frakturen, die im Rahmen eines perilunären „Greater-Arc"-Mechanismus auftreten können, betreffen das Skaphoid, den Processus styloideus radii und ulnae, das Triquetrum, Kapitatum und das Hamatum. Obwohl der isolierte Abriss des Processus styloideus radii meist ohne perilunäre Verletzung vorkommt, sollte beim Nachweis dieser Fraktur eine perilunäre Luxationsverletzung ausgeschlossen werden. Zusätzlich sind bei perilunären Luxationsverletzungen am proximalen Unterarm begleitende Luxationen des Radiusköpfchens oder Ellenbogenluxationen möglich. Eine perilunäre Luxation mit Fraktur des Skaphoids wird als „**transskaphoidale perilunäre Luxation**" (**de Quervain**) bezeichnet. Es sollte immer die Luxationsrichtung angegeben werden. Der Bezugspunkt, ob eine Luxation nach dorsal oder palmar erfolgt ist, ist der distale Unterarmabschnitt (Tab. 22.1). Die häufigste „Greater-Arc"-Verletzung ist die dorsale transskaphoidale perilunäre Luxationsfraktur.

Bildgebende Diagnostik

Röntgendiagnostik

Standardisierte Aufnahmen der Handwurzel im dorsopalmaren und streng seitlichen Strahlengang (Kap. 1) sind die Basis für die Diagnostik von karpalen Luxationsverletzungen. Unter Zuhilfenahme eines Lagerungsblockes muss in beiden Ebenen auf das Handgelenk zentriert werden. Bei korrekter Einstelltechnik gelten für die röntgenologische Normalanatomie der Handwurzel folgende Kriterien (Kap. 12):

- In der dorsopalmaren Aufnahme sind die 3 Karpallinien nach Gilula ohne Stufung durchgezogen. Das Lunatum hat die Form eines Trapezes.
- In der Seitenaufnahme überdecken sich Radius und Ulna. Eine durchgehende Linie verbindet den Radius, das Lunatum, das Kapitatum und das Metakarpale III.

Perilunäre Luxationsverletzungen der Handwurzel können, besonders wenn sie mit Frakturen kombiniert sind, ein verwirrendes Bild in den Übersichtsaufnahmen bieten (Abb. 22.2). Allgemein gelten die Röntgenzeichen der Tab. 22.2 als charakteristisch.

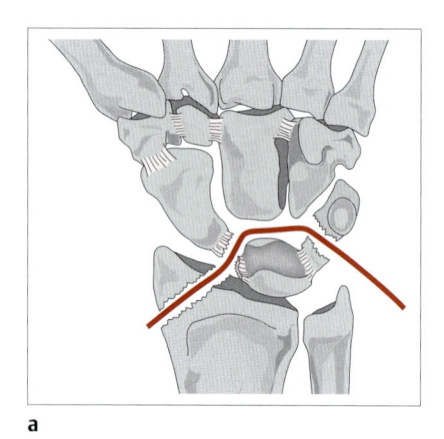

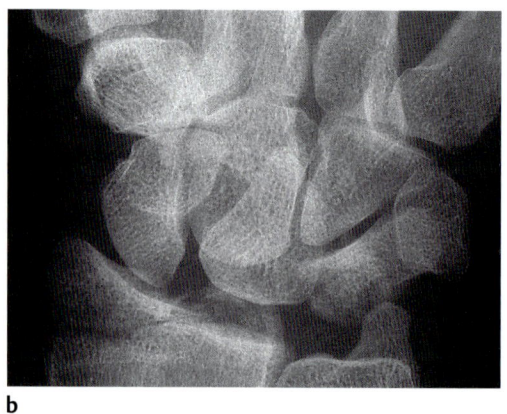

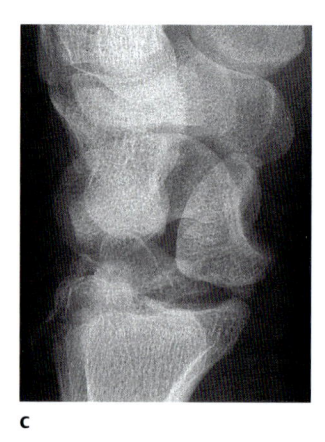

Abb. 22.2 a–c **Transradiale, transtriquetrale perilunäre Luxationsfraktur.**
a Schema der Verrenkungslinie entlang des „Greater Arc".
b, c Frakturiert sind der Processus styloideus radii und das Triquetrum. Dorsales Verrenkungsmuster (Stadium III der perilunären Luxation).

Tab. 22.2 Allgemeine Röntgenzeichen der perilunären Luxationsverletzung

Projektion	Röntgenzeichen
Dorsopalmar	• eine oder mehrere Karpallinien (Gilula) sind unterbrochen • Dreieckform des Lunatums mit Überschneidungen zur Umgebung
Seitlich	• Achse Radius-Lunatum-Kapitatum-Metakarpale III ist unterbrochen • radioskaphoidale, radiolunäre, kapitatolunäre Winkel sind pathologisch

Computertomographie

Die hochaufgelöste Mehrzeilen-Spiral-CT mit der Möglichkeit der multiplanaren Rekonstruktion ohne relevanten Qualitätsverlust in der Reformationsebene ermöglicht einerseits die exakte und überlagerungsfreie Darstellung des Luxations- und/oder Frakturausmaßes und weist andererseits okkulte Frakturen nach, die in den Übersichtsaufnahmen nicht darstellbar sind. Durch die 3-dimensionalen Rekonstruktionsverfahren wie Oberflächenrekonstruktion und die „Volume-rendering"-Methode ist eine anschauliche Demonstration auch von komplexen Dislokationsverletzungen möglich. Beim komplexen Trauma der Handwurzel ist deshalb immer die Indikation zur Spiral-CT gegeben.

Magnetresonanztomographie

Während die CT in der Abklärung von karpalen Frakturen Vorteile bietet, weist die MRT folgende Nachweismöglichkeiten auf:

- Erkennen von röntgenologisch okkulten Frakturen und Knochenkontusionen,
- direkte Abbildung von Verletzungen des Kapsel-Band-Apparats und des ulnokarpalen Komplexes. Es kommt im Bereich verletzter Bandstrukturen zu Vaskularisationsvorgängen, die in der kontrastmittelverstärkten MRT dargestellt werden können. Insbesondere durch fettsignalunterdrückte Sequenzen werden diese Kontrastmittelanreicherungen sensitiv nachgewiesen. Von den Vaskularisationsvorgängen in den Kapsel-Band-Geweben sind Kontrastmittelanreicherungen auf dem Boden einer reaktiven Synovialitis abzugrenzen.
- Zusätzlich können mit der MRT Knorpelläsionen anhand einer Änderung der Signalhöhe oder der Knorpeldicke direkt abgebildet werden.
- Das frühzeitige Erkennen von karpalen Osteonekrosen, die im Gefolge von karpalen Luxationsverletzungen auftreten können, ist nur mit der MRT möglich (Kap. 30).

Verletzungsmuster

22.1 Perilunäre und lunäre Luxationen

Ein perilunärer Luxationsvorgang wird durch die Dislokation von Kapitatum und Lunatum im Mediokarpalgelenk definiert. Das Kapitatum luxiert in den meisten Fällen (97 %) nach dorsal hinter das Lunatum. In nur 3 % der Fälle kommt es zur entgegengesetzten Luxation mit palmarer Dislokation des Kapitatumkopfes (palmare perilunäre Luxation bzw. dorsale Lunatumluxation). Luxiert das Kapitatum vom Lunatum weg, muss das Skaphoid als Brückenglied zwischen der proximalen und distalen Handwurzelreihe entweder ebenfalls luxieren oder frakturieren. Bei einer Luxation kommt es zur Ruptur des interossären Lig. scapholunatum, zu einer Ablösung des proximalen Skaphoidpols vom Lig. radioscapholunatum (RSL) und zu einer Verletzung der palmaren radiokarpalen Bänder, darunter auch des Lig. radioscaphocapitatum (RSC).

Das Ausmaß der perilunären Luxation wird in 4 Schweregrade unterteilt (Abb. 22.3):
- Das isolierte dorsale Heraustreten des proximalen Skaphoidpols im Radiokarpalgelenk ohne Luxation im Mediokarpalgelenk führt zur Rotationssubluxation des Skaphoids (RSS), dem **Stadium I** der perilunären Instabilität.
- Liegt neben der RSS auch eine mediokarpale Instabilität zwischen Lunatum und Kapitatum vor – meist nach dorsal –, dann entspricht dieser Zustand dem **Stadium II**. Die Stadien I und II werden selten alleine angetroffen.
- Bei größerer Krafteinwirkung kommt es zusätzlich zur Triquetrumfraktur oder zur Ruptur des Lig. lunotriquetrum. Dann ist das **Stadium III** der perilunären Instabilität erreicht (Abb. 22.2).
- Aufgrund des Tonus der langen, die Handwurzel überspannenden Beuge- und Streckmuskulatur besteht eine spontane Repositionstendenz des Karpus. Jedoch kann das Lunatumhinterhorn das Zurückgleiten des verhakten und luxierten Kapitatumkopfes verhindern. Drängt das Kapitatum wieder in eine kolineare Position zum Radius, wird das Lunatum nach palmar verlagert oder bei intaktem proximalem V-Band nach pal-

Tab. 22.3 Stadien der perilunären Luxation (nach Mayfield)

Stadium	Röntgenzeichen
I	• Rotationssubluxation des Skaphoids • Artikulation Lunatum/ Kapitatum intakt
II	• wie Stadium I, zusätzlich • (Sub)luxation des Kapitatums gegenüber dem Lunatum
III	• wie Stadium II, zusätzlich • lunotriquetrale Instabilität oder Triquetrumfraktur
IV	• palmare Luxation des Lunatums • Kapitatum steht kolinear zur Radiusachse

mar herausgedreht („Bild der ausgekippten Teetasse"). Damit hat sich das **Stadium IV** der perilunären Instabilität eingestellt (Abb. 22.3). Das Lunatum kann in Extremfällen um 270° nach palmar-proximal rotieren. Zusätzliche Verdrehungen nach ulnar sind möglich.

Die dorsale perilunäre Luxation und palmare Lunatumluxation sind nur unterschiedliche Zustandsbilder der gleichen Verletzung. Beide respräsentieren das Stadium IV. Folgende Sonderformen seien erwähnt:
- Es gibt auch das Zustandsbild eines nur partiell reponierten Karpus und eines nur teilweise nach palmar dislozierten Lunatums. Diese Situation einer dorsalen

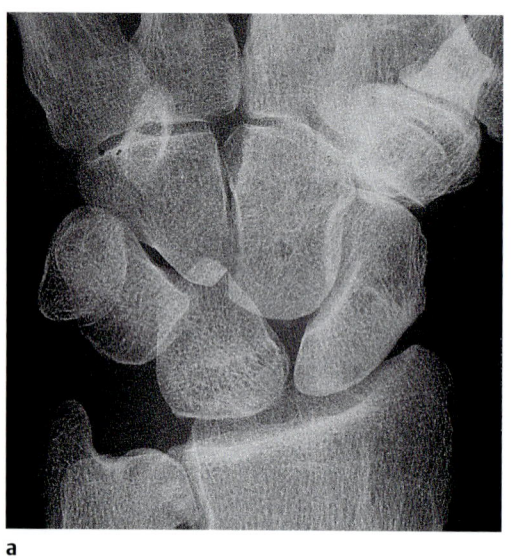

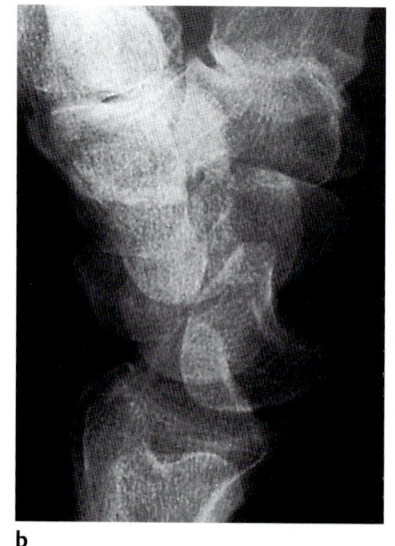

Abb. 22.3 a – d **Stadium IV der perilunären Luxation.**
a, b Das Lunatum ist nach palmar luxiert, während sich die übrige Handwurzel in orthotoper Position befindet. Kein Frakturnachweis.
c, d Rekonstruktionen mittels sagittaler MPR und Oberflächendarstellung aus einem hochaufgelösten Datensatz einer Spiral-CT. Blick auf die distale Gelenkfläche des nach palmar luxierten Lunatums.

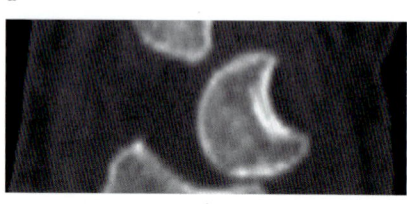

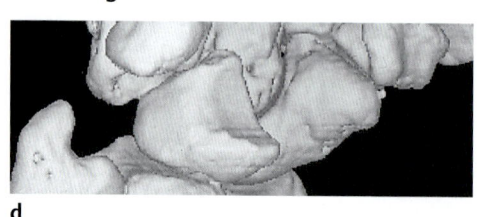

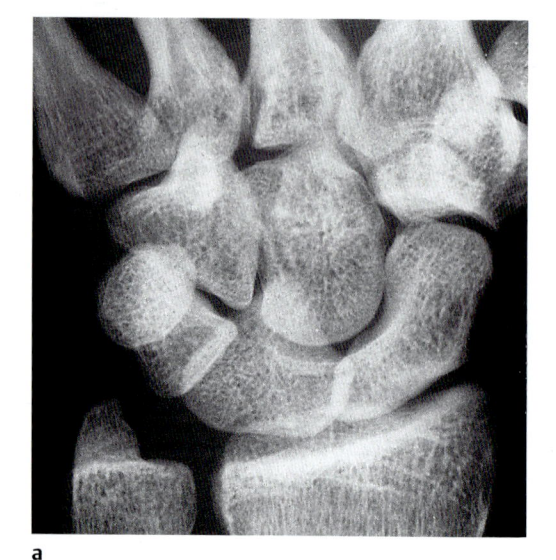

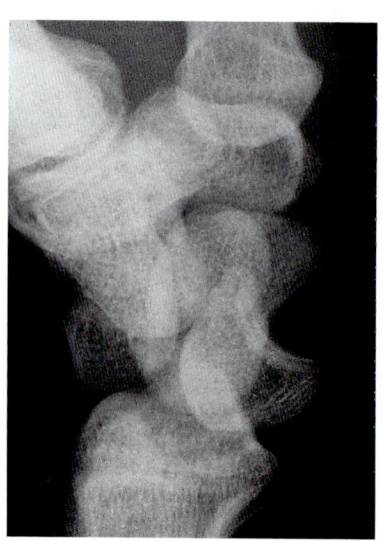

Abb. 22.4 a, b **„Midcarpal"-Luxation der Handwurzel (Übergangsstadium III/ IV).** Es liegt die Kombination aus perilunärer Verrenkung des Karpus nach dorsal und Subluxation des Lunatums nach palmar vor.

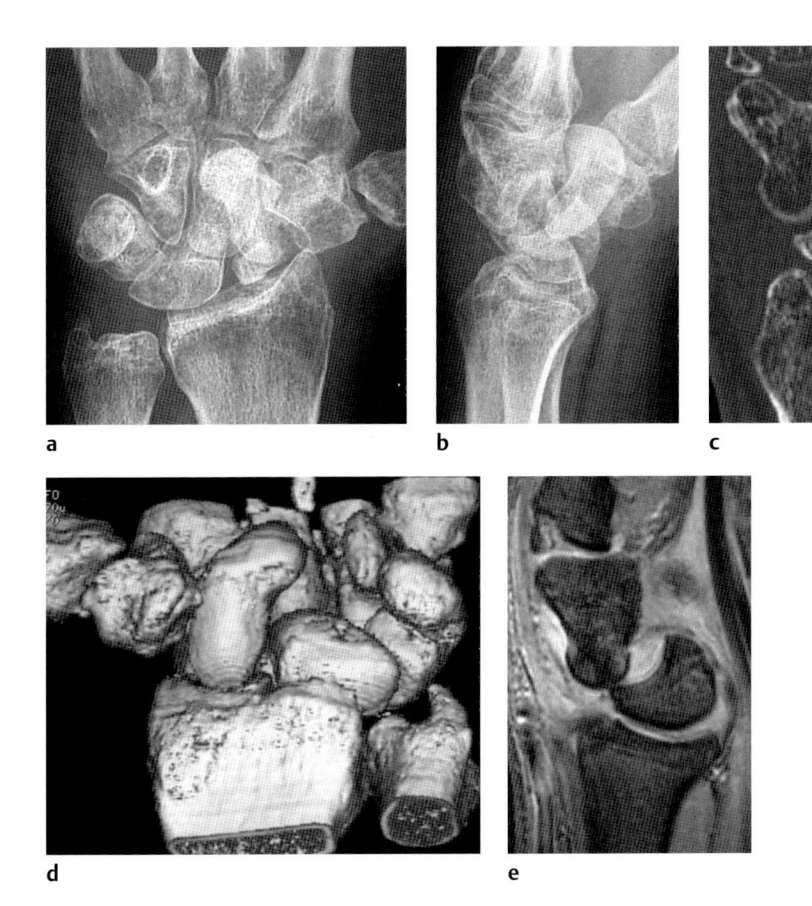

Abb. 22.5 a–e Palmare Luxation des Skaphoidhauptfragments im Rahmen einer transskaphoidalen perilunären Luxationsfraktur.
a, b Die Übersichtsaufnahmen zeigen eine deQuervain-Luxationsfraktur. In der Kahnbeinloge liegt ein kleines proximales Fragment, während das größere distale Fragment in den distalen Karpaltunnelabschnitt luxiert ist.
c, d Die CT mit sagittaler MPR- und 3D-Oberflächendarstellung zeigt eine komplette Luxation des distalen Skaphoidfragments aus dem STT-Gelenk mit Rotation um die Querachse. Das proximale Fragment ist vor Ort verblieben.
e Im sagittalen fettsaturierten PD-FSE-Bild findet sich zusätzlich zur dorsalen Subluxationsstellung eine Knorpelschädigung am Lunatumhinterhorn und am Kapitatumkopf.

perilunären, palmaren Lunatumluxation wird als „Midcarpal"-Luxation bezeichnet (Abb. 22.**4**).
- Neben der perilunären Luxation können zusätzlich **einzelne Handwurzelknochen** luxieren:
  - Meist ist das Skaphoid betroffen. Es kann gleichgerichtet zur übrigen Handwurzel palmar oder dorsal zum Radius versetzt sein (Abb. 22.**5**).
  - Eine Luxation im skaphotrapeziotrapezoidalen Gelenk kann mit einer Rotation des Skaphoids um mehr als 90° nach dorsal einhergehen.
  - Schließlich ist als extrem seltenes Ereignis die isolierte **Luxation des Triquetrums** aus der proximalen Handwurzelreihe möglich. Nach Lösung aus dem lunotriquetralen Verbund kommt es zur palmaren Rotationsluxation (Abb. 22.**6**).

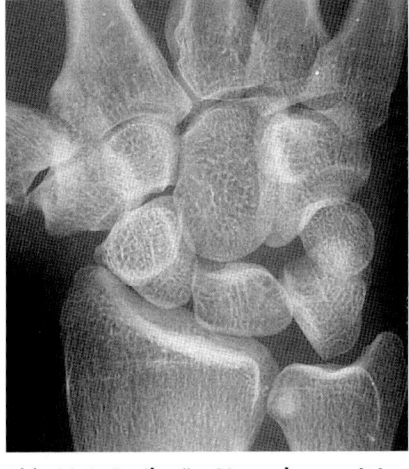

Abb. 22.6 Perilunäre Verrenkung mit Luxation des Triquetrums (Stadium III).
Das Triquetrum ist um eine Querachse nach palmar rotiert. Das Skaphoid steht in Flexion (Ringzeichen). Intraoperativ fanden sich Zerreissungen der SL- und LT-Ligamente sowie des ulnokarpalen Komplexes (Aufnahme von Prof. Dr. U. Lanz, Bad Neustadt/Saale).

Das (sub)luxierte Lunatum ist vor allem dann der Gefahr einer avaskulären Knochennekrose **(Lunatumnekrose)** ausgesetzt, wenn die Luxation primär übersehen und erst nach Wochen oder Monaten reponiert wurde.

Bei jeder perilunären Luxation zerreißt das skapholunäre Band. Nur durch frühzeitige und anatomisch exakte Reposition besteht die Möglichkeit, dass das Ligament verheilt. Die operative Bandnaht ist häufig nicht mehr möglich, Bandplastiken haben nur geringe Erfolgsaussichten. Bleibt nach einer perilunären Luxation eine Rotationsinstabilität des Skaphoids bestehen, führt diese im Laufe von Jahren zur **Arthrosis deformans**.

22.2 Perilunäre Luxationsfrakturen

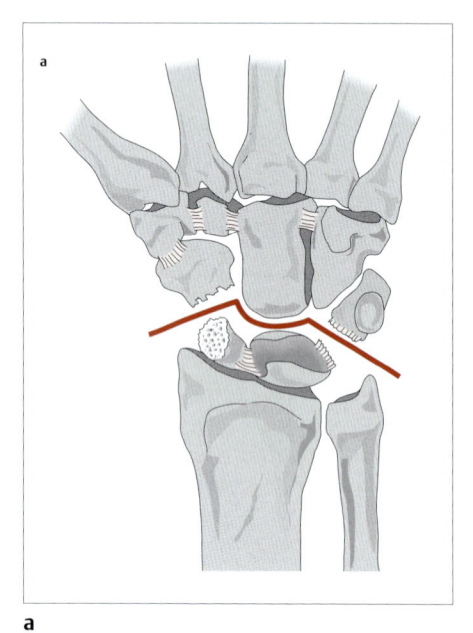

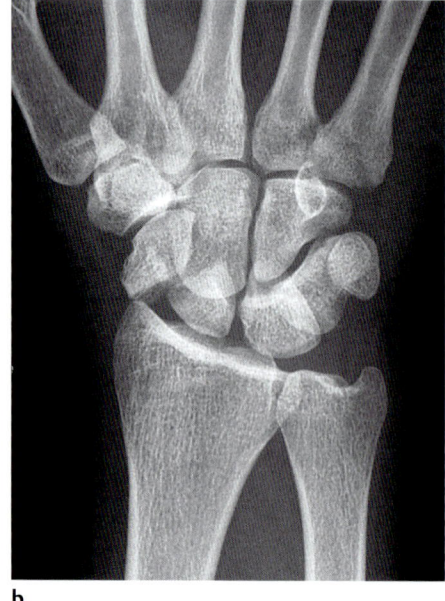

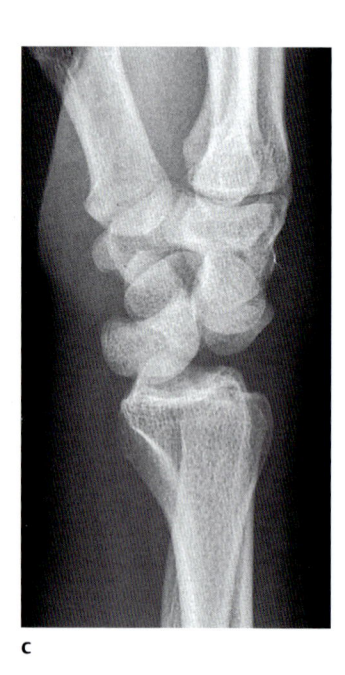

22.2.1 Transskaphoidale perilunäre Luxationsfraktur (de Quervain)

Perilunäre Verletzungen mit Skaphoidfraktur sind etwa doppelt so häufig wie die Luxationen ohne Skaphoidfraktur. Es ist mit 61 % Anteil die häufigste Form eines perilunären Verletzungsmechanismus. Durch die starke Hyperextension beim perilunären Verletzungsmechanismus kann die dorsale Radiuslippe als Hypomochlion auf das Skaphoid einwirken, sodass dieses frakturiert. Bei der perilunären Luxation mit Skaphoidfraktur disloziert das distale Skaphoidfragment mit der distalen Handwurzelreihe nach dorsal. Das proximale Skaphoidfragment bleibt über ein meistens intaktes Lig. scapholunatum mit dem Lunatum verbunden (Abb. 22.7). Kommt es zu einer partiellen Reposition und zum Herausdrängen des Lunatums nach palmar (Stadium IV der perilunären Instabilität), disloziert das proximale Skaphoidfragment ebenfalls nach palmar. Häufig sind beide Knochen bzw. Knochenfragmente zusätzlich nach ulnar rotiert.

Stark dislozierte Skaphoidfragmente neigen zur Ausbildung von **Pseudarthrosen**. Ihre Anzahl kann durch ein primär operatives Vorgehen signifikant gesenkt werden. Die Rate ist abhängig vom Zeitpunkt der Diagnose und von der erreichbaren Reposition. Die Pseudarthrosenrate beträgt 60 % bei verspätet diagnostizierten Fällen und nur 29 % in den Fällen, die am ersten Tag diagnostiziert und reponiert werden. Eine weitere Gefahr besteht in der Ausbildung von passageren Vitalitätsstörungen oder **avaskulären Nekrosen** des proximalen Skaphoidfragments, seltener auch des Lunatums. Deren Häufigkeit ist ebenfalls vom Zeitpunkt und Ergebnis der Reposition abhängig. Bei sofortiger Reposition beträgt sie 50 %, bei verzögerter oder ungenügender Reposition 100 %. Die Ergebnisse der operativen Therapie sind deutlich besser.

22.2.2 Perilunäre Luxationen mit anderen Begleitfrakturen

Neben der Skaphoidfraktur können perilunäre Luxationsverletzungen vom dorsalen oder palmaren Typ auch von Frakturen folgender Lokalisation begleitet werden (Tab. 22.4):

Tab. 22.4 Häufige Frakturen bei perilunären Luxationen

- Skaphoid
- Processus styloideus radii und/oder Processus styloideus ulnae
- Triquetrum:
  dorsale Avulsionsfraktur, selten Querfraktur

Abb. 22.7 a–c **Transskaphoidale perilunäre Luxationsfraktur (de Quervain).**
a Schema der Verrenkungslinie.
b, c Im dorsopalmaren Bild sind alle 3 Karpalbögen (nach Gilula) unterbrochen bzw. überlagert. Das Seitenbild zeigt ein dorsales Luxationsmuster.

22.2 Perilunäre Luxationsfrakturen

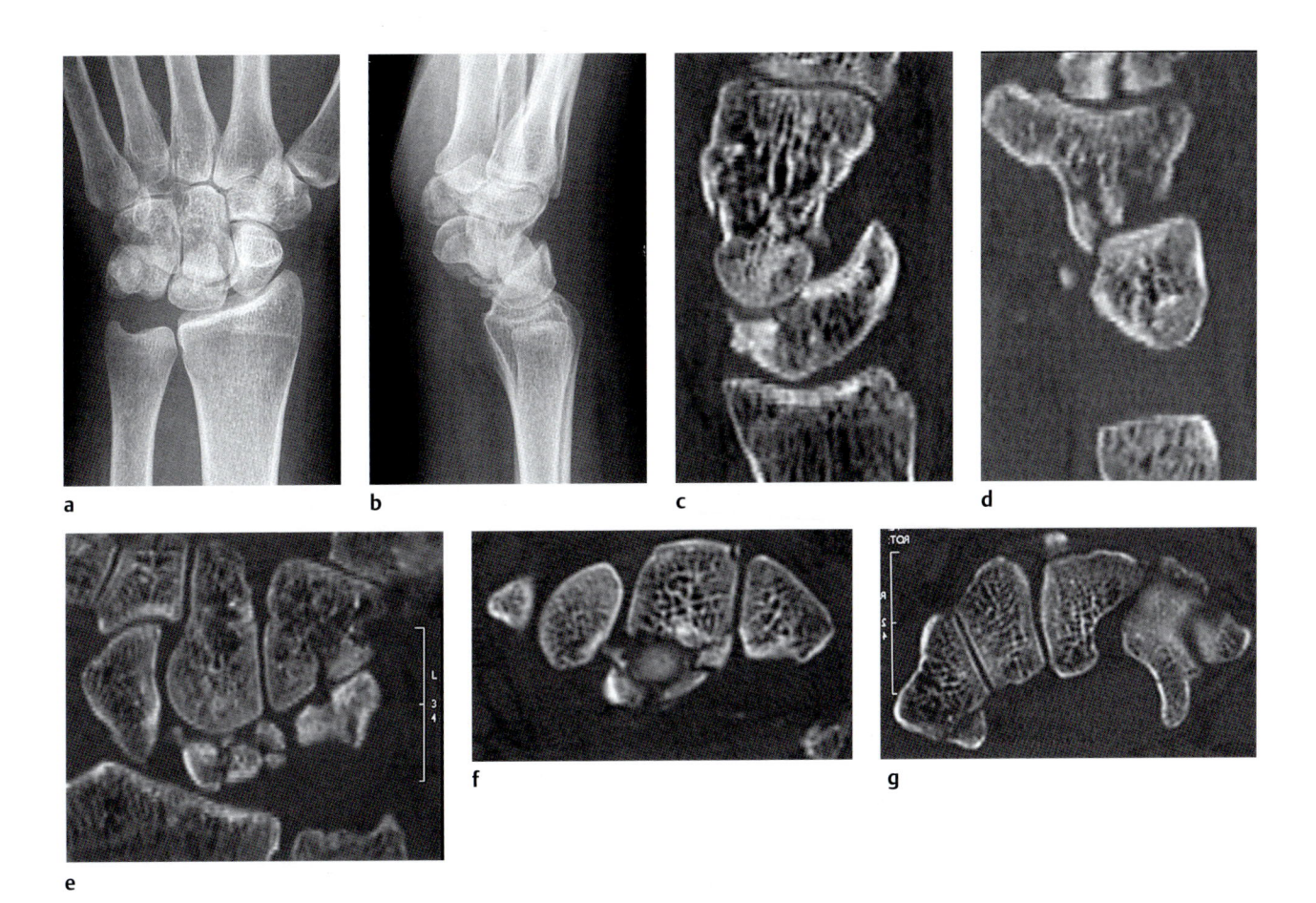

Abb. 22.8 a–g Multilokuläre Luxationsfraktur entlang der „Greater-Arc"-Linie durch axiales Stauchungstrauma.

a, b Die Übersichtsaufnahmen zeigen eine Flexionsstellung der gesamten proximalen Handwurzelreihe mit Überlagerung der Karpalbögen II und III sowie den seltenen Fall eines palmaren Musters der perilunären Verrenkung. Das Lunatumvorderhorn ist frakturiert.

c–g Die Analyse der CT einschließlich der sagittalen und koronalen MPR weist ergänzend Frakturen des Kapitatumkörpers, des Hamatumkörpers, der Basis des Hamulus ossis hamati, des Triquetrums und des Tuberculum ossis trapezii sowie eine SL-Diastase aus.

- Am häufigsten findet sich die Kombination aus distaler **Radiusfraktur** und perilunärer Luxationsverletzung (Tab. 22.2). Obwohl Frakturen des Processus styloideus radii (Chauffeur-Fraktur) meist isoliert angetroffen werden, sollte bei dieser Verletzungsform eine perilunäre Instabilität immer durch die exakt eingestellte Seitenaufnahme sicher ausgeschlossen werden. Es ist wichtig zu wissen, dass eine perilunäre Luxation häufig als Begleitverletzung einer Radiusfraktur angetroffen wird. Bei dieser Traumakombination lässt sich die Verletzungslinie vom Processus styloideus radii in die proximale und distale Handwurzelreihe gedanklich verlängern.

- Wie anfangs bereits erwähnt, werden nach ihrem Verlauf durch die Handwurzel Luxationsfrakturen entlang des **„Lesser Arc"** (direkt um das Lunatum) und des **„Greater Arc"** (Einbeziehung der übrigen Karpalia) unterschieden (Tab. 22.1). Die in Abb. 22.8 dargestellte Luxationsfraktur unter Mitbeteiligung mehrerer Handwurzelknochen ist eine typische Verletzung des „Greater Arc". Das gesamte knöcherne Verletzungsausmaß lässt sich nur mit der CT vollständig erfassen.
- Selten kommt es bei distalen Radiustrümmerfrakturen zur isolierten Dislokation des Lunatums nach proximal in die Trümmerzone.

22.3 Skaphoid-Kapitatum-Fraktur-Syndrom (Fenton)

Betroffen sind männliche Jugendliche und Erwachsene zwischen 13 und 35 Jahren. Bei dieser seltenen perilunären Luxationsverletzung verläuft die Verrenkungslinie durch das Skaphoid und Kapitatum. Charakteristisch ist eine 180°-Rotation des Kapitatumkopffragments um die Querachse der Hand (Abb. 22.**9**). Eine forcierte Hyperextension der Hand führt neben der Skaphoid- auch zur Kapitatumfraktur durch ein Anpressen beider Knochen gegen die dorsale Radiuslippe. Bereits während des Luxationsvorgangs kommt es zur Rotation des Kapitatumkopffragments. Weil vermutlich gleichzeitig ein axialer Druck wirksam ist, wird das Kapitatumkopffragment durch eine Drehbewegung aus dem Mediokarpalgelenk luxiert. Im Rahmen der spontanen Reposition des Karpus kann die Rotation des Kapitatumfragments nicht rückgängig gemacht werden.

Da die Handwurzel zum Diagnosezeitpunkt entweder noch perilunär luxiert oder bereits spontan reponiert sein kann, werden verschiedene Erscheinungsbilder des Skaphoid-Kapitatum-Fraktur-Syndroms unterschieden:

- In der Hälfte der Fälle liegt eine Luxationsstellung vor, wobei 75 % nach dorsal und nur 25 % nach palmar disloziert sind.
- Das rotierte Kapitatumkopffragment kann mit dem distalen Karpusabschnitt luxieren oder invertiert mit dem Lunatum artikulieren.
- Nach spontaner Reposition bzw. geschlossenem iatrogenen Repositionsmanöver kann das Kapitatumkopffragment in eine isolierte Lage gebracht werden.

Weil das rotierte und nach distal mit Knorpel überzogene Kapitatumkopffragment vollständig aus seinem ernährenden Kapselbandapparat herausgelöst ist, besteht die Gefahr einer **avaskulären Knochennekrose**. Es sollte daher die frühzeitige operative Reposition angestrebt werden.

Als Sonderformen gelten das Fenton-Syndrom
- mit zusätzlicher Fraktur des Triquetrums sowie
- ohne Skaphoidfraktur (**Kapitatum-Fraktur-Syndrom**).

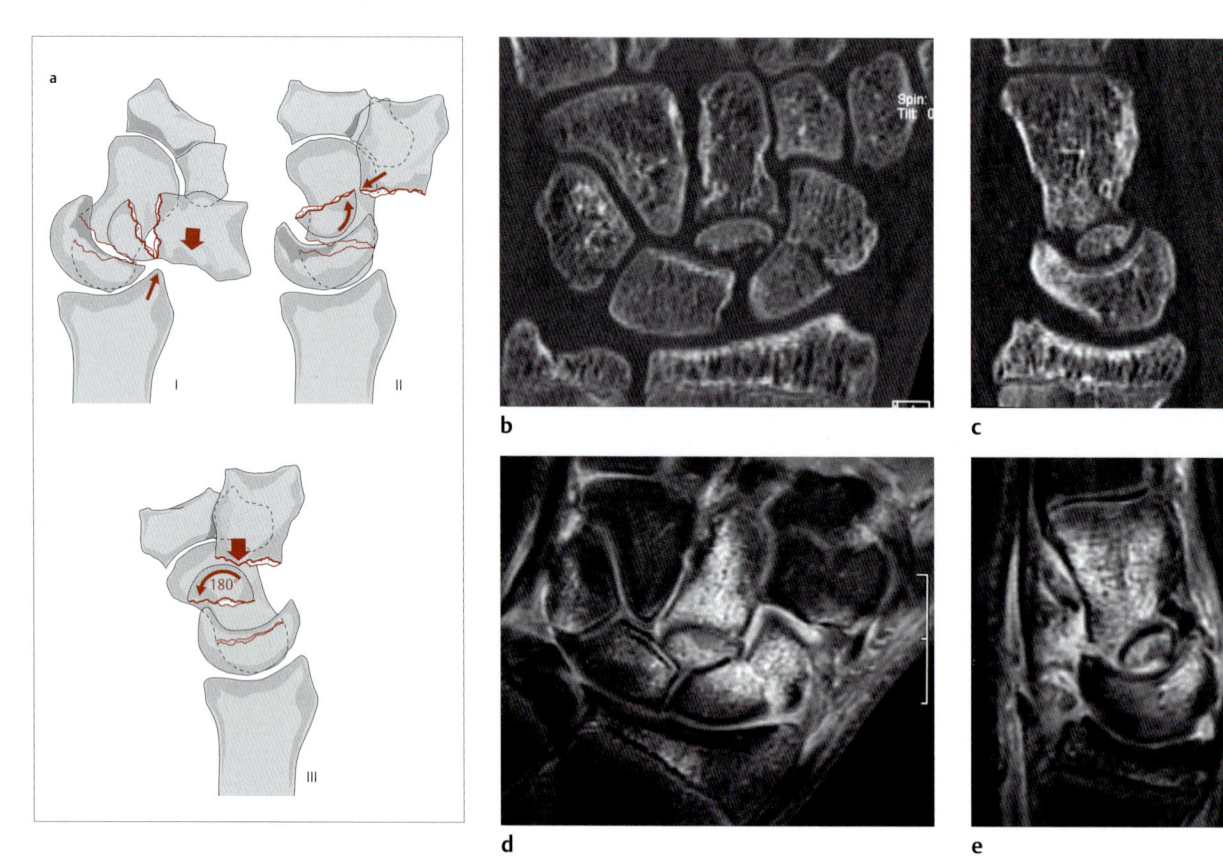

Abb. 22.**9 a–e Skaphoid-Kapitatum-Fraktur-Syndrom.**
a Pathomechanismus beim Fenton-Syndrom während der Hyperextension (I), während des spontanen Rückstellvorgangs (II) und als Endzustand (III). Siehe auch Text.
b, c In der koronalen und sagittalen MPR einer hochaufgelösten CT: Frakturen des Skaphoids, Kapitatums und Triquetrums sowie Rotation des Kapitatumkopffragments um 180°, so dass die Gelenkfläche nach distal weist.
d, e In der MRT (jeweils PD-FSE fettsaturiert) lässt sich der hyaline Knorpel des fehlrotierten Kapitatumkopffragments direkt darstellen. Ödeme in den frakturierten Knochen. Die intrinsischen Ligamente sind intakt.
Zur postoperativen Kontrolle siehe Abb. 13.**8**.

22.4 Axiale Luxationen und Luxationsfrakturen

Sie sind an der distalen Handwurzelreihe und am karpometakarpalen Übergang lokalisiert (Abb. 22.10). Weichteilverletzungen sind häufig ebenso wie Nerven- und Gefäßschädigungen vorhanden. Bei diesen Verletzungsformen spielen die funktionellen Einheiten der Handwurzel sowie der Locus minoris resistentiae des Mediokarpalgelenks (Poirier-Raum) keine Rolle.

Die axialen Luxationsverletzungen werden nach ihrer Lokalisation klassifiziert (Tab. 22.5).

Abb. 22.11 ist ein Beispiel für ein kombiniertes Verletzungsmuster an der radialen und ulnaren Seite der Handwurzel. Die komplexen Luxationsfrakturen sind in der Regel nicht anatomisch zu reponieren. Als Residuen bleiben deshalb häufig Subluxationsstellungen nach dorsal (Hamatum, Kapitatum und Trapezoideum) oder nach dorsoproximal (Basen der Metakarpalia) bestehen. Diese führen zu knöchernen Vorsprüngen und Deformierungen am dorsalseitigen Handgelenk, dem **Karpometakarpalbuckel** (s. Abb. 28.1), der aber auch anlagebedingt vorhanden sein kann.

Tab. 22.5 Klassifikation der axialen Luxationsverletzungen

Lokalisation	Art der Luxationsverletzung
Ulnar	• Hamatumlängsfraktur
	• hamatokapitale Dissoziation
	• hamato-(4, 5-)metakarpale Dissoziation
	• intermetakarpale Dissoziation (traumatische Spalthand)
	• pisotriquetrale Luxation
Radial	• trapeziotrapezoidale Dissoziation
	• skaphotrapeziotrapezoidale Dissoziation
Radial und ulnar	• Kombinationsverletzung

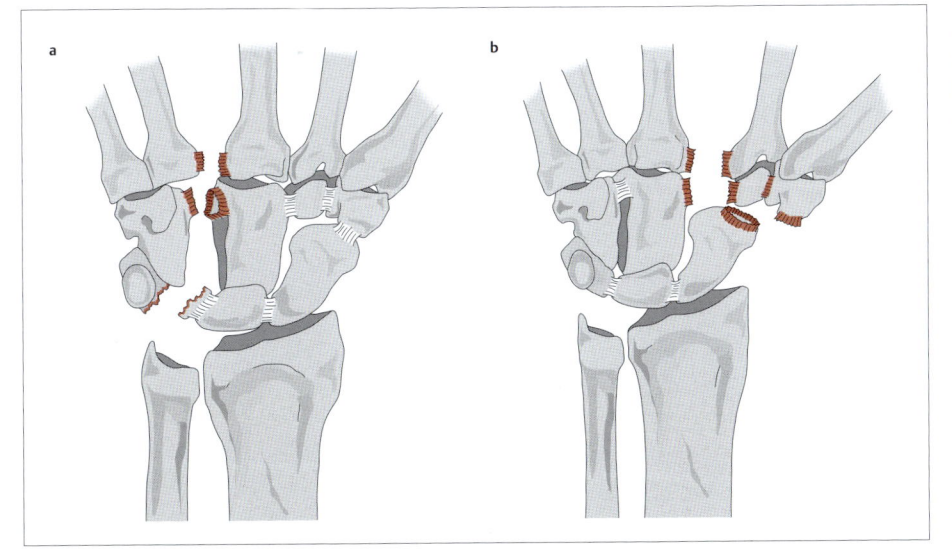

Abb. 22.**10 a, b** **Schemazeichnungen zu den axialen Luxationsverletzungen.**
a Typ einer ulnaren Luxationsverletzung. Dargestellt ist eine (3, 4-)metakarpale, hamatokapitale und lunotriquetrale Dissoziation.
b Typ einer radialen Luxationsverletzung. Die Dissoziation verläuft durch die STT-Gelenke.

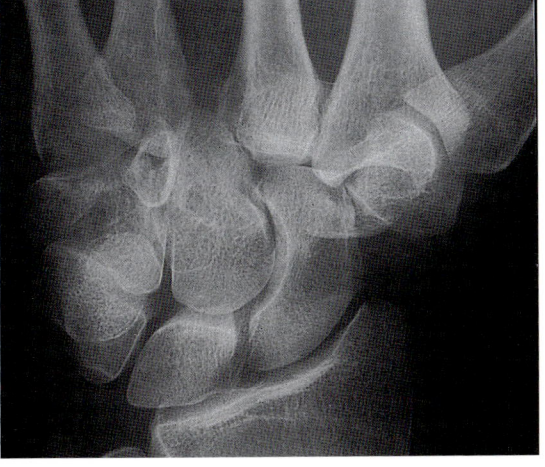

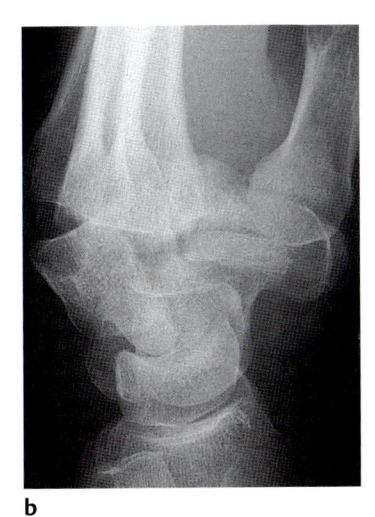

Abb. 22.**11 a, b** **Radiale und ulnare Kombinationsverletzung.**
Radialseitig liegt eine Dissoziation in der STT-Region vor. Das Trapezium und die Metakarpalia I und II sind nach radial disloziert, während das Trapezoideum vor Ort verbleibt. Ulnarseitig (3, 4-)metakarpale Dissoziation und Subluxation des Kapitatums nach dorsal (Aufnahmen von Frau Priv.-Doz. Dr. R. Frahm, Tuttlingen).

22.5 Differenzialdiagnosen

Bei genauer Bildanalyse mit Berücksichtigung der vorgestellten Hilfslinien und der karpalen Winkel sollten karpale Luxationen bzw. Luxationsfrakturen der primären Diagnostik immer zugänglich sein. Bleibt das Verletzungsausmaß unklar, muss die weitere Diagnostik mit Hilfe der hochaufgelösten CT erzwungen werden.

22.6 Therapeutische Optionen

Karpale Luxationen und Luxationsfrakturen erfordern ohne Aufschub die sofortige Reposition und Stabilisierung. Da perilunäre und lunäre Luxationen immer mit ligamentären Verletzungen einhergehen, weisen sie nach geschlossener Reposition selten eine achsengerechte Stellung auf. Die Fraktur des Kahnbeines im Rahmen einer perilunären Luxationsfraktur ist als instabil zu werten und bedarf daher ebenfalls einer Stabilisierung durch Schrauben-Osteosynthese. Bei der Prüfung des Repositionsergebnisses ist die Stellung des Lunatums und des Skaphoids mit dem SL-Winkel von entscheidender Bedeutung, ebenso die korrekte Stellung des skapholunären und lunotriquetralen Übergangs und die Wiederherstellung der Karpalbögen. Als Fixation kommen überwiegend Kirschner-Drähte und die intraossäre Schrauben-Osteosynthese zur Anwendung. Die postoperative Behandlung bedarf einer ausreichend langen Ruhigstellung bis zu 6 Wochen.

Literatur

Übersichtsarbeiten

Fenton RL. The naviculo-capitate fracture syndrome. J Bone Joint Surg 1956; 38 A: 681–684

Garcia-Elias M, Dobyns J, Cooney W, Linscheid R. Traumatic axial dislocation of the carpus. J Hand Surg 1989; 14 A: 446–457

Herzberg G, Comtet JJ, Linscheid RL, Amadio PC, Cooney WP, Stalder J. Perilunate dislocations and fracture-dislocations: a multicenter study. J Hand Surg 1993; 18 A: 768–779

Mayfield JK, Johnson RP, Kilcoyne RK. Carpal dislocations: Pathomechanics and progressive perilunar instability. J Hand Surg 1980; 5: 226–241

Wagner CJ. Perilunar dislocations. J Bone Joint Surg 1956; 38 A: 1198–1207

Weiterführende Literatur

http://www.thieme.de/aktionen/schmitt-lanz

23 Karpale Instabilitäten

R. Schmitt, A. Stäbler, H. Krimmer

Unter dem historischen Begriff „karpale Instabilität" versteht man eine Gefügestörung der Handwurzel, deren Elemente Achsenfehlstellungen zueinander aufweisen. Je nach Ausprägungsgrad werden **dynamische** Formen, die sich nur während der Bewegung im Handgelenk manifestieren, von den **statischen** Formen unterschieden, die sich bereits unter Ruhebedingungen nachweisen lassen. Ursachen sind meist Traumen, degenerative oder konstitutionelle Bandläsionen, seltener Arthritiden oder kristallinduzierte Arthropathien. Klinisch können Klick- und Schnapp-Phänomene sowie Griffschwächen bestehen. Neuere Klassifikationen teilen in **dissoziative** Gefügestörungen an den Elementen der proximalen Handwurzelreihe (SL- und LT-Dissoziation) und in **nichtdissoziative** Gefügestörungen ein, bei denen eine Fehlstellung der gesamten proximalen Reihe als Block vorliegt (radiokarpale und mediokarpale Formen, ulnare Translokation). Die diagnostischen Methoden umfassen neben den Röntgenprojektionen und Stressaufnahmen auch die Kinematographie, die CT und die MRT ohne oder mit arthrographischer Gelenksfüllung sowie die Arthroskopie. Die Wertigkeit der einzelnen Verfahren wird erläutert.

Pathoanatomie, klinische Symptomatik

Die **Stabilität** zweier Artikulationspartner ist definiert als deren Fähigkeit, unter den Bedingungen der normalen Belastung eine physiologische Lagebeziehung zueinander aufrechtzuerhalten. Es findet sich ein stabiles Gleichgewicht, in dem jede von außen einwirkende Kraft eine Gegenkraft hervorruft, die den Ausgangszustand wieder herstellt.

Die **Instabilität** oder Gefügestörung zweier Gelenkstrukturen beschreibt den unphysiologischen Zustand, in dem die anatomische Anordnung oder das reguläre Zusammenspiel der beiden Artikulationspartner gestört ist. Im Zustand der Instabilität sind die gegengerichteten Kräfte zu schwach, um einen Gleichgewichtszustand aufrechtzuhalten oder wiederherzustellen.

Hauptsächlich aus 2 Gründen prädisponiert die Handwurzel zur gehäuften Störanfälligkeit: Zum einen ist der Karpus als zwischengeschaltete Gliederkette zwischen Unterarm und Mittelhand hohen axialen Kräften ausgesetzt. Zum anderen besitzt die Handwurzel mit ihrer Vielzahl von kleinen Gelenken ungewöhnlich große Freiheitsgrade der Artikulation. Beide Eigenschaften des Karpus, also seine konstante Höhe trotz axialer Kraftbelastung und die bewegungsabhängige Verformbarkeit, können mit dem Begriff des „flexiblen Platzhalters" zusammengefasst werden.

Während ursprünglich unter dem Begriff **„karpale Instabilität"** (Linscheid 1972) lediglich die Achsenfehlstellung des Lunatums beschrieben wurde, wird heute inhaltlich hierunter jeder gestörte Gleichgewichtszustand der Handwurzel verstanden, in welchem eine pathologische Gefügeanordnung von 2 oder mehreren Karpalelementen bereits unter Alltagsbelastung auftritt.

Pathophysiologisch kann eine karpale Instabilität durch „intrinsische" und „extrinsische" Faktoren hervorgerufen werden:
- **„Intrinsisch"** durch eine Insuffizienz der Handgelenksstabilisatoren (karpale Ligamente, Gelenkkapseln, Flexoren- und Extensorensehnen). Die Ruptur des Lig. scapholunatum mit Ausbildung einer skapholunären Dissoziation sei als Beispiel für diese Ursachengruppe genannt.
- **„Extrinsisch"** durch eine abnorme Gelenkflächengeometrie der Karpalia und des distalen Unterarmabschnitts. Die fehlverheilte distale Radiusfraktur mit pathologischer Gelenkflächenabkippung ist ein typischer Vertreter dieser Ursachengruppe.

Als Pathomechanismus liegen den karpalen Instabilitäten meist **Hyperextensionstraumen** zugrunde, die überwiegend radialseitig lokalisierte Verletzungsformen hervorrufen. Sehr viel seltener kann als Ursache eine forcierte **Hyperpronation** eruiert werden, die dann eine ulnarseitige Instabilität zur Folge haben kann. Hierzu sind noch viele Fragen ungeklärt. Neben der häufigen Traumaursache kann eine Bandläsion durch eine Reihe sehr verschiedener Pathologika hervorgerufen werden (Tab. 23.**1**).

In der Regel wird der Schweregrad einer karpalen Instabilität von der Intensität der zugrunde liegenden ligamentären und/oder ossären Schädigung bestimmt. So kann sich bei geringer Bandinsuffizienz lediglich eine dynamische Instabilität manifestieren, bei kompletter

Ruptur des gleichen Bandes eine statische Instabilität. Es liegt eine **„dynamische Instabilität"** vor, wenn die Handwurzelknochen im standardisierten Röntgenbild unauffällig zur Darstellung kommen, aber ein abnormer Bewegungsablauf bei der klinischen Untersuchung, durch Röntgen-Stressaufnahmen oder mittels Kinematographie nachweisbar ist. Kann eine abnorme Gefügeanordnung der Handwurzel bereits unter Ruhebedingungen bildgebend nachgewiesen werden, spricht man von einer **„statischen Instabilität"**.

Zur Quantifizierung einer karpalen Gefügestörungen ist die Einteilung der **„progressiven perilunären Instabilität"** nach Mayfield hilfreich. An anatomischen Präparaten, bei denen auf experimentellem Wege Traumen in Extensions-, Ulnarduktions- und Supinationsstellungen gesetzt wurden, können danach 4 Schweregrade entsprechend der Anzahl der verletzten Ligamente unterschieden werden (Tab. 23.2).

Tab. 23.1 Ursachen der karpalen Gefügestörungen (Instabilitäten)

- Trauma
  - ohne oder mit Fraktur
  - ohne oder mit perilunärer Luxation
- Angeborene Ligamentschwäche
- Chronische Überlastung
- Chondrokalzinose (CPPD-Ablagerung)
- Hämochromatose
- Rheumatoide Arthritis
- Neurogene Erkrankungen (meist Syringomyelie)

Tab. 23.2 Quantifzierung der karpalen Instabilität nach Mayfield („Konzept der progressiven perilunären Instabilität")

Grad	Art der Instabilität	Geschädigtes Ligament
I	skapholunäre Dissoziation	Lig. scapholunatum
II	skapholunäre Dissoziation + mediokarpale (Sub-)Luxation	Lig. scapholunatum + Lig. radioscaphocapitatum
III	skapholunäre Dissoziation + mediokarpale (Sub-)Luxation + lunotriquetrale Dissoziation	Lig. scapholunatum + Lig. radioscaphocapitatum + Lig. lunotriquetrum + Lig. radiolunotriquetrum
IV	vollständige Lunatumluxation	Lig. scapholunatum + Lig. radioscaphocapitatum + Lig. lunotriquetrum + Lig. radiolunotriquetrum + Lig. radiotriquetrum dorsale

Tab. 23.3 Klassifikation der karpalen Gefügestörungen (ergänzt und modifiziert nach Amadio)

Art der Instabilität	Akronym	Lokalisation der Instabilität	Akronym
Dissoziativ	CID	skapholunär (SLD)	CID-DISI
		lunotriquetral (LTD)	CID-PISI
Nichtdissoziativ	CIND	radiokarpal (RCI)	CIND-DISI CIND-PISI
		mediokarpal (MCI)	CIND-PISI CIND-DISI
		kapitatolunär (CLIP)	CIND-CLIP
		ulnar (UTL)*	CIND-trans
Komplex	CIC	perilunär	CIC-DISI CIC-PISI
		transskaphoidal perilunär	CIC-DISI CIC-PISI
Axial	–	ulnar	–
		radial	–
		kombiniert ulnar-radial	–

*es sind auch Translokationen nach radial, palmar oder dorsal möglich

Klassifikation

Da bis heute noch viele Fragen zu den karpalen Instabilitäten ungeklärt sind, muss jeder Klassifikationsversuch unzulänglich und unvollständig erscheinen. Aus der Vielzahl der bislang vorliegenden Einteilungen lehnt sich die nachfolgende Klassifikation der Tab. 23.3 an einen Vorschlag von Amadio aus der Mayo Clinic in Rochester an. Klassifikationsparameter in der Einteilung ist der Kontinuitätszustand der proximalen Handwurzelreihe, die entweder eine ligamentäre Unterbrechung aufweisen kann (sog. „dissoziative" Störung) oder als Ganzes im Rahmen einer anderenorts lokalisierten Instabilität unversehrt geblieben ist (sog. „nichtdissoziative" Störung).

In dieser Einteilung werden dissoziative (CID = Carpal Instability dissociative) von nichtdissoziativen Störungen (CIND = Carpal Instability non-dissociative) sowie komplexe (CIC = Carpal Instability Complex) und axiale Gefügestörungen unterschieden.

- In der **dissoziativen CID-Gruppe** sind die Bauelemente der proximalen Handwurzelreihe untereinander verschoben, also bei einer Bandruptur entweder das Skaphoid gegenüber dem Lunatum oder das Lunatum gegenüber dem Triquetrum sowie bei einer Skaphoidfraktur/-pseudarthrose die beiden Kahnbeinfragmente gegeneinander.
- In der **nichtdissoziativen CIND-Gruppe** ist die proximale Handwurzelreihe intakt, führt aber als Ganzes entweder eine Fehlartikulation gegenüber der distalen Reihe durch (CIND-DISI und CIND-PISI) oder ist gegenüber dem Unterarm subluxiert (sog. Translokation). Pathoanatomische Basis sind Läsionen der extrinsischen (kapsulären) Ligamente oder eine fehlangeordnete Radiusgelenkfläche. Die dissoziativen und nichtdissoziativen Instabilitätsformen repräsentieren oft chronische Beschwerdekomplexe, denen ein adäquates Handgelenkstrauma oder sog. „laxe" Gelenke (insbesondere für die CIND-Formen) zugrunde liegen. Häufig können jedoch keine hinreichend plausiblen Ursachen eruiert werden.
- Diesen Zustandsbildern stehen die akuten Handwurzelluxationen/-luxationsfrakturen gegenüber, bei denen die **komplexe CIC-Gruppe** und die **axialen Gefügestörungen** unterschieden werden. Diese Dislokationsmuster beinhalten meist dissoziative und nichtdissoziative Elemente. Sie führen zur groben Deformierung und akuten Funktionsunfähigkeit der Hand. Auf die komplexen und axialen Verletzungsformen, die im Kap. 22 vorgestellt wurden, wird nachfolgend nicht näher eingegangen. Zwischen der akuten und der chronischen Läsion als den Extremen einer Beschwerdeskala, ist an der Handwurzel eine Vielzahl unterschiedlicher Verletzungsmuster möglich.

Die Akronyme „DISI" und „PISI" sind lediglich Deskriptionsmerkmale für die pathologische Anordnung des Lunatums innerhalb der mittleren Säule des Karpus. Sie sind jedoch keine Termini für eigenständige Krankheitsbilder. Das Lunatum als zwischengeschaltetes („intercalated") und damit potentiell instabiles Glied im Handwurzelverbund kann in folgenden Drehrichtungen innerhalb einer karpalen Zickzack-Deformität angeordnet sein (Abb. 23.1):

- Eine **DISI-Konfiguration** („**Dorsiflexed intercalated Segment Instability**") liegt vor, wenn das Lunatum in Extension dreht, so dass der radiolunäre Winkel größer als 15° wird. Am häufigsten wird diese Situation im Rahmen einer skapholunären Dissoziation gesehen.
- Umgekehrt liegt eine **PISI-Konfiguration** („**Palmar flexed intercalated Segment Instability**") bei Flexion des Lunatums nach palmar vor (radiolunäre Winkel kleiner als -15°). Der eher seltene Befund wird bei mediokarpalen und ulnarseitig lokalisierten Instabilitäten – hier meist bei der lunotriquetralen Dissoziation – vorgefunden.

Klinisch rufen die verschiedenen Instabilitätsformen eine Schmerzsymptomatik und unterschiedliche Grade der karpalen Dysfunktion hervor, die wegen der großen Manifestationsunterschiede erst bei den einzelnen Instabilitätsformen erläutert werden.

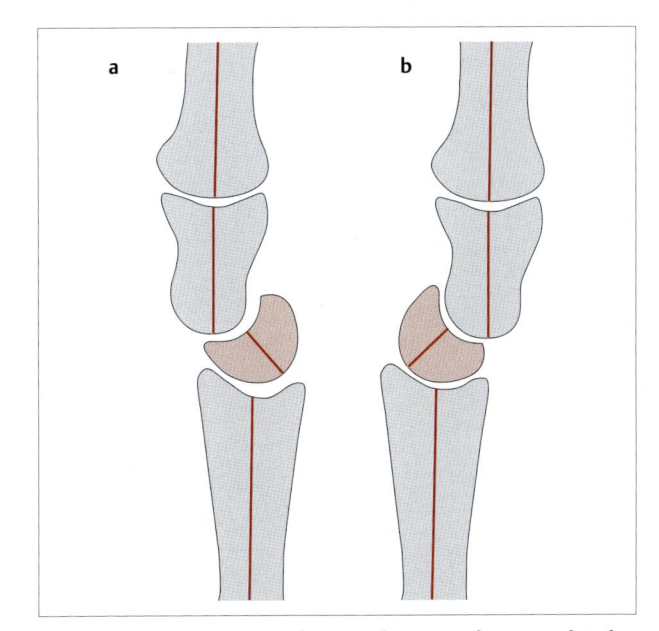

Abb. 23.1 a, b Instabilitätsformen der zentralen Karpalsäule. Das Lunatum kann als zwischengeschaltetes („intercalated") Element entweder eine Rotation nach dorsal (in Extension) oder nach palmar (in Flexion) mit Ausbildung einer Zickzack-Deformität aufweisen.
a DISI-Achsenfehlstellung („Dorsiflexed intercalated Segment Instability").
b PISI-Achsenfehlstellung („Palmarflexed intercalated Segment Instability").

Bildgebende Diagnostik

Röntgendiagnostik

Für die korrekte Bildinterpretation ist entscheidend, dass die Röntgenaufnahmen in Neutralstellung des Handgelenks und korrekter Zentrierung angefertigt wurden (Kap. 1). Als Standardprogramm für die Diagnostik von karpalen Instabilitäten gelten die Röntgeneinstellungen der Tab. 23.4.

Der Verdacht auf eine karpale Gefügestörung liegt in der dorsopalmaren Projektion dann vor, wenn einer der 3 radiologischen Karpalbögen unterbrochen ist, d.h. die Grenzlamellen der Handwurzelknochen nicht mehr parallel zueinander verlaufen bzw. eine Konturstufung aufweisen, oder das Lunatum eine Dreiecksform einnimmt. Es muss jedoch darauf hingewiesen werden, dass auch schwerwiegende Bandverletzungen ohne erkennbare Röntgenzeichen in den Standardaufnahmen vorliegen können. In dieser Situation sind Funktionsaufnahmen unter Stressbedingungen indiziert. Klassischerweise umfassen die sog. „Stressaufnahmen" die dorsopalmare Projektion in jeweils maximaler Radial- und Ulnarduktion sowie seitliche Projektionen in Flexions- und Extensionsstellung (Kap. 1). Nach eigener Erfahrung kann eine karpale Bandinsuffizienz jedoch besser mit der dorsopalmaren Röntgenaufnahme während eines festen Ballgriffes, alternativ mit der Stecher-Aufnahme dokumentiert werden. Da dieses Vorgehen diagnostisch effizienter und für den Patienten dosisschonender ist, werden diese beiden Funktionsaufnahmen in der Tab. 23.4 als die Stressaufnahmen der 1. Wahl bezeichnet.

Im Seitenbild hat jedes Winkelmaß, das über die Normwerte der Tab. 12.1 hinausgeht, als pathologisch im Sinne einer DISI- oder PISI-Konfiguration zu gelten. Die Abb. 23.2 zeigt die pathologischen Winkelmaße der häufigsten Instabilitätsformen.

In diagnostisch unklarer Situation müssen die entsprechenden Vergleichsaufnahmen von der Gegenseite angefertigt werden.

Tab. 23.4 Röntgenprogramm bei Verdacht auf eine karpale Instabilität

- **Handgelenk in 2 Ebenen:**
  - dorsopalmar
  - seitlich
- **Stressaufnahmen der 1. Wahl:**
  - dorsopalmare Griffaufnahme mit Ball
  - Stecher-Aufname (Faustschluss und Ulnarduktion)
- **Stessaufnahmen der 2. Wahl:**
  - dorsopalmare Aufnahmen in Radial-/Ulnarduktion
  - dorsopalmare Aufnahme in Moneim-Projektion
  - seitliche Aufnahme in Flexion
  - seitliche Aufnahme in Extension

Kinematographie

Die Indikation zur kinematographischen Untersuchung ist dann gegeben, wenn bewegungsabhängige Klick- oder Schnapp-Phänomene mit den röntgenologischen Ruhe- und Stressaufnahmen nicht ausreichend erklärt werden können. Aufzeichnungsmethode der Wahl ist die Hochfrequenzkinematographie mit 50 Bildern/s (s. Kap. 2). Nach Lagerung des Unterarmes in Neutralstellung werden 4

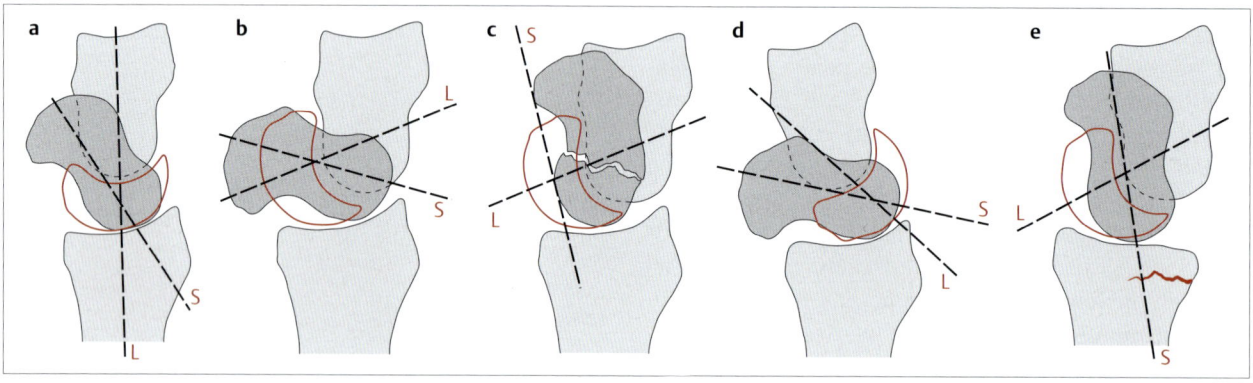

Abb. 23.2 a–e **Karpale Winkelbestimmung im seitlichen Röntgenbild. Eingezeichnet sind die Längsachsen durch das Lunatum (L) und das Skaphoid (S).**

a **Normalbefund:** Die Achsen von Radius, Lunatum und Kapitatum stehen kolinear, der skapholunäre Winkel SL beträgt 45°.

b **Skapholunäre Dissoziation:** Durch Drehung des Skaphoids in Flexion und des Lunatums in Extension ist der skapholunäre Winkel SL auf 142° erweitert.

c **Instabile Skaphoidpseudarthrose:** Das proximale Skaphoidfragment dreht gemeinsam mit dem Lunatum in Extension, das distale Skaphoidfragment kippt nach palmar. Der skapholunäre Winkel SL ist auf 84° vergrößert.

d **Lunotriquetrale Dissoziation:** Das Skaphoid und Lunatum drehen gemeinsam in Flexion. Der Winkel SL bleibt im Normbereich, während der radiolunäre Winkel RL auf 50° und der radioskaphoidale RS auf 78° vergrößert sind.

e **Radiokarpale Gefügestörung:** Durch die Fehlstellung der Radiusgelenkfläche nach Fraktur drehen Skaphoid und Lunatum gemeinsam nach dorsal. Der radiolunäre Winkel RL beträgt −63°, der radioskaphoidale Winkel RS 14°.

Serien aufgezeichnet: Radialduktions-/Ulnarduktions-Ablauf dorsopalmar und seitlich sowie Flexions-/Extensions-Ablauf seitlich und dorsopalmar. Am besten kann der Patient in der Regel den Bewegungsablauf, der zum Schnappen führt, selber provozieren. Als Aufzeichnungsmethode kann – allerdings mit schlechterer Bildqualität – auch die Videodokumentation zur Anwendung kommen.

Arthrographie

Sie erfolgt bei ulnarseitiger Symptomatik in Drei-Kompartiment-Technik, bei radialseitigen Beschwerden ist meist die Zwei-Kompartiment-Injektion ausreichend. Der Nachweis eines bidirektionalen Kontrastmittelübertritts weist vor dem 30. Lebensjahr mit größerer Sicherheit die Bandläsion nach. Jenseits dieser Altersgrenze besteht dagegen lediglich eine nur lockere Korrelation zwischen den klinischen und arthrographischen Befunden, so dass die korrekte Bildinterpretation immer nur in Zusammenschau mit der klinischen Symptomatik möglich ist. Vorteilhaft wird die Arthrographie als kombiniertes Verfahren mit einer nachfolgenden MRT angewendet. Die sog. „MR-Arthrographie" hat den Vorteil, bei hohem Umgebungskontrast die intraartikuläre Gewebsstruktur direkt zur Abbildung zu bringen.

Computertomographie

Die CT bietet in frühen Instabilitätsstadien nur dann einen Vorteil, wenn Stressaufnahmen wegen Ruhigstellung im Gipsverband nicht möglich sind oder sich im Röntgensummationsbild die Gelenkflächen in Höhe der vermuteten Gefügestörung in mehreren Ebenen wechselseitig überlagern. Dies ist besonders bei den mediokarpalen Instabilitätsformen der Fall. In den späteren Stadien ist die CT die Methode der Wahl, wenn im Rahmen der präoperativen Diagnostik arthrotische Veränderungen am betroffenen Gelenk nachgewiesen oder ausgeschlossen werden sollen.

Magnetresonanztomographie

Wie in Kap. 10 näher ausgeführt wird, stehen zur Diagnostik von karpalen Bandrupturen verschiedene native und kontrastmittelverstärkte Sequenztypen zur Verfügung:
- In **nativer MRT-Technik** werden die karpalen Ligamente am besten mit einer T2*-gewichteten GRE-Sequenz in der Koronalebene zur Abbildung gebracht. Die Schichtdicke sollte 2 mm nicht überschreiten, da sonst Teilvolumeneffekte an den skapholunären und lunotriquetralen Ligamenten in Erscheinung treten. Mit dem gleichen Sequenztyp werden auch axiale Schichten empfohlen, da sich in dieser Ebene die dorsalen und palmaren Bandsegmente besonders gut beurteilen lassen.
- Bei der **indirekten MR-Arthrographie** wird eine T1-gewichtete Sequenz ca. 1 Stunde nach intravenöser Injektion von Gadolinium-DTPA und zwischenzeitlich aktiver Gelenkbewegung durchgeführt (s. Abb. 9.5 e, f). Wegen der geringeren Distensionswirkung des in den Gelenkraum diffundierenden Kontrastmittels ist die indirekte Technik der direkten MR-Arthrographie unterlegen.
- Die **direkte MR-Arthrographie** ist ein invasives Vorgehen mit intraartikulärer Injektion einer 1:200 verdünnten Gadolinium-DTPA-Lösung. Unter Durchleuchtungssicht und sterilen Bedingungen wird eine Lösung aus 200 Teilen eines Röntgenkontrastmittels und 1 Teil Gadolinium-DTPA in Drei- oder Zwei-Kompartiment-Technik in das Mediokarpalgelenk, Radiokarpalgelenk und/oder in das distale Radioulnargelenk injiziert (s. Abb. 9.5 c, d).
- Im Rahmen der **kontrastmittelverstärkten MRT** kommt es lokal an den Rissstellen eines Ligaments zu einer verstärkten Gadolinium-DTPA-Anreicherung (s. Abb. 9.5 a, b). Pathoanatomische Grundlage ist die Hyperämie innerhalb von fibrovaskulärem Reparationsgewebe, das sich am Ort der Bandschädigung ausbildet. Die fokale Hyperämie führt zum Kontrastmittelenhancement.
- In der **dynamischen MRT** wird der karpale Bewegungsablauf aufgezeichnet. Für die Echtzeitaufzeichnung sind Hochfeldscanner mit starken Gradientensystemen Voraussetzung. In den aufgezeichneten Cine-Loop-Schleifen können die Bewegungen der Handwurzelknochen analysiert werden. Die karpalen Ligamente kommen aufgrund der reduzierten Bildmatrix nicht oder nur unzureichend zu Darstellung. Deshalb weist die dynamische MRT derzeit keine Vorteile gegenüber der konventionellen Röntgen-Kinematographie auf.

Tab. 23.5 Korrelation der MRT-Befunde mit der Pathoanatomie beim Vorliegen karpaler Bandläsionen

Befund in der MRT	Pathoanatomie
Abnorme Bandlänge	Elongation ohne Riss
Hohes ligamentäres Binnensignal	mukoide Degeneration
Fokale Banddehiszenz	Rupturstelle
Verstärkte Kontrastmittelanreicherung	fibrovaskuläres Reparationsgewebe
Fokal verdicktes Band	Bandretraktion
Band nicht darstellbar	chronischer Bandverschleiß

Darüber hinaus stellt die MRT ebenso wie die CT die Gelenkflächen im Schnittbild überlagerungsfrei dar, wodurch die Gelenkinkongruenzen der statischen Instabilitäten besser erkannt werden können. In der Tab. 23.5 sind die MRT-Befunde der Pathoanatomie an den Ligamenten gegenübergestellt.

Arthroskopie

Bei karpalen Instabilitäten ist die Indikation zur diagnostischen Arthroskopie bei typischer klinischer Symptomatik, aber unergiebigen Befunden in den bildgebenden Verfahren gegeben, des Weiteren zur prätherapeutischen Bestimmung von begleitenden Knorpelschädigungen (s. Kap. 4). Hiervon muss die primär aus therapeutischer Indikation durchgeführte Arthroskopie abgegrenzt werden.

Instabilitätsformen

23.1 Dissoziative Gefügestörungen (CID)

23.1.1 Skapholunäre Dissoziation (SLD)

Pathoanatomie, klinische Symptomatik

Der häufigsten und wichtigsten Instabilitätsform der Handwurzel liegt eine Insuffizienz des Lig. scapholunatum zugrunde. Meist ist ein frischer oder länger zurückliegender Sturz auf die dorsalextendierte Hand die Traumaursache. Auf die kombinierte Verletzung zusammen mit einer intraartikulären Radiusfraktur, die in die skapholunäre Interfacettenregion einstrahlt, wird in Kap. 17 hingewiesen (s. Abb. 17.9). Etwas seltener kommen die übrigen Ursachen der Tab. 23.1 in Frage, die insbesondere im chronischen Stadium in Erwägung gezogen werden müssen, und wenn ein Unfall nicht eindeutig eruierbar ist. Bei den nichttraumatischen Dissoziationen entwickelt sich über eine Bandelongation zunächst eine Partialruptur, die nach einem unterschiedlich langen Stadium der Kompensation schließlich in eine Komplettruptur übergeht.

Bezüglich der Läsionsschwere muss die **Partialruptur** von der **Komplettruptur** unterschieden werden. Bei der partiellen Ruptur weisen nur 1 oder 2 Bandsegmente eine Diskontinuität auf – bevorzugt das dorsale und mittlere – während die übrigen Bandabschnitte unversehrt sind. Dagegen sind bei der Komplettruptur alle Bandsegmente in ihrer Kontinuität unterbrochen. Die Rupturstelle ist bevorzugt an der Skaphoidseite des Lig. scapholunatum lokalisiert, da hier im Vergleich zur lunären Seite die Sharpey-Fasern des Bandes weniger dicht ausgebildet sind.

Die skapholunäre Bandläsion zieht die dissoziative Form einer karpalen Gefügestörung (CID-DISI) nach sich. Die isolierte Verletzung des Lig. scapholunatum entspricht in der Mayfield-Klassifikation dem Stadium I der perilunären Instabilität (in den höheren Stadien sind zusätzliche Ligamente mit Auswirkungen auf die übrigen Gelenkkompartimente verletzt). Im „Modell des aufgebrochenen Ringes" (Lichtman-Modell) folgen das Skaphoid und das Lunatum durch die Auflösung der ligamentären Verbindung den ihnen eigenen Rotationsbestrebungen in unterschiedlicher Weise (Abb. 23.3):

- Das Skaphoid dreht infolge der axialen Druckbelastung in eine vermehrte Flexionsstellung, wodurch der radioskaphoidale Winkel größer als 60° wird. Die Flexionstendenz des Skaphoids wird verstärkt, wenn auch das als Hypomochlion wirksame Lig. radioscaphocapitatum mit verletzt ist. Durch den jetzt wirksamen axialen Druck wird das Skaphoid gleichzeitig nach dorsal verschoben und reitet auf der dorsalen Radiusgelenkklippe. Das kombinierte Bewegungsmuster aus palmarer Flexionsstellung und dorsaler Translation wird als **Rotationssubluxation des Skaphoids (RSS)** bezeichnet (Abb. 23.3 c u. e).
- Nach Abkoppelung vom Skaphoid folgt das Lunatum seiner natürlichen Tendenz, eine dorsale Rotationsstellung einzunehmen (Abb. 23.3 d u. f). Primäre Ursache ist der asymmetrisch ausgebildete Gelenkradius des Lunatums mit einer verstärkten dorsalen Krümmungsfläche. Weitere Einflüsse auf die lunäre Dorsalrotation werden durch die benachbarten Karpalia ausgeübt, nämlich einerseits durch das gleichsinnig drehende Triquetrum über die intakte lunotriquetrale Bandverbindung, andererseits durch das in relativer Flexion stehende Kapitatum. Es stellt sich eine dorsal gerichtete Zickzack-Deformität der mittleren Karpalsäule mit pathologischen radiolunären und radiokapitalen Winkeln ein. In Verbindung mit einer geringen Translation des Lunatums nach palmar findet sich das Bild der sog. **DISI-Konfiguration** („Dorsiflexed intercalated Segment Instability").

23.1 Dissoziative Gefügestörungen (CID)

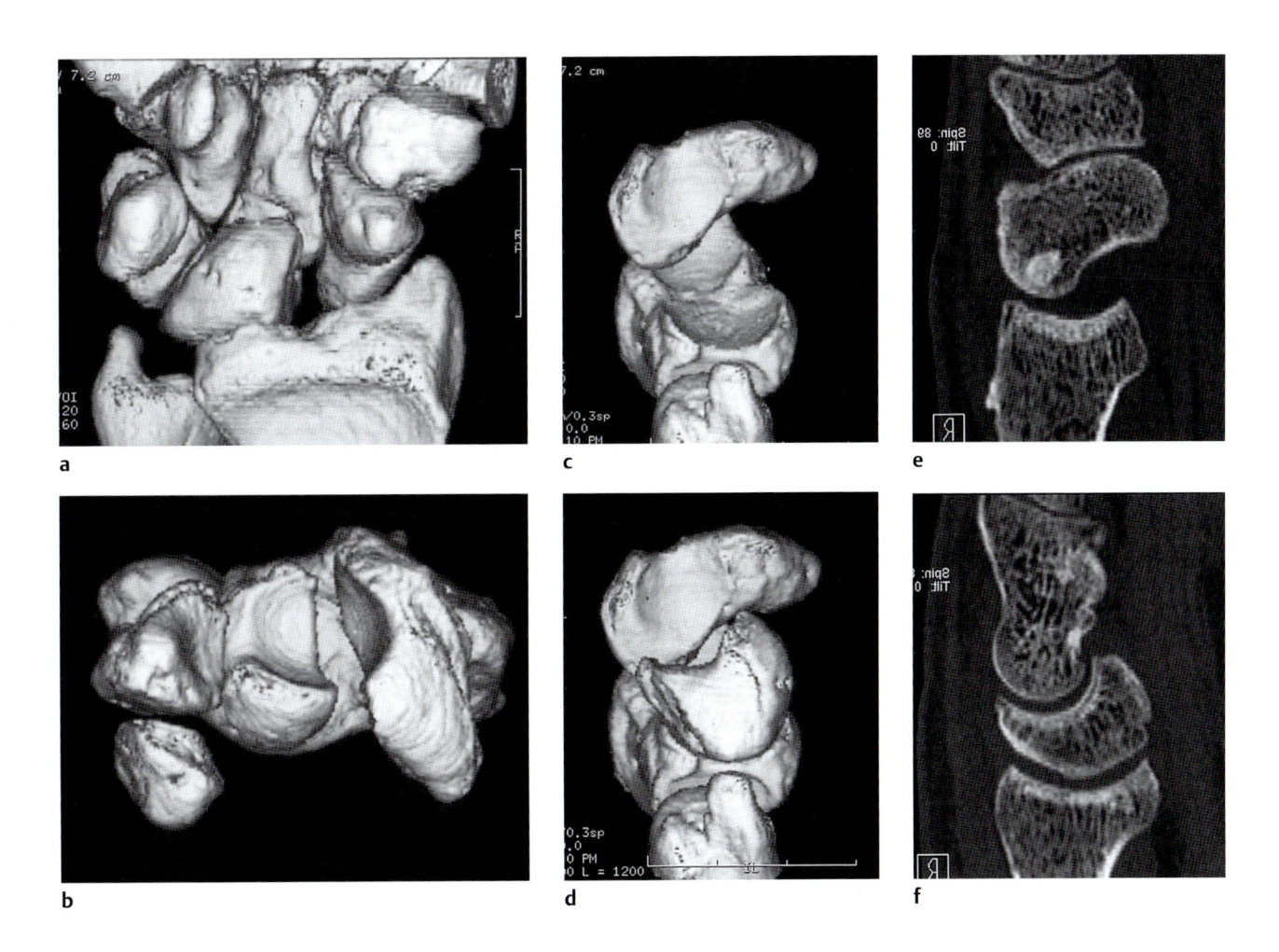

Abb. 23.3 a–f **Skapholunäre Dissoziation in computertomographischer 3D-Darstellung.**

a Blick von palmar in die skapholunäre Lücke und auf das vermehrt palmar flektierte Skaphoid.

b Nach elektronischer Entfernung der distalen Handwurzelreihe Blick auf den asymmetrisch erweiterten SL-Spalt.

c Demonstration der dorsalen Rotationssubluxation des Skaphoids. Der proximale Skaphoidpol „reitet" auf der dorsalen Radiuslippe. Mit Ausnahme des Skaphoids wurde die übrige Handwurzel elektronisch entfernt.

d Lagebeziehung von Skaphoid und Lunatum bei einem auf knapp 90° erweiterten SL-Winkel. Blick von distal-ulnar.

e In der sagittalen MPR wird die Rotationssubluxation des Skaphoids nach dorsal nochmals verdeutlicht. Nebenbefundlich Enostom im proximalen Skaphoidpol.

f DISI-Gefügestörung des Lunatums im Rahmen der sagittalen MPR durch die mittlere Karpalsäule.

Als Folge der gegenläufigen Drehbewegungen vergrößert sich der skapholunäre Winkel auf einen Wert von größer als 60° (Normalwert 30°–60°). Der skapholunäre Winkel ist die charakteristische Kenngröße der SL-Dissoziation.

Nach einer längeren Laufzeit stellt sich eine **Arthrosis deformans** ein. Diese beginnt im radioskaphoidalen Gelenk zunächst zwischen dem proximalen Skaphoidpol und der dorsalen Radiusgelenklippe. Im weiteren Verlauf dehnt sich die Arthrose auf das gesamte radioskaphoidale Kompartiment aus, bevor der degenerative Prozess schließlich auf das Mediokarpalgelenk übergreift. Der Kapitatumkopf dringt durch die Destruktion des proximalen Skaphoidpols und das Abweichen des Lunatums nach ulnar kontinuierlich in die entstehende skapholunäre Lücke vor und nähert sich stark der Radiusgelenkfläche an. Es entsteht ein karpaler Kollaps (SLAC Wrist = Scapholunate advanced Collapse). Weitere Einzelheiten sind im Kap. 27 erläutert.

Der **Schweregrad** der skapholunären Insuffizienz wird anhand der Röntgenbefunde in den konventionellen Projektionsradiogrammen bestimmt (Tab. 23.6).

- Im **Stadium I** der skapholunären Insuffizienz liegt meist die Ruptur der palmaren und mittleren Bandabschnitte vor. In diesem Frühstadium sind die Röntgenaufnahmen des Handgelenks in 2 Ebenen immer unergiebig. Besteht aufgrund eines positiven Watson-Verschiebemanövers der Verdacht auf eine Partialruptur des SL-Bandes, kann die klinische Vermutungsdiagnose am sichersten mit der Arthroskopie bestätigt oder ausgeschlossen werden. Mit deutlich geringerer Trefferquote kann die Partialruptur des SL-Bandes

Tab. 23.6 Klassifikation der skapholunären Dissoziation (modifiziert nach Watson u. Black)

Stadium	Klassifikationsprinzip	Pathoanatomie	Bildgebende Kriterien
I	Teilruptur	• Ruptur des palmaren SL-Bandsegments, dorsales SL-Bandsegment intakt • seltener umgekehrt	• Normalbefund im Röntgen • Nachweis mittels Arthroskopie oder MRT (limitiert)
II	Komplettruptur dynamisch	• Ruptur aller SL-Bandsegmente • extrinische Bänder nicht oder nur gering betroffen	• Normalbefund im Röntgen • Nachweis mittels Kinematographie, Arthroskopie oder MRT
III	Komplettruptur statisch	• Ruptur aller SL-Bandsegmente • extrinische Ligamente (besonders RSC-Band) in deutlichem Ausmaß betroffen	• Röntgenzeichen der statischen skapholunären Dissoziation (Tab. 23.7)

auch mit der MRT bei Verwendung von intravenösem oder intraartikulärem Kontrastmittel gestellt werden.
- Im **Stadium II** der skapholunären Dissoziation ist das Lig. scapholunatum zwar bereits komplett rupturiert, in den statischen Röntgenaufnahmen des Handgelenks in 2 Ebenen findet sich jedoch eine unauffällige Gefügeanordnung der Handwurzel. Der diagnostische Nachweis der kompletten Banddeshiszenz kann über die Arthroskopie, die MRT und die Röntgen-Kinematographie erbracht werden. Das Ausmaß der mitverletzten extrinsischen Ligamente ist gering und kann bildgebend nicht erfasst werden.
- Im **Stadium III** der skapholunären Dissoziation hat sich auf dem Boden der kompletten SL-Bandverletzung und einer höhergradigen Läsion der extrinsischen Ligamente, insbesondere des RSC-Bandes, die statische Instabilitätsform mit gegenläufigen Rotationen des Skaphoids und des Lunatums manifestiert. In den Röntgen-Übersichtsaufnahmen finden sich die charakteristischen Röntgenzeichen der Tab. 23.7, nicht jedoch arthrotische Umbaureaktionen.
- Obwohl in der klassischen Einteilung nicht vorgesehen, kann unter dem **Stadium IV** der skapholunären Dissoziation die manifestierte Arthrosis deformans subsummiert werden. Bei länger bestehender SL-Dissoziation bildet sich eine stadienhaft verlaufende Arthrose und ein karpaler Kollaps (sog. „SLAC Wrist") aus. Nähere Ausführungen hierzu finden sich im Kap. 27.

An akuten Symptomen bei der skapholunären Dissoziation finden sich nach einem Hyperextensionstrauma eine passagere Schwellung, ein dorsaler Druckschmerz über der Handwurzel und der Tabatiere sowie eine eingeschränkte Beweglichkeit. Wenn sich der Patient erst spät zur Untersuchung begibt – was häufig der Fall ist – stehen meist eine Kraftminderung und Bewegungseinschränkung mit endgradiger Schmerzhaftigkeit im Vordergrund. Der **Kahnbein-Verschiebetest nach Watson** fällt positiv aus. Hierbei wird vom Untersucher an der radialduzierten Hand eine dorsale Subluxation des proximalen Skaphoidpols gegenüber dem Lunatum provoziert.

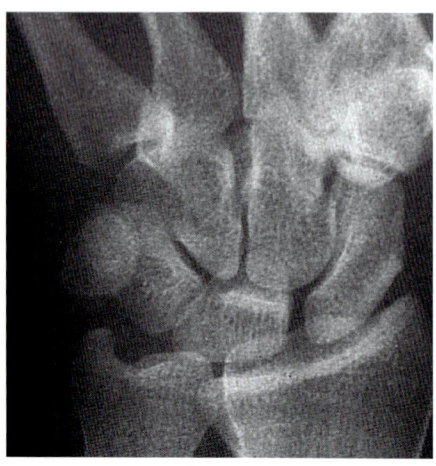

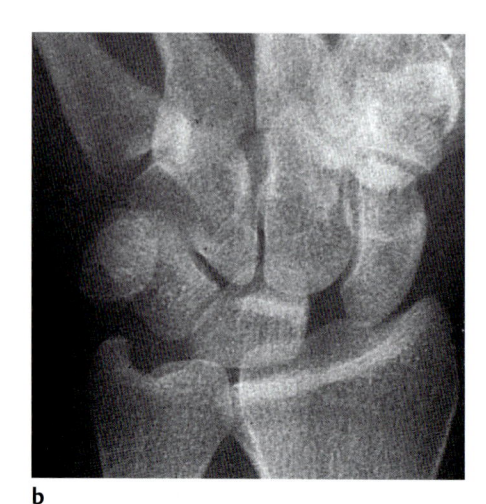

Abb. 23.4 a, b **Kinematographie bei dynamischer SL-Dissoziation (Stadium I).**
a Zu Beginn einer Ulnarduktionsbewegung ist der skapholunäre Gelenkspalt noch normal weit.
b Bereits 1/50 s nach Teilbild **a** erweitert sich der Gelenkspalt auf 5 mm. Dabei kommt es zur Rotation des Skaphoids nach palmar und zu einem klickenden Geräusch.

23.1 Dissoziative Gefügestörungen (CID)

Bildgebende Diagnostik

Röntgendiagnostik

Als sensitives Frühzeichen für die skapholunäre Instabilität gilt im Übergangsstadium I/ II der fehlende Parallelverlauf der korrespondierenden Gelenkflächen von Skaphoid und Lunatum, auch wenn alle übrigen Dissoziationskriterien fehlen. Als weiterführende Maßnahmen empfiehlt sich in dieser Situation die Durchführung von Stressaufnahmen (Abb. 23.5) oder der Kinematographie (Abb. 23.4), mit denen in der Regel eine skapholunäre Diastase nachgewiesen werden kann.

Erst wenn sich die statische Form einer skapholunären Dissoziation im Stadium III manifestiert hat, sind die Röntgenkriterien der Tab. 23.7 u. Abb. 23.6 nachweisbar.

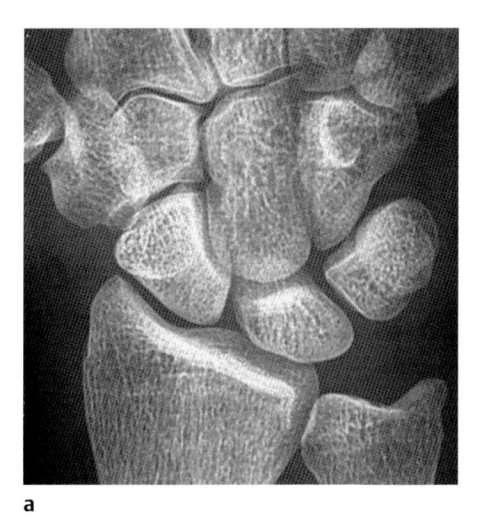

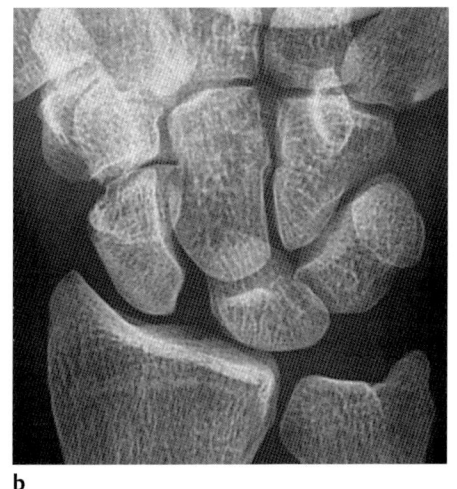

Abb. 23.5 a, b **Nachweis einer skapholunären Dissoziation mittels Röntgen-Funktionsaufnahme (Übergangsstadium I/ II).**
a Unter Ruhebedingungen kommen das „Ringzeichen" des Skaphoids sowie eine Inkonkruenz des SL-Spaltes fraglich positiv zur Darstellung.
b In der dorsopalmaren Funktionsaufnahme im sog. „Ballgriff" weitet sich der skapholunäre Gelenkspalt pathologisch auf, das Lunatum nimmt eine Dreieckform an.

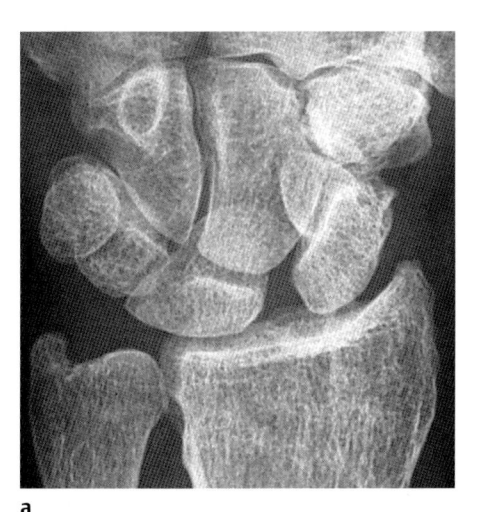

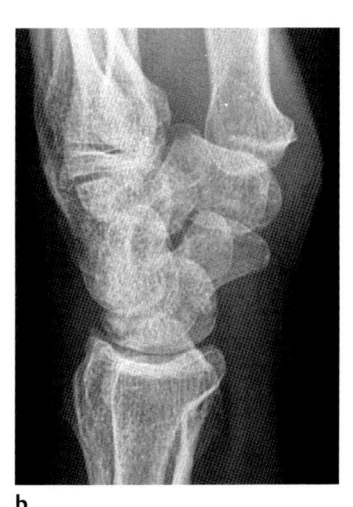

Abb. 23.6 a, b **Statische Form der skapholunären Dissoziation (Stadium III).**
a In der dorsopalmaren Aufnahme finden sich das Ringzeichen des Skaphoids, eine deutlich erweiterte skapholunäre Lücke („Terry-Thomas-Zeichen") und eine Dreieckform des Lunatums.
b In der Seitaufnahme führen die Flexionsstellung des Skaphoids und die DISI-Rotationsfehlstellung des Lunatums zu einem auf 98° erweiterten SL-Winkel.

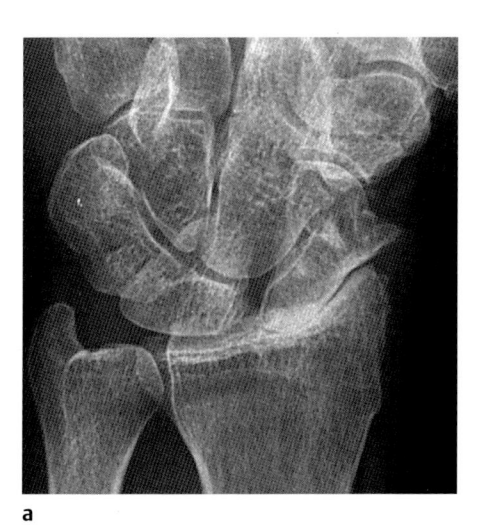

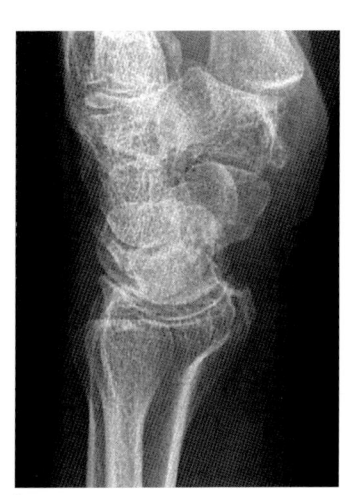

Abb. 23.7 a, b **Arthrosenstadium der skapholunären Dissoziation („Stadium IV").**
a In der dorsopalmaren Aufnahme im Ballgriff kommt eine fortgeschrittene Arthrosis deformans im radioskaphoidalen Kompartiment zusätzlich zur erweiterten SL-Lücke zur Darstellung.
b Auf dem Seitbild hat die Arthrose ihren Schwerpunkt dorsal zwischen Radiuslippe und proximalem Skaphoidpol. Gegenläufige Rotationen von Skaphoid und Lunatum.

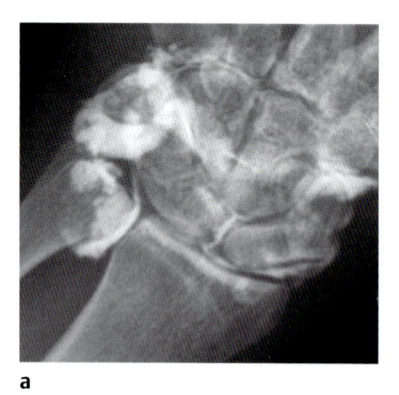

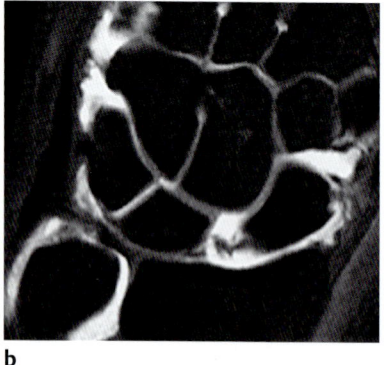

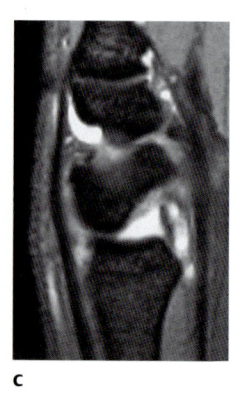

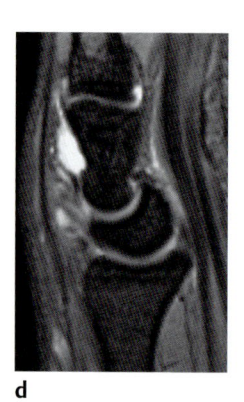

Abb. 23.8 a–d MR-Arthrographie einer Komplettruptur des Lig. scapholunatum.

a In der radiokarpalen Arthrographie breite Kommunikation zum Mediokarpalgelenk über die skapholunäre Lücke (arthrographischer Läsionsgrad 3 nach Linkous). Nebenbefundlich radialseitige TFCC-Läsion I A nach Palmer.
b Das koronale MR-Arthrographie-Bild (T1-SE-Sequenz mit Fettsaturation) zeigt einen frischen Abriss des flottierenden Ligaments von der Insertion am Lunatum. In den angrenzenden Schichten waren alle Bandsegmente betroffen.
c,d Die sagittale T2*-gewichtete MEDIC-Sequenz stellt die Rotationssubluxation des Skaphoids und die DISI-Stellung des Lunatums dar.

Kennzeichen des Dissoziationsstadiums ist der **vergrößerte skapholunäre Winkel** (Normalwert bis 60°). Der Winkel wird meist mit Werten deutlich über 60° vermessen, wenn eine statische Form der Dissoziation vorliegt. Dabei führen das Skaphoid und Lunatum nicht nur gegenläufige Rotationen aus, sondern gleichzeitig auch Translationsbewegungen, die im seitlichen Röntgenbild erkennbar werden: Das flektierte Skaphoid ist nach dorsal verschoben und „reitet" auf der dorsalen Radiuslippe, während das extendierte Lunatum zusätzlich nach palmar translatiert ist (Abb. 23.3c u. e, 23.6b, 23.8c). Hierdurch befindet sich der Kapitatumkopf am Lunatumhinterhorn in mediokarpaler Subluxationsstellung.

Im dorsopalmaren Röntgenbild kann – muss jedoch nicht – eine skapholunäre Lücke von mehr als 3 mm Weite imponieren („**Terry-Thomas-Zeichen**"). Die Diastase zwischen Skaphoid und Lunatum lässt sich am einfachsten in der Funktionsaufnahme des Ballgriffs (Abb. 23.5b u. 23.7a) auslösen. Sie wird objektiviert in der Moneim-Aufnahme (s. Abb. 1.4a), die bei Zentrierung auf die Handwurzel den SL-Spalt orthogonal einsehen lässt. Auf dem Boden der **DISI-Rotationsfehlstellung** projiziert sich das Lunatum nicht mehr trapezförmig, sondern in Form eines Dreiecks, dessen nach distal gerichtete Spitze vom Lunatumvorderhorn gebildet wird, das sich auf den Kapitatumkopf projiziert. Aufgrund seiner verstärkten Flexion erscheint das Skaphoid in der dorsopalmaren Projektion „verkürzt" und wird mit dem distalen Pol als sog. „**Ringzeichen**" abgebildet (Abb. 23.6a).

Tab. 23.7 Röntgenzeichen der skapholunären Dissoziation im Stadium III

Parameter	Dorsopalmares Bild	Seitliches Bild
Diastase des skapholunären Gelenkspaltes („Terry-Thomas-Sign")	pathologisch: >3 mm, fraglich: 2–3 mm	
	Karpalbögen I und II nach Gilula sind unterbrochen	
	Moneim-Projektion am besten	
Palmarflexion des Skaphoids („Rotatory Instability"):	„Ringzeichen" durch orthograde Projektion des distalen Skaphoidpols	radioskaphoidaler Winkel größer 60°
	Skaphoidlänge verkürzt (Distanz Ring zu proximalem Pol < 7 mm)	
Dorsalextension des Lunatums (DISI)	Dreieckform des Lunatums	radiolunärer Winkel größer +15°,
	distale Lunatumspitze projiziert sich auf Kapitatumkopf	kapitatolunärer Winkel kleiner –15°
Skapholunärer Winkel		größer als 60°

Im Arthrosestadium ist in allgemeiner Weise die Knorpelhöhe vermindert, der subchondrale Knochen vermehrt sklerosiert und die Knochenkanten osteophytenartig ausgezogen (Abb. 23.**7**). Die periskaphoidale Arthrose verläuft stadienhaft. Sie beginnt zwischen dem proximalen Skaphoidpol und der dorsalen Radiuslippe, greift nachfolgend auf die gesamte Fossa scaphoidea radii und später auf das mediokarpale Gelenkkompartiment über und endet schließlich im karpalen Kollaps („**SLAC Wrist**") mit proximaler Migration des Kapitatums (s. Kap. 27). Messparameter des höhengeminderten Karpus ist der Youm-Index mit einem Quotienten von unter 0,49 (Normalwert 0,54 ± 0,03).

Kinematographie

Die Indikation zur Kinematographie ist im frühen Instabilitätsstadium gegeben, wenn bei glaubhafter Beschwerdesymptomatik der Kahnbein-Verschiebetest nach Watson positiv ausfällt, die statischen Röntgenaufnahmen sich jedoch unergiebig präsentieren. Diagnoseparameter ist die passagere Weitenänderung des skapholunären Gelenkspaltes während der Bewegungsabläufe der Flexion/Extension (Abb. 23.**4**) und der Radialduktion/Ulnarduktion. Weitet sich der Gelenkspalt mit parallelen Konturen auf, ist von einer kompletten Ligamentruptur auszugehen. Unterschiedliche Weiten am proximalen und distalen Rand des Gelenkspaltes sprechen demgegenüber für eine partielle Ligamentruptur. Die dynamisch nachgewiesene Aufweitung des skapholunären Gelenkspaltes korreliert in der Regel gut mit den klinischen Schnapp- und Klickphänomenen.

Arthrographie

Eine bidirektionale Kommunikation über das skapholunäre Kompartiment weist beim jungen Patienten auf die Bandläsion hin. Es muss sorgsam beachtet werden, dass die zentrale Perforation am SL-Band meist klinisch unbedeutend ist und deshalb eine schlechte Korrelation zwischen dem Arthrographiebefund und der Beschwerdesymptomatik besteht. Deshalb darf eine interkompartimentale Kontrastmittelkommunikation nur vor dem 30. Lebensjahr, nur im Seitenvergleich und nur in Zusammenschau mit der Beschwerdesymptomatik als Rupturkriterium gewertet werden (Abb. 23.**8a**). Im Projektionsverfahren der Arthrographie kann versucht werden, von der Breite des kommunizierenden Defekts auf die Größe der Bandläsion zu schließen. Hierzu steht die Graduierungsskala der Tab. 23.**8** zur Verfügung.

Insgesamt ist die Arthrographie ein schlechter Prädiktor für eine klinisch relevante Ruptur des skapholunären Ligaments und sollte aus diesem Grund am besten nur in Kombination mit einer MRT durchgeführt werden (Abb. 23.**8**).

Tab. 23.**8** Arthrographische Bewertung von kommunizierenden Defekten am Lig. scapholunatum (nach Linkous)

Grad	Größe des kommunizierenden Defekts	Bewertung
1	punktförmig	„Pin-Hole"-Läsion
2	< 1/3	kleine Bandläsion
3	1/3–2/3	mittelgroße Bandläsion
4	> 2/3	große Bandläsion
5	ganze Breite	komplette Bandläsion

Arthroskopie

Nachweismethode der Wahl ist die Arthroskopie. Sie wird bei klinischem Verdacht bereits zur Frühdiagnostik des skapholunären Ligaments mit der Möglichkeit der operativen Versorgung in der gleichen Sitzung eingesetzt. Die Arthroskopie ist das diagnostische Referenzverfahren im Nachweis und in der Graduierung von SL-Bandläsionen (Abb. 23.**10e**).

Magnetresonanztomographie

Natürlich gelten auch in der MRT-Diagnostik die radiologischen Befundkriterien des Instabilitätsstadiums III der skapholunären Dissoziation. Auf die bereits manifesten Dissoziations- und/oder Arthrosezeichen soll nicht eingegangen werden. Vielmehr werden nachfolgend die spezifischen Befunde der MRT in den radiologisch „stummen" Instabilitätsstadien I und II und die Darstellung des Lig. scapholunatum selber beschrieben. Eine skapholunäre Insuffizienz muss dann vermutet werden, wenn in der MRT entweder das palmare oder dorsale Bandsegment oder beide dehiszent sind. Einem kommunizierenden Defekt im mittleren, membranösen Bandabschnitt kommt in der Regel keinerlei Stabilitätsbedeutung zu.

- In der **nativen T2-gewichteten MRT** (inklusive der T2*-, PD- und STIR-Sequenzen ohne/mit Fettsaturation) stellt sich das rupturierte SL-Band anhand eines lokalisierten Flüssigkeitsverhalts innerhalb einer ligamentären Lücke sowie mit den Zeichen der Bandzerstörung („Flap Tear") dar (Abb. 23.**11a u. d**). Nur wenn diese Direktzeichen in mehreren Schichten zweifelsfrei vorliegen, darf eine Komplettruptur auch dann angenommen werden, wenn keine Dissoziation bzw. Rotation der Artikulationspartner vorliegt. Neben koronalen werden auch axiale Schichten empfohlen, da hiermit die dorsalen und palmaren Bandsegmente zur Abbildung gebracht werden können. Jedoch sind mit den Befundkriterien der nativen Untersuchungstechnik skapholunäre Partialrupturen nur mit Unsicherheit zu erkennen. Die Genauigkeit der nativen

23 Karpale Instabilitäten

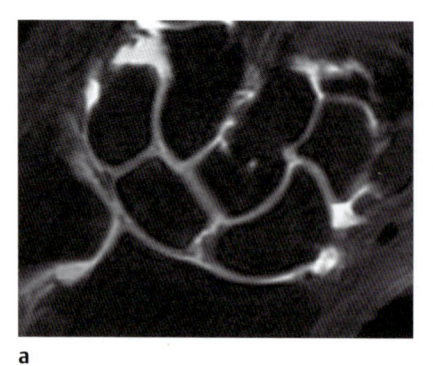

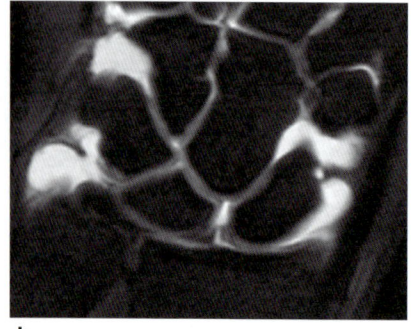

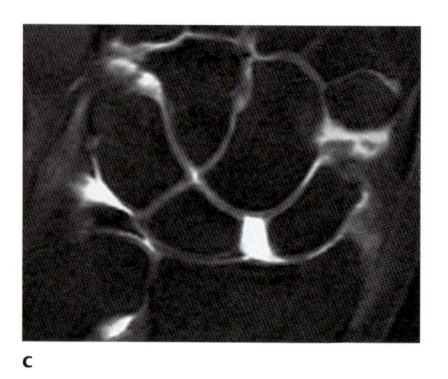

Abb. 23.**9a–c Unterschiedliche Manifestationsformen der Komplettruptur des Lig. scapholunatum im MR-Arthrogramm. Nebenbefundlich jeweils TFCC-Schädigungen.**

a Frische Bandruptur an der lunären Insertionsstelle. Rissstelle scharfrandig konturiert.
b Frische Ruptur in der Mitte des skapholunären Ligaments. Scharfe Konturen des Bandes.
c Einige Wochen alter Komplettriss des SL-Bandes mit Ausbildung einer breiten skapholunären Lücke. Das Band ist vom Skaphoid abgerissen und hat sich bereits zum Lunatum hin retrahiert.

MR-Tomographie ist am Lig. scapholunatum unbefriedigend und beträgt nur zwischen 50–70%.
- Bei akuten und subakuten Rupturen kommt es lokal zu einer signifikant verstärkten **Gadolinium-Anreicherung** am skapholunären Ligament (Abb. 23.**11b** u. **c**). Pathoanatomische Basis des vermehrten Kontrastmittelenhancements ist eine lokale Hyperämie innerhalb von fibrovaskulärem Reparationsgewebe, das sich ab dem 3. Tag nach dem Trauma für einige Monate an der Rupturstelle ausbildet. Mit der kontrastmittelverstärkten MRT lassen sich in sagittaler Schichtführung auch begleitende Läsionen an den RSL-, RS- und RL-Ligamenten nachweisen, die palmarseitig mit einer Anreicherung zur Abbildung kommen. Bei partiellen SL-Bandrupturen kommt es zu einem Enhancement in nur einem Teil der bandtragenden Schichten, bei Komplettrupturen dagegen auf allen Schichten (s. Abb. 9.**5a, b**). Nach intravenöser Kontrastmittelgabe

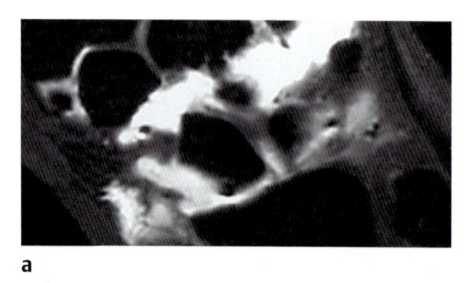

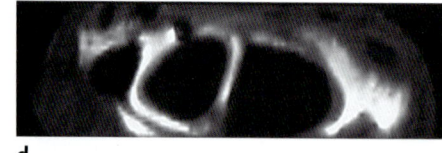

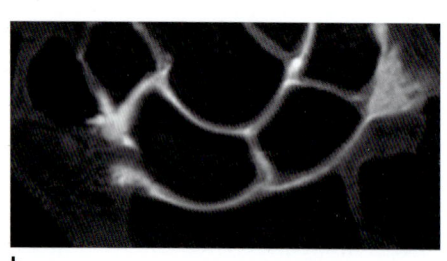

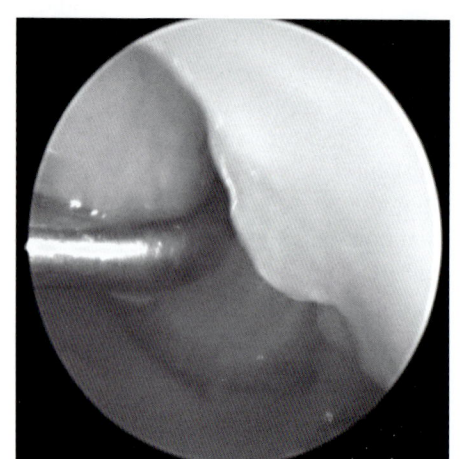

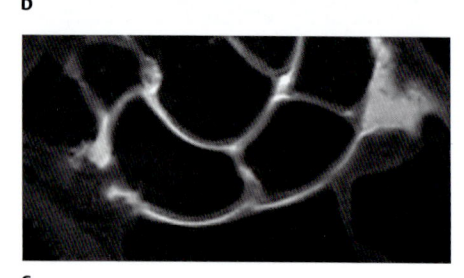

Abb. 23.**10a–e MR-Arthrographie einer dorsalen Partialruptur des Lig. scapholunatum.** 3D-Datensatz einer DESS-Sequenz. Sporttrauma vor 1 Woche.

a In einer Koronalschicht ist das dorsale Bandsegment subtotal eingerissen. Lediglich distal-dorsale Faseranteile sind erhalten.
b Das mittlere, membranöse Bandsegment ist ebenfalls rupturiert.
c Das palmare Bandsegment weist eine Kontinuität auf. Unauffälliges LT-Band.
d In der axialen Rekonstruktion ist das dorsale Segment des SL-Bandes vom Skaphoid abgelöst, während der palmare Bandabschnitt ebenso wie das Lig. radiolunotriquetrum (RLT) erhalten ist.
e Bestätigung der Partialruptur des SL-Bandes in der Arthroskopie.

Tab. 23.9 MRT-Kriterien der skapholunären Dissoziation

MRT-Kriterium	Partielle SL-Bandruptur	Komplette SL-Bandruptur
Betroffenes Segment	meist palmares und mittleres	alle
Erhaltenes Segment	meist dorsales	keines
Diastase des SL-Spaltes	inkongruent	inkongruent oder kongruent
Skapholunärer Winkel	normal oder vergrößert	meist vergrößert
Risslokalisation	bevorzugt am Skaphoid	bevorzugt am Skaphoid
Bandretraktion	bevorzugt zum Lunatum hin	bevorzugt zum Lunatum hin
Bandlänge	elongiert	verkürzt
Banddicke	ausgedünnt durch Elongation	verdickt infolge Retraktion
Flüssigkeitsverhalt in T2*-Gewichtung	lokal unspezifisch	kräftig innerhalb Dehiszenz
Kontrastmittelanreicherung	in 1 oder 2 Bandsegmenten	in allen Bandsegmenten
MR-Arthrographie	partielle Bandlücke	komplette Bandlücke

wird die Genauigkeit der MRT mit Werten bis zu 90 % angegeben.

- Die morphologische Präzisierung des lädierten SL-Ligaments gelingt am besten mit der **MR-Arthrographie**. In hochauflösender Technik gelingt es mit dem semi-invasivem Vorgehen, die Rissstelle am Skaphoid oder am Lunatum zu orten, die betroffen Bandsegmente festzulegen sowie die Bandlänge und -dicke in Folge einer Retraktion bzw. Elongation morphologisch zu charakterisieren (Abb. 23.**8**–23.**10**). Die MR-arthrographische Diagnostik weist für die therapeutisch relevante Komplettruptur des Lig. scapholunatum eine Trefferquote von über 95 % auf.

In der Tab. 23.**9** sind die MRT-Befunde der skapholunären Dissoziation getrennt nach den Kriterien der partiellen Bandruptur (Abb. 23.**10** u. 23.**11**) und kompletten Bandruptur (Abb. 23.**8** u. 23.**9**) aufgelistet.

Therapeutische Optionen

Die Therapiearten der skapholunären Dissoziation sind vielfältig. Nach dem Schweregrad und dem Alter der Verletzung umfassen sie

- die Immobilisation durch Ruhigstellung im Gipsverband,
- die achsengerechte Reposition von Lunatum und Skaphoid mit passagerer Transfixation,
- die offene chirurgische Bandnaht,
- die Bandaugmentationsplastik,
- Bandplastiken der extrinsischen Ligamente (dorsale Kapsulodese nach Blatt und Modifikationen),
- die Stabilisierung des Skaphoids durch einen FCR-Sehnenstreifen nach Brunelli,
- die Rekonstruktion des Bandes im dorsalen Anteil durch „Bone-Ligament-Bone"-Transplantate,
- die Stabilisierung des Skaphoids durch eine STT-Teilarthrodese sowie
- die in Kap. 13 erläuterten „Rettungs"-Operationen (Salvage Procedures) bei eingetretenen arthrotischen Veränderungen.

23.1.2 Lunotriquetrale Dissoziation (LT-D)

Pathoanatomie, klinische Symptomatik

Eine lunotriquetrale Dissoziation tritt vergleichsweise selten in Erscheinung. Sie muss gegenüber der mediokarpalen Gefügestörung vom Typ CIND-PISI abgegrenzt werden. Die exakten pathophysiologischen Grundlagen für die beiden unterschiedlichen Gefügestörungen, die sich klinisch beide an der ulnarseitigen Handwurzel manifestieren können, sind bis heute nicht eindeutig bekannt. Gemeinsam ist den beiden Instabilitätsformen die Drehung des Lunatums nach palmar im Sinne einer PISI-Konfiguration. Jedoch kann die diagnostische Trennlinie zwischen der lunotriquetralen Dissoziation (CID-PISI) und der mediokarpalen Gefügestörung (CIND-PISI) oft nicht aufgedeckt werden.

Ursache für die lunotriquetrale Dissoziation ist häufig ein Rotations- (Verdreh-)Trauma. Der alleinigen LT-Dissoziation liegt mindestens die Ruptur des Lig. lunotriquetrum zugrunde, die alleine in der Regel keine Symptome hervorruft. Zum Vollbild der lunotriquetralen Instabilität mit Einsetzen einer Beschwerdesymptomatik müssen zusätzlich auch benachbarte extrinsische Bänder verletzt sein, nämlich das Lig. radiolunotriquetrum, das Lig. ulnotriquetrum und das Lig. radiotriquetrum dorsale. Auffallend ist des Weiteren die gehäufte Koinzidenz einer LT-Bandverletzung mit einer Läsion des

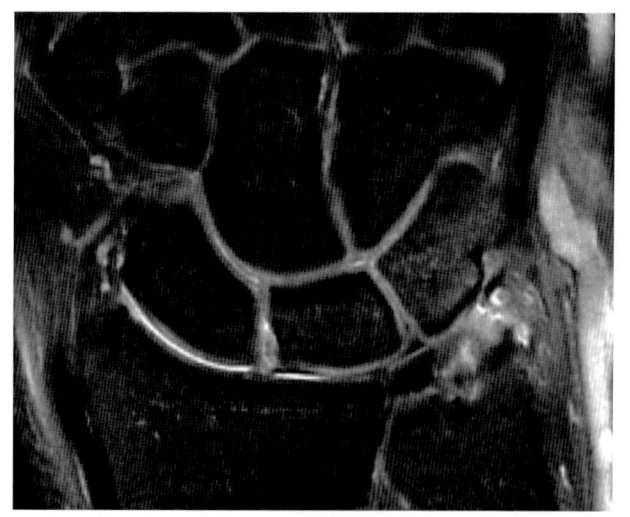

a In der fettsaturierten PD-FSE-Sequenz kommt in einer palmaren Koronalschicht ein Flüssigkeitsverhalt im asymmetrisch erweiterten SL-Spalt zur Darstellung. Hier auch diskrete Konturstufung der Karpalbögen I und II.

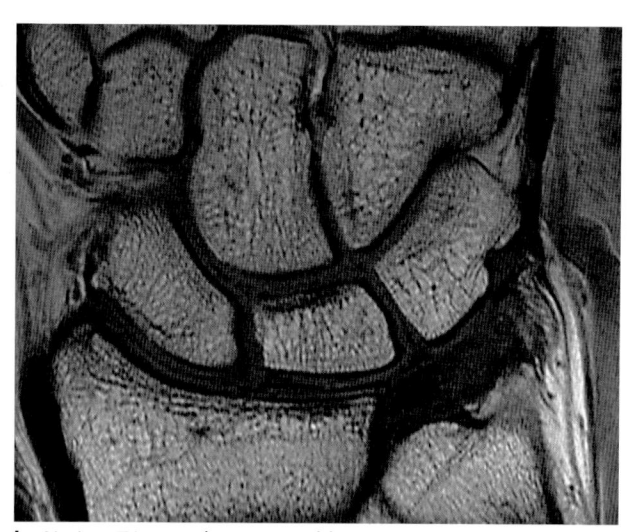

b Natives T1-gewichtetes SE-Bild.

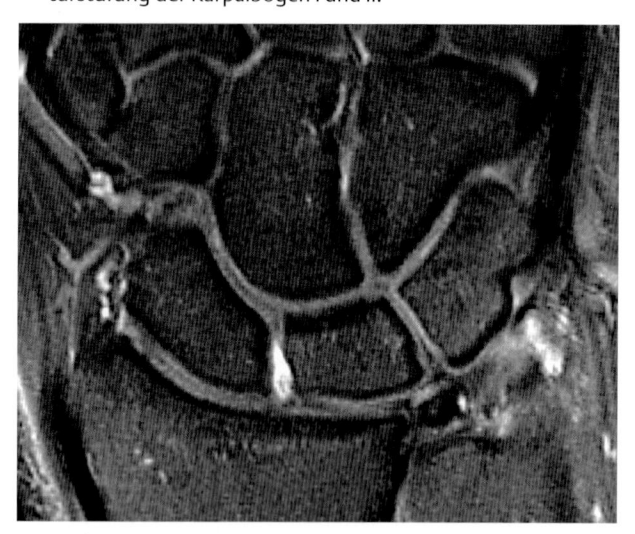

c Nach intravenöser Kontrastmittelgabe intensives Enhancement lokalisiert im palmaren Segment des Lig. scapholunatum (fettsaturierte T1-SE-Sequenz).

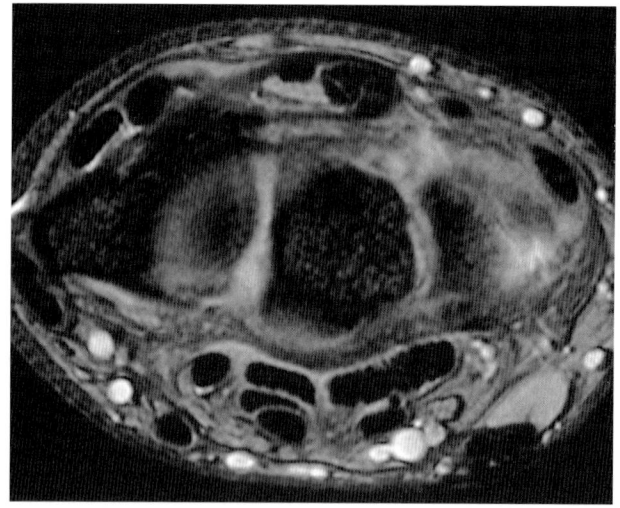

d Im axialen T2*-GRE-Bild verläuft der dorsale Bandzügel in voller Kontinuität zwischen dem Skaphoid und dem Lunatumhinterhorn, während der palmare Bandzügel infolge einer Retraktion nicht nachweisbar ist.

Abb. 23.**11 a – d Kontrastmittelverstärkte MRT einer palmaren Partialruptur des Lig. scapholunatum.** Handgelenkstrauma vor 3 Monaten.

ulnokarpalen Komplexes (TFCC). Die Kombinationsverletzung wird entsprechend in den Klassen II D und II E in der Einteilung der TFCC-Läsionen nach Palmer berücksichtigt (Abb. 23.**12 c** u. 23.**14 c**).

Es stellt sich eine Rotationsfehlstellung des Lunatums nach palmar ein, die zu einer Zickzack-Deformität der mittleren Karpalsäule mit pathologischer Aufweitung der radiolunären und lunokapitalen Winkel führt. Zusammen mit einer geringen Translation des Lunatums nach dorsal findet sich das Bild der sog. **PISI-Konfiguration** („Palmarflexed intercalated Segment Instability"). Über das intakte skapholunäre Band dreht sich das Skaphoid gleichsinnig mit dem Lunatum, jedoch in nur geringerem Ausmaße. Hierdurch verkleinert sich der skapholunäre Winkel auf einen Wert unter 30° (Abb. 23.**2 d**). Als Gesamtresultat ist die karpale Höhe reduziert.

In der Literatur wird die Graduierung der lunotriquetralen Dissoziation in Abhängigkeit von der Anzahl der verletzten Ligamente vorgenommen. Die pathoanatomisch basierte Klassifikation hat sich für den Alltagsbedarf als unbrauchbar erwiesen, da der bildgebende Nachweis der insuffizienten Bänder meist nur unzuverlässig gelingt. Deshalb wird mit der Tab. 23.**10** eine vereinfachte, klinisch orientierte Klassifikation vorgeschlagen.

23.1 Dissoziative Gefügestörungen (CID)

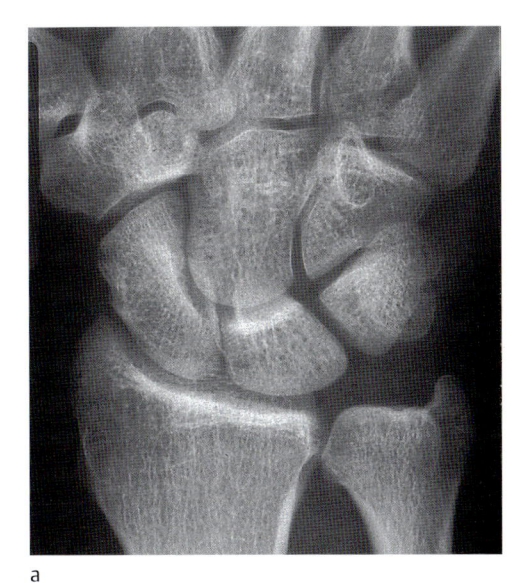

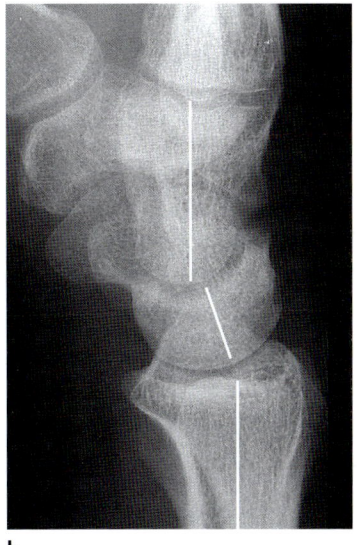

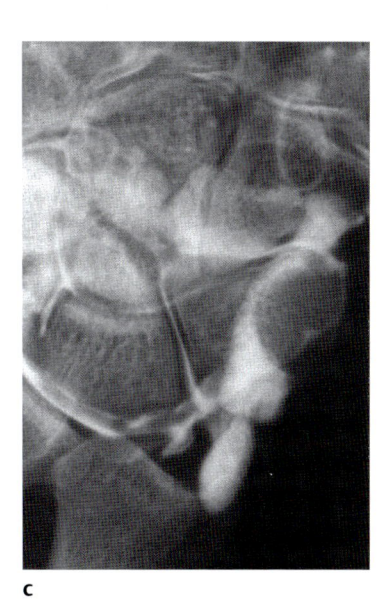

Abb. 23.12 a–c Kombinierte LT-Band- und TFCC- Verletzung nach einem frischen Hyperpronationstrauma einer 24-jährigen Frau.

a, b Der lunotriquetrale Gelenkspalt erscheint erweitert, das Lunatum steht unter Ausbildung einer Dreieckform in PISI-Achsenfehlstellung.

c Bei der radiokarpalen Arthrographie stellen sich eine Kommunikation über das lunotriquetrale Kompartiment und ein Einriss an der distalen Diskusoberfläche dar. Aufgrund des aktuellen Traumas und des Patientenalters sind die Befunde als traumatische Läsionen vom Typ I A nach Palmer sowie als LT-Dissoziation zu werten.

Nach den Einteilungen von Burgess sowie Viegas liegt pathoanatomisch dem Stadium I die Ruptur des Lig. lunotriquetrum (LT) zugrunde, während sich in den Stadien II und III zusätzlich Läsionen des Lig. radiolunotriquetrum (RLT) und des Lig. radiotriquetrum dorsale (RTD) finden.

Beschwerden bestehen meist in der Kombination aus ulnarseits lokalisierten Schmerzen sowie einem bewegungsabhängigen Klickphänomen. Klinisch lässt sich ein Druckschmerz über dem Gelenk auslösen, der Ballottement-Test fällt positiv aus (schmerzhaft vermehrte Verschieblichkeit des Triquetrums gegenüber dem Lunatum).

Bildgebende Diagnostik

Röntgendiagnostik

Erst ab dem Stadium II werden die Zeichen der Tab. 23.**11** im Röntgenbild nachweisbar.

Als häufiges Begleitphänomen bzw. auch als Ursache der lunotriquetralen Dissoziation kann eine zugrunde liegende **Plusvariante der Ulna** leicht im dorsopalmaren Bild erkannt werden. In dieser Röntgenprojektion präsentiert sich die LT-Dissoziation anhand einer Dreieckform des Lunatums, wobei das Lunatumhinterhorn den distalen Winkel bildet, der sich auf den Kapitatumkopf projiziert. Charakteristisch sind des Weiteren Konturstufungen an den beiden Karpalbögen der proximalen Handwurzelreihe, wodurch die Gelenkkreuzung Lunatum/Triquetrum bzw. Kapitatum/Hamatum „verzerrt" erscheint (Abb. 23.**12 a** u. 23.**13 a**).

Tab. 23.**10** Klassifikation der lunotriquetralen Dissoziation (vereinfacht nach Burgess sowie Viegas)

Stadium	Klassifikations-Prinzip	Röntgenzeichen	Klinische Symptome
I	dynamisch	Normalbefund in Röntgen, nur mittels Kinematographie nachweisbar (dynamische PISI)	Beschwerden nur bei starker Belastung Ballottement-Test positiv
II	statisch	Röntgenzeichen der statischen lunotriquetralen Dissoziation (statische PISI)	Beschwerden bei Belastung oder schon in Ruhe
III	degenerativ	Röntgenzeichen der Arthrosis deformans im mediokarpalen Gelenkkompartiment	Beschwerden deutlich progredient

Tabelle 23.11 Röntgenzeichen der lunotriquetralen Dissoziation

Parameter	Dorsopalmares Bild	Seitliches Bild
Diastase des lunotriquetralen Gelenkspaltes	nur sehr selten Diastase des lunotriquetralen Gelenkspaltes	
	Konturstufung der Karpalbögen I und II in Höhe der lunotriquetralen Artikulation	
Palmarflexion von Skaphoid und Lunatum (PISI)	Dreieckform des Lunatums (distale Begrenzung rund)	radiolunärer Winkel kleiner −15° kapitatolunärer Winkel größer +15°
Dorsalextension des Triquetrums	„tiefe" Position des Triquetrums nahe des distalen Hamatumpols	lunotriquetraler Winkel kleiner 15°
Skapholunärer Winkel		skapholunärer Winkel kleiner 30°

Diagnostisches Leitsymptom ist die PISI-Rotationsfehlstellung der mittleren Karpalsäule im seitlichen Röntgenbild (Abb. 23.**12b**). Aufgrund der wechselseitigen Überlagerung der Handwurzelknochen kann der lunotriquetrale Winkel im Seitenbild (Normalwert 10°–20°) häufig nur schwer und unzuverlässig bestimmt werden.

Bei unauffälligem Röntgenbefund in Neutralstellung weisen im nächsten Schritt Stressaufnahmen oftmals bereits eine pathologisch vermehrte Mobilität mit Unterbrechung der Karpallinien zwischen Lunatum und Triquetrum aus (Abb. 23.**13b**).

Kinematographie

Mit ihr wird die dynamische Instabilitätsform des Stadiums I nachgewiesen. Diagnosekriterium ist dabei die abrupte und gemeinsame Palmardrehung des Skaphoids und Lunatum gegenläufig zum Triquetrum während der Radial-/Ulnarduktion.

Arthrographie

Die Ruptur des Lig. lunotriquetrum führt immer zum bidirektionalen Kontrastmittelübertritt im betroffenen Gelenkspalt (Abb. 23.**12c**). Anhand arthrographischer Befunde ist die Abgrenzung der Bandruptur gegenüber der zentralen, degenerativ bedingten Perforation, die nie zur Dissoziation führt, häufig nicht möglich. Deshalb darf das Arthrographieresultat immer nur in Zusammenschau mit dem klinischen Untersuchungsbefund gewertet werden. Das Verfahren ist der MR-Arthrographie unterlegen.

Arthroskopie

Das Initialstadium der lunotriquetralen Insuffizienz ist ausschließlich arthroskopisch nachzuweisen. Die Indika-

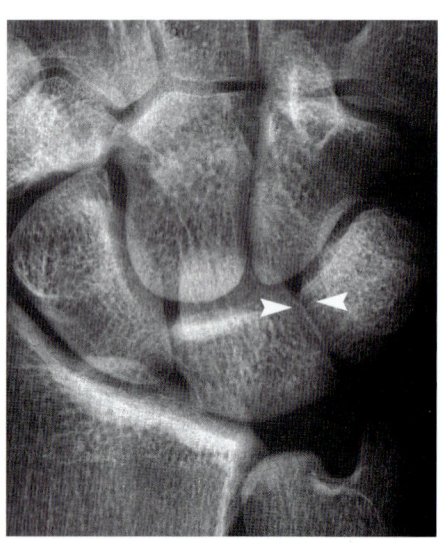

Abb. 23.**13 a, b** **Röntgenbefunde bei lunotriquetraler Dissoziation (Stadium II).**

a In dorsopalmarer Neutralstellung findet sich eine Höhenkongruenz am Karpalbogen II (Pfeilspitzen).

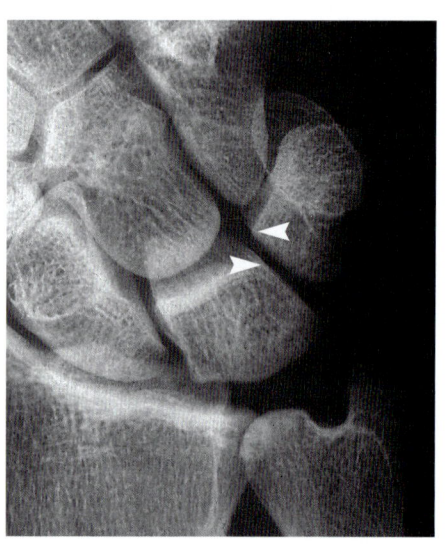

b Die Stressbedingung der Radialduktion führt zur pathologischen Mobilität im lunotriquetralen Kompartiment mit Konturstufung des Karpalbogens II (Pfeilspitzen).

23.1 Dissoziative Gefügestörungen (CID)

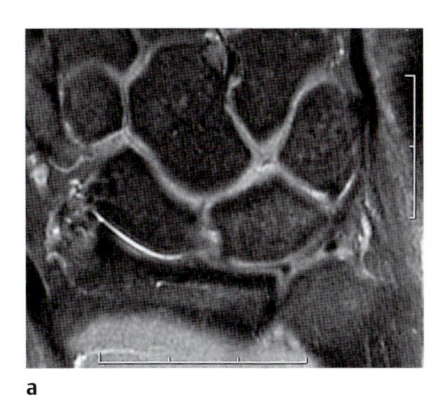

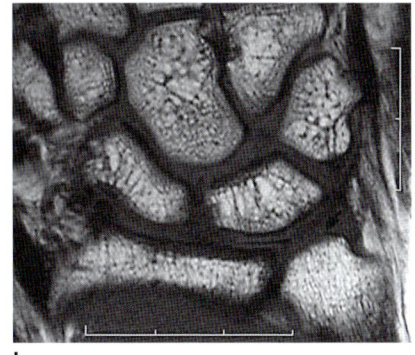

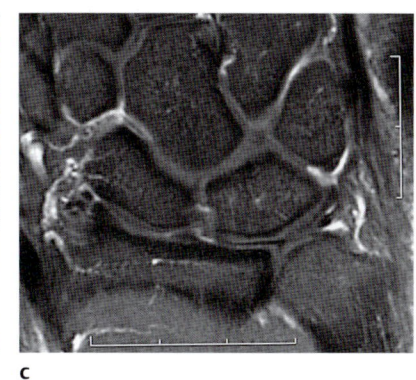

Abb. 23.14 a–c Kontrastmittelverstärkte MRT einer lunotriquetralen Dissoziation. Nebenbefundlich breite degenerative Perforation des Discus ulnocarpalis.

a In der fettsaturierten PD-FSE-Sequenz erscheint das LT-Band zum Triquetrum hin retrahiert. Diskrete Flüssigkeit im lunotriquetralen Gelenkspalt.

b In der nativen T1-SE-Sequenz wird die Stufung der Karpalbögen I und II in Höhe der LT-Artikulation augenfällig (auch in den anderen Teilabbildungen nachweisbar).

c Sehr kräftiges Kontrastmittelenhancement am Lig. lunotriquetrum als Hinweis für fibrovaskuläres Reparationsgewebe am lädierten Band. Geringe Anreicherung auch im ulnaren TFCC-Abschnitt.

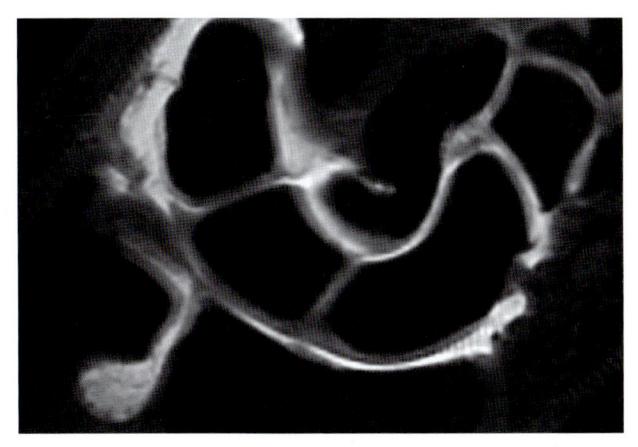

Abb. 23.15 MR-Arthrographie einer Partialruptur des Lig. lunotriquetrum. Arthroskopische Bestätigung. Schmale, kontrastmittelgefüllte Rupturstelle am triquetralen Ansatz des LT-Bandes. Weiterhin zur Darstellung kommen das intakte SL-Band, das Lig. collaterale radiale, der hyaline Gelenkknorpel, der radialseitig ausgedünnte Discus ulnocarpalis und Teile des Meniscus homologue.

tion zur invasiven Diagnostik, die als Referenzmethode gilt, ergibt sich bei ulnarseitiger Beschwerdesymptomatik sowie unauffälligen Befunden in der Röntgen- und MRT-Diagnostik. Unter arthroskopischer Sicht stellt sich an ca. 30% der Erwachsenenhände zentrale Perforationen am LT-Ligament dar. Wie bereits erläutert, ergeben sich aus zentralen LT-Bandläsionen keine therapeutischen Konsequenzen.

Magnetresonanztomographie

In den Instabilitätsstadien II und III wird die pathologische PISI-Gefügeanordnung der lunotriquetralen Dissoziation in der MRT dargestellt. Da die Dissoziations- und/oder Arthrosenzeichen bereits in den Röntgenprojektionen sicher erfasst werden, beschränkt sich die nachfolgende Darstellung auf das frühe Instabilitätsstadium I und die Phänomene am Lig. lunotriquetrum.

Die MRT des Lig. lunotriquetrum ist wegen dessen geringer Größenausdehnung im Vergleich zum SL-Ligament schwieriger und gelingt auch am intakten Band nur in ca. 85% der Fälle. Von einer lunotriquetralen Insuffizienz muss ausgegangen werden, wenn MR-tomographisch entweder das palmare oder dorsale Bandsegment oder beide dehiszent sind. Einer Läsion im mittleren, membranösen Bandabschnitt kommt keine Bedeutung zu.

- In den **nativen T2-gewichteten Sequenzen** (inklusive T2*-, PD- und STIR-Sequenzen) kann sich ein lokalisierter Flüssigkeitsverhalt am Ort des rupturierten LT-Bandes finden (Abb. 27.14a). Die zerstörte Struktur des Ligaments ist nur sehr schwer im MRT-Bild fassbar. Die Kontinuitätsprüfung der dorsalen und palmaren Bandsegmente gelingt noch am besten in axialen Schichten. Als diagnostischer „Fallstrick" muss beachtet werden, dass die beiden Segmente eine asymmetrische Insertion am hyalinen Knorpel bzw. am Knochen aufweisen können. Die Genauigkeit der nativen MRT beträgt für die Rupturdiagnostik am LT-Ligament nur etwa 50%. Als indirekter Indikator für eine lunotriquetrale Dissoziationsstörung ist relativ häufig eine Läsion am ulnokarpalen Komplex (TFCC) assoziiert.

- Zu einer lokalen **Gadolinium-Anreicherung** (Abb. 23.**14b** u. **c**) kommt es bei der frischen Läsion des lunotriquetralen Ligaments sowie an den ebenfalls häufig mitverletzten extrinischen Bändern (Ligg. radiolunotriquetrum u. ulnotriquetrum und Lig. radiotriquetrum dorsale) und der vaskularisierten Diskusperipherie. Die Kontrastmittelanreicherung am fibrovaskulären Reparationsgewebe der betroffenen Ligamente ist für mehrere Monate nachweisbar. Alleine anhand des Enhancementmusters gelingt die Differenzierung in partielle und komplette Bandrupturen meist nicht. Insgesamt wird mit der kontrastmittelverstärkten MRT die Genauigkeit am verletzten Lig. lunotriquetrum und der benachbarten Bänder signifikant erhöht.
- Die Beurteilung des lädierten LT-Ligaments kann mit der **MR-Arthrographie** in hochauflösender Technik versucht werden (Abb. 23.**15**), wenn die klinische Fragestellung expliziert auf die ulnare Handwurzelseite fokussiert wurde. An dem grazilen Ligament kann die exakte Beschreibung der Bandmorphologie, also auch die Zuordnung einer Rupturstelle zu den einzelnen Bandsegmenten, letztlich nur mit der MR-Arthrographie vorgenommen werden. Mit Trefferquoten zwischen 70 und 80 % gelingt dieses jedoch auch mit der MR-Arthrographie nicht immer zufrieden stellend.

Therapeutische Optionen

Die Therapie der lunotriquetralen Dissoziation ist kontrovers. Bei frischer Verletzung erfolgt die achsengerechte Reposition und passagere Transfixation. Liegt bei chronischen Verletzungen eine zu lange Ulna mit einem TFCC- und LT-Schaden vor, bietet sich die Verkürzungsosteotomie der Ulna an. Ist eine Ulna-Plusvariante ausgeschlossen, kann bei statischer PISI-Fehlstellung die LT-Arthrodese mittels kortikospongiösem Block und Verschraubung zielführend sein.

23.2 Nichtdissoziative Gefügestörungen (CIND)

Pathoanatomie, klinische Symptomatik

Bei den nichtdissoziativen Instabilitäten bestehen Artikulations- oder Gefügestörungen entweder zwischen dem Unterarm und der proximalen, in sich stabil angeordneten Handwurzelreihe (**radiokarpal**) oder zwischen den beiden Handwurzelreihen (**mediokarpal**). Während der Abduktionsbewegungen kommt es zur plötzlichen, mit Klick- oder Schnapp-Phänomenen einhergehenden Drehbewegung der proximalen Handwurzelreihe als Einheit. Bei der Radialduktion führt die gesamte proximale Reihe dabei eine Palmarflexion aus (CIND-PISI), während die Ulnarduktion mit einer abrupten Dorsalextension (CIND-DISI) einhergeht. Solche Zustandsbilder werden häufig bei fehlverheilten Radiusfrakturen oder bei laxen Bandapparaten beider Handgelenke angetroffen.

Viele Menschen mit laxen Handgelenksbändern sind in der Lage, die Hand aktiv oder passiv gegen den fixierten Unterarm palmarwärts zu verschieben. Frauen sind hierbei bevorzugt betroffen. Das „Shiften" der proximalen Handwurzelreihe ist in der Regel schmerzhaft. Unfallursachen oder rezivierende Traumata sind oft nicht zu eruieren. Klinisch und radiologisch sind die Schmerzpunkte und Ursachen der CIND-Gefügestörungen häufig nicht zu lokalisieren, da sowohl radiokarpale als auch die mediokarpale Instabilitätsformen identische Erscheinungsbilder hervorrufen können. Die nachfolgende Beschreibung stellt deshalb nur die besser definierten Zustandsbilder aus der breiten Palette der CIND-Formen vor.

23.2.1 Radiokarpale Gefügestörung

Pathoanatomie, klinische Symptomatik

Bei weitem häufigste Ursache für die proximalen Instabilitäten ist die fehlverheilte distale Radiusfraktur. Dabei stellt die meist nach dorsal fehlangulierte Radiusgelenkfläche das anatomische Substrat für die konsekutive Gefügestörung der Handwurzel dar (Abb. 23.**2e**). Nur extrem selten lösen reine radiokarpale Luxationen einen vergleichbaren Pathomechanismus aus. Die Zerreissung der das Radiokarpalgelenk überziehenden Ligamente – RSL, RLT, RSC, UL, UT, RTD (s. Kap. 10) – führt zur Desintegration der proximalen Handwurzelreihe, die entsprechend der Neigung der Radiusgelenkfläche und der Konfiguration der Handwurzelknochen in toto nach dorsal rotiert (CIND-DISI) und zusätzlich nach ulnar abdriften kann (CIND-trans).

Bereits äußerlich fällt die gabel- oder bajonettartige Verformung des Handgelenks auf. Die Fehlbelastung ruft einen Schmerz- und Schwellungszustand des Gelenks sowie eine frühzeitige Radiokarpalarthrose hervor.

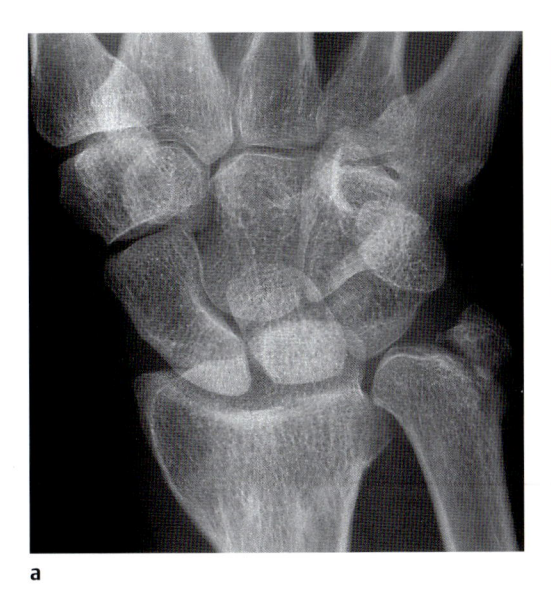

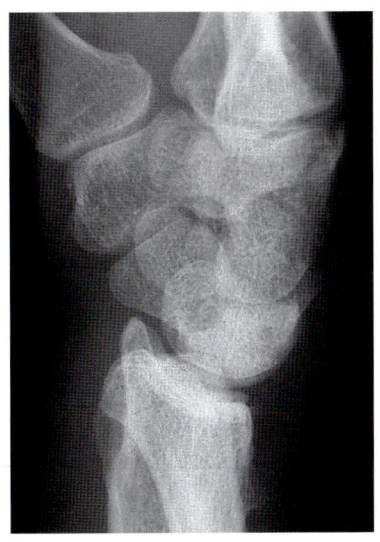

Abb. 23.16 a, b Radiokarpale Gefügestörung als Folge einer fehlverheilten Radiusfraktur. Die distale Radiusfraktur vom Typ Frykman II ist unter Einstauchung und dorsaler Angulation der Gelenkfläche um 35° knöchern konsolidiert. Es resultiert eine Dorsalrotation der gesamten proximalen Handwurzelreihe und eine gegenläufig gerichtete Flexion im Mediokarpalgelenk. Sekundär ulnotriquetrales Impaction-Syndrom, Pseudarthrose des Processus styloideus ulnae.

Röntgendiagnostik

Bei der fehlverheilten Radiusfraktur ist die Gelenkkonsole meist eingestaucht und nach dorsal mit negativem Gelenkflächenwinkel anguliert. Hierdurch dreht die gesamte proximale Handwurzelreihe unter Aufweitung der radioskaphoidalen und radiolunären Winkel in Extension (Abb. 23.16). Kompensatorisch befindet sich die distale Reihe in relativer Flexion (negativer kapitatolunärer Winkel), sodass die typische DISI-Achsenfehlstellung den gesamten Karpus betrifft.

Bei der radiokarpalen Luxation, die bei normaler Gelenkflächenkonfiguration ausschließlich ligamentär bedingt ist, kommt es ebenfalls zur Dorsalrotation der proximalen Handwurzelreihe. Auf radiokarpaler Ebene ist die ligamentäre CIND-DISI-Instabilität des Öfteren mit einer ulnaren Translokation assoziiert. Liegt keine begleitende Translokationskomponente vor, ist die Differenzierung von der mediokarpalen Instabilität schwierig und oft nicht möglich.

Therapeutische Optionen

Bei fehlverheilter Radiusfraktur und konsekutiver radiokarpaler Gefügestörung ist die Korrekturosteotomie des Radius die kausale Therapie, wenn eine radiokarpale Arthrosis deformans ausgeschlossen wurde.

23.2.2 Mediokarpale Gefügestörung

Pathoanatomie, klinische Symptomatik

Häufig handelt es sich um eine „intrinsische" Instabilitätsform des Mediokarpalgelenks, hervorgerufen durch eine abnorme Beweglichkeit der proximalen Handwurzelreihe. Dabei steht die proximale Handwurzelreihe unter den Ruhebedingungen der Neutralhaltung entweder noch in normaler Position **(dynamische Form)** oder schon in einer Flexionsstellung **(kombiniert statisch-dynamische Form)**. Im Rahmen einer Abduktionsbewegung kommt es nachfolgend zu einer passageren und gegenläufig gerichteten Drehung der getrennt in Blöcken rotierenden beiden Handwurzelreihen:

Tab. 23.12 Röntgenzeichen der radiokarpalen Instabilität nach distaler Radiusfraktur

Parameter	Dorsopalmares Bild	Seitliches Bild
Dorsalangulation der Radiusgelenkfläche	palmare Radiuslippe projiziert sich auf die proximale Handwurzelreihe	sagittale Inklination der Radiusgelenkfläche kleiner als 0°
Dorsalextension der proximalen Handwurzelreihe	Skaphoid erscheint „verlängert", Lunatum in Dreieckform mit Projektion des Vorderhorns auf den Kapitatumkopf	radioskaphoidaler Winkel größer 60° radiolunärer Winkel größer 15°
Relative Palmarflexion der distalen Handwurzelreihe	Karpalbögen II und III überlagern sich harmonisch	kapitatolunärer Winkel kleiner −15°

- Während der Radialduktion „springt" die proximale Reihe abrupt in eine Flexionsstellung, bei der Ulnarduktion ebenso plötzlich in eine vermehrte Extension.
- Die distale Handwurzelreihe weist jeweils eine inverse Bewegungsrichtung auf.
- Pathoanatomisch wird eine kongenitale oder erworbene Insuffizienz von 2 Bändern angenommen, nämlich am Handrücken des Lig. radiotriquetrum dorsale und palmarseitig des ulnaren Schenkels des distalen V-Ligaments (Lig. arcuatum). Die unzureichende ligamentäre Führung im spiralförmigen Hamatotriquetralgelenk führt während der Radialduktion zu einem Springen des Triquetrums von einer proximal-palmaren in eine distal-dorsale Position – und vice versa. Das Lunatum vollzieht bei intaktem Lig. lunotriquetrum die gleiche Drehbewegung des Triquetrums synchron nach, wobei der Kapitatumkopf über das Lunatumvorderhorn in den Poirier-Raum subluxiert. Bei der Ulnarduktion kommt es zur Rückstellung aller Bewegungsausschläge.

Im Gefolge einer fehlverheilten distalen Radiusfraktur – also „extrinsisch" – kann sich die **statische Form** einer mediokarpalen Instabilität entwickeln. Entsprechend des Musters der zugrunde liegenden Radiuskantenfraktur vom Barton-Typ wird die häufigere dorsale (CIND-DISI) von der selteneren palmaren Rotationsfehlstellung (CIND-PISI) unterschieden. Die klinische und radiologische Abgrenzung gegenüber der radiokarpalen Instabilität ist oftmals nicht möglich, wenn sowohl die Schmerzlokalisation als auch die Ursache-Wirkung-Beziehung nicht exakt abgegrenzt werden können.

Klinisch ruft der sprunghafte „Versatz" der beiden Handwurzelreihen ein nur gering schmerzhaftes Klicken und ein ulnarseitiges Schnappen hervor. Oftmals können beide Phänomene vom betroffenen Patienten selber während des kraftvollen Faustschlusses in Ulnarduktion ausgelöst werden. Der untersuchende Arzt kann durch einen gezielten Druck auf das Pisiforme das Schnapp-Phänomen antagonisieren und damit die klinische Diagnose bereits eingrenzen. Im chronischen Zustand stellen sich regelmäßig Schmerzen und eine Griffschwäche ein. Gehäuft wird diese Instabilitätsform bei Patienten mit äußerlicher „Bindegewebsschwäche" beobachtet.

Bildgebende Diagnostik

Röntgendiagnostik

Radiologisch direkt zielführend sind die **statischen** Instabilitätsformen nach fehlverheilter Radiusfraktur. Neben der häufigen Verkürzung infolge einer Einstauchung imponieren am Radius zum einen die pathologische Inklination der Gelenkfläche (normal: palmare Angulation zwischen 0° und 20°) sowie konsekutiv die Rotationsfehlstellung der proximalen Handwurzelreihe nach palmar (CIND-PISI) oder dorsal (CIND-DISI).

Bei der kombiniert **statisch-dynamischen** Instabilitätsform des Mediokarpalgelenks präsentiert sich bereits in Neutralstellung eine CIND-PISI-Konfiguration (Abb. 23.**17**). In dieser Gruppe stellen sich die Gelenkflächen des Radius unauffällig dar.

Unergiebig sind die Röntgenaufnahmen bei der **dynamischen** Instabilitätsform des Mediokarpalgelenks. Auch mit Hilfe der Stressaufnahmen kann die klinisch vermehrte Beweglichkeit im Mediokarpalgelenk oft deshalb nicht dokumentiert werden, weil das Schnapp-Phänomen zwischen den beiden Handwurzelreihen in der Regel nur für wenige Hundertstel Sekunden manifest ist, und sich in den übrigen Fällen das Triquetrum und Hamatum wechselseitig überlagern. Die Arthrographie liefert bei dieser Instabilitätsform keine diagnostischen Informationen.

Kinematographie

Sie ist die bildgebende Methode der Wahl, den dynamischen Vorgang der mediokarpalen Fehlartikulation mit gegenläufig gerichteter Drehung der beiden Handwurzelreihen zu erfassen. Für die Aufzeichnung des nur kurzzeitigen Schnapp-Phänomens ist eine Bildfrequenz von 50/s Voraussetzung. Während der Patient langsam Radial- und Ulnarduktionsbewegungen ausführt, werden Cine-Movies im dorsopalmaren und seitlichen Strahlengang angefertigt. Im Rahmen der Radialduktion „springt" die proximale Reihe abrupt in eine Flexionsstellung, während die distale Handwurzelreihe eine entgegengesetzte Bewegung aufweist (Abb. 23.**18**). Bei der Ulnarduktion kehren sich die Bewegungsausschläge um. Oftmals kann der Patient nur individuell das Instabilitätsphänomen mit einem nicht standardisierten Bewegungsablauf auslösen. Der skapholunäre Winkel bleibt während der Manöver konstant. Die klinische und kinematographische Abgrenzung gegenüber der radiokarpalen Instabilität kann sich oftmals schwierig gestalten.

Die Unterformen der mediokarpalen Instabilität sind in der Tab. 23.**13** zusammengefasst.

Magnetresonanztomographie

Als einzige Methode vermag die MRT die zugrunde liegende Bandinsuffizienz beim Vorliegen einer mediokarpalen Instabilität direkt abzubilden. So kann bei der konstitutionellen Instabilität das extrinsische Lig. arcuatum entweder fehlend oder hypoplastisch im MRT zur Darstellung kommen. Des Weiteren wird die frische Ruptur des Lig. arcuatum und/oder des Lig. radiotriquetrum dorsale anhand eines intensiven Kontrastmittelenhancements und einer Umgebungsreaktion erkannt.

23.2 Nichtdissoziative Gefügestörungen (CIND)

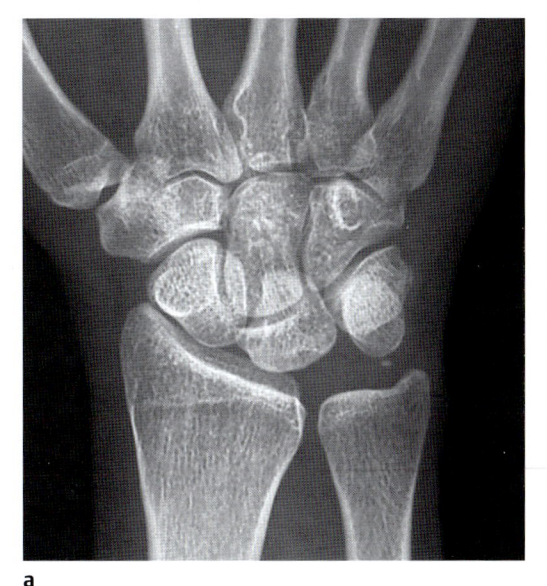

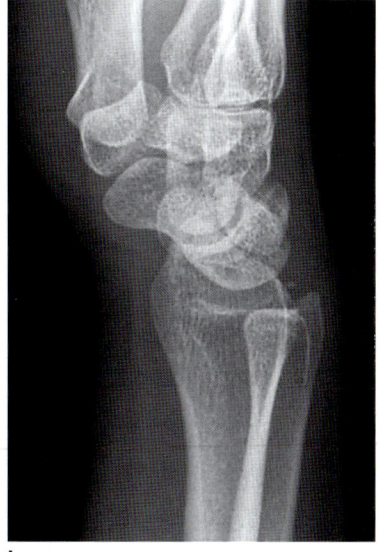

Abb. 23.17 a, b Statische Form einer mediokarpalen Instabilität nach früherem Handgelenktrauma.
Die proximale Handwurzelreihe steht im Block komplett in Flexionsstellung (Ringzeichen des Skaphoids, PISI-Anordnung des Lunatums), während sich die distale Handwurzelreihe im Mediokarpalgelenk in relativer Extensionsstellung befindet. Winziges Avulsionsfragment aus der Spitze des Processus styloideus ulnae.

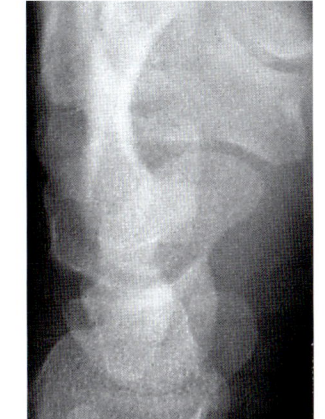

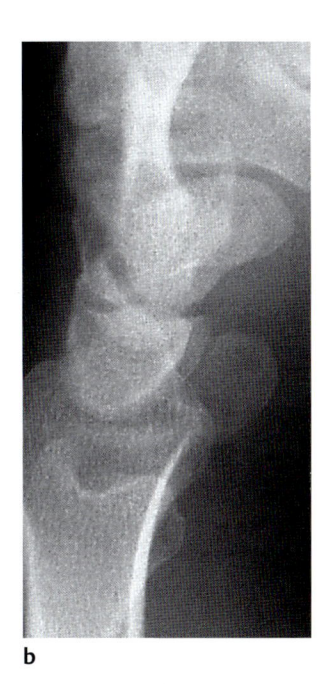

Abb. 23.18 a, b Dynamische Form einer mediokarpalen Instabilität. Nachweis mittels Kinematographie.
a Bei geringer Ulnarduktion finden sich das Skaphoid und Lunatum in physiologischer Extensionsstellung.
b Schon 2/50 s nach Beginn einer Radialduktion „springen" insbesondere das Lunatum, deutlich geringer auch das Skaphoid abrupt in eine Flexionsstellung über. Dabei kommt es zu einem Schnappen und Klicken (Aufnahmen von Dr. H. Daschner, München).

Tab. 23.13 Röntgenzeichen der mediokarpalen Instabilitätsformen

Form	Neutralstellung	Radial-/Ulnarduktion
Dynamisch	unauffällig	abrupt gegenläufige Rotation der beiden Handwurzelreihen (CIND-PISI und CIND-DISI)
Kombiniert statisch-dynamisch	CIND-PISI: – Radiusgelenkfläche normal – proximale Handwurzelreihe in Flexion – distale Handwurzelreihe in relativer Extension	abrupt gegenläufige Rotation der beiden Handwurzelreihen (CIND-PISI und CIND-DISI) bei Bewegung im Handgelenk
Statisch	CIND-DISI: – Radiusgelenkfläche nach dorsal anguliert – proximale Handwurzelreihe in Extension – distale Handwurzelreihe in relativer Flexion	radiokarpale und mediokarpale Bewegungen eingeschränkt

Wie mit der CT lassen sich Inkongruenzen der hamatotriquetralen Gelenkflächen sowie eine hiermit assoziierte Subluxationsstellung des Triquetrums nur dann nachweisen, wenn die mediokarpale Insuffizienz zu einer arretierten („semi-statischen") Stellung während einer endgradigen Radial- und Ulnarduktion geführt hat.

Computertomographie

Die Indikation zur CT ist bei bekannter mediokarpaler Gefügestörung nur dann gegeben, wenn es gilt, an der hamatotriquetralen Artikulation eine zur Instabilität prädisponierende Gelenkflächeninkongruenz sowie hier und an der Hamatumspitze frühartrhotische Umbaureaktionen aufzudecken. Es handelt sich um eine präoperative Planungsdiagnostik.

Therapeutische Optionen

Je nach zugrunde liegender Ursache besteht die Therapie
- in einer Radiuskorrekturosteotomie,
- in einer Lunatum-Kapitatum-Teilarthrodese,
- in einer Arthrodese von Lunatum, Triquetrum, Kapitatum und Hamatum („Four Corner Fusion")
- und nur sehr selten im Versuch einer Bandrekonstruktion (TCS, RTD).

23.2.3 Kapitatolunäre Instabilität

Pathoanatomie, klinische Symptomatik

Bei der sog. **CLIP-Instabilität** (= Capitolunate Instability Pattern) handelt es sich um eine lokalisierte Gefügestörung, die umschrieben auf die Artikulation zwischen Lunatum und Kapitatumkopf begrenzt ist. Diese Sonderform der karpalen Instabilität manifestiert sich nur im dynamischen Bewegungsablauf, während unter Ruhebedingungen keine Rotationsfehlstellungen vorliegen. An Beschwerden werden ein schmerzhaftes Klicken und Schnappen und eine Griffschwäche in Supinationsstellung angegeben. Klinisch kann die kapitatolunäre Instabilität einschließlich einer Klick- und Schmerzsymptomatik vom ärztlichen Untersucher dadurch provoziert werden, dass dieser nach Unterarmfixation die Handwurzel des Patienten in leichter Ulnarduktion nach dorsal und anschließend nach palmar drückt.

Röntgendiagnostik

In der seitlichem Röntgenprojektion gilt eine CLIP-Instabilität dann bewiesen, wenn mittels der gehaltenen Stressaufnahme unter Durchleuchtungssicht („CLIP-Manöver") eine kapitatolunäre Subluxation von mindestens halber Breite des Kapitatumkopfes dokumentierbar ist. Fast immer lässt sich das Kapitatum nur nach dorsal subluxieren, während die palmar gerichtete Krafteinwirkung lediglich eine PISI-Konfiguration hervorruft.

23.2.4 Karpale Translokation nach ulnar

Pathoanatomie, klinische Symptomatik

Neben den karpalen Ligamentverletzungen – verursacht ohne oder mit Fraktur des Radius und der Handwurzel – führt auch die rheumatoide Arthritis nach langer Laufzeit infolge einer „destruktiven Synovialitis" zur Bandschädigung am Handgelenk. Die ulnare Translokation kann des Weiteren iatrogen hervorgerufen sein, nämlich durch die übermäßige Resektion des Processus styloideus radii (Stylektomie) bzw. die Resektion des Ulnakopfes. Normalerweise antagonisieren die Ligamente der sog. „Gelenkschleuder" (RSL, RLT, RSC und RTD) die natürliche Tendenz der Handwurzel, auf der nach ulnar geneigten Radiusgelenkfläche abzugleiten. Fehlen diese Haltekräfte, kommt es zum Shift der Handwurzel zur ulnaren Seite hin. Dieser wird auch bei der Madelung-Gelenkflächendeformität beobachtet. Die ulnare Translokation ist eine karpale Gefügestörung vom CIND-Typ.

Äußerlich ist die Handwurzel deformiert, die Kraft und Beweglichkeit sind eingeschränkt.

Röntgendiagnostik

Die ulnare Translokation kann sich nach Taleisnik in 2 Arten manifestieren (Abb. 23.**19a**):
- Gleitet die **gesamte Handwurzel** nach ulnar (Typ I nach Taleisnik), dann tut sich zwischen dem Processus styloideus radii und dem Skaphoid eine Lücke von mehr als 2 mm auf (radioskaphoidale Diastase), während das Lunatum zum Radius einen Kontakt von weniger als der Hälfte seiner proximalen Gelenkfläche aufweist (Abb. 23.**19a** u. **b**). Es kommt zur Neoartikulation zwischen Lunatum und Ulnakopf. Durch die Maße nach McMurtry (Normalwert 0,30±0,03) und Chamay (Normalwert 0,28±0,03) kann das Ausmaß der ulnaren Verlagerung quantifiziert werden (Kap. 12). Im Rahmen einer posttraumatischen ulnaren Translokation kann es zu einer Dorsalrotation des Lunatums kommen, meist ist das Handwurzelgefüge jedoch ungestört und kann mit einem normwertigen SL-Winkel vermessen werden.
- Seltener verbleibt das Skaphoid am Ort, während die **restliche Handwurzel** unter Ausbildung einer skapholunären Diastase nach ulnar verlagert ist (Typ II nach

23.2 Nichtdissoziative Gefügestörungen (CIND)

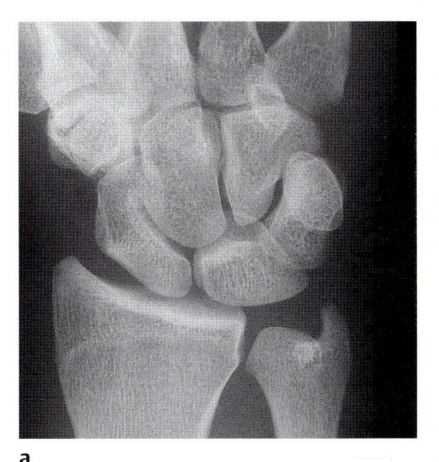

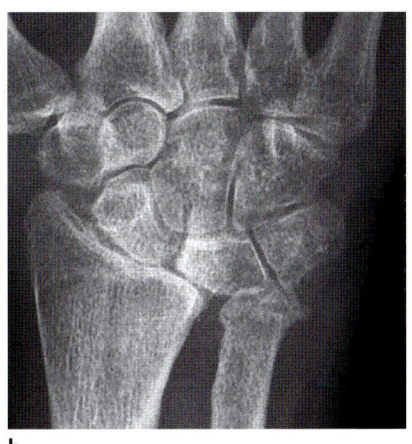

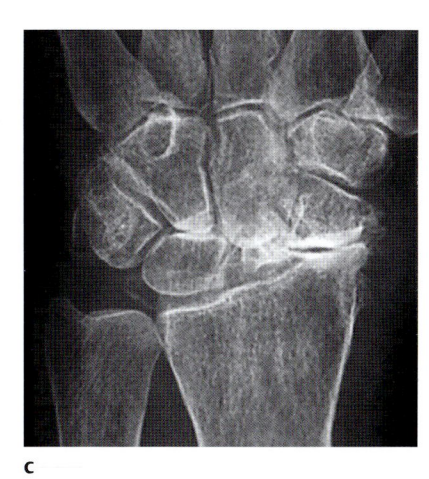

Abb. 23.19 a–c Unterschiedliche Formen der karpalen Translokation.

a Traumatisch bedingte **Translokation nach ulnar (Typ I)**. Nach einem Hyperextensionstrauma liegt eine ulnare Translokation des kompletten Karpus um 4 mm vor (radioskaphoidale Diastase, Indizes nach Chamay sowie McMurtry positiv). Intraoperativ ausgedehnte Verletzung der proximalen Ligamente und der Gelenkkapsel.

b **Ulnare Translokation des Karpus vom Typ I** nach Teilresektion des Ulnakopfes im Rahmen einer Bowers-Operation. Die Handwurzel ist gegenüber dem Unterarm um 6 mm nach ulnar abgeglitten (radioskaphoidale Distanz vergrößert, radiolunäre Kontaktstrecke vermindert). Bereits deutliche Radiokarpalarthrose.

c **Radiale Translokation** des Karpus bei SLAC Wrist im Rahmen einer Skaphoidpseudarthrose und Chondrokalzinose. Die gesamte proximale Gelenkfläche des Lunatums artikuliert mit dem Radius. Fortgeschrittene Radio- und Mediokarpalarthrose. Osteoporose.

Taleisnik). Aus therapeutischer Sicht ist es wichtig, diesen Zustand gegenüber dem Instabilitätsmuster der „ausschließlichen" skapholunären Dissoziation abzugrenzen.

Durch die aufgehobene Kongruenz der radiokarpalen Artikulation kommt es im Rahmen der ulnaren Translokation zur frühzeitigen Arthrose.

Therapeutische Optionen

In ausgeprägten Fällen – meist wenn eine rheumatoide Arthritis vorliegt – wird mit einer radiolunären Arthrodese das weitere Abgleiten des Karpus verhindert.

23.2.5 Karpale Translokationen nach radial, palmar oder dorsal

Pathoanatomie, klinische Symptomatik

Diese ebenfalls gegenüber dem Unterarm translokativen CIND-Instabilitäten sind vergleichsweise selten. Die radialen und dorsalen Subluxationen des Karpus haben immer eine traumatische Ursache, während die palmare Subluxation ebenso wie die oben vorgestellte ulnare Form auch rheumatischer Genese sein kann.

Beim Trauma liegt meist eine kombinierte Verletzung mit ausgedehnten Bandzerreißungen und Impaktion der Radiusgelenkfläche vor. Durch die aufgehobene ligamentäre und artikuläre Führung gleitet die gesamte Handwurzel über die zerstörte Radiusgelenkfläche in eine Fehlstellung. Die Dislokationsrichtung des Karpus wird maßgeblich von der Lokalisation und dem Ausmaß der Gelenkflächendestruktion bestimmt. So stellt sich eine dorsale Subluxation der Handwurzel bei einem dorsalen Radiuskantenabbruch (s. Abb. 17.1 c), eine palmare Subluxation bei einem palmaren Kantenabbruch (s. Abb. 17.1 d) und eine radiale Subluxation beim Vorliegen einer stark imprimierten Chauffeur-Fraktur ein. Infolge der immer vorhandenen Knorpelschädigung ist bei allen Translokationsformen des Karpus mit einer bald einsetzenden Arthrosis deformans im Radiokarpalgelenk zu rechnen. Weitere Ursachen sind die rheumatoide Arthritis und die Chondrokalzinose (CPPD-Arthropathie) mit Befall und Zerstörung der intrinsischen und extrinsischen Ligamente. In Tab. 23.14 sind die Ursachen und Pathomechanismen der karpalen Translokationen zusammengestellt.

Tab. 23.14 Formen und Entstehung der karpalen Translokationen

Translokationsrichtung	Ursachen	Pathomechanismus
Nach ulnar	radiokarpale Luxation bzw. Luxationsfraktur	Gelenkzerstörung und/oder Ligamentruptur
	langjährige rheumatoide Arthritis	Ligamentarrosion
	postoperativer Zustand nach: – radialer Stylektomie – Ulnakopf-Teilresektion	Ligamentresektion
Nach palmar	radiokarpale Luxation bzw. Luxationsfraktur	Gelenkzerstörung und/oder Ligamentruptur
	langjährige rheumatoide Arthritis	Ligamentarrosion
Nach dorsal	radiokarpale Luxation bzw. Luxationsfraktur	Gelenkzerstörung und/oder Ligamentruptur
Nach radial	Chauffeur-Fraktur des Radius mit massiver Impression der Fossa scaphoidea radii	Gelenkzerstörung
	SNAC Wrist bei Skapoidpseudarthrose	Gelenkzerstörung

23.3 Differenzialdiagnosen

- Die skapholunäre Dissoziation ist mit einer DISI-Achsenfehlstellung, die lunotriquetrale Dissoziation mit einer PISI-Achsenfehlstellung der zentralen Karpalsäule vergesellschaftet.
- Das Skaphoid und das Lunatum drehen sich bei der skapholunären Dissoziation (CID-DISI) gegenläufig, bei lunotriquetralen Dissoziation (CID-PISI) und den nichtdissoziativen Gefügestörungen (CIND-DISI/-PISI) dagegen gemeinsam.
- Liegt keine in Fehlstellung verheilte Radiusfraktur vor, ist bei den nichtdissoziativen Gefügestörungen die Unterscheidung in radiokarpale und mediokarpale Unterformen oft nicht möglich.
- Der skapholunäre Gelenkspalt ist sowohl bei der SL-Dissoziation (CID-DISI) als auch bei der seltenen Dissoziationsform der ulnaren Translokation vom Typ II (CIND-trans) erweitert. Die Unterscheidung gelingt anhand des skapholunären Winkels und der Indizes nach Chamay und McMurtry.

Literatur

Übersichtsarbeiten

Amadio PC. Carpal cinematics and instability: A clinical and anatomic primer. Clin Anatomy 1991; 4: 1–12

Linscheid RL, Dobyns JH, Beabout JW, Bryan RS. Traumatic Instability of the Wrist. Diagnosis, Classification, and Pathomechanics. J Bone Jt Surg 1972: 54 A: 1612–1632

Scheck RJ, Kubitzek C, Hierner R, Szeimies U, Pfluger T, Wilhelm K, Hahn K. The scapho-lunate interosseous ligament in MR arthrography of the wrist: Correlation with non-enhanced MRI and wrist arthroscopy. Skeletal Radiol 1997; 26: 263–271

Schmitt R, Christopoulos G, Meier R, Coblenz G, Fröhner S, Lanz U, Krimmer H. Direkte MR-Arthrographie des Handgelenks in Zwei-Kompartiment-Technik: Prospektive Studie an 125 Patienten im Vergleich zur Arthroskopie. Fortschr Röntgenstr 2003; 175: 911–919

Totterman SM, Miller RJ. Scapholunate ligament: normal MR appearance on three-dimensional gradient-recalled-echo images. Radiology 1996; 200: 237–241

Weiterführende Literatur
http://www.thieme.de/aktionen/schmitt-lanz

24 Karpometakarpale Luxationen und Luxationsfrakturen

R. Schmitt, P. Hahn

Karpometakarpale Luxationen und Luxationsfrakturen betreffen einzelne oder mehrere Gelenke, wobei der Kleinfingerstrahl sowie dorsale Dislokationsmuster bevorzugt werden. Es kommt zu ausgedehnten Ligamentzerreißungen. Aufgrund wechselseitiger Überlagerung im Röntgensummationsbild wird das Traumaausmaß oft erst in der CT vollständig erfasst.

Pathoanatomie und klinische Symptomatik

Die Karpometakarpalgelenke (CMC) der Fingerstrahlen II–V werden vergleichsweise selten verletzt. Wegen der kräftigen Ligg. carpometacarpalia et intermetacarpalia stellen sich Luxationen oder Luxationsfrakturen erst nach großer Gewalteinwirkung ein. Karpometakarpale Scherkräfte werden wirksam, wenn ein horizontaler Kraftvektor auf die Mittelhand auftrifft, während die Handwurzel gegen ein Widerlager fixiert ist oder auch umgekehrt. Bei Schlag- und Stauchungstraumen wird die Kraft entlang der Metakarpaleachse übertragen, wodurch typischerweise Luxationsfrakturen resultieren.

Das Verletzungsmuster beinhaltet entweder isoliert nur einen oder in ca. 80 % der Fälle kombiniert mehrere Fingerstrahlen. Dabei ist der Kleinfingerstrahl mit über 50 % am häufigsten betroffen, gefolgt vom Zeigefinger mit ca. 25 %. Je nach Traktionsrichtung werden die häufigeren dorsalen von den seltenen palmaren CMC-Dislokationen unterschieden.

Klinisch dominiert neben dem akuten Schmerz und der Funktionsminderung die knöchern bedingte Verformung der Hand, wobei sich entweder eine Stufe am Handrücken tasten lässt oder sich eine verstrichene Hohlhand findet. Im Rahmen von palmaren CMC-Dislokationen werden Schädigungen des N. ulnaris und des N. medianus beobachtet. Bei chronischen Subluxationen finden sich Kraftminderungen der Finger sowie belastungsabhängige Schmerzen.

Bildgebende Diagnostik

Röntgenzeichen

Diskrepant ist oft die Situation zwischen dem meist eindrucksvollen klinischen Untersuchungsbefund und einer vermeintlich unergiebigen Röntgensymptomatik. Ursachen hierfür sind Überlagerungsphänomene im Röntgensummationsbild. Die karpometakarpale Übergangsregion muss deshalb systematisch nach folgenden

Tab. 24.1 Röntgenanatomie der Karpometakarpalregion

Quer zur Längsachse:
- Zickzackförmige Transversalausrichtung der CMC-Gelenke:
  - Gelenkspalten in Form eines „M"
  - konkavbogige Metakarpale-Basis II
  - CMC-V-Gelenk 30° nach proximal anguliert
- Parallelität der subchondralen Grenzlamellen

Parallel zur Längsachse:
- Es artikulieren:
  - Metakarpale I und Trapezium
  - Metakarpale II und Trapezoideum
  - Metakarpale III und Kapitatum
  - Metakarpale IV und Hamatum (radiale Seite)
  - Metakarpale V und Hamatum (ulnare Seite)
- im dorsopalmaren Bild gehen Begrenzungen der Metakarpalia in die der Karpalia über
- im Seitenbild Verbindungslinien entlang Metakarpale III und Kapitatum

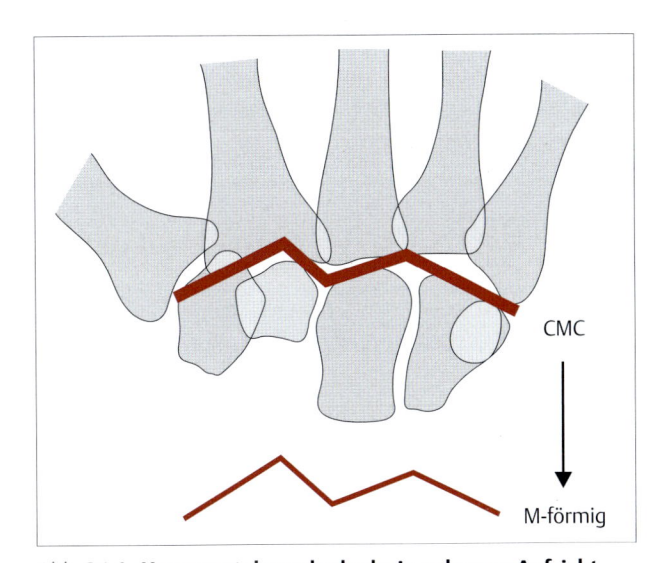

Abb. 24.1 **Karpometakarpalgelenke in palmarer Aufsicht.** Quer zur Längsachse beschreiben die CMC-Gelenke die Form eines „M" und verlaufen im Abstand von 1–2 mm parallel zueinander. Konkave Form der Metakarpale-Basis II. In der Längsachse Zuordnung der Metakarpalia zu je einem Handwurzelknochen. Nur das Hamatum hat 2 artikuläre Gegenspieler.

Tab. 24.2 Klassifikation des karpometakarpalen Traumas

Traumamuster	Dislokationsrichtung
CMC-Luxation	• nach dorsal • nach palmar
CMC-Luxationsfraktur	• nach dorsal • nach palmar

röntgenanatomischen Merkmalen analysiert werden (Tab. 24.1 u. Abb. 24.1).

Diese Röntgenzeichen sind nur dann zuverlässig, wenn die Handfläche ohne Fingerbeugung flach auf der Filmkassette aufgelegt wird. Am Traumapatienten gestaltet sich die Bildanalyse oft schwieriger, weil die dorsopalmare Aufnahme wegen der Schmerz- und Schwellungssituation nicht mit angepresster Handfläche exponiert werden kann. In dieser Situation helfen oft Schrägaufnahmen in halber Pronation (Zitherspieler-Stellung) und halber Supination (Norgaard-Projektion) weiter.

Computertomographie

Oft kommen die Patienten verspätet zur CT-Abklärung, weil das karpometakarpale Verletzungsmuster in der primären Röntgendiagnostik nicht erkannt worden ist. In Spiraltechnik werden axiale Dünnschichten von 1 mm oder weniger akquiriert, überlappend berechnet und nachfolgend MPR-Bilder rekonstruiert. Durch die Anordnung der Karpometakarpalgelenke in der axialen Ebene sind für die Beurteilung der Gelenkflächen und Achsenverhältnisse die koronalen und sagittalen Bildrekonstruktionen am aussagekräftigsten. Für die seltenen Korrekturoperationen in dieser Regionen können 3D-Oberflächendarstellungen zur Planung hilfreich sein.

Magnetresonanztomographie

Sie stellt das ossäre Trauma der karpometakarpalen Gelenke im Vergleich zur CT schlechter dar, insbesondere dann, wenn traumatisch induzierte Signalalterationen im Knochenmark vorliegen. Mit der kontrastmittelverstärkten MRT können Läsionen der Ligg. carpometacarpalia et intermetacarpalia anhand des Enhancements direkt zur Abbildung gebracht werden.

Verletzungsmuster

Nach dem Verletzungsausmaß (Luxation, Luxationsfraktur) und nach der Luxationsrichtung werden die Traumaformen der Tab. 24.2 unterschieden.

24.1 Dorsale karpometakarpale Luxationen

Rein dorsale Luxationen sind mit 2/3 aller Fälle am häufigsten, oft in Kombination mit Schaftfrakturen der Metakarpalia. Isolierte Luxationen betreffen meist das Karpalmetakarpalgelenk des Ring- oder Kleinfingerstrahls, wobei das Metakarpale V durch den Sehnenzug des M. extensor carpi ulnaris typischerweise stark nach dorsal und proximal disloziert ist. Die in Abb. 24.2a dargestellte Luxation des Zeigefingerstrahls gilt als Rarität, während isolierte karpometakarpale Luxationen des Kleinfingerstrahls häufiger beobachtet werden (Abb. 24.2b). En-bloc-Dorsalluxationen mehrerer oder aller Finger setzen eine große Scherkrafteinwirkung voraus (Abb. 24.2c).

24.2 Palmare karpometakarpale Luxationen

Sie sind selten und betreffen meistens kombiniert den IV. und V. Fingerstrahl. Bei starker Luxation des Metakarpale V kann der N. ulnaris in Mitleidenschaft gezogen werden.

24.2 Palmare karpometakarpale Luxationen

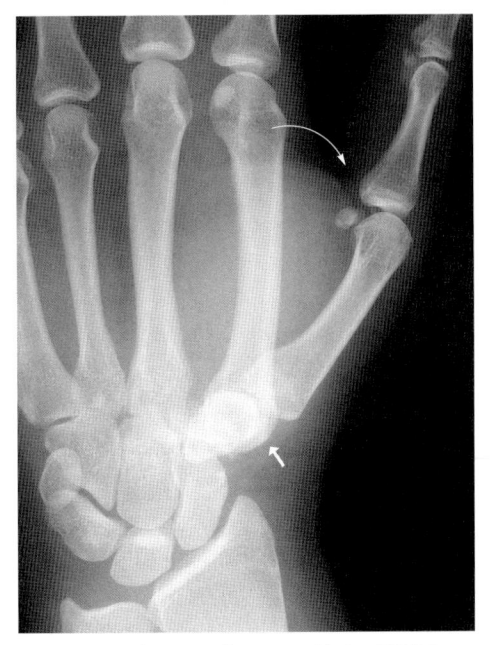

a Luxation des Zeigefingerstrahls im CMC-Gelenk II. Neben der Dislokation imponiert ein zusätzlicher Drehfehler.

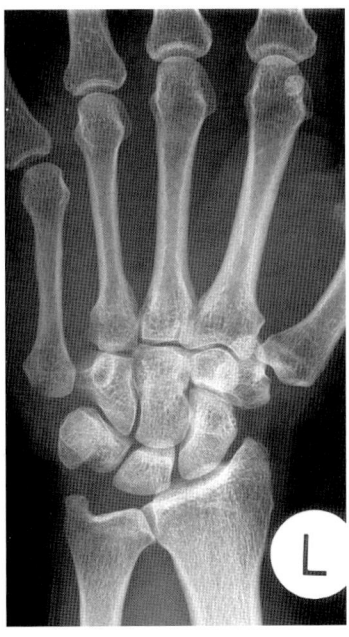

b Luxation des Kleinfingerstrahls im CMC-Gelenk V und Dislokation nach ulnar und proximal.

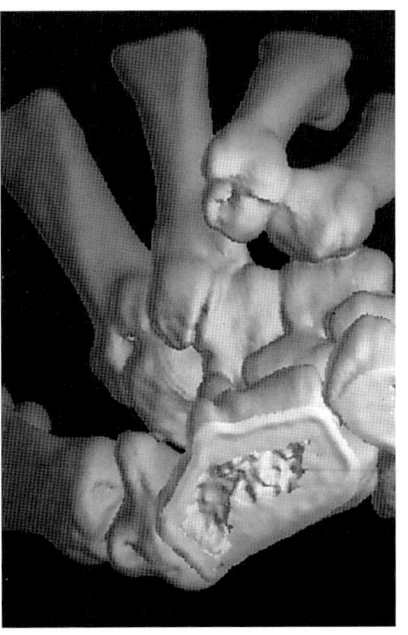

c Luxationen der Metakarpalia IV und V nach dorsal. 3D-Oberflächendarstellung mit Aufsicht von dorsal-proximal. Schertrauma durch Einklemmen der Hand beim Entladen eines LKW.

Abb. 24.**2 a – c** **Isolierte Luxationen der Karpometakarpalgelenke bei 3 verschiedenen Patienten.**

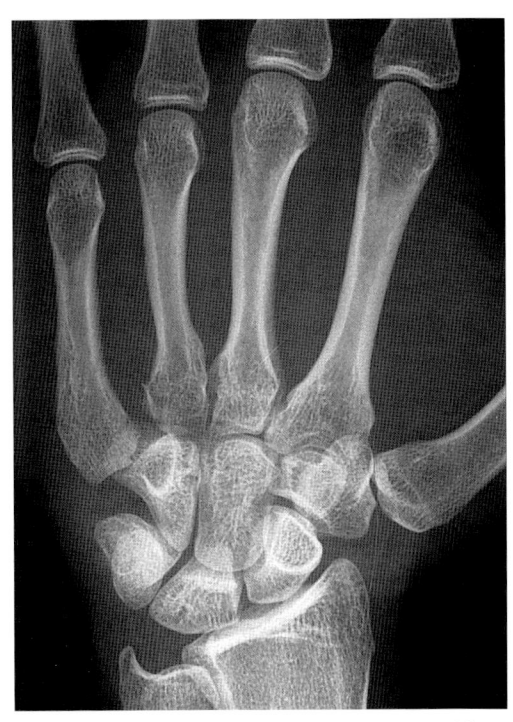

a In der dorsopalmaren Röntgenaufnahme Subluxation des Metakarpale V um wenige Millimeter nach ulnar. Umschriebener Knochendefekt am radialseitigen Basisabschnitt.

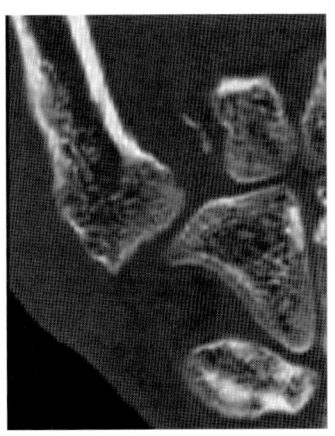

b Nachweis eines chipförmigen Avulsionsfragments in der koronalen MPR einer axialen Spiral-CT. Ulnare Subluxationsstellung des Metakarpale V.

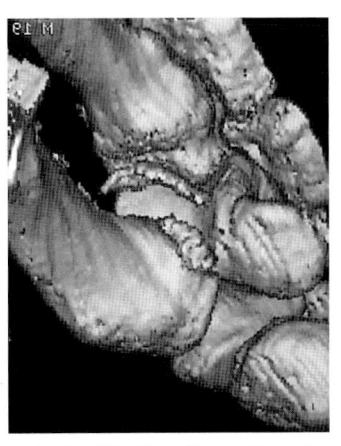

c In der 3D-Oberflächendarstellung wird ersichtlich, dass das Fragment aus der Basis des Metakarpale V ausgerissen ist und durch seine ligamentäre Fixation am Metakarpale IV festgehalten wird.

Abb. 24.**3 a – c** **Luxationsfraktur im Karpometakarpalgelenk V.**

24.3 Dorsale karpometakarpale Luxationsfrakturen

Die Kombination aus Luxation und metakarpaler Basisfraktur kann alle Fingerstrahlen betreffen. Die Stärke der einwirkenden Kraft bestimmt das Dislokationsausmaß:
- Beim **„Minortrauma"** kann ein größeres Basisfragment in loco fixiert bleiben, während kleinere Chipfragmente nach dorsal disloziert sind.
- Beim **„Majortrauma"** kommt es zur Luxation der Mittelhand (Abb. 24.**4**), wobei Avulsionsfragmente infolge ihrer Fixation an den sehr kräftigen Ligg. carpometacarpalia lokal an ihrem Ursprungsort fixiert bleiben können (Abb. 24.**3**).

Die Luxationsfraktur im Karpometakarpalgelenk V (Abb. 24.**3**) neigt zur Instabilität, da einerseits die Gelenkfläche schräg nach ulnar abfällt und andererseits der M. extensor carpi ulnaris das Metakarpale V nach proximo-dorsal zieht. Ein Avulsionsfragment vom Hamatum kann dabei in die gleiche Richtung dislozieren.

24.4 Palmare karpometakarpale Luxationsfrakturen

Dieses Traumamuster ist ähnlich wie die reine Luxation sehr selten. Am Kleinfingerstrahl zieht das palmare Dislokationsmuster gelegentlich eine Hamulusfraktur und einen Ausriss der Extensor-carpi-ulnaris-Sehne nach sich. Selten kann sich eine traumatische Neurapraxie des N. medianus oder des N. ulnaris bei palmaren Luxationsfrakturen des Fingerstrahls II, III oder V manifestieren.

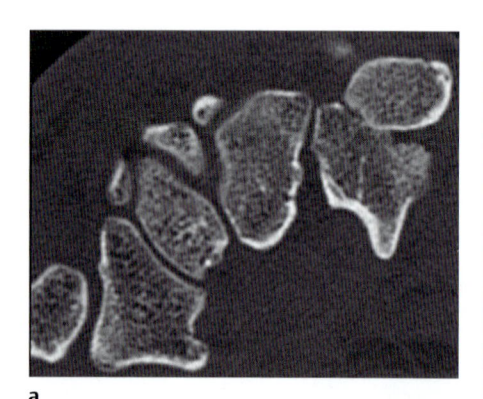

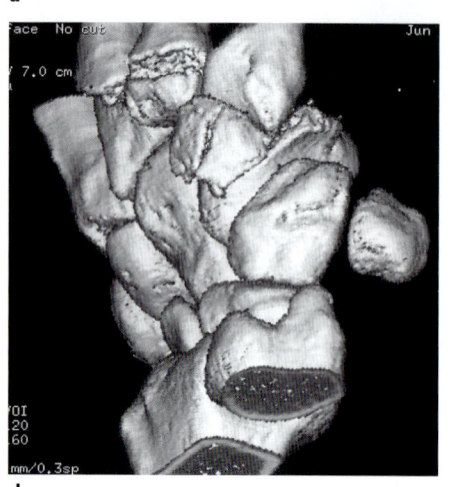

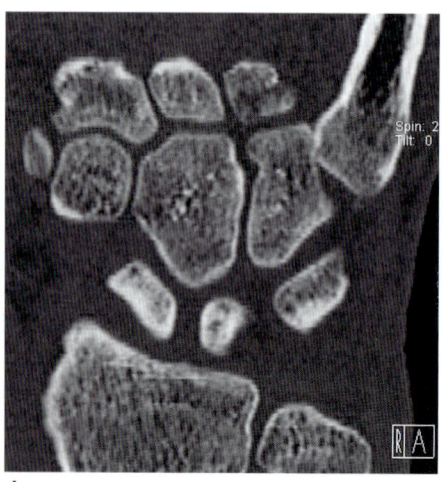

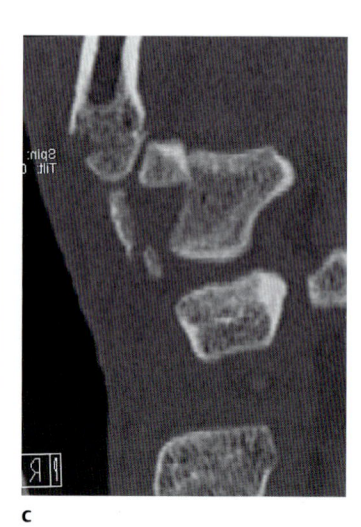

Abb. 24.4 a–d CT-Diagnostik bei karpometakarpalen Luxationsfrakturen III–V.
a In einer axialen Schicht steht das Metakarpale V in dorsaler Luxation zum Hamatum, das selber einen dorsalen Frakturdefekt aufweist.
b In einer koronalen MPR-Schicht Luxationsstellung des Metakarpale V nach ulnar sowie Querfraktur der Metakarpale-Basis IV.
c In der sagittalen MPR zeigen sich 3 aus dem Hamatum abgesprengte Fragmente sowie die dorsale Luxation der Metakarpale V.
d Übersichtliche Präsentation der Luxationsfrakturen im 3D-Oberflächenmodus. Blick von ulnar-proximal.

24.5 Differenzialdiagnosen

Fehlen karpometakarpale Fehlstellungen, dann müssen gegenüber einem Traumafolgezustand abgegrenzt werden:
- **Carpal Bossing (Carpe bossu, Humpback Wrist)**. Es handelt sich um exostosenartige Ausziehungen an den Dorsalseiten des Kapitatums sowie korrespondierend an der Basis von Metakarpale II oder III (s. Abb. 28.**1**). Neben einer enthesiopathischen Komponente wird ein älteres Gelenktrauma diskutiert.
- **Akzessorische Ossikel** an den karpometakarpalen Gelenken, wie z. B. das Os capitatum secundarium (s. Abb. 15.**9**), sind in der Regel bilateral nachweisbar.

24.6 Therapeutische Optionen

Karpometakarpale Luxationen und deutlich dislozierte Luxationsfrakturen werden operativ mittels offener oder geschlossener Reposition und passagerer Fixation mit Kirschner-Drähten therapiert. Gegebenenfalls muss der mitverletzte N. ulnaris dekomprimiert oder nach älterem Trauma einer Neurolyse unterzogen werden. Nur gering dislozierte Frakturen der Karpometakarpalgelenke werden konservativ durch Gipsruhigstellung behandelt.

Literatur

Übersichtsarbeiten

Fink D, Gasperschitz F. Verrenkungen und Verrenkungsbrüche der Carpometacarpalgelenke II – V. Hefte Unfallheilk 141. Springer. Berlin 1981

Fisher MR, Rogers LF, Hendrix RW. Systematic approach to identifying fourth and fifth carpometacarpal joint dislocations. Am J Roentgenol 1983; 140: 319–324

Garcia-Elias M, Abanco J, Salvador-Sanchez R. Crush injury of the carpus. J Bone Joint Surg 1985; 67B: 286–289

Kraemer BA, Gilula LA. Metacarpal Fractures and Dislocations. In: Gilula LA (ed). The Traumatized Hand and Wrist. Radiographic and Anatomic Correlation. pp 171–219. Saunders. Philadelphia 1992

Weiterführende Literatur

http://www.thieme.de/aktionen/schmitt-lanz

25 Frakturen der Metakarpalia

H. Krimmer, G. Schindler

Die Frakturen der Mittelhand werden in der Regel mit Röntgenaufnahmen in 2 Ebenen hinreichend gut nachgewiesen. Nur bei dislozierten Frakturen der Metakarpale-Basis und des Metakarpale-Kopfes ist eine weiterführende Diagnostik mittels hochauflösender CT erforderlich. Funktionell ist die exakte Stellung der Metakarpalia II–V zusammen mit der queren Hohlhandwölbung eine der Voraussetzungen für die ungestörte, konvergierende Bewegung der Fingerkuppen, während die Integrität des Daumensattelgelenks für die uneingeschränkte Abduktion und Opposition des Daumens entscheidend ist. Dem Nachweis von subtilen Fragmentfehlstellungen kommt deshalb an der Mittelhand eine besondere Bedeutung zu.

Pathoanatomie, klinische Symptomatik

Frakturen der Metakarpalia einschließlich der des Daumenstrahls werden im Rahmen eines Traumas entweder direkt (z. B. durch Quetschverletzung) oder indirekt (z. B. beim Sturz) verursacht. Dabei entstehen subkapitale Frakturen meist durch einen Sturz auf die geschlossene Faust, während Frakturen der Metakarpaleköpfchen oft die Folge einer direkten Gewalteinwirkung auf die ausgestreckte Hand sind. Die klinischen Beschwerden, die bei Bennett-Frakturen erheblicher ausgebildet sind, umfassen neben dem Schmerz und der Schwellung meist auch eine deutliche Bewegungseinschränkung der Hand. Nach ihrer Lokalisation und dem Frakturverlauf werden die Frakturtypen der Tab. 25.1 unterschieden.

Bildgebende Diagnostik

Röntgendiagnostik

Bei Frakturverdacht der Metakarpalia sollten grundsätzlich Röntgenaufnahmen der Mittelhand in dorsopalmarem und schrägem Strahlengang unter Einschluss der Karpometakarpal- und der Metakarpophalangeal-Gelenke erfolgen. Beim frisch Verunfallten kann am Daumenstrahl jedoch die dorsopalmare Projektion oft nicht in der sonst üblichen Hyperpronationsstellung angefertigt werden. Für das Daumensattelgelenk sei auf die Spezialeinstellung (Trapezium spezial nach Kapandji) hingewiesen (Kap. 1). Frakturen des Mittelhandschaftes und -halses sind in den Übersichtaufnahmen hinreichend gut erkennbar, nicht dagegen die Basis- und Kopffrakturen der Metakarpalia. Für die Beurteilung des Dislokationsausmaßes gelten folgende Regeln:

- Die Verkürzung eines Mittelhandknochens wird anhand der Verbindungslinie entlang der Metakarpale-Köpfe III–V beurteilt (sog. „Metakarpalzeichen"). Normalerweise verbindet die Linie die Metakarpalia III–V, während das Metakarpale II deutlich unter dieser Geraden zu liegen kommt.
- Zur Beurteilung einer palmaren Achsenknickung des peripheren Metakarpale-Fragments ist die streng seitliche Mittelhandaufnahme vonnöten. Klinisch werden belassene Fragmentdislokationen an den ulnarseitigen Metakarpalia besser toleriert als an den radialseitigen.
- Die Kontrolle eines frakturbedingten Rotationsfehlers muss im klinischen Test dergestalt beurteilt werden, dass bei Flexion aller Fingergelenke die Fingerkuppen in Richtung des distalen Skaphoidpols konvergieren sollten und kein Überkreuzen nachweisbar ist

Computertomographie

Entsprechend den Ausführungen im Kap. 24 erfordern Frakturen der Metakarpale-Basis häufig die weiterführende Diagnostik mittels CT, einerseits zum Nachweis bei unklarem Röntgenbefund, andererseits um das Verletzungsmuster festzulegen (Abb. 25.**2** u. 25.**3**). Die Indikation zur CT besteht in der Regel auch bei Mehrfragmentfrakturen des Metakarpale-Kopfes, deren Ausmaß und

Tab. 25.1 Klassifikation der Metakarpale-Frakturen

- Basisnahe Fraktur des Metakarpale I:
  - Bennett-Fraktur
  - Rolando-Fraktur
  - Winterstein-Fraktur
- Basisnahe Fraktur der Metakarpalia II–V
- Schaftfraktur
- Subkapitale Fraktur
- Kopffraktur

Fragmentzuordnung häufig erst in 2D- und 3D-Bildrekonstruktionen erkannt werden kann (Abb. 25.**6**).

Wenn es die Lagerung des Patienten zulässt, sind sagittale CT-Schichten vorteilhaft. Um die am Unterarm entstehenden Streifenartefakte („Out-of-Center"-Artefakte) zu vermeiden, wird für den Scan-Vorgang am II. und III. Mittelhandstrahl eine Ulnarduktionsstellung und für den IV. und V. Mittelhandstrahl eine Radialduktion im Handgelenk empfohlen. Die Schichtdicke sollte zwischen 0,5–1,0 mm liegen, die Bildberechnung erfolgt überlappend. Aus den sagittalen Primärbildern werden koronale MPR-Bilder berechnet, bei Bedarf auch axiale MPR. Für die Operationsplanung komplexer Frakturen des Metakarpale-Kopfes sind 3D-Oberflächenbilder hilfreich, insbesondere wenn sie nach elektronischer Exartikulation des weniger betroffenen Gelenkpartners den Blick auf das Frakturgebiet ermöglichen (Abb. 25.**1 c**).

Magnetresonanztomographie

Ihr kommt bei den Mittelhandfrakturen keine Bedeutung zu. Die kontrastmittelverstärkte MRT ist an den Metakarpophalangealgelenken vielmehr die Nachweismethode der Wahl bei Verletzungen der Kollateralbänder (s. Abb. 29.**18**) und der palmaren Platte.

Traumamuster

25.1 Basisnahe Frakturen des Metakarpale I

Frakturen der Metakarpale-I-Basis nehmen deshalb eine Sonderstellung ein, weil das Daumensattelgelenk durch die Gelenkflächenform und den Zug der ansetzenden Muskeln eine weitreichende Beweglichkeit aufweist. Es werden intra- und extraartikuläre Frakturverläufe unterschieden:

- **Bennett-Fraktur:** Es liegt ein intraartikulärer Einfragmentbruch des Daumensattelgelenks vor (Abb. 25.**1 a**). Radiologisch zieht die Fraktur durch die Basis des Metakarpale I. Es kommt zur Dislokation des großen Schaftfragments nach radial und dorsal, während das kleinere ulnare Fragment durch seine ligamentäre

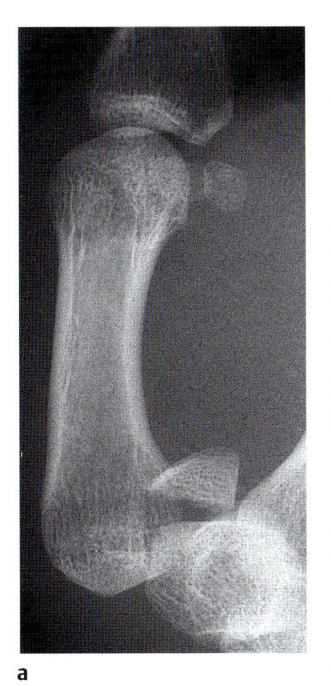

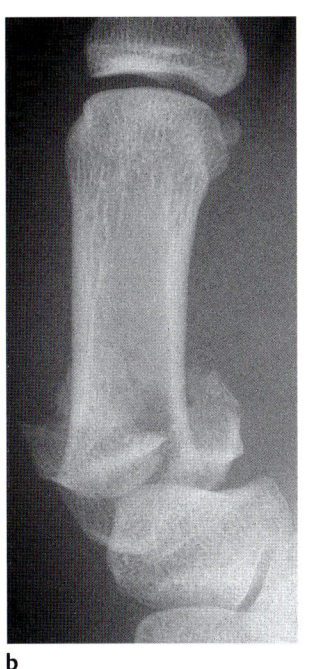

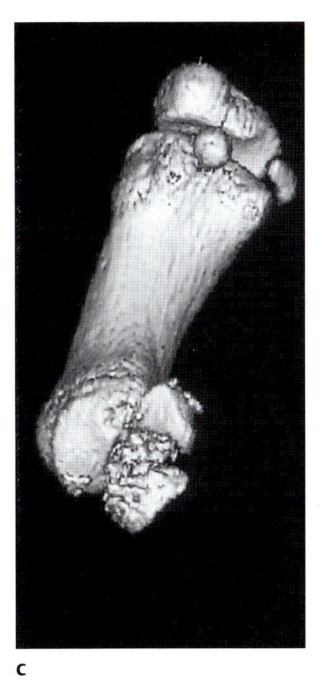

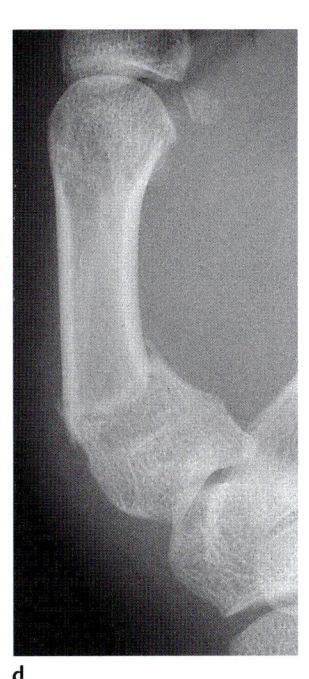

Abb. 25.**1 a–d Basisnahe Schaftfrakturen des Metakarpale I.**
a Bennett-Fraktur (Einfragmentbruch) mit Dislokation des Schaftfragments nach radial und proximal.
b, c Rolando-Fraktur (Mehrfragmentbruch). Einstauchung des Metakarpaleschaftes zwischen 2 Basisfragmente, dargestellt mittels **b** dorsopalmarer Röntgenprojektion und **c** 3D-Oberflächenrekonstruktion eines CT-Datensatzes nach elektronischer Entfernung der Handwurzel.
d Winterstein-Fraktur mit metaphysärer, extraartikulärer Frakturzone.

Fixation am Trapezium in anatomischer Lage verbleibt. Die Fehlstellung wird durch den Zug des an der Metakarpale-Basis I ansetzenden M. abductor pollicis longus aufrechterhalten, so dass nach Reposition eine operative Stabilisierung erforderlich wird, da eine Retention im Gipsverband meist unzureichend ist. Intra- und postoperative Röntgenkontrollen sind zur Überprüfung der gelenkgerechten Reposition erforderlich, gegebenenfalls mit Schrägaufnahmen.
- **Rolando-Fraktur:** Mit diesem Terminus werden die intraartikulären Mehrfragmentbrüche der Metakarpale-I-Basis bezeichnet (Abb. 25.**1b** u. **c**). Bezüglich des Frakturverlaufs werden neben Y- und T-förmigen Frakturen die häufig eingestauchten Trümmerbrüche unterschieden. Durch den Zug der ansetzenden Muskulatur besteht auch hier eine meist erhebliche Dislokation, die eine offene Reposition und Stabilisierung erforderlich macht.
- **Winterstein-Fraktur:** Im Gegensatz zur Bennett- und Rolando-Fraktur liegt eine extraartikuläre Fraktur der Metakarpale-I-Basis vor (Abb. 25.**1d**). Das distale Schaftfragment weist eine mehr oder weniger ausgeprägte palmare Abknickung auf.

25.2 Basisnahe Frakturen der Metakarpalia II–V

Im Gegensatz zum Daumensattelgelenk ist die Beweglichkeit in den übrigen Karpometakarpalgelenken funktionell von untergeordneter Bedeutung, da die Metakarpalia II und III durch straffe Bandsysteme mit der distalen Handwurzelreihe verbunden sind, während die Metakarpalia IV und V in den konkaven Facetten des Hamatums lediglich mit einer Beweglichkeit von 15°–30° artikulieren können. Hieraus leiten sich für die basisnahen Frakturen folgende Regeln ab:
- Die Frakturen an den Metakarpale-Basen, die meist durch direkte Gewalteinwirkung entstehen, manifestieren sich am am II. und III. Mittelhandstrahl häufig als Trümmerzone ohne Achsenfehlstellung (Abb. 25.**2**).
- Dagegen finden sich am IV. und V. Karpometakarpalgelenk durch das vermehrte Gelenkspiel in der Regel Luxationsfrakturen (Abb. 25.**3**). Ausgeprägt ist die Luxationstendenz besonders bei basisnahen Frakturen des Metakarpale V, da hier – ähnlich wie bei der Bennett-Fraktur – durch den Zug des ansetzenden M. flexor carpi ulnaris eine Fehlstellung begünstigt wird.

Durch die schräg verlaufenden Gelenkflächen und infolge wechselseitiger Fragmentüberlagerung können unklare Verhältnisse im Frakturgebiet entstehen. In dieser Situation sollte die Indikation zur CT in sagittaler Schichtorientierung großzügig gestellt werden (Kap. 24).

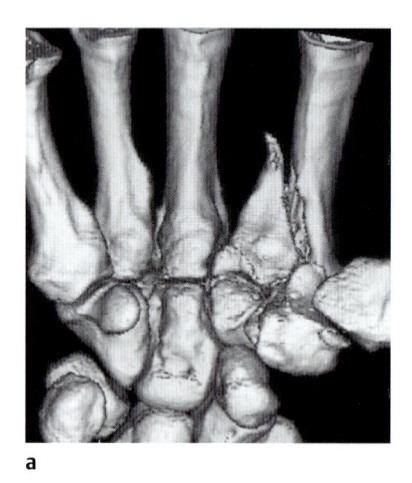

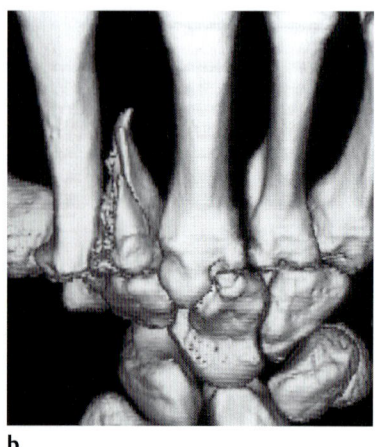

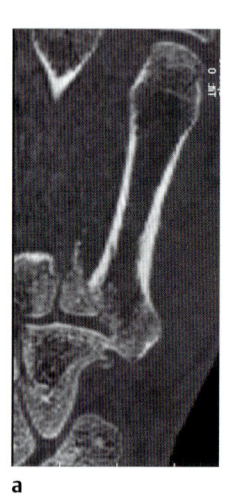

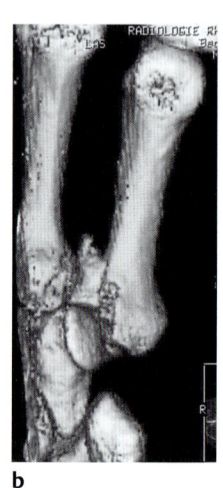

Abb. 25.**2 a, b** **Präzisierung einer Metakarpale-II-Basisfraktur mittels computertomographischer 3D-Darstellung.**
a In der Oberflächendarstellung von palmar ist die schräg verlaufende Fraktur eingestaucht und weist ein 2. Basisfragment in radialer Lage auf.
b Die Ansicht von dorsal gibt das seitliche Dislokationsausmaß wieder. Ein Avulsionsfragment aus der Dorsalseite des Trapezoideums wird sichtbar.

Abb. 25.**3 a, b** **CT eines axialen Stauchungstraumas an der Basis des Metakarpale V.**
a Die koronale MPR-Rekonstruktion zeigt eine intraartikuläre Basisfraktur sowie eine Fragmentabscherung an der Ulnarseite des Hamatumkörpers. Einstauchung um 6 mm.
b Übersichtliche Frakturdarstellung in der 3D-Oberflächenrekonstruktion mit Aufsicht von palmar.

25.3 Schaftfrakturen der Metakarpalia

Im Schaftbereich der Metakarpalia werden Querbrüche, glatte Schrägbrüche, Torsions- und Trümmerfrakturen unterschieden (Abb. 25.4). Neben dem Frakturnachweis sind für die radiologische Beurteilung folgende Kriterien entscheidend:
- Auf der Schräg- und Seitaufnahme kann das Ausmaß der palmaren Verkippung des distalen Fragments festgelegt werden. Die palmare Achsenknickung wird durch den Zug der intrinsischen Handmuskeln hervorgerufen.
- Die dorsopalmare Aufnahme gibt Aufschluss über die Verkürzung des betroffenen Metakarpale infolge einer Fragmenteinstauchung.
- Ein Rotationsfehler der Fragmente kann nur klinisch erkannt werden.

Diese Parameter sind für das therapeutische Vorgehen (konservativ oder operativ) von entscheidender Bedeutung. Eine Konsolidierung in nur geringer Fehlstellung kann bereits zu einer erheblichen Funktionseinschränkung führen, so dass insbesondere bei konservativer Behandlung mehrfache klinische und radiologische Kontrollen erforderlich sind.

25.4 Subkapitale Frakturen der Metakarpalia

Das spezielle Traumamuster wurde eingangs erläutert. Die subkapitale Fraktur findet sich am häufigsten im köpfchennahen Schaftabschnitt des Metakarpale V als sog. „Boxer-Fraktur". Durch den Zug der Flexorensehnen gerät das periphere Fragment fast immer in Flexionsstellung. Für die radiologische Beurteilung ist das Ausmaß der palmaren Abkippung des Köpfchenfragments sowie die Verkürzung des Metakarpale entscheidend (Abb. 25.5). Hierzu werden neben der dorsopalmaren und schrägen Projektion auch eine streng seitliche Aufnahme benötigt.

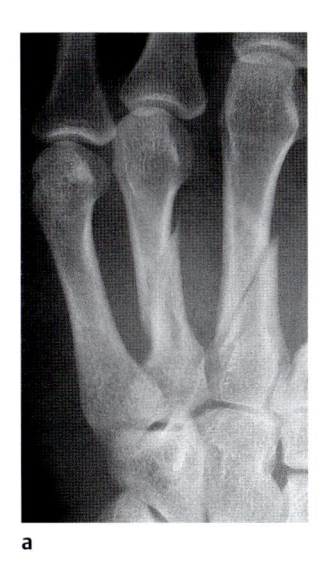

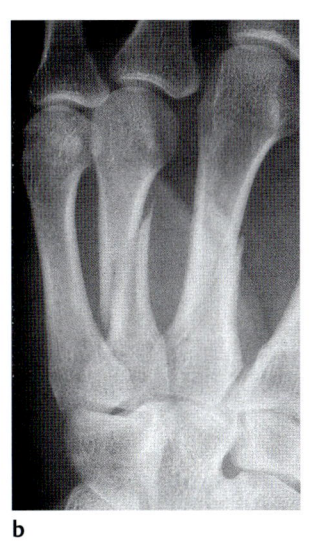

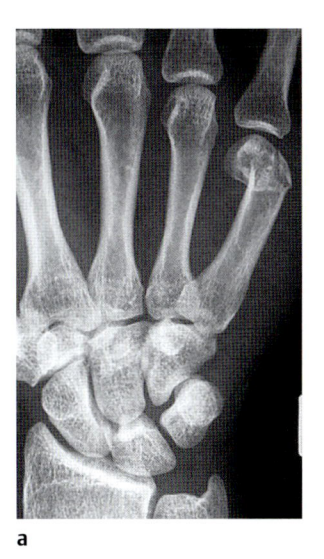

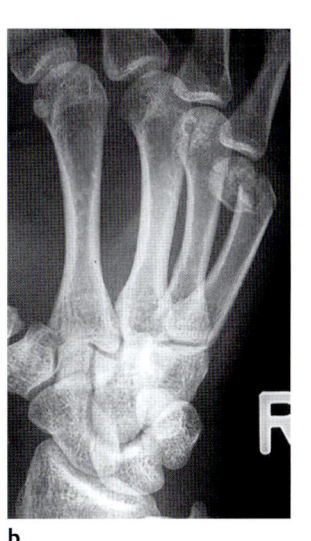

Abb. 25.4 a, b **Schaftfrakturen der Metakarpalia III und IV.** Spiralförmige Frakturen beider Schäfte mit geringen Verkürzungen und dorsalen Dislokationen.

Abb. 25.5 a, b **Subkapitale Fraktur des Metakarpale V.** Das Kopffragment des Metakarpale V weist eine palmare Abkippung auf, deren genaues Ausmaß nur auf einer streng seitlichen Aufnahme bestimmt werden kann (ohne Abb.).

25.5 Kopffrakturen der Metakarpalia

Am häufigsten ist der Zeigefingerstrahl von der Metakarpale-Kopffraktur betroffen. In der Regel liegt eine intraartikuläre Fraktur vor, die fast immer zur Konturstufung der Gelenkfläche führt. Bei einem geringeren Trauma zieht nur eine isolierte Frakturlinie in das Gelenk (Abb. 25.7), es kommt zur proximalen Dislokation des palmarseitigen Kopffragments. Beim größeren Traumaausmaß stellt sich ein Trümmerbruch des Metakarpale-Kopfes mit Zerberstung in mehrere Fragmente ein (Abb. 25.6). Die Gelenkfläche weist dann konturdeformierende Impressionen auf. Bei Trümmerfrakturen eines Metakarpale-Kopfes ist die Indikation zur CT gegeben.

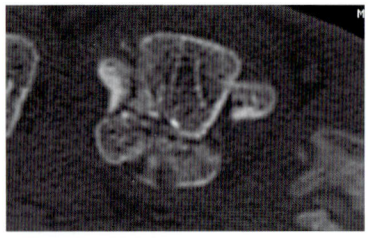

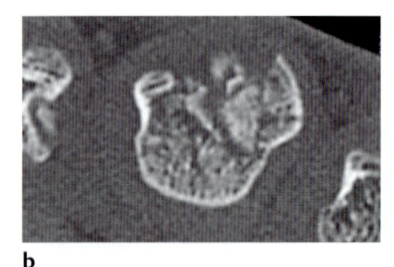

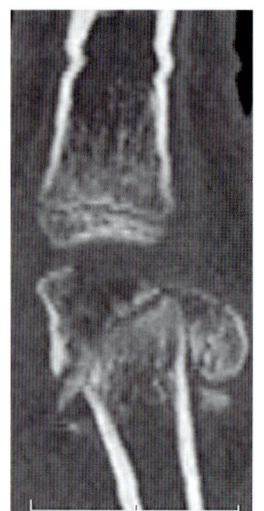

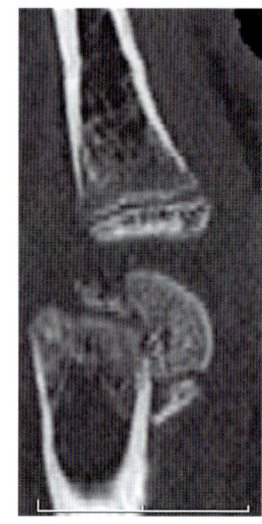

Abb. 25.6 a–d **CT einer eingestauchten und dislozierten Fraktur des Metakarpale-III-Kopfes.**
a, b In den axialen Schichten finden sich mehrere Fragmente einer Trümmerfraktur.
c In der koronalen MPR ist das Hauptfragment des Metakarpale-III-Kopfes deutlich nach ulnar verlagert.
d In der sagittalen MPR Dislokation des Hauptfragments und kleiner Begleitfragmente nach palmar.

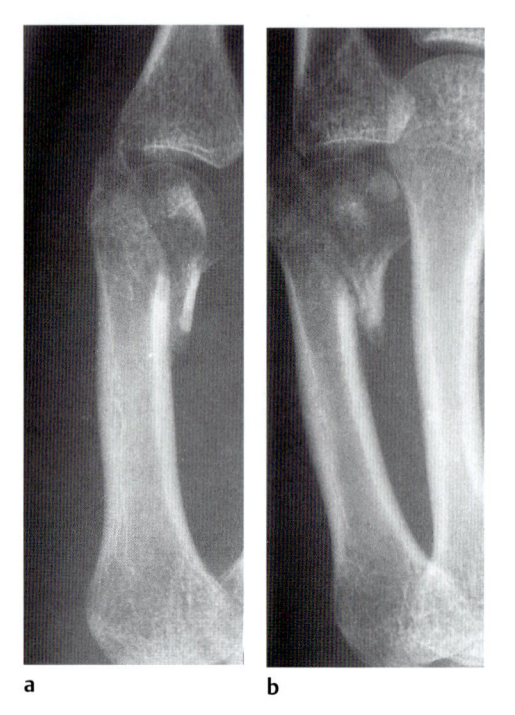

Abb. 25.7 **Intraartikuläre Schrägfraktur des Metakarpale-Kopfes V.** Das palmarseitige Fragment ist unter Ausbildung einer Gelenkflächenstufung von 2 mm nach proximal abgeschert.

25.6 Differenzialdiagnosen

- Bei Schaftfrakturen der Metakarpalia fällt die Abgrenzung gegenüber den ossären **Vasa nutricia** in Kenntnis deren Verlaufs von proximal-außen nach distal-innen leicht.

- Die veraltete Metakarpale-Basisfraktur muss gegenüber einem dorsalen Handwurzelhöcker **(Carpal bossing)** und gegen ein **akzessorisches Ossikel** abgegrenzt werden (Kap. 15 u. 28).

25.7 Therapeutische Optionen

Alle offenen, instabilen und irreponiblen Frakturen sollten operativ stabilisiert werden. An Osteosynthesematerialien kommen spezielle Miniplättchen und -schrauben, Kirschner-Drähte und Drahtnähte zum Einsatz. Wenn immer möglich, wird eine übungsstabile Osteosynthese angestrebt, um eine Frühmobilisierung zu ermöglichen. Diese ist auch bei konservativer Therapie von entscheidender Bedeutung, da ansonsten die Gefahr von Verwachsungen an Sehnen und Gelenken mit erheblichen Funktionseinschränkungen drohen.

Literatur

Übersichtsarbeiten

Barton NJ. Fractures of the Hand and Wrist. pp 88–133. Churchill Livingstone. Edingburgh 1988

Hindman BW, Kulik WJ, Lee G, Avolio RE. Occult fractures of the carpals and metacarpals: demonstration by CT. Am J Roentgenol 1989; 153: 529–532

Nigst H. Frakturen der Hand und des Handgelenkes. S 61–102. Hippokrates. Stuttgart 1988

Laer von L. Frakturen und Luxationen im Wachstumsalter. 2. Aufl, S 160–172. Thieme. Stuttgart New York 1991

Tröger H. Hand. In: Steinbrich W, Regazzoni P (Hrsg). Frakturen und Luxationen. S 136–162. Thieme. Stuttgart New York 1999

Weiterführende Literatur

http://www.thieme.de/aktionen/schmitt-lanz

26 Fingerfrakturen und -luxationen

P. Hahn, R. Schmitt, N. Reutter

> Bei den Fingerfrakturen werden extra- und intraartikuläre Formen sowie Avulsionsfrakturen unterschieden. Durch den Zug der ansetzenden Sehnen und Ligamente resultieren oft charakteristische Dislokationsmuster. Die osteoligamentären Abrissfrakturen imponieren radiologisch oft wenig eindrucksvoll, sind aber funktionell sehr wichtig. Zur exakten Bestimmung des Frakturverlaufs, der Zahl und Dislokation der Fragmente ist bei den Frakturen und Luxationsfrakturen der Fingergelenke häufig eine weiterführende Diagnostik mittels Schrägaufnahmen, Vergrösserungsaufnahmen sowie hochaufgelöster CT mit Sagittalschichten und MPR- bzw. 3D-Darstellung notwendig. Nichtossäre Verletzungen der Kollateralbänder und der palmaren Platte werden am besten in der MRT dargestellt.

Pathoanatomie, klinische Symptomatik

Frakturen und Luxationen der Finger sind in der Regel die Folge einer äußeren Gewalteinwirkung, z. B. eines Arbeits- oder Sportunfalls oder einer Schlägerei. Seltener kommen dagegen als endogene Ursachen Spontanfrakturen bei Knochentumoren in Frage, z. B. beim Enchondrom. Die klinische Symptomatik besteht im Schmerz, einer Funktionseinschränkung, bei einer Dislokation in der Verformung und eventuell in einer abnormen Beweglichkeit des Fingers.

Bildgebende Diagnostik

Röntgendiagnostik

Bei Fingerfrakturen und/oder -luxationen sind folgende Grundsätze zu beachten:
- Auch in der Notfalldiagnostik sollten die beiden Aufnahmeebenen streng orthogonal zueinander stehen. Die seitliche Fingeraufnahme ist dann richtig eingestellt, wenn sich die beiden Kondylen des interessierenden Phalanxkopfes überdecken und die Gelenkspalten frei projiziert sind (s. Abb. 1.7 e u. f).
- Nichtdislozierte Frakturen kommen gelegentlich erst in Vergrößerungsaufnahmen mit der Feinfokusröhre zur Darstellung.
- Beim Verdacht auf eine intraartikuläre Fraktur muss der Zentralstrahl auf das betroffene Gelenk gerichtet werden.
- Die Rotationsfehlstellung eines Fingers ist nur **klinisch**, nicht jedoch radiologisch zu erkennen.
- In einzelnen Fällen können Gelenkfragmente und deren Dislokationsausmaß erst in Schrägaufnahmen hinreichend gut erkannt werden (Abb. 26.1).
- Bei einer Fingerluxation sollte immer eine Kontrollaufnahme nach dem Repositionsmanöver angefertigt werden, um primär nicht sichtbare Gelenkfragmente zu erfassen.

Computertomographie

Die Indikation zur CT ist bei Fingerfrakturen dann gegeben, wenn bei einer intraartikulären Fraktur eine komplexe Gelenkzerstörung vorliegt oder vermutet wird. Die CT-Diagnostik dient in erster Linie zur Operationsplanung von Mehrfragmentfrakturen eines Fingergelenks.

In Spiraltechnik wird eine streng sagittale Schichtführung parallel zur Längsachse des betroffenen Fingers gewählt. Zur Untersuchung steht der Patient neben dem CT-Tisch, die Einstellung erfolgt mittels Lichtvisier, wozu immer vom Patienten eine maximale Ulnar- oder Radialduktion durchgeführt werden muss. Die Schichtdicke beträgt 0,5, 0,75 oder 1,0 mm. Nach Bildberechnung mit überlappendem Inkrement erfolgt eine Sekundärrekonstruktion mit koronalen MPR sowie mittels 3D-Oberflächenrekonstruktion (SSD). Bei der SSD-Darstellung ist die elektronische Exartikulation des Gelenks hilfreich, um einen freien Blick auf die Frakturzone zu erzielen (Abb. 26.3 c).

Magnetresonanztomographie

Sie wird im Rahmen eines Fingertraumas dann durchgeführt, wenn nach Frakturausschluss Verletzungen der Kollateralbänder und der palmaren Platte abgeklärt werden sollen. Meist handelt es sich um ein 2-zeitiges Vorgehen im subakuten oder chronischen Stadium.

Unter Verwendung einer dezidierten Oberflächenspule werden 2 mm dicke Schichten in den 3 Standardraumebenen akquiriert – bei ausreichendem Signal-

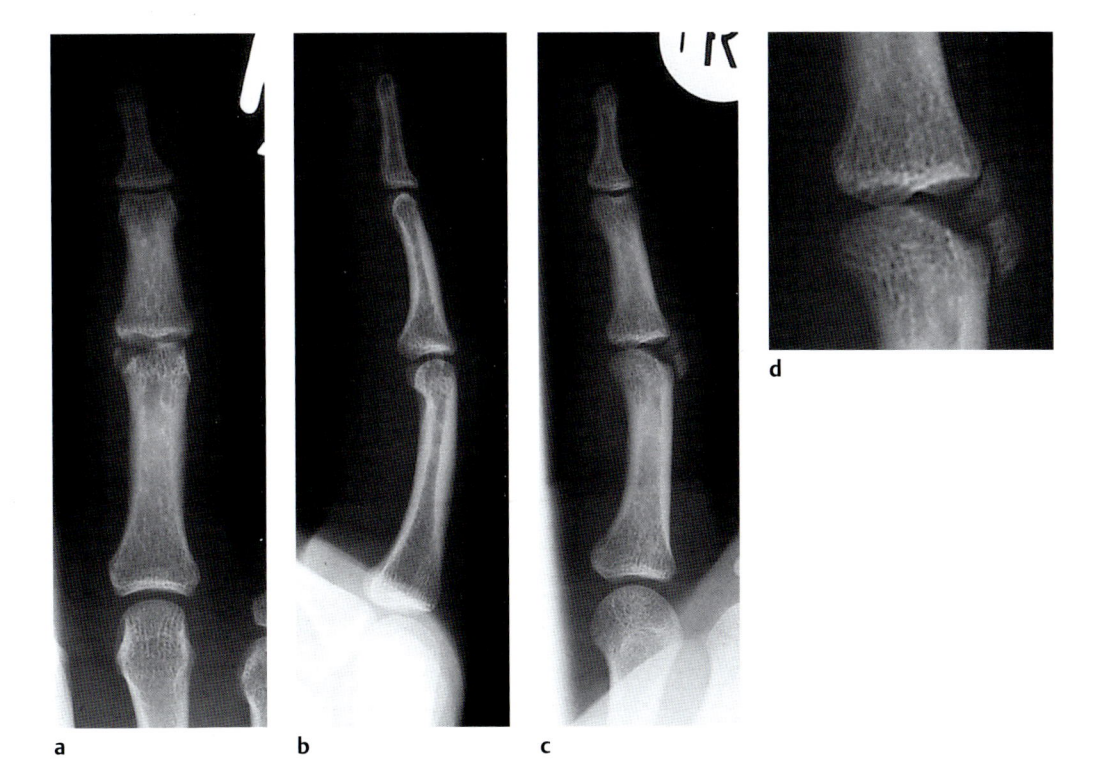

Abb. 26.1 a–d **Intraartikuläre Grundgliedkopffraktur.**
a, b Die dorsopalmare Aufnahme zeigt eine Fraktur des radialen Kondylus mit Impression. Sowohl hier als auch in der Seitaufnahme ist ein solitäres kleines Fragment sichtbar.

c Erst in der 45°-Schrägaufnahme kommen 2 dreieckige Fragmente zur Darstellung, die aus dem dorsalen Segment des radialen Kondylus ausgesprengt sind.
d Lupenvergrößerung aus Abb. 26.1 c.

Rausch-Verhältnis sind 1,5 mm dicke Schichten vorteilhaft. Essenziell ist die Verwendung von intravenösem Kontrastmittel. Rupturen der Fingerligamente (s. Abb. 29.**18**) und der palmaren Platte (Abb. 26.**8**) sind letztlich nur anhand ihres Enhancements am fibrovaskulären Reparationsgewebe nachzuweisen und in ihrem Ausmaß festzulegen.

Frakturtypen

Hinsichtlich der Behandlungsprinzipien und Prognosen werden die Traumamuster der Tab. 26.1 unterschieden.

Tab. 26.1 Klassifikation der Fingerfrakturen/ -luxationen

Verletzungsart	Lokalisation
Extraartikuläre Fraktur	• Fraktur des Processus unguicularis • Fraktur des Phalanxschaftes
Intraartikuläre (Luxations-) Fraktur	• durch DIP-Gelenk • durch PIP-Gelenk • durch MP-Gelenk
Avulsionsfraktur	• Endgliedbasisfraktur dorsal/ palmar • Mittelgliedbasisfraktur dorsal/ palmar/ lateral • Grundgliedbasisfraktur dorsal/ palmar/ lateral
Luxation	• im DIP-Gelenk • im PIP-Gelenk • im MP-Gelenk
Im Kindesalter	• Epiphyseolyse • Metaphysenfraktur • Epiphysenfraktur • Epimetaphysenfraktur

26.1 Extraartikuläre Frakturen

26.1.1 Frakturen des Processus unguicularis

Nagelkranzfrakturen werden durch direkte Traumen (Schlag, Einklemmen etc.) verursacht. Sie sind unabhängig vom Frakturmuster hinsichtlich posttraumatischer Residuen in der Regel ohne Bedeutung. Therapeutisch stehen deshalb die Schmerzbekämpfung und die Entlastung eines subungualen Hämatoms im Vordergrund.

26.1.2 Fingerschaftfrakturen

Bezüglich des Frakturverlaufs werden Quer-, Schräg-, Spiral-, Längs- und Trümmerfrakturen unterschieden. Bei nichtdislozierten Frakturen zeigt sich radiologisch lediglich eine haarfeine Konturunterbrechung der Kortikalis und/oder der Spongiosa, bei dislozierten Frakturen zusätzlich eine kortikale Konturstufung, eine Verwerfung der Spongiosa sowie die verschiedenen Grade der Fragmentdislokationen. Infolge der Zugwirkung der Beuge- und Strecksehnen überwiegen meist palmare oder dorsale Achsenknickungen, die in der seitlichen Aufnahme leicht zu erkennen sind.

26.2 Intraartikuläre Fingerfrakturen

Sie sind meist Folge einer axialen Krafteinwirkung. Durch den in Längsrichtung wirksamen Kraftvektor kommt es proximal entweder zur Berstungsfraktur des Phalangenköpfchens nahe der Medianlinie oder häufiger distal zur Impressionsfraktur der Phalangenbasis.

In der radiologischen Diagnostik müssen folgende Punkte beachtet werden:
- Die zentrale Impressionsfraktur führt zur Kontinuitätsunterbrechung der subchondralen Grenzlamelle in der dorsopalmaren Projektion (Abb. 26.**1 a**).
- Als Folge einer dislozierten Köpfchenfraktur projizieren sich die beiden Fingerkondylen nicht wie in der normalen Seitaufnahme aufeinander (Abb. 26.**1 b**). Bei technisch korrekt durchgeführter Röntgenaufnahme ist jede Abweichung einer Kondyle ein direktes Frakturzeichen. In dieser Situation sollte als nächster Schritt eine ergänzende Schrägaufnahme veranlasst werden, die häufig die benötigte Information vollständig zu liefern vermag (Abb. 26.**1 c** u. **d**).
- Wie eingangs ausgeführt, ist die Indikation zur CT vor dem rekonstruktiven Eingriff einer komplexen Gelenksfraktur gegeben, um die Zahl der Fragmente, ihre Dislokation sowie das Ausmaß der Gelenksflächenimpression überlagerungsfrei zu bewerten (Abb. 26.**3**).
- Eine weitere Indikation zur hochaufgelösten CT ist das posttraumatisch persistierende Streck- und/oder Beugedefizit, wenn ein freier Gelenkkörper vermutet wird und eine Sehnenverletzung ausgeschlossen wurde (Abb. 26.**4**).

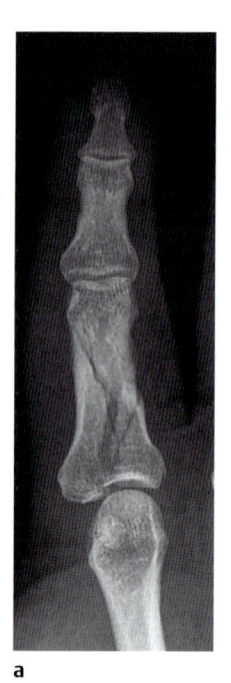

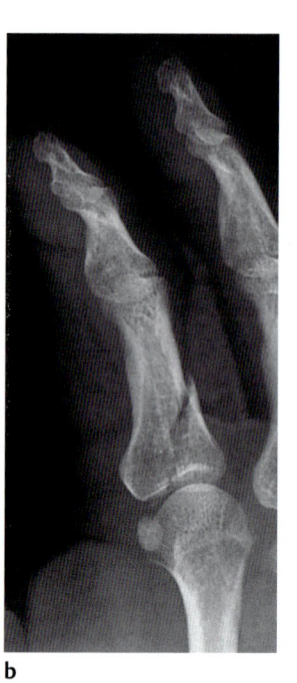

Abb. 26.**2 a, b Intraartikuläre Fraktur der Grundphalanx II ohne Dislokation.**
Die Aufnahmen **a** dorsopalmar und **b** in 45°-Schrägprojektion stellen den vertikal-obliquen Frakturverlauf und die fehlende Dislokation im radiopalmaren Gelenksegment eindeutig dar, so dass keine weitere Diagnostik vonnöten ist.

26.2 Intraartikuläre Fingerfrakturen

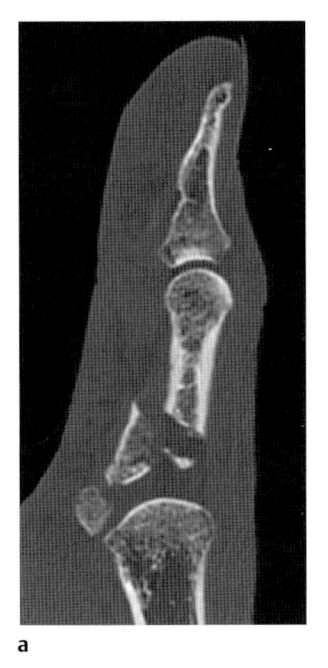

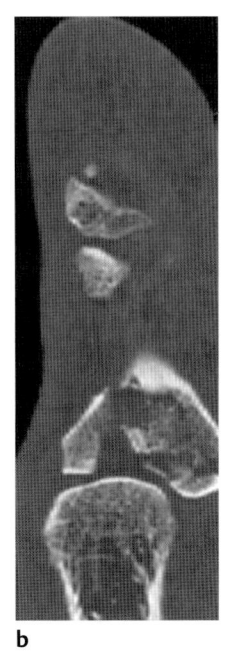

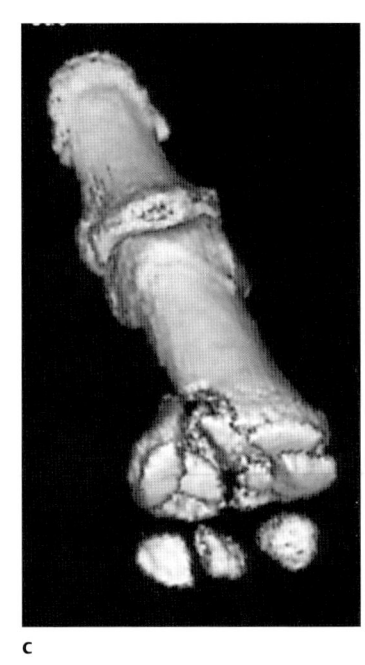

Abb. 26.3 a–c **Intraartikuläre Fraktur der Daumengrundphalanx mit Impaktion und Dislokation.** CT-Darstellung.
a Die sagittale Spiral-CT zeigt dislozierte Fragmente und die Zerstörung der Gelenkfläche an der Grundphalanxbasis.
b In der koronalen Rekonstruktion mittels MPR werden die Einstauchung und die Verlagerung des radialen Hauptfragments deutlich.
c Das Fraktur- und Dislokationsausmaß wird erst in der 3D-Oberflächendarstellung und elektronischer Entfernung des Metakarpale I übersichtlich wiedergegeben. Zusätzlich ist das ulnare Sesambein frakturiert.

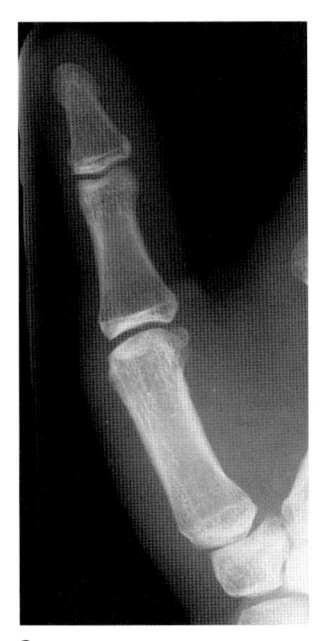

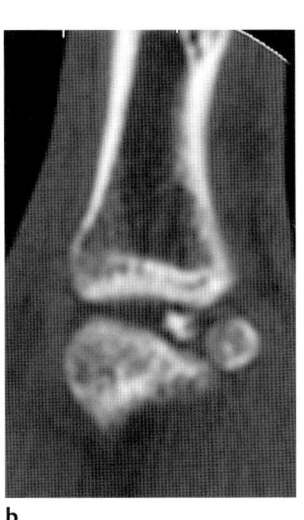

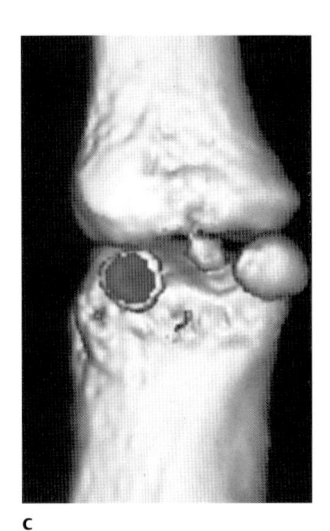

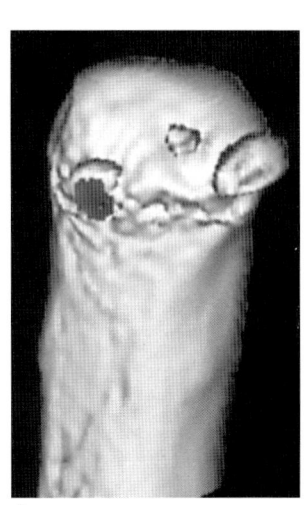

Abb. 26.4 a–d **CT-Nachweis eines freien Gelenkkörpers im Daumengrundgelenk.** 4 Wochen nach einem Hyperextensionstrauma besteht eine Beugehemmung.
a Die konventionelle Röntgendiagnostik in 2 Ebenen ist unauffällig.
b Die sagittale CT weist ein intraartikuläres Kortexfragment von 1,5 mm Durchmesser nach. Das Fragment liegt dem radialen Sesambein benachbart.
c In der Gesamtübersicht einer 3D-Oberflächendarstellung wird der Ausrissdefekt an der palmaren Grundphalanxbasis deutlich.
d 3D-Darstellung nach elektronischer Entfernung der Grundphalanx und Blick von palmar-distal auf das Daumengrundgelenk.

26.3 Avulsionsfrakturen

26.3.1 Dorsale Endgliedbasisfraktur (Streckensehnenausriss)

Es findet sich eine Abscherfraktur der dorsalen Endgliedbasis im Rahmen einer axialen Gewalteinwirkung (z. B. beim Ballspielen) oder infolge einer forcierten Beugung des distalen Interphalangealgelenks (z. B. Einstecken des Betttuches zwischen Matratze und Bett). Umfasst das Avulsionfragment auch den Strecksehnenansatz, dann imponiert klinisch ein Streckdefizit im Endgelenk (Abb. 26.5 b u. c). Der früher übliche Terminus „Busch-Fraktur" sollte nicht mehr verwendet werden.

Das seitliche Röntgenbild zeigt bei der Strecksehnenbeteiligung eine Beugestellung im distalen Interphalangealgelenk (Abb. 26.5 b u. c). Ist bei länger bestehender Fraktur gleichzeitig die palmare Platte des Mittelgelenks gelockert, kann sich zusätzlich eine Überstreckung im proximalen Interphalangealgelenk manifestieren (**Schwanenhals-Deformität**). Durch den Zug der Strecksehne ist das Avulsionsfragment häufig um 90° nach dorsal verdreht (Abb. 26.5 c). Die Gelenkfläche zeigt dann nach palmar.

26.3.2 Palmare Endgliedbasisfraktur (Beugesehnenausriss)

Bei dem sehr seltenen Trauma handelt sich um den knöchernen Ausriss des Sehnenansatzes vom M. flexor digitorum profundus (Abb. 26.6 b). Ursache ist eine forcierte Hyperextension bei gleichzeitiger Beugung unter Kraft (z. B. beim „Free Climbing"). Klinisch imponiert ein Beugedefizit im Fingerendgelenk.

Das palmar aus der Endgliedbasis ausgerissene Kantenfragment kann durch den Zug der FDP-Sehne nach proximal in dessen Sehnenkanal luxieren. Die Endphalanx steht häufig überstreckt.

Abb. 26.5 a–c **Dorsale Endphalanxbasisfrakturen.**
a Schema zur extraartikulären Ausrissfraktur der Strecksehne. Beachte die Anheftung des Avulsionsfragments an die Strecksehne.
b Seitliches Röntgenbild eines knöchernen Strecksehnenausrisses aus der dorsalen Endphalanxbasis. Keine Beuge- und Subluxationsstellung des Endgliedes.
c Seitaufnahme einer dislozierten Endgliedbasisfraktur. Die Fraktur geht mit einer palmaren Subluxation des Endgliedes sowie Verlagerung nach proximal einher (sog. „Mallet-Finger"). Das dorsale Fragment ist verlagert und verdreht.

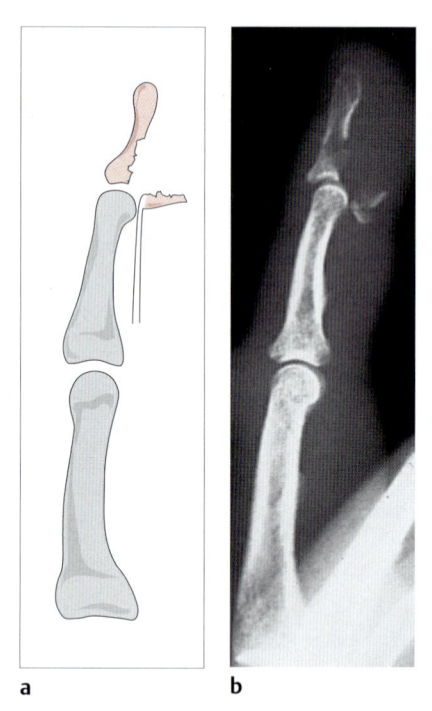

Abb. 26.6 a, b **Palmare Endphalanxbasisfraktur.**
a Schema zur extraartikulären Ausrissfraktur der Beugesehne. Beachte die Anheftung des Avulsionsfragments an der Beugesehne.
b Seitliches Röntgenbild eines knöchernen Beugesehnenausrisses. 2 Avulsionsfragmente sind palmarseitig aus der Endphalanx ausgerissen und durch den Sehnenzug nach proximal-palmar disloziert.

26.3.3 Dorsale Mittelgliedbasisfraktur

Die dorsale Avulsionsfraktur am proximalen Interphalangealgelenk entsteht, wenn der ligamentäre Mittelzügel der Strecksehne an seiner Insertion an der Mittelgliedbasis ausreißt. Ursachen sind Fingerverrenkungen und seltener direkte Traumen auf die Dorsalseite des Mittelgelenks.

Der osteoligamentäre Ausriss des Strecksehnenmittelzügels führt zur Beugestellung im proximalen und zur Überstreckung im distalen Interphalangealgelenk (**Knopfloch- oder Boutonniere-Deformität**). Mechanische Ursache hierfür ist das palmare Abgleiten der Seitenzügel unter die Bewegungsachse des Gelenks.

26.3.4 Palmare Basisfrakturen der Mittel- und Grundphalanx

An den MP- und PIP-Gelenken können sich osteoligamentäre Ausrisse sowohl palmarseitig (palmare Platte) als auch lateralseitig (Kollateralbänder) oder häufig in Kombination manifestieren. Die palmare Platte reißt in der Regel am distalen Ansatz des Gelenks aus (Abb. 26.**7 b**), weniger häufig an der proximalen Insertion (Abb. 26.**8**). Durch den Verlust der palmaren Stabilität kommt es zur Überstreckung und/oder dorsalen Subluxation im Fingergrund- oder -mittelgelenk.

Die Röntgeneinstellungen haben unterschiedliche Wertigkeiten:
- Bei der ossären Ausrissfraktur der **palmaren Platte** lassen sich sowohl das Avulsionsfragment als auch die Gelenkfehlstellung am sichersten in der Seitauf-

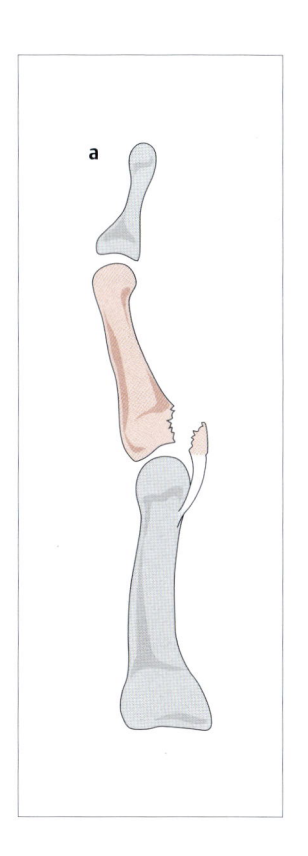

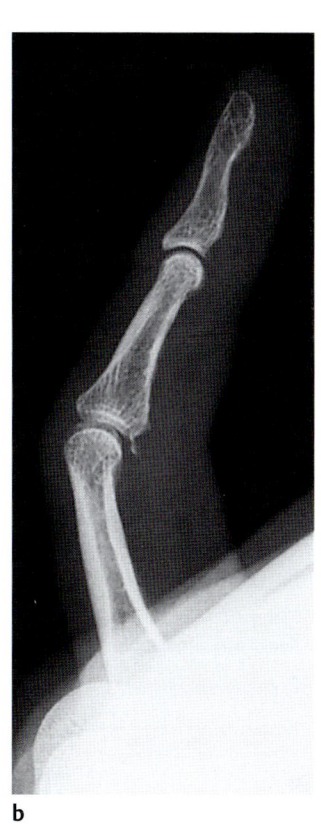

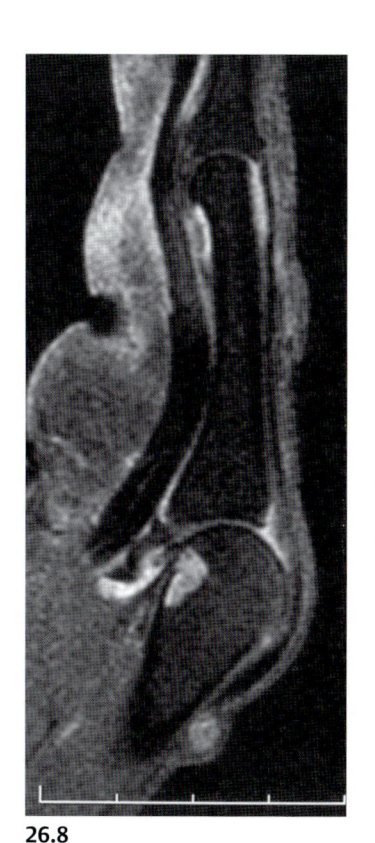

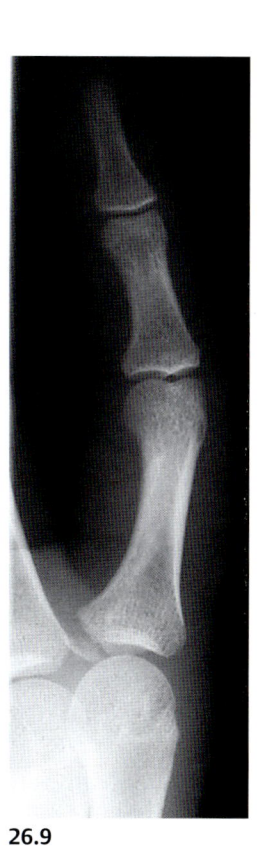

Abb. 26.7 a, b **Osteoligamentäre Avulsionfraktur der palmaren Platte.**
a Schema zum osteoligamentären Ausriss der palmaren Platte. Ein Fragment aus der Mittelphalanxbasis ist an der plattenartigen Verstärkung der palmarseitigen Gelenkkapsel fixiert.
b Seitliches Röntgenbild mit kleinem Avulsionsfragment in palmarer Lage zum Fingermittelgelenk.

Abb. 26.8 **MRT einer nichtössären Verletzung der palmaren Platte des MP-Gelenks II.**
Im fettsaturierten T1-SE-Bild kommt nach Kontrastmittelgabe die palmare Platte proximal ausgerissen und gering verlagert zur Darstellung. Röntgenbefund unauffällig nach Hyperextensionstrauma.

Abb. 26.9 **Osteoligamentäre Avulsion an der Grundphalanxbasis III ulnopalmar.**
Schrägaufnahme mit abgesprengtem Fragment an der ulnopalmaren Seite der Grundphalanxbasis. Deutliche Dislokation.

nahme beurteilen, die exakt zentriert werden muss (Abb. 26.**7 b**).
- Dagegen kommen die ossären Fragmente von ausgerissenen **Kollateralbändern**, die ebenfalls meist distal lokalisiert sind und unterschiedlich groß sein können, am besten in der dorsopalmaren Aufnahme zur Darstellung (Abb. 26.**9**). Es kann eine Gelenkinstabilität mit Subluxation und Dislokation zur Gegenseite resultieren.
- **Asymmetrische Frakturen** entstehen beim Einwirken rotatorischer Kraftkomponenten.

Ligamentäre Läsionen der Fingergelenke, die ohne Subluxation und ohne ossäre Avulsionsfragmente einhergehenden, können bildgebend mit der kontrastmittelverstärkten MRT zur Abbildung gebracht werden. Mit dem Verfahren können Verletzungen der Kollateralligamente (s. Abb. 29.**18**) und der palmaren Platte (Abb. 26.**8**) zuverlässig nachgewiesen werden.

26.4 Fingerfrakturen im Kindesalter

Als Besonderheit der knöchernen Fingerverletzungen im Kindesalter gilt die Beobachtung, dass bei noch offenen Epiphysenfugen die (diaphysären) Schaftfrakturen im Gegensatz zum Erwachsenenalter sehr selten sind. Die Einteilung der Epi-/Metaphysenfrakturen erfolgt nach Aitken oder Salter-Harris (Tab. 26.**2**).

Bei der Epiphyseolyse (Abb. 26.**10 a**) ist die Epiphyse zusammen mit dem meist intakten Stratum germinativum gegenüber der Metaphyse auf Höhe der Wachstumsfuge disloziert. Während die Epiphyseolyse und die Metaphysenfraktur extraartikulär verlaufen, ist im Falle einer Epiphysenfraktur (Typ Aitken II und III) das Gelenk immer beteiligt. Radiologisch finden sich die typischen Frakturzeichen von der Infraktion bis zur starken Fragmentdislokation (Abb. 26.**10 b – d**).

26.5 Fingerluxationen

Es liegt eine Dissoziation der ossär intakten Gelenkflächen eines Fingers vor. Mit einer Instabilität des Gelenks durch Abriss oder Zerreißung der kapsuloligamentären Strukturen muss gerechnet werden. Oft handelt es sich um Sportverletzungen, insbesondere bei Kampfsportarten. Das proximale Interphalangealgelenk ist am häufigsten betroffen. Eine in das Gelenk eingerollte palmare Platte kann hier die geschlossene Reposition unmöglich machen. Bei der Luxation im Metakarpophalangealgelenk ist das Fingergrundglied in der Regel nach dorsal disloziert. In vielen Fällen wird die Luxation bereits am Unfallort behoben. Die Diagnose ist dann nur anamnestisch zu stellen. Die klinische Untersuchung zeigt eine unterschiedlich starke Schwellung des Gelenks mit Schmerz.

Radiologisch werden Fingerluxationen am sichersten und in ihrem vollen Ausmaß auf der seitlichen Aufnahme erkannt. Nach dem Ausmaß des artikulären Kontakts wird die Subluxation von der (kompletten) Luxation unterschieden (Tab. 26.**3**).

Bei der Subluxation befindet sich der distale Gelenkanteil häufig in Hyperextensionsstellung (Abb. 26.**11 b**). In der dorsopalmaren Projektion kann der Röntgenbefund der Subluxation diskret sein. Im Falle einer Luxation kommt es zu einer Überprojektion der korrespondierenden Gelenkflächen, wodurch der physiologische Gelenkspalt verschmälert oder aufgehoben ist und die subchondralen Grenzlamellen unscharf konturiert erscheinen (Abb. 26.**11 a**).

Tab. 26.**2** Klassifikation der Epiphysen-/ Metaphysenfrakturen

	Nach Aitken	Nach Salter-Harris
Reine Epiphysenlösung	Ia	I
Epiphysenlösung und/oder Metaphysenfraktur	Ib	II
Epiphysenfraktur	II	III
Kombinierte Epiphysen-/ Metaphysenfraktur	III	IV
Epi-/metaphysäre Trümmerfraktur		V

Tab. 26.**3** Schweregrade der Fingerluxation

Subluxation	Gelenkflächen haben noch Kontakt zueinander
Luxation	kein Kontakt mehr zwischen den Gelenkflächen

26.5 Fingerluxationen

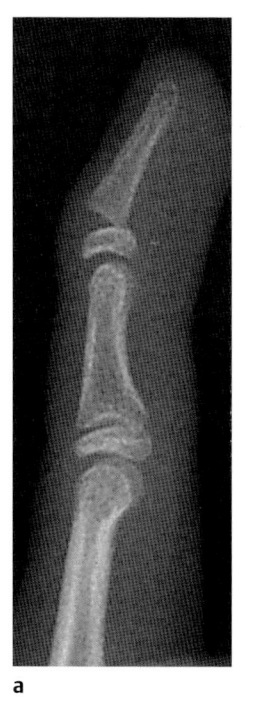

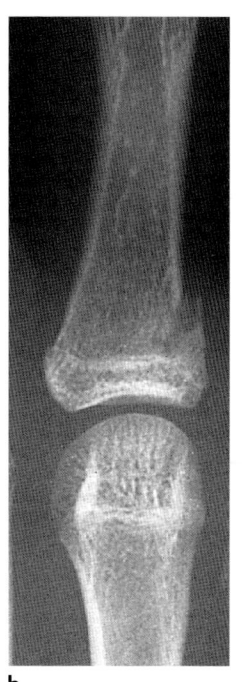

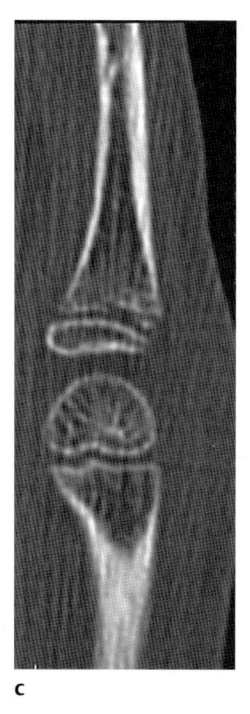

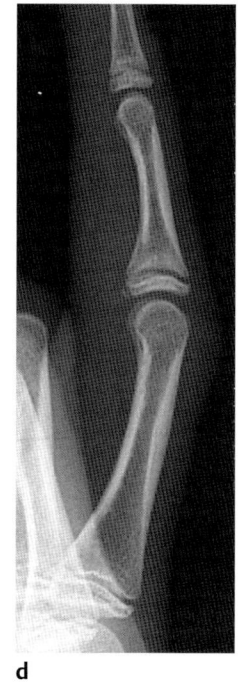

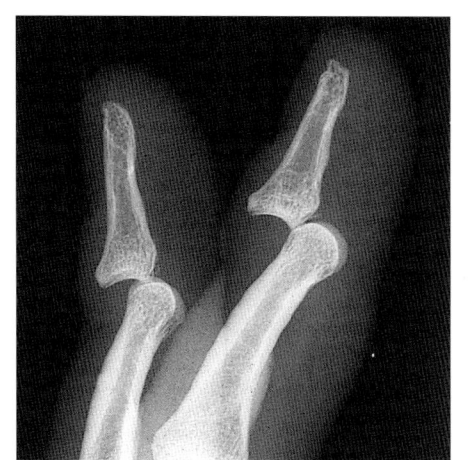

Abb. 26.**10 a–d** **Unterschiedliche Fingertraumata im Kindesalter.**
a Epiphyseolyse an der Endphalanx II (Aitken Ia). Auf dem Seitbild nach palmar gerichtete Achsenknickung.
b Metaphysenfraktur an der Grundphalanx (Aitken Ib). Auf dem dorsopalmaren Bild keine relevante Dislokation der ulnarseitigen Fraktur.
c Nur in der sagittalen CT erkennbare Kombination aus Metaphysenfraktur und Epiphyseolyse der Grundphalanx IV (Aitken Ib).
d Avulsion der palmaren Platte des Fingermittelgelenks mit winzigem Fragment aus der Epiphyse der Mittelphalanx (Aitken II).

Abb. 26.**11 a, b** **Luxationen der distalen Interphalangealgelenke III und IV.**
a Im dorsopalmaren Bild lediglich Gelenkspaltverschmälerung am Mittelfinger.
b In der Seitaufnahme komplette dorsale Luxationen an beiden Fingern. Winziges Fragment im luxierten Endgelenk III (Aufnahme von Priv.-Doz. Dr. A. Stäbler, München).

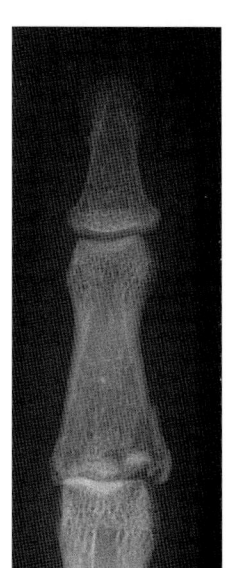

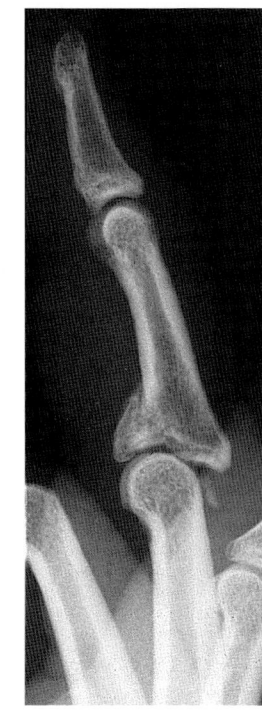

Abb. 26.**12 a, b** **Dorsale Luxationsfraktur im proximalen Interphalangealgelenk.**
a Im dorsopalmaren Bild erscheint lediglich die ulnarseitige Basis der Mittelphalanx eingestaucht.
b Im Seitbild Fraktur durch die Basismitte und deutliche Dislokation der Mittelphalanx nach dorsal und proximal. Des Weiteren findet sich ein intraartikuläres Fragment dorsal.

26.6 Fingerluxationsfrakturen

Bei der Fingerluxationsfraktur besteht neben der Luxation gleichzeitig auch eine knöcherne Verletzung der Gelenkflächen. Neben intraartikulären Frakturverläufen können ossäre Ligament- und Sehnenausrisse (Avulsionsfrakturen) vorliegen (Abb. 26.**5c** u. 26.**12**). Bei der komplexen Gelenkverletzung kann das gesamte Traumaausmaß am sichersten in der CT nachgewiesen werden.

26.7 Differenzialdiagnosen

- Die Abgrenzung einer **Avulsionsfraktur** (osteoligamentär) von der **intraartikulären Fraktur** (osteochondral) ist durch die exakte radiologische Analyse der Gelenkflächen und gelegentlich durch die Beugestellung im Falle eines Sehnen- oder Bandabrisses möglich.
- Aus therapeutischer Sicht ist die Unterscheidung zwischen einer **frischen und alten Verletzung** des Kapsel-Band-Apparats wichtig. Beim Zustandsbild des alten Traumas erscheinen die Konturen des abgerissenen und isoliert liegenden Fragments abgerundet.
- Bildgebendes Kriterium einer **pathologischen Fraktur** ist die Strukturänderung der Knochenarchitektur. Am Finger ist das Enchondrom der klassische Vertreter einer umschriebenen ossären Läsion (s. Abb. 44.**1** u. 44.**2**), seltener manifestiert sich eine Fraktur auf dem Boden einer diffusen Osteopathie, z.B. im Rahmen einer Osteoporose oder Osteogenesis imperfecta, bei Knochenmetastasen oder einer juvenilen Knochenzyste.

26.8 Therapeutische Optionen

Fingerfrakturen können sowohl konservativ als auch operativ behandelt werden. Die Entscheidung für ein Verfahren hängt von Faktoren wie Drehfehler, Ausmaß der Achsabweichung oder einer Gelenkstufung ab, wobei intraartikuläre Frakturen am besten mit einer CT beurteilt werden. Die operative Therapie umfasst alle bekannten Osteosyntheseverfahren. Wegen der schlechten Weichteildeckung des Fingers und der hohen Gefahr von Verwachsungen sollte das Operationsverfahren jedoch mit so wenig Material wie möglich auskommen. Luxationen der Fingergelenke werden bei fehlender Instabilität in der Regel konservativ behandelt. Die Luxation der Metakarpophalangealgelenke lässt sich nur operativ wieder einrichten.

Literatur

Übersichtsarbeiten

Barton NJ. Fractures of the phalanges of the hand in children. Hand 1979; 11: 134–143

Brüser P, Gilbert A. Finger bone and joint injuries. Dunitz. Paris 1999

Hoch J, Fritsch H, Frenz C. „Busch-Fraktur", „Knöcherner Sehnenausriß" oder „Fraktur der dorsalen Endphalanxbasis" – Synonyme? Handchir Mikrochir PlastChir 1994; 26: 237–245

Laer von L. Frakturen und Luxationen im Wachstumsalter. 2. Aufl. Thieme-Verlag. Stuttgart New York 1991

Stern PJ. Fractures of the Metacarpales and the Phalanges. In: Green DP (ed). Operative Hand Surgery. vol I. pp 695–758. Churchill Livingstone. Edinburgh London Melbourne New York 1993

Weiterführende Literatur

http://www.thieme.de/aktionen/schmitt-lanz

Erkrankungen der Hand durch lokale oder systemische Degeneration

27 Arthrosis deformans.. 306

28 Enthesiopathien... 319

29 Weichteilläsionen durch Überlastung und Sport.......................... 324

30 Osteonekrosen am Handskelett... 340

31 Osteopenische Knochenerkrankungen.................................... 355

32 Algodystrophie (Reflexdystrophie, komplexes regionales Schmerzsyndrom Typ I)........................ 366

27 Arthrosis deformans

A. Stäbler, R. Schmitt, H. Krimmer

Arthrosen können sich durch eine erhöhte Krafteinwirkung auf ein normales Gelenk, durch Einwirken normal großer Kräfte auf ein abnormes Gelenk (posttraumatische Fehlstellung, Chondro- und/oder Osteopathien) sowie aufgrund konstitutioneller Faktoren ausbilden. Sie betreffen an der Hand die proximalen und distalen Interphalangealgelenke (Bouchard- bzw. Heberden-Arthrosen), das Daumensattelgelenk (Rhizarthrose), die STT-Gelenke sowie die Radiokarpal- und Mediokarpalgelenke im Rahmen des stadienhaft ablaufenden karpalen Kollapses. Besondere Manifestationsformen sind die Polyarthrose, die erosive Arthrose sowie die Pfropfarthritis. Als prädisponierend für eine Arthrose gelten posttraumatische Fehlstellungen, die Chondrokalzinose (CPPD), die Hämochromatose sowie die Akromegalie. Initiale Arthrosestadien werden an den Fingern sensitiv mit Feinfokusaufnahmen erfasst. An der Handwurzel sind für die Arthrosediagnostik vorrangig die CT und MRT in Arthrographietechnik einzusetzen.

Pathoanatomie, klinische Symptomatik

Die Degeneration ist die häufigste Gelenkerkrankung, ihre Inzidenz nimmt nach dem 50. Lebensjahr exponentiell zu. Arthrotische Prozesse finden sich bei Frauen und Männer etwa gleich häufig, wobei für Frauen oft primär generalisierte Polyarthrosen und erosive Verlaufsformen charakteristisch sind. Neben der Wirbelsäule sowie den Hüften und Knien sind die Gelenke der Hand bevorzugt von den degenerativen Veränderungen betroffen.

Tab. 27.1 Allgemeine Ursachen der Arthrosis deformans

- **Erhöhte Druckbelastung bei normalem Gelenkknorpel:**
  - Gelenkdysplasie:
    angeboren (z. B. Madelung-Deformität) oder erworben (z. B. Morbus Paget)
  - erhöhte Belastung durch Sport oder Beruf
  - transchondrale Frakturen
  - Kapsel-Band-Instabilitäten
  - freie Gelenkkörper
  - neuromuskuläre Erkrankungen
- **Normale Druckbelastung bei pathologischem Gelenkknorpel:**
  - arthritische Erkrankung (z. B. rheumatoide Arthritis)
  - Kristallopathien (Gicht, CPPD, Hämochromatose, Alkaptonurie)
  - Stoffwechselstörungen (z. B. Akromegalie)
- **Erkrankungen des subchondralen Knochens:**
  - posttraumatischer Zustand
  - Osteoporose
  - Hyperparathyreoidismus
  - Osteonekrosen (z. B. Lunatumnekrose, Skaphoidpseudarthrose)

In der Regel haben Arthrosen eine prädisponierende und eine auslösende Ursache. Hiervon kann eine kleine Gruppe primärer Gelenkdegenerationen abgetrennt werden, bei denen keine Ursache zu erkennen ist (Tab. 27.1).

Der **Knorpelschädigung** als Initialform der Arthrosis deformans liegen folgende pathophysiologische Vorgänge zugrunde:
- Initial findet sich eine umschriebene, ödematöse Knorpelschwellung.
- Es treten dann kleine Einrisse in den oberflächlichen Knorpelschichten auf. Wenn die tiefen Knorpelschichten aufbrechen, kommt es zu einem zunehmenden Verlust an Knorpeldicke, bis schließlich der subchondrale Knochen frei liegt.
- Wahrscheinlich durch abgeriebene Knorpelpartikel bedingt, kommt es zur reaktiven Synovialitis mit Ausbildung von Granulationsgewebe und Einsprossung von Gefäßen. Die Ergussbildung ist meist nur gering und kann akut auftreten.
- Vaskularisationen sind auch im subchondralen Knochenbinnenraum erkennbar. Im Rahmen reparativer Vorgänge werden hiervon ausgehend die tiefen Schichten des Knorpels vaskularisiert.

Bildgebende Diagnostik

Röntgendiagnostik

Die konventionelle Röntgendiagnostik ist die Basis für das Screening und den Verlauf von Arthrosen an der Hand, deren radiologische Kriterien in Tab. 27.2 zusammengefasst sind.

Neben den allgemeinen Röntgenzeichen sind an den Handgelenken oft auch die ursächlichen Faktoren der Arthrose sichtbar, z. B. Fehlstellungen der Handwurzelknochen im Rahmen von karpalen Gefügestörungen.

Computertomographie

Aufgrund ihrer hohen Ortsauflösung mit annähernd isotropen Voxeln (s. Kap. 8) ist die Mehrzeilen-Spiral-CT derzeit am besten in der Lage, einerseits initiale Arthrosezeichen früh nachzuweisen, und andererseits im fortgeschrittenen Stadium das gesamte Arthroseausmaß zu erfassen. Empfohlen werden axiale Dünnschichten von 0,5–1 mm Dicke, eine überlappende Bildberechnung sowie multiplanare Reformationen (MPR), die das betroffene Gelenk in 2 Schichtebenen vollständig abdecken. Diagnosekriterien für die überlagerungsfreien CT-Dünnschichten sind Asymmetrien und Verschmälerungen des Gelenkspaltes, umschriebene Knorpeldefekte (Abb. 27.1), subchondrale Sklerosierungen und Zysten sowie karpale Subluxationsstellungen. Eine besondere Anwendung stellt die CT-Arthrographie dar (Kap. 8), die die Knorpeldicke und -oberfläche aufgrund der hohen Bildmatrix besser als die MRT darzustellen vermag.

Magnetresonanztomographie

Aufgrund der Untersuchungsmöglichkeiten mit Aussagen zur Signalhöhe und Morphologie des hyalinen Knorpels sowie zu Sekundärveränderungen am subchondralen Knochen ist die MRT zweifelsfrei die Abbildungsmethode, die die umfassendste Information zur Arthrosis deformans liefern kann. Jedoch ist die MRT an den Handwurzel- und Fingergelenken, wo der hyaline Gelenkknorpel nur Dicken von 1 mm und weniger misst, durch ihre begrenzte Ortsauflösung limitiert. Wie in Kap. 9 näher ausgeführt, gelten folgende Sequenztypen als „knorpelsensitiv": PD-FSE fettsaturiert, T2*-GRE, MEDIC, DESS und 3D-T1-GRE fettsaturiert. Mit diesen Sequenzen kann versucht werden, frühe Knorpelläsionen anhand einer fokalen Signalerhöhung sowie spätere Schädigungsmuster anhand der irregulären Oberflächenbegrenzung und reduzierten Dicke des Knorpels zu erkennen. Für die morphologische Beurteilung ist die MR-Arthrographie hilfreich, da durch das intraartikulär applizierte Kontrastmittel die Knorpellagen der beiden Gelenkpartner voneinander separiert werden (Abb. 27.2). Weitere Beurteilungskriterien sind die reaktiven Vaskularisationsbezirke an der Synovialis und im subchondralen Knochenmarksraum, die sich als Kontrastmittel aufnehmende Strukturen nachweisen lassen. Begleitödeme des Knochenmarkes stellen sich signalreich in T2-gewichteten Sequenzen dar. Ebenfalls signalreich kommen Gelenkergüsse T2-gewichtet im Rahmen erosiver oder aktivierter Arthrosestadien zur Darstellung.

Tab. 27.2 Röntgenzeichen der Arthrosis deformans

- Verschmälerung des radiologischen Gelenkspaltes: durch Höhenverlust des Knorpels
- Vermehrte Sklerosierung des subchondralen Knochens: in Bereichen größter mechanischer Belastung
- Osteophytäre Knochenausziehungen: in den weniger belasteten Randbereichen
- Subchondrale Knochenzysten (Geröllzysten): transkortikale Synovialis- und Knorpelimpressionen
- Destruktion des Gelenks im Endstadium: Einbruch und Zerstörung des gelenkbildenden Knochens

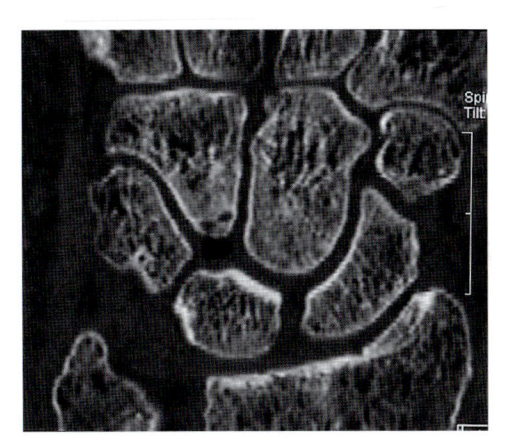

Abb. 27.1 **CT bei Chondropathie an der Hamulusspitze (Hamatumspitzen-Syndrom).**
In der koronalen MPR finden sich neben einem Lunatum-Formtyp II bereits subchondrale Umbauten an der Hamulusspitze und ein tiefer Knorpelschaden mit Ausbildung eines sog. „Vakuumphänomens".

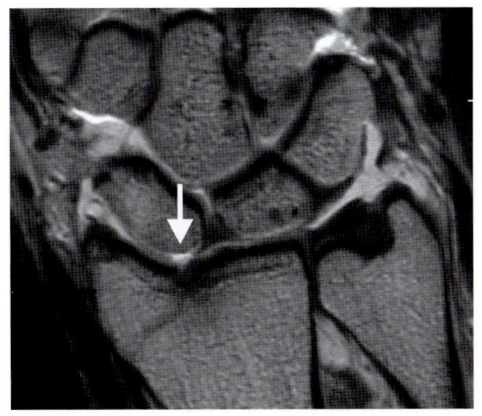

Abb. 27.2 **MR-Arthrographie bei posttraumatischer Chondropathie.**
Die postarthrographische T1-SE-Sequenz zeigt einen fokalen Knorpeldefekt (Pfeil) am proximalen Skaphoidpol. Zustand nach intraartikulärer Radiusfraktur vom Typ Chauffeur (Frykman III).

Krankheitsbilder

27.1 Arthrosen der Fingergelenke

Pathoanatomie, klinische Symptomatik

Am häufigsten sind die proximalen und distalen Interphalangealgelenke betroffen, besonders bei Frauen nach dem 45. Lebensjahr. Außer einer genetischen Disposition sind meist keine auslösenden Ursachen für die Arthrosen nachweisbar (primäre Arthrosen). Lediglich durch die Händigkeit und das Ausmaß der mechanischen Beanspruchung wird in geringem Maße das Verteilungsmuster und die Schwere der degenerativen Veränderungen bestimmt. In der Regel bestehen neben multiplen Fingergelenksarthrosen zusätzlich noch Arthrosen der radialen Säule (Rhiz- und STT-Arthrosen). Die übrigen Handgelenke sind von der Gelenkdegeneration ausgespart.

Meist sind die interphalangealen Arthrosen schmerzlos, mit Ausnahme einer Morgensteifigkeit und einer abnehmenden Griffstärke ist die Gelenkfunktion erhalten. Dorsalseitig können über den Fingergelenken Weichteilknoten mit muzinösem Inhalt entstehen (sog. **Mukoidzysten**). Die Knoten kommunizieren zum Teil mit dem Gelenk und entsprechen histologisch Ganglien. Nach den Erstbeschreibern der Knötchen werden die Arthrosen des proximalen Interphalangealgelenks als **Bouchard-Arthrosen**, am distalen Interphalangealgelenk als **Heberden-Arthrosen** bezeichnet.

Bildgebende Diagnostik

Als typisches Merkmal der Interphalangealarthrosen gilt deren Gelenkkonfiguration. Da die kondylenartig konfigurierten Grund- und Mittelgliedköpfchen widerstandsfähiger als die korrespondierenden Gelenkbasen sind, kommt es im fortgeschrittenen Arthrosestadium zur vogelschwingenartigen Umformung der distalen Gelenkfläche mit Einschliff eines zentral verbleibenden Spornes in den proximalen Gelenkanteil (Tab. 27.**3**, Abb. 27.**3**).

Vogelschwingen-Deformitäten treten besonders bei erosiven Verlaufsformen der Arthrose auf (Abb. 27.**11**). Auch beim **Hyperparathyreoidismus** (s. Abb. 31.**8**) sowie den Endstadien einer **rheumatoiden Arthritis** (s. Abb. 36.**4a**) und der **Psoriasis-Arthritis** (s. Abb. 37.**2**) werden sie beobachtet. Diese Erkrankungen lassen sich durch die unterschiedlichen Befallsmuster und die übrigen Röntgenzeichen in der Regel zuverlässig abgrenzen. Auch sind bei der Arthrose die phalangealen Subluxationen nach radial oder ulnar verschieden von den palmaren oder

Tab. 27.**3** Röntgenzeichen der Fingergelenksarthrosen

- Gelenkspaltverschmälerung
- Spornartig nach proximal ausgezogene Osteophyten
- Kapsuläre Ossikel oder Verkalkungen
- Vogelschwingenform der distalen Gelenkfläche: mit zentralem Sporn
- Interphalangeale Subluxationen: Achsenabweichungen nach radial oder ulnar

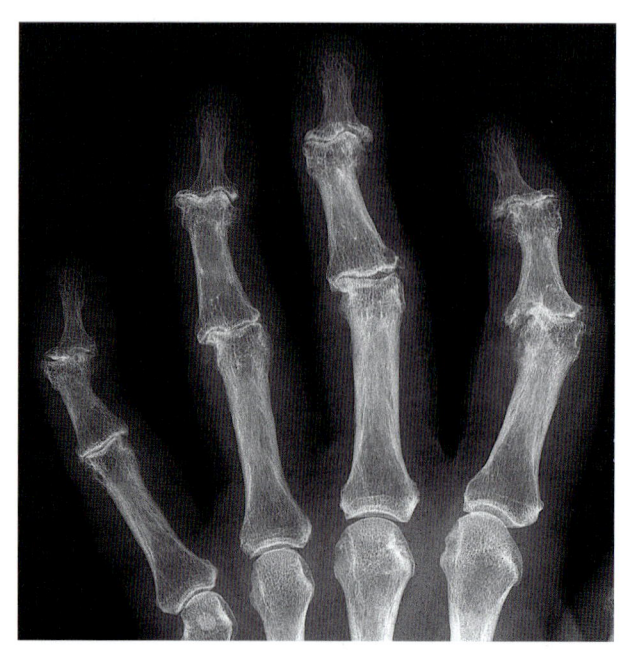

Abb. 27.**3** **Fingergelenkarthrosen vom Typ Bouchard und Heberden.**
Betroffen sind alle proximalen und distalen Interphalangealgelenke, teils mit Subluxationen sowie vogelschwingenartigen Gelenkverformungen.

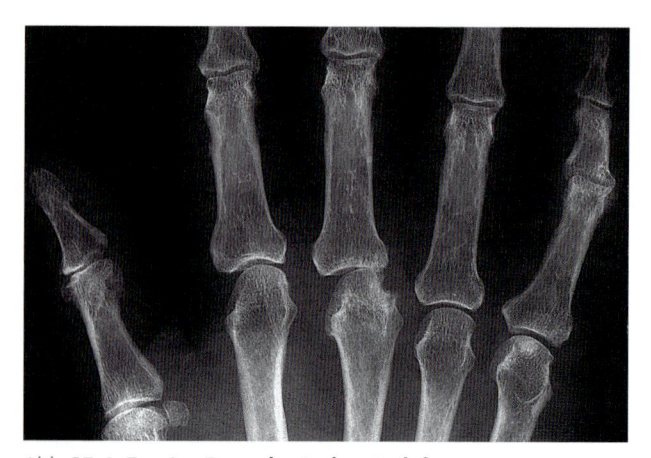

Abb. 27.**4** **Erosive Form der Arthrosis deformans am MP-Gelenk III.**
Eine deutliche Gelenkspaltverschmälerung und ein erosiver Defekt ulnarseitig finden sich isoliert am Metakarpophalangealgelenk III.

dorsalen Fehlstellungen bei der rheumatoiden Arthritis als Folge von Sehnenarrosionen.

Die **Metakarpophalangealgelenke II–V** sind selten in isolierter Form von degenerativen Veränderungen betroffen (Abb. 27.4). Vielmehr wird die Kombination aus fortgeschrittenen Arthrosen in den Interphalangealgelenken und geringerer Beteiligung in den Metakarpophalangealgelenken – meist nur als Gelenkspaltverschmälerung – häufiger gesehen. Bei arthrosenähnlichen Gelenkveränderungen in den Metakarpophalangealgelenken müssen folgende differenzialdiagnostischen Abgrenzungen erfolgen:

- Das Befallsmuster der **rheumatoiden Arthritis** schließt in der Regel nicht die distalen Interphalangealgelenke ein. Zudem bestehen Erosionen und Subluxationen sowie eine Demineralisation, während Osteophyten fehlen (s. Abb. 36.3). Jedoch ist die Kombination aus vorbestehender Heberden-Arthrose und aufgepfropfter rheumatoider Arthritis möglich.
- Für die **Chondrokalzinose** („Pseudogicht") und die **Hämochromatose** sind ausgeprägte hakenartige Osteophyten mit Abflachung der Metakarpale-Köpfchen und periartikuläre Kalkablagerungen diagnostisch wegweisend (s. Abb. 34.4 u. 34.12).
- Die **Gicht** manifestiert sich typischerweise in Form von marginalen, zystischen Usuren und begleitenden weichteildichten Tophi in exzentrischer Lokalisation (s. Abb. 34.1).
- Beim **Morbus Wilson** bestehen eigenartige Spiculae.

27.2 Arthrosen der Karpalgelenke

27.2.1 Arthrose des Karpometakarpalgelenks I (Rhizarthrose)

Pathoanatomie, klinische Symptomatik

Das Daumensattelgelenk zwischen dem Trapezium und dem Metakarpale I ist eine häufige Lokalisation für degenerative Veränderungen. Betroffen sind besonders Frauen nach dem 45. Lebensjahr. Klinisch ist der Gelenkbereich geschwollen und druckschmerzhaft. Abduktionsbewegungen und Bewegungen unter axialer Belastung sind schmerzhaft. In fortgeschrittenen Fällen besteht eine metakarpale Subluxationsstellung nach radial und proximal, woraus konsekutiv eine Adduktionshaltung des Metakarpale I und Überstreckungen in den Metakarpophalangealgelenken resultieren. Die Korrelation zwischen dem klinischen und radiologischen Schweregrad ist nur locker, lediglich die Hälfte der Patienten mit Rhizarthrosen ist symptomatisch.

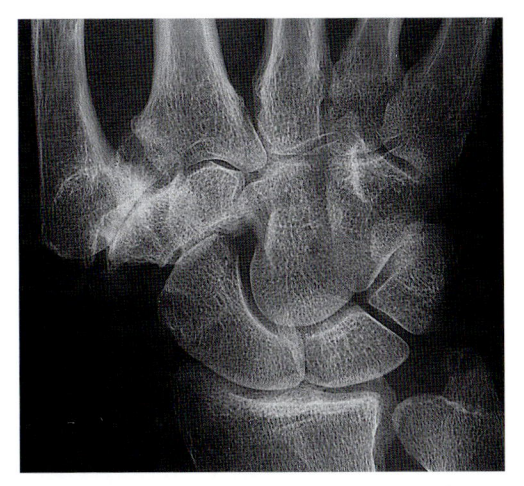

Abb. 27.5 **Arthrose im Karpometakarpalgelenk I (Rhizarthrose).**
Neben den Arthrosezeichen (Stadium IV nach Eaton u. Littler) finden sich eine Abflachung des Gelenksattels sowie eine radiale Subluxation und Adduktionsstellung des Metakarpale I.

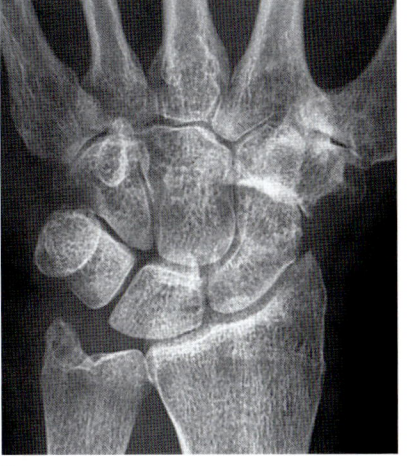

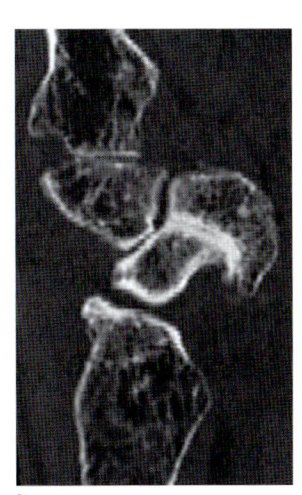

Abb. 27.6 a, b **Skaphotrapeziotrapezoidale (STT-) Arthrose.**
a In der dorsopalmaren Aufnahme isolierte Verschmälerung der STT-Gelenkspalten und subchondrale Sklerosen.
b Die sagittale MPR einer hochaufgelösten CT dokumentiert die arthrotische Manifestation zwischen Skaphoid und Trapezium mit kräftigen Osteophyten.

Bildgebende Diagnostik

Standardaufnahmen des Handgelenks in 2 Ebenen stellen das Daumensattelgelenk nicht ausreichend dar. Wegen der nach palmar gerichteten Oppositionsstellung des Daumens kann das Metakarpophalangealgelenk I in palmodorsaler Projektion nur durch eine hyperpronierte Aufnahme (Kap. 1) exakt zur Abbildung gebracht werden. Bei der Rhizarthrose finden sich am Daumensattelgelenk die typischen Arthrosezeichen mit Verschmälerung des Gelenkspaltes sowie subchondral vermehrter Sklerose und osteophytären Ausziehungen, wobei beide Phänomene am Trapezium und an den Peritrapezoidalgelenken meist stärker als am Metakarpale I ausgebildet sind (Abb. 27.**5** u. 27.**11**).

Für die Stadieneinteilung bietet sich die Klassifikation der Tab. 27.**4** an.

Durch osteoproliferative Prozesse der fortgeschrittenen Rhizarthrose wird die Sattelform der Trapeziumgelenkfäche in eine halbzylindrische Form umgewandelt. Zu beachten ist aber, dass bei Frauen die Gelenkfläche des Trapeziums ohnehin etwas flacher angelegt ist, während am gegenüberliegenden Metakarpale I keine Geschlechtsunterschiede bestehen.

Tab. 27.**4** Stadien der Rhizarthrose (nach Eaton u. Littler)

Stadium	Röntgenzeichen
I	• geringe Subluxation des Metakarpale I
II	• deutliche Subluxation des Metakarpale I • Osteophyten kleiner als 2 mm • initiale Gelenkspaltverschmälerung
III	• deutliche Subluxation des Metakarpale I • Osteophyten größer als 2 mm • deutliche Gelenkspaltverschmälerung
IV	• ausgeprägte Subluxation des Metakarpale I • zystische, sklerotische Umbauvorgänge • Gelenkdestruktion

Tab. 27.**5** Röntgenzeichen der STT-Arthrose

- Verschmälerung der Gelenkspalten
- Vermehrte subchondrale Sklerose
- Osteophytäre Ausziehungen:
    - fehlen meist oder sind nur gering ausgebildet
- Konkave Auswalzung der Trapeziumgelenkfläche:
    - am besten im Seitenbild erkennbar
    - Ausdruck der fortgeschrittenen STT-Arthrose

27.2.2 Arthrose der Skaphoid-Trapezium-Trapezoideum-Gelenke (STT-Arthrose)

Pathoanatomie, klinische Symptomatik

Neben der Rhizarthrose betreffen degenerative Veränderungen an den Handgelenken häufig kombiniert das Skaphoid-Trapezium-Trapezoideum-Gelenk. Wie bereits ausgeführt, werden die STT-Gelenke auch im Rahmen von primären Polyarthrosen befallen. Seltener ist demgegenüber die isolierte STT-Arthrose, die gehäuft zusammen mit einer Insuffizienz oder Ruptur des Lig. lunotriquetrum angetroffen wird. Eine ausgeprägte STT-Arthrose kann ihre Ursache auch in einer Chondrokalzinose (Abb. 27.**11**) oder rheumatoiden Arthritis haben.

Bildgebende Diagnostik

Im Röntgenbild wird das Ausmaß der STT-Arthrose gelegentlich fehleingeschätzt. Besonders durch Aufnahmen in Ulnarduktion wird der Gelenkspalt aufgeweitet und dadurch eine nicht existente Knorpeldicke vorgetäuscht. Pathoanatomisch ist die STT-Arthrose in der Regel entweder nur am Skaphoid-Trapezium-Gelenkskompartiment (Abb. 27.**6**) oder nur am Skaphoid-Trapezoideum-Gelenkskompartiment lokalisiert. Radiologisch besteht oft jedoch der Eindruck, als ob die degenerativen Veränderungen alle 3 STT-Gelenkflächen beträfen. Weitere radiologische Besonderheiten sind in Tab. 27.**5** aufgelistet.

27.2.3 Arthrose des Pisotriquetralgelenks

Das Pisotriquetralgelenk kann Sitz einer isolierten Arthrose sein (Abb. 27.**7**). Häufig handelt es sich an asymptomatischen Händen um Zufallsbefunde. Pisotriquetralarthrosen werden des Öfteren erst nach Anpralltraumen oder Manifestation von erosiven Veränderungen symptomatisch. Ein Zusammenhang mit der Ablagerung von Hydroxylapatiten ist bislang nicht gesichert. Die Röntgendiagnostik erfolgt mittels zweier Spezialeinstellungen, nämlich der um 70° supinierten Schrägaufnahme und der Karpaltunnelaufnahme (Kap. 1). Initiale pisotriquetrale Arthrosen und Subluxationen werden am sensitivsten mit der CT nachgewiesen (Abb. 27.**7 b**).

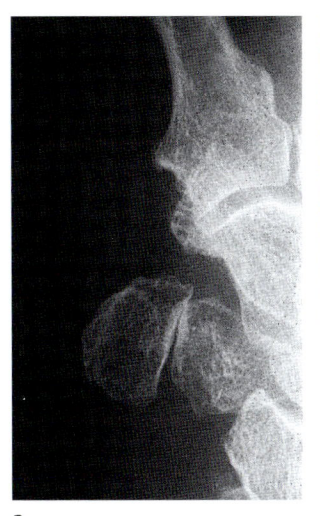

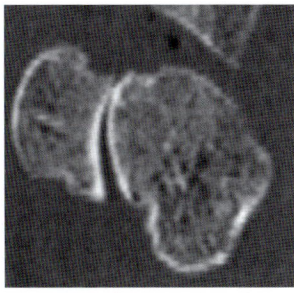

Abb. 27.**7 a, b** **Arthrosis deformans des Pisotriquetralgelenks.**
a Die Pisiforme-Spezialaufnahme in 70°-Supination zeigt die typischen Arthrosezeichen.
b Übersichtliche Darstellung in der sagittalen MPR einer CT.

27.2.4 Arthrose beim karpalen Kollaps („SLAC Wrist" und „SNAC Wrist")

Pathoanatomie, klinische Symptomatik

Dem karpalen Kollaps liegt hinsichtlich seiner Pathophysiologie und Chronologie ein charakteristischer Degenerationsmechanismus zugrunde. Auslösende Ursachen sind am häufigsten die skapholunäre Dissoziation (Kap. 23) sowie die Skaphoidpseudarthrose (Kap. 20). Ursächlich liegt beiden Erkrankungen an der proximalen Handwurzelreihe ein Pathomechanismus zugrunde, der mit dem „Modell des aufgebrochenen Ringes" (Lichtman) erklärt werden kann (Kap. 12). Die stadienhafte Entwicklung der karpalen Degenerationsvorgänge bis hin zum Handgelenkkollaps wird nachfolgend für beide Krankheitsbilder getrennt beschrieben.

- Bei der **skapholunären Dissoziation** kommt es zunächst im radioskaphoidalen Gelenkkompartiment zur Rotationsfehlstellung des Skaphoids (RSS). Nach ligamentärer Lösung vom Lunatum ist der proximale Skaphoidpol vermehrt beweglich. Er subluxiert nach dorsal aus der Fossa scaphoidea radii und reitet auf der Erhöhung der dorsalen Radiuslippe. Gleichzeitig nimmt das Skaphoid insgesamt eine Flexionstellung ein, die sich entgegengesetzt zum Lunatum verhält, das in Extension (DISI-Rotation) steht. Im Gefolge kommt es zur isolierten Arthrose zwischen dem proximalen Skaphoidpol und der dorsalen Radiusgelenklippe (Arthrosestadium I). Im weiteren Verlauf dehnt sich der Degenerationsprozess auf das gesamte radioskaphoidale Kompartiment aus (Arthrosestadium II). Es resultiert zunächst ein verminderter Kontakt und Anpressdruck zwischen dem Skaphoid und dem Kapitatum, der kompensatorisch zu einem lokal erhöhten Druck zwischen dem Lunatum und Kapitatum führt. Dadurch wird eine Arthrosis deformans im Mediokarpalgelenk induziert, die anfangs auf die lunokapitale Artikulation beschränkt ist (Arthrosestadium III). Gleichzeitig vergrößert sich die skapholunäre Lücke durch die progrediente Destruktion des proximalen Skaphoidpols und das Abweichen des Lunatums nach ulnar zunehmend. In die sich öffnende skapholunäre Lücke dringt der Kapitatumkopf schließlich ein und nähert sich der Radiusgelenkfläche stark an. Das Vollbild des karpalen Kollapses auf dem Boden einer skapholunären Dissoziation ist entstanden (sog. **„SLAC Wrist"** = Scapholunate advanced Collapse).

- Bei der **Skaphoidpseudarthrose** kommt es initial zur Dislokation der beiden Kahnbeinfragmente. Dabei dreht das proximale Fragment zusammen mit dem Lunatum in Extension, während der distale Skaphoidteil in Flexion rotiert. Es resultiert eine lokalisierte Neoartikulation, die sehr zeitig zur Styloidarthrose zwischen dem distalen Skaphoidfragment und dem Processus styloideus radii führt (Arthrosestadium I). Charakteristisch ist die Begrenzung der Arthrose auf das distale Fragment, während die radiokarpale Artikulation zum proximalen Fragment und zum Lunatum von dem Degenerationsvorgang ausgespart bleibt. Ähnlich wie bei der SL-Dissoziation greift der Arthroseprozess nachfolgend auf den lunokapitalen Abschnitt des Mediokarpalgelenks über (Arthrosestadium II). Hier findet sich zunächst ein erhöhter Druck zwischen dem Lunatum und dem Kapitatum, der ursächlich durch den verminderten Anpressdruck zwischen dem Skaphoid und dem Kapitatum hervorge-

Tab. 27.**6** Stadien der Arthrosis deformans bei der skapholunären Dissoziation – SLAC Wrist (nach Watson und Ballet)

Stadium	Röntgenzeichen
I	- Arthrose zwischen proximalem Skaphoidpol und dorsaler Radiuslippe
II	- Arthrose im gesamten Radioskaphoidalgelenk
III	- Arthrose zwischen Lunatum und Kapitatumkopf - später proximoradiale Migration des Kapitatums durch skapholunäre Lücke - dann Neoartikulation zwischen Kapitatum und Radius

rufen wird. Die DISI-Konfiguration der zentralen Karpalsäule führt schließlich zur progredienten Subluxationsstellung des Kapitatumkopfes. Unter Verminderung der karpalen Höhe nähert sich das Kapitatum zunehmend dem Radius an (s. Abb. 20.6). Als Entstadium resultiert ein karpaler Kollaps auf dem Boden einer Skaphoidpseudarthrose (sog. **„SNAC Wrist"**= Scaphoid nonunion advanced Collapse).

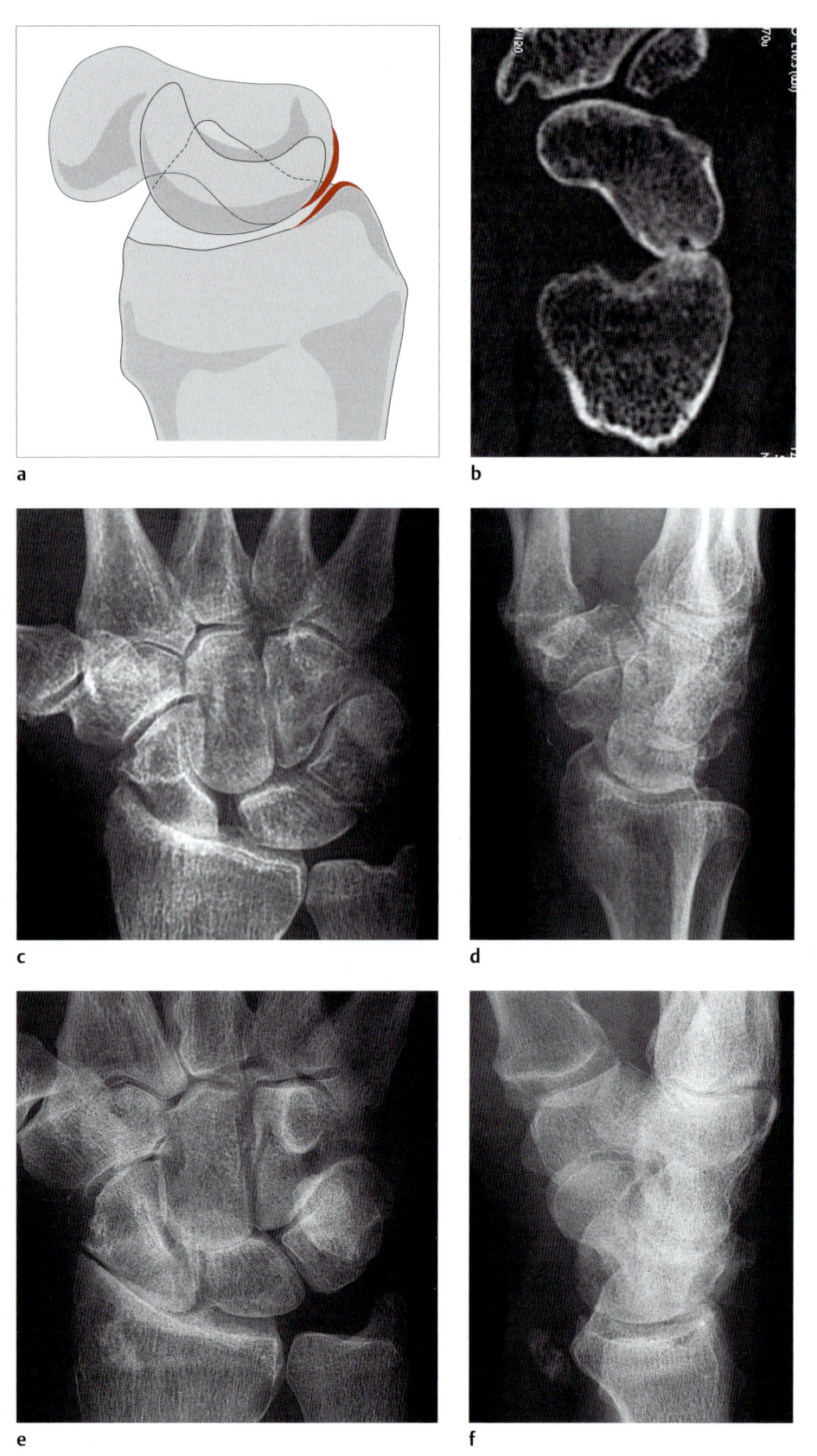

Abb. 27.8 a–f **Arthrosestadien der skapholunären Dissoziation.**

a, b Das **Arthrosestadium I** beginnt zwischen dem proximalen Skaphoidpol und der dorsalen Radiusgelenklippe. Das Skaphoid steht in dorsaler Rotationssubluxation (Kombination aus dorsalem Versatz und vermehrter Flexion).

c, d Im **Arthrosestadium II** hat sich der degenerative Prozess auf das gesamte radioskaphoidale Gelenkkompartiment ausgedehnt. Beachte das Ringzeichen des Skaphoids.

e, f Im **Arthrosestadium III** liegt zusätzlich zur Radioskaphoidalarthrose auch eine Mediokarpalarthrose im kapitatolunären Kompartiment vor. Kalksalzdepot in den Beugesehnen.

Bildgebende Diagnostik

Die Röntgenzeichen ergeben sich jeweils aus den pathoanatomischen Abläufen der karpalen Arthrosis deformans. Für die **skapholunäre Dissoziation** sind die Diagnosekriterien stadienbezogen in der Tab. 27.6 zusammengefasst. Beispiele für die unterschiedlichen Arthrosestadien der SL-Dissoziation repräsentieren die Bildtafeln der Abb. 27.8.

Ebenfalls stadienorientiert finden sich in der Tab. 27.7 die Röntgenzeichen der karpalen Arthrose im Rahmen einer **Skaphoidpseudarthrose**. Die Abb. 27.9 illustriert die beiden Schweregrade der karpalen Arthrose, die sich regelmäßig im Gefolge der Skaphoidpseudarthrose entwickeln.

Degenerative Veränderungen kommen an den interkarpalen Gelenken der distalen Handwurzelreihe und an den Karpometakarpalgelenken (mit Ausnahme des Daumensattelgelenks) selten vor, da diese Gelenke als Amphiarthrosen keine Artikulationen ausführen.

Tab. 27.7 Stadien der Arthrosis deformans bei der Skaphoidpseudarthrose – SNAC Wrist

Stadium	Röntgenzeichen
I	• Arthrose zwischen distalem Skaphoidfragment und Processus styloideus radii („Styloidarthrose")
II	• Arthrose zwischen Lunatum und Kapitatumkopf • später proximoradiale Migration des Kapitatums dorsal des in DISI-Position stehenden Lunatums • dann Neoartikulation zwischen Kapitatum und Radius

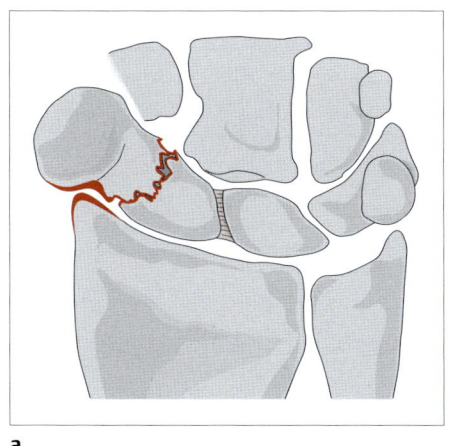

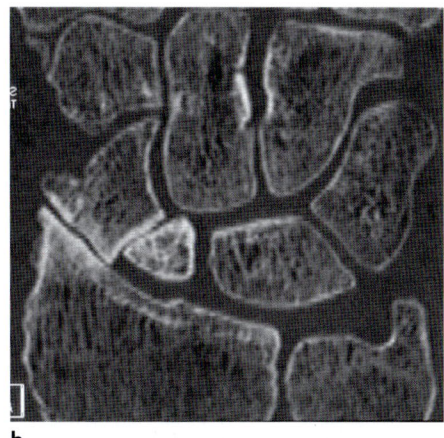

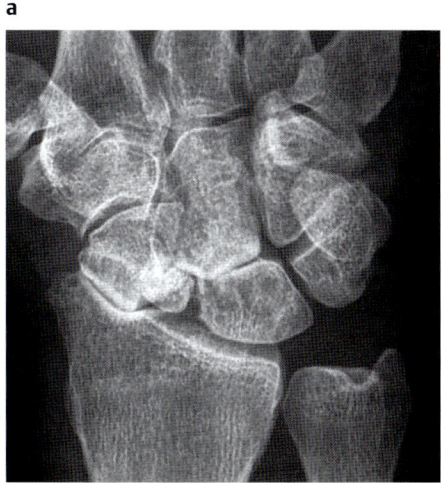

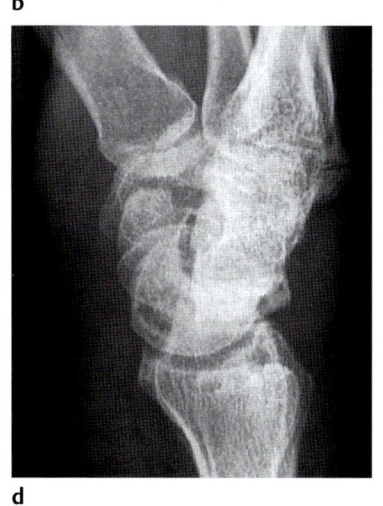

Abb. 27.9 a–d **Arthrosestadien der Skaphoidpseudarthrose.**
a, b Das **Arthrosestadium I** beginnt isoliert zwischen dem distalen Skaphoidfragment und dem Processus styloideus radii (Styloidarthrose).
c, d Im **Arthrosestadium II** liegt zusätzlich eine Mediokarpalarthrose vor. Im vorliegenden Fall tiefe Schliffflächen am Processus styloideus ulnae und fortgeschrittene Mediokarpalarthrose zwischen Skaphoid, Lunatum und Kapitatum.

27.2.5 Arthrose des distalen Radioulnargelenks

Pathoanatomie, klinische Symptomatik

Am distalen Radioulnargelenk, in dem Umwendbewegungen (Pronation, Supination) um die fest stehende Ulna ausgeführt werden, können folgende Situationen zur Arthrosis deformans führen:

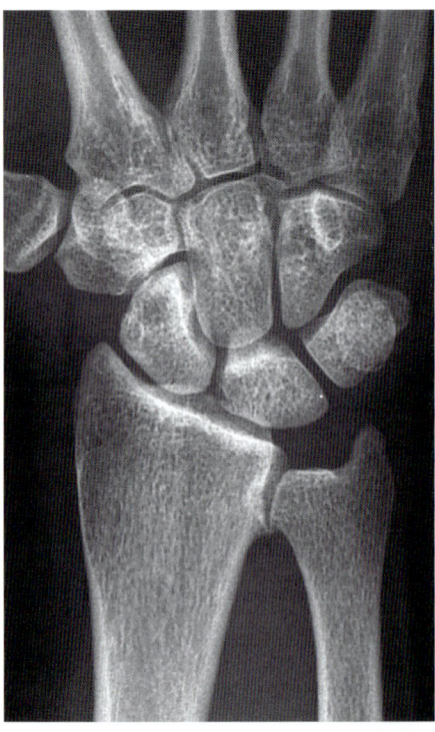

- An erster Stelle stehen die **distalen Radiusfrakturen**, die die Incisura ulnaris radii in ihren Frakturverlauf mit einbeziehen (Typen V–VIII in der Klassifikation nach Frykman).
- Bei eingestauchten Radiusfrakturen resultiert aufgrund des relativen Vorschubs der Ulna eine Subluxationsstellung in axialer Richtung (**ulnokarpales Impaction-Syndrom**). Siehe Kap. 20.
- Ursache für ein **Ulna-Impingement-Syndrom** ist die zu kurze Ulna, die das eigentliche distale Radioulnargelenk nicht erreicht. In Folge einer radialen Deviation kommt es zur Neoartikulation der zu kurzen Ulna mit dem distalen Radiusschaftabschnitt, was dort zu einem „Anschlagen" der Ulna führt. Ursachen sind die kongenitale Hypoplasie der Ulna (ulnare Klumphand) (s. Abb. 13.**14**) und postoperative Situationen nach Resektion des Ulnakopfes (s. Abb. 13.**12**).
- Bei **isolierten Rupturen des ulnokarpalen Bandkomplexes** (sub-)luxiert der Radius meist nach palmar, seltener nach dorsal aus der Incisura ulnaris radii (s. Abb. 17.**12**). Der Radius weist dabei eine Luxationstendenz in Richtung des geschädigten radioulnaren Ligaments auf.

Klinisch stellen sich im Arthrosestadium belastungsabhängige Schmerzen während der radioulnaren Umwendbewegung und eine verminderte Griffstärke ein.

Bildgebende Diagnostik

Radiologisch werden bei der Degeneration des distalen Radioulnargelenks neben den allgemeinen Arthrosezeichen (Gelenkspaltverschmälerung, subchondrale Sklerosen, osteophytäre Ausziehungen) typischerweise Schliffeffekte an der Incisura ulnaris radii und am Ulnakopf (Abb. 27.**10**) sowie gelegentlich freie Gelenkkörper vorgefunden. Insbesondere auf axialen CT-Schichten können die zur Arthrose prädisponierenden Formänderungen der Incisura ulnaris radii sicher erkannt werden, die auf dem Boden einer hypoplastischen Anlage oder posttraumatischer Fehlangulationen entstanden sind.

a Arthrosezeichen im distalen Radioulnargelenk nach Radiusschaftfraktur im Kindesalter. Die Ulna weist eine Minusvariante auf.

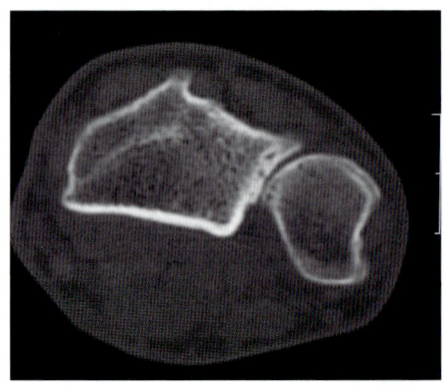

b Sowohl die palmare Fehlangulation der Incisura ulnaris radii als auch die arthrotischen Umbauten werden in der axialen CT übersichtlich dargestellt.

Abb. 27.**10 a, b Posttraumatische Arthrose im distalen Radioulnargelenk.**

27.3 Sonderformen der Arthrose an der Hand

27.3.1 Entzündliche (erosive) Arthrose

Pathoanatomie, klinische Symptomatik

Klinisch können Polyarthrosen, die akut mit einer ausgeprägten Beschwerdesymptomatik beginnen, anfangs einer rheumatoiden Arthritis ähneln. Betroffen sind vor allem Frauen zwischen dem 40. und 60. Lebensjahr. Im Gegensatz zu den rein degenerativen Gelenkerkrankungen steht bei den entzündlichen (erosiven) Polyarthrosen eine ausgeprägte Synovialitis mit Schwellung und Schmerzhaftigkeit der Fingergelenke im Vordergrund. Laborchemisch finden sich keine signifikanten Entzündungszeichen, der Rheumafaktor ist negativ oder schwach positiv, die Blutsenkung normal oder allenfalls gering beschleunigt.

Bildgebende Diagnostik

Obwohl Verläufe bekannt sind, die sich radiologisch nicht von gewöhnlichen Polyarthrosen unterscheiden, werden bei der erosiven Arthrose gewöhnlich folgende Kriterien angetroffen (Tab. 27.**8**, Abb. 27.4 u. 27.**11**).

Im Gegensatz zur rheumatoiden Arthritis finden sich bei der erosiven Arthrose außer an den Interphalangealgelenken keine weiteren Manifestationsorte.

27.3.2 Pfropfarthritis

Pathoanatomie, klinische Symptomatik

Ungefähr 15 % der Patienten mit entzündlicher (erosiver) Verlaufsform einer Polyarthrose erkranken im Verlauf von Jahren zusätzlich an einer **rheumatoiden Arthritis**. Es kommt dann zur Progression der klinischen Symptome, der Rheumafaktor wird positiv, die Blutsenkung ist beschleunigt.

Bildgebende Diagnostik

Radiologisch werden die typischen Befunde der rheumatoiden Arthritis angetroffen, wobei jetzt auch das Radiokarpalgelenk und die Handwurzel mitbeteiligt sind.

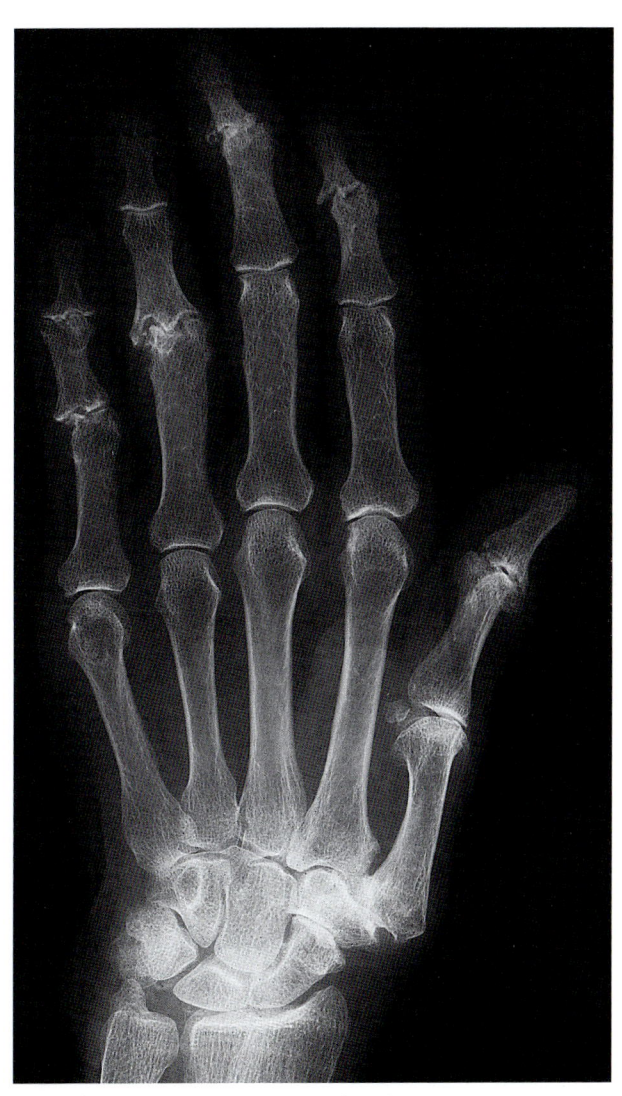

Abb. 27.**11** **Erosive Form einer Polyarthrose.**
Auf dem Boden einer Chondrokalzinose (Kalzifikationen am TFCC und am LT-Band) haben sich multilokuläre Arthrosen ausgebildet: STT-Arthrose, Rhizarthrose im Stadium IV sowie Fingergelenksarthrosen. Erosionen finden sich an den distalen Interphalangealgelenken II und III und den proximalen Interphalangealgelenken IV und V, an letzteren mit Ausbildung von Vogelschwingen-Deformitäten.

Tab. 27.**8** Röntgenzeichen der erosiven Polyarthrose

- Erosionen an den Grund- und Mittelphalangen: radial- und ulnarseitig lokalisiert
- Vogelschwingenform der betroffenen Gelenke: gehäuft bei der erosiven Verlaufsform
- Ankylosen der Interphalangealgelenke

27.3.3 Chondrokalzinose („Pseudogicht", CPPD)

Pathoanatomie, klinische Symptomatik

Wenn sich Kristalle aus Kalziumpyrophosphatdihydrat (CPPD) intraartikulär am hyalinen und faserigen Knorpelgewebe sowie an den Ligamenten ablagern, entstehen Gelenkdegenerationen mit einer hypertrophen Knochenantwort und Zystenbildung. Nach ihrer Deposition führen die CPPD-Kristalle einerseits zur Degeneration des hyalinen Knorpels, andererseits zur Destruktion und Insuffizienz des karpalen Bandapparats. Innerhalb in der Synovialflüssigkeit wirken die Kristalle wie „Schleifsand".

Bildgebende Diagnostik

Die Chondrokalzinose verursacht ein charakteristisches Nebeneinander von Kalkablagerungen in den Weichteilen sowie von Arthrosen und Gefügestörungen (Tab. 27.**9**, Abb. 27.**12**).

27.3.4 Hämochromatose

Pathoanatomie, klinische Symptomatik

Die degenerativen Veränderungen bei der Hämochromatose manifestieren sich bevorzugt an den Gelenken der Hand, wo sie eine chronische Schmerzsymptomatik hervorrufen, die mitunter durch synovitische Exazerbationen überlagert sein kann.

Röntgendiagnostik

Das Verteilungsmuster und Erscheinungsbild sind charakteristisch (Tab. 27.**10**, s. Abb. 34.**12**).

Gegenüber der differenzialdiagnostisch in Erwägung zu ziehenden **Chondrokalzinose („Pseudogicht")** grenzt sich die Hämochromatose durch ihre Manifestation an den MP-Gelenken II und III sowie durch die selteneren

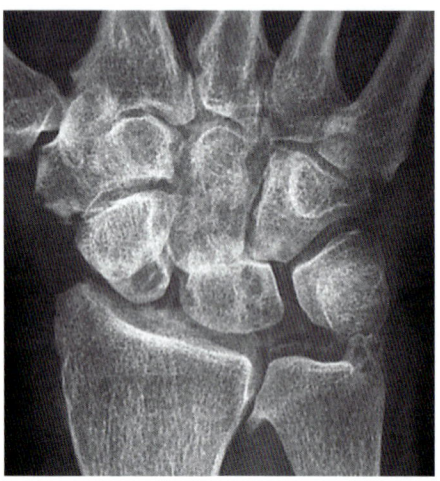

Tab. 27.**9** Röntgenzeichen bei der Chondrokalzinose

- Manifestationsorte:
  - Radiokarpalgelenk
  - STT-Gelenk
  - MP-, PIP- und DIP-Gelenke
- Weichteilkalzifikationen
  - lineare Form
  - an der Oberfläche des Knorpels lokalisiert
- Hypertrophe Arthrosis deformans:
  - große Osteophyten
  - subchondrale Sklerosen und Zysten
  - tiefer Substanzdefekt am Processus styloideus radii
- Ossäre Corpora libera
- Karpaler Kollaps als Endzustand

Abb. 27.**12 a, b** Polyarthrose und karpale Gefügestörung auf dem Boden einer CPPD-Arthropathie.

a Im Röntgenbild lineare Oberflächenkalzifikationen am ulnokarpalen Komplex sowie in den SL- und LT-Regionen. Flektiertes Skaphoid mit Ringzeichen. Zystische Einschlüsse im Skaphoid und Lunatum. Arthrotische Umbauten im distalen Radioulnargelenk sowie fortgeschritten im Mediokarpalgelenk einschließlich der STT-Gelenke.

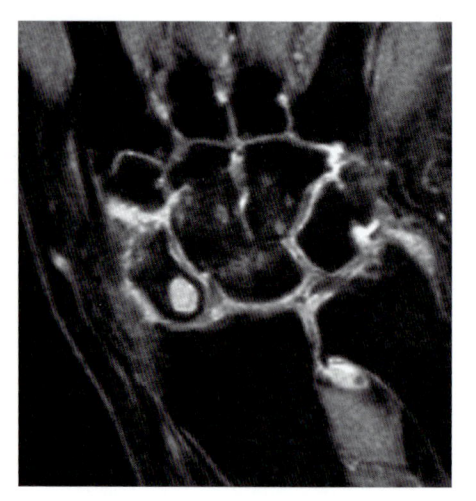

b In der fettsaturierten PD-FSE-Sequenz kompletter Knorpelverlust zwischen Lunatum und Kapitatum bzw. der Hamatumspitze neben subchondralen Signalalterationen. Multilokuläre Signalanhebungem im hyalinen Knorpel. Im Recessus sacciformis des distalen Radioulnargelenks umschließt der Gelenkerguss einen freien Gelenkkörper. Dehiszentes SL-Ligament.

Tab. 27.10 Röntgenzeichen bei der Hämochromatose

- **Verteilungsmuster:**
  - Metakarpophalangealgelenke II und III bevorzugt und zuerst befallen
  - Interphalangeal- und Karpalgelenke später betroffen
- **Arthrosis deformans:**
  - Gelenkspalten verschmälert
  - Abflachung und Osteophytenbildung an den Metakarpale-Köpfchen
  - Gelenkflächen irregulär und mit ausgeprägter subchondraler Sklerose
  - subchondrale Zysten
- **Chondrokalzinose:**
  - CPPD-Ablagerungen intra- und periartikulär
- **Karpaler Kollaps:**
  - durch Destruktion der interossären Ligamente

Tab. 27.11 Röntgenzeichen bei der Akromegalie

- Initiale Erweiterung der Gelenkspalten: als Folge der Chondrozytenproliferation
- Später Verschmälerung und Inkongruenz der Gelenkspalten: durch sekundäre Knorpeldegeneration
- Osteophyten, Verkalkungen und Verknöcherungen: an den Kapsel-Band-Ansätzen
- Subchondrale Geröllzysten: insbesondere an den Interphalangealgelenken

CPPD-Ablagerungen im ulnokarpalen Komplex ab. Anders als die **rheumatoide Arthritis** weist die Hämochromatose keine gelenknahen Entkalkungen und Erosionen, sondern osteoproliferative Prozesse auf.

27.3.5 Akromegalie

Pathoanatomie, klinische Symptomatik

Die erhöhte Produktion des Wachstumshormons STH induziert die Proliferation eines vermindert belastungsstabilen Knorpels sowie von enchondralem und periostalem Knochen. Trophische Störungen des Knorpels und Gelenkinkongruenzen, die aus der Knorpelvermehrung resultieren, verursachen die Bildung von Knorpelulzera und eine Transformation in Faserknorpel, wodurch ein degenerativer Gelenkprozess eingeleitet wird.

Röntgendiagnostik

Aus der Pathophysiologie lassen sich die Röntgenzeichen direkt ableiten (Tab. 27.11, s. Abb. 33.1).

Differenzialdiagnosen

Differenzialdiagnostisch sollte die Symptomenkombination aus Osteophyten bei normal weiten oder verbreiterten Gelenkspalten an eine Akromegalie denken lassen. Weitere Röntgenzeichen sind die Hypertrophie der Processus ungiculares als sog. **"Spatenform"** sowie eine Verbreiterung des phalangealen Weichteilmantels.

27.4 Therapeutische Optionen

Bei schmerzhafter Arthrose kommen die sog. Rettungsoperationen zur Anwendung. Sie beinhalten die Teilarthrodesen, die Resektionsarthroplastik, die prothetische Versorgung und die Arthrodese. Bei Handgelenksarthrosen wird so lang wie möglich der Teilarthrodese der Vorzug gegeben, da hierdurch eine funktionell günstige Restbeweglichkeit aufrechterhalten wird. Bei ausgeprägter Destruktion kommt die Totalarthrodese des Handgelenks zur Anwendung. Das dominierende Wandlungsverfahren bei der Rhizarthrose stellt die Resektionsarthroplastik mit Entfernung des Trapeziums und den verschiedenen Formen der Sehnenaufhängeplastik dar. Arthrodese und prothetische Versorgung werden hier nur in Ausnahmefällen durchgeführt. An den Fingergrund- und Fingermittelgelenken gewinnt die Versorgung durch abriebfeste ungekoppelte Prothesenmaterialien zunehmend an Bedeutung. Während am Mittelgelenk die Arthrodese unverändert ein weit verbreitetes Verfahren darstellt, wird diese am Grundgelenk wegen der massiven Funktionseinschränkung möglichst vermieden und eine Resektionsarthroplastik mit Erhalten einer Restbeweglichkeit vorgezogen. Arthrosen der Fingerendgelenke werden durch Arthrodese behandelt.

Literatur

Übersichtsarbeiten

Chen C, Chandnani VP, Kang HS, Resnick D, Sartoris DJ, Haller J. Scapholunate advanced collapse: a common wrist abnormality in calcium pyrophosphate dihydrate cristal deposition disease. Radiology 1990; 177: 459–461

Eaton RG, Littler JW. Ligament reconstruction for the painful thumb carpometacarpal joint. J Bone Joint Surg 1973; 55 A: 1655–1666

Krimmer H, Sauerbier M, Vispo-Seara JL, Schindler G, Lanz U. Fortgeschrittener karpaler Kollaps (SLAC-wrist) bei Skaphoidpseudarthrose. Therapiekonzept: mediokarpale Teilarthrodese. Handchir Mikrochir Plast Chir 1992; 24: 191–198

Schacherl M, Schilling F. Die destruierende Polyarthrose. Fortschr Röntgenstr 1970; 113: 551–557

Stäbler A, Baumeister RGH, Berger H. Karpale Instabilitäten und sekundäre degenerative Veränderungen bei Läsionen des radiokarpalen Bandsystems unterschiedlicher Ätiologie. Handchir Mikrochir Plast Chir 1990; 22: 289–295

Watson HK, Ballet FL. The SLAC wrist: scapholunate advanced collapse pattern of degenerative arthritis. J Hand Surg 1984; 9: 358–365

Weiterführende Literatur

http://www.thieme.de/aktionen/schmitt-lanz

28 Enthesiopathien

N. Reutter, S. Spindler-Thiele

Enthesiopathien sind pathologische Prozesse an den knöchernen Ansatzstellen von Ligamenten, Sehnen und Gelenkkapseln. Pathogenetisch werden **Fibroostosen** bei degenerativer, endokrinologischer oder metabolischer Ursache von **Fibroostitiden** bei entzündlicher Ursache unterschieden. Letztere können sich als rarefizierendes oder produktives Geschehen manifestieren. Aus der Vielzahl der möglichen Ursachen ist die Zuordnung des zugrunde liegenden pathologischen Prozesses oft schon aufgrund der charakteristischen Röntgenzeichen möglich.

Pathoanatomie, klinische Symptomatik

Als Sammelbegriff beinhaltet der Terminus „Enthesiopathie" alle Veränderungen, die durch eine Vielzahl unterschiedlicher Erkrankungen am fibroossären Übergang hervorgerufen werden. Der **fibroossäre Übergang** ist definiert als die Region der knöchernen Ansatzstelle von Bändern, Sehnen und Gelenkkapseln. 2 anatomische Situationen müssen dabei abgegrenzt werden:
- An den Diaphysen der langen Röhrenknochen strahlen die Ligamente und Sehnen mit ihren Fasern über eine periostale Insertion direkt in das Knochengewebe ein. Auch die Fasern der Gelenkkapsel gehen direkt in den Knochen über.
- Dagegen ist an den epi- und apophysären Insertionsstellen das Periost ausgespart. Stattdessen ist hier eine Zone aus Faserknorpel zwischengeschaltet, welche die mechanische Belastung lokal puffert.

Chronische Überlastungen und entzündliche Prozesse führen zu einer reaktiven Gefäßeinsprossung am osteotendinösen und osteoligamentären Übergang, am Ansatz der Gelenkkapsel sowie an der zwischengeschalteten Knorpelzone. Dieser Pathomechanismus kann Verknöcherungen der Sehnen-, Band-, Kapselansätze und des Knorpels auslösen. Ebenso können osteoplastische Diathesen endokrinologischer oder metabolischer Genese zu Kalkablagerungen am fibroossären Übergang führen.

Klassifikation

Ätiopathologisch und morphologisch werden 2 Krankheitsgruppen unterschieden (Tab. 28.1).

Bildgebende Diagnostik

Röntgendiagnostik

Zur Erfassung von enthesiopathisch bedingten Veränderungen am fibroossären Übergang sind in der Regel Röntgenprojektionen mit einer konventionellen Film-Folien-Kombination (Empfindlichkeitsklasse 200) oder mit einem Speicherfolien-System (2K-Technik) ausreichend. Nur bei unklarer Ätiologie der dokumentierten Veränderungen können ergänzende Aufnahmen in Mammographie-, Weichstrahl- und Vergrößerungstechnik wertvolle Zusatzinformationen liefern. Durch die optimierte Technik kommen Läsionen an den Knochenrändern und den umgebenden Weichteilen – wie Schwellungen, verlagerte oder obliterierte Fettstreifen, feinste Kalkeinschlüsse – signifikant besser zur Abbildung. Diese Verfahren ermöglichen gelegentlich eine weitere Differenzierung des Krankheitsbildes in eine degenerative, metabolische, endokrinologische oder entzündliche Genese.

Sonographie, Computertomographie und Magnetresonanztomographie

Rarefizierende und hyperostitische Knochenläsionen werden sehr sensitiv mit der CT nachgewiesen. Die Weichteilkomponente pathologischer Veränderungen des fib-

Tab. 28.1 Einteilung der Enthesiopathien (nach Dihlmann)

Enthesiopathie	Genese	Morphologie
Fibroostose	• degenerativ • osteoplastisch	nichtentzündlicher Knochensporn
Fibroostitis	primär entzündlich	• **produktiv:** hyperostitischer Sporn • **rarefizierend:** Ansatzdefekt

roossären Übergangs kann prinzipiell sowohl mit der hochauflösenden Sonographie als auch mit der MRT erfasst werden. Dabei können frische entzündliche Prozesse mit Fettunterdrückungs- oder STIR-Techniken gut von „ausgebrannten" Fibroostitiden oder Fibroostosen differenziert werden. Eine zusätzliche Kontrastmittelgabe kann weitere wertvolle Informationen liefern, z. B. bei der Differenzierung von Stadien der rheumatoiden Arthritis nach deren jeweiligen Aktivitätsgraden. Für weitere Ausführungen wird auf die speziellen Kapitel zu den einzelnen Krankheitsbildern verwiesen (Kap. 27, 29, 34–40).

Krankheitsbilder

28.1 Vorwiegend fibroostotische Veränderungen

28.1.1 Degenerative Erkrankungen

28.1.1.1 Arthrosis deformans

Eines der charakteristischen Merkmale ist der **Insertionssporn**. Dieser besitzt glatte Konturen, eine kortikale Begrenzung und eine regelmäßige Spongiosastruktur. Fibroostotische Veränderungen an der Hand betreffen in erster Linie die Insertionen der Gelenkkapseln an den proximalen und distalen Interphalangealgelenken (Abb. 28.**2**). Dabei kann der Kapselzug am proximalen Ansatz zur Ausbildung von Spornen beträchtlicher Größe führen.

28.1.1.2 Handwurzelhöcker

Synonyme sind „Carpal bossing" und „Carpe bossu". Es handelt sich um einen meist asymptomatischen, gelegentlich jedoch mit Schmerzen und Bewegungseinschränkung einhergehenden Knochenhöcker, der von den Metakarpalia II und/oder III ausgeht und dem Kapitatum und/oder Hamatum dorsalseitig anliegt (Abb. 28.**1** a). Dem kann sowohl ein Osteophyt (als Fibroostose) als auch ein sekundäres Ossifikationszentrum (als Os styloideum) zugrundeliegen. Da mit der seitlichen Röntgenaufnahme der Knochenwulst oft nur ungenügend dargestellt wird, sollte in unklaren Fällen ein sagittales CT (Abb. 28.**1** b) angefertigt werden.

28.1.2 Endokrinologische Erkrankungen

Mit Ausnahme der Hyperparathyreoidismus-Formen handelt es sich hierbei um osteoplastische Diathesen.

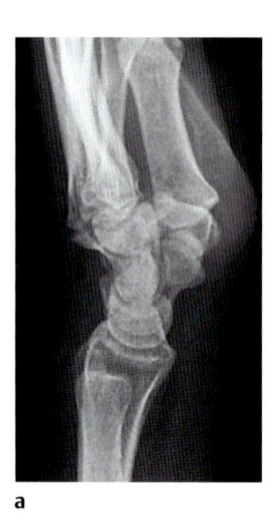

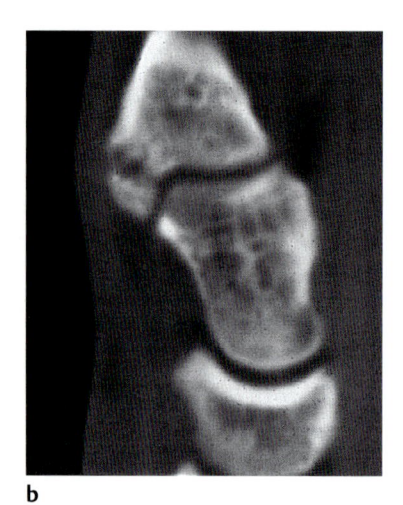

Abb. 28.**1** a, b **Carpal Bossing (Carpe bossu).**
a In der Seitaufnahme des Handgelenks zeigt sich ein dorsalseitiger Knochenhöcker am karpometakarpalen Übergang in Form von osteophytären Ausziehungen am Kapitatum und der Basis des Metakarpale III.
b Sagittale CT-Schicht auf Höhe des Lunatums, Kapitatums und Metakarpale III. Dorsalseitiger Knochenhöcker, der den karpometakarpalen Gelenkspalt überragt (Aufnahmen von Priv.-Doz. Dr. R. Schmitt, Bad Neustadt an der Saale).

28.1.2.1 Diabetes mellitus

Es findet sich eine erhöhte Inzidenz fibroostotischer Veränderungen bis hin zur **diffusen idiopathischen Skeletthyperostose (DISH, Morbus Forestier)** (Abb. 28.2). Die osteophytären Ausziehungen sind durch ihre zum Teil groteske Größe und Gestalt gekennzeichnet. Für die beim Diabetes mellitus gehäuft vorkommende Periarthritis, die Dupuytren-Kontraktur und die Tendovaginosis der Beugesehnen wird ebenfalls eine enthesiopathische Komponente diskutiert. Die Diagnose wird in der Regel klinisch gestellt und MR-tomographisch oder sonographisch gesichert. Das Röntgenbild ist hier, insbesondere in den sehr schmerzhaften Frühstadien, in der Regel unauffällig. Es kann allenfalls eine Weichteilschwellung nachweisbar sein.

28.1.2.2 Akromegalie

Hier kommt es zu subligamentären Knochenanbauten (s. Abb. 33.1). Diese führen zu Verdickungen und Unregelmäßigkeiten der Kortikalis an den langen und kurzen Röhrenknochen mit Akzentuierung von Knochenvorsprüngen. Am Handskelett entstehen Osteophyten im Sinne einer Fibroostose (**Spatenform** der Nagelkränze).

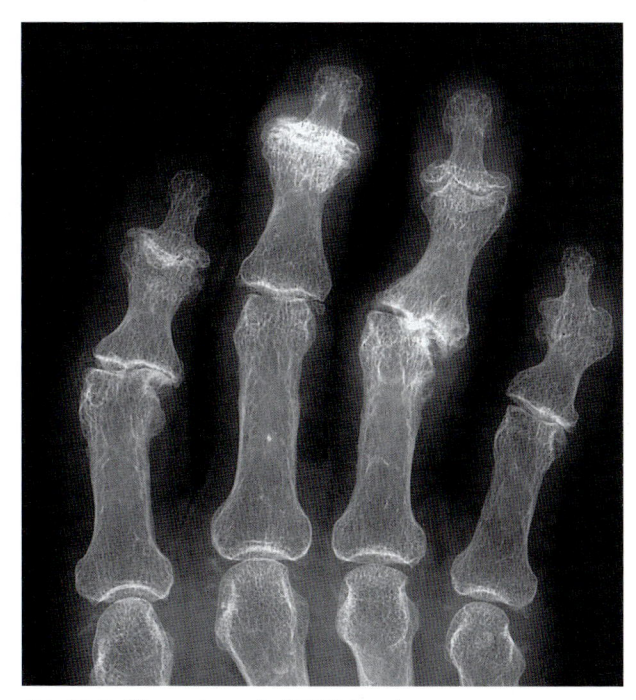

Abb. 28.2 **Fibroostosen bei DISH-Syndrom.**
Ausgeprägte fibroostotische Veränderungen an den Interphalangealgelenken bei Bouchard- und Heberden-Arthrosen. Teils mit Mövenschwingen-Deformitäten. Verplumpte Mittelphalangen.

28.1.2.3 Hypoparathyreoidismus

Die Veränderungen können denen der ankylosierenden Spondylitis oder der diffusen idiopathischen Skeletthyperostose (DISH) ähneln, wobei die Manifestation am Handgelenk eine untergeordnete Rolle spielt.

28.1.2.4 Hyperparathyreoidismus

Typisches Merkmal sind die resorptiven Vorgänge am fibroossären Übergang (s. Abb. 31.8b). Diese betreffen an der Hand vor allem den Zeige- und Mittelfinger mit subperiostalen **Resorptionen** an der radialseitigen Kortikalis, welche differenzialdiagnostisch als „Insertionsdystrophien" sorgfältig von den fibroostitischen Veränderungen abgegrenzt werden müssen. Weiteres Merkmal ist die fakultativ vorkommende **„Vogelschwingenform"** der Interphalangealgelenke.

28.1.3 Metabolische Erkrankungen

28.1.3.1 Chondrokalzinose, Peritendinitis calcarea, Alkaptonurie

Bei den 3 ätiopathogenetisch differenten „Kristallopathien" kommt es innerhalb von lokalen Entzündungsarealen der Handweichteile zur Ausfällung von Kalksalzen, nämlich von Kalziumpyrophosphatdihydrat (CPPD), von Kalziumhydroxylapatit (HA) sowie von Kalksalzen der Homogentisinsäure. Von diesen Krankheitsbildern, die an der Hand hochakute Entzündungs- und Schmerzzustände hervorrufen können, ist die **Chondrokalzinose (CPPD)** deshalb von Bedeutung, weil sie Läsionen der Gelenkkapseln und der karpalen Ligamente verursachen kann. In deren Gefolge können sich karpale Instabilitäten, z.B. eine skapholunäre Dissoziation, und verfrühte Arthrosen einstellen (s. Abb. 34.4–34.6). Das **akute Kalksalzdepot (HA)** bzw. die Peritendinitis calcarea manifestieren sich an der Hand bevorzugt über den Kollateralbändern der MP- und PIP-Gelenke, am Boden des Karpalkanals und insbesondere am Pisiforme (s. Abb. 34.9–34.11). Dort wird das Kalkdepot in der Sehnenansatzregion des M. flexor carpi ulnaris am besten mit Schrägaufnahmen in mittlerer Supinationsstellung („Pisiforme spezial") nachgewiesen.

28.1.3.2 Fluorose

Auch sie führt neben einer generellen Dichtezunahme in allen Skelettabschnitten zu periostalen Verdickungen, ligamentären Verknöcherungen und osteophytären Ausziehungen an den fibroossären Übergängen. Es sind vor allem die Metakarpalia und die Phalangen betroffen.

28.2 Vorwiegend fibroostitische Veränderungen

28.2.1 Entzündliche Erkrankungen

Pathoanatomisch werden 3 unterschiedliche Entzündungsformen am fibroossären Übergang wie folgt unterschieden:

28.2.1.1 Rarefizierende Fibroosteitis

Es kommt zur entzündlichen Knochenresorption an den ligamentären oder tendinären Insertionsstellen. Das rarefizierende Entzündungsgeschehen kann der proliferativen Form vorausgehen oder synchron mit ihr manifest sein.

28.2.1.2 Produktive Fibroosteitis

Ihr Kennzeichen sind meist intensive Verknöcherungen an den Insertionsstellen der Gelenkkapseln, Sehnen und Ligamente.

28.2.1.3 Kombinationsformen der Fibroosteitiden (Abb. 28.3)

Die radiologischen Kriterien der fibroosteitischen Veränderungen sind in Tab. 28.2 zusammengefasst.

Tab. 28.2 Röntgenzeichen der Fibroostitiden

Art der Fibroostitis	Röntgenzeichen
Rarefizierend	• unscharf konturierte Usur • sklerosierter Randsaum
Produktiv	• Knochensporn mit unregelmäßiger Gestalt, unscharfen, ausgefransten Rändern und ungleichmäßiger Dichte • reaktive Sklerose der benachbarten Spongiosa
Kombiniert	• Nebeneinander von rarefizierenden und produktiven Vorgängen • Vogelschwingen-Deformität der Gelenke durch marginale Knochensporne und erosive Defekte (zentral an der proximalen, peripher an der distalen Gelenkfläche lokalisiert)

28.2.1.4 Rheumatoide und seronegative Arthritiden

Fibroostitische Veränderungen treten in erster Linie im Rahmen einer **Psoriasis** (Abb. 28.4 u. 28.5), eines **Morbus Reiter** und einer **Spondylitis ankylosans** auf, weniger häufig bei der **rheumatoiden Arthritis** (s. Abb. 36.3). Charakteristisch für diese Entitäten ist der symmetrische Befall an paarigen Ansatzstellen. Die periartikulären, produktiv-fibroostitischen Veränderungen zeigen insbesondere bei den seronegativen Arthritiden eine erhebliche Tendenz zu Ankylosierungen.

28.2.1.5 Bakterielle Arthritis

Hierbei handelt es sich in der Regel um eine Monarthritis, die vorwiegend mit rarefizierenden, rasch fortschreitenden Veränderungen einhergeht, die meist nicht auf den fibroossären Übergang beschränkt sind.

28.2.2 Seltene Affektionen des fibroossären Übergangs

Hierzu zählen
- die **Pachydermoperiostose** als autosomal dominant vererbte Osteoarthropathie,
- die **Fibrodysplasia ossificans progressiva**,
- das **POEMS-Syndrom**, das im Rahmen einer Plasmazelldyskrasie auftreten kann,
- das **akquirierte Hyperostose-Syndrom (AHS)**,
- die **familiäre Vitamin-D-resistente Rachitis** (s. Abb. 33.7).

Die Manifestation dieser Krankheitsbilder spielt am Handskelett eine untergeordnete Rolle.

28.3 Differenzialdiagnosen

Aus der Vielzahl der Skeletterkrankungen mit enthesiopathischer Reaktionsweise kann die zugrunde liegende Entität meist nur in Zusammenschau mit den klinischen, laborchemischen und serologischen Befunden bestimmt werden.

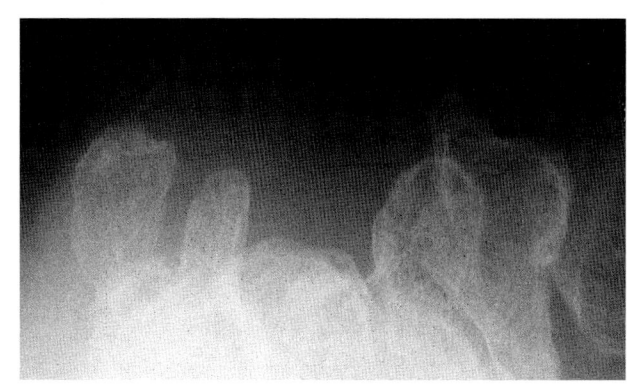

Abb. 28.3 Kombinierte Fibroostitis bei Karpaltunnel-Syndrom.
In der Karpaltunnelaufnahme flache Erosion an der Palmarseite des Pisiforme und längliche Kalzifikation im Verlauf des Lig. carpi palmare. Diskrete Erosionen auch am distalen Skaphoidpol. Intraoperativ Synovialitis der Beugesehnenscheiden und in der Guyon-Loge.

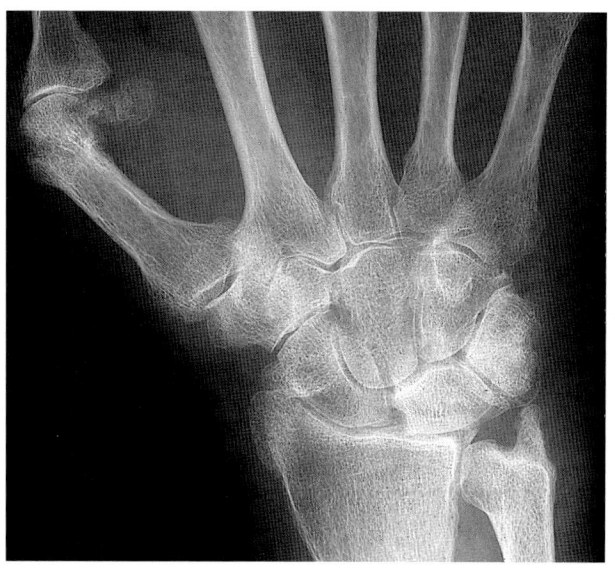

Abb. 28.4 Rarefizierende Fibroosteitis bei Psoriasis-Arthritis.
Vorwiegend erosive bzw. resorptive Veränderungen am Köpfchen des Metakarpale I radialseitig und am entzündlich deformierten Processus styloideus ulnae. Nebenbefundlich Radiokarpal- und geringe STT-Arthrosen (Aufnahme von Dr. G. Lingg, Bad Kreuznach).

28.4 Therapeutische Optionen

Bezüglich der Therapieformen wird auf die Spezialkapitel in diesem Buch verwiesen, nämlich die Kap. 27 („Arthrosis deformans"), 34 („Kristallinduzierte Osteoarthropathien"), 35 („Seltene Osteoarthropathien"), 36 („Rheumatoide Arthritis") und 37 („Seronegative Spondylarthropathien").

Literatur

Übersichtsarbeiten

Dihlmann W. Fibroostosis und Fibroostitis (Terminologie, Röntgenmorphologie, Traceruntersuchungen). Z Orthop 1974; 112: 1242–1248

Fischer E. Enthesiopathische Reaktionen am Handgelenk bei der Arthritis psoriatica, der chronischen Polyarthritis und der diffusen idiopathischen Skeletthyperostose. Ergebnisse nach Weichstrahlaufnahmen in 3 Ebenen. Radiologe 1989; 29: 73–81

Jaffe HL. Metabolic, degenerative, and inflammatory diseases of bones and joints. pp 80 and 760. Lea & Febinger. Philadelphia 1972

Resnick D, Niwayama G. Entheses and Enthesopathy. Anatomical, Pathological, and Radiological Correlation. Radiology 1983; 146: 1–9

Scherer A, Ostendorf B, Engelbrecht V, Poll LW, Becker A, Dann P, Peters R, Schneider M, Mödder U. MR-morphologische Veränderungen der Metacarpophalangealgelenke bei Rheumatoider Arthritis: Vergleich früher und später Stadien. Fortschr Röntgenstr 2001; 173: 902–907

Weiterführende Literatur

http://www.thieme.de/aktionen/schmitt-lanz

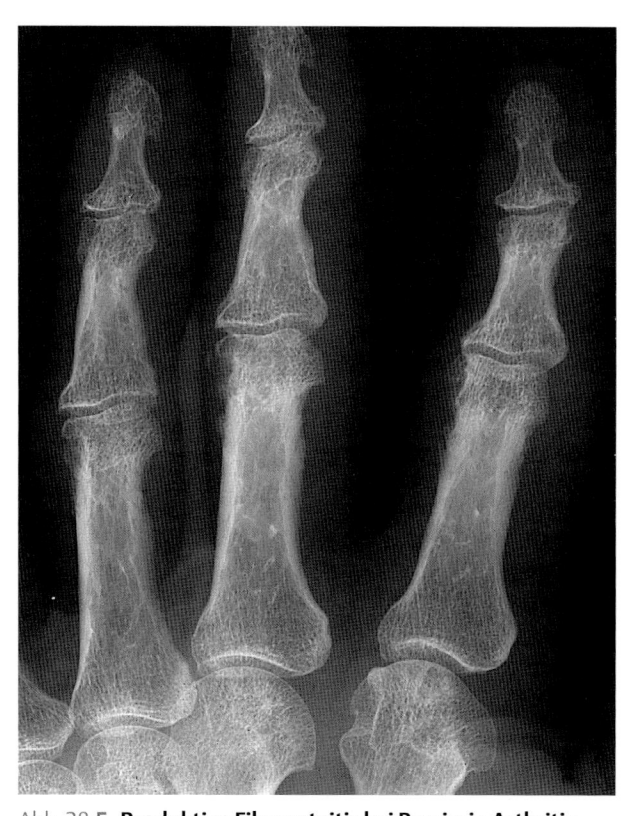

Abb. 28.5 Produktive Fibroosteitis bei Psoriasis-Arthritis.
Fibroosteitische Anbauten von Knochenleisten und -spornen an den ulnodistalen Abschnitten der Grundphalangen II–IV.

29 Weichteilläsionen durch Überlastung und Sport

A. Heuck, R. Schmitt, P. Hahn

Überlastungs- und sportbedingte Schäden der Hand betreffen überwiegend den Muskel- und Sehnenapparat. Häufige Läsionen sind die Tendovaginose der Extensoren und Flexoren, die Sehnenruptur, die Ringbandverletzungen, die Kollateralbandverletzungen der MP-Gelenke – hier insbesondere des Daumens – der synovialitische Reizzustand des Recessus ulnaris sowie muskuläre Verletzungen. Entsprechend kommt in der Primärdiagnostik der Sonographie eine große Bedeutung zu, während die MRT der weiterführenden Diagnostik von Weichteilläsionen vorbehalten bleibt. Begleitende knöcherne Veränderungen sind selten. Sie werden mittels Röntgenuntersuchung und Szintigraphie nachgewiesen oder ausgeschlossen.

Pathoanatomie, klinische Symptomatik

Überlastungsschäden durch Sport und Beruf werden durch chronisch rezidivierende oder akute Überbeanspruchung von Sehnen, Sehnenscheiden, Bändern oder Muskeln hervorgerufen und manifestieren sich als abakterieller Entzündungszustand mit Schmerz, Schwellung und Funktionseinschränkung bzw. als Sehnen-, Band-, oder Muskelruptur mit entsprechendem Funktions- oder Stabilitätsverlust. Die Pathogenese der verschiedenen Läsionen, die in Tab. 29.1 aufgelistet sind, ist im Einzelnen unterschiedlich.

Tab. 29.1 Überlastungsschäden an den Handweichteilen

- Tendinose und Tendovaginose, schnellender Finger/Daumen, Tendovaginosis stenosans de Quervain
- Sehnenruptur
- Ringbandverletzung
- Ruptur des Lig. collaterale ulnare MP I („Skidaumen")
- Kapsel-Band-Läsionen der MP-Gelenke II–V
- Syndrom des Recessus ulnaris
- Muskuläre Läsionen:
  - Muskelzerrung/-überbeanspruchung
  - Muskelruptur
  - Muskeldenervierung

Bildgebende Diagnostik

Größtenteils sind zur Diagnosefindung der nachfolgenden Überlastungsschäden bereits die Anamnese und der Untersuchungsbefund beweisend, so dass nur in unklarer Situation eine Schnittbilddiagnostik erforderlich wird. Aus Gründen der Verfügbarkeit und Wirtschaftlichkeit ist es dabei vorteilhaft, die hochauflösende Sonographie frühzeitig einzusetzen. Weiterführendes Diagnostikum ist danach die MRT, die bei Läsionen der Handweichteile gegenüber der CT deutliche Vorteile besitzt (Kap. 9 u. 45). Immer sollte zuvor aber eine Röntgendiagnostik des betroffenen Handabschnitts zum Ausschluss oder Nachweis einer seltenen knöchernen Mitbeteiligung durchgeführt werden.

Krankheitsbilder

29.1 Tendinose und Tendovaginose

Pathoanatomie, klinische Symptomatik

Die Begriffe Tendinose und Tendovaginose, die nicht durchweg streng voneinander unterschieden werden, beschreiben meist parallel miteinander auftretende Veränderungen von Sehnen und Sehnenscheiden.

Die **Tendinose** kann als primär degenerativer – meist idiopathischer – Prozess oder häufiger sekundär als Folge übermäßiger Beanspruchung entstehen. Meist liegen dieser Tendopathie repetitive Mikrotraumatisierungen durch vermehrte Belastung zugrunde. Erreichen die Mikrotraumata ein bestimmtes Ausmaß, setzen reparative Prozesse ein, die in 3 Stadien unterteilt werden:
- Die **Entzündungsphase** mit Vasodilatation, erhöhter Gefäßpermeabilität und Zellinfiltration; klinisch bestehen eine Schwellung, eine Überwärmung und ein Erythem.
- Die **Proliferationsphase** mit Produktion von Kollagen und Grundsubstanz; sie tritt nur ein, wenn die Sehnenüberlastung sistiert. Bei fortschreitender Überlastung entsteht eine chronische Entzündung mit sekundärer Fibrose und Adhäsionen, das unreife Ersatzgewebe ist schwach und verletzungsanfällig.
- Die **Reifungsphase** schließt den Heilungsprozess mit der Bildung und Längsausrichtung kräftiger Kollagenbündel ab.

Das klinische Bild wird von belastungsabhängigen Schmerzen sowie unterschiedlich stark ausgeprägter Schwellung geprägt.

Bei der **Tendovaginose** liegt ein entzündlicher Reizzustand des Sehnengleitgewebes vor, der mit einer Schwellung, einem Druck- und Extensionsschmerz im Bereich der betroffenen Sehnenscheide sowie einer semiflektierten Schonhaltung der Finger einhergeht. Nichtrheumatische Tendovaginosen entstehen meist infolge chronisch-repetitiver Überlastung von Sehnen und Sehnenfächern bei beruflichen oder sportlichen Aktivitäten. Ihre Prädilektionsstellen liegen dort, wo eingescheidete Sehnen in osteofibrösen Kanälen verlaufen. Im Gegensatz zur Tendovaginitis crepitans liegt keine echte Entzündung vor.

29.1.1 Tendinose und Tendovaginose der Strecksehnen

- Die stenosierende Tendovaginose des **1. Strecksehnenfaches** wird als Tendovaginosis de Quervain bezeichnet. Der ca. 2 cm lange osteoligamentäre Kanal des 1. Sehnenfaches besteht aus einer Mulde im Processus styloideus radii und dem darüber liegenden Retinaculum extensorum. Die stenosierende Tendovaginose wird durch übermäßige Beanspruchung der durch das 1. Sehnenfach ziehenden Sehnen des M. extensor pollicis brevis und M. abductor pollicis longus ausgelöst und ist durch eine isolierte, schmerzhafte Entzündung des Gleitgewebes der Sehnen proximal der Tabatiere über dem Processus styloideus radii gekennzeichnet. Im Frühstadium imponiert sie mit einer unspezifischen Schwellung und geht später in eine bindegewebige Verdickung des Sehnenscheidengewebes über, durch die das Sehnenfach eingeengt und die Gleiteigenschaften reduziert werden. Der Finkelstein-Test fällt positiv aus (Schmerzangabe über dem 1. Strecksehnenfach während passiver Ulnarduktion der zur Faust geschlossenen Hand). Häufig liegt dann auch eine Tendinose vor (Abb. 29.**1**). Die klinische Symptomatik schreitet konsekutiv mit dem sich selbst unterhaltenden Prozess fort.
- Eine Tendovaginose des **2. Strecksehnenfaches** mit den Sehnen von Mm. extensor carpi radialis longus und brevis ist selten (Abb. 29.**2**). Häufiger kommt jedoch das sog. Kreuzungssyndrom von M. extensor pollicis brevis (EPB) und M. abductor pollicis longus (APL) vor, das klinisch gelegentlich als Tendovaginose des 2. Sehnenfaches fehldeutet wird. Es handelt sich dabei um ein Friktionssyndrom von EPB und APL, 4–8 cm proximal des Handgelenks, wo beide Muskeln in schrägem Verlauf die Sehnen von Mm. extensor carpi radialis longus und brevis kreuzen. Es tritt bevorzugt beim Rudern, Gewichtheben und Anstreichen auf.
- Das **3. Strecksehnenfach** der Sehne des M. extensor pollicis longus, weist bei wiederholten Aktivitäten wie z. B. Trommeln oder nach Handgelenkstraumen (vor allem mit Radiusfrakturen) relativ häufig eine Tendovaginose auf, die – selten schmerzhaft – zu einer Spontanruptur der Sehne führen kann.
- Im **4. Strecksehnenfach**, gebildet aus den Sehnen des M. extensor indicis und M. extensor digitorum, wird die allgemeine Tendovaginose aller Sehnen (Abb. 29.**3**) weniger häufig beobachtet als ein Extensor-indicis-Syndrom des Zeigefingers. Da der Bauch des M. exten-

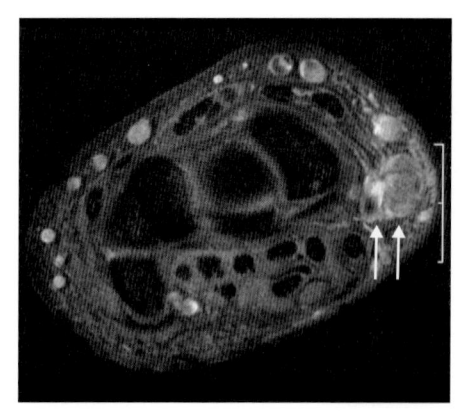

29 Weichteilläsionen durch Überlastung und Sport

a Im axialen T2*-GRE-Bild tendinotische Verdickung und Signalerhöhung der Sehnen des M. extensor pollicis brevis und M. abductor pollicis longus (Pfeile).

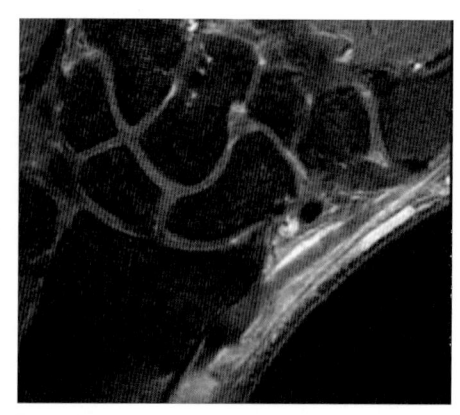

b Im kontrastmittelverstärkten T1-SE-Bild mit Fettsuppression entzündliche Verdickung der Sehnenscheiden von M. extensor pollicis brevis und M. abductor pollicis longus in Höhe der Tabatiere mit Kontrastmittelanreicherung sowie Verdickung und tendinotischer Signalerhöhung der Sehne

Abb. 29.1 a, b **MRT einer Tendovaginosis stenosans de Quervain des 1. Strecksehnenfaches.**

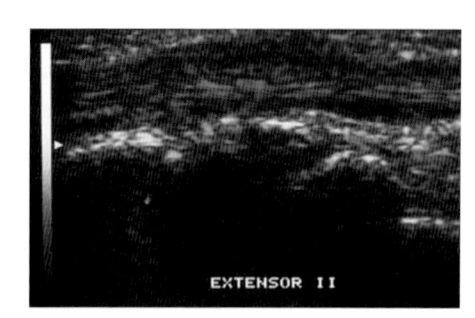

Abb. 29.2 **Sonographie einer akuten Tendovaginose des 2. Strecksehnenfaches.** Längsschnitt über der Handwurzel mit einem 10-MHz-Schallkopf. Echofreier Flüssigkeitssaum um die verdickte Extensorensehne II.

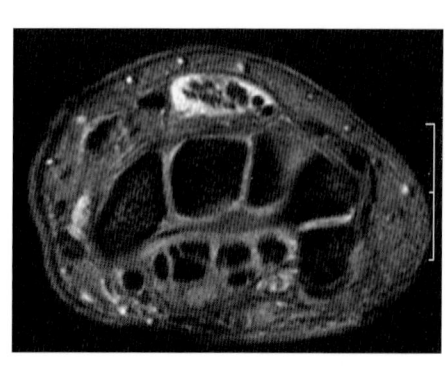

a Axiale STIR-Sequenz mit Flüssigkeitsansammlung im gemeinsamen Sehnenscheidenfach der Mm. extensores digitorum et indicis.

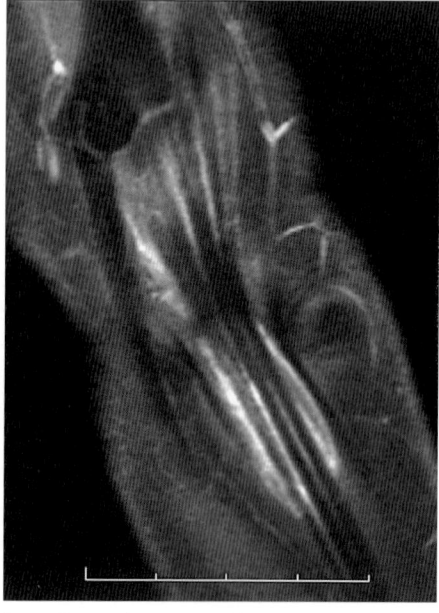

b Im koronalen T1-SE-Bild mit Fettsuppression kräftige synoviale Kontrastmittelanreicherung der Sehnenscheide.

Abb. 29.3 a, b **MRT einer akuten Tendovaginose des 4. Strecksehnenfaches.**

Abb. 29.4 a, b MRT bei chronischer Tendovaginose des 6. Strecksehnenfaches.

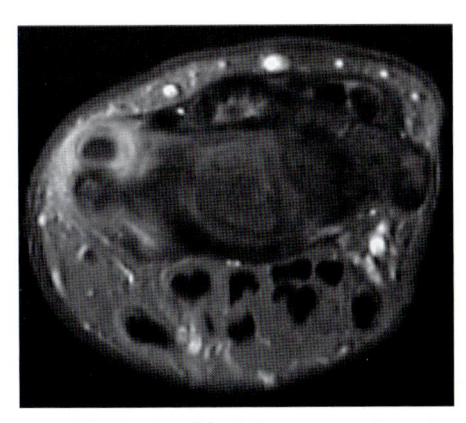

a Axiales T1-SE-Bild mit Fettsuppression mit deutlicher Kontrastmittelanreicherung der entzündlich verdickten Sehnenscheide des M. extensor carpi ulnaris und der Umgebung.

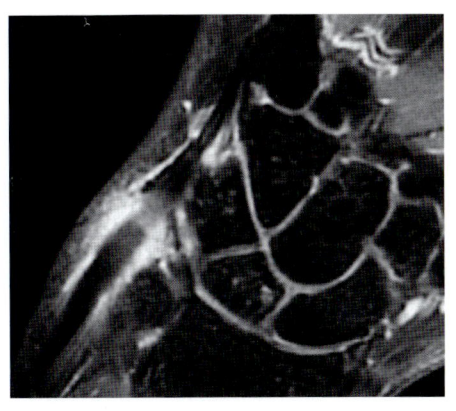

b In der gleichen, koronal orientierten Sequenz besteht eine Verdickung und Signalerhöhung der ödematösen Sehnenscheide des M. extensor carpi ulnaris, eine geringe Verdickung und Signalerhöhung der tendinotischen Sehne sowie eine Begleitentzündung im ulnokarpalen Komplex.

sor indicis zu ca. 75 % innerhalb des 4. Sehnenfaches liegt und zahlreiche Varianten möglich sind, entsteht diese Sonderform der Entzündung etwas häufiger.
- Die Tendovaginose der Sehne des M. extensor digiti minimi im **5. Strecksehnenfach** ist selten.
- Das **6. Strecksehnenfach** mit der Sehne des M. extensor carpi ulnaris ist häufiger betroffen. Als anatomische Besonderheit wird in diesem Kompartiment die Stabilität des Sehnenverlaufs weniger durch das Retinaculum extensorum gewährleistet, als hauptsächlich durch einen osteofibrösen Kanal, bestehend aus dem Processus styloideus ulnae und einer Knochenrinne im Ulnakopf sowie einer zusätzlichen fibrösen Membran. Diese Konstellation prädisponiert zu einem Engpass-Syndrom bei Tendinose und Tendovaginose. Bei starken Tendovaginosen können begleitende entzündliche Reaktionen am Processsus styloideus ulnae und am ulnokarpalen Komplex auftreten (Abb 29.**4**) Darüber hinaus kann es bei Verletzung der osteofibrösen Einheit zu rezidivierenden Subluxationen der Sehne kommen.

29.1.2 Tendinose und Tendovaginose der Beugesehnen

In Höhe des Handgelenks sind am häufigsten die Sehnen von M. flexor carpi ulnaris und M. flexor carpi radialis betroffen, belastungsabhängig können an der Hand die Fingerflexoren einzeln oder in Gruppen involviert sein (Abb. 29.**5** u. 29.**6**).
- Der **M. flexor carpi ulnaris (FCU)** ist entweder in Form einer Insertionstendinose im Bereich des Pisiforme, Hamatums und des Metakarpale V oder in Form einer Tendovaginose in Höhe des Handgelenks betroffen (Abb. 29.**7**). Häufige Ursache sind repetitive Flexionsbewegungen im Handgelenk, z. B. bei Sportarten wie Tennis oder Squash.
- Die Sehne des **M. flexor carpi radialis (FCR)** verläuft im Bereich des Handgelenks separat vom übrigen Karpalkanal in einem eigenen osteofibrösen Kanal, bevor sie an den Basen der Metakarpalia II und III inseriert. Der Verlauf führt unmittelbar an den Tuberkula des Skaphoids und Trapeziums vorbei, die einen Teil des Kanals bilden. Entsprechend spielen als Ursache für Tendinosen/Tendovaginosen neben einer primären Überlastung auch distale Skaphoidfrakturen und STT-Arthrosen eine Rolle (Abb. 29.**8**).
- Eine Sonderform der Tendinose und Tendovaginose der Beugesehnen stellt der **schnellende Finger/Daumen** dar. Das Krankheitsbild ist durch eine Beugesehnenblockade bei einer absoluten oder relativen Enge der Sehnenscheide charakterisiert. Bei Überwindung der Enge durch vermehrten Krafteinsatz kommt es während des Beugens oder Streckens zum charakteristischen Schnellen des betroffenen Fingers. Im fortgeschrittenen Erkrankungsstadium kann die Enge nicht mehr überwunden werden und der betroffene Finger bleibt in Streck- oder Beugestellung fixiert. Pathogenetisch liegt eine **Tendovaginosis stenosans** mit Prädilektionsstelle auf Höhe der A1-Ringbänder zugrunde. Die erworbene Form kommt überwiegend jenseits des 50. Lebensjahres vor und entsteht durch eine umschriebene Verdickung der Sehne und/oder ihrer Scheide, die im Rahmen degenerativer Veränderungen oder intermittierender Überbeanspruchung hervorgerufen wird. Bei der selteneren angeborenen Form des

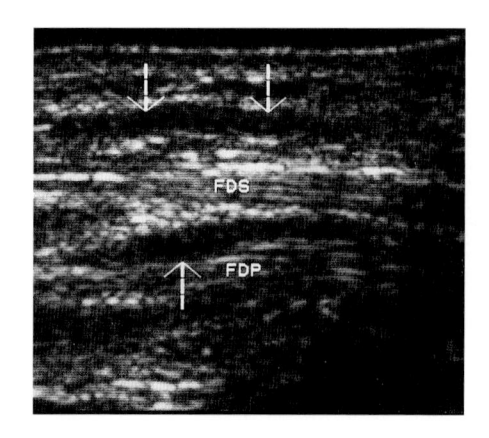

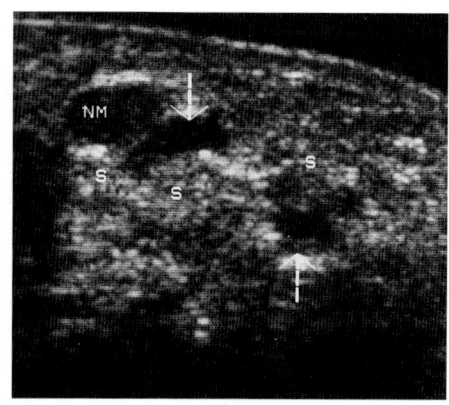

29 Weichteilläsionen durch Überlastung und Sport

Abb. 29.**5 a, b** **Sonographie bei akuter Tendovaginosis der Fingerbeuger.**
a Längsschnitt am distalen Unterarmabschnitt. Entlang der echoreichen Sehnen des M. flexor digitorum superficialis (FDS) und profundus (FDP) erstrecken sich echoarme Flüssigkeitssäume (Pfeile).
b Im Querschnitt in gleicher Höhe echoarme Flüssigkeitsansammlungen (Pfeile) um die Beugesehnen (S). NM = N. medianus.

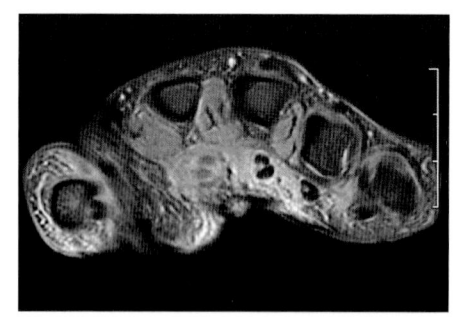

a Axiales T2*-gewichtetes GRE-Bild durch den distalen Mittelhandabschnitt. Die Flexorensehnen II sind tendinotisch signalerhöht, in den Sehnenscheiden der Flexoren II und III besteht ein schmaler Flüssigkeitssaum.

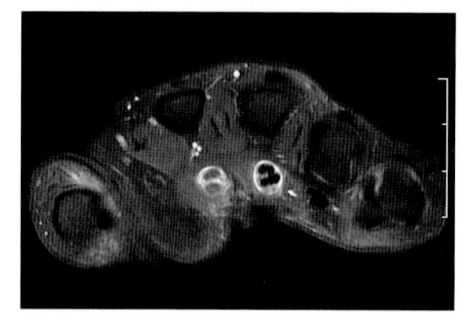

b Im axialen T1-SE-Bild mit Fettsuppression nach Kontrastmittelgabe zeigt sich eine Anreicherung in beiden Sehnenscheiden, jedoch nicht in den tendinotisch veränderten Flexorensehnen II.

Abb. 29.**6 a, b** **MRT bei Tendovaginosis der Fingerflexoren.**

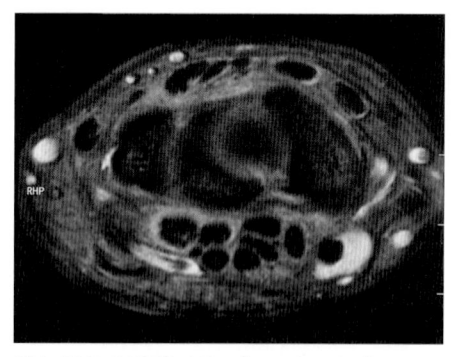

Abb. 29.**7** **MRT bei Tendovaginosis der FCU-Sehnenscheide.**
Breiter Flüssigkeitssaum innerhalb der Sehnenscheide des M. flexor carpi ulnaris. Die Sehne selber ist unauffällig. Axiale Schicht einer T2*-GRE-Sequenz in Höhe der proximalen Handwurzelreihe.

a   **b**

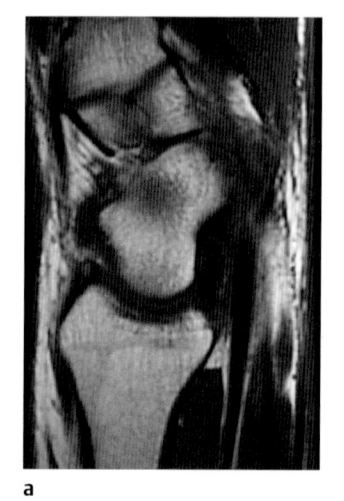

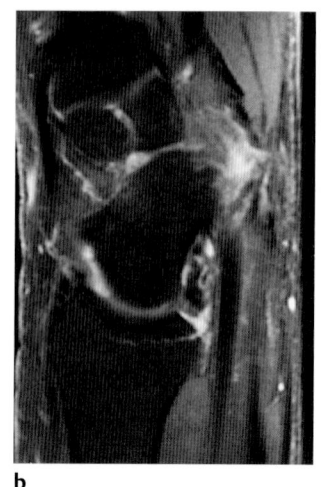

Abb. 29.**8 a, b** **MRT bei FCR-Tendovaginosis im osteofibrösen Kanal.**
a In der T1-gewichteten SE-Sequenz wird die FCR-Sehne in Höhe der STT-Region von Gewebe mit intermediärer Signalhöhe umscheidet und maskiert.
b Nach Kontrastmittelgabe inhomogenes Enhancement im osteofibrösen Kanal der Sehne des M. flexor carpi radialis. Fettsaturierte T1-SE-Sequenz sagittal.

Säuglings und Kleinkindes ist bevorzugt der Daumen betroffen. Schmerzen fehlen oder treten nur während des Schnellens auf. Die Diagnose ist in aller Regel klinisch zu stellen. Die bildgebende Diagnostik wird nur zur Beantwortung spezieller Fragen benötigt.

Bildgebende Diagnostik

Röntgendiagnostik

Knöcherne Veränderungen werden in der Regel nicht beobachtet. Mit der digitalen Lumineszenzradiographie kann die Weichteilschwellung und -verdichtung im Bereich des betroffenen Sehnenfaches aufgrund der Randkantenbetonung besser abgegrenzt werden. Bei der Tendovaginosis stenosans de Quervain findet sich diese radialseitig des Processus styloideus radii.

Sonographie

Das zuverlässigste sonographische Zeichen einer Tendovaginosis ist der Nachweis von Flüssigkeit in der Sehnenscheide. Diese stellt sich als echofreier Mantel um die echoreiche Sehne dar (Abb. 29.**2** u. 29.**5**). Synoviale Proliferationen imponieren als peritendinöse, der Sehne anliegende, echoarme Gebilde. Bei der stenosierenden Tendovaginosis de Quervain wird in der axialen Bildebene ein echoarmer Saum um die Sehnen der Mm. abductor pollicis longus und extensor pollicis brevis sichtbar. Pathoanatomisches Korrelat ist die Schwellung der Sehnenscheide mit Ödem.

Beim schnellenden Finger werden in hochauflösender Technik verdickte Sehnen mit einer normalen Echotextur gefunden. Proximal des A1-Ringbandes wird bei etwa der Hälfte der Patienten eine geringgradige, umschriebene Sehnenverdickung beobachtet, in einem weiteren Drittel der Fälle sind an der palmaren Sehnenoberfläche kleine, zystenähnliche Strukturen zu erkennen, deren pathoanatomisches Korrelat noch nicht definiert ist. Möglicherweise entsprechen sie sog. Ringbandzysten.

Computertomographie

Die reaktive Tendovaginosis ist an einem die Sehne haloartig umgebenden Flüssigkeitssaum zu erkennen, der eine niedrigere Dichte (15–30 HE) als die Sehne aufweist.

Sensitiver als mit der CT sind Tendovaginosen jedoch mit der Sonographie und MRT nachzuweisen, sodass diese Verfahren vorrangig eingesetzt werden.

Magnetresonanztomographie

Das typische Bild der akuten Tendovaginose ist ebenfalls durch eine Flüssigkeitsansammlung in der Sehnenscheide gekennzeichnet. Dabei stellt sich die Flüssigkeit im T1-gewichteten Bild signalarm und im T2-gewichteten Bild signalreich dar (Abb. 29.**1 a**, 29.**3**, 29.**6 a** u. 29.**7**), wodurch ein hoher Kontrast zu einer normalen, praktisch signalfreien Sehne besteht. Die Sehnenscheide ist meist nur gering bis mäßig verdickt, ihre Synovialis kann nach intravenöser Gabe von Gadolinium eine unterschiedlich starke Kontrastmittelanreicherung zeigen (Abb. 29.**1 b**, 29.**4**, 29.**6 b** u. 29.**8 b**). Differenzialdiagnostisch ist zu bemerken, dass bei der Tendovaginose die Flüssigkeit die Sehne gleichmäßig umgibt, während bei der Ringbandruptur die Flüssigkeitsvermehrung größtenteils zwischen Sehne und Knochen lokalisiert ist (Abb. 29.**13 a**).

Bei chronischen Tendovaginosen liegt meist eine deutlichere Verdickung der Sehnenscheide und ein geringerer oder gar kein Flüssigkeitssaum um die Sehne vor (Abb. 29.**1**, 29.**4** u. 29.**6**). Häufig besteht simultan eine Tendinose mit Verdickung und/oder Signalanhebung der Sehne.

Von der tendinotischen Signalerhöhung einer Sehne muss eine artifizielle Signalanhebung in Abhängigkeit vom Sehnenverlauf relativ zum Magnetfeld (sog. **„Magic-Angle"-Phänomen**) unterschieden werden. Sehnenabschnitte, die in einen Winkel von ca. 55° zum Hauptmagnetfeld verlaufen, können bei kürzeren Echozeiten (bis ca. 22 ms) dieses Phänomen zeigen.

Therapeutische Optionen

Tendovaginosen erfordern im Allgemeinen eine Schonung der betroffenen Muskelgruppe, am besten durch die Immobilisation des Unterarmes und der Hand einschließlich der Finger auf einer Lagerungsschiene. Ausgeprägtere Tendovaginosen können die lokale Applikation oder systemische Gabe eines Antiphlogistikums erfordern. Die chronisch stenosierende Form der Tendovaginose de Quervain wird durch operative Spaltung des 1. Strecksehnenfaches behandelt.

29.2 Sehnenruptur

Pathoanatomie, klinische Symptomatik

Komplette Sehnenrupturen stellen sich meist als plötzliches Ereignis während übermäßiger Belastung ein, wobei oft bereits eine traumatische Schädigung, eine chronische Partialruptur oder eine myxoide Degeneration der Sehne vorbesteht. Häufig ist die Ruptur in der Sehnenansatzregion mit Ausbildung eines osteoligamentären Avulsionsfragments lokalisiert (Kap. 26). Inkomplette Rupturen können durch akute Überlastung oder durch chronisch rezidivierende Traumata entstehen. Sehnenrisse gehen mit einer lokalen Weichteilschwellung sowie Fehlstellung und Streck- bzw. Beugedefizit einher.

Bildgebende Diagnostik

Röntgendiagnostik

Das konventionelle Röntgenbild des betroffenen Fingers dient lediglich zum Nachweis oder Ausschluss einer knöchernen Mitbeteiligung bei der Sehnenruptur (s. Abb. 26.**5** u. 26.**6**). Durch die Sehnendistraktion wird das Avulsionsfragment gelegentlich weit verlagert.

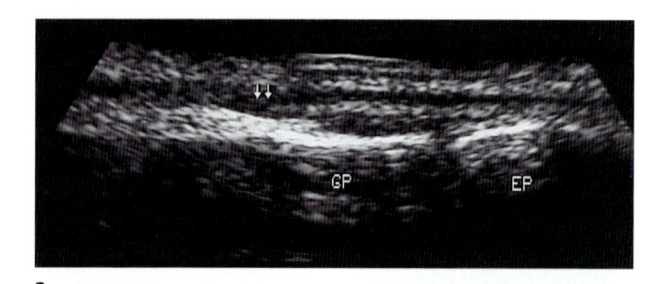

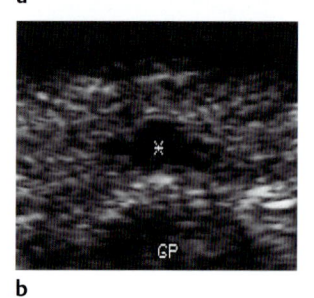

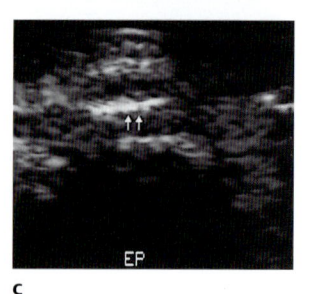

Abb. 29.**9 a – c Proximale Ruptur der Daumenstrecksehne.** Sonographie mit einem 13-MHz-Schallkopf. GP = Grundphalanx, EP = Endphalanx.
a Im dorsalen Längsschnitt abrupte Diskontinuität der Strecksehne (Pfeile) in Höhe des Grundphalanxschaftes.
b Im Querschnitt leere Sehnenscheide (Stern) proximal der Rupturlokalisation.
c Nachweis des distalen Sehnenstummels (Pfeile) im Querschnitt.

Sonographie

Alle Sehnenläsionen sollten in 2 Abbildungsebenen dokumentiert werden, um Fehlinterpretationen durch Artefakte oder tangentiales Anschallen zu vermeiden. Die **komplette Ruptur** ist durch eine Diskontinuität bzw. einen Konturdefekt des echoreichen Sehnenbandes gekennzeichnet (Abb. 29.**9** u. 29.**10a**). Bei der dynamischen Untersuchung ist eine Lücke zwischen den meist retrahierten Sehnenenden nachweisbar. Abhängig vom Alter des Traumas ist die entstandene Lücke mit einem Hämatom unterschiedlicher Echogenität oder mit echoreichem Narbengewebe ausgefüllt. Die **partielle Ruptur** wird im frischen Stadium in hochauflösender Technik durch den Nachweis der Sehnenteilkontinuität erkannt. In späteren Stadien dagegen kann die Unterscheidung von degenerativen Veränderungen und einer narbig überbrückten Sehnenruptur unmöglich werden. Bei der **Sehnendegeneration** finden sich sonographisch umschriebene Echoinhomogenitäten sowie eine Verdickung der Sehne.

Computertomographie

Die **komplette Ruptur** ist in der CT durch eine Lücke der Sehnensubstanz (normale Dichte zwischen 75 und 95 HE) sowie durch eine Retraktion der leicht aufgetriebenen Sehnenenden charakterisiert. Bei frischen Rissen ist die Lücke mit Hämatom und ödematösem Restgewebe gefüllt, bei älteren Rupturen mit Fett oder Flüssigkeit. Der **inkomplette Riss** manifestiert sich entweder als fokale Verdickung der Sehne mit Dichteherabsetzung auf 30–50 HE oder als umschriebene Ausdünnung des Sehnenkalibers.

Magnetresonanztomographie

Sehnenrupturen werden MR-tomographisch sehr sensitiv nachgewiesen, da sich das intermediäre bis hohe Signal des Rupturseqments sowohl in der T1-, als auch in der T2-gewichteten Sequenz kontrastreich von den nichtbetroffenen, signalarmen Sehnenabschnitten abgrenzt. Bei **inkompletten Rissen** (Abb. 29.**10b**) findet sich ähnlich wie bei degenerativen Veränderungen eine umschriebene Signalerhöhung der in ihrer Kontinuität erhaltenen Sehne. In der Regel liegt eine Auftreibung des betroffenen Sehnenabschnitts vor, im frischen Stadium hervorgerufen durch Einblutungen, in älteren Stadien durch narbiges Granulations- oder Bindegewebe. **Komplette Rupturen** imponieren mit einer Kontinuitätsunterbrechung, einem meist nachweisbarem Hämatom und abgrenzbaren Sehnenenden (Abb. 29.**11**).

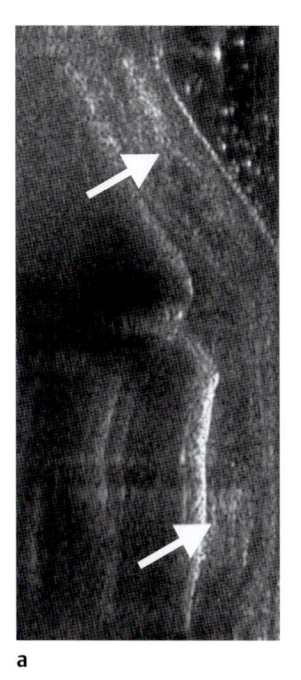

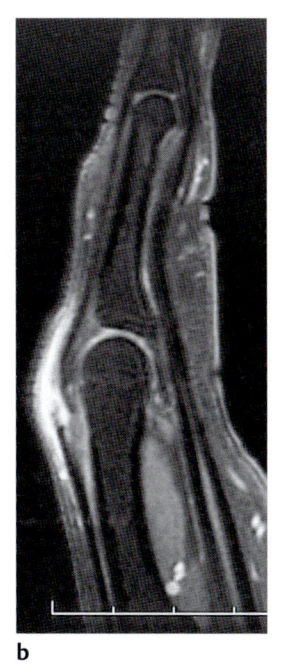

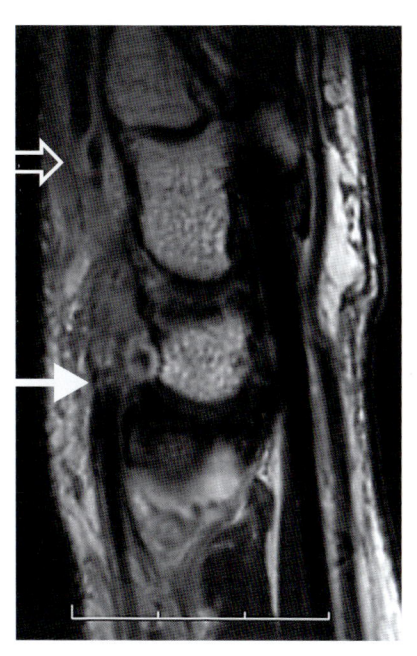

Abb. 29.11 MRT einer kompletten Ruptur der Strecksehne IV. Im sagittalen T1-SE-Bild Kontinuitätsunterbrechung der Sehne mit 3 cm langer Dehiszenz durch Retraktion des proximalen (Pfeil) und distalen Sehnenendes (offener Pfeil). Im Rupturbereich besteht ein Hämatom.

Abb. 29.**10 a, b Sonographie- und MRT-Befunde bei phalangealen Strecksehnenrupturen.**

a Sonographie des rupturierten und retrahierten Strecksehnenapparats am Zeigefinger. Die echoreiche Strecksehne weist in Höhe des flektierten Mittelgelenks eine Unterbrechung von 3 cm Länge auf (Pfeile). Echoarmes Hämatom peritendinär.

b Ältere, subtotale Ruptur der Strecksehne III, dargestellt in einer kontrastmittelverstärkten T1-SE-Sequenz mit Fettsuppression. Subtotale Unterbrechung der Strecksehne über dem Metakarpale III. Kontrastmittel aufnehmendes Narbengewebe.

Therapeutische Optionen

Die komplette Sehnenruptur muss unabhängig vom Rupturalter operativ mittels Sehnennaht versorgt werden.

Die Teilruptur einer Sehne erfordert kein operatives Vorgehen, wenn weniger als ca. 2/3 des Sehnenquerschnitts verletzt sind.

29.3 Ringbandverletzungen

Pathoanatomie, klinische Symptomatik

Die Beugesehnenscheiden der Finger weisen bindegewebige Verstärkungen auf, die den Sehnenscheidenkanal unmittelbar palmar am Fingerskelett führen und ein Widerlager bei der Fingerbeugung geben (Abb. 29.**12**). Es werden die **Ringbänder A1–A5** (Ligg. anularia) und die **Kreuzbänder C1–C3** (Ligg. cruciformia) unterschieden. Vor allem die Ringbänder A2 und A4 sind für die ungehinderte Flexion der Finger von großer funktioneller Bedeutung. Wenn sie gerissen sind, kommt es beim Beugeversuch zum gelenkmechanisch unwirksamen „Bogensehneneffekt" (Abb.29.**13 b**).

Ringbandrupturen werden durch eine anhaltend hohe Zugbelastung von Beugesehne und Gleitapparat provoziert. Sie finden sich häufig bei Sportkletterern und betreffen bevorzugt das A2-Band des Ring- und gelegentlich auch des Mittelfingers. Der Rupturvorgang ist unter Belastung meist deutlich zu hören und geht mit sofortigem Funktionsverlust durch Eintreten des „Bogensehneneffekts" einher.

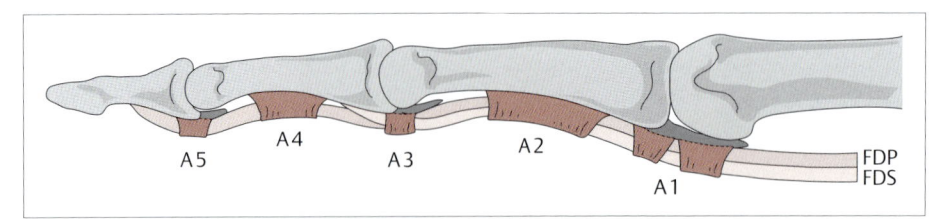

**Abb. 29.12 Schemazeichnung zu den Ringbandverletzungen.
Lokalisation und Benennung der Ringbänder A1–A5.** Sie dienen zur Verstärkung und Fixation der Flexorensehnenscheiden am Fingerskelett. Der Übersicht halber sind die Kreuzbänder C1–C3 im Schema nicht dargestellt.

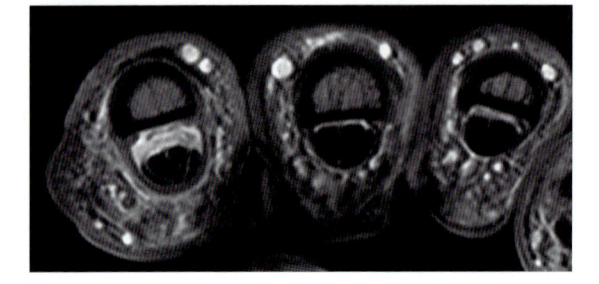

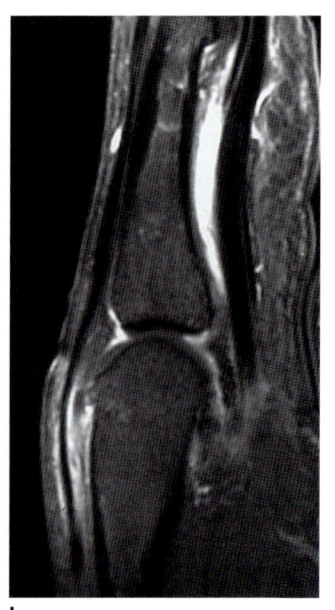

Abb. 29.13 a, b MRT bei Ruptur des Ringbandes A2 des Zeigefingers.
a Im axialen T2*-gewichteten GRE-Bild deutlich erweiterter Raum mit Flüssigkeitsverhalt zwischen der Beugesehnenscheide und der Grundphalanx II.
b Kontrastmittelverstärktes T1-SE-Bild mit Fettsuppression. Kräftiges Enhancement im erweiterten Raum zwischen den Flexorensehnen und der Grundphalanx. Die Region der stattgehabten Rupturstelle ist erkennbar. Nebenbefundlich Tendinose der Strecksehne.

Bildgebende Diagnostik

Sonographie

Der Nachweis einer Ringbandverletzung kann mittels Ultraschall einfach und zuverlässig durchgeführt werden. Vorteil der Real-Time-Methode ist die Möglichkeit der dynamischen Untersuchung. Hierzu wird der hochfrequente Schallkopf palmarseitig auf den verletzten Finger aufgesetzt und die reflexdichten Flexorensehnen in Ruhe und während aktiver Fingerbeugung beschallt. Beurteilungsparameter für das Vorliegen bzw. das Ausmaß einer Ringbandruptur ist die unter dynamischen Bedingungen ermittelte tendophalangeale Distanz (Abstand der Flexorensehne von der Palmarseite eines Fingergliedes). Die lokalisationsabhängigen Werte für das „Bow-stringing" bei Ringbandläsionen sind in Tab. 29.2 zusammengefasst. Die Sehne selber wird von echoarmem Reparationsgewebe bzw. einem Hämatom umgeben.

Magnetresonanztomographie

Normalerweise werden die Sehnen und Sehnenscheiden der Fingerbeuger in der hochauflösenden MRT als dicht den Phalanxknochen anliegende, signalarme Weichteile dargestellt (s. Abb. 7.9 u. 7.10). Die Ring- und Kreuzbänder sind aufgrund ihrer ebenfalls fibrösen Struktur und der unmittelbar räumlichen Beziehung nicht eindeutig von der Sehnenscheide abgrenzbar und somit nicht direkt darzustellen. Als zuverlässiges, indirektes Zeichen für eine Ringbandruptur hat sich ein verbreiterter, flüssig-

Tab. 29.2 Sonomorphometrische Angaben für Ringbandläsionen (nach Klausner)

Ringband-lokalisation	Tendophalangeale Distanz in Ruhe		Tendophalangeale Distanz unter forcierter Flexion	
A2	1 mm	Verdacht auf Ruptur	< 3 mm	inkomplette Ruptur
			> 3 mm	komplette Ruptur
A2 und A3	1 mm	Verdacht auf Ruptur	< 5 mm	inkomplette Ruptur
			> 5 mm	komplette Ruptur
A4	1 mm	Verdacht auf Ruptur	< 2,5 mm	inkomplette Ruptur
			> 2,5 mm	komplette Ruptur

keitsreicher Raum von mehr als 1 mm zwischen dem Fingerknochen und der Beugesehne erwiesen. Dieser ist am besten in axialer und sagittaler Schichtführung nachweisbar. Die Flüssigkeitsansammlung als Korrelat einer Einblutung bzw. eines Ödems imponiert im T1-gewichteten Bild mit intermediärer und im T2-gewichteten Bild (Abb. 29.**13 a**) mit hoher Signalintensität. In Höhe der Ringbandverletzung kommt es innerhalb des fibrovaskulären Reparationsgewebes zur Kontrastmittelanreicherung, also zwischen der nach palmar verlagerten Flexorensehne und dem dorsal angrenzenden Phalanxknochen (Abb. 29.**13 b**).

Therapeutische Optionen

Bei frischer Ringbandruptur ergibt die anatomische Rekonstruktion die besten Ergebnisse. Hierbei werden die rupturierten Bandstrukturen refixiert bzw. mit Sehnentransplantaten rekonstruiert. Veraltete Rupturen oder Defekte nach Voroperationen werden durch Ringbandplastik, in der Regel durch Rekonstruktion mit dem M. palmaris longus, versorgt. Postoperativ muss zum Schutz des Ringbandes ein Kunststoffring getragen werden.

29.4 „Skidaumen"

Pathoanatomie, klinische Symptomatik

Hinter der umgangssprachlichen Bezeichnung des „Skidaumens" (im Englischen: „Gamekeepers Thumb") steht die Ruptur des Lig. collaterale ulnare des Daumengrundgelenks. Das ulnare Kollateralband verläuft von der dorsoulnaren Seite des Metakarpale-Kopfes I nach palmarulnar zur Grundphalanxbasis. Rupturen des ulnaren Kollateralbandes sind die häufigsten Ligamentläsionen an den Fingern und werden durch eine forcierte Radialduktion des Daumens hervorgerufen, meist durch Sturz auf den Daumen beim Skifahren. Aber auch andere übermäßige Abspreizmechanismen, beim Ballspiel oder Sturz auf die Hand, kommen als Verletzungsursache in Frage. Charakteristischerweise ist die Ruptur distal an der Grundphalanxbasis lokalisiert. Häufig ist auch der dorsoulnare Gelenkkapselanteil mit betroffen. Bei tangentialer Krafteinwirkung und zusätzlicher Hyperextension kann es auch zur Luxation im Daumengrundgelenk kommen. Funktionell kann die Haltefunktion des Daumens im Gegengriff zu den Fingern nicht mehr ausgeübt werden. Das klinisch instabile Daumengrundgelenk kann vom Untersucher vermehrt zur Radialseite hin aufgeklappt werden.

Dem Lig. collaterale ulnare I benachbart verläuft die Aponeurose des M. adductor pollicis (Abb. 29.**14**). Bei einer Komplettruptur können die Bandfragmente entweder ohne Verlagerung am Schädigungsort verbleiben oder durch Retraktion und Umschlagen dislozieren. Im Rahmen der Dislokation retrahiert sich das distal abgerissene Kollateralband nach proximal und schlägt um den freien Rand der Adductor-pollicis-Aponeurose um (sog. **Stener-Läsion**). Wenn das rupturierte Ligament eine fixierte Position oberflächlich zur Aponeurose einnimmt, kann es ohne operative Revision nicht zur Ausheilung gebracht werden.

Bildgebende Diagnostik

Die therapierelevante Frage ist weniger der Nachweis einer Bandruptur, sondern vielmehr die Feststellung, ob ein Umschlagen des Bandes im Sinne einer Stener-Läsion vorliegt oder nicht.

Röntgendiagnostik

Ist an der Ulnarseite der Grundphalanxbasis ein knöcherner Ausriss nachweisbar, muss von einer Ruptur des ulnaren Kollateralbandes mit osteoligamentärer Avulsion ausgegangen werden (Abb. 29.**15**). Liegt bei klinischem Verdacht auf Bandruptur keine knöcherne Verletzung vor, kann die Bandstabilität entweder mittels Sonographie oder durch gehaltene Aufnahmen (s. Abb. 1.**5 f**) geprüft werden – immer im Vergleich mit der Gegenseite. Die Ruptur des Kollateralbandes wird im Röntgenbild anhand einer vermehrten Aufklappbarkeit des ulnaren Gelenkspaltabschnitts erkannt. Zu bedenken gilt, dass durch das Provokationsmanöver der gehaltenen Aufnahme das Band im Schädigungsausmaß verstärkt werden kann.

Sonographie

Als derzeitige Empfehlung gilt, dass die Sonographie in der Diagnostik des „Skidaumens" vorrangig eingesetzt werden sollte, da das Verfahren auf nichtinvasivem Wege relativ zuverlässige Aussagen zum Verletzungsausmaß liefert. Posttraumatisch können am Daumengrundgelenk 3 Situationen unterschieden werden:
- Das **unverletzte Kollateralband** ist sonographisch als schmale, echoarme Struktur zu erkennen, die bogenförmig und symmetrisch vom Metakarpale-Kopf zur Grundphalanxbasis zieht.
- Bei der **nichtdislozierten Bandruptur** ist die sonographische Symmetrie in Bezug zum Gelenkspalt erhal-

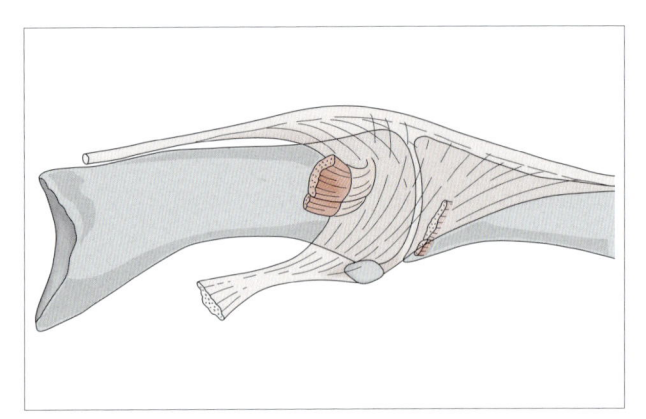

29 Weichteilläsionen durch Überlastung und Sport

Abb. 29.14 **Schemazeichnung zur dislozierten Ruptur des Lig. collaterale ulnare I (Stener-Läsion).** Blick von seitlich ulnar.

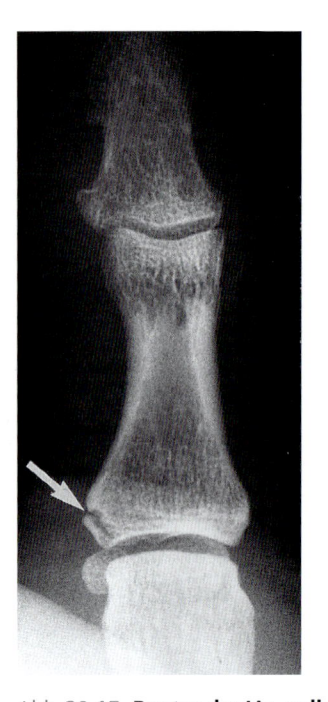

Abb. 29.15 **Ruptur des Lig. collaterale ulnare des MP-Gelenks I.**
Osteoligamentärer Ausriss aus dem ulnarseitigen Abschnitt der Grundphalanxbasis (Pfeil).

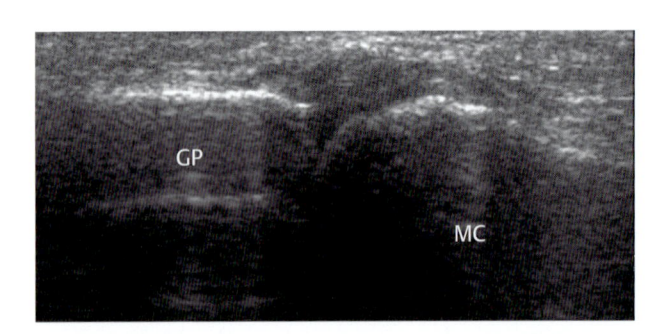

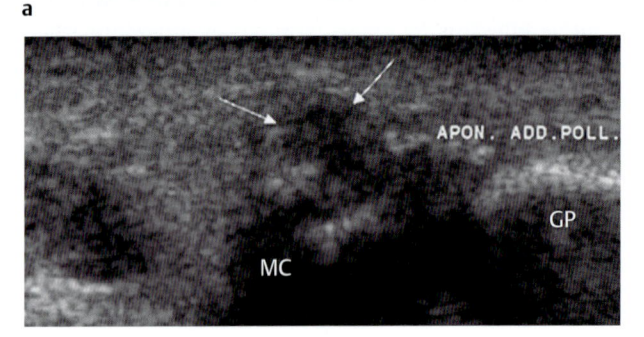

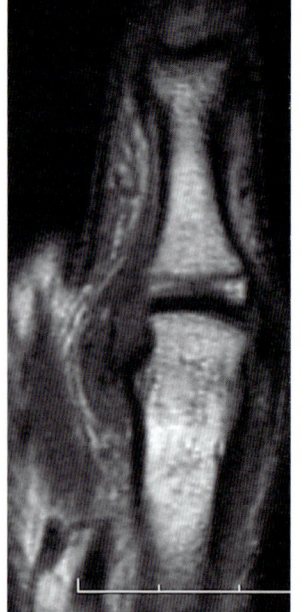

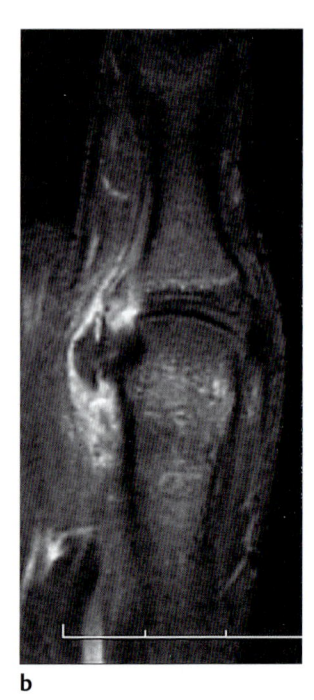

Abb. 29.16 a, b **Sonographiebefunde bei Läsionen des ulnaren Kollateralbandes am MP-Gelenk I.**
a Das rupturierte, aber nichtdislozierte Band stellt sich als verdickte, echoarme Läsion dar, die sich als symmetrischer Bogen zwischen dem Metakarpalekopf (MC) und der Grundphalanx (GP) erstreckt.
b Das rupturierte und über die Aponeurose des M. adductor pollicis dislozierte Ligament (Stener-Läsion) führt zum sog. „Jojo"-Zeichen (Pfeile), d. h. zur asymmetrischen Retraktion nach proximal. (GP = Grundphalanx, MC = Metakarpale).

Abb. 29.17 a, b **MRT einer Stener-Läsion des Lig. collaterale ulnare I.**
a Das native T1-gewichtete SE-Bild zeigt im Bereich des Lig. collaterale ulnare eine intermediäre Signalintensität mit raumforderndem Charakter.
b Im kontrastmittelverstärkten T1-SE-Bild mit Fettsuppression kommt ein typisches „Jojo"-Zeichen als Hinweis für eine proximale Bandretraktion und -dislokation über die signalarme Aponeurose des M. adductor pollicis zur Darstellung. Deutliches Enhancement.

ten, jedoch stellt sich das echoarme Band durch die Einblutung deutlich verdickt und aufgetrieben dar (Abb. 29.**16a**).
- Das retrahierte und fixierte Band der **Stener-Läsion** kommt sonographisch als echoarme, asymmetrische Struktur in proximaler Position zum Gelenkspalt zur Abbildung. Das retrahierte Band wird in Höhe des Metakarpale-Kopfes I und in oberflächlicher Position zur Aponeurose geortet (Abb. 29.**16b**). Es resultiert als sonomorphologisches Kennzeichen der Stener-Läsion das sog. **„Jojo"-Zeichen** (das dislozierte Band bildet zusammen mit der Aponeurose scheinbar ein „Jojo").

Die klinische Stabilitätsprüfung des Gelenks und eine Röntgenaufnahme zum Nachweis eines Avulsionsfragments sollten der Sonographie immer vorausgehen. In Zusammenschau mit diesen Befunden vermag die Sonographie in über 90 % der Fälle die Therapie entscheidende Frage einer Stener-Verletzung richtig zu beantworten. Mögliche „Pitfalls" sind die rupturierte und nach ulnar umgeschlagene Gelenkkapsel, das asymmetrisch unter die Adduktoraponeurose interponierte Seitenband, und Narbengewebe, das nach einer Woche sonographisch immer nachweisbar ist.

Magnetresonanztomographie

Die MRT ist am ulnaren Seitenband des Daumens sensitiv und spezifisch im Nachweis einer Banddislokation vom Stener-Typ. Sie sollte nur in unklarer Situation nach der Sonographie durchgeführt werden.

- In identischer Weise wie im Ultraschallbild stellt sich das **intakte Lig. collaterale ulnare** in der Koronalebene als lineare Bandstruktur dar, die gelenknah zur Aponeurose des M. adductor pollicis abgegrenzt werden kann (s. Abb. 9.**11a**). Das normale Band ist sowohl in T1-gewichteten, als auch in T2-gewichteten Sequenzen signalarm.
- Die **nichtdislozierte Ruptur** führt zur symmetrischen Verdickung des Bandes sowie zur Signalanhebung in T2-gewichteten Bildern.
- Im Rahmen der **Stener-Läsion** ist das ulnare Kollateralband im MR-Tomogramm verdickt, im Signal alteriert und typischerweise nach proximal disloziert. Die retrahierte Bandstruktur liegt „jojo"-artig zum Grundgelenk asymmetrisch und zur Aponeurose oberflächlich (Abb. 29.**17**). Es kommt zur Kontrastmittelanreicherung an der Rupturstelle.

Therapeutische Optionen

Ein Avulsionsfragment an der Grundphalanxbasis I wird, wenn möglich, mit einer Kleinfragmentschraube, sonst mit Kirschner-Drähten oder einer Zuggurtungsosteosynthese refixiert. Das rupturierte, aber nichtdislozierte Kollateralband des Daumens kann konservativ mittels Ruhigstellung für 4 Wochen behandelt werden. Bei klinischem und bildgebendem Nachweis einer Stener-Läsion ist die Indikation zur operativen Bandnaht gegeben.

29.5 Läsionen der Metakarpophalangealgelenke II–V

Pathoanatomie, klinische Symptomatik

Im Vergleich zum Daumengrundgelenk werden die Kapsel-Band-Apparate der übrigen MP-Gelenke aufgrund ihrer geschützten Lage seltener verletzt. Dem Trauma liegt entweder eine Rotationskomponente (z. B. während des kräftigen Zupackens an der festgefahrenen Bohrmaschine) oder eine Abduktionskomponente der Finger zugrunde (z. B. beim seitlichen Schlag auf die gestreckten Finger). Häufig sind die Rupturen der Kollateralbänder mit solchen der palmaren Platte vergesellschaftet. Es resultiert eine Instabilität des betroffenen Gelenks. Klinisch kann sich nach der akuten Verletzung mit Hämatom und Schwellung im weiteren Verlauf eine Griffschwäche und später eine Arthrose im MP-Gelenk einstellen.

Bildgebende Diagnostik

Röntgendiagnostik

An den MP-Gelenken werden Aufnahmen im dorsopalmaren und schrägen Strahlengang (Zitherspieler-Projektion) sowie die Brewerton-Aufnahme angefertigt (Kap. 1). Diese Projektionen dienen dem Nachweis bzw. Ausschluss von knöchernen Avulsionsfragmenten (s. Abb. 26.**9**).

Sonographie

Die Kollateralbänder der MP-Gelenke sind der sonographischen Sicht nicht oder nur teilweise zugänglich.

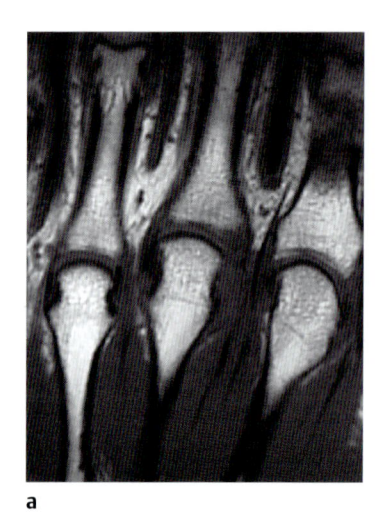

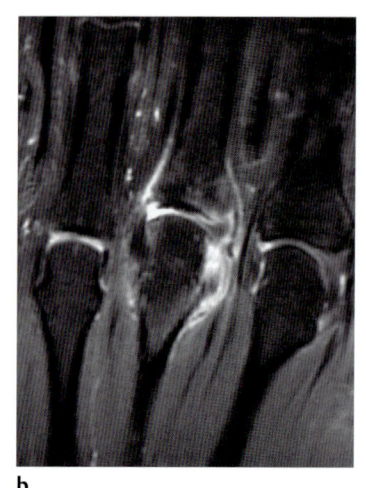

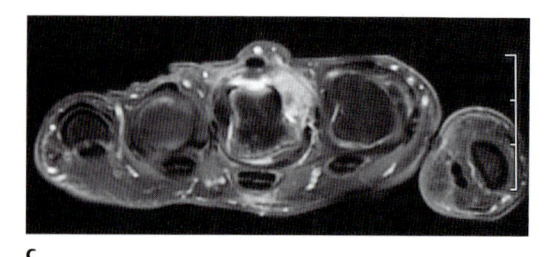

Abb. 29.18 a – c **Ruptur des Lig. collaterale radiale am MP-Gelenk III.**

a In der nativen T1-SE-Sequenz deutliche Weichteilverdickung von intermediärer Signalhöhe am MP-Gelenk III radialseitig.

b Die Kontrastmittelgabe führt zu einem Enhancement am lädierten Lig. collaterale radiale, dessen Rupturstelle am Metakarpale-Kopf III lokalisiert werden kann. Fettsaturierte T1-SE-Sequenz.

c Mit dem gleichen Sequenztyp stellt sich im axialen Bild zusätzlich zum Kollateralband eine Läsion der Gelenkkapsel im dorsalen Abschnitt dar.

Magnetresonanztomographie

Sie ist die Methode der Wahl, um rein kapsuloligamentäre Läsionen an den MP-Gelenken II–V nachzuweisen. Verletzungen der Kollateralbänder kommen am besten in Koronalschichten zur Darstellung (Abb. 29.**18**), diejenigen der palmaren Platte in Sagittalschichten (s. Abb. 26.**8**). Nach Kontrastmittelgabe kommt es zum intensiven Enhancement am fibrovaskulären Reparationsgewebe, innerhalb dessen die Rupturstelle des hypointensen Ligaments meist exakt geortet werden kann.

Therapeutische Optionen

Stärker dislozierte Fragmente werden mit Kleinfragmentschrauben bzw. -stiften in einem offenen Vorgehen refixiert. Verletzungen der Kollateralbänder und/oder der palmaren Platte werden konservativ durch Ruhigstellung behandelt und kommen so meist gut zur Ausheilung.

29.6 Bursitis des Recessus ulnaris (praestyloideus)

Pathoanatomie, klinische Symptomatik

Der Recessus ulnaris ist eine synoviale Ausstülpung an der Ulnarseite der Handwurzel, dort in palmarer Lage zum Processus styloideus ulnae und in proximaler Lage zum Pisiforme. Mit dem übrigen radiokarpalen Gelenkkompartiment ist er über ein Ostium verbunden, das vom Meniscus homologue, von der ulnaren Diskusfixation und der ECU-Sehnenscheide gebildet wird (Kap. 11). Dem Recessus ulnaris kommt die Funktion eines Ausgleichsreservoirs für die synoviale Gelenkflüssigkeit zu. Entsprechend kommt es bei chronisch synovialen Erkrankungen, die mit einer vermehrten Produktion von synovialer Flüssigkeit einhergehen, zu einer Druckerhöhung und Aufweitung des Rezessus. Hierzu zählen die chronische Überbeanspruchung bei handwerklich Tätigen, initiale Arthrosen und Chondropathien, karpale Instabilitäten und die speziellen Synovialitiden. Funktionell besteht offenbar eine Ventilfunktion, die zur beträchtlichen Vergrößerung des Rezessus beitragen kann. Innerhalb des Rezessus führt der chronische Verhalt zu einer „Sludge"-artigen Eindickung der synovialen Flüssigkeit und zu einer Begleitentzündung der umgebenden Wandung. Es kommt zum Beschwerdebild mit ulnarseitiger Schwellung und Schmerzsymptomatik, insbesondere bei Umwendbewegungen der Hand unter Last.

Tab. 29.3 Arthrographisches Erscheinungsbild des Recessus ulnaris (Einteilung nach dem Mallinckrodt-Inst. St. Louis/USA)

Grad	Krankheitswert	Beschreibung
1	eindeutig normal	klein, scharf begrenzt
2	wahrscheinlich normal	gering vergrößert, irregulär begrenzt
3	unsicher einzuordnen	deutlich vergrößert, irregulär begrenzt
4	wahrscheinlich pathologisch	deutlich vergrößert, geringe Kontrastmittel-leckage
5	eindeutig pathologisch	deutlich vergrößert, große Kontrastmittel-leckage

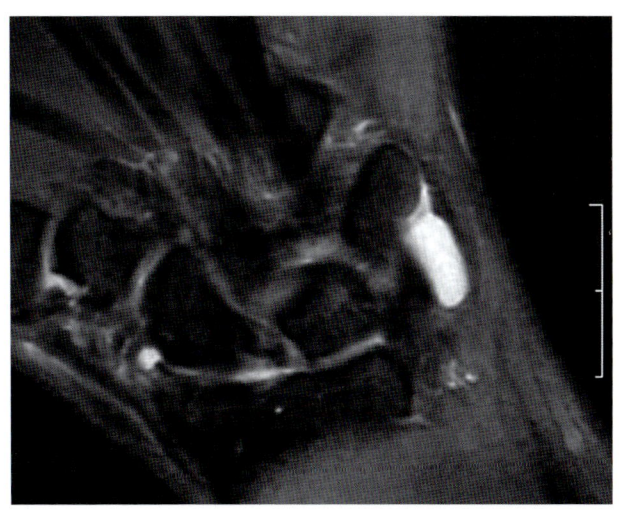

Abb. 29.19 **Syndrom des Recessus ulnaris (praestyloideus).** Im PD-FSE-gewichteten Bild mit Fettsaturation signalintenser Flüssigkeitsverhalt im vergrößerten Recessus ulnaris. Handwerklich tätige Frau mit ulnarseitiger Schmerzsymptomatik.

Bildgebende Diagnostik

Röntgendiagnostik

Konventionelle Röntgenaufnahmen dienen dazu, das dem Recessus-ulnaris-Syndrom zugrunde liegende Krankheitsbild aufzudecken.

Mit der radiokarpalen Arthrographie kann die Größe des Recessus ulnaris bestimmt werden. Postarthrographisch wird der Rezessus am besten auf der seitlichen Aufnahme und in supinierten Schrägaufnahmen beurteilt. In der Tab. 29.3 wird die Größe des Recessus ulnaris mit der Wahrscheinlichkeit einer pathologischen Relevanz korreliert.

Sonographie

Der lokalisierte Flüssigkeitsverhalt selber kann mit der hochfrequenten Sonographie geortet werden.

Magnetresonanztomographie

Effizienter gelingt die Diagnostik des Syndroms des Recessus ulnaris in der MRT mit einer T2-gewichteten Sequenz (Abb. 29.19), die nicht nur die Flüssigkeit nachweist und quantifiziert, sondern auch eine Begleitentzündung und mögliche Ursachen darzustellen vermag. In der Regel wird der pathologisch veränderte Rezessus während der Diagnostik aus anderer Indikation auffällig, selten weil er direkt zur Bildgebung geführt hat. Das seltene Syndrom sollte differenzialdiagnostisch dann in Erwägung gezogen werden, wenn ein sympathischer Gelenkerguss quantitativ im Recessus ulnaris lokalisiert ist und hier eine Beschwerdeysmptomatik hervorruft.

Therapeutische Optionen

Die Injektion von Kortikosteroiden und von nichtsteroidalen Antiphlogistika führt prompt zur symptomatischen Befundbesserung. Primär ist jedoch die Behandlung der Grunderkrankung zielführend.

29.7 Muskuläre Läsionen

Pathoanatomie, klinische Symptomatik

Sport- und berufsbedingte Muskelläsionen sind an der Hand selten. Hierzu zählen Überlastungen, Zerrungen, Rupturen und traumatische Denervierungen. Eine **Muskelzerrung bzw. Muskelüberbeanspruchung** beschreibt einen durch übermäßige Muskelarbeit hervorgerufenen Schmerzzustand. Obwohl hierfür bisher kein einheitliches pathophysiologisches Korrelat definiert werden konnte, werden Muskelfasereinrisse und -nekrosen als mögliche Faktoren angenommen. Die **Muskelruptur** entsteht durch akute Überlastung oder Trauma, ist von einer Einblutung begleitet und geht mit plötzlichen Schmerzen und einem Funktionsverlust einher. Eine **Muskeldenervierung** resultiert aus einer Verletzung oder der hochgradigen Kompression eines peripheren Nervs.

Bildgebende Diagnostik

Über die sonographische und computertomographische Darstellung von Muskelzerrungen existieren keine Berichte in der Literatur.

Sonographie

- Ein **Muskelriss** wird anhand eines echoarmen, intramuskulären Hämatoms erkannt, in dem sich gelegentlich flottierende Muskelfasern nachweisen lassen.
- Ebenso ist die **Muskelnekrose** als echoarmes Areal vom intakten Muskel abzugrenzen.
- **Muskeldenervierungen** können erst im Stadium der Atrophie und Verfettung durch Volumenabnahme und Zunahme der Echogenität nachgewiesen werden.

Computertomographie

- Die frische **Muskelruptur** stellt sich infolge einer Hämatombildung als fokale Dichteminderung, oft gemeinsam mit einer umschriebenen Volumenzunahme des Muskels dar. Morphologisch sind sie nicht eindeutig von einer ebenfalls hypodensen **Muskelnekrose** zu unterscheiden. Der ältere Muskelriss ist meist nicht zu erkennen, nur gelegentlich findet sich eine begrenzte Muskelverdünnung und eine Kalzifikation als Residuum des Hämatoms.
- **Muskeldenervierungen** sind erst in fortgeschrittenen Stadien nachzuweisen, wenn sich eine Atrophie und fettige Substitution ausgebildet hat.

Magnetresonanztomographie

Muskuläre Läsionen werden am besten in senkrechter Schichtführung zum Verlauf des betroffenen Muskels untersucht, weil dadurch der gesamte Querschnitt beurteilt und von Nachbarstrukturen abgegrenzt werden kann.

- **Muskelzerrungen und -überlastungen** führen neben einer Muskelschwellung zur Verlängerung der T1- und T2-Relaxationszeiten, woraus über mehrere Tage eine flächige, besonders die Muskelperipherie betreffende Signalerhöhung in STIR- und T2-gewichteten Bildern resultiert.
- Durch Hämatombildung gehen **Muskelrisse** im akuten Stadium mit einer Verdickung des Muskels und mit Signalerhöhungen einher, die in T2-gewichteten Bildern regelmäßig und bei Vorhandensein von Methämoglobin auch in T1-gewichteten Bildern gefunden werden. Ältere Rupturen sind durch eine umschriebene Verdünnung des Muskels gekennzeichnet. Bei narbiger Heilung ist fibrotisches Gewebe mit niedriger Signalintensität in allen Sequenzen abzugrenzen.
- **Muskeldenervierungen** können mit der MRT schon zu einem Zeitpunkt dargestellt werden, an dem andere bildgebende Verfahren noch keine Veränderungen zeigen. Bereits nach 3–4 Wochen kommt es durch Verminderung des intrazellulären und Vermehrung des extrazellulären Wassergehalts zur Verlängerung der muskulären T2-Relaxationszeit und damit zur Signalerhöhung in STIR-Bildern, die über mehrere Wochen zu beobachten ist. Sie geht der Muskelatrophie und der fettigen Substitution voraus (Abb. 29.**20**).

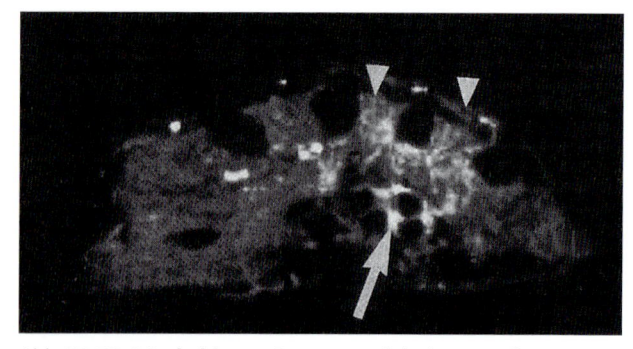

Abb. 29.**20 Muskeldenervierung nach hoher Durchtrennung des N. ulnaris.**
Axiale MRT-Schicht in STIR-Technik 5 1/2 Wochen nach der Verletzung. In den betroffenen Mm. lumbricales (Pfeil) ist eine hohe, in den Mm. interossei (Pfeilspitzen) eine noch deutlichere Signalerhöhung zu erkennen (aus: Fleckenstein).

Therapeutische Optionen

Rein muskuläre Läsionen der Handmuskulatur werden konservativ mittels Immobilisation behandelt. Nervenkompressionssyndrome am Ellenbogen, in der Supinatorloge sowie am Handgelenk sind eine Indikation zur operativen Entlastung. Soweit möglich, werden traumatische Nervendurchtrennungen einer operativen Versorgung mittels Nervennaht, Nerveninterponaten oder Ersatzoperationen zugeführt.

29.8 Differenzialdiagnosen

- Bei persistierender Tendosynovialitis ist an den atypischen Beginn einer rheumatoiden oder seronegativen Arthritis zu denken, insbesondere wenn die Extensor-carpi-ulnaris-Sehne betroffen ist.
- Ältere Muskelhämatome können in der nativen CT und MRT mit Weichteilsarkomen verwechselt werden. Die weitere Eingrenzung gelingt in der Regel durch die Kontrastmittelapplikation, bei der ein zentrales Enhancement für den Tumor und gegen das Hämatom spricht.

Literatur

Übersichtsarbeiten

Fornage BD, Rifkin MD. Ultrasound examination of the hand and foot. Radiol Clin North Am 1988; 26: 109–129

Hergan K, Mittler C, Oser W. Ulnar collateral ligament: differentiation of displaced and nondisplaced tears with US and MR imaging. Radiology 1995; 194: 65–71

Heuck A, Bonel H, Stäbler A, Schmitt R. Imaging in sports medicine: Hand and wrist. Eur J Radiol 1997; 20: 2–15

Klauser A, Frauscher F, Bodner G, Halpern EJ, Schocke MF, Springer P, Gabl M, Judmaier W, zur Nedden D. Finger pulley injuries in extreme rock climbers: Depiction with dynamic US. Radiology 2002; 222: 755–761

Moschilla G, Breidahl W. Sonography of the finger. Pictoral essay. Am J Roentgenol 2002; 178: 1451–1457

Stener B. Displacement of the ruptured ulnar collateral ligament of the metacarpo-phalangeal joint of the thumb. J Bone Joint Surg 1962; 44B: 869–879

Weiterführende Literatur

http://www.thieme.de/aktionen/schmitt-lanz

30 Osteonekrosen am Handskelett

R. Schmitt, H. Krimmer

Osteonekrosen betreffen am Handskelett am häufigsten das Lunatum. Sie unterliegen einem natürlichen Ablauf. In dem stadienhaften Prozess nehmen Reparationsversuche eine wichtige Rolle ein. Die modernen Schnittbildverfahren haben sowohl die Früherkennung als auch die Stadienzuordnung der Lunatumnekrose beeinflusst. Mit der kontrastmittelverstärkten MRT gelingt der Nachweis des reversiblen, radiologisch noch stummen Knochenmarködems (Stadium I) sowie in späteren Stadien die zonale Differenzierung in nekrotisches, reparatives und intaktes Knochengewebe. Die Präzisierung der Erkrankungsstadien II–IV wird am besten mittels der hochaufgelösten CT mit Nachweis von Spongiosasklerosen, proximalen Frakturen und initialen Arthrosen vorgenommen. Die Erkenntnisse finden ihren Niederschlag in der Stadieneinteilung nach Lichtman und Ross.

Übersicht

„Avaskuläre" Osteonekrosen sind an der Hand am häufigsten am Lunatum (Morbus Kienböck) und im proximalen Fragment einer Skaphoidpseudarthrose lokalisiert, während Manifestationen am übrigen Handskelett als Raritäten gelten. Hierzu zählen die nichttraumatische Osteonekrose des gesamten Skaphoids (Morbus Preiser) sowie die Osteonekrose des Kapitatumkopfes, aller Handwurzelknochen (Morbus Caffey), der Metakarpale-Köpfe (Morbus Mauclaire) und der Phalangenbasen (Morbus Thiemann).

Krankheitsbilder

30.1 Lunatumnekrose (Morbus Kienböck)

Pathoanatomie, klinische Symptomatik

Die **Kausalität** für die Entwicklung einer avaskulären Osteonekrose des Lunatums ist letztlich nicht geklärt. Es werden folgende Initiatoren, Modulatoren und prädisponierenden Zustände diskutiert:

- Als wichtigste Ursache für die Lunatumnekrose wird die Schädigung von arteriellen Vasa nutritia im Rahmen von Traumen angenommen. Da bevorzugt die dominante Hand von handwerklich tätigen Männern betroffen ist, werden chronisch repetitive Traumen für den Gefäßerschluss angeführt. Als prädisponierend gilt das besondere Vaskularisationsmuster des Lunatums: Über das Hinterhorn treten Gefäße aus der A. radialis, über das Vorderhorn aus der A. ulnaris und A. interossea anterior in das Lunatum ein, um intraossär ein Y-förmiges (59%), I-förmig-lineares (31%) oder X-förmiges (10%) Gefäßnetz zu bilden. Über dieses intraossäre Arteriennetz wird der proximale Lunatumabschnitt lediglich von einzelnen Terminalarterien erreicht (Abb. 30.**1a**).
- Ein einmaliges Handgelenktrauma, insbesondere wenn es das Lunatum mit einer Kompressions- oder Avulsionsfraktur einbezieht, soll eine Lunatumnekrose auslösen können. Die Frakturtheorie ist strittig, da sich Frakturen des Lunatums häufig erst als Sekundärphänomen im natürlichen Ablauf der Osteonekrose manifestieren.
- In jüngster Zeit wird für die Lunatumnekrose die Möglichkeit einer venösen Abflussstörung diskutiert. Intraossäre Messungen ergaben signifikant erhöhte Druckwerte in den nekrotischen Mondbeinen, insbesondere in Extensionsstellung.
- Therapeutische Konsequenzen hat die Beobachtung, dass in ca. 70% der Fälle Lunatumnekrosen im Zusammenhang mit Minusvarianten der Ulna angetroffen werden (Niveaudifferenzen von mehr als 2 mm). 2 Gründe werden angeführt:
Durch die geänderte Kraftübertragung ist das Lunatum im radiolunären Kompartiment einer erhöhten axialen Last ausgesetzt.

30.1 Lunatumnekrose (Morbus Kienböck)

Ulna-Minusvarianten sind gehäuft mit Dreieckformen und damit einer veränderten Trabekelstruktur des Lunatums assoziiert. Beschrieben wurden auch Lunatumnekrosen durch die pathologische radiolunäre Artikulation bei der Madelung-Deformität.
- Als systemische Ursachen werden neurale, metabolische und endokrinologische Erkrankungen neben Ossifikationsstörungen diskutiert.

Pathoanatomisch liegt der Lunatumnekrose nicht etwa ein reaktionsloses und avitales Gewebe zugrunde, sondern vielmehr ein dynamischer, vitaler Knochenumbauprozess, wie er auch am Lunatum in Tierexperimenten analog zur Hüftkopfnekrose nachgewiesen wurde:
- Nach Einwirken der verschiedenen Initiatoren und Modulatoren gehen vom noch vitalen Knochengewebe Reparations- und Revaskularisationsvorgänge aus. Es kommt zum Einsprossen von Gefäßen und zur Ausbildung von fibrovaskulärem Gewebe.
- Eine umschriebene Durchblutungssteigerung ruft eine zonale Osteopenie hervor, die wiederum Ursache einer pathologischen Fraktur sein kann, falls diese nicht bereits am Anfang der Kausalkette stand.
- Aus bislang unbekannten Gründen kann das im Frakturgebiet befindliche fibrovaskuläre Reparationsgewebe nicht in Faser- und Lamellenknochen transformiert werden („Point of no Return"). Dadurch kommt es zur Separation und Nekrotisierung von Knochenarealen.
- Die Frakturierung und das osteonekrotische Gewebe ziehen einen Knochenkollaps nach sich. Dem Zusammensintern des Lunatums folgt eine karpale Instabilität mit progredientem Höhenverlust der proximalen Karpalreihe und einer nach proximal gerichteten Migration des Kapitatums.
- Als Endstadium resultiert eine Arthrosis deformans mit Zerstörung der Gelenkflächen und Bildung von freien Gelenkkörpern.

Die Lunatumnekrose weist makroskopisch einen **dreischichtigen Aufbau** auf, wie ihn das Schema und das Präparatradiogramm eines exstirpierten Lunatums in der Abb. 30.1 b veranschaulichen:
- Charakteristischerweise ist das Maximum der Osteonekrose immer an der proximalen und radialen Zirkumferenz des Lunatums lokalisiert, wo sich die Terminalzone der vaskulären Versorgung befindet. Hier ist der avitale Knochen nach frustranem Reparationsversuch verstärkt sklerosiert. Der hyaline Knorpel bleibt am Lunatum dagegen über lange Zeit intakt.
- In der mittleren Schicht findet sich die Reparationszone mit fibrovaskulärem Bindegewebe (Granula-

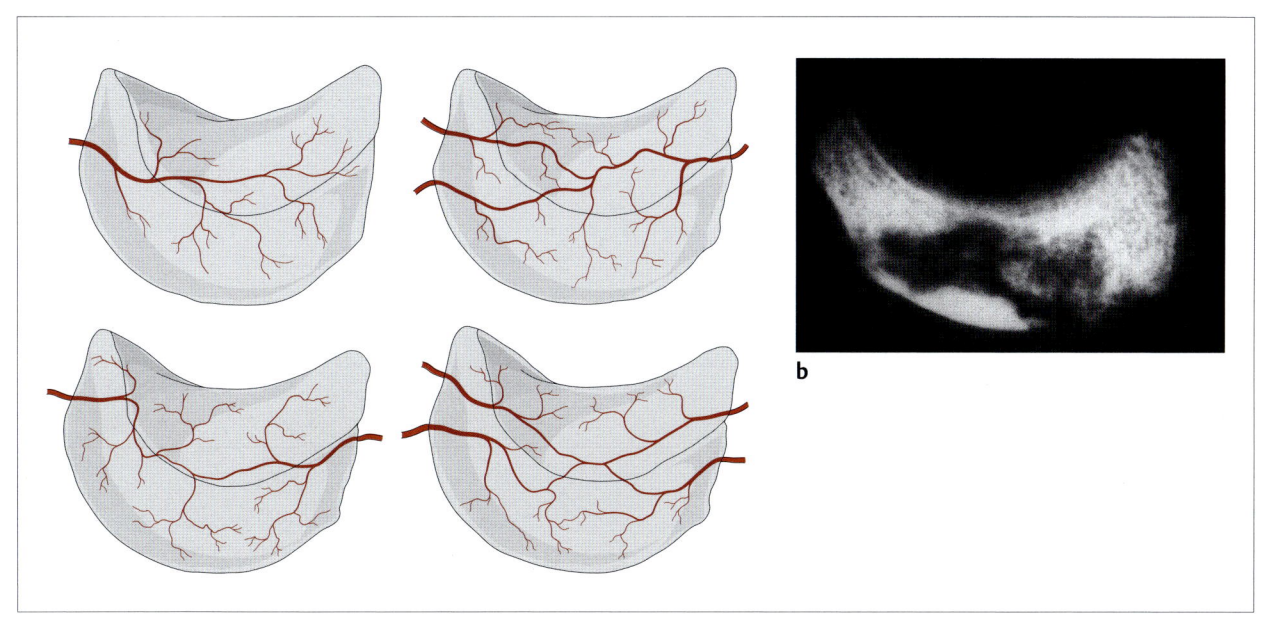

Abb. 30.1 a, b **Vaskularisation und Pathoanatomie der Lunatumnekrose.**
a Schema zur Vaskularisation. Nutritialgefäße treten von distal über die Vorder- und Hinterhörner in das Lunatum ein und bilden ein intraossäres Gefäßnetz. Dabei gilt der proximale Lunatumpol als „vaskuläre Terminalzone". Hier bildet sich bei gestörter Perfusion eine Osteonekrose aus.
b Präparatradiogramm eines exstirpierten Mondbeines bei Lunatumnekrose. Zonaler Aufbau aus 3 Schichten: An der proximalen Zirkumferenz osteosklerotisches Knochenfragment. Angrenzend in der Knochenmitte demineralisierte Zone, die der fibrovaskulären Reparationszone entspricht. In den distalen Lunatumabschnitten reguläre Trabekulation als Zeichen der Knochenvitalität (Aufnahme von Prof. Dr. U. Lanz, Bad Neustadt/Saale).

30 Osteonekrosen am Handskelett

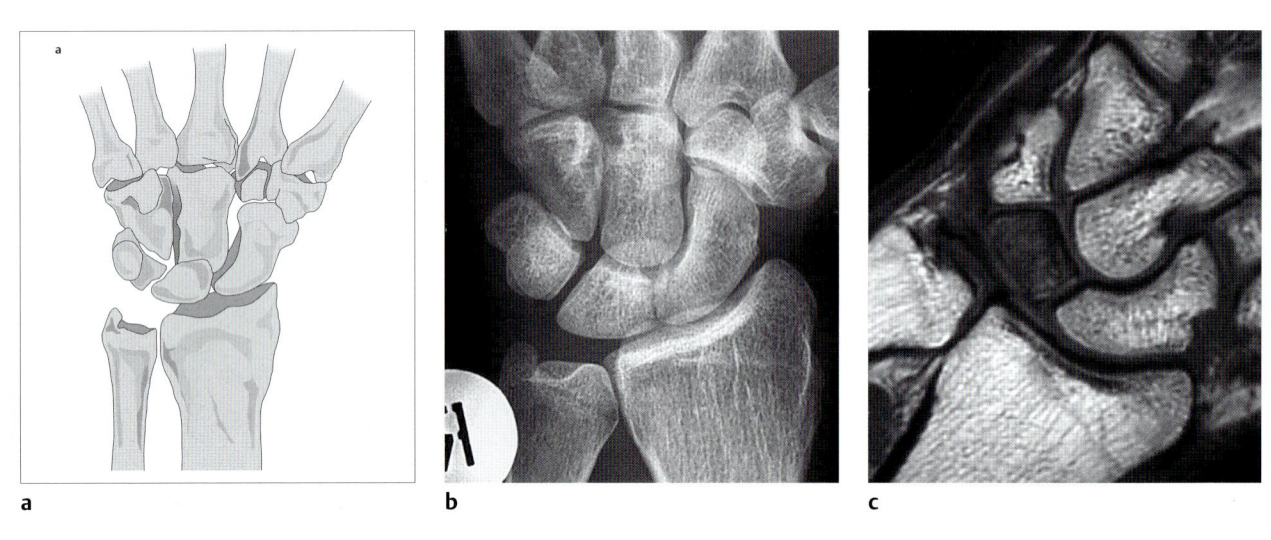

Abb. 30.**2 a – c Stadium I der Lunatumnekrose (nach Lichtman und Ross).**
Röntgenbefund unauffällig. Diagnose ausschließlich mittels MRT (hier T1-w SE nativ).

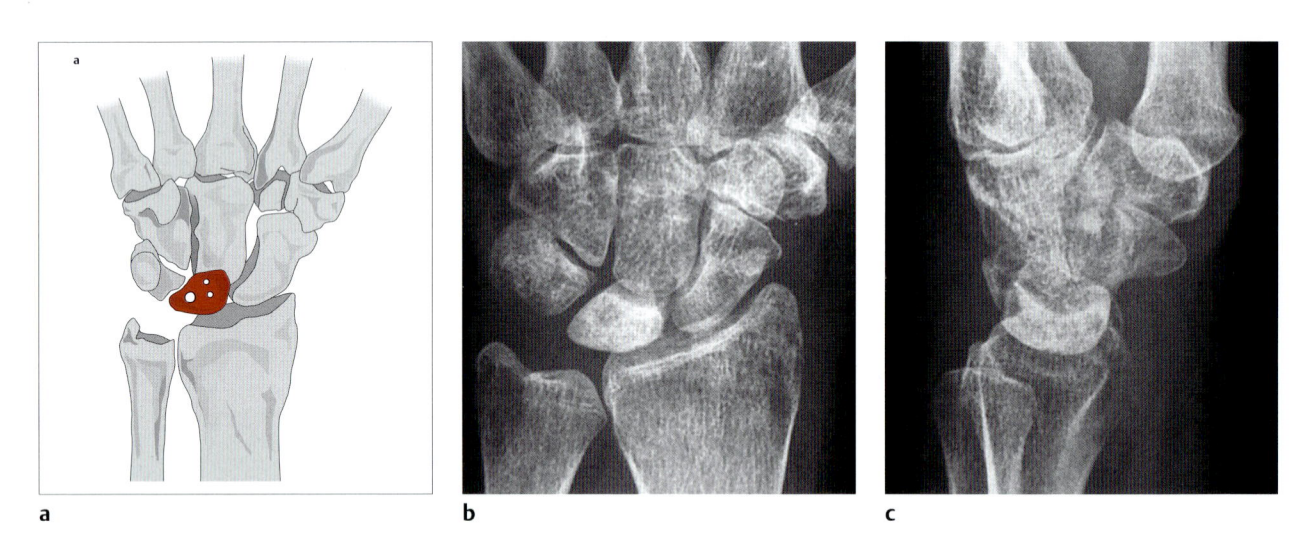

Abb. 30.**3 a – c Stadium II der Lunatumnekrose.**
Diffuse Sklerose und zystische Einschlüsse innerhalb des Lunatums.

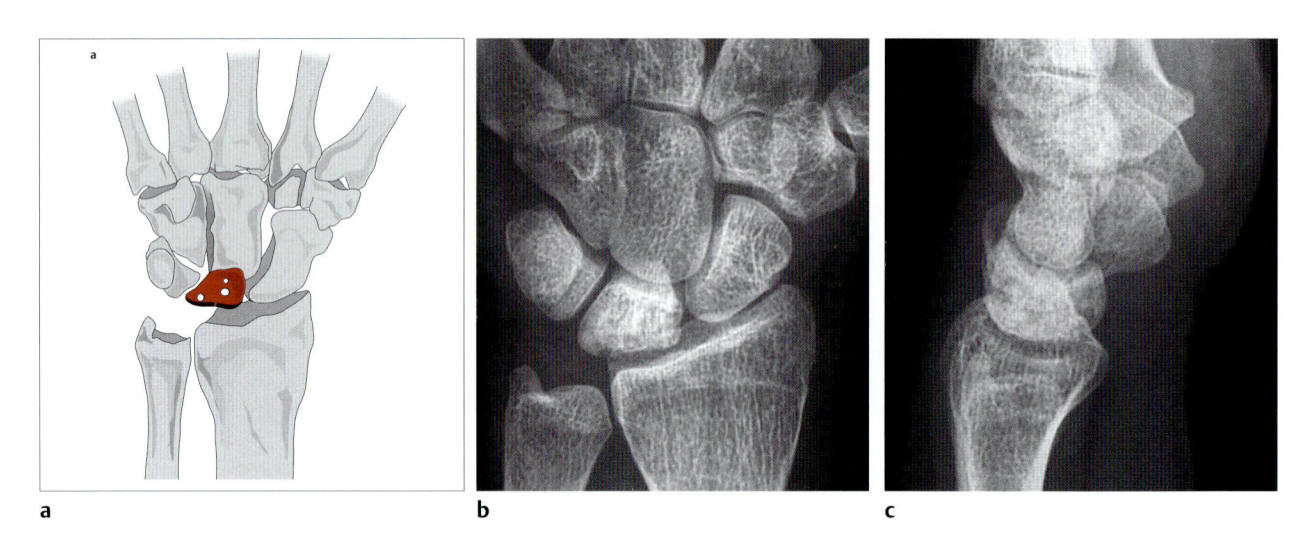

Abb. 30.**4 a – c Stadium III a der Lunatumnekrose.**
Fraktur an der proximalen Zirkumferenz des Lunatums ohne relevante Höhenminderung, keine karpale Instabilität.

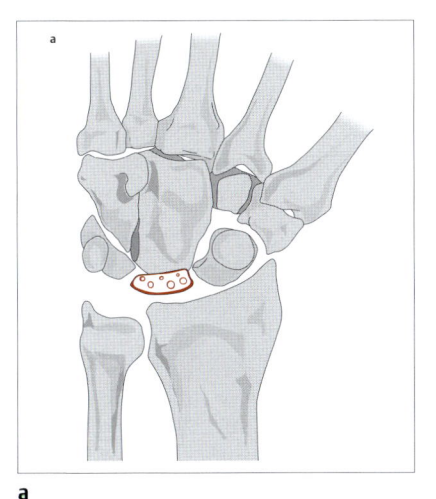

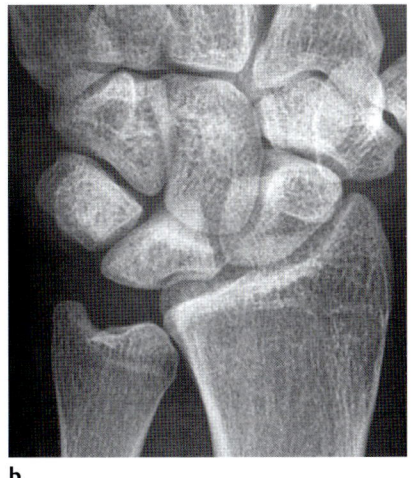

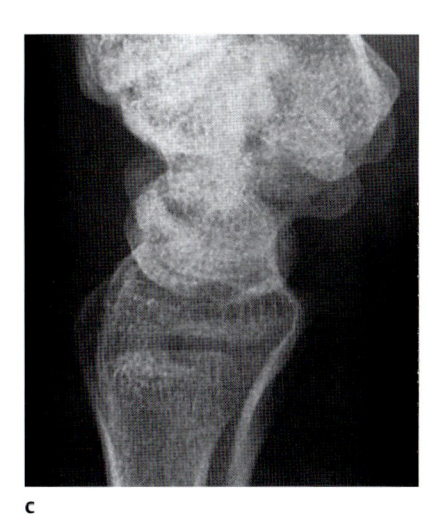

Abb. 30.5 a–c **Stadium III b der Lunatumnekrose.**
Zusammensinterung des Lunatums. Hierdurch stellt sich eine karpale Instabilität mit vermehrter Palmarflexion des Skaphoids ein, erkennbar am „Ringzeichen" des distalen Pols.

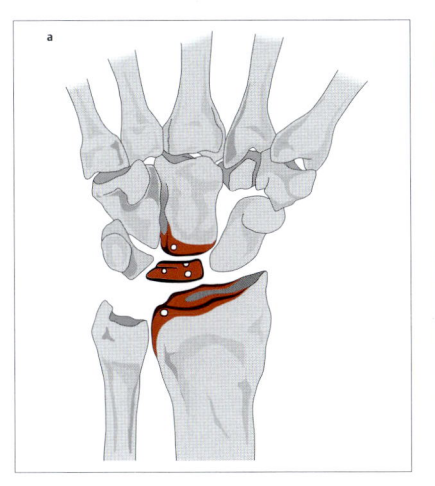

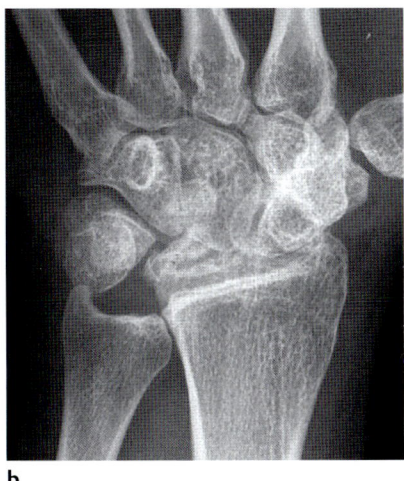

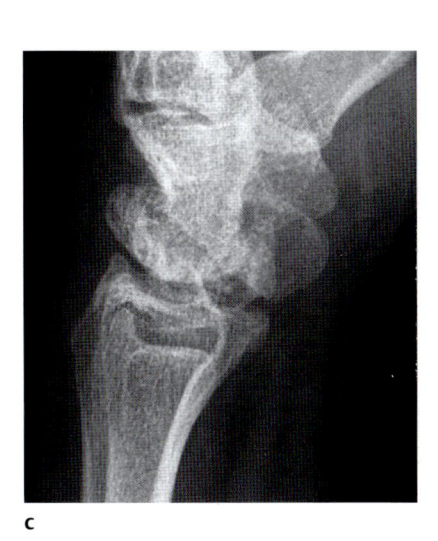

Abb. 30.6 a–c **Stadium IV der Lunatumnekrose.**
Manifestation einer radiokarpalen und mediokarpalen Arthrosis deformans, wobei das radiolunäre Kompartiment lange ausgespart bleibt.

tionsgewebe), Entkalkungsarealen, Frakturen und Abräumvorgängen. Die Region erinnert an einen bindegewebig ausgefüllten Pseudarthrosenspalt.
- Die distalen Abschnitte des Lunatumkörpers sowie die Vorder- und Hinterhörner beherbergen am längsten vitales Knochenmark- und Knochengewebe und werden erst in den Spätstadien in die Osteonekrose einbezogen.

Die Lunatumnekrose wird am häufigsten zwischen dem 20. und 40. Lebensjahr, hierbei doppelt so häufig bei Männern angetroffen. Der Beginn der Erkrankung ist klinisch häufig stumm. Als erste Symptome gelten der Belastungsschmerz und die Bewegungseinschränkung.

Später gesellen sich eine Schwellung des Handgelenks und eine Kraftminderung hinzu. In den Spätstadien findet sich eine Atrophie der Unterarmmuskulatur und die Zeichen der Handgelenksarthrose. Bei der klinischen Untersuchung lässt sich ein Druckschmerz dorsal über der Handwurzel, später auch palmar und in der Tabatiere sowie ein axialer Stauchungsschmerz in der Verlängerung des III. Fingerstrahls auslösen.

Bei der Lunatumnekrose richtet sich die Therapieentscheidung nach den Parametern
- Stadium der Erkrankung,
- relative Länge der Ulna,
- Arthrosis deformans am Handgelenk,
- Alter des Patienten.

Tab. 30.1 Indizes der karpalen Morphometrie

- **Höhenindex nach Ståhl**
  Quotient aus longitudinalem und sagittalem Diameter des Lunatums,
  Normalwert beträgt 0,53
- **Kapitatum-Index nach Chamey**
  Quotient aus den Höhen des Karpus und des Kapitatums,
  Normalwert beträgt 1,5
- **Karpalhöhe (Youm-Index)**
  Quotient aus den Höhen des Karpus und dem Metakarpale III,
  Normalwert beträgt 0,54

Durch die Beantwortung der ersten 3 Fragekomplexe ist die bildgebende Diagnostik maßgeblich in das Behandlungskonzept eingebunden.

Bildgebende Diagnostik

Röntgendiagnostik

Die konventionelle Projektionsradiographie ist das Basisdiagnostikum für die Kienböck-Erkrankung. Auf ihr gründet sich die klassische Stadieneinteilung nach Decoulx. Heute stehen mit der CT und MRT jedoch Untersuchungsmethoden zur Verfügung, mit denen die Pathomorphologie der Lunatumnekrose weiter präzisiert und das Krankheitsbild einer subtilen Stadieneinteilung zugeführt werden kann. Die Einteilung nach Decoulx mit der Unterscheidung von 4 Krankheitsstadien sollte nicht mehr zur Anwendung kommen, weil

- das Initialstadium der Nekrose nur mit der MRT erkannt werden kann,
- eine weitere Unterteilung des Stadiums III in Abhängigkeit vom Vorliegen einer karpalen Instabilität sinnvoll ist.

In der neueren Einteilung nach Lichtman und Ross lassen sich folgende Krankheitsstadien der Lunatumnekrose anhand bildgebender Parameter unterscheiden:

- Das **Stadium I** (nach Lichtman und Ross) kann im Röntgenbild nicht erkannt werden, da ein vollkommen unauffälliger Befund vorliegt. Sowohl die Trabekelstruktur als auch die Form des Lunatums kommen ohne fassbare Besonderheiten zur Darstellung. Wie später ausgeführt werden wird, ist das Initialstadium der Lunatumnekrose ausschließlich mit der MRT nachweisbar, die ein fokales oder diffuses Knochenmarködem bei erhaltener Vitalität ausweist (Abb. 30.2).
- Im **Stadium II** (nach Lichtman und Ross) findet sich ein Nebeneinander von fleckigen Skleroseinseln und zystoiden Aufhellungen (Abb. 30.3). Die Veränderungen sind entweder proximal oder in diffuser Anordnung lokalisiert. Sie lassen die Knochendichte des Lunatums inhomogen erscheinen. An den Orten der vermehrten Sklerosierung sind die Trabekel verdickt und unscharf konturiert. Die sklerosierenden Veränderungen sind im Rahmen von Reparationsvorgängen Ausdruck einer vermehrten Osteoblastentätigkeit mit Bildung von Faser- und Lamellenknochen an den vorhandenen Knochenbälkchen. Die Höhe und Form des Lunatums sind in diesem Krankheitsstadium noch erhalten.
- Das **Stadium III** (nach Lichtman und Ross) dokumentiert die beginnende Fragmentierung und den progredienten Zusammenbruch des Mondbeines. Die Infraktion beginnt charakteristischerweise subchondral an der proximal-radialen Gelenkfläche des Lunatums. Bei umschriebener Frakturierung ohne Fragmenteinstauchung bleibt die Höhe des Lunatums weitgehend erhalten, ebenso die Gefügeanordnung der Handwurzel – Stadium III a (Abb. 30.4). Sintern dagegen die Lunatumfragmente im Gefolge zusammen, dann verringert sich zunehmend auch die Höhe der Handwurzel – Stadium III b (Abb. 30.5). Es stellt sich eine Instabilitätsform ein, bei der das Skaphoid unter Ausbildung eines „Ringzeichens" vermehrt nach palmar flektiert und das Triquetrum nach ulnar abweicht. Die Unterscheidung zwischen dem Stadium III a und III b gelingt mit den Messverfahren der Tab. 30.1.
- Im **Stadium IV** (nach Lichtman und Ross) liegt eine vollständige Fragmentation vor, das Lunatum ist keilförmig oder in gesamter Ausdehnung gesintert (Abb. 30.6). Häufig findet sich ein Zerfall in mehrere Fragmente. Es resultieren erniedrigte Höhenindizes. Es finden sich die Zeichen einer Arthrosis deformans am Radiokarpalgelenk. Neben osteophytären Ausziehungen, subchondralen Sklerosen sowie Gelenkspaltverschmälerungen können kleine, intraartikulär liegende Verknöcherungen (Corpora libera) hinzukommen.

In der Tab. 30.2 sind die Klassifikationskriterien der Lunatumnekrose zusammengestellt.

Wichtige Voraussetzung für die exakte Analyse der Handwurzel ist die Anfertigung von Aufnahmen in Neutralstellung, also in mittlerer Rotationsstellung des distalen Radioulnargelenks. Die relative Länge der Ulna in Bezug zum Radius ist in starkem Maße vom Grad der aktuellen Umwendposition abhängig: In Pronation befindet sich der Ulnakopf in einer distaleren Position zum Radius, in Supination dagegen in einer mehr proximalen Lage (radioulnare Translationsbewegung, relative Ulnavarianz). Zur Bestimmung der **relativen Ulnalänge** darf deshalb nur die Standardaufnahme in Neutralstellung herangezogen werden.

Konventionelle Tomogramme mit spiralförmigen oder hypozykloidalen Verwischungsfiguren werden heute nicht mehr empfohlen, wenn ein hochauflösender CT-Scanner zur Verfügung steht.

30.1 Lunatumnekrose (Morbus Kienböck)

Tab. 30.2 Klassifikation der Lunatumnekrose (nach Lichtman)

Stadium	Lunatum		Übrige Handwurzel und Ross
	Binnenstruktur	Äußere Form	
I	• unauffällig • Diagnose nur durch MRT	• unauffällig	• unauffällig
II	• fleckige Skleroseinseln • zystische Einschlüsse	• unauffällig	• unauffällig
III a	• Frakturspalt an der proximalen Zirkumferenz	• gering deformiert	• unauffällig
III b	• frakturiert • zunehmend verdichtet	• zunehmend deformiert	• Flexionsstellung des Skaphoids • karpaler Kollaps
IV	• stark verdichtet • zusammengesintert	• stark höhengemindert • arthrotische Randzacken	• karpaler Kollaps • perilunäre Arthrosis deformans

Computertomographie

Die hochaufgelöste CT stellt die knöcherne Anatomie des Lunatums am besten dar. Ist die Diagnose einer Lunatumnekrose bildgebend bereits gestellt, sollte mit der CT versucht werden, das exakte Erkrankungsstadium anhand morphologischer Kriterien weiter zu präzisieren und festzulegen.

Für die Beurteilung der proximalen Lunatumzirkumferenz sind **sagittale** und **koronale Schichten** am besten geeignet (Schichten der 1. Wahl).

Durch die Einführung der Mehrzeilen-Spiral-CT hat sich die Untersuchungstechnik am Lunatum grundlegend geändert: Während mit Sequenz- und Einzeilen-Spiral-Scannern sagittale und koronale Bilder noch in diesen Primärebenen akquiriert werden mussten, gestattet die Technik der Mehrzeilen-Spiral-CT, solche Bilder artefaktfrei als hochaufgelöste MPR in sagittaler und koronaler Orientierung sekundär aus Datensätzen zu berechnen, die primär mit axialen Dünnschichten akquiriert wurden. Voraussetzung sind Schichtdicken im Submillimeter-Bereich (0,5–1,0 mm) und eine Bildberechnung mit stark überlappendem Inkrement. Vorteile des Vorgehens sind das Entfallen von „Out-of-Field"-Artefakten und ein besserer Strahlenschutz, da nur ein Datensatz benötigt wird.

Für das Staging der Lunatumnekrose ergeben sich für die CT folgende Indikationen:

- **Nachweis des Stadiums II:** Aufgrund der hohen Dichteauflösung kommen in der CT Sklerosierungen und pseudozystische Einschlüsse intensiver als im Röntgenbild zur Darstellung (Abb. 30.7).
- **Nachweis des Stadiums III a:** Lineare Frakturlinien und Verwerfungszonen an der proximalen Lunatumzirkumferenz werden mit der CT früher und sensitiver erfasst (Abb. 30.8). Durch den Nachweis dieser konventionell häufig okkulten Frakturen wird das Vorliegen des Stadiums III a bewiesen.
- **Nachweis des Stadiums IV:** Initiale Arthrosestadien in Form von kleinen Osteophyten, subchondralen Sklerosen und Gelenkspaltasymmetrien in den radiokarpalen und mediokarpalen Kompartimenten werden mit der CT sicherer nachgewiesen (Abb. 30.9). Eine CT-Untersuchung sollte im vermuteten Stadium III b dann durchgeführt werden, wenn eine Arthrosis deformans vor einem geplanten operativen Eingriff ausgeschlossen werden muss.

Keine Indikationen zur CT-Diagnostik sind die Dokumentation des Instabilitätsstadiums III b, das durch die Kriterien und Höhenindizes der Tab. 30.1 hinreichend gut mit den Röntgenprojektionen nachgewiesen wird sowie das

Tab. 30.3 CT-Diagnostik bei der Lunatumnekrose

Röntgenologisches Stadium	In der CT häufig erhobene Zusatzbefunde	Neues Stadium nach CT-Kriterien
I	• vermehrte Spongiosasklerose • pseudozystische Einschlüsse	II
II	• lineare Frakturlinien proximal • diskrete Zusammensinterung	III a
III b	• Gelenkspaltinkongruenz • osteophytäre Ausziehungen • subchondrale Sklerosierungen	IV

30 Osteonekrosen am Handskelett

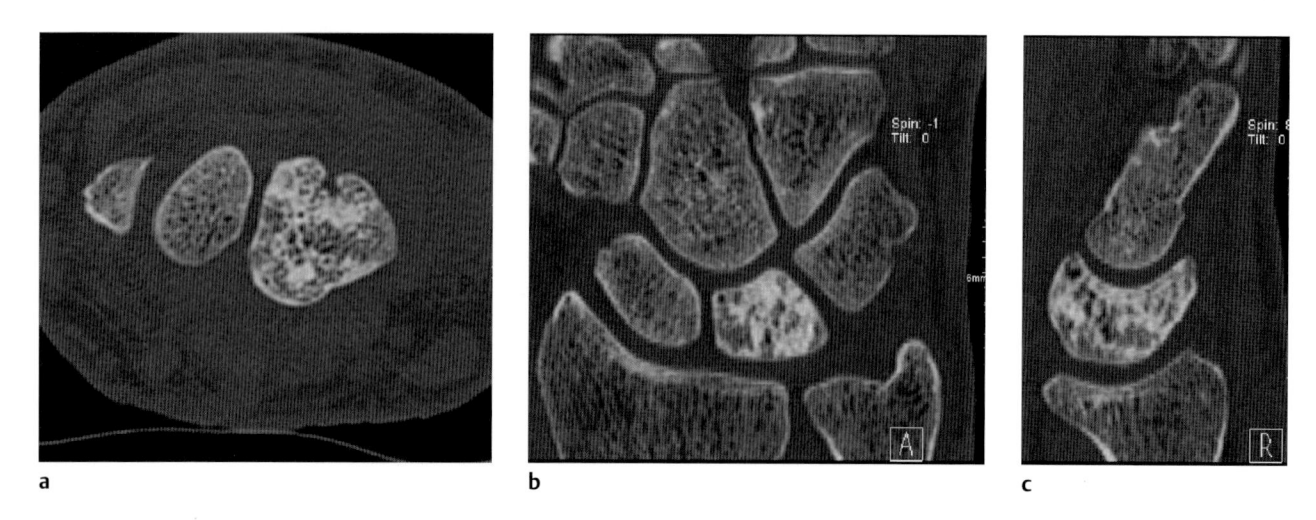

Abb. 30.7 a–c **CT im Stadium II der Lunatumnekrose.**
Diffuse fleckförmige Spongiosasklerose im gesamten Lunatum. Darstellung in **a** axialer Primärschicht, **b** als MPR koronal und **c** sagittal.

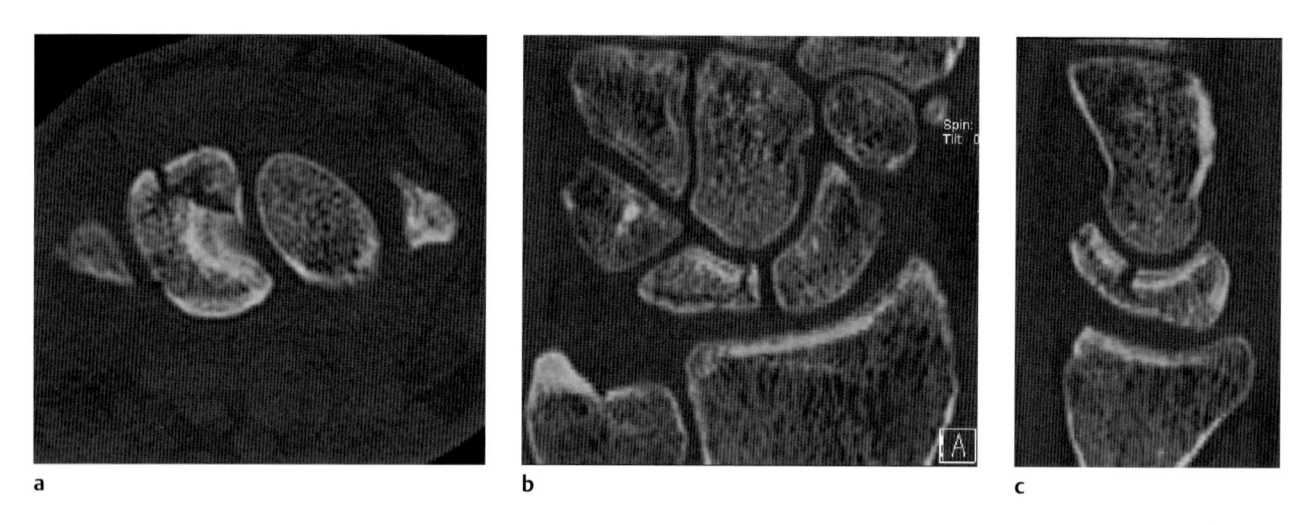

Abb. 30.8 a–c **CT im Stadium III der Lunatumnekrose.**
Fraktur durch den proximalen Lunatumabschnitt mit Einstauchung, dargestellt **a** im axialen Scan, **b** als MPR koronal und **c** sagittal. Beachte die Minusvariante der Ulna.

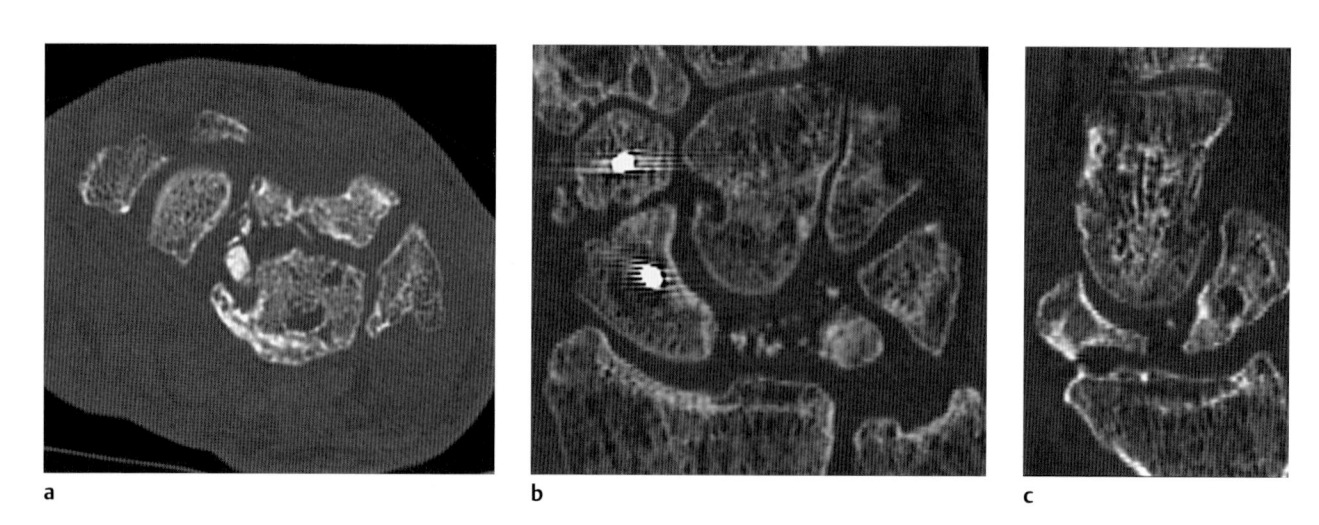

Abb. 30.9 a–c **CT im Stadium IV der Lunatumnekrose.**
a–c Mehrfachfrakturierung des zentral zerborstenen und stark deformierten Lunatums. Proximale Migration des Kapitatums. Bereits deutliche radioskaphoidale Arthrose. Zustand nach STT-Arthrodese mit unvollständigem Durchbau.

konventionell-radiologisch bereits manifeste Stadium IV der Lunatumnekrose.

Durch die CT-Diagnostik wird häufig ein höheres Stadium der Lunatumnekrose ausgewiesen. In der Tab. 30.**3** sind die wichtigsten Diagnosekriterien der CT nochmals zusammengefasst.

Magnetresonanztomographie

Am intakten Knochen tragen nur die Fettzellen des Knochenmarkes zur Signalhöhe in der MRT bei. Jede Signaländerung am Lunatum weist mit hoher Sensitivität auf einen medullären und ossären Umbauprozess hin. Pathoanatomisch korrelierte Untersuchungen haben gezeigt, dass in der MRT von einer Signalstörung des Knochenmarkes indirekt auch auf eine Störung des Knochenstoffwechsels geschlossen werden kann.

Im Knochen führt jede Form einer Ischämie zu einem Knochenmarködem, welches die medullären Fettzellen, die zum quantitativ hohen Kernspinsignal beitragen, nur etwa 2–5 Tage überleben können. Nach dem Ödemstadium kommt es zum Absterben der Fettmarkzellen, also zur Nekrosenmanifestation im Knochenmark. Bereits jetzt setzen reparative Vorgänge ein, die zum Einsprossen von fibrovaskulärem Gewebe sowie zum Umbau des Knochens nach Aktivierung von Osteoblasten und Osteoklasten führen.

Die hohe Sensitivität der MRT in der Erfassung von Osteonekrosen beruht auf dem physikalischen Prinzip, die verschiedenen Läsionsarten innerhalb des Knochenmarkes anhand ihrer veränderten Magnetisierbarkeit (Relaxivität) zu erfassen:
- Im Initialstadium des Knochenmarködems (Phase 1) ist das Fettmarksignal in T1-gewichteten Sequenzen erniedrigt, in T2-gewichteten Sequenzen dagegen erhöht. Je nach topographischer Ausdehnung des Ischämieprozesses ist die Signalstörung fokal nur im proximalen Abschnitt oder im gesamten Lunatum nachweisbar.
- Nach komplettem Absterben der Fettmarkzellen (Phase 2) kommt es MR-tomographisch zu progredienten Signalverlusten, nämlich zu einem weiteren Signalabfall in den T1-gewichteten Sequenzen sowie zu einer Signalinversion in den T2-gewichteten Bildern, die sich jetzt hypointens in ihrem Signal präsentieren.
- Die Anwesenheit von mesenchymalem Reparationsgewebe (Phase 3) trägt in geringerem Maße zu Signalreduktionen sowohl in T1- als auch in T2-gewichteten Sequenzen bei. Die Reparationsvorgänge setzen bereits zeitig nach Einwirken einer ischämischen Noxe ein.
- Eine verstärkte Osteoblastentätigkeit hat eine zunehmende Sklerosierung der trabekulären Bälkchenstruktur und damit eine weitere Absenkung der medullären Signalhöhe in T1- und T2-Gewichtung zur Folge (Phase 4). Die Tendenz der Signalminderung wird verstärkt durch die einsetzenden Fragmentationen des Stadiums III a.

Als zweites Phänomen beinhaltet die MRT die Möglichkeit, die geänderte Durchblutung eines Organs anhand der Änderung der Relaxationszeiten nach intravenöser Gabe eines gadoliniumhaltigen Kontrastmittels zu bestimmen. Im Falle einer Anreicherung führt das paramagnetisch wirksame Kontrastmittel zu einer Verkürzung der T1-Relaxationszeit, die sich bildgebend in der Zunahme der Signalintensität in T1-gewichteten Sequenzen widerspiegelt (s. Kap. 9).

Normalerweise wird mit der MRT kein Kontrastmittelenhancement innerhalb von vitalem Knochenmark nachgewiesen. Dagegen kommt es beim Vorliegen einer Lunatumnekrose zu einer Kontrastmittelanreicherung in den Gewebsbezirken, die Ödemareale von noch vitalen Fettmarkzellen oder fibrovaskuläres Reparationsgewebe aufweisen. Schließlich wird in Nekrosearealen als Endstadium des pathologischen Prozesses weder eine Durchblutung noch eine Anreicherung des Kontrastmittels angetroffen. Vorausgesetzt, dass intravenöses Kontrastmittel verabreicht wird, ist die MRT zusammenfassend eine Nachweismethode zur Differenzierung von
- **intaktem (vitalem) Knochenmark:**
  - natives Signal erhalten,
  - kein Enhancement.
- **Knochenmarködemen und fibrovaskulärem Reparationsgewebe:**
  - natives Signal gestört,
  - Hyperenhancement.

Tab. 30.**4** Beiträge der pathoanatomischen Einzelvorgänge zur Signalhöhe bei der Lunatumnekrose

Pathoanatomie	Signal T2-Gewichtung	Signal T1-Gewichtung	Enhancement T1-Gewichtung
Vitales Knochenmark	basal	basal	∅
Ödematöses Knochenmark	↑	↓	↑
Nekrotische Fettzellen	↓	↓	∅
Fibrovaskuläre Reparation	↓	↓	↑
Spongiosasklerose	↓	↓	∅

Erklärung: ↑ = erhöht, ↓ = erniedrigt, ∅ = nicht nachweisbar

- **nekrotischem Knochenmark:**
  - natives Signal gestört,
  - kein Enhancement.

In Tab. 30.**4** und Abb. 30.**10** werden die Einzelprozesse im Ablauf der Lunatumnekrose synoptisch zusammengefasst.

In enger Korrelation zu den pathoanatomischen Grundlagen lassen sich bei der Lunatumnekrose mit Hilfe der kontrastmittelverstärkten MRT 3 verschiedene Signal- und Anreicherungsmuster abgrenzen:

- **MRT-Muster A:** Im proximalen Lunatumsegment, in dem eine residuale Perfusion erhalten geblieben ist oder sich durch kapillare Neueinsprossung reorganisiert hat, kommt es zum homogen-intensiven und überschießenden Enhancement nach Kontrastmittelapplikation (Abb. 30.**11**). Pathohistologisches Korrelat ist ein Ödem des Knochenmarkes bei intakter Osteozytenfunktion, Durchblutung und Knochenstruktur.

- **MRT-Muster B:** Häufig wird im proximalen Lunatumsegment ein fleckig-inhomogenes Anfärbeverhalten angetroffen (Abb. 30.**12** u. 30.**13**). Es liegt ein Nebeneinander von Knochennekrosen und vitalen Knochenarealen im Sinne einer partiellen Nekrose vor. Hier nehmen die Reparationszone mit ödematösen und revaskularisierten Knochenmarkarealen sowie das vitale, mehr distal lokalisierte Gewebe am Enhancement teil, während der proximale Lunatumabschnitt ausgespart bleibt. Letzterer beinhaltet nekrotisches Knochengewebe mit leeren Osteozytenräumen.

- **MRT-Muster C:** Eine schlechte Prognose haben die Mondbeine, bei denen innerhalb des proximalen Segments keinerlei Kontrastmittelaufnahme registriert werden kann (Abb. 30.**14**). Pathohistologisch liegt eine komplette Nekrose mit leeren Osteozytenräumen und intensiven Abräumreaktionen vor. Der avitale Knochen ist durch breite Trümmerfeldzonen mit Abräumreaktion und leeren Osteozystenlogen gekennzeichnet.

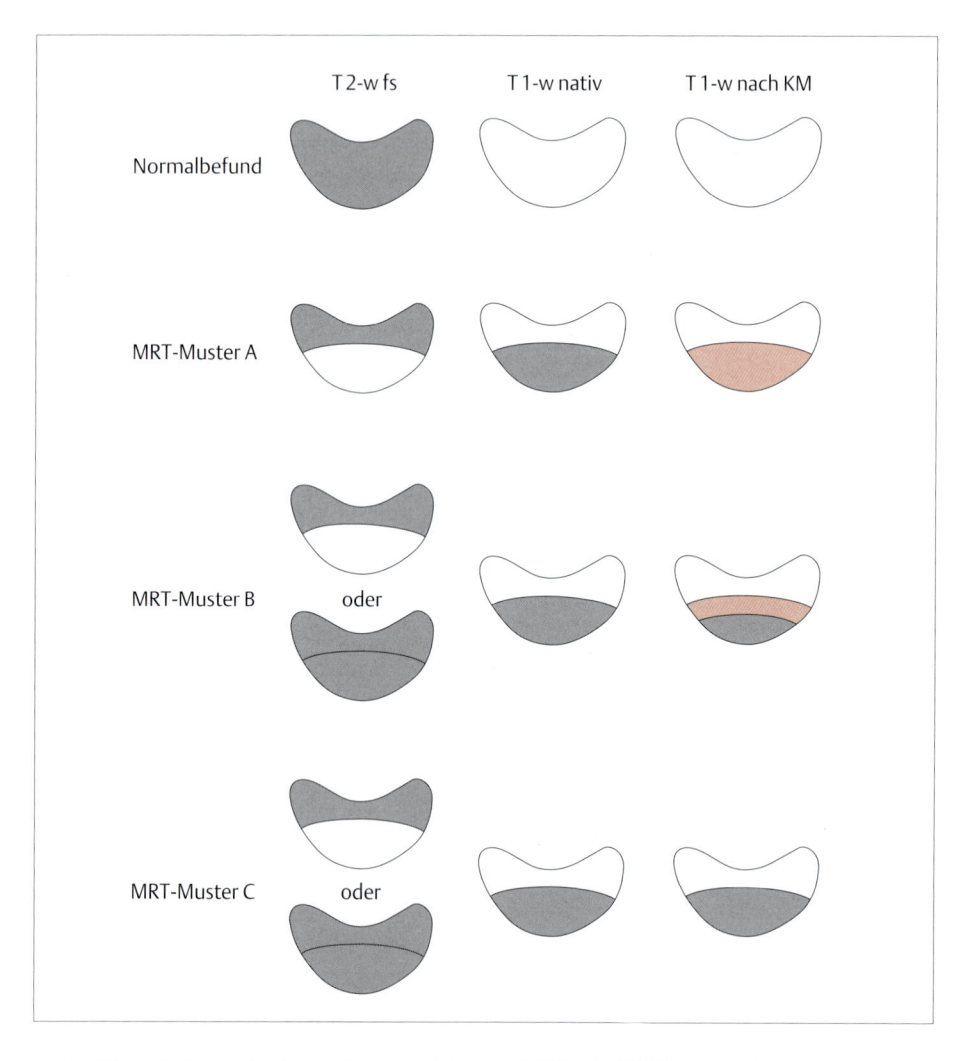

Abb. 30.**10 a – d Schema zur kontrastmittelverstärkten MRT bei der Lunatumnekrose.** In den Schemata wird anhand von Sagittalschichten eine Pathologie in der proximalen Lunatumhälfte angenommen, während die distale Hälfte unauffällig ist. Dargestellt sind in der linken Spalte T2-gewichtete Bilder (T2-FSE, PD-FSE, STIR) mit Fettsuppression, in der mittleren Spalte native T1-SE-Bilder und in der rechten Spalte T1-SE-Bilder nach Kontrastmittelgabe. Die Kontrastmitteleffekte sind rot wiedergegeben, wobei zur Übersichtlichkeit die kontrastmittelverstärkten Bilder ohne Fettsaturation im Schema gezeichnet sind.
Normalbefund: Komplette Signalauslöschung im fettsaturierten T2-Bild, hohes Signal in den T1-Bildern ohne nachweisbares Enhancement.
MRT-Muster A: Ein Knochenmarködem führt zur Signalanhebung im T2-Bild sowie zur Signalabsenkung im T1-Bild. Kräftig homogene Kontrastmittelaufnahme.
MRT-Muster B: Das Nebeneinander von proximal gelegener Nekrose und angrenzender, kontrastmittelaufnehmender Reparationszone ist nur mit Hilfe des T1-Bildes nach Kontrastmittelgabe möglich. Enhancement nur in der Reparationszone unabhängig vom Vorliegen eines Knochenmarködems im T2-Bild.
MRT-Muster C: Eine Nekrose liegt vor, wenn es in den T1-Bildern zu keiner Kontrastmittelanreicherung kommt. Eine Nekrose kann ohne oder mit Knochenmarködem im T2-Bild vorliegen.

30.1 Lunatumnekrose (Morbus Kienböck)

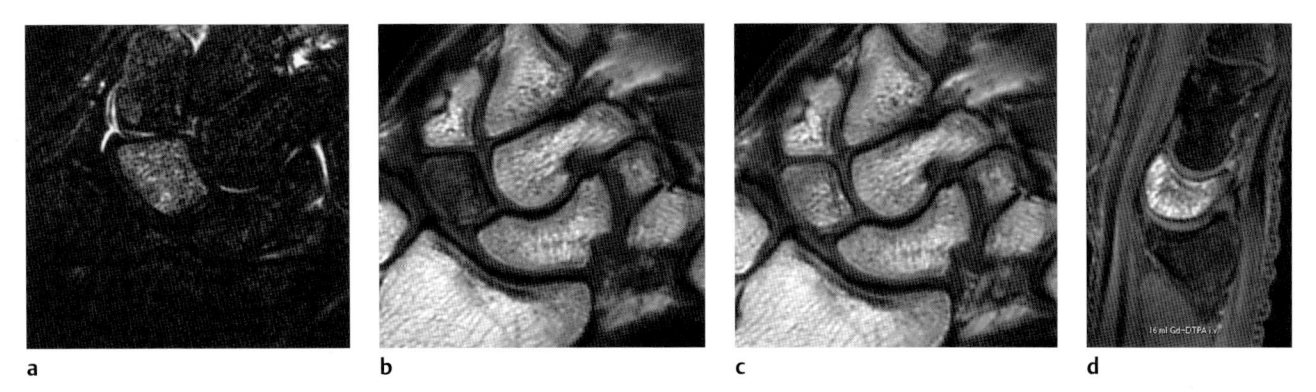

Abb. 30.11 a–d **MRT-Muster A: Keine eigentliche Nekrose.** Knochenmarködem und Hyperenhancement in flächenhafter Ausdehnung.

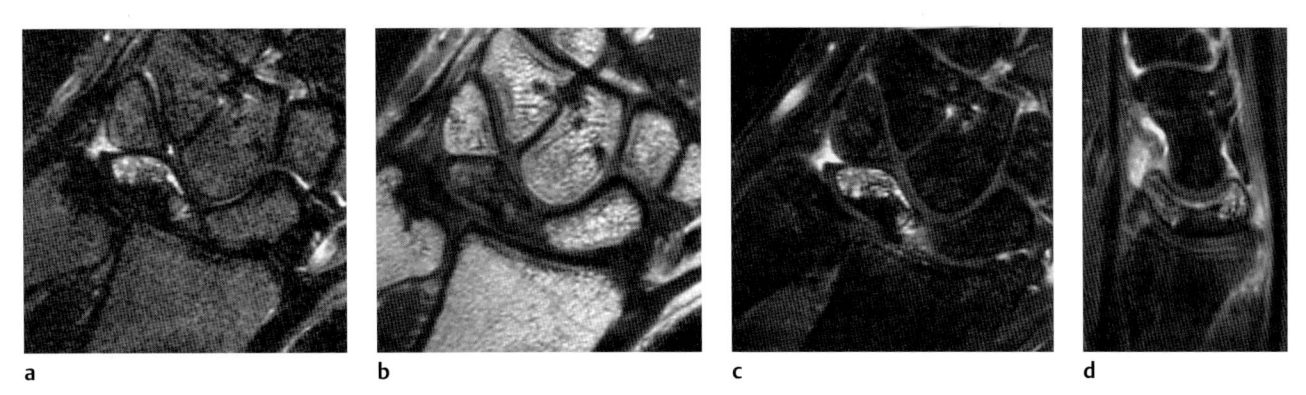

Abb. 30.12 a–d **MRT-Muster B: Partielle Nekrose mit kleinem Nekroseareal.** Das proximale Nekroseareal weist kein Knochenmarködem und kein Hyperenhancement auf.

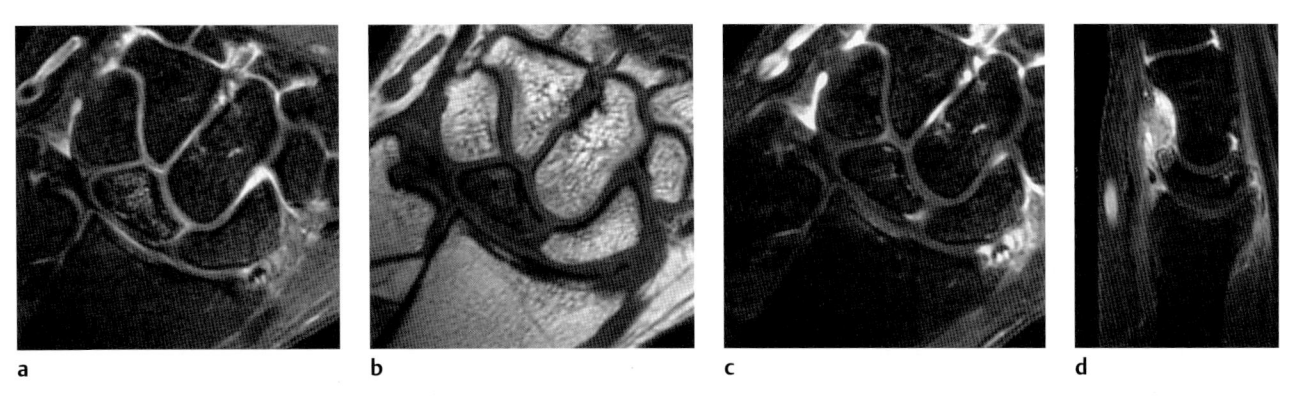

Abb. 30.13 a–d **MRT-Muster B: Partielle Nekrose mit ausgedehntem Nekroseareal.** Nur geringgradiges Knochenmarködem, nur noch im vitalen Lunatumhinterhorn kommt es zum Hyperenhancement.

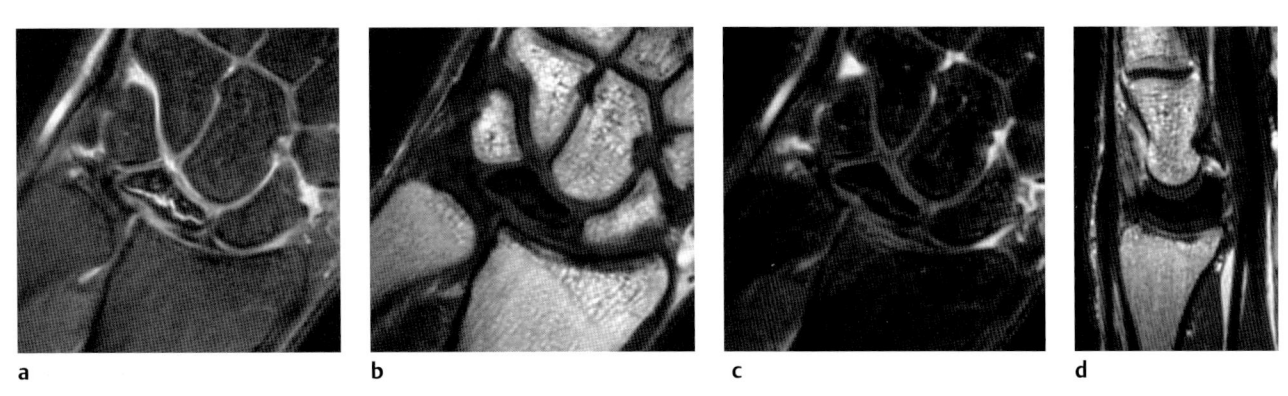

Abb. 30.14 a–d **MRT-Muster C: Komplette Nekrose.** Es fehlt sowohl das Knochenmarködem und als auch das Hyperenhancement.

30 Osteonekrosen am Handskelett

Tab. 30.5 Klassifikation der Lunatumnekrose anhand von MRT-Kriterien

Muster	Signal T2-Gewichtung	Signal T1-Gewichtung		Pathologie
	nativ	nativ	nach Kontrastmittel	
A	↑	↓	homogen	Ödem
B	↑ oder ↓	↓	fleckig-inhomogem	partielle Nekrose
C	↑ oder ↓	↓	fehlend	komplette Nekrose

Bei der Lunatumnekrose ist damit die Intensität der Kontrastmittelaufnahme im nutritionsgefährdeten proximalen Segment der prognoserelevante Messparameter. In Tab. 30.5 werden die verschiedenen Anreicherungsmuster mit der Differenzierung von Knochenmarködem, partieller und kompletter Knochenmarknekrose übersichtlich präsentiert.

Die MRT-Signal- und -Anreicherungsmuster bewerten im Gegensatz zur radiologischen Klassifikation ausschließlich einen funktionellen Gewebeparameter, nämlich die Relaxivität des Knochenmarkes vor und nach Kontrastmittelapplikation. Da unterschiedliche physikalische Sachverhalte gemessen werden, kann naturgemäß keine Deckungsgleichheit der radiologischen und MRT-Einteilungen vorliegen. Die Verfahren der Projektionsradiographie und der CT einerseits und die MRT andererseits sind in der Diagnostik der Lunatumnekrose keine konkurrierenden, sondern additive Verfahren, die bei synoptischem Einsatz ein umfassendes Staging der Lunatumnekrose gestatten:

- Die **knöcherne Binnenstruktur** der Lunatumnekrose mit sklerosierten Trabekeln, pseudozystischen Arealen, Infraktionen und reparativen Sklerosen wird am besten mit der hochaufgelösten CT erfasst.
- Eine Aussage zur **Vitalität des Knochenmarkes** und damit des Knochens mit dem häufig dreischichtigen Aufbau kann am sichersten mit Hilfe der kontrastmittelverstärkten MRT getroffen werden.

Zur vollständigen Angabe des Erkrankungsstadiums ist die ergänzende Benennung des Anreicherungsmusters zusätzlich zum radiologischen Stadium (nach Lichtman und Ross) empfehlenswert, z. B. „Lunatumnekrose im Stadium III A mit partieller Nekrose (Muster B)".

Hat sich das karpale Instabilitätsstadium III b manifestiert, liegt meist auch eine **diffuse Synovialitis** vor, die mit signalintensen Gelenkergüssen in T2-Gewichtung sowie einer vermehrten Kontrastmittelaufnahme einhergeht. Von der später entstehenden Arthrosis deformans bleibt das radiolunäre Kompartiment lange Zeit ausgespart.

Nuklearmedizin

Die Bedeutung der Dreiphasenszintigraphie mit ^{99m}Technetium ist für die Diagnostik der Lunatumnekrose als gering einzuschätzen. Das Speicherverhalten ergibt sich aus dem aktuellen Vaskularisationsgrad:

- Bei kompletter Nekrose des Lunatums findet sich keine Einlagerung des Nuklids, entsprechend ein „kalter" Bezirk an der proximalen Handwurzelreihe.
- Bei partieller Lunatumnekrose liegen Speicherareale neben ausgesparten Bezirken vor.
- Eine hohe Tracerbelegung wird im Rahmen von sekundären Umbauprozessen des nekrotischen Knochens durch die einsetzenden Reparationsvorgänge gesehen (Abb. 30.15).
- Im Arthrosestadium IV kommt es zur vermehrten Speicherung in den perilunären Gelenken.

Die Skelettszintigraphie kann somit lediglich bei unklaren Handgelenksbeschwerden und primär unergiebiger Röntgendiagnostik den Ort des Krankheitsgeschehens lokalisieren, zur Therapieentscheidung oder Verlaufsbeobachtung liefert das Verfahren keinen Beitrag.

Diagnostischer Algorithmus bei der Lunatumnekrose

- Die Röntgenprojektionen in 2 Ebenen sind diagnostische Grundlage in jedem Erkrankungsstadium, um neben der Bildanalyse am Lunatum insbesondere die relative Ulnalänge zu bestimmen und ein karpales Instabilitätsstadium aufzudecken.

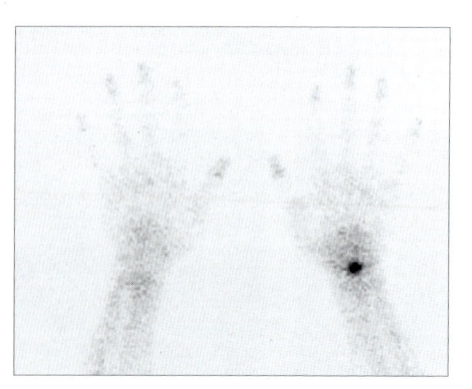

Abb. 30.15 **Skelettszintigraphie bei Lunatumnekrose.** Im ^{99m}Tc-Szintigramm intensive Mehrbelegung in der Region des Lunatums. Die reparativen Umbauprozesse heben das Lunatum deutlich von den übrigen Handwurzelknochen mit regulärem Stoffwechsel ab.

- Zum Nachweis des röntgennegativen Stadiums I der Lunatumnekrose ist die kontrastmittelverstärkte MRT indiziert.
- In den Stadien II–III b sollten sowohl die kontrastmittelverstärkte MRT zur Vitalitätsbestimmung als auch die hochaufgelöste CT zur morphologischen Festlegung der ossären Binnenstruktur des Lunatums und der perilunären Gelenke durchgeführt werden. Häufig resultiert aufgrund der CT-Diagnostik ein höheres Erkrankungsstadium.
- Beim konventionell-radiologischen Nachweis des Arthrosenstadiums IV ist eine weitere Schnittbilddiagnostik nicht vonnöten.

Therapeutische Optionen

Die Therapie der Lunatumnekrose ist stadienabhängig orientiert. Im Stadium I steht die Ruhigstellung im Gipsverband im Vordergrund. Im Stadium II und III a kann eine Umverteilung der Kraftübertragung erfolgen. Bei nachgewiesener Minusvarianz der Ulna wird die Radiusverkürzung mit dem Ziel der radialen Entlastung des Lunatums durchgeführt. Im Falle der Neutralvarianz werden zu- und aufklappende Osteotomien am distalen Radius vorgenommen. Alternativ kann auch eine Verkürzungsosteotomie am Kapitatum mit dem Ziel der Druckentlastung erfolgen. Revaskularisierende Maßnahmen durch gefäßgestielte Knochentransplantate vom dorsalen Radius stellen eine weitere Alternative dar. Bei eingetretenem karpalem Kollaps (Stadium III b) stellen die STT-Fusion und die Entfernung der proximalen Handwurzelreihe konkurrierende Verfahren dar. Bei der STT-Fusion erfolgt die Stabilisierung der radialen Säule mit dem Ziel, das radiolunäre Kompartiment zu entlasten, um einen weiteren Kollaps zu verhindern. Nach Entfernung der proximalen Handwurzelreihe wird ein Neogelenk zwischen dem Kapitatumkopf und der Fossa lunata geschaffen. Im Falle der fortgeschrittenen Arthrose verbleibt schließlich nur noch die Handgelenksarthrodese.

Differenzialdiagnosen

Differenzialdiagnostische Erwägungen betreffen am Lunatum überwiegend Signalalterationen in der MRT-Diagnostik. Gerade hier besteht die sehr große Versuchung, fokale oder diffuse Läsionen mit der Diagnose „Lunatummalazie" zu belegen. Im eigenen umfangreichen Krankengut konnte gezeigt werden, dass nur knapp 20 % aller Signalstörungen durch eine Lunatumnekrose hervorgerufen wurden, während der Großteil der Signalveränderungen einer der Ursachen der Tab. 30.**6** zuzuordnen war.

Anhand von Röntgenkriterien muss neben den Frakturen des Lunatumkörpers die Doppelanlage des lunären Ossifikationszentrums gegenüber der Lunatumnekrose abgegrenzt werden. Die trabekuläre Binnenstruktur und das beidseitige Vorkommen beweisen die extrem seltene Anlageanomalie.

Tab. 30.**6** Differenzialdiagnosen zur Lunatumnekrose in der MRT

Entität	Differenzialdiagnostische Kriterien	s. Abb.
Ulnolunäres Impaction-Syndrom	- Lokalisation proximal-ulnar - Plusvariante der Ulna - meist TFCC- und Knorpelschädigung	18.12 18.16
Intraossäres Ganglion (Ganglionzyste)	- Lage radial (Ausgang vom SL-Ligament) oder ulnar (Ausgang vom LT-Ligament) - randsklerosierte Zyste - transkortikale Kommunikation zum Bandursprung	43.5 43.6
„Bone Bruise" durch Trauma	- flächenhaftes Knochenmarködem ohne Bevorzugung der proximalen Zirkumferenz - meist auch „Bone Bruises" in karpaler Nachbarschaft	21.5
Fraktur/Pseudarthrose des Lunatumkörpers	- in der Regel Quer- oder Längsfraktur - flächenhaftes Knochenmarködem	21.6
Ligamentäre Avulsionsverletzung	- fokale Signalstörung am Hinter-/Vorderhorn oder an den Ansätzen der SL- und LT-Ligamente - separiertes Knochenfragment	
Mediokarpale Arthrose	- Signalstörung im distalen Lunatumabschnitt - Signalstörung auch am Kapitatumkopf - mediokarpaler Knorpelschaden	22.12 b
Teilvolumeneffekt	- bei dicken Schichten (3 mm oder 4 mm) wirksam - meist nur 1 randständige Schicht betroffen	

30.2 Osteonekrose des Skaphoids (Morbus Preiser)

Im Gegensatz zur sekundären Form im Rahmen einer Skaphoidpseudarthrose ist die idiopathische Osteonekrose des Kahnbeines sehr selten (Abb. 30.**16**). Die Ätiologie bleibt meist unklar. Über die Assoziation mit Systemerkrankungen bzw. einer systemischen Kortikosteroid-Therapie wurde berichtet. Ein früheres Handgelenkstrauma sollte ausgeschlossen sein. Im Zweifelsfall muss mit der hochauflösenden CT nach strukturellen Residuen einer stattgehabten Kahnbeinfraktur gefahndet werden.

Als charakteristisch für den Morbus Preiser soll der spitz zulaufende proximale Pol gelten („Nipple Sign"). Rotationssubluxationen wurden auch im Zusammenhang mit dem Morbus Preiser beobachtet. Das Radiokarpalgelenk kann „madelungartig" verformt sein. Das Ausmaß der avaskulären Nekrose kann mit der MRT durch das Signalverhalten nach intravenöser Kontrastmittelgabe bestimmt werden.

30.3 Osteonekrose des Kapitatumkopfes

Der Kapitatumkopf und -hals werden ähnlich wie der proximale Skaphoidpol durch rekurrent laufende Gefäße versorgt, die von distal in den Knochen eintreten. Infolge der besonderen Gefäßversorgung ist der proximale Kapitatumabschnitt als vaskuläre Terminalzone im Rahmen einer Frakturierung besonders hinsichtlich einer Osteonekrosenentwicklung gefährdet. An die Möglichkeit der Nekrosenentwicklung ist bei isolierten Querfrakturen des Kapitatums (Abb. 30.**17**), bei komplexen Handwurzelfrakturen entlang des „Greater Arc" und insbesondere beim Skaphoid-Kapitatum-Fraktur-Syndrom nach Fenton zu denken (s. Abb. 22.**9**), wobei das letzte Verletzungsmuster ohne Fragmentreposition immer in einer Osteonekrose endet.

30.4 Osteonekrose des Hamulus ossis hamati

Aufgrund des langen intraossären Versorgungsweges neigt die Basisfraktur des Hamulus nicht nur zur Manifestation einer Pseudarthrose, sondern auch zur Entwicklung einer Osteonekrose des pseudarthrotisch separierten Fragments. Da die symptomatische Hamulus-Pseudarthrose durch einfache Exzision behandelt wird, stellt die Osteonekrose des Hamulus ossis hamati selten eine diagnostische Herausforderung dar. Die Differenzialdiagnose umfasst das Os proprium hamuli.

30.5 Osteonekrose aller Karpalia (Morbus Caffey)

Die idiopathische Osteonekrose aller Handwurzelknochen manifestiert sich radiologisch als Ankylose und weitgehend homogene Sklerosierung aller Karpalia. Kollapszustände einzelner Handwurzelknochen wurden bei langem Verlauf beobachtet. Differenzialdiagnostisch muss ein postosteomyelitisches Zustandsbild ausgeschlossen werden. MRT-Erfahrungen zu dem sehr seltenen Krankheitsbild liegen bislang nicht vor.

30.6 Ostenekrose der Metakarpale-Köpfchen (Morbus Mauclaire)

Die seltene Erkrankung manifestiert sich gewöhnlich zwischen dem 13. und 18. Lebensjahr. Die Ätiologie ist strittig. Klinisch finden sich neben einem lokalen Schmerz meist eine Schwellung und Bewegungseinschränkung des betroffenen Metakarpophalangealgelenks. Röntgenologisch imponieren zunächst eine Abflachung der Metakarpale-Köpfe, eine Erweiterung der Gelenkspalten sowie die Zeichen der Arthrosis deformans (Abb. 30.**18**). Als charakteristisch gelten osteochondrale Fragmente und eine Periostitis mit kortikaler Metaphysenverdickung. Wachstumsstörungen des betroffenen Fingerstrahls infolge eines vorzeitigen Schlusses der Epiphysenfuge wurden beschrieben.

30.6 Ostenekrose der Metakarpale-Köpfchen (Morbus Mauclaire)

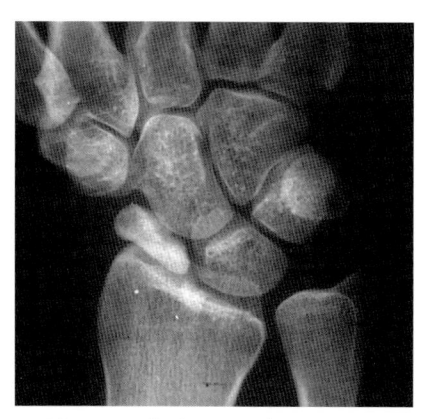

a Röntgenaufnahme im Alter von 33 Jahren. Deutliche Sklerosierung im hypoplastisch erscheinenden Kahnbein. Plusvariante der Ulna.

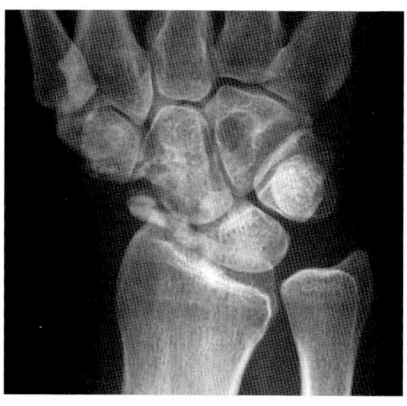

b Im Alter von 48 Jahren Zusammensinterung und Frakturierung des verdichteten Kahnbeines.

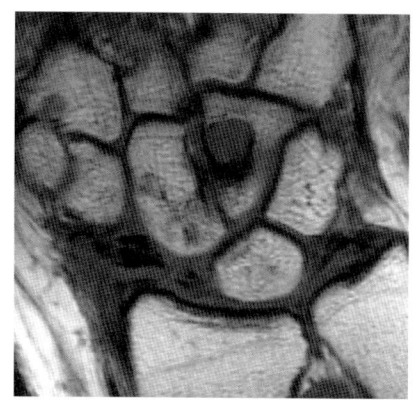

c In der MRT (native T1-SE-Sequenz) findet sich kein vitales Knochenmark mehr. Nebenbefundlich zystoide Läsion im Hamatum und Typ-IIc-Läsion des Discus ulnocarpalis.

Abb. 30.**16 a–c** **Primäre Osteonekrose des Skaphoids (Morbus Preiser).** Es besteht eine progrediente Skaphoidnekrose nach Ausschluss eines Traumas.

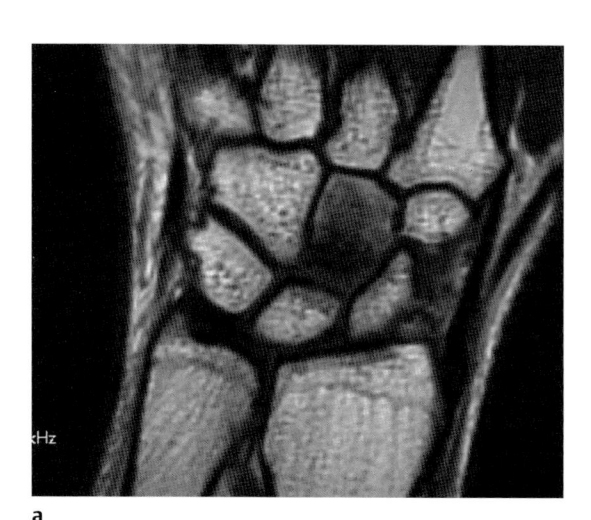

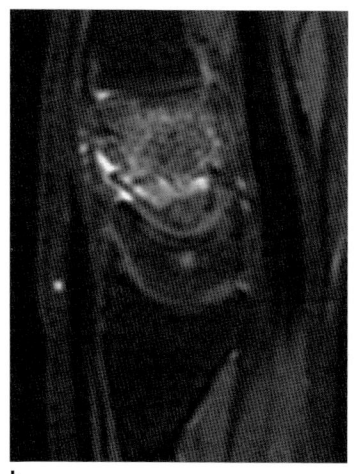

Abb. 30.**17 a, b** **Osteonekrose des Kapitatumkopfes.**

a In der nativen T1-SE-Sequenz proximale Deformität des Kapitatums mit Signalverlust.

b In der sagittalen T1-SE-Sequenz mit Fettsaturation fehlende Kontrastmittelaufnahme im Kapitatumkopf als Hinweis für eine Osteonekrose.

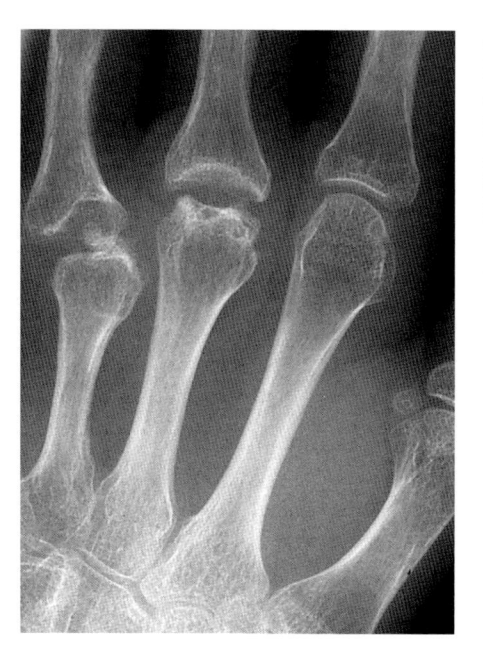

Abb. 30.**18** **Osteonekrose der Metakarpale-Köpfe III und IV (Morbus Mauclaire).** An den beiden abgeflachten und deformierten Metakarpaleköpfen finden sich osteochondrale Fragmente. Das Metakarpale IV ist infolge einer Wachstumsstörung verkürzt, Deformität der Grundphalanxbasis.

30.7 Osteonekrosen der Phalangenbasen (Morbus Thiemann)

Klinische Symptomatik und röntgenologisches Erscheinungsbild des Morbus Thiemann entsprechen weitgehend denen des Morbus Mauclaire. Betroffen sind meist die Grundgliedbasen des II. und III. Fingers. Gegebenenfalls kann mit der MRT eine spontane Revaskularisation nachgewiesen werden.

Literatur

Übersichtsarbeiten

Aspenberg P, Wang JS, Jonsson K, Hagert CG. Experimental osteonecrosis of the lunate. Revascularization may cause collapse. J Hand Surg 1994; 19B: 565–569

Desser TS, McCarthy S, Trumble T. Scaphoid fractures and Kienböck's disease of the lunate: MR imaging with histopathologic correlation. Magn Reson Imag 1990; 8: 357–361

Feldmeier C, Pöschl M, Seesko H. Aseptische Mondbeinnekrose, Kienböck-Erkrankung. Hefte Unfallheilk 1986; 184: 3–126

Lichtman DM, Ross G. Revascularization of the lunate in Kienböck's disease. In: Gelberman RH (ed). The Wrist. p 363–372. Raven Press. New York 1994

Schmitt R, Fellner F, Obletter N, Fiedler E, Bautz W. Diagnostik und Stadieneinteilung der Lunatumnekrose. Eine aktuelle Übersicht. Handchir Mikrochir PlastChir 1998; 30: 142–150

Trumble TE, Irving J. Histologic and magnetic resonance imaging correlations in Kienböck's disease. J Hand Surg 1990; 15 A: 879–884

Weiterführende Literatur

http://www.thieme.de/aktionen/schmitt-lanz

31 Osteopenische Knochenerkrankungen

N. Reutter, A. Heuck, V. Metz

An der Hand manifestieren sich neben der lokalen Osteoporose, die durch Inaktivität oder spezielle Krankheitsbilder der Hand verursacht werden kann, eine Vielzahl systemischer Erkrankungen mit osteopenischem Knochenumbau. Hierzu zählen die generalisierte Osteoporose, die Osteomalazie, die verschiedenen Formen des Hyperparathyreoidismus, die renale Osteopathie und neoplastische Erkrankungen, deren weitere Differenzierung in erster Linie laborchemisch erfolgt. Wichtige Parameter sind die Spiegel von Kalzium und Phosphat im Serum und Urin sowie der alkalischen Phosphatase, des Vitamin D und des Parathormons im Serum. Eine histologische Abklärung mittels Beckenkammbiopsie ist nur gelegentlich zur Diagnostik einer Osteopathie indiziert. Gemeinsames radiologisches Merkmal osteopenischer Skeletterkrankungen ist die erhöhte Strahlentransparenz des Knochens. Zur frühen und vollständigen Erfassung feinster Strukturveränderungen an der Kompakta und Spongiosa sollte die Röntgendiagnostik mit Hilfe von Mammographiefilmen und/oder der Vergrößerungstechnik durchgeführt werden. Zur Früherkennung stehen verschiedene osteodensitometrische Verfahren zur Verfügung.

Anatomie und Pathoanatomie

Der ausdifferenzierte Lamellenknochen besteht in der Anordnung von außen nach innen aus dem Periost, der Kompakta, der Spongiosa und dem Knochenmark. Unabhängig vom zellulären und architektonischen Aufbau werden in der biochemischen Zusammensetzung folgende Bestandteile der Knochensubstanz unterschieden:
- Das **Osteoid** ist die organische Grundsubstanz des Knochens und besteht überwiegend aus Kollagenfasern. Diese Proteine nehmen ca. 35 % des Knochengewichts ein.
- Die übrigen 65 % werden von der mineralisierten Knochensubstanz repräsentiert. Sie besteht vorwiegend aus **Hydroxylapatitkristallen,** aber auch aus Kalziumphosphaten, Kalziumkarbonat, Magnesiumphosphat u. a..

Der Knochenstoffwechsel wird von einem komplexen Regulationssystem gesteuert, in dem Hormone und Vitamine den Ein- und Abbau der ossären Bestandteile bestimmen:
- Das **Somatotropin (STH)** aus der Adenohypophyse fördert das Knochenwachstum.
- Nur am Rande sei die wachstumshemmende Wirkung der Nebennierenrinden- und Geschlechtshormone erwähnt.
- Das **Parathormon** (Normbereich i.S. 1,5–6,5 pmol/l), das in den Nebenschilddrüsen gebildet wird, führt u. a. über die Aktivierung der Osteoklasten zur Knochenresorption und damit zum Anstieg des Kalziumspiegels im Blutserum.
- Antagonistisch verhält sich das in den parafollikulären Zellen der Schilddrüse gebildete **Kalzitonin** (Normbereich i.S. > 100 ng/l), das die Osteoblastentätigkeit anregt und somit indirekt zur verstärkten Mineralisation der Grundsubstanz und zum Abfall des Kalziumspiegels im Serum beiträgt.
- **Vitamin D** fördert die Resorption von Kalzium aus dem Darm und die Einlagerung von Hydroxylapatit in

Tab. 31.1 Pathologie der osteopenischen Knochenerkrankungen

Art der Osteopenie	Pathophysiologie und -anatomie
Osteoporose	verminderte Knochenmasse (jedoch regelrechtes Verhältnis von Osteoid und Mineralsalzen) durch Immobilisation und eine Vielzahl weiterer Ursachen
Rachitis und Osteomalazie	verminderte Mineralisation des regulären Osteoids durch Vitamin-D-Mangel
Hyperparathyreoidismus	Entkalkung der Knochengrundsubstanz durch erhöhte Konzentration des Parathormons
Renale Osteopathie	kombinierte Knochenerkrankung mit – osteomalazischer Teilkomponente – sekundärem Hyperparathyreoidismus – Ablagerungen von Aluminium und Amyloid

das Osteoid (Mineralisation). Voraussetzung für die volle Wirksamkeit des über die Nahrung aufgenommenen Provitamin D ist dessen biochemische Modifikation, die in 3 Schritten abläuft: Ringspaltung des Provitamins in der Haut unter Einwirken von UV-Licht und 2-fache Hydroxylierung in der Leber bzw. Niere zum 1,25-Dihydroxycholekalziferol (= Kalzitriol; Normbereich i.S. 75–175 pmol/l für Erwachsene, 100–250 pmol/l für Kinder).

Osteopenische Erkrankungen können die in Tab. 31.1 synoptisch zusammengefassten Ursachen haben.

Krankheitsbilder

31.1 Osteoporose

Pathoanatomie, klinische Symptomatik

Es liegt eine verminderte Knochenmasse als Resultat eines Ungleichgewichts zwischen Neubildung und Abbau vor, wobei der Abbau überwiegt. Die kortikale und trabekuläre Knochenstruktur sind rarefiziert zugunsten eines erhöhten Fettmarkgehalts. Mineralsalzdichte und histologische Struktur des verbliebenen Knochens sind normal. Klinisch zieht die Osteoporose ein gehäuftes Auftreten von Frakturen nach sich, die besonders die Wirbelkörper, den Schenkelhals und den distalen Radius betreffen.

Es werden die generalisierte und die umschriebene (regionale/lokalisierte) Form der Osteoporose unterschieden:

- Prototyp der **generalisierten Osteoporose** ist die postmenopausale/senile Involutionsosteoporose. Sie betrifft die Knochen mit hohem Spongiosaanteil – Wirbelkörper, Becken und Rippen – stärker als die kurzen und langen Röhrenknochen, wie z.B. den distalen Radius. Dennoch steigt auch die Inzidenz von Radiusfrakturen bereits früh-postmenopausal stark an. Weitere Ursachen sind endokrinologische Erkrankungen (Diabetes mellitus, Morbus Cushing, Hyperparathyreoidismus, Akromegalie, Hyperthyreose, Östrogenmangel), die Schwangerschaft, nutritiv-toxische Schäden (Alkoholismus, Hepatopathien, Fehlernährung mit Eiweißmangel, Hypovitaminose C), neoplastische Krankheitsbilder (Leukämien, Plasmozytom, diffuser metastatischer Skelettbefall), hämatologische Krankheitsbilder (Hämophilie, Sichelzellanämie, Thalassämie, Christmas-Krankheit). Vergleichsweise selten verursachen eine Paraplegie oder genetische Defekte (Osteogenesis imperfecta, Turner- und Klinefelter-Syndrom, Hypophosphatasie, Homozystinurie, Alkaptonurie, Mukopolysaccharidosen, Morbus Gaucher) eine Osteoporose. An iatrogenen Ursachen der Osteoporose seien die Therapien mit Kortikoiden, Phenytoin und Heparin (mehr als 15 000 IE pro Tag) genannt.
- Die **umschriebene Osteoporose** hingegen manifestiert sich vorwiegend am Extremitätenskelett mit Bevorzugung der gelenknahen Abschnitte. Ihre Ursachen sind in der Tab. 31.2 zusammengefasst.

Bildgebende Diagnostik

Röntgendiagnostik

Die klassischen, erst in den fortgeschrittenen Stadien sichtbaren Röntgensymptome der Osteoporose sind in Tab. 31.3 und in Abb. 31.1 zusammengefasst.

Zur orientierenden Bestimmung der Knochenmasse kann die Kortikalisdickenmessung herangezogen werden **(Metakarpal-Index nach Barnett-Nordin)**. Dazu werden in der Mitte des Metakarpalschaftes II oder III die Dicken der radial- und ulnarseitigen Kortikalis bestimmt und addiert ($a_1 + a_2$). Die Summe wird durch die Gesamtdicke b des Knochens dividiert (Abb. 31.3). Der Quotient

Tab. 31.2 Ursachen der umschriebenen Osteoporose

- Posttraumatischer Zustand:
  – Immobilisation
  – schmerzbedingte Schonung
- Algodystrophischer Symptomenkomplex
- Paraplegie nach Nervenläsion
- Morbus Paget in der „heißen Phase"
- Idiopathisch:
  – transitorische regionale Osteoporose
  – transitorisches Knochenmarködem
  – regionale wandernde Osteoporose
  – juvenile Osteoporose

Tab. 31.3 Röntgenzeichen der Osteoporose

- Erhöhte Strahlentransparenz des Knochens
- Rarefizierung der Spongiosastruktur
- Ausdünnung der Kompakta
- Tunnelierung der Kompakta (Ausdruck starker endostaler und periostaler Resorption)
- Einteilung:
  – Typ I: nur Kompakta vermindert
  – Typ II: Kompakta und Spongiosa vermindert

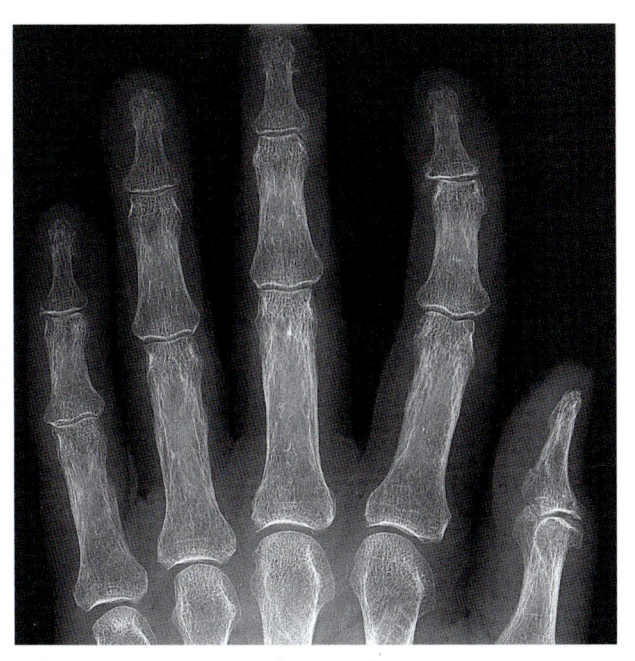

Abb. 31.1 Postmenopausale generalisierte Osteoporose (Typ II).
Bei erhöhter Strahlentransparenz des Knochens ist die Spongiosastruktur rarefiziert und die Kompakta ausgedünnt.

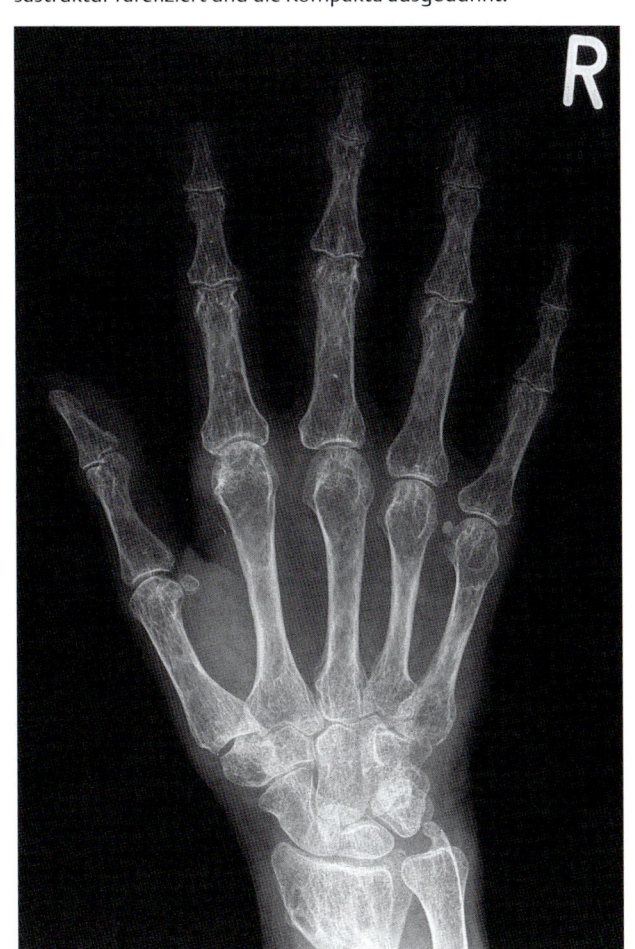

Abb. 31.2 Fortgeschrittene postmenopausale Osteoporose.
Rarefizierte, zusätzlich deutlich vergröberte Spongiosastruktur. Zustand nach distaler Radiusfraktur (Aufnahme von Priv.-Doz. Dr. R. Schmitt, Bad Neustadt a. d. Saale).

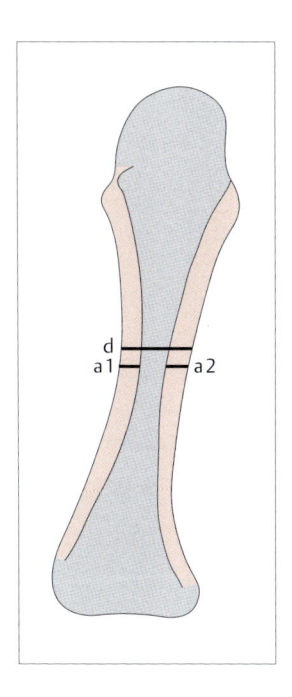

Abb. 31.3 Metakarpal-Index nach Barnett-Nordin zur Osteoporosediagnostik.
Die Messung erfolgt am Schaft des Metakarpale II oder III. Bestimmt werden die Kompaktadicken radialseitig (a_1) und ulnarseitig (a_2) sowie auf gleicher Höhe der Durchmesser des Schaftes (b). Der Quotient ($a_1 + a_2$)/b als Index für die Knochenmasse liegt im Normalfall über 0,5, bei einer Osteoporose unter 0,43.

($a_1 + a_2$)/b liegt im Normalfall über 0,5, bei einer Osteoporose unter 0,43.

Strukturveränderungen treten bei Osteoporosen mit niedriger Aktivität nicht auf. Bei hoher Aktivität kann es im Rahmen aggressiver Osteoporosen – neben Transparenzerhöhung und Kompaktadickenminderung – zu subchondralen, endostalen, periostalen und intrakortikalen Resorptionen mit Tunnelierung der Kompakta kommen.

Verfahren zur Knochendichtemessung

Auf Röntgenaufnahmen ist eine Osteoporose erst ab einem Knochenmineral- bzw. Knochenstrukturverlust von 30–35 % nachweisbar. Es wurden deshalb zur Früherkennung von Osteopenien folgende apparative Nachweismethoden entwickelt:

- Bei der **Single-Photonen-Absorptiometrie (SPA)** wird eine ^{125}J-Strahlenquelle (27,5 keV) rasterförmig über den distalen Unterarmabschnitt bewegt. Es entstehen Schwächungsprofile, die dem Mineralgehalt äquivalent sind und als Längenwert (g/cm) oder als Mineralflächenbelegung (g/cm^2) angegeben werden. Die SPA hat sich in großen epidemiologischen Studien bewährt und inzwischen eine weite Verbreitung gefunden.
- Die **Dual-Photonen-Absorptiometrie (DPA)** ist die Zweienergie-Spektren-Variante der SPA. Üblicherweise wird das Isotop ^{153}Gd als Quelle eingesetzt. Es emittiert Strahlen mit einer Energie von 44 und 100 keV. Höhe und Differenz der Absorptionswerte bei unterschiedlichen Energieniveaus lassen den Fehler durch darüber liegendes Weichteilgewebe auswertungs-

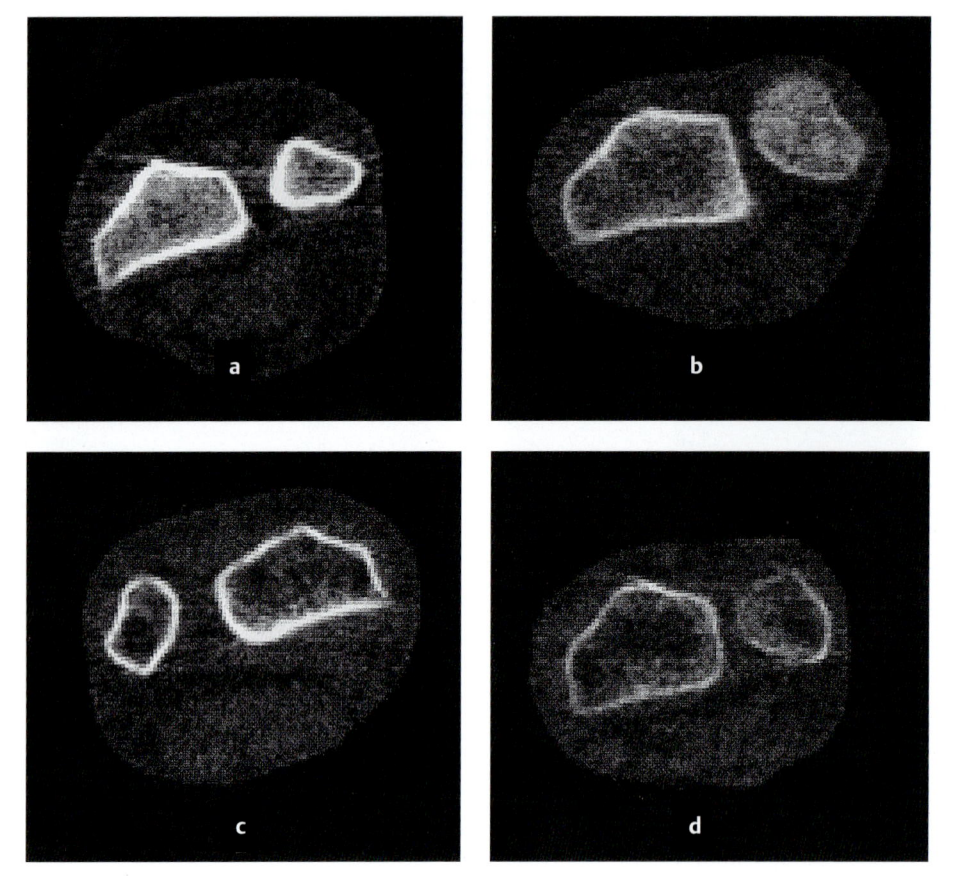

Abb. 31.4a–d **Bestimmung der Knochendichte am distalen Radius mittels pQCT.**
a Normalbefund einer 48-jährigen Frau (TBD 176 mg/cm³, GD 326 mg/cm³).
b Osteoporose einer 56-jährigen Frau mit Wirbelfrakturen (TBD 43 mg/cm³, GD 186 mg/cm³).
c Osteomalazie einer 47-jährigen Frau (TBD 8,5 mg/cm³, GD 85 mg/cm³).
d Juvenile Osteoporose eines 15-jährigen Jugendlichen (TBD 82 mg/cm³, GD 174 mg/cm³).
Abkürzungen: TBD = trabekuläre Dichte, GD = Gesamtdichte (Aufnahmen von Priv.-Doz. Dr. P. Schneider, Würzburg).

technisch eliminieren. Die Strahlenbelastung ist jedoch deutlich höher, die Reproduzierbarkeit der Ergebnisse mit einem Fehler von 2,5 % behaftet.

Nachteile dieser nuklearmedizinischen Verfahren liegen in der Quellenalterung. Das erschwert die Kalibrierung der Geräte. Nachteilig ist auch der geringe Photonenfluss mit langer Untersuchungszeit, die zu Bewegungsartefakten führt. Wegen der geringen Bildauflösung mit schlechter Konturdetektion sind die Untersuchungsergebnisse nur mäßig reproduzierbar.

- Die **Single-X-ray-Absorptiometrie (SXA)** ist eine Weiterentwicklung der SPA. Die Strahlenquelle ist durch eine Röntgenröhre ersetzt. Vorteile liegen im erhöhten Protonenfluss mit Dosisreduktion (1 µSv), verkürzter Untersuchungsdauer und besserer Ortsauflösung. Ein weiterer Vorteil liegt in der umfangreichen klinischen Erfahrung mit der Methode am distalen Radius. Kortikalis- und Spongiosadichte können jedoch nicht gesondert analysiert werden.
- Die **Dual-X-ray-Absorptiometrie (DXA)** ist heute am weitesten verbreitet. Die Auflösung ist besser als bei der SXA. Eine morphologische Darstellung der osteoporotisch bedingten Veränderungen der Knochenstruktur ist jedoch auch mit diesem Verfahren nicht möglich. Das Ergebnis wird als Mineralflächenbelegung (g/cm²) angegeben. Die Strahlenbelastung ist mit einer effektiven Äquivalentdosis von 3µSv–10µSv höher als bei der SXA.

Tab. 31.4 Normbereiche (Mittelwerte ± Standardabweichung) für die periphere QCT am distalen Radius (nach Schneider)

Frauen			Männer		
Alter (J)	trabekuläre Dichte (mg/cm³)	Gesamtdichte (mg/cm³)	Alter (J)	trabekuläre Dichte (mg/cm³)	Gesamtdichte (mg/cm³)
20	157 ± 40	335 ± 60	20	186 ± 40	370 ± 60
40	162 ± 40	340 ± 60	40	203 ± 40	395 ± 60
50	158 ± 40	325 ± 60	60	177 ± 40	354 ± 60
60	138 ± 40	272 ± 60	80	152 ± 40	321 ± 60

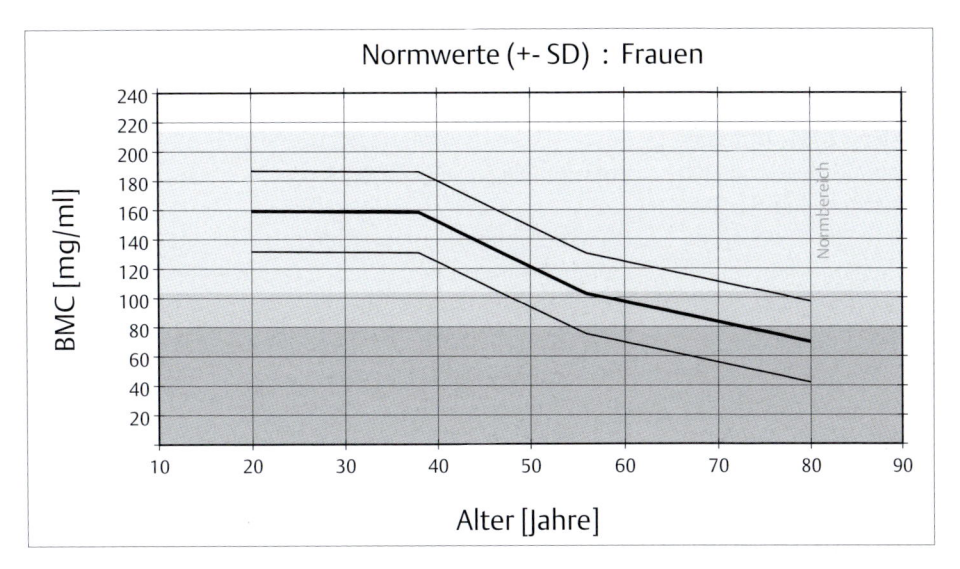

Abb. 31.5 Graphik zum sog. „T-Score".
Die Knochenmineraldichte der 70-jährigen Patientin liegt knapp über dem Altersdurchschnitt, jedoch 2,5 Standardabweichungen unter dem Normalwert. Es besteht eine manifeste Osteoporose mit deutlich erhöhtem Frakturrisiko (Diagramm von Dr. H. Schachner, Regensburg).

- Die **quantitative CT (QCT)** bietet den Vorteil der selektiven Dicken- und Dichtenbestimmung der Spongiosa und Kortikalis (Abb. 31.4). Im Gegensatz zu den bisher beschriebenen planaren Verfahren wird in der QCT die trabekuläre und kortikale Dichte als echte volumenbezogene Einheit aus dem direkt berechneten linearen Schwächungskoeffizienten als Hydroxylapatitäquivalent (mg/cm^3) ermittelt. Die Osteodensitometrie mittels pQCT hat eine sehr hohe Präzision. Die Methode liefert weitere Messparameter, wie die der kortikalen Wandstärke und der Stabilität des Knochens. Die Methode wird üblicherweise als SEQCT (Single-Energy-QCT) bei 80 kV durchgeführt. Die niedrige Spannung reduziert dabei den Fettfehler. Die Zwei-Energie-Technik (DEQCT= Double-Energy-QCT) steht bei diesem Verfahren nur eingeschränkt zur Verfügung – die Strahlenbelastung ist deutlich höher, die Reproduzierbarkeit schlechter.
- Die **periphere quantitative CT (pQCT)** misst die Knochenmineraldichte des distalen Radius oder des Tibiakopfes. Der Messwert wird auch hier in g/cm^3 angegeben. Die effektive Äquivalentdosis beträgt 1µSv. Die statistischen Durchschnittswerte mehrerer deutscher Zentren sind in Tab. 31.4 aufgelistet.

Allerdings wird der ermittelte Knochendichtewert nicht altersbezogen, sondern als **T-Score** (Abb. 31.5) angegeben: Die Knochendichte ist vermindert, wenn die Knochenmineraldichte zwischen 1 und 2,5 Standardabweichungen (SD) unter dem durchschnittlichen Maximalwert der jungen, gesunden, geschlechtsgleichen Erwachsenenpopulation liegt. Eine Osteoporose wird ab einer SD von 2,5 und weniger diagnostiziert. Dieses Vorgehen trägt der Erkenntnis Rechnung, dass ein altersbezogener T-Score nicht risikorelevant ist: Etwa 30 % der postmenopausalen Frauen haben ein erhöhtes Frakturrisiko, obwohl ihre Knochenmineraldichte „altersentsprechend" ist.

- Die **quantitative Ultraschalluntersuchung (QUS)** wird an peripheren Skelettabschnitten (Phalangen, Patella, Tibia, Kalkaneus) eingesetzt. Dabei handelt es sich nicht um eine Knochendichtemessung im eigentlichen Sinne. Schallschwächung und Veränderung der Schallgeschwindigkeit werden bestimmt als Funktion der veränderten Knochenmasse bzw. -struktur. Ein direkter Vergleich mit den absorptiometrisch gewonnenen Ergebnissen ist nicht möglich. Es existieren bisher nur orientierende, indirekte Korrelationen, etwa zur Häufigkeit von osteoporotischen Frakturen bei den Untersuchten. Eine klinische Validität ist bisher nicht erwiesen. Das Verfahren kann deshalb derzeit nicht zur allgemeinen Anwendung empfohlen werden, obwohl der Ansatz viel versprechend ist: Geringer Aufwand, tragbare Geräte, geringe Kosten, keine ionisierenden Strahlen.
- Die **quantitative MRT (QMR)** bestimmt die trabekuläre Mikrostruktur. Dazu werden hochauflösende MRT-Schichten angefertigt. Die Trabekel lassen sich zwar aufgrund eines fehlenden Fett- oder Wasseranteils nicht direkt darstellen. Die unterschiedliche magnetische Suszeptibilität von knöchernen Strukturen im Knochenmark verursacht jedoch Inhomogenitäten im lokalen Magnetfeld. Dabei verhält sich der $T2^*$-Wert umgekehrt proportional zur Knochenstrukturdichte, unabhängig vom Mineralsalzgehalt. Die hier dargestellte Knochenmorphologie stellt den wesentlichen prognostischen Faktor für eine Frakturgefährdung dar. Die Methode ist wegen der erforderlichen hohen Auflösung nur am peripheren Skelett möglich (Radius, Fingerglieder, Kalkaneus). Aufgrund des hohen apparate- und auswertungstechnischen Aufwands ist das Verfahren bisher ausschließlich Forschungszwecken vorbehalten.

Die beschriebenen Verfahren sind untereinander nur sehr eingeschränkt vergleichbar. Das gilt bereits innerhalb der absorptiometrischen, radiologischen und nuklearmedizinischen Methoden, in besonderem Maße jedoch zwischen den Verfahren mit ionisierender Strahlung einerseits und den sonographischen bzw. MRT- Untersuchungen andererseits. Weitere Probleme liegen in den differierenden Messergebnissen zwischen den Geräten verschiedener Hersteller. Außerdem ist die Knochenmineraldichte einer einzelnen Körperregion nicht unbedingt repräsentativ für den Zustand des übrigen Skeletts.

Somit eignen sich die Verfahren mittelbar zur Bestimmung eines absoluten Wertes. Wichtig ist die Verlaufsbeurteilung unter Therapie, die in Kenntnis der genannten Einschränkungen der einzelnen Verfahren immer mit dem gleichen Gerät am selben Skelettabschnitt erfolgen sollte. Dabei sollte der pDXA am distalen Radius der Vorzug gegeben werden: Die klinische Erfahrung ist umfangreich und die Strahlenbelastung in der Körperperipherie sehr gering mit einer effektiven Äquivalenzdosis von 1µSv.

Ein aktueller Ansatz geht vom Zusammenhang zwischen reduzierter Muskelkraft und dem Vorliegen einer Osteoporose aus: Die Stärke des Händedrucks, objektiviert mittels Dynamometer, korreliert signifikant mit der Knochenmineraldichte. Möglicherweise können mit der einfachen Methode Risikopatienten identifiziert und weiterführenden Untersuchungsverfahren zugeleitet werden.

Therapeutische Optionen

Die Therapieformen werden primär am endokrinen, metabolischen oder nutritiven **Grundleiden** ausgerichtet. Zur **symptomatischen** Therapie zählen die kalziumreiche Diät, die Mobilisation, die Physiotherapie und Analgetika. Die **medikamentöse** Therapie der Osteoporose kann umfassen:

- Kalzium in der Dosis 1000–1500 mg pro Tag,
- Vitamin D_3 in der Dosis von 1000 IE pro Tag,
- Kalzitonin (hemmt die Osteoklasten und lindert osteoporotisch bedingte Schmerzen),
- Fluorid (stimuliert die Osteoblasten),
- Biphosphonate (kommen bei rapidem Knochenabbau zur Anwendung),
- Östrogene (wirken antiresorptiv, wegen möglicher Induktion eines Endometriumkarzinoms meist in Kombination mit einem Gestagen).

Der Therapieerfolg wird osteodensitometrisch kontrolliert.

31.2 Rachitis/Osteomalazie

Pathoanatomie, klinische Symptomatik

Kennzeichen ist die **verminderte oder ausbleibende Mineralisation** der regulär ausgebildeten Knochenmatrix durch einen verminderten Einbau von im Serum herabgesetztem Kalzium und/oder Phosphat. Vor Abschluss der Skelettreife spricht man von Rachitis, danach von Osteomalazie. Prinzipiell wird der Mangel an Kalzium und Phosphaten entweder durch eine verminderte gastrointestinale Aufnahme oder durch die erhöhte renale Ausscheidung beider Mineralstoffe verursacht. Dem Vitamin D kommt durch die Steuerung der gastrointestinalen Kalziumresorption eine wichtige Modulatorfunktion zu. Dem Mangel an Vitamin D (1,25-Dihydroxycholekalziferol) liegt entweder eine verminderte Einstrahlung von ultraviolettem Licht (synthetisiert die Vorstufe Cholekalziferol in der Haut), eine Lebererkrankung (Hydroxylierung der Position 25) oder eine Nierenerkrankung (Hydroxylierung der Position 1) zugrunde. In der Tab. 31.**5** sind die wichtigsten Ursachen beider Krankheitsbilder aufgelistet.

Bei den meisten Systemerkrankungen ist der pathogenetische Zusammenhang bislang nicht aufgeklärt. Die Rachitis manifestiert sich meist zwischen dem 6. Lebensmonat und dem 3. Lebensjahr mit den Symptomen Reizbarkeit, Muskelhypotonie, weichen Vorwölbungen am Schädel („Kraniotabes"), glockenförmig deformiertem Thorax („rachitischer Rosenkranz") sowie mit Schmelzdefekten der Zähne.

Tab. 31.**5** Ursachen der Rachitis bzw. Osteomalazie

- Hypovitaminose D:
  - Mangelernährung
  - Mangel an Sonnenlicht
  - Lebererkrankungen
  - Nierenerkrankungen
- Störungen des Kalzium- und/oder Phosphatstoffwechsels:
  - intestinale Resorptionsstörungen
  - renal-tubuläre Störungen mit gesteigertem Verlust von Kalzium und Phosphat
- Systemerkrankungen:
  - Fibrogenesis imperfecta
  - fibröse Dysplasie
  - Neurofibromatose
  - Hypophosphatasie
  - Morbus Wilson
  - Oxalose
  - Autoimmunerkrankungen (besonders Lupus erythematosus)
  - Tumorerkrankungen des Skeletts und der Weichteile
- Intoxikationen:
  - Antiepileptika
  - Kadmium
  - Aluminium

31.2 Rachitis/Osteomalazie

Bildgebende Diagnostik

Röntgendiagnostik

Bei der **Rachitis** sind die charakteristischen Veränderungen epimetaphysär um die Wachstumsfugen lokalisiert (Abb. 31.6). Die Mehrzahl der Röntgensymptome (Tab. 31.6) lassen sich durch einen verminderten Knorpelabbau und durch die Anlagerung von nichtkalzifiziertem Osteoid an den Epiphysenfugen erklären.

Die Rachitis erfüllt die Kriterien einer Systemerkrankung am deutlichsten. Sie betrifft am deutlichsten die Schädelkalotte, die osteochondralen Übergänge der Rippen, die distalen Enden von Ulna, Radius und Femur sowie die proximalen Tibia- und Fibulaabschnitte. Weniger betroffene Manifestationsorte sind die distalen Metaphysen der Metakarpalia II–V und die proximale Metaphyse des Metakarpale I. Im Gegensatz zu den langen Röhrenknochen kommt es am Handskelett nicht zu den charakteristischen Verbiegungen.

Klinisch und laborchemisch muss die Vitamin-D-Mangel-Rachitis gegenüber den vererbten Formen der **primär Vitamin-D-resistenten Rachitis (Phosphatdiabetes)** (s. Kap. 33) und der **Pseudomangelrachitis** abgegrenzt werden.

Tab. 31.6 Röntgenzeichen der Rachitis

- Knochenwachstum retardiert
- Generalisierte Osteopenie
- Verbreiterte Epiphysenfugen
- „Becherform" der Metaphysen
- „Trümmerzone" der Metaphysenendzonen aufgrund der ungeordneten Mineralisation
- Dekonturierung der Epiphysen bzw. der sekundären Ossifikationszentren
- Röhrenknochen sind verbogen
- Ulna früher als Radius betroffen

Tab. 31.7 Röntgenzeichen der Osteomalazie

- Generalisierte Osteopenie
- Spongiosa verwaschen („Milchglaseffekt") und strähnig-wabig vergröbert
- Erhöhte Transparenz der Kompakta
- Looser-Umbauzonen:
  - transversale Aufhellungslinien in der Kompakta
  - symmetrisch in den langen Röhrenknochen
  - entsprechen Osteoideinlagerungen

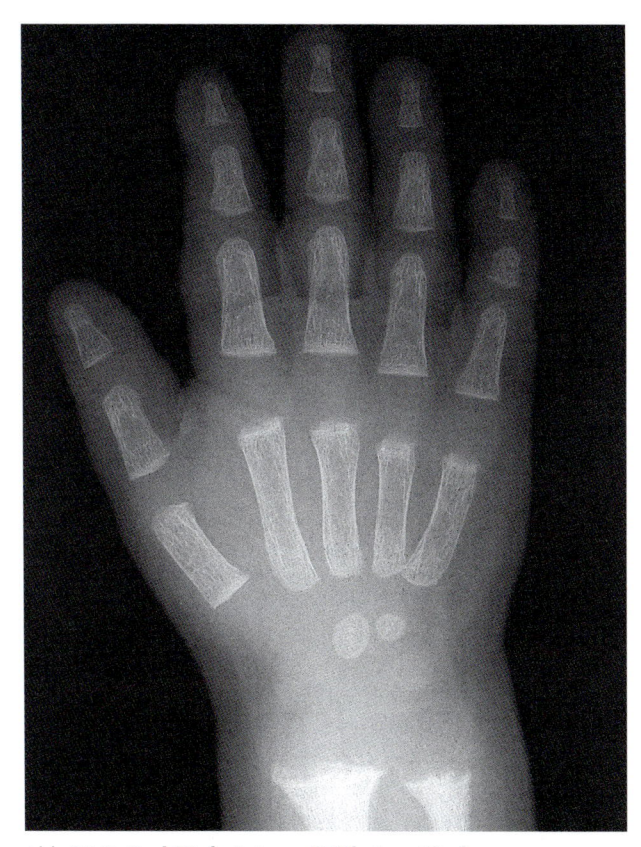

Abb. 31.6 **Rachitis bei einem 2-jährigen Kind.** Charakteristische Becherform der Metaphysen von Radius und Ulna sowie an den Metakarpalia II–V. Allgemeine Osteopenie.

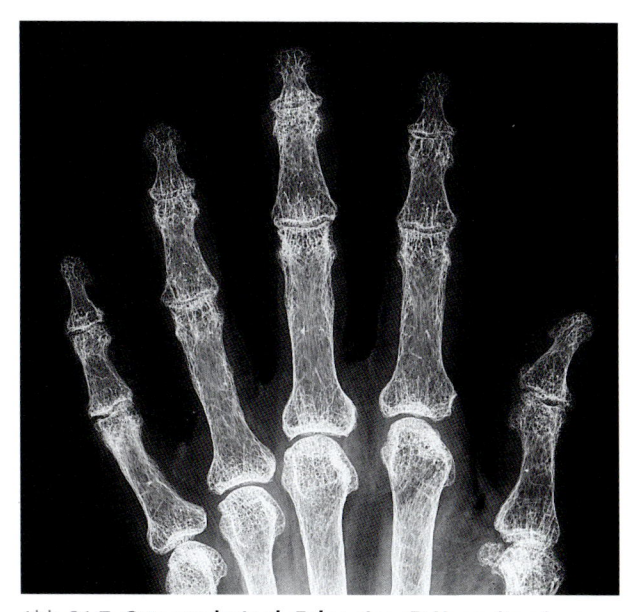

Abb. 31.7 **Osteomalazie als Folge einer D-Hypovitaminose.** Neben einer rarefizierten und tunnelierten Kompakta imponiert insbesondere die mattglasartige Struktur der Spongiosa an den Grundphalangen II–V.

Im Gegensatz zur Rachitis spielt die Manifestation der Osteomalazie des Erwachsenenalters am Handskelett keine wesentliche Rolle. Radiologisch lassen sich neben der generalisierten Osteopenie als Folge des Mineralisationsdefizits eine mattglasartige Spongiosastruktur, eine tunnelierte Kortikalis und Looser-Umbauzonen nachweisen (Tab. 31.**7** und Abb. 31.**7**). Vor Therapiebeginn ist zur Quantifizierung des Malaziegrades eine Beckenkammbiopsie in Erwägung zu ziehen.

Nuklearmedizin

Die für die Osteomalazie charakteristischen Looser-Umbauzonen lassen sich szintigraphisch als anreichernde Herde lokalisieren. Prädilektionsstellen sind der laterale Skapularand, der mediale Rand des Schenkelhalses, Rippen, Scham- und Sitzbein.

Therapeutische Optionen

Bei der Vitamin-D-Mangel-Rachitis wird Vitamin D_3 medikamentös substituiert. Bei Vitamin-D-Stoffwechselstörungen wird die Grunderkrankung – soweit möglich – therapiert. Außerdem werden stoffwechselaktive Vitamin-D-Metabolite verabreicht, z.B. $1,25(OH)_2\text{-}D_3$. Wichtig ist die enge Therapiesteuerung anhand des Kalziumspiegels im Serum.

31.3 Hyperparathyreoidismus

Pathoanatomie, klinische Symptomatik

Allen Formen des Hyperparathyreoidismus ist eine Erhöhung des Parathormonspiegels im Serum gemeinsam. Das Parathormon, das in den Nebenschilddrüsen gebildet wird, bewirkt eine Freisetzung von Kalzium aus dem Knochen. Nach der Ätiopathogenese werden die in Tab. 31.**8** aufgelisteten Formen des Hyperparathyreoidismus unterschieden. Diese lassen sich anhand der Serumspiegel für Kalzium (Normbereich: 2,2–2,65 mmol/l) und Phosphat (Normbereich: 2,6–4,5 mg/dl für Erwachsene, 3,6–5,9 mg/dl für Kinder) differenzieren.

Bildgebende Diagnostik

Röntgendiagnostik

Alle Skelettveränderungen sind die Folgen einer vermehrten Kalzium-Mobilisation aus dem Knochen. Das hieraus resultierende Erscheinungsbild („Osteitis fibrosa cystica") erlaubt oft bereits anhand des Handradiogramms die definitive Diagnose eines Hyperparathyreoidismus (Tab. 31.**9**, Abb. 31.**8a** u. 31.**9**).

Im Gegensatz zur Osteoporose und Osteomalazie, die am Handskelett weniger eindeutige Symptome bieten als an anderen Lokalisationen, ist das Handradiogramm für die Erfassung der hyperparathyreoidalen Skelettmanifestation sehr sensitiv. Die Hand als Prädilektionsort gilt daher als radiologische Testregion in der Diagnostik des Hyperparathyreoidismus.

Therapeutische Optionen

Beim **primären** Hyperparathyreoidismus werden alle vergrößerten Epithelkörperchen operativ entfernt (und sicherheitshalber kryokonserviert). Bei der **renalen Form des sekundären** Hyperparathyreoidismus sollte die Phosphatzufuhr reduziert und zusätzlich kalziumreiche Phosphatbinder verabreicht werden. Erst nach Normalisierung des Phosphatspiegels im Serum kann zusätzlich

Tab. 31.**8** Ursachen und Kalziumwerte bei den verschiedenen Formen des Hyperparathyreoidismus (Parathormon im Serum immer erhöht)

Form	Ätiologie	Kalzium im Serum
Primär	Hyperplasie, Adenom, Karzinom der Nebenschilddrüsen	erhöht
Sekundär	Anpassung an gestörte Kalzium-Homöostase bei renaler oder gastrointestinaler Ursache	meist erniedrigt
Tertiär	Autonomie der Nebenschilddrüsen infolge chronischer Hypokalzämie	normal

Tab. 31.**9** Röntgenzeichen des Hyperparathyreoidismus

- Generalisierte Osteopenie
- Spongiosastruktur rarefiziert und strähnig imponierend
- Resorptive Veränderungen an der Kortikalis:
  – Tunnelierung und Spongiosierung an den Metakarpalia und Mittelphalangen
  – Zähnelung der radialen Kompaktaaußenseiten an den Grund- und Mittelphalangen II und III
  – Erosionen der subchondralen Grenzlamellen
- Pseudozystische Läsionen unterschiedlicher Größe mit Randsklerosen (sog. „braune Tumoren")
- Möwenschwingenform der Interphalangealgelenke
- Akroosteolysen
- Heterotope Weichteilverkalkungen

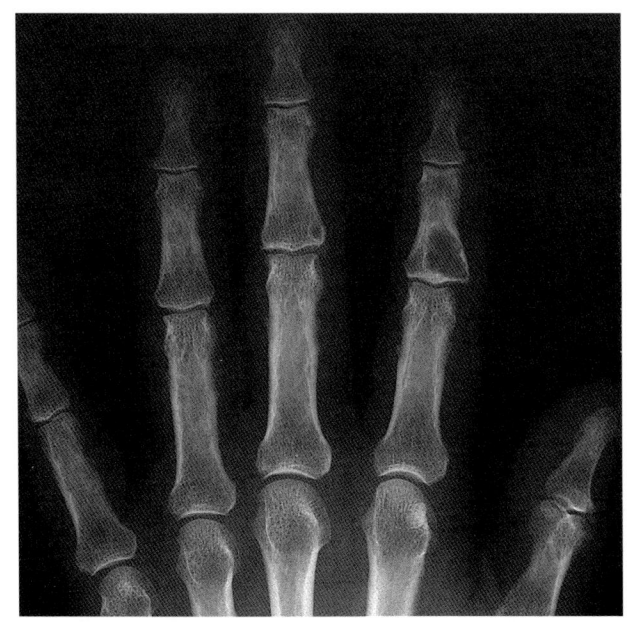

a „Braune Tumoren" (Osteitis cystica fibrosa) als zystische Strukturaufhellungen an den Mittelphalangen II und III. Konturunschärfen durch resorptive Vorgänge finden sich jeweils radialseitig an den Grundphalangen und am Metakarpale II.

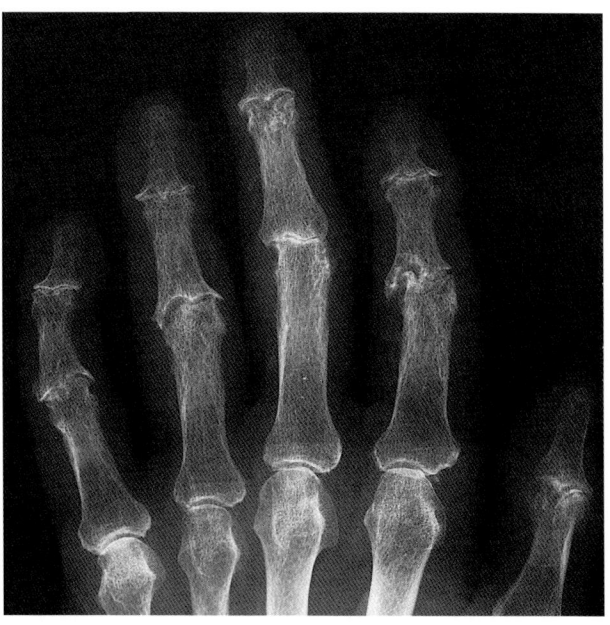

b Bei einem anderen Patienten mit primärem Hyperparathyreoidismus ausgeprägte Vogelschwingendeformitäten der Interphalangealgelenke zusätzlich zur Spongosierung der Kompakta und Osteopenie (Aufnahme von Priv.-Doz. Dr. A. Stäbler, München).

Abb. 31.8 a, b **Radiologische Erscheinungsformen des primären Hyperparathyreoidismus.**

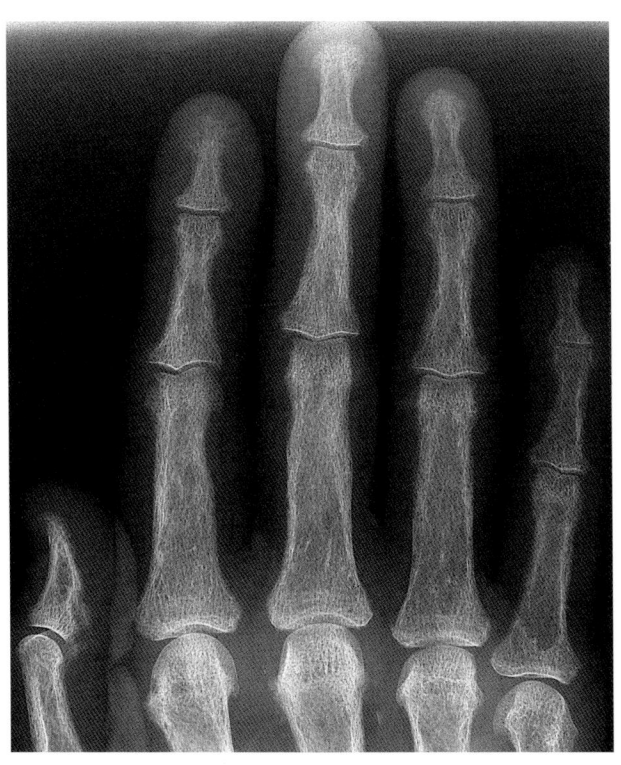

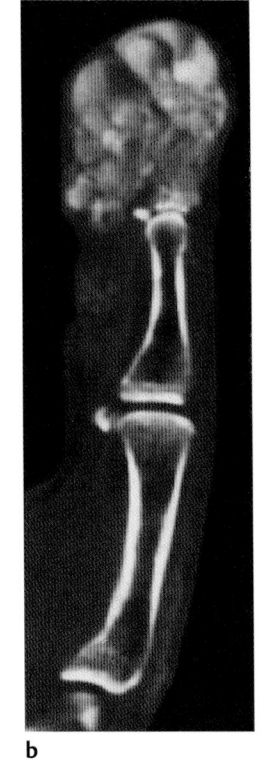

Abb. 31.9 a, b **Radiologische Erscheinungsbilder der renalen Osteopathie.**
a Bei dem langjährigen Dialysepatienten Zeichen des sekundären Hyperparathyreoidismus mit ausgeprägter Rarefizierung und Spongosierung der Kompakta.
b CT einer Dialysepatientin mit Kalksalzdepot am Daumenendglied mit subtotaler Osteolyse auf Höhe der scholligen Weichteilverkalkungen als Ausdruck des akut entzündlichen Geschehens
(Aufnahme von Priv.-Doz. Dr. R. Schmitt, Bad Neustadt an der Saale).

a

b

Vitamin D$_3$ substituiert werden, ansonsten drohen extraossäre Verkalkungen durch Ausfällung von Kalziumphosphat. Bei den **nichtrenalen Formen des sekundären** Hyperparathyreoidismus steht die Therapie der Grunderkrankung (Malassimilation, Cholestase, Leberfunktionsstörung) sowie die Substitution mit Vitamin D$_3$ und evtl. Kalzium im Vordergrund. Beim **tertiären** Hyperparathyreoidismus muss die Resektion der Epithelkörperchen in Erwägung gezogen werden.

31.4 Renale Osteopathie

Pathoanatomie, klinische Symptomatik

Die renale Osteopathie wird durch die Kombination mehrerer Pathomechanismen verursacht, nämlich durch
- einen sekundären Hyperparathyreoidismus durch renalen Kalziumverlust,
- den Mangel an 1,25-Dihydroxycholekalziferol infolge einer renalen Synthesestörung,
- gegebenenfalls dialyseinduzierte Ablagerungen von Aluminium und Amyloid.

Die Symptome der renalen Osteopathie sind am Handskelett meist nur von subklinischer Ausprägung und bestehen dann in Knochenschmerzen und selten in pathologischen Frakturen.

Bildgebende Diagnostik

Röntgendiagnostik

In wechselnder Ausprägung sind die Skelettveränderungen der renalen Osteopathie Mischformen aus Anteilen einer Osteomalazie, eines sekundären Hyperparathyreoidismus (Abb. 31.**9 a** u. **b**) und – im Falle einer Hämodialyse – von Aluminium- und Amyloid-Osteoarthropathien (s. Abb. 35.**3**). Die Röntgenzeichen sind in Tab. 31.**10** synoptisch zusammengefasst.

Therapeutische Optionen

Vordergründig ist die Überprüfung der Dialyseparameter. Ansonsten richtet sich die Therapie nach den Behandlungsformen der renalen Form des sekundären Hyperparathyreoidismus: Reduktion der Phosphatzufuhr und Verabreichung von kalziumreichen Phosphatbindern. Erst nach Normalisierung des Phosphatspiegels im Serum darf zusätzlich Vitamin D$_3$ substituiert werden.

Tab. 31.**10** Röntgenzeichen der renalen Osteopathie

- Durch Osteomalazie induziert:
  – Spongiosastruktur rarefiziert und „verwaschen"
- Durch Hyperparathyreoidismus induziert:
  – Tunnelierung und Spongiosierung der Kompakta
  – Erosionen der subchondralen Grenzlamelle v.a. an den Metakarpophalangealgelenken
  – subchondrale Pseudozysten im Karpus
  – heterotope Weichteilverkalkungen
- Durch Aluminiumablagerungen induziert:
  – Osteoporose
  – Osteochondrosen
- Durch Amyloidablagerungen induziert:
  – pseudozystische Strukturdefekte im Radius und Karpus
  – karpale Instabilitäten
  – Gelenkschwellungen

Tab. 31.11 Differenzialdiagnostische Kriterien der osteopenischen Knochenerkrankungen

Osteopenieform	Labor				Röntgenzeichen
	Ca^{2+} i.S.	HPO_4^{2-} i.S.	Alkalische Phosphatase	Sonstige	
Osteoporose	o.B.	o.B.	o.B./↑	(Pyridinolin i.S.↑)	Kompakta und Spongiosa rarefiziert
Osteomalazie	↓	o.B./↓	↑	Vitamin D ↓	„Mattglaseffekt" Looser-Umbauzonen
Primärer Hyperparathyreoidismus	↑	↓	↑	Parathormon ↑	Spongiosierung der Kompakta, „Braune Tumoren"
Renale Osteopathie	↓/o.B.	↑	↑	Vitamin D ↓ Parathormon ↑	Kombination aus Osteomalazie Hyperparathyreoidismus und Weichteilverkalkungen
Maligne Knochentumoren	↑	o.B.	↑	paraneoplastische Pseudohormone	evtl. Osteolysen

31.5 Differenzialdiagnosen

Zur differenzialdiagnostischen Abgrenzung sind die wichtigsten Merkmale der osteopenischen Krankheitsbilder in Tab. 31.11 zusammengefasst.

Literatur

Übersichtsarbeiten

Abrahamsen B, Hansen T B, Jensen LB, Herman A P, Eiken P. Site of osteodensitometry in postmenopausal women: correlation and limits of agreement between anatomic regions. J Bone Miner Res 1997; 12: 1471–1479

Cortet B, Boutry N, Dubois P, Bourel P, Cotton A, Marchandise X. In vivo comparison between computed tomography and magnetic resonance image analysis of the distal radius in the assessment of osteoporosis. J Clin Densitometr 2000; 3: 15–26

Felsenberg, D., Gowin, W., Wolf, K.-J.: Systematik osteodensitometrischer Methoden und Akronyme. Fortschr. Röntgenstr. 165 (1996) 398–402

Naidich, J.B., Mitchell, I.K., Mossey, R.T., Bluestone, P.A., Stein, H.L.: Osteoarthropathy of the hand and wrist in patients undergoing long term hemodialysis. Radiology 164 (1987) 205–209

Schneider P, Börner W, Lehmann R. Deutsches Referenzkollektiv für die Knochendichtebestimmung mit der pQCT am Radius. Nucl Med 1993; 32: A66

Weiterführende Literatur
http://www.thieme.de/aktionen/schmitt-lanz

32 Algodystrophie (Reflexdystrophie, komplexes regionales Schmerzsyndrom Typ I)

N. Reutter, J. Spitz

> Beim algodystrophen Symptomenkomplex handelt es sich um eine posttraumatische Komplikation mit multifaktorieller Genese, die bis zum funktionellen Totalverlust der Extremität führen kann. Anamnese und klinisches Bild – hier insbesondere das Leitsymptom „Schmerz" – sind in der Regel diagnostisch wegweisend. Deshalb kommt den bildgebenden Verfahren eher die Funktion einer Ausschlussdiagnostik von Begleiterkrankungen zu, zumal bei fließenden Übergängen zu posttraumatisch reparativen Vorgängen eindeutige **morphologische** Diagnosekriterien fehlen. Die Dreiphasenskelettszintigraphie kann in der Frühphase der Erkrankung durch den Nachweis der typischen **funktionellen** Störungen zur Diagnosestellung beitragen.

32.1 Pathogenese, klinische Symptomatik

Nach neuerer Nomenklatur wird der Begriff „Algodystrophie" (Synonym: sympathische Reflexdystrophie, Morbus Sudeck) zusammen mit dem Terminus „Kausalgie" unter dem Oberbegriff „Komplexes regionales Schmerzsyndrom" (Complex Regional Pain Syndrome, **CRPS**) zusammengefasst. Dabei entspricht Typ I (ohne morphologisch fassbare Nervenläsion) der Algodystrophie, während der Typ II (mit definierter Nervenläsion) die Kausalgie repräsentiert. Das CRPS umfasst einen Symptomenkomplex mit den diagnostischen Kriterien der Tab. 32.**1**:

Dabei zeigt die Symptomatik zwischen Typ I und II keine wesentlichen Unterschiede. Der Ausprägungsgrad dieser Kriterien ist vom Stadium der Erkrankung abhängig. Dem algodystrophischen Symptomenkomplex werden auch die transitorische Osteoporose bzw. das transitorische Knochenmarksödem und die „aggressive" regionale Osteoporose (z. B. des Humerus) zugerechnet.

Pathogenese und Pathophysiologie des CRPS und damit auch der Algodystrophie sind bis heute nicht vollständig geklärt. Auslösende Ereignisse sind meist ein Trauma oder ein operativer Eingriff. Zwar nimmt die Manifestationswahrscheinlichkeit mit der Schwere der Traumatisierung zu, eine direkte Korrelation zum Ausprägungsgrad der Erkrankung besteht jedoch nicht. Neurologische, vegetative, vaskuläre, humorale und psychische Faktoren spielen eine wichtige Rolle. So kann die Erkrankung auch nach Rückenmarksverletzungen, Schlaganfall, lokalen Infektionen, Gicht, Myokardinfarkt, pleuralen Affektionen oder nach thrombotischen Verschlüssen beobachtet werden. Bei neuromuskulären Erkrankungen, Diabetes, Hypothyreose, Fettstoffwechselstörungen, in der Schwangerschaft oder unter bestimmter Medikation (Tuberkulostatika, Barbiturate, Antiepileptika) kann ebenfalls eine Algodystrophie auftreten, die sich dann auch bilateral manifestieren kann. Einen wichtigen Faktor scheint die Beteiligung des sympathischen Nervensystems mit konsekutiver Perfusions- und Stoffwechselstörung darzustellen. Neuere Arbeiten postulieren eine Beteiligung der nicht myelinisierten, nozizeptiven C-Fasern, die neben der Afferenz auch eine efferente, neurosekretorische Funktion besitzen. Die dabei freigesetzten Neuropeptide bewirken eine neurogene Entzündung, deren Symptome bei experimentell ausgelöster Erkrankung dem CRPS entsprechen. Weitere Untersu-

Tab. 32.1 Diagnosekriterien des CRPS

Chronologie	Kriterien
Initial	• Schmerzen und Hypersensibilität • vasomotorische Instabilität mit Temperaturregulationsstörungen und verändertem Hautkolorit • sudomotorische Instabilität mit Hyperhidrosis
Später	• Weichgewebsschwellung • trophische Hautveränderungen • eingeschränkte Beweglichkeit • fleckige, periartikulär betonte Osteoporose

32.1 Pathogenese, klinische Symptomatik

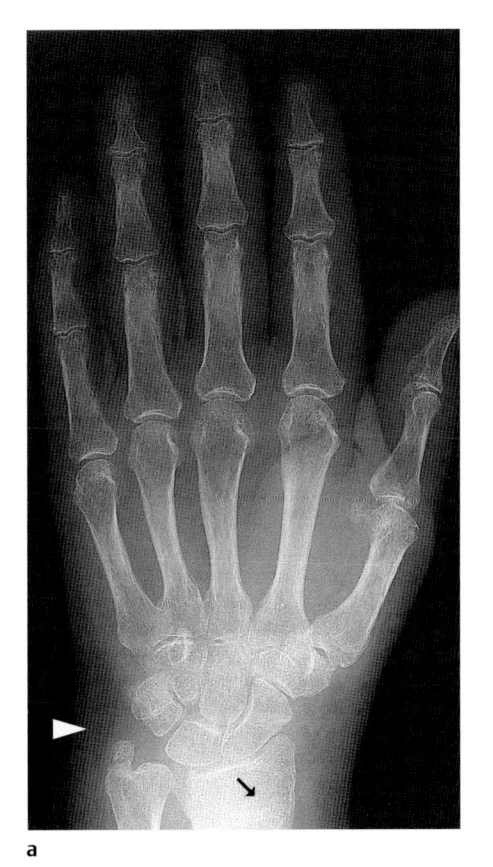

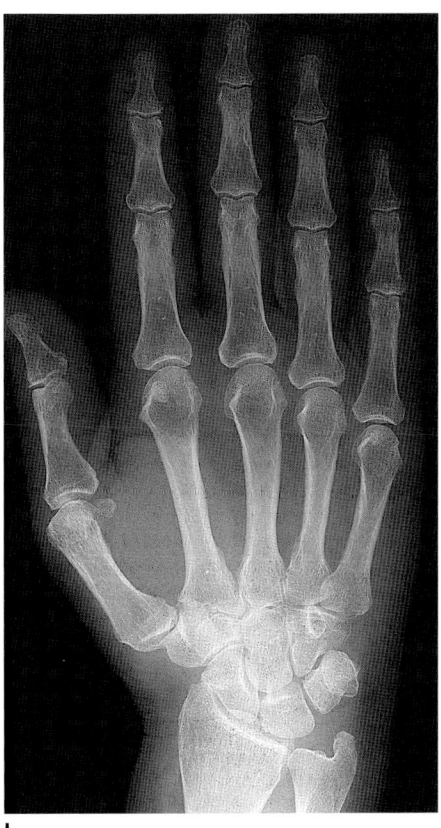

Abb. 32.**1 a, b Stadium I der Algodystrophie.**
a Frühe Phase der Dystrophie mit diskreten gelenknahen Entkalkungen und verdickten Weichteilen. Zustand nach Fraktur des Radius und des Processus styloideus ulnae links (Pfeile).
b Normalbefund an der rechten Hand.

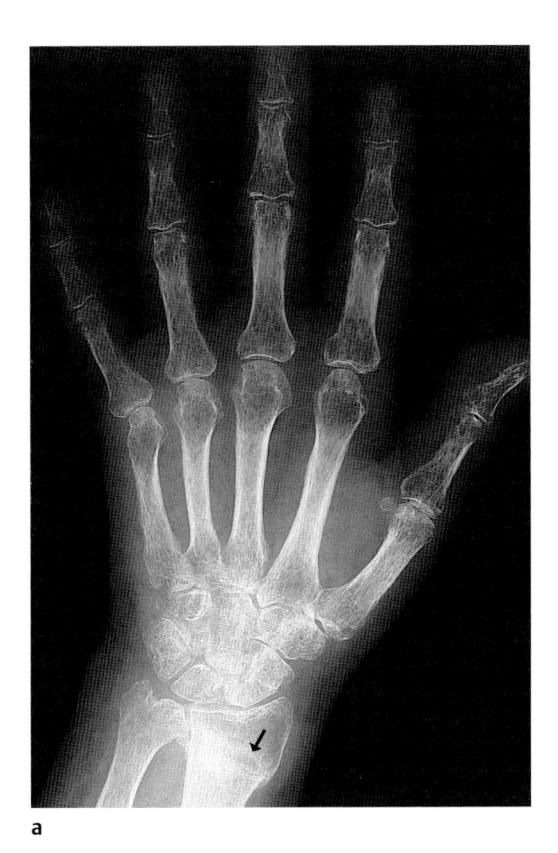

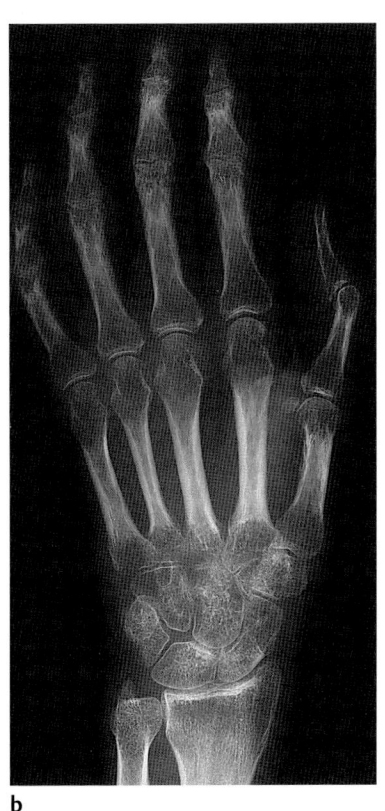

Abb. 32.**2 a, b Stadien II und III der Algodystrophie.**
a Stadium II (Phase der Dystrophie) mit gelenknahen, fein- bis grobfleckigen Entkalkungen. Persistierende Verbreiterung der Weichteile. Zustand nach distaler Radiusfraktur (Pfeil).
b Übergangsstadium II–III. Bei einem anderen Patienten ausgedünnte Kortikalis entlang der Diaphysen und rarefizierte subchondrale Grenzlamellen neben ausgeprägter gelenknaher Entkalkung. Der Weichteilschatten ist verschmälert, die proximalen und distalen Interphalangealgelenke als Ausdruck beginnender Kontrakturen diskret flektiert (Aufnahme von Dr. H. Rosenthal, Hannover).

chungen legen eine zentralnervöse Desintegration nahe. Diese Annahme wird gestützt von den Beobachtungen, dass die von einer Algodystrophie betroffene Region die Grenzen des ursprünglichen Schädigungsortes weit überschreiten und sogar wandern kann; ferner dadurch, dass die Erkrankung nach einer Rückenmarksverletzung oder einer Apoplexie in der abhängigen Region auftreten kann.

Die Erkrankung zeigt einen protrahierten Verlauf. Es lassen sich 3 Stadien abgrenzen:

- Die **Initialphase** ist durch ein entzündungsähnliches Bild mit den klassischen Zeichen des Schmerzes, der Überwärmung, der Rötung, der Schwellung und der eingeschränkten Beweglichkeit der Gelenke gekennzeichnet. Die Schweißsekretion ist gesteigert, Haar- und Nagelwachstum sind beschleunigt, bei Jugendlichen auch das Längenwachstum der Knochen.
- In der **Phase der Dystrophie**, die nach ca. 3 Monaten erreicht wird, ist die Durchblutung herabgesetzt. Es resultieren eine graue Zyanose, Hypothermie, reduzierte Schweißsekretion und trophische Störungen mit reduziertem Wachstum der Hautanhangsgebilde sowie verlangsamtem Längenwachstum der Knochen. Die Ruhe- und Bewegungsschmerzen bestehen fort.
- Die **Phase der Endatrophie** wird nach vielen Monaten bis Jahren erreicht. Sie ist gekennzeichnet durch die Ausbildung einer „Glanzhaut" als Resultat der Koriumatrophie, Muskelschwund und irreversible Gelenkversteifung mit Kontrakturen. Die Haut zeigt eine blasse bis blaue Zyanose aufgrund einer verstärkten passiven Venenfüllung. Es resultiert ein funktioneller Totalverlust der betroffenen Extremität.

32.2 Bildgebende Diagnostik

Die Bedeutung der apparativen Diagnostik liegt bei der Algodystrophie vor allem in der differenzialdiagnostischen Abgrenzung gegenüber Begleiterkrankungen (primär übersehene Fraktur, aktivierte Arthrose, akutes Karpaltunnelsyndrom, Osteomyelitis/Arthritis) sowie in der Dokumentation der Knochenentkalkung und deren Quantifizierung im Verlauf. Grundlage der bildtechnisch fassbaren Veränderungen ist die gestörte Perfusion, die insgesamt zu einer negativen Bilanz des Knochenstoffwechsels führt. Keines der bildgebenden Verfahren liefert jedoch ein Einzelmerkmal, das die Algodystrophie beweist.

Sehr nachdrücklich sei deshalb an dieser Stelle daraufhin gewiesen, dass die Diagnose einer Algodystrophie ausschließlich aufgrund der klinischen Befunde gestellt wird. Keinesfalls ist es statthaft, alleine anhand des Röntgenbefunds einer diffusen Demineralisation des Handskeletts einen „Morbus Sudeck" zu diagnostizieren.

Röntgendiagnostik

Mit dem Ziel, Bildmaterial für quantitativ reproduzierbare Verlaufskontrollen zu erhalten, müssen untersuchungstechnisch folgende Gesichtspunkte berücksichtigt werden:

- Verwendung feinzeichnender Folien (Empfindlichkeitsklasse < 100) oder höchstauflösender digitaler Aufnahmesysteme,
- Belichtungsqualität, die sowohl die Knochenstruktur als auch die Dicke des Weichteilmantels beurteilen lässt,
- gemeinsame Exposition von erkrankter Extremität und gesunder Gegenseite in einer Aufnahme im dorsopalmaren Strahlengang,
- vollständige Dokumentation der Aufnahmeparameter (Empfindlichkeitsklasse, Fokusgröße, kV, mAs, FFA).

Die Röntgenbefunde der Algodystrophie sind stadienbezogen in der Tab. 32.2 und in den Abb. 32.1 u. 32.2 zusammengefasst.

Da die Skelettveränderungen erst einige Wochen nach dem Beginn der klinischen Symptome auftreten, ist die Übersichtsaufnahme zur Frühdiagnostik nicht geeignet. Das in Phase II und III nachweisbare Resorptionsmuster ist für die Algodystrophie nicht beweisend, da die Übergänge zur inaktivitätsbedingten Demineralisierung fließend sind.

Tab. 32.2 Röntgenzeichen der Algodystrophie

Phase	Röntgenbefunde
Initialphase	• noch keine Skelettveränderungen • Verbreiterung des Weichteilschattens
Phase der Dystrophie	• fein- bis grobfleckige Entkalkungen, zunächst überwiegend gelenksnah lokalisiert, im weiteren Verlauf Resorption enostal (Kortikalis wird verdünnt), intrakortikal (Aufhellungssäume entlang der Gefäßkanäle) sowie subperiostal und subchondral (Grenzlamelle rarefiziert)

Phase der Endatrophie	• gleichmäßige Demineralisation:
	  – spongiöse Trabekel rarefiziert und verschmälert
	  – Rahmenstruktur der ausgedünnten Kortikalis (wie „mit einem Bleistiftstrich gezogen")
	• Weichteilmantel verschmälert

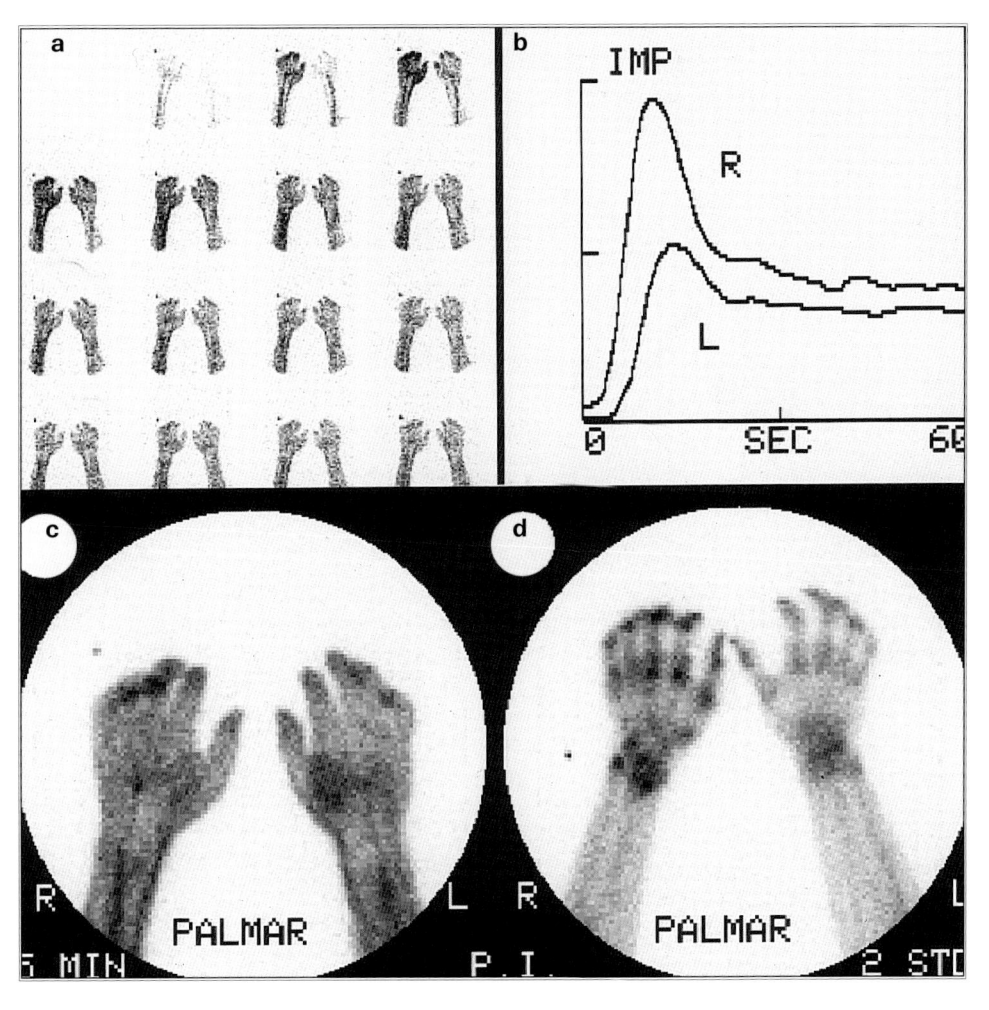

Abb. 32.3 a–d **Nuklearmedizinische Befunde im Stadium II der Algodystrophie.**
a Hyperämie der linken Hand in der arteriellen Perfusionsphase.
b Deutliche Amplitudendifferenz der Durchblutungskurven.
c Geringe Asymmetrie beider Hände in der Phase 2 der DPS (nach 5 Minuten).
d Diffuse Mehranreicherung des gesamten linken Handskeletts mit Betonung der gelenknahen Abschnitte (2 Stunden nach Injektion von 600 MBq ^{99m}Tc HMDP).

Nuklearmedizin

Die Dreiphasenskelettszintigraphie (DPS) kann für die Frühdiagnostik der Algodystrophie hilfreich sein, da mit ihr die funktionellen Störungen, nämlich die Hyperämie und Dystrophie, sensitiv erfasst werden. Die klassischen Befunde der Dreiphasenszintigraphie bei der Algodystrophie sind in der Abb. 32.3 und in Tab. 32.3 dokumentiert.

Von der einfachen **Inaktivitätsosteoporose** ist die Algodystrophie nur durch die deutliche Hyperämie zu unterscheiden (s. Kap. 6). Dabei ist sicherzustellen, dass die Hyperämie nicht anderer Genese ist (z. B. Folge einer forcierten Übungsbehandlung). Der Einsatz der Dreiphasenszintigraphie zum Nachweis der Algodystrophie wird in der Literatur überwiegend positiv beurteilt und folgende Werte angegeben: Sensitivität 96 %, Spezifität 97 %, negativer Vorhersagewert 99 %. In der seltenen Situation, wo die klinische Symptomatik unklar ist, kann somit der gezielte Einsatz der Dreiphasenszintigraphie zur Diagnosefindung beitragen.

Osteodensitometrie

Die Knochendemineralisierung wird in der **CT** früher als im konventionellen Radiogramm erfasst. Zur Densitometrie werden dabei die Absorptionswerte des spongiösen Knochens der erkrankten Hand mit denen der Gegenseite an identischer Schichtlokalisation verglichen. Auch mit der **Dual-Photonen-Absorptiometrie** kann eine Densitometrie durchgeführt und der Krankheitsverlauf unter Therapie dokumentiert werden.

Magnetresonanztomographie

Das Verfahren wird als sensitiv für den Nachweis und die Aktivitätsbeurteilung der Algodystrophie bewertet und zeigt dabei eine hohe Übereinstimmung mit den klinischen, radiologischen und szintigraphischen Befunden.

Tab. 32.3 Dreiphasenskelettszintigraphie bei der Algodystrophie

Phase	Szintigraphischer Befund
1	gesteigerte arterielle Durchblutung
2	keine wesentliche Vermehrung des venösen Blutvolumens
3	typische gelenkbetonte Mehranreicherung

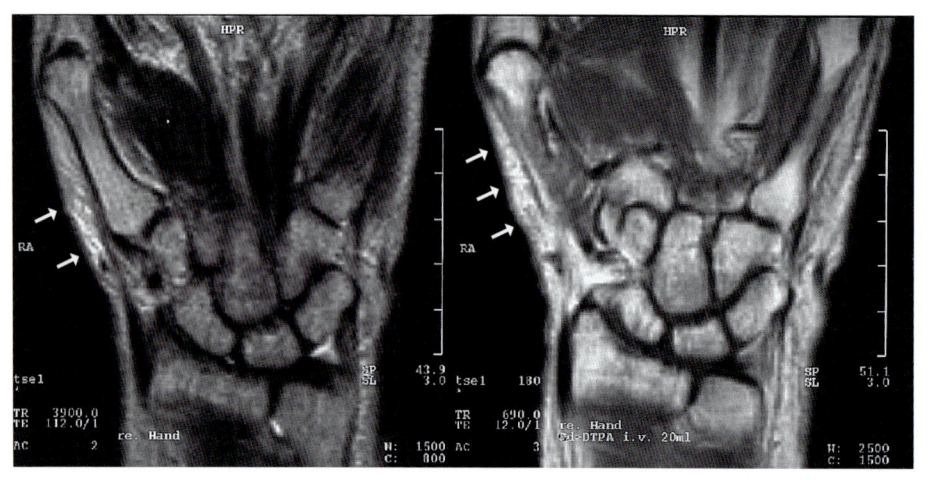

Abb. 32.**4 a, b** **MRT-Befunde beim Morbus Sudeck (Stadium II).**

a T2-gewichtete FSE-Sequenz. Signalanstieg in den Weichteilen des Daumens (Pfeile) und Hypothenars durch vermehrte Flüssigkeitseinlagerung. Punktförmige Signalanhebungen im Knochenmark des Trapeziums, Kapitatums und Lunatums. Ergüsse im distalen Radioulnargelenk und im ulnokarpalen Gelenkskompartiment.

b T1-gewichtete SE-Sequenz nach Gadolinium-DTPA-Gabe. Vermehrte Kontrastmittelanreicherung in den Weichteilen (Pfeile). Infolge der ödematösen Durchsetzung ist das Signal des medullären Fettmarkes grobfleckig herabgesetzt (Aufnahmen von Priv.-Doz. Dr. N. Obletter, Ingolstadt).

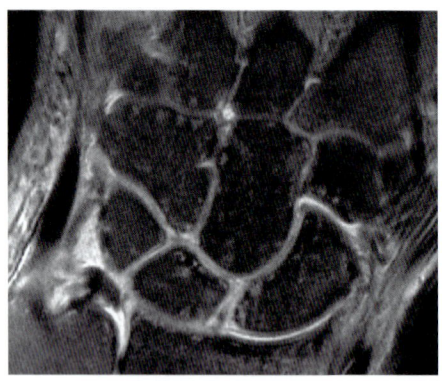

Abb. 32.**5** **MRT-Befunde beim Morbus Sudeck im Übergangsstadium II/ III.**
PD-gewichtete FSE-Sequenz mit Fettsaturation. Feinfleckige intraossäre Signalanhebungen, bevorzugt entlang der Gelenkflächen. Die Veränderungen passen zu einem transitorischen Knochenmarksödem bzw. einer transitorischen Osteoporose im Rahmen eines CRPS (Aufnahme von Priv.-Doz. Dr. R. Schmitt, Bad Neustadt an der Saale).

Tab. 32.**4** MRT-Befunde bei der Algodystrophie

- Inhomogenität des Knochenmarksignals:
  - in der T1-Gewichtung hypointens
  - in der T2-Gewichtung hyperintens
- Verdickung und Inhomogenität der Weichteile:
  - Subkutis, Muskulatur und Gelenkkapseln verdickt
  - Signalinhomogenitäten mit hypointensen Arealen in T1- und hyperintensen Arealen in T2-gewichteten Sequenzen
- Signalanhebungen nach Kontrastmittelgabe in den entzündlich-dystrophischen Knochen- und Weichteilabschnitten

Die Beurteilungskriterien sind in der Tab. 32.**4** und in den Abb. 32.**4** u. 32.**5** zusammengefasst.

Die MRT-Befunde der Algodystrophie lassen sich durch Regulationsstörungen mit intra- und extraossärer Vasodilatation erklären, wodurch der intra- und extrazelluläre Wassergehalt zunimmt. Die Veränderungen korrelieren mit dem Aktivitätszustand der Erkrankung. Sie erreichen ihr Maximum in der Akutphase. Dabei ist das Ausmaß der Kontrastmittelaufnahme der empfindlichste Parameter, da er die Hyperämie im Rahmen der Vasodilatation direkt repräsentiert. Auch das Weichteilödem lässt sich sehr sensitiv nachweisen. Die Spezifität der Methode ist gering. Sie eignet sich jedoch hervorragend zur Aktivitätsbeurteilung und damit zur Verlaufskontrolle.

Weder die Osteodensitometrie noch die MRT sind jedoch bislang als Routineverfahren in der Diagnostik und Verlaufskontrolle einer Algodystrophie etabliert.

32.3 Differenzialdiagnosen

- Die posttraumatische **Inaktivitätsosteoporose** geht in der Regel ohne Schmerzsymptomatik einher, während die Algodystrophie durch das klinische Leitsymptom Schmerz gekennzeichnet ist. Somit sind beide Zustandsbilder, die initial die gleiche Röntgensymptomatik aufweisen können, klinisch meist eindeutig abgrenzbar. Zudem gelingt mit der Dreiphasenszintigraphie die differenzialdiagnostische Eingrenzung.
- Kollateralphänomene im Frühstadium einer **rheumatoiden Handerkrankung** gehen klinisch mit einer Entzündungskonstellation einher. Bei subtiler Röntgenanalyse lassen sich später fast immer Signalzysten oder diskrete Usuren an den Grenzlamellen nachweisen.

- Weiterhin sind Systemerkrankungen aus dem Formenkreis der **Kollagenosen** abzugrenzen. Dies ist am besten serologisch möglich durch Bestimmung spezieller Antikörperkonstellationen, die bei der Algodystrophie nicht vorliegen.
- Die bildmorphologische Differenzierung gegenüber einer **lokalisierten Infektion** kann schwierig sein, zumal Infektionen in eine Algodystrophie münden können. Zur Differenzierung werden die serologischen Entzündungsparameter bestimmt, gegebenenfalls im Verlauf, mit deutlich geringerer bzw. fehlender Dynamik bei der Algodystrophie.

32.4 Therapeutische Optionen

Unter vorwiegend symptomatischem Aspekt werden Physiotherapie, Lymphdrainagen, Kalzitonin-Injektionen, trizyklische Antidepressiva, nichtsteroidale Antiphlogistika sowie auf- und absteigende Bäder angewandt. Mit Sympathikusblockaden – passager durch Injektion eines Lokalanästhetikums oder definitiv – wird ein kausal orientierter Therapieansatz versucht.

Literatur

Übersichtsarbeiten

Genant HK, Kozin F, Bekerman C, et al. The reflex sympathetic dystrophy syndrome. A comprehensive analysis using fine detail radiography, photon absorptiometry and bone and joint scintigraphy. Radiology 1975; 117: 21–32

Popp M, Wilhelm K, Euler E. Das Sudeck-Syndrom. Ein praktischer Überblick. Chir Praxis 1993; 47: 277–285

Riedl B, Beckmann T, Neundörfer B, Handwerker HO, Birklein F. Autonomic failure after stroke – is it indicative for pathophysiology of complex regional pain syndrome? Acta Neurol Scand 2001; 103: 27–34

Schimmerl S, Schurawitzki H, Imhof H, Canigiani G, Kramer J, Fialka V. Morbus Sudeck – MRT als neues diagnostisches Verfahren. Fortschr Röntgenstr 1991; 154: 601–604

Weber M, Birklein F, Neundörfer B, Schmelz M. Facilitated neurogenic inflammation in complex regional pain syndrome. Pain 2001; 91: 251–257

Weiterführende Literatur

http://www.thieme.de/aktionen/schmitt-lanz

Erkrankungen der Hand bei Störungen des Stoffwechsels und übergeordneter Systeme

33 Hormonell, vitaminös, medikamentös und toxisch bedingte Osteopathien 374

34 Kristallinduzierte Osteoarthropathien 382

35 Seltene Osteoarthropathien 394

33 Hormonell, vitaminös, medikamentös und toxisch bedingte Osteopathien

A. Heuck, H. Rosenthal

Eine Reihe von Erkrankungen, die durch Störungen im Hormon- oder Vitaminhaushalt oder durch Medikamentennebenwirkungen sowie Intoxikationen bedingt sind, weisen auch Veränderungen am Skelett und den Weichteilen auf. Häufig werden diese Läsionen zuerst an der Hand klinisch manifest und führen dann hier, früher als am übrigen Skelett, zur Diagnose. Die Strukturveränderungen lassen sich bereits mit dem Übersichtsradiogramm der Hand erkennen.

33.1 Hormonelle Osteopathien

33.1.1 Akromegalie

Pathoanatomie, klinische Symptomatik

Infolge einer übermäßigen Produktion des Wachstumshormons STH im Hypophysenvorderlappen kommt es zum überschießenden Wachstum der Skelettperipherie. Klinisch imponiert die typische Physiognomie mit Vergrößerung und Verplumpung des Schädels, des Unterkiefers, der Ohren und Nase, der Zunge und der Hände („Tatzenhände") neben einer allgemeinen Vergrößerung der inneren Organe (Splanchomegalie).

Bildgebende Diagnostik

Ihre Grundlagen sind ein überschießendes Knochenwachstum mit Osteopenie und Fibroostosen sowie verdickte Weichteile (Tab. 33.1, Abb. 33.1).

Als Ursache für die „Zapfen-/Glockenepiphysen" wird eine Störung der enchondralen Ossifikation angenommen, die epiphysär blockiert ist, während das metaphysäre Wachstum ungestört voranschreitet.

33.1.2 Hypopituitarismus

Pathoanatomie, klinische Symptomatik

Es liegt eine komplette (Simmond-Krankheit) oder partielle Insuffizienz des Hypophysenvorderlappens mit herabgesetzten Serumwerten für STH, Kortikoide, Schilddrüsen- und gonadale Hormone vor. Aus der Vielfalt der klinischen Symptome seien die Adynamie, das ausdruckslose Gesicht mit Hautblässe, die sekundäre Amenorrhoe sowie die Atrophie der Genitalorgane genannt.

Bildgebende Diagnostik

Die Befunde sind in der Tab. 33.2 und in Abb. 33.2 zusammengefasst. Der Index für die Kompaktadicke wird dabei an der schmalsten Stelle der Metakarpalia II und III ermittelt (Barnett-Nordin-Index). Siehe Abb. 31.2.

Tab. 33.1 Röntgenzeichen der Akromegalie

- Längen- und Formänderung der Finger:
    - lange Fingerstrahlen:
      insbesondere verlängerte Metakarpalia, dagegen „Kolbendaumen" (Brachytelephalangie)
    - verbreiterte Phalangen
    - Basis der Endphalangen deformiert („Zapfen-/Glockenepiphysen")
- Hyperostosen:
    - lokalisierte Verdickung der Kompakta
    - osteotendo-/ligamentäre Fibroostosen:
      a) an den Ansätzen der Mm. lumbricales et interossei
      b) an den Basen der Endphalangen als stachelige, nach distal gerichtete Ausziehungen („Spatenform")
      c) am Processus unguiculares mit lateralen Exostosen
- Sesambeine vergrößert
- Diffuse Osteoporose:
    - Kompakta aufgelockert und „tunneliert" (intrakortikale Lamellierung)
    - Spongiosabälkchen distanziert
- Ausbildung frühzeitiger Arthrosen
- Hypertrophie der Haut und der Weichteile:
    - „Tatzenhand"
    - Gelenkkapseln verdichtet

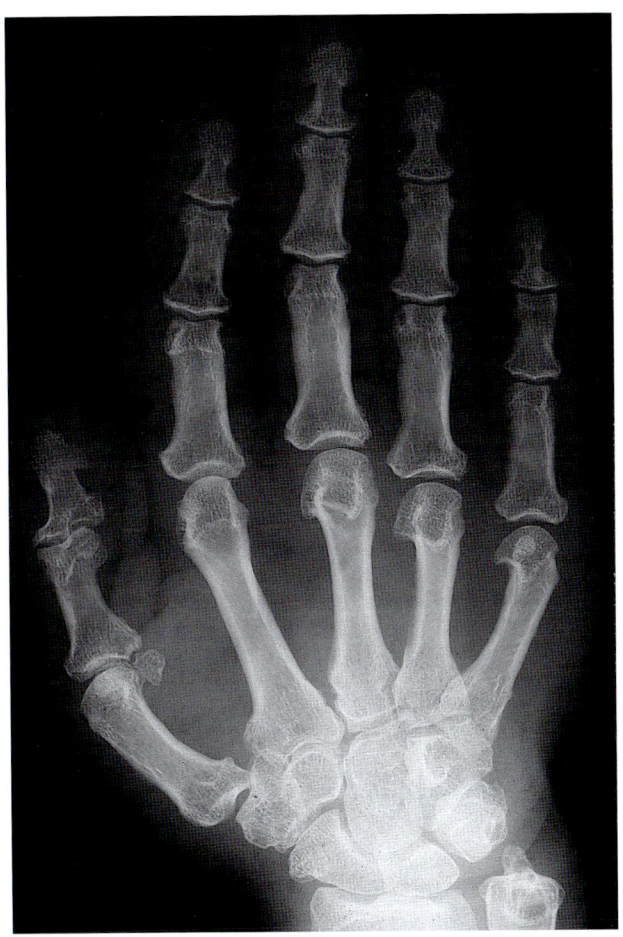

Abb. 33.1 Akromegalie bei eosinophilem Hypophysenadenom.
56-jähriger Mann mit verdickter Kompakta und periostalen Appositionen an den insgesamt verbreiterten Metakarpalia und Phalangen. Spatenform der Endphalangen, große Sesambeine.

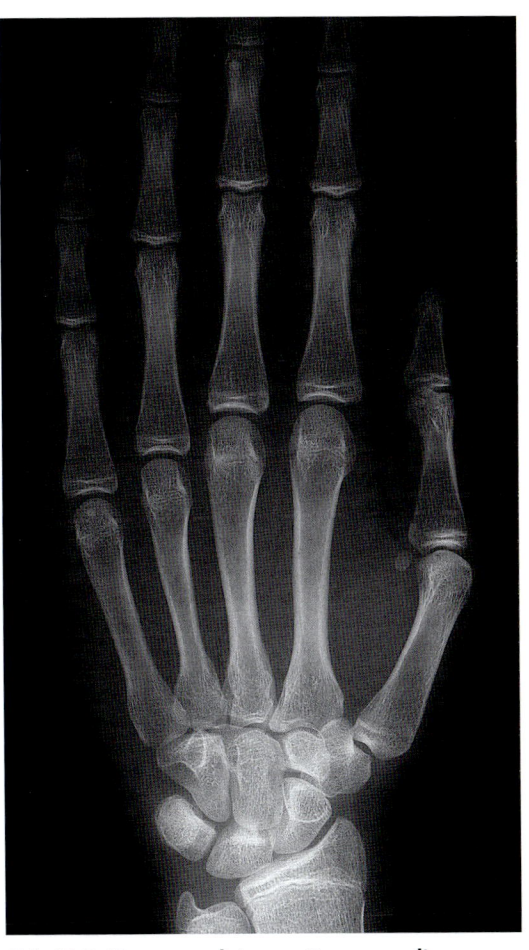

Abb. 33.2 Hypogonadotroper Hypogonadismus.
Das Skelettalter des 22-jährigen Mannes entspricht dem eines 16-Jährigen. Einige der Epiphysenfugen sind noch nicht geschlossen. Erheblich ausgedünnte Kompakta.

33.1.3 Adrenogenitales Syndrom (AGS)

Pathoanatomie, klinische Symptomatik

Es liegt eine gestörte Synthese der Kortikosteroide in den Nebennierenrinden vor. Dabei muss zwischen der angeborenen (Hydroxylase-Defekte) und der erworbenen Form (benigne oder maligne Nebennierentumore) unterschieden werden. Bei der ersten Form führt die verminderte Kortikoidkonzentration im Serum reaktiv über das ACTH zu einer gesteigerten Produktion der androgenen Hormone. Klinisch kommt es bereits im Kleinkindesalter zur iso- bzw. heterosexuellen Virilisierung, später zur Pseudopubertas praecox. Sonderformen des AGS gehen mit einem Salzverlust oder einer Hypertonie einher.

Tab. 33.2 Röntgenzeichen des Hypopituitarismus

- Offene Epiphysenfugen bis ins höhere Erwachsenenalter
- Verkürzung der langen Röhrenknochen (Akromikrie)
- Verschmälerung der Diaphysen mit Ausdünnung der Kompakta
- Fakultativ Erosionen an den Metaphysen der Grund- und Mittelphalangen

Bildgebende Diagnostik

Bis in das Grundschulalter hinein findet eine Steigerung des Längenwachstums statt, wobei radiologisch eine meist deutliche Akzeleration des Knochenalters bis etwa zum 12.–13. Lebensjahr dokumentiert wird. Dann setzt ein beschleunigter Epiphysenschluss ein, und die zunächst ungewöhnlich großen Kinder bleiben hinter dem Längenwachstum ihrer Altersklasse zurück.

33.1.4 Hyperparathyreoidismus

Die Formen des Hyperparathyreoidismus sind im Kap. 31 abgehandelt.

33.1.5 Hypoparathyreoidismus

Pathoanatomie, klinische Symptomatik

Der **primäre** idiopathische Hypoparathyreoidismus ist selten und tritt familiär oder in Verbindung mit pluriglandulären Syndromen oder Autoimmunendokrinopathien auf. Häufiger entsteht ein Parathormonmangel im Rahmen des **sekundären** Hypoparathyreoidismus nach Mitentfernung von Epithelkörpern bei Strumektomien und Kehlkopfoperationen oder nach Radiatio der Schilddrüsenloge. Das Parathormondefizit führt zu verlangsamtem Knochenumbau, Hypokalzämie und neuromuskulärer Dysfunktion.

Bildgebende Diagnostik

Lang andauernder Hypoparathyreoidismus führt zu generalisierter oder lokaler Hyperostose und Spongiosklerose sowie zu Weichteilverkalkungen. An der Hand sind diese Veränderungen meist nicht sehr stark ausgeprägt. Seltener werden Enthesiopathien (s. Kap. 28), Sehnen- und Bandverkalkungen und beim Kind ein vorzeitiger Epiphysenfugenschluss beobachtet.

33.1.6 Pseudohypoparathyreoidismus und Pseudopseudohypoparathyreoidismus

Pathoanatomie, klinische Symptomatik

Beiden Erkrankungen liegt ein genetischer Mangel des Phosphat übertragenden Enzyms Adenylzyklase und dadurch eine Resistenz der Endorgane Knochen und Niere auf Parathormon vor. Der Parathormonspiegel im Serum ist erhöht. Beim Pseudohypoparathyreoidismus (PHP) besteht eine Hyperphosphatämie mit reaktiver Hypokalzämie, während beim Pseudopseudohypoparathyreoidismus (PPHP) Serumphosphat und -kalzium normal sind. Das klinische Bild von PHP und PPHP wird durch Kleinwuchs, Rundgesicht und Brachydaktylie geprägt („brachymetakarpaler Kleinwuchs")

Bildgebende Diagnostik

Die röntgenologischen Manifestationen von PHP und PPHP sind identisch. An der Hand stehen durch vorzeitigen Epiphysenfugenschluss die Verkürzung der Metakarpalia (vorwiegend am Daumen, Ring- und Kleinfinger), eine Verkürzung und Verdickung der Phalangen sowie eine Deformierung und Entrundung der Gelenkköpfe im Vordergrund (Abb 33.**3**). An den Phalangen können diaphysär kleine, breitbasige Exostosen auftreten. Weichteilverkalkungen treten meist symmetrisch und plaqueartig im Subkutangewebe auf, kleine Weichteilossifikationen können periartikulär gefunden werden.

33.1.7 Hypothyreose

Pathoanatomie, klinische Symptomatik

Ursachen für die kindliche Hypothyreose („Kretinismus") können eine Aplasie oder Dysplasie der Schilddrüse, ein exogener Jodmangel oder eine Jodfehlverwertung sein. Die klinischen Symptome beinhalten den dysproportionierten Zwergwuchs, die charakteristische Physiognomie des Gesichts, Schwerhörigkeit und eine verminderte intellektuelle Reife.

Bildgebende Diagnostik

Die Kriterien der Tab. 33.**3** und der Abb. 33.**4** sind vom Beginn und der Dauer der hypothyreoten Stoffwechsellage abhängig. Unter Hormonsubstitution kann der Ossifikationsrückstand aufgeholt werden, bereits vorhandene Dysplasien bestehen jedoch fort.

Bei der **Hypothyreose des Erwachsenenalters** findet sich in der Regel eine Osteoporose mit Ausdünnung der Kompakta; wenn die Hypothyreose bereits in der Kindheit bestand, sind entsprechende Residuen der in Tab. 33.**3** genannten Ossifikationsstörungen zu finden (Abb. 33.**5**).

Tab. 33.**3** Röntgenzeichen der kindlichen Hypothyreose

- Retardierung:
  - der Knochenkernentwicklung
  - der Skelettreifung
- Dysharmonische Ossifikation:
  - multizentrische („maulbeerförmige") Knochenkerne der Karpalia und Epiphysen
  - randsklerosierte Epiphysenfugen
  - sklerosierte Transversallinien epi- und metaphysär
- Verkürzung und Verplumpung der Metakarpalia, weniger stark auch der Phalangen
- Ausdünnung der Kompakta

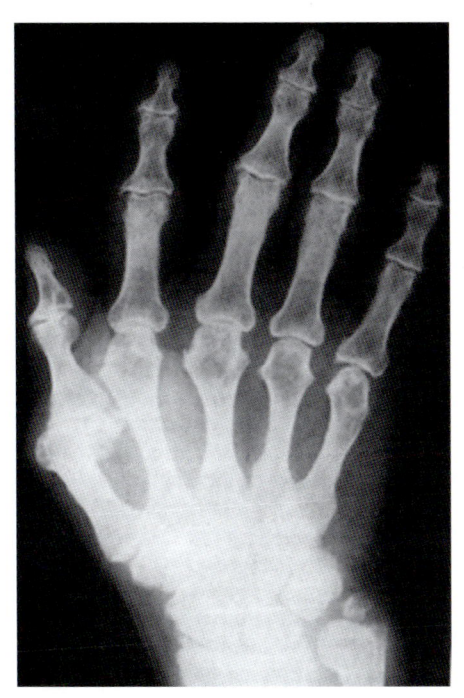

Abb. 33.3 **Pseudohypoparathyreoidismus (Weichstrahlimmersionsaufnahme).**
An der rechten Hand der 67-jährigen Frau sind die Metakarpalia, geringer auch die Phalangen, verkürzt, und die Gelenkköpfe plump deformiert. Kleine periartikuläre Weichteilossifikation radialseitig des Metakarpale-III-Kopfes. Arthrosen im MP-Gelenk I und in den Interphalangealgelenken (aus: Heuck, 1997).

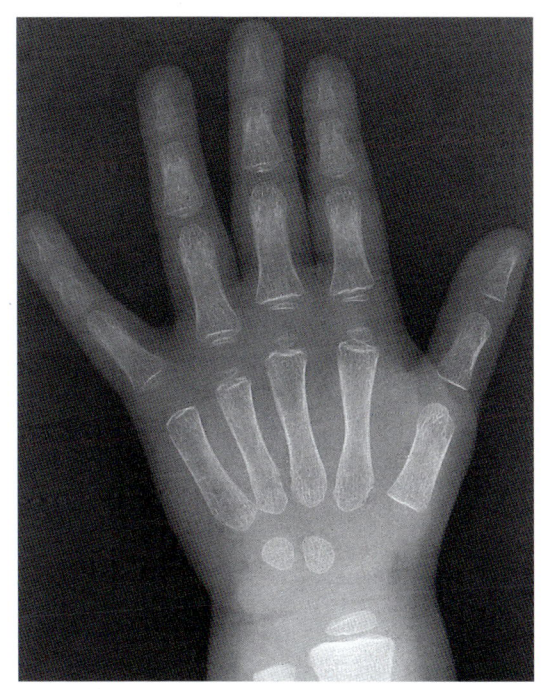

Abb. 33.4 **Retardiertes Skelettalter bei konnataler Hypothyreose.**
Bei dem 3 3/4-jährigen Mädchen weisen lediglich das Kapitatum und Hamatum Ossifikationskerne auf. Verplumpte Phalangen, ausgedünnte Kompakta (Aufnahme von Prof. Dr. K. Schneider, München).

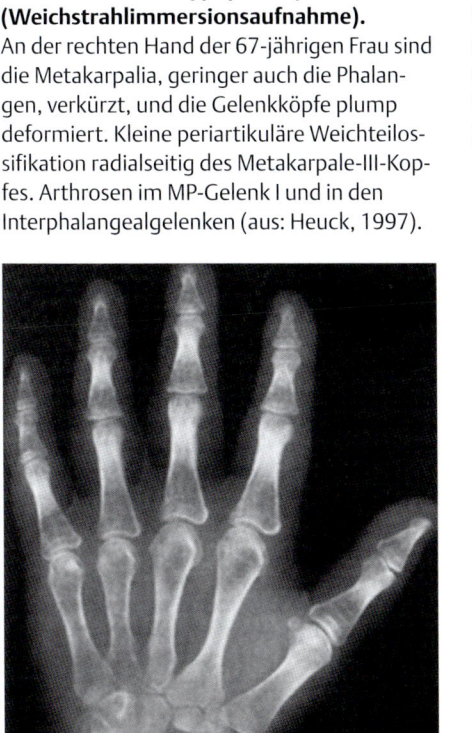

Abb. 33.5 **Bis ins Erwachsenenalter fortbestehende Hypothyreose.**
Bei der 26-jährigen Frau bestehen kurze Metakarpalia, partiell noch erkennbare Wachstumslinien sowie eine Osteoporose mit deutlicher Verschmälerung der Diaphysenkompakta und Rarefizierung der Spongiosa (aus: Heuck, 1977)

33.1.8 Hyperthyreose

Pathoanatomie, klinische Symptomatik

Anders als beim Erwachsenen wird die Schilddrüsenüberfunktion im Kindesalter selten angetroffen.

Bildgebende Diagnostik

Beim **Kind** liegt neben einem beschleunigten Längenwachstum und einer Osteoporose eine Akzeleration der Skelettreifung vor. Auf dem Boden eines verfrühten Epiphysenschlusses bilden sich später Brachydaktylien einzelner Metakarpalia oder Phalangen aus. Diagnostisch wegweisend sind oft die Kolben- oder Kegelform der Epiphysen sowie Verbreiterungen der Phalangen. Die Akromegalie mit ihren verbreiterten Phalangen muss hiervon abgegrenzt werden. Im **Erwachsenenalter** werden gelegentlich kortikale Lamellierungen an den Metakarpalia und Phalangen als Ausdruck einer gesteigerten osteoklastischen Resorption sowie hieraus resultierende Ermüdungsbrüche beobachtet (Abb. 33.6).

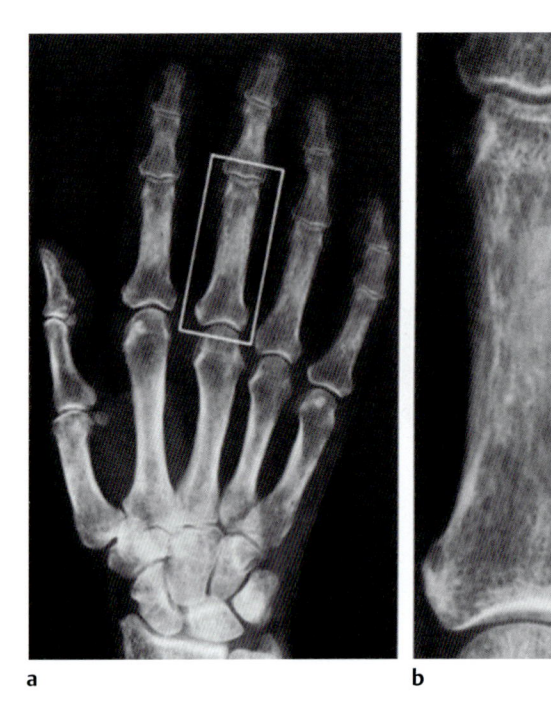

Abb. 33.6 a, b **Gesteigerte osteoklastische Resorption bei Hyperthyreose.**
Bei der 59-jährigen Frau mit lange bestehender Hyperthyreose besteht eine Lamellierung und Verschmälerung der Diaphysenkompakta vor allem an den Grundphalangen und eine grobmaschige Rarifizierung der Spongiosa. Keine Kortikalisdefekte (aus: Heuck, 1997).

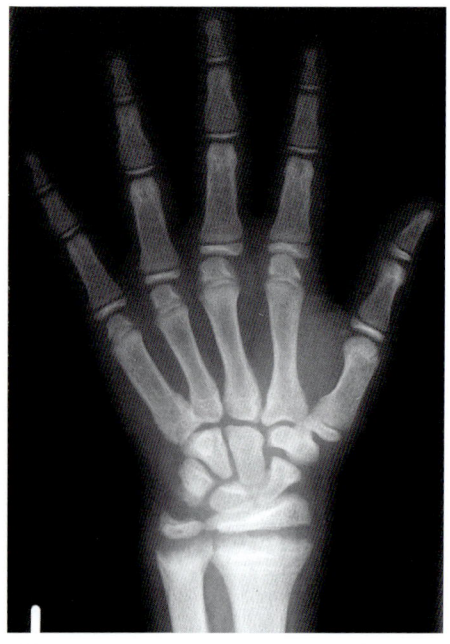

Abb. 33.7 **Vitamin-D-resistente Rachitis bei einem 7 Jahre alten Jungen.**
Das Knochenwachstum ist nicht retardiert, es besteht eine Osteopenie. Die Wachstumsfugen von Radius und Ulna sind verbreitert, die Metaphysen zeigen eine Becherform und eine unscharfe Begrenzung (Aufnahme von Dr. H. Rosenthal, Hannover).

33.2 Osteopathien durch Hypo-/ Hypervitaminosen

33.2.1 Vitamin-D-Mangel-Rachitis

Das Krankheitsbild ist im Kap. 31 abgehandelt.

33.2.2 Vitamin-D-resistente Rachitis

Pathoanatomie, klinische Symptomatik

Bei dieser hereditären Sonderform der Rachitis, auch **familiäre hypophosphatämische Rachitis** genannt, liegt kein Vitamin-D-Mangel, sondern eine endogene, X-chromosomal dominant vererbte Vitamin-D-Resistenz vor. Neben einem genetischen Defekt der Phosphatrückresorption im proximalen Nierentubulus wird eine Phosphattransportstörung in der Darmschleimhaut und am Knochen selbst vermutet. Als seltene Form der Vitamin-D-resistenten Rachitis lässt sich klinisch die **hereditäre Pseudo-Mangelrachitis** abgrenzen, die mit einer Hypokalzämie und Hyperaminoazidurie einhergeht.

Bildgebende Diagnostik

Die röntgenologischen Veränderungen der Vitamin-D-resistenten Rachitis (Abb. 33.7) unterscheiden sich nicht wesentlich von der Mangel-Rachitis (s. Kap. 31).

33.2.3 Hypervitaminose D

Pathoanatomie, klinische Symptomatik

Ursachen sind entweder eine therapeutische Überdosierung oder eine verminderte Toleranz bei normaler Vitamin-D-Zufuhr. Leitsymptom ist die Hyperkalzämie, die über eine Polyurie zur Exsikkose bis hin zur Urämie führen kann. Des Weiteren werden Adynamien mit psychischen Veränderungen angetroffen.

Bildgebende Diagnostik

Ähnlich den Blei- und Fluorintoxikationen finden sich unspezifische Sklerosezonen entlang der Wachstumsfugen. Eine Osteopenie ist obligat, während verdickte Metaphysenendplatten und periostale Appositionen fakultativ angetroffen werden. Bei chronischer Intoxikation resultieren diffuse Verkalkungen in den Weichteilen, teils auch krümelig in der Knorpelgrundsubstanz.

33.2.4 Hypovitaminose C (Skorbut, Möller-Barlow-Erkrankung)

Pathoanatomie, klinische Symptomatik

Ursache des erniedrigten Spiegels an Vitamin C (Askorbinsäure) ist entweder eine Mangelernährung oder eine gastritisch bedingte Resorptionsstörung. Neben follikulären Keratosen finden sich beim Skorbut charakteristischerweise flächenhafte Hämorrhagien an der Haut, den Schleimhäuten (mit Ulzera) und in den subperiostalen Räumen der Knochen.

Tab. 33.4 Röntgenzeichen der Hypovitaminose C

- Periostale/subperiostale Veränderungen:
  - langstreckige Abhebung des verdickten Periosts
  - subperiostale Ossifikationen:
    a) langstreckig lamellär
    b) teils exzessive Knochenneubildungen
- Unregelmäßige Metaphysenendzone:
  - irreguläre Sklerosierungen
  - Destruktion der Spongiosa („Trümmerfeldzone")
  - Randfrakturen (Pelken-Zeichen), später residuale Randdefekte
- Diffuse Osteoporose

Bildgebende Diagnostik

Sie werden einerseits durch die subperiostalen Hämorrhagien, andererseits durch die Produktion eines abnormen Kollagens determiniert (Tab. 33.4). Die Manifestation vor dem 6. Lebensmonat ist selten.

33.3 Medikamentöse und toxische Osteopathien

33.3.1 Kortikoid-Osteopathie

Pathoanatomie, klinische Symptomatik

Im Kindesalter kann eine Langzeittherapie mit hoch dosierten Kortikosteroiden (z. B. im Rahmen der juvenilen Polyarthritis) zu einer Wachstumshemmung bis hin zum schweren Minderwuchs führen. Kortikoidinduzierte Symptome sind des Weiteren die Stammfettsucht, Striae distensae und Katarakte.

Bildgebende Diagnostik

In unterschiedlicher Intensität wird am Skelett eine Osteoporose mit all ihren Folgen auf die Statik wirksam (Abb. 33.8). Im Gegensatz zum Hüftkopf werden an der Hand seltener aseptische Knochennekrosen unter der Kortisontherapie gesehen.

33.3.2 Prostaglandin-Osteopathie

Nebenbefundlich kann bei Kindern eine Therapie mit Prostaglandinen eine Periostitis am Knochen hervorrufen. Radiologisch ist das Periost dann abgehoben, verdickt und/oder unscharf konturiert.

33.3.3 Fluorose

Pathoanatomie, klinische Symptomatik

Aus dem Trinkwasser, bei der industriellen Fertigung oder therapeutisch aufgenommenes Fluor blockiert die alkalische Phosphatase und führt auf diesem Wege zur diffusen Osteosklerose. Klinisch imponieren lediglich kreideähnliche Flecken im Zahnschmelz.

Bildgebende Diagnostik

Die diffuse Spongiosasklerose ist bestimmend. Während in den Frühstadien nur eine verwaschene Spongiosastruktur und bandförmige Periostverdickungen angetroffen werden, manifestiert sich bei langjährigem Verlauf eine dichte Eburnisierung des Knochens. Dann

Abb. 33.8 Kortikoid-Osteopathie bei einem 6-jährigen Jungen.
Nach monatelanger Kortikosteroidtherapie besteht eine deutliche Osteoporose mit rarefizierter Spongiosa und verschmälerter Kompakta. Keine Wachstumshemmung
(Aufnahme von Prof. Dr. D. Färber, München).

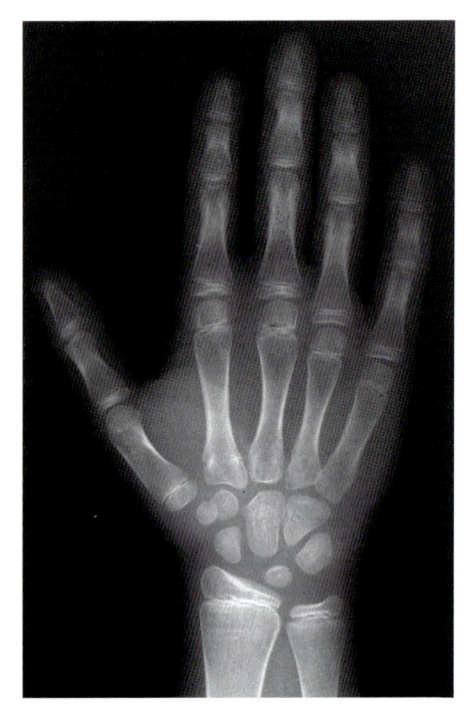

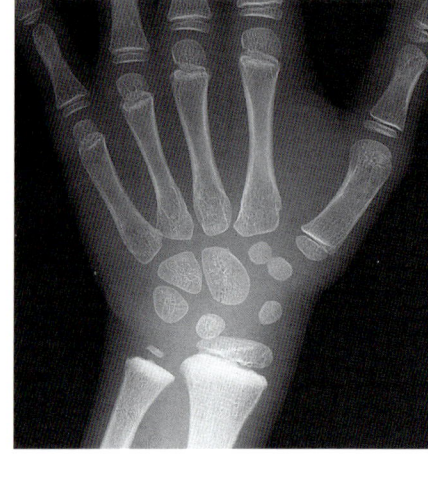

Abb. 33.9 Osteopathie durch Bleiintoxikation.
Dichte Sklerosebänder an den Metaphysenendplatten, insbesondere des Radius und der Ulna. Das 7-jährige Mädchen trank mehrere Monate aus einer Schale mit bleihaltiger Glasur.
Als weitere Symptome Bleinephropathie, Anämie, abdominelle Schmerzen und Gewichtsverlust (Aufnahme von Prof. Dr. C.P. Fliegel, Basel).

finden sich immer auch Fibroostosen an den Sehnenansätzen sowie kräftige Weichteilkalzifikationen.

33.3.4 Aluminium-Osteopathie

Pathoanatomie, klinische Symptomatik

Aluminium-Intoxikationen wurden bei Dialysepatienten, die über einen langen Zeitraum mit hohen Dosen eines aluminiumhaltigen Dialysats behandelt wurden, seltener unter Langzeitmedikation mit Antazida beobachtet.

Bildgebende Diagnostik

Die Aluminium-Einlagerung im Knochen führt zu einer Osteomalazie mit diffuser Skelettdemineralisation. Hieraus können pathologische Frakturen resultieren. An der Hand sind diese besonders an den Metakarpalia zu finden.

33.3.5 Blei-Osteopathie

Pathoanatomie, klinische Symptomatik

Chronische Intoxikationen durch Blei (Trinkwasser durch bleihaltige Rohrleitungen, Anstreicher und Lackierer) gelten heute als Rarität. Sie rufen an Allgemeinsymptomen eine Anämie, Gastroenteritiden, Neuralgien sowie Nierenschädigungen hervor. Das aufgenommene Blei wird zu 90 % im Knochen gespeichert.

Bildgebende Diagnostik

Im **Kindesalter** gelten isolierte oder in Reihen angeordnete Sklerosezonen entlang der Wachstumsfugen („Bleilinien") als typisches Intoxikationsmerkmal (Abb. 33.9), insbesondere bei kniegelenksnaher Manifestation. Neuere tierexperimentelle Studien stellen deren Wertigkeit jedoch in Frage. Neben einer allgemeinen Osteoporose ist das Längen- und Dickenwachstum des Skeletts retardiert.
Im **Erwachsenenalter** führt der ossäre Bleieinschluss zu keinen röntgenologisch fassbaren Befunden.

33.4 Therapeutische Optionen

- Bei der Akromegalie und der Hyperthyreose stehen die chirurgische oder radiotherapeutische Behandlung der Hypophyse bzw. der Schilddrüse neben der medikamentösen Hemmung der Hormonüberproduktion durch Dopamin-Antagonisten und Somatostatin-Analoga bzw. Thyreostatika im Vordergrund.
- Dagegen erfordert die Unterfunktion der Hypophyse (Hypopituitarismus mit den Folgestörungen an den endokrinen Endorganen), der Schilddrüse (primäre Hypothyreose) und der Nebenschilddrüse (Formen des Hypoparathyreoidismus) die Substitution mit dem jeweiligen Hormon, entsprechend die Hypovitaminosen die Zufuhr des fehlenden Vitamins.
- Bei den medikamentös und toxisch induzierten Osteopathien gilt als primäres Ziel die Expositionsprophylaxe. Bei der Aluminium-Intoxikation kann mit Deferoxamin die Mobilisation des Metalls und anschließend mittels Dialyse die Ausscheidung erreicht werden. Blei kann durch die Gabe von Komplexbildern ($CaNa_2$-EDTA, D-Penicillamin, 2,3-Dimercarptosuccinat) gebunden und zur Ausscheidung gebracht werden.

Literatur

Übersichtsliteratur

Bargon,G. Hormonale Osteopathien. In: Frommhold W, Dihlmann W, Stender HS, Thurn P (Hrsg): Radiologische Diagnostik in Klinik und Praxis. Bd VI, Teil 2, 7. Aufl, S 367–388. Thieme. Stuttgart New York 1991

Dihlmann W. Gelenke, Wirbelverbindungen. 3. Aufl. Thieme. Stuttgart New York 1987

Heuck F. Endokrine, metabolische und medikamentös induzierte Knochen- und Gelekerkrankungen. In: Heuck A (Hrsg) Radiologie der Knochen- und Gelenkerkrankungen. S 51–145. Thieme. Stuttgart 1997

Poznanski AK. The hand in radiologic diagnosis. Saunders. Philadelphia London Toronto 1974

Theodorou DJ, Theodorou SJ, Resnick D. The hand in endocrine disorders. In: Guglielmi G, van Kuijk C, Genant HK (Hrsg). Fundamentals of hand and wrist imaging S 203–229. Springer. Berlin 2001

Weiterführende Literatur

http://www.thieme.de/aktionen/schmitt-lanz

34 Kristallinduzierte Osteoarthropathien

T. Helmberger, A. Stäbler, R. Schmitt

Unter dem Begriff „kristallinduzierte Arthropathien" fasst man eine heterogene Gruppe von Gelenkerkrankungen zusammen, die durch Störungen von biochemischen Abläufen verursacht werden. Hierdurch kommt es zur intraartikulären Ausfällung und Ablagerung von definierten Stoffwechselprodukten und fakultativ im Gefolge zu Arthropathien. Zu den Kristallopathien gehören die Hyperurikämie („Gicht"), die Chondrokalzinose (CPPD-Ablagerungskrankheit), die akute Ausfällung von Hydroxylapatit-Kalksalzen, die Hämochromatose, der Morbus Wilson, die Alkaptonurie und die Oxalose. Typische Röntgenbefunde charakterisieren diese Krankheitsbilder.

34.1 Gicht/Hyperurikämie

Pathoanatomie, klinische Symptomatik

Die Gicht entsteht durch eine erhöhte Konzentration von Harnsäure im Extrazellularraum, deren messbares Korrelat die Serumharnsäure ist (Normalwert bis 6,5 mg/dl). Weitaus häufigste Ursache der **primären Gicht** ist die Kombination aus einer genetisch bislang nicht eindeutig determinierten renalen Ausscheidungsstörung für Harnsäure einerseits („familiäre Gicht") und einer gesteigerten alimentären Purinzufuhr andererseits. Selten führt ein Enzymdefekt (Phosphoribosyltransferase) im Rahmen des Lesch-Nyhan-Syndroms zur gesteigerten Harnsäure-Synthese. Ätiologisch können der **sekundären Gicht** eine Reihe von Erkrankungen zugrunde liegen, die zunächst nicht den Purinstoffwechsel betreffen, sondern in deren Gefolge es zum vermehrten Harnsäureanfall (myeloproliferative Syndrome, Leukämien etc.) oder zu einer Verminderung der renalen Harnsäureausscheidung kommt (z. B. chronische Nierenerkrankungen). Von der Gicht ist das männliche Geschlecht um das 5. Dezenium unter Prädilektion der Fußgelenke am häufigsten betroffen. Bei Frauen sind ein Auftreten erst im höheren Alter, mildere Verläufe und polyartikuläre Manifestationen typisch.

Bei Überschreiten des Löslichkeitsprodukts für Harnsäure kommt es zur Ausfällung von Natriumuratkristallen in der Niere und insbesondere in den bradytrophen Geweben der Gelenke. An den Gelenken kann sich die Gicht in folgenden klinischen Bildern zeigen:
- Häufigste Erscheinungsform ist die **akute Monarthritis (Arthritis urica)**, die in absteigender Reihenfolge das Großzehengrundgelenk (Podagra), das Daumengrundgelenk (Chiragra), die übrigen Hand- und Fingergelenke sowie seltener die großen Extremitäten- und Iliosakralgelenke befällt. Im akuten Gichtanfall rufen die Uratkristalle eine ausgeprägte Entzündungsreaktion mit Rötung, Schwellung, Überwärmung und schmerzhafter Bewegungseinschränkung hervor. Der polarisationslichtmikroskopische Nachweis von Natriummonohydratkristallen in der Synovialflüssigkeit ist beweisend, meist jedoch aufgrund des klinischen Bildes nicht notwendig.
- Nach beschwerdefreien Intervallen kann es zu **chronisch rezidivierenden Gichtanfällen** kommen.
- Die **chronische Gicht** ist durch die Bildung von Tophi im Knochen, in bradytrophen Geweben und Gelenken gekennzeichnet. Neben polyartikulär destruierenden Arthropathien ruft die chronische Deposition von Uratkristallen Tophi in der Subkutis, in den Sehnenscheiden, Bursae und gelegentlich in den Heberden-Knötchen hervor. Im Gegensatz zur akuten Gichtarthritis stellt sich erst im Stadium der fortgeschrittenen Gelenkdestruktion eine Schmerzsymptomatik ein.
- Als Sonderform kann die **juvenile Gichtarthritis** (meist Lesch-Nyhan-Syndrom) einen aggressiven Verlauf nehmen.

Bildgebende Diagnostik

Röntgendiagnostik

Im Rahmen eines erstmaligen Anfalls ist die Röntgendiagnostik unergiebig. Bei rezidivierenden Gichtanfällen kann sich eine gelenknahe, reversible Osteopenie einstellen. Erst bei chronischen Verläufen über 5–10 Jahren treten spezielle, radiologisch fassbare Gelenkläsionen auf (Abb. 34.**1a**, 34.**2a** u. 34.**3**), insbesondere dann,

34.1 Gicht/Hyperurikämie

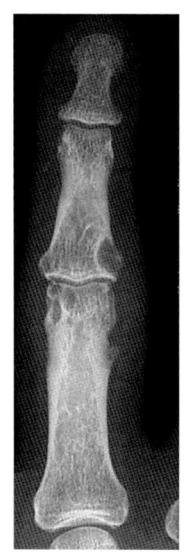

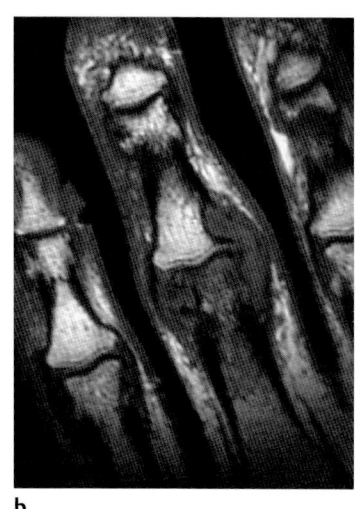

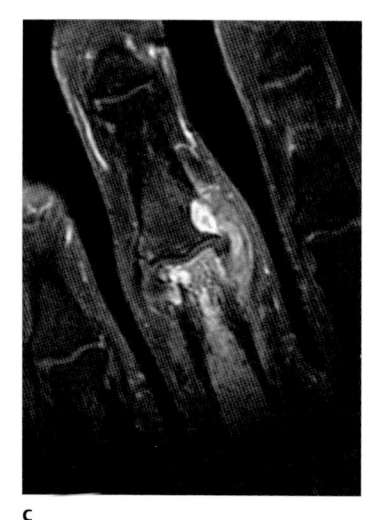

Abb. 34.**1 a–c** **Gichtbefall des proximalen Interphalangealgelenks III bei chronischer Gicht.**

a In der Röntgenaufnahme zeigen sich am Mittelgelenk III marginale bzw. submarginale Erosionen mit Randsklerosen. Geringgradige periartikuläre Weichteilschwellung ohne Kalzifikationen.

b In der koronalen T1-SE-Aufnahme scharf begrenzte Erosionen in submarginaler Lage des Grundphalanxkopfes und in marginaler Lage der Mittelphalanxbasis. Massive Verdickung der artikulären Weichteile. Das Knochenmark der Grundphalanx ist signalarm.

c In der fettsaturierten T1-SE-Aufnahme nach Kontrastmittelgabe kräftiges Enhancement an den erosiven Läsionen sowie im Markraum der Grundphalanx als Hinweis für eine medulläre Mitbeteiligung am Entzündungsgeschehen.

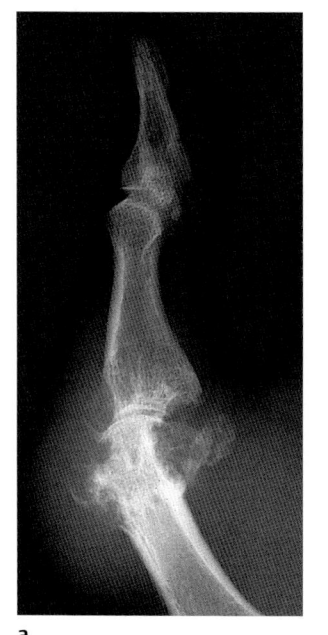

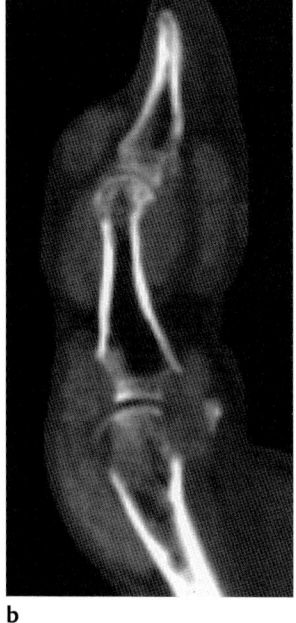

Abb. 34.**2 a, b** **Synopsis von Uratkristalldeposition und Gelenkusuren bei Gicht.**

a Am MP-Gelenk des Daumens monströse Gichttophi und tiefe, marginale Usuren. „Gichtstachel" an der Grundgliedbasis dorsal.

b In der CT wird das Nebeneinander der Gichttophi in den periartikulären und subkutanen Weichteilen und der Usuren besser sichtbar. Die Beugesehne ist von der Deposition ausgespart.

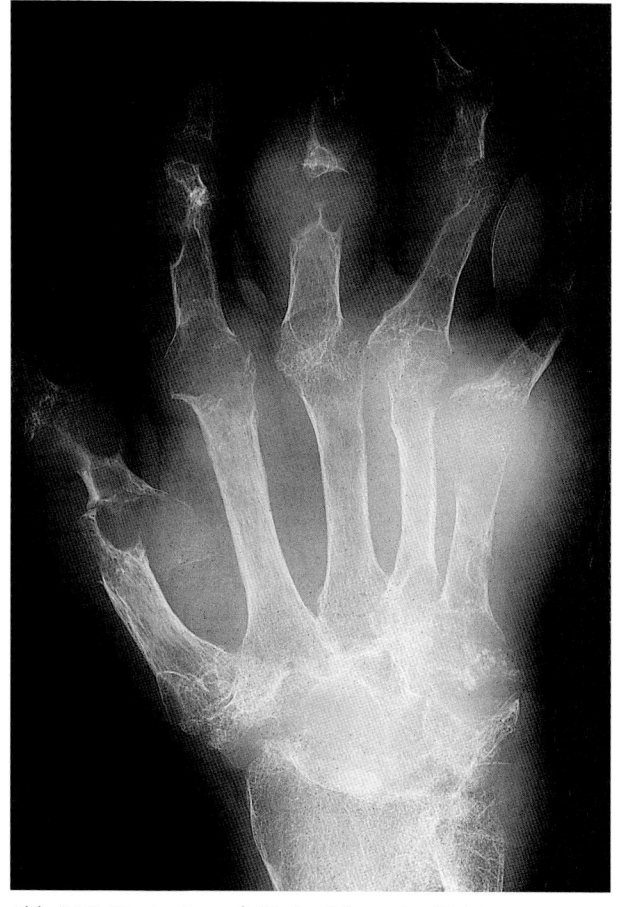

Abb. 34.**3** **Destruierende Verlaufsform der Gicht.**
Ausgedehnte zystoide Zerstörung der Handwurzel und aller Metakarpo- und Interphalangealgelenke, teils mit Subluxationen. Intraossärer Tophus mit spotförmigen Verkalkungen am Hamatum. Ausgeprägte Weichteiltophi an den Fingern und an der Handwurzel.

- wenn sich Kalzinosen auf dem Boden der Uratdepositionen ausgebildet haben (die Uratkristalle selbst sind nicht röntgendicht).
- wenn die initial nur schleichend einsetzende Destruktion des Gelenkknorpels ein größeres Ausmaß angenommen hat.

In Tab. 34.1 sind die Röntgenzeichen der Gicht zusammengestellt.

Unter medikamentöser Behandlung können die Weichteilkalzifikationen vollständig zum Verschwinden gebracht werden, während die erosiven Gelenkläsionen und -deformitäten bestehen bleiben, ohne dass reparative Vorgänge einsetzen.

Sonographie

Charakteristischerweise kommen Gichttophi echoreich im hochaufgelösten Sonogramm zur Darstellung. Die hohe Reflexdichte ist beweisend für eine Gicht, da sich die Herde aller anderen Entzündungsentitäten jeweils echoarm präsentieren.

Tab. 34.1 Röntgenzeichen der Gicht/Hyperurikämie

I. Akuter Gichtanfall
- paraartikuläre Weichteilschwellung ohne Kalzifikation
- selten Gelenkspalterweiterung

II. Akut-rezidivierender Gichtanfall
- gelenknahe, reversible Osteopenie
- flache marginale Erosionen

III. Chronische Gicht
- fokale Deposition von Uratkristallen:
  - Gichttophi mit Chondrokalzinose: periartikulär, ligamentär, subkutan
  - intraossärer Tophus: fokale Verkalkung, Knocheninfarkt, zystische Läsion
- Erosionen bzw. Usuren an der subchondralen Grenzlamelle:
  - marginale Lokalisation am Gelenkflächenrand
  - scharfe Begrenzung und Randsklerose
  - anfangs „Maus-/Rattenbiss"-Konfiguration
  - später „Punched out Lesion" und überhängender Gelenkrand („Gichtstachel") als Kombination aus Erosion und Osteophytenreaktion
  - Verschmälerung des radiologischen Gelenkspaltes
  - im Endstadium Gelenkdestruktion mit pathologischen Frakturen und Subluxationen
  - keine Osteoporose

IV. Besonderheiten an der Hand:
- Karpometakarpal- und Interphalangealgelenke sind Prädilektionsorte, insbesondere am Daumen
- Tophi bevorzugt um die Strecksehnen lokalisiert
- deformierter Processus styloideus ulnae

Computertomographie

Die Urattophi weisen Dichtewerte um 170 HE auf (Abb. 34.2 b). Während die dichtebasierte Differenzierung gegenüber kalzifizierten Tophi und lockeren Kalzifikationen anderer Genese problematisch sein kann, gelingt diese mit der CT gegenüber anderen Weichteilmassen, z. B. Xanthomen, zuverlässig. Charakteristisch sind die marginalen Erosionen. Die Nachbarschaftsbeziehung von Uratablagerungen im anatomisch komplexen Bereich der Handwurzel kann mit der CT besser im Vergleich zur Projektionsradiographie bestimmt werden.

Magnetresonanztomographie

Bei der Gicht kann die entzündliche Beteiligung der Weichteile, der Synovialis sowie des Knorpels und Knochens MR-tomographisch früher als im Radiogramm zur Abbildung gebracht werden (Abb. 34.1 b u. c). Die Entzündungsareale weisen in der T2-Gewichtung infolge der Tophuseinschlüsse und möglicher Einblutungen ein inhomogenes, teils herabgesetztes Signal auf. In T1-Gewichtung zeigen die Tophi ein intermediäres Signal. Nach intravenöser Kontrastmittelgabe kommt es zur kräftigen synovialitischen Anreicherung in den marginalen Erosionen, geringer auch innerhalb des Tophus.

Differenzialdiagnosen

- Bei erstmaliger Manifestation müssen eine Tendosynovialitis und ein akutes Kalksalzdepot mit Hydroxylapatiten in die differenzialdiagnostischen Erwägungen einbezogen werden.
- Allein aufgrund der charakteristischen Röntgensymptome können im weiteren Verlauf eine septikämisch-bakterielle Arthritis, rheumatoide Arthritis, CPPD-Chondrokalzinose und eine diabetische Arthropathie ausgeschlossen werden.

Therapeutische Optionen

Sowohl beim akuten Gichtanfall als auch bei der chronischen Hyperurikämie sind nichtsteroidale Antirheumatika die Therapeutika der 1. Wahl. Ausnahme ist die Acetylsalicylsäure, die die Harnsäureausscheidung senkt. Zudem können im Akutstadium Glukokortikoide intraartikulär oder systemisch verabreicht werden. Colchicin sollte wegen seiner zahlreichen Nebenwirkungen nur bei Kontraindikationen gegen nichtsteroidale Antirheumatika und Kortikoide zur Anwendung kommen. Die chronische Hyperurikämie wird diätetisch sowie mit Urikostatika bzw. Urikosurika behandelt.

34.2 CPPD-Ablagerungskrankheit

Pathoanatomie, klinische Symptomatik

Bei dem Krankheitsbild werden Kalziumpyrophosphatkristalle auf den Oberflächen des hyalinen Knorpels, des Faserknorpels und im periartikulären Kapsel-Band-Apparat abgelagert (CPPD = Calcium Pyrophosphat Dihydrate Deposition). Pathophysiologisch werden hinsichtlich der Art der Kristalldeposition die beiden Formen der Tab. 34.2 unterschieden.

Die asymptomatische CPPD-Ablagerung ist ein häufiger Befund des höheren Alters und wird dann **Chondrokalzinose** genannt. Bei über 80-Jährigen ist eine Chondrokalzinose in einem hohen Prozentsatz zufällig in den Gelenkknorpeln nachweisbar, ohne dass dem Vorgang ein Krankheitswert zukäme. Bevorzugte Manifestationsorte sind der ulnokarpale Komplex des Handgelenks, die Kniegelenkmeniski, die Symphyse sowie die hyalinen Gelenkknorpel. Demgegenüber weist eine familiäre Häufung des Krankheitsbildes auf eine genetische Disposition hin. Der Manifestationsbeginn liegt dann meist vor dem 60. Lebensjahr.

Wenn jedoch Kalziumpyrophosphatkristalle in der Synovialflüssigkeit nachweisbar sind, kann die CPPD-Ablagerungskrankheit symptomatisch werden:
- Akute Kalkablagerungen im periartikulären Weichteilgewebe verursachen mono- oder polyarthritische Beschwerden **(Pseudogicht)**. Das Gelenk ist während eines Pseudogichtanfalls geschwollen, gerötet, überwärmt sowie druckschmerzhaft.
- Artikuläre CPPD-Depositionen können einen chronisch destruierenden Verlauf nehmen. Diese Fälle werden als **CPPD-Arthropathie** bezeichnet.

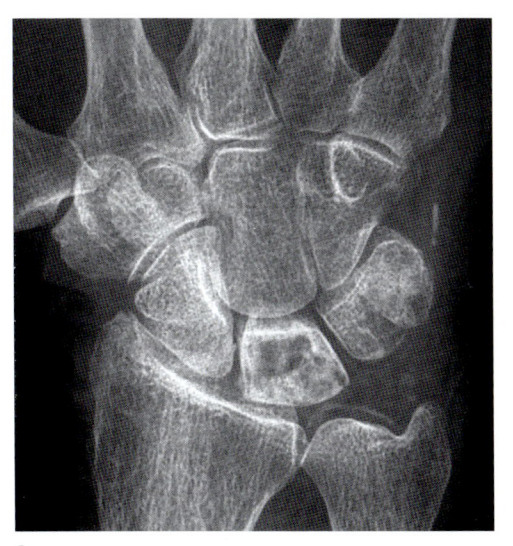

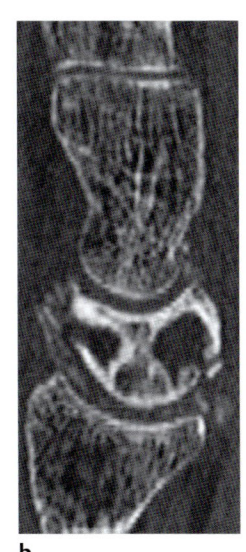

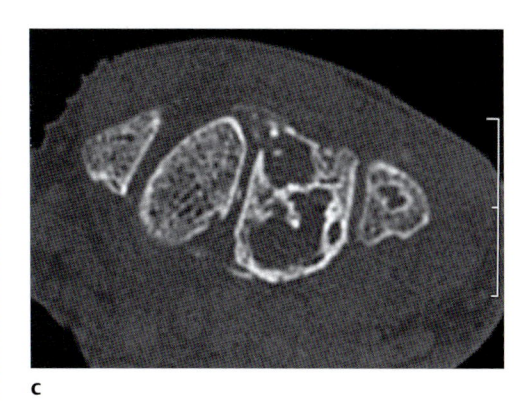

Abb. 34.4 a–c **Diffuse Form der CPPD-Arthropathie.**
a In der dorsopalmaren Röntgenaufnahme lineare Kalzifikationen entlang des ulnokarpalen Komplexes sowie fokal im SL-Ligament und an der FCU-Sehne. Zystoide Einschlüsse im Lunatum.
b Im sagittalen MPR-Bild einer hochaufgelösten CT können die Kalkablagerungen dem Lig. scapholunatum zugeordnet werden. Die zystoiden Lunatumeinschlüsse entsprechen intraossären Ganglien mit Ausgang vom SL-Band.
c Im axialen Primärbild der CT wird deutlich, dass alle Segmente des Lig. scapholunatum von der Chondrokalzinose betroffen sind.

Tab. 34.2 Formen der CPPD-Ablagerung

CPPD-Form	Diffuse Deposition	Fokale Deposition
Frequenz	häufig	selten
Prädilektionsort	Knorpel, Gelenkkapsel und Ligamente	keiner
Kalkform	homogen, nicht sehr dicht, strichförmig, getüpfelt	inhomogen, dicht, grobschollig
Raumfordernde Wirkung	keine	sog. „tumoröse Chondrokalzinose" unter chronischem Entzündungsreiz

34 Kristallinduzierte Osteoarthropathien

Bildgebende Diagnostik

Röntgendiagnostik

Die CPPD-Kristalle in der Synovialflüssigkeit bewirken vermutlich eine mechanische Knorpelabnutzung, die eine Arthrose des betroffenen Gelenks nach sich zieht (Tab. 34.3, Abb. 34.4a).

Besteht klinisch eine chronische Synovialitis, wird die Pseudogicht durch den Nachweis von CPPD-Kristallen in der Synovialflüssigkeit bewiesen. In den Frühstadien kann die Pseudogicht jedoch auch ohne Kalzifikationen und ohne Destruktionen einhergehen.

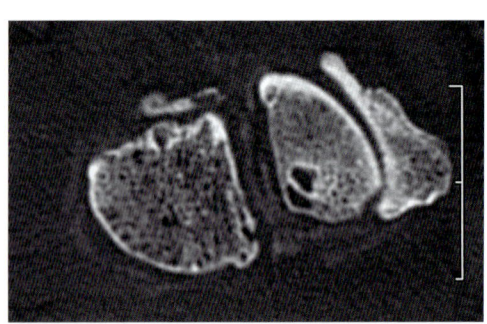

Computertomographie

Bei unklarer Lokalisation im Projektionsradiogramm können die CPPD-Kalkablagerungen in der CT eindeutig einem Kompartiment zugeordnet werden (Abb. 34.4 u. 34.5). Hierbei kommen auch die entzündlichen Weichteilveränderungen zur Abbildung, insbesondere nach intravenöser Kontrastmittelgabe.

Magnetresonanztomographie

In T2-gewichteten Sequenzen kommen die Entzündungsareale signalreich zur Darstellung, ebenfalls nach Kontrastmittelgabe in T1-gewichteten Bildern. Das Erkennen von den CPPD-Kalkdepots gelingt noch am besten mittels GRE-Sequenzen, jedoch deutlich schlechter im Vergleich zu den Röntgenverfahren.

Tab. 34.3 Röntgenzeichen der CPPD-Arthropathie

- Verschmälerung des Gelenkspaltes
- Subchondrale Zysten
- Arthrotische Knochenreaktion:
  - subchondrale Sklerose
  - Osteophyten
- Freie Gelenkkörper
- Verkalkungen des Kapsel-Band-Apparats

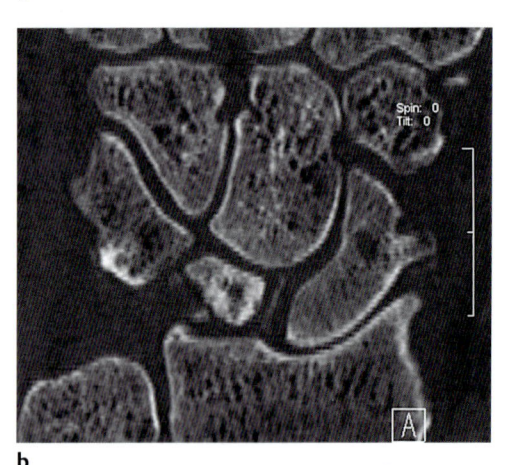

Abb. 34.5 a, b **Skapholunäre Dissoziation und Arthrosis deformans als Folge einer CPPD-Arthropathie.**
a In der axialen CT finden sich lineare Kalzifikationen am Lig. scapholunatum und entlang des hyalinen Knorpels. Der skapholunäre Gelenkspalt ist erweitert, der Gelenkknorpel zwischen Skaphoid und Processus styloideus radii höhengemindert.
b In der koronalen MPR tief einschleifende Arthrosis deformans im radioskaphoidalen Gelenkkompartiment als Stadium II der „SLAC Wrist". Der Befund ist charakteristisch für die CPPD-induzierte Radiokarpalarthrose.

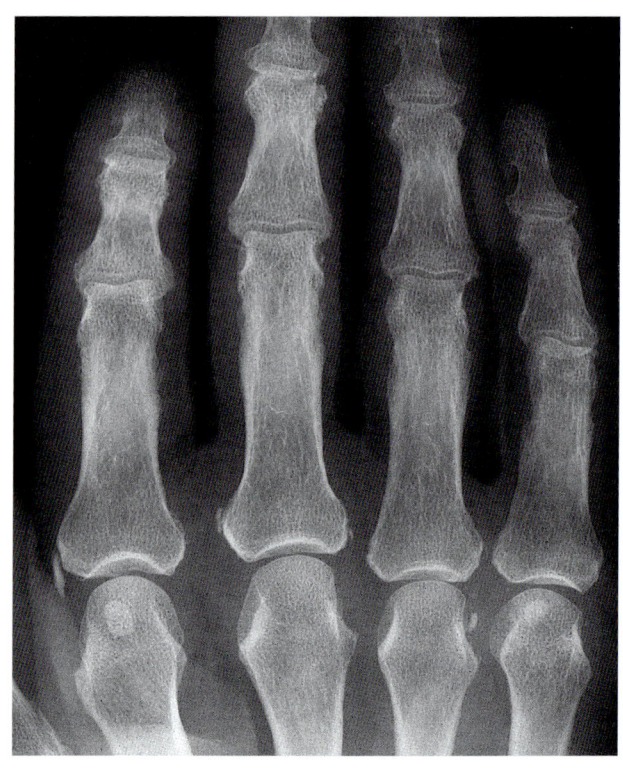

Abb. 34.6 **Chondrokalzinose der MP- und IP-Gelenke.**
CPPD-Depots finden sich als strichförmige Verkalkungen am hyalinen Knorpel und periartikulär an den Gelenkkapseln und den Weichteilen.

Krankheitsbilder

Am Handgelenk kommen klinisch und radiologisch unterschiedliche Manifestationsformen der CPPD-Ablagerungskrankheit vor.

34.2.1 Chondrokalzinose der Ligamente und des ulnokarpalen Komplexes (TFCC)

Die Chondrokalzinose des Discus ulnocarpalis (Abb. 34.**4**) ist in der Regel asymptomatisch und häufig mit Kalkablagerungen im Kapsel-Band-Apparat der Handwurzel kombiniert. Es liegt die diffuse Form der CPPD-Deposition vor. Neben den Diskusverkalkungen sind typischerweise auch Ablagerungen am Lig. scapholunatum und Lig. lunotriquetrum nachweisbar (Abb. 34.**4** u. 34.**5**), wobei die lunotriquetrale Region oft der erste Manifestationsort ist. Eine Destruktion der Bänder ist im weiteren Verlauf der Auslöser zur Entwicklung einer destruierenden Arthropathie.

34.2.2 Destruierende Handgelenksarthropathie

Der Krankheitsprozess stellt einen degenerativen Prozess dar, der einen stadienhaften Ablauf nimmt. Durch die bevorzugte Ablagerung von Kalziumpyrophosphatkristallen im skapholunären Ligament wird das Band insuffizient. Es bildet sich hierdurch eine **Rotationssubluxation des Skaphoids (RSS)** aus, bei der das Kahnbein vermehrt nach palmar rotiert und gleichzeitig mit seinem proximalen Pol nach dorsal aus der Radiusgelenkfläche subluxiert. Die vermehrte Beweglichkeit des Skaphoids, begünstigt durch die CPPD-Kristalle in der Synovialflüssigkeit, unterhält die Entwicklung einer stadienhaft ablaufenden Handgelenkarthropathie (Abb. 34.**5**). Diese beginnt im Radiokarpalgelenk, greift später auf das Mediokarpalgelenk über und endet schließlich in einem **karpalen Kollaps** (Kap. 27). Diese sog. **„SLAC Wrist"** (Scapholunate advanced Collapse) wird in 26 % aller Pseudogichtpatienten beobachtet.

34.2.3 Tumoröse Form der Chondrokalzinose

Ein chronischer Entzündungsreiz kann die sog. „tumoröse Form" der CPPD-Ablagerungskrankheit auslösen. Es resultiert häufig eine monströse Raumforderung, die an der Hand bevorzugt palmarseitig und in Höhe der MP-Gelenke entsteht. Das Tumorinnere besteht aus grobscholligen, dichten Verkalkungen (Abb. 34.**7**), während peripher aktive Entzündungsareale vorliegen, die in der MRT anhand einer intensiven Kontrastmittelaufnahme darstellbar sind (Abb. 34.**8**).

34.2.4 Weitere Manifestationsformen der CPPD-Ablagerungskrankheit

- In 57 % sind die Skaphoid-Trapezium-Trapezoideum (STT)-Gelenke betroffen, die dann häufig degenerativ verändert sind. STT-Arthrosen können sich jedoch auch ohne Pseudogicht entwickeln.
- Degenerative Veränderungen an den Metakarpophalangeal- und Interphalangealgelenken sowie Rhizarthrosen haben eine Häufigkeit von 40–52 %. Neben der Chondrokalzinose des hyalinen Gelenkknorpels kann es auch zu periartikulären Kalkkristallablagerungen kommen (Abb. 34.**6**).
- Besonders am **Pisotriquetralgelenk** können die CPPD-Kristalle zu tumorösen Ablagerungen, zu erosiven Knochendestruktionen sowie zu Schädigungen des N. ulnaris führen.
- Chondrokalzinosen können auch mit anderen Arthropathien einhergehen, z. B. mit der **Gicht**, der **Hämochromatose**, dem **Morbus Wilson** und einem **Hyperparathyreoidismus**. Die Gelenkveränderungen der CPPD-Arthropathie werden dann durch die Zweiterkrankung modifiziert.

Differenzialdiagnosen

Die destruierende Handgelenkarthropathie muss gegen die proximalen Instabilitäten (posttraumatische oder rheumatisch bedingte RSS) und gegen die neurogenen Arthropathien (Syringomyelie, Tabes dorsalis) abgegrenzt werden. Im Gegensatz zur gelenknahen Entkalkung (Kollateralphänomen) der rheumatoiden Arthritis verursacht die Pseudogicht subchondral verstärkte Sklerosen. Der tiefe Substanzdefekt am Processus styloideus radii ist für das Endstadium der destruierenden CPPD-Arthropathie charakteristisch (s. Abb. 34.**5 b**).

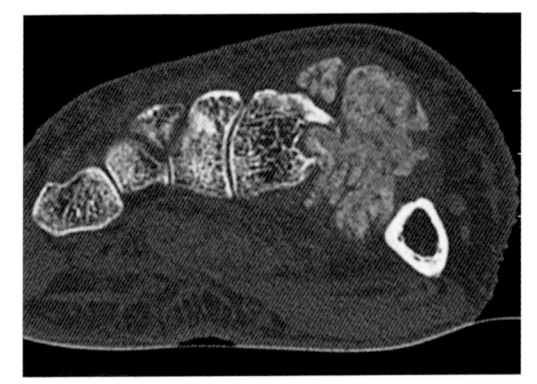

a 3,5 cm großer Tumor mit grobscholligen Verkalkungen in den intermetakarpalen Weichteilen I/ II. In axialer CT Arrosion des Metakarpale II, so dass ein malignes Geschehen ausgeschlossen werden muss.

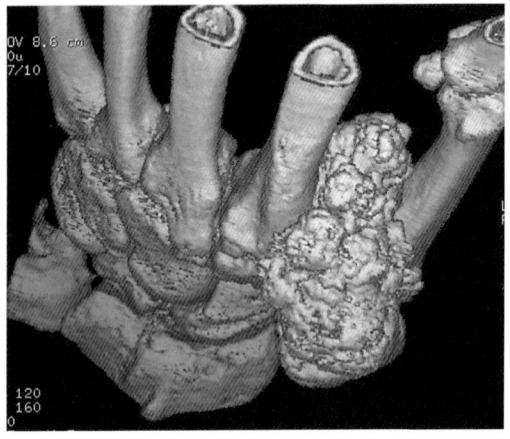

b Die 3D-Oberflächenrekonstruktion zeigt übersichtlich die Lokalisation und das Ausmaß der tumorösen Chondrokalzinose.

Abb. 34.7 a, b **CT bei tumoröser Form der Chondrokalzinose.**

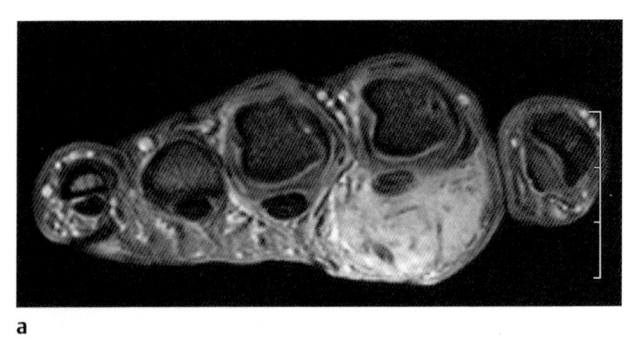

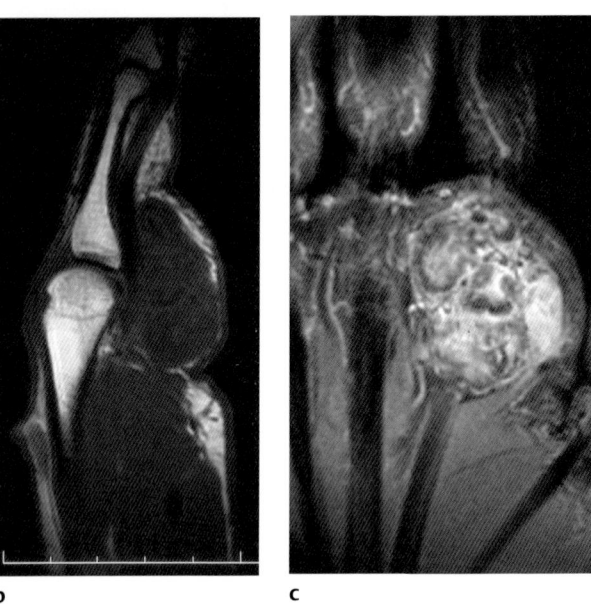

Abb. 34.8 a – c **MRT bei tumoröser Form der Chondrokalzinose.**
a Im axialen T2*-GRE-Bild kommt ein inhomogener, überwiegend signalintenser Weichteiltumor in palmarer Lage zu den Fingerflexoren zur Darstellung. Signalarme Einschlussformationen.
b Im nativen T1-SE-Bild sagittal Lokalisation der Raumforderung in Höhe des Metakarpophalangealgelenks II.
c Nach intravenöser Kontrastmittelgabe im fettsaturierten T1-SE-Bild deutlich inhomogenes Tumorenhancement, das sich durch das Nebeneinander von Entzündungsgewebe und den eingeschlossenen Verkalkungen erklärt.

Therapeutische Optionen

Neben Allgemeinmaßnahmen (Ruhigstellung, Kälteapplikation, etc.) wird eine medikamentöse Therapie mit nichtsteroidalen Antirheumatika und Glukokortikoiden (intraartikulär, selten systemisch) vorgenommen. Bei Kontraindikationen erfolgt wie in der Gichtbehandlung die Medikation mit Colchicin. Hat die CPPD-Arthropathie eine karpale Instabilität und/oder eine Arthrosis deformans am Handgelenk hervorgerufen, führt die chirurgische Therapie mit karpalen Arthrodesen bzw. Teilarthrodesen zur Schmerzlinderung und zur Funktionsverbesserung der Hand. Beim Verdacht auf die tumoröse Form einer Chondrokalzinose muss der parossale Verkalkungsherd vollständig reseziert und zum Ausschluss eines Sarkoms einer pathohistologischen Begutachtung zugeführt werden.

34.3 Hydroxylapatit-(HA-)Ablagerungen (akutes Kalksalzdepot)

Pathoanatomie, klinische Symptomatik

Die Ablagerung von Kalziumhydroxylapatit (HA) kann in Sehnen, Ligamenten, Gelenkkapseln und Bursen eine **akute, aseptische Entzündung** über die Freisetzung von Sauerstoffradikalen und lysosomalen Enzymen, die Aktivierung von Komplementfaktoren sowie die Produktion von chemotaktischen Stoffen hervorrufen. Hydroxylapatitkristalle sind außerdem häufig in der Synovialflüssigkeit von **degenerativ veränderten Gelenken** nachweisbar und scheinen hier eine stärkere synovialitische Reaktion und eine raschere Gelenkdegeneration zu unterhalten. Es besteht eine atrophe Knochenreaktion mit vergleichsweise ausgeprägten Gelenkdestruktionen. Allerdings ist nicht eindeutig geklärt, ob die Kristalle das auslösende Agens oder nur ein Produkt spezieller Arthroseformen sind. Sicher ist lediglich, dass die Hydroxylapatitkristalle das Erscheinungsbild und den Verlauf der Gelenkdegeneration modifizieren können. Im Gegensatz zu den CPPD-Kristallen lassen sich HA-Kristalle nur durch Elektronenmikroskopie oder spezielle chemische Verfahren nachweisen. An der Hand sind von der akuten Kalksalzablagerung bevorzugt Frauen des mittleren Lebensalters betroffen. Die Hydroxylapatitablagerung verursacht eine akute, stark schmerzhafte Entzündung, die oft peritendinär in Sehnenscheiden lokalisiert ist. Die Kalkdeposition kann gelegentlich mit Kompressionssyndromen des N. medianus und des N. ulnaris einhergehen. Die akuten Kalksalzdepots resorbieren sich innerhalb von Tagen bis wenigen Wochen. Jedoch sind auch chronische Hydroxylapatitdepositionen bekannt.

Bildgebende Diagnostik

Röntgendiagnostik

Neben der akut einsetzenden Symptomatik unterscheiden sich die Hydroxylapatitkalzifikationen von denen der CPPD-Ablagerung durch ihre Lokalisation und Begrenzung (Tab. 34.4, Abb. 34.9–34.11).

Computertomographie

Eine Indikation zur CT besteht bei der Hydroxylapatiterkrankung nur beim akuten Karpaltunnelsyndrom zum Nachweis und zur Ortung der Kalkablagerungen innerhalb des Karpalkanals (Abb. 34.10). Die inflammatorische Umgebungsreaktion stellt sich in der CT als hypodense, peripher Kontrastmittel aufnehmende Formation dar (Abb. 34.11).

Tab. 34.**4** Röntgenzeichen der Hydoxylapatitablagerung

- Lokalisation:
  - meist solitär und umschrieben
  - Prädilektionsort ist die palmarseitige Hohlhand (Pisiforme, M. flexor carpi ulnaris), seltener an der Radialseite und am Handrücken
  - MP- und PIP-Gelenke (nach Kortikoidinjektion auch in DIP)
- Kalzifikationsmuster:
  - scharfe Berandung
  - oft lobulierte Form
  - homogene Binnenstruktur

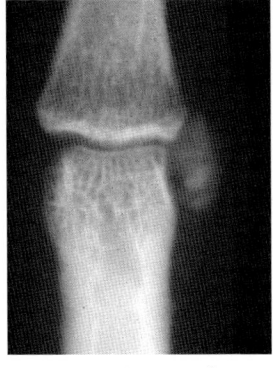

Abb. 34.**9 Akute Hydroxylapatitdeposition am Finger.**
Dichte, unscharf konturierte Kalkablagerung im Kapselbereich eines PIP-Gelenks. Die Region gilt als Prädilektionsort (Aufnahme von Prof. Dr. U. Lanz, Bad Neustadt/Saale).

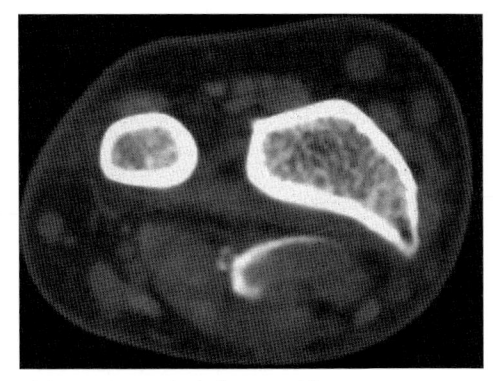

Abb. 34.**10 Hydroxylapatitablagerungen bei Karpaltunnelsyndrom.**
In der CT finden sich proximal und im Karpalkanal (nicht im Bild) peritendinäre Kalkdepots um die Flexorensehnen.

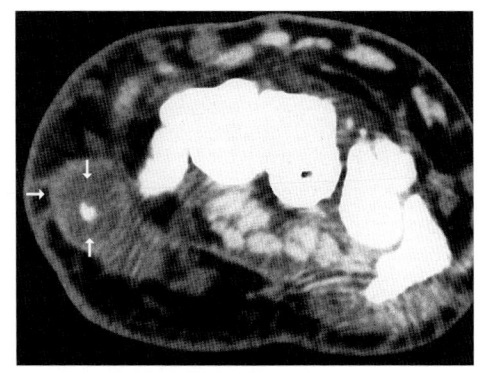

Abb. 34.**11 Akute Kalksalzausfällung mit Kalziumhydroxylapatit (HA).**
Die axiale CT zeigt in den Weichteilen des Hypothenars eine punktförmige Kalkablagerung mit ausgeprägt entzündlicher Begleitreaktion (Pfeile).

Magnetresonanztomographie

Inflammatorische Reaktionen dominieren das MRT-Bild. In T2-gewichteten Sequenzen rufen die Inflammation und das Umgebungsödem ein Areal erhöhten Signals um das Kalkdepot hervor. Die Hydroxylapatitablagerung selbst kommt am besten in GRE-Sequenzen als fokale Signalverlustzone zur Darstellung. Es findet sich ein flächenhaftes Kontrastmittelenhancement, das eng mit dem Entzündungsausmaß korreliert.

Differenzialdiagnosen

Hydroxylapatitdepots kommen bei zahlreichen anderen Krankheitsbildern vor. Hierzu zählen die D-Hypervitaminose, die chronische Hämodialyse, die Kollagenosen, insbesondere die Sklerodermie (Thieberge-Weissenbach-Syndrom), und die autosomal rezessiv vererbte Hyperphosphatämie (tumoröse Kalzinose).

Therapeutische Optionen

Neben den Allgemeinmaßnahmen einschließlich Ruhigstellung steht bei der akuten Ausfällung von Hydroxylapatitsalzen die medikamentöse Entzündungshemmung mit nichtsteroidalen Antirheumatika und lokal verabreichten Glukokortikoiden im Vordergrund. Beim akuten Karpaltunnelsyndrom infolge einer Kalksalzausfällung erfolgt in Ergänzung zur medikamentösen Therapie die chirurgische Spaltung des Retinaculum flexorum. Kommt es zur rezidivierenden Kalksalzausfällung, kann eine Ultraschalltherapie in Erwägung gezogen werden.

34.4 Hämochromatose

Pathoanatomie, klinische Symptomatik

Die pathologisch vermehrte Eisenablagerung in inneren Organen und bradytrophen Geweben wird als Hämochromatose bezeichnet. Die **primäre** Form mit verstärkter intestinaler Eisenresorption folgt einem autosomal-rezessivem Erbgang mit enger Verbindung zum HLA-System. **Sekundäre** Hämochromatosen werden durch Massivtransfusionen von Blut, alkoholischer Leberzirrhose und bei Porphyria cutanea tarda ausgelöst. Arthralgien, die in ca. 30 % der Fälle beobachtet werden und dem Erscheinungsbild der Pseudogicht ähneln können (Abschnitt 34.2), sind häufig die klinische Erstmanifestation der Hämochromatose. Die Organsymptomatik umfasst eine Bronzefärbung der Haut, die Folgeerscheinungen der Leberzirrhose und des Diabetes mellitus, Herzrhythmusstörungen, die Kardiomyopathie sowie den Hypogonadismus.

Bildgebende Diagnostik

Röntgendiagnostik

Charakteristisch für die Hämochromatose ist die Kombination aus Prädilektionsort, Chondrokalzinose und hypertropher Arthrose (Tab. 34.5, Abb. 34.12).

Tab. 34.5 Röntgenzeichen der Hämochromatose

- Verteilungsmuster:
  - MP-Gelenke II und III bevorzugt und zuerst befallen
  - Interphalangeal- und Karpalgelenke folgen später
- Arthrosis deformans:
  - besonders radialseitig an den Metakarpale-Köpfen
  - Gelenkspaltverschmälerung, Osteophyten, subchondrale Sklerose und Zysten
- Chondrokalzinose:
  - Kalzifikationen intra- und periartikulär
- Karpaler Kollaps:
  - durch Destruktion der interossären Ligamente

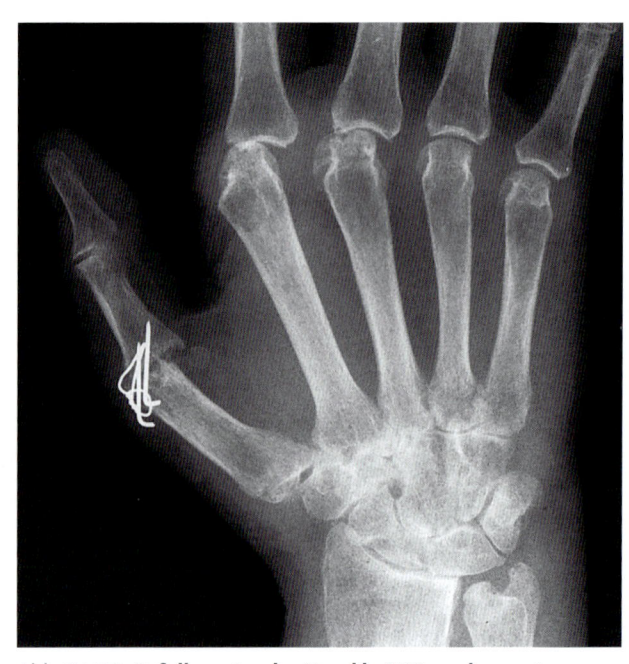

Abb. 34.12 **Befallmuster der Hand bei Hämochromatose.** Es liegen multilokuläre Arthrosen an der Handwurzel einschließlich der Karpometakarpalgelenke sowie an den MP-Gelenken I–III vor. Insbesondere die Manifestation an den Metakarpophalangealgelenken II und III mit Destruktion und Strahldeviation gilt als wegweisend für die Hämochromatose. Zustand nach Arthrosenoperation am Daumengrundgelenk.

Magnetresonanztomographie

Durch die chronische Deposition von ferritinhaltigen Partikeln kann es durch deren ferromagnetische Eigenschaft in den periartikulären Weichteilen zur diskreten Signalabsenkung in allen Sequenztypen kommen. Es besteht jedoch keine Korrelation zwischen dem Ferritin-Spiegel im Serum und der Signalarmut im kernspintomographischen Bild.

Differenzialdiagnosen

Gegenüber der CPPD-Ablagerungskrankheit grenzt sich die Hämochromatose durch die Manifestation an den MP-Gelenken II und III und durch den geringeren Gelenkumbau ab. Im Gegensatz zur rheumatoiden Arthritis und den seronegativen Arthritiden kommt es nicht zur gelenknahen Osteopenie und zu Gelenkfehlstellungen.

Therapeutische Optionen

Mittel der Wahl bei der primären Hämochromatose sind Aderlässe und die Erythrozytenplasmapherese, die die Eiweißverluste des Aderlasses vermeiden hilft. Der Eisenentzug durch den Chelatbildner Deferoxamin ist weniger wirksam, wird jedoch bei sekundären Hämosiderosen eingesetzt. Bei fortgeschrittener Gelenkdestruktion auf dem Boden einer Hämochromatose kann eine Arthrodesenoperation zur Beschwerdelinderung führen.

34.5 Morbus Wilson

Pathoanatomie, klinische Symptomatik

Beim Morbus Wilson kommt es zur vermehrten Ablagerung von Kupfer in das zentrale Nervensystem, in die Leber (hepatolentikuläre Degeneration) und in die Synovialis der Gelenke. Der Erkrankung liegt ein Mangel an Zeruloplasmin mit autosomal-rezessivem Erbgang zugrunde. Die neurologischen Symptome beginnen meist schon in der Kindheit und reichen vom Tremor und Rigor über choreatiforme Bewegungsstörungen bis hin zu Krampfanfällen und Koma. Kupferablagerungen im Limbus corneae verursachen Kayser-Fleischer-Ringe, die Kupferspeicherung in der Leber eine Hepatomegalie und Leberzirrhose. In 2/3 der Fälle finden sich Skelettmanifestationen der Wilson-Erkrankung an Schulter, Hand, Hüfte und Knie, deren Symptomatik überwiegend durch die osteoporotische Veränderungen bestimmt wird.

Bildgebende Diagnostik

Die radiologisch fassbaren Veränderungen beim Morbus Wilson sind wenig spezifisch. Neben einer diffusen Demineralisation und Chondrokalzinosen finden sich die Zeichen der Arthrosis deformans (Tab. 34.6).

Differenzialdiagnosen

Bei ausgeprägter Osteopenie muss im Kindesalter an eine Rachitis und eine renale Osteopathie gedacht werden. Die zerebrale Symptomatik ist dann meist bereits für den Morbus Wilson wegweisend. Die arthrotischen Veränderungen der Handgelenke können denen einer CPPD-Ablagerungskrankheit entsprechen, wobei letztere in der Regel erst im höheren Alter manifest wird.

Therapeutische Optionen

Neben einer kupferarmen Diät ist eine Dauertherapie mit dem Chelatbildner D-Penicillamin unter kontinuierlicher Kontrolle der Nierenfunktion erforderlich. Bei terminaler Leberzirrhose muss eine Lebertransplantation in Erwägung gezogen werden.

Tab. 34.6 Röntgenzeichen des Morbus Wilson

- Diffuse Osteopenie
- Chondrokalzinose
  - insbesondere an Ligamentinsertionen
- Arthrosis deformans:
  - Handwurzel und MP-Gelenke II–IV bevorzugt
  - allgemeine Arthrosezeichen
  - speziell subchondrale Fragmentation mit kastenartig verplumpten Metakarpale-Köpfen

34.6 Alkaptonurie (Ochronose)

Pathoanatomie, klinische Symptomatik

Die sehr seltene Alkaptonurie wird durch ein Fehlen der Homogentisinsäure-Oxidase verursacht, wodurch der Tyrosin- und Phenylalaninstoffwechsel beeinträchtigt wird. Als Folge wird überschüssige Homogentisinsäure im Bindegewebe, Knorpel und Knochen eingelagert. Die ersten Symptome treten im Erwachsenenalter durch Braun- oder Schwarzpigmentation der Haut und Schleimhäute (Ochronose) sowie als Schwarzfärbung des Urins auf. Später gesellt sich die Organ- und Skelettbeteiligung hinzu.

Bildgebende Diagnostik

Am Skelett sind bevorzugt die Wirbelsäule und die Schulter-, Hüft- und Kniegelenke sowie die Iliosakralfugen betroffen, wo es zu Diskopathien und Kyphoskoliosen bzw. zur Destruktion der Gelenke mit intra- und periartikulären Ossifikationen kommt. Demgegenüber sind die Gelenke der Hand nur selten und erst spät im Krankheitsverlauf betroffen. Sie weisen dann ebenfalls die Zeichen der destruierenden Arthropathie auf. Eine Koexistenz mit der rheumatoiden Arthritis wird diskutiert.

Differenzialdiagnosen

Die Urinschwarzfärbung ist in Verbindung mit destruierenden Arthropathien der großen Gelenke für die Diagnose eindeutig.

Therapeutische Optionen

Eine kausale Therapie ist nicht bekannt. Obwohl nicht bewiesen, soll durch die Gabe von Ascorbinsäure die Braunfärbung des Urins vermindert und eine Symptomenbesserung erreicht werden. Die destruierende Arthropathie des Handgelenks wird symptomatisch behandelt.

34.7 Oxalose (Hyperoxalurie)

Pathoanatomie, klinische Symptomatik

Der Oxalose liegt ein exzessiver Überschuss von Oxalsäure zugrunde, begleitet von Hyperkalzämie, Hyperparathyreoidismus und von einer renalen Osteopathie nach Manifestation an den Nieren. Die **primäre** Oxalose ist eine autosomal rezessive Erkrankung, der 2 verschiedene Enzymdefekte zugrunde liegen können. Die **sekundäre** Form entsteht meist bei vermehrter externer Zufuhr von Oxalsäure oder deren Vorstufen, bei Leber- und Nierenerkrankungen und relativ häufig im Rahmen einer Langzeitdialyse. Die Hyperoxalurie führt über einen sekundären Hyperparathyreoidismus mit Hyperkalzämie sowie Nephrolithiasis mit rezidivierenden Harnwegsinfekten zur Ausfällung von Oxalatkristallen in die Weichteile und die Knochenmatrix. Am Knochen ruft die Oxalose eine Obliteration des Markraumes mit einer Panzytopenie als Folge hervor. Die primäre Oxalose kann schon im frühen Kindesalter zum Tod durch Nierenversagen führen. Bei milderem Verlauf wird die Symptomatik von einer Nephropathie und ossären Mineralisationsstörungen angeführt. Die sekundären Formen manifestieren sich erst im Erwachsenenalter.

Bildgebende Diagnostik

Die radiologischen Befunde gleichen denen der renalen Osteopathie. Somit findet sich im Kindesalter weitgehend das Bild einer Rachitis, verbunden mit osteosklerotischen Einschlüssen (Abb. 34.**13**), während im Erwachsenenalter ein Nebeneinander von Hyperparathyreoidismus mit kortikalen Resorptionen, Osteomalazie und diffusen Weichteilkalzifikationen angetroffen wird (s. Kap. 31). Daneben führt die Ablagerung von Oxalaten im Knochen zu quer verlaufenden Verdichtungsstreifen in den Metaphysen und in den Gelenken zur Chondrokalzinose mit Knorpeldegeneration. Okkludierende Gefäßsklerosen können schließlich zu trophischen Störungen an den Akren führen.

Differenzialdiagnosen

Bei der primären Oxalose gelingt die Abgrenzung zur Rachitis, zur renalen Osteopathie und zum Hyperparathyreoidismus durch den Nachweis der Hyperoxalurie und des Enzymdefekts. Bei Spätmanifestation ist dies nicht immer möglich.

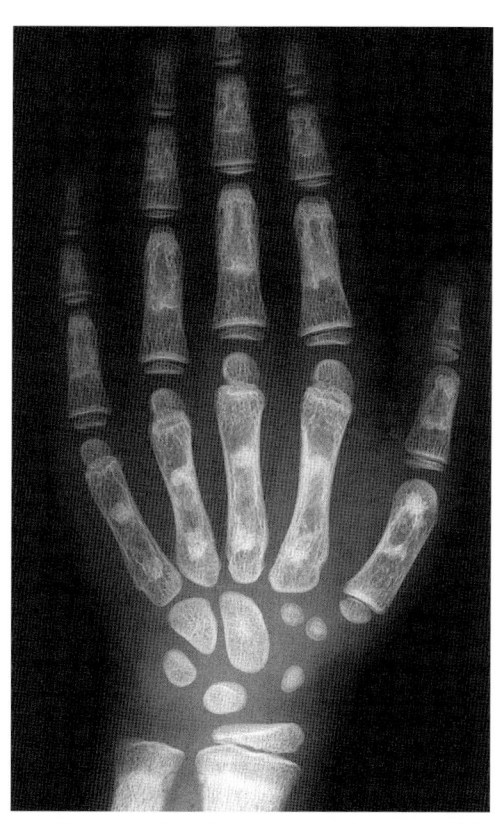

Abb. 34.13 Oxalose bei einem 7-jährigen Mädchen.
Infolge von Oxalatablagerungen quer verlaufende Sklerosebänder an Radius und Ulna sowie diffuse osteosklerotische Einschlüsse an den Metakarpalia und Phalangen („Bone in Bone"). Erst 2 Jahre später hat sich ein Hyperparathyreoidismus am Handskelett manifestiert (Aufnahme von Dr. H. Rosenthal, Hannover).

Therapeutische Optionen

Bei der primären Oxalose kann nur eine Lebertransplantation die schlechte Prognose verbessern. Bei den übrigen Formen muss eine oxalatarme Diät eingehalten werden. Wegen der häufigen Nephrolithiasis sollte auf eine ausreichende Diurese geachtet werden. Die Chondropathie des Handgelenks wird symptomatisch behandelt.

Literatur

Übersichtsarbeiten
Bonavita JA, Dalinka MK, Schumacher R. Hydroxyapatite deposition disease. Radiology 1980; 134: 621–625

Chen C, Chandnani VP, Kang HS, Resnick D, Sartoris DJ, Haller J. Scapholunate Advanced Collapse: A Common Wrist Abnormality in Calcium Pyrophosphate Dihydrate Cristal Deposition Disease. Radiology 1990; 177: 459–461

Hug I, Mihatsch JM. Die primäre Oxalosis. Fortschr Röntgenstr 1975; 123: 154–162

Resnick D, Niwayama G, Goergen TG, Utsinger PD, Shapiro RF, Haselwood DH, Wiesner KB. Clinical, radiographic and pathologic abnormalities in calcium pyrophosphate dihydrate deposition disease (CPPD): Pseudogout. Radiology 1977; 122: 1–15

Zöllner N. Hyperurikämie, Gicht und andere Störungen des Purinhaushalts. 2. Aufl, Springer. Berlin 1990

Weiterführende Literatur
http://www.thieme.de/aktionen/schmitt-lanz

35 Seltene Osteoarthropathien

S. Spindler-Thiele, R. Schmitt, A. Stäbler

Neben den kristallinduzierten Arthropathien manifestiert sich eine Reihe weiterer Erkrankungen in Form von Osteoarthropathien, die sowohl die Knochenstruktur als auch die Gelenke betreffen. Hierzu zählen die Sarkoidose, Amyloidose, Sichelzellkrankheit, die Thalassämien und die multizentrische Retikulohistiozytose. Die Verdrängung der normalen Knochensubstanz durch granulomatöses Gewebe, Stoffwechselprodukte oder eine abnorme Erythropoese spiegelt sich in charakteristischen Röntgensymptomen wider. Zu teils grotesken Destruktionen der Handgelenke können Fehlbelastungen bei neurologisch-trophischen Störungen führen, seltener die Hämophilien durch rezidivierende Einblutungen, die in der MRT sensitiv nachgewiesen werden. Die hypertrophische Osteoarthropathie verursacht primär oder im Gefolge von meist thorakalen Erkrankungen periostale Knochenappositionen. Osteoarthopathien durch ionisierende Strahlung gelten heute als Rarität.

35.1 Sarkoidose (Morbus Boeck)

Pathoanatomie, klinische Symptomatik

Die Systemerkrankung ungeklärter Ätiologie manifestiert sich in 1–15 % als Skelettsarkoidose. Nichtverkäsende Epitheloidzellgranulome durchsetzen zum einen die Synovialmembran, zum anderen das Knochenmark. Demzufolge treten akute und chronische Arthritiden infolge einer granulomatösen Synovialitis auf, die von einer akuten unspezifischen Begleitarthritis abzugrenzen sind. Andererseits führt die Sarkoidose des Knochenmarkes zu direkten ossären Veränderungen mit lytischen Läsionen sowie osteopenischen und sklerotischen Veränderungen. Haut- und Lungenmanifestationen finden sich dabei in 80–90 % der Fälle.

Bildgebende Diagnostik

Röntgendiagnostik

Die häufigste Lokalisation der Skelettsarkoidose ist die Hand mit einem spezifischen Befallmuster, das die Mittel- und Endglieder der Finger bevorzugt, weniger häufig die Grundphalangen und Metakarpalia betrifft (Tab. 35.1, Abb. 35.1 a u. b). Die Verteilung ist uni- oder bilateral, nicht streng symmetrisch.

Weniger häufig werden bei der Sarkoidose **subperiostale Knochenresorptionen**, radiäre Periostspikulae oder **Weichteilverkalkungen** angetroffen. Die seltene Sarkoidose-**Daktylitis** (0,2 %) geht neben den zystischen Spongiosaveränderungen und Periostreaktionen mit einer schmerzhaften, erythematösen Weichteilschwellung

Tab. 35.**1** Röntgenzeichen der Skelettsarkoidose

- **Arthritis:**
  - akut: im Rahmen eines Löfgren-Syndroms, ohne Röntgensymptome
  - chronisch: extrem selten
    periartikuläre Weichteilschwellung und Osteopenie
    allenfalls marginale Erosionen
    Gelenkdestruktionen gewöhnlich nur in Verbindung mit Knochenmarksarkoidose

- **Ostitis multiplex cystoides Jüngling:**
  - osteolytisch-zystische Läsionen, Stanzlochdefekte
  - epimetaphysäre, bei Kindern häufiger diaphysäre Verteilung
  - zentrales oder exzentrisches „Kompakta scalloping"
  - runde, ovale oder kartenherzförmige Osteolysen
  - Randsklerose in der Heilungsphase
  - gelegentlich periostale Reaktion

- **Größere zystische Läsionen:**
  - expansive Kompaktavorwölbung
  - pathologische Frakturen und mutilierende Gelenkdestruktionen
  - sklerotische Binnenstrukturen (fokale Sklerosen oder Trabekelreste)

- **Diffuse Osteopenie:**
  - wabig-retikuläre Spongiosatrabekulierung
  - tunnelierte, verschmälerte Kompakta

- **Akroosteolysen**

- **Osteosklerosen:**
  - vor allem am Processus unguicularis
  - sind häufig aber nicht spezifisch

35.1 Sarkoidose (Morbus Boeck)

einher (Abb. 35.**1 b – e**) analog zum „Wurstfinger" der Psoriasisarthritis. Ossäres Kennzeichen des **Lupus pernio** ist eine aggressive, permeative Knochendestruktion.

Nuklearmedizin

Die Skelettszintigraphie mit ^{99m}Tc-Phosphaten erfasst sensibel, jedoch unspezifisch betroffene Knochenregionen und deren Ausmaß. Mit ^{67}Gallium-Citrat-Szintigraphie können zusätzlich Sarkoidoseherde der Haut, der inneren Organe sowie der Muskulatur dargestellt werden.

Magnetresonanztomographie

Die nichtverkäsenden Granulome weisen in T1-gewichteten Bildern eine geringe bis mittlere, in T2-Gewichtung eine hohe Signalintensität auf. Es kommt zur geringen Kontrastmittelanreicherung (Abb. 35.**1 c**).

Differenzialdiagnosen

Radiologisch müssen ein Enchondrom, die fibröse Dysplasie und neoplastische Osteolysen, die gelenkbezogenere Arthritis urica und die rheumatoide Arthritis, das rheumatische Fieber, ein Hyperparathyreoidismus sowie im Kindesalter die Tuberkulose (Spina ventosa) abgegrenzt werden. Eine hiläre Adenopathie, Lungengerüstveränderungen und ein Erythema nodosum sind diagnoseweisend.

Therapeutische Optionen

Gelenkbeschwerden sind mit nichtsteroidalen Antiphlogistika gut zu behandeln, selten werden Glukokortikoide eingesetzt. Eine chirurgisch-orthopädische Intervention kann bei den extrem seltenen Gelenkdestruktionen nötig werden.

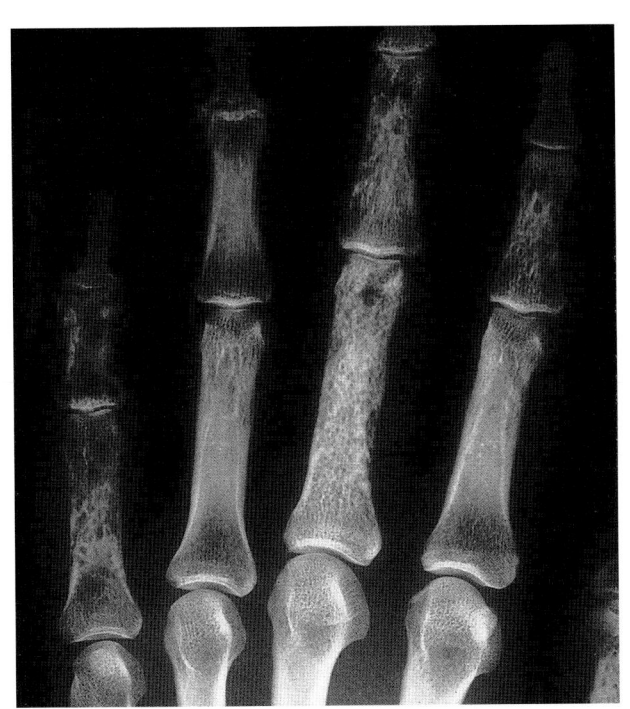

Abb. 35.1 a – c **Unterschiedliche Manifestationsformen der Sarkoidose am Handskelett.**

a Osteitis multiplex cystoides Jüngling. Mit Ausnahme der Grundphalanx II sind alle Fingerglieder mit osteolytisch-zystischen Läsionen durchsetzt. Zentrales und exzentrisches „Kompakta scalloping". Diffuse Osteopenie (Aufnahme von Prof. Dr. D. Resnick, La Jolla/USA).

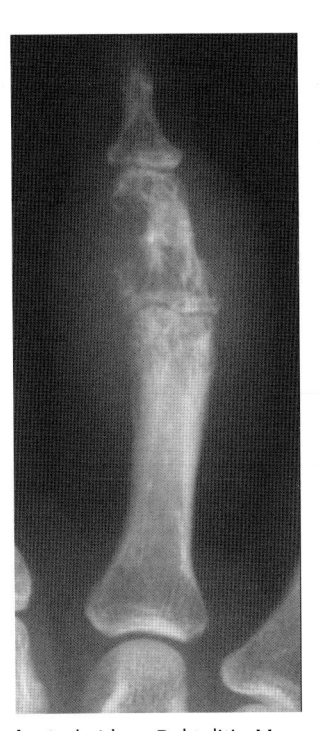

b Sarkoidose-Daktylitis. Massive Weichteilschwellung um das Mittelglied IV. Exzentrische Osteolyse und strähnig-wabige Spongiosa.

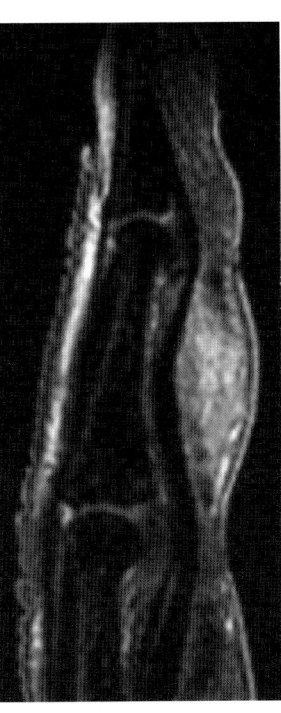

c Neurosarkoidose am Zeigefinger. In T1-gewichteten SE-Sequenzen fettsaturiert nach Kontrastmittelgabe findet sich im subkutanen Gewebe eine uncharakteristische Raumforderung mit mäßigem Enhancement.

35.2 Neurogene Osteoarthropathie und Charcot-Gelenk

Pathoanatomie, klinische Symptomatik

Ursache der hypertrophischen oder atrophischen Charcot-Gelenke sind Erkrankungen des ZNS, insbesondere des Rückenmarkes, und periphere Nervenschäden. Pathogenetisch sind die Tiefensensibilität und die Propriozeption reduziert, während die Motorik bei muskulärer Hypotonie erhalten ist. Hierdurch kommt es zu chronischer Instabilität, biomechanischer Überbelastung und schließlich zu intraartikulären Frakturen. Diskutiert werden Störungen der vegetativen Innervation und der Vasomotorik, die eine trophisch bedingte Knochenbrüchigkeit und aktive Knochenresorption bewirken sollen. Zu den häufigsten Grundkrankheiten gehören die **Tabes dorsalis** (80%) mit bevorzugtem Befall der unteren Extremität, eine **Syringomyelie** (10%), die sich in bis zu 80% der Fälle an der oberen Extremität am Glenohumeral-, Ellbogen- und Handgelenk auswirkt, gelegentlich der **Diabetes mellitus** und selten die **multiple Sklerose**. Die diabetische Osteoarthropathie manifestiert sich klassischerweise am talonavikularen und den tarsometatarsalen Gelenken, die diabetische Hand zeigt Flexionskontrakturen der Fingergelenke, wobei eine Osteoarthropathie des Karpus und der Phalangen eher selten vorkommt. Die **neurale Lepra** repräsentiert periphere Nervenschäden mit vorwiegend atrophischen Hand- und Vorfußveränderungen.

Bildgebende Diagnostik

Bildgebendes Charakteristikum ist die „anarchische Umgestaltung und Desintegration" (Dihlmann) des Gelenks, die weit über das Ausmaß arthrotischer und arthritischer Veränderungen hinausgeht (Tab. 35.2, Abb. 35.2):

Differenzialdiagnosen

Lediglich in den Frühstadien der neurogenen Arthopathie müssen die Arthrosis deformans, die kristallinduzierten Osteoarthropathien und auch Osteonekrosen in Erwägung gezogen werden. Das Verteilungsmuster weist jedoch auf die Grundkrankheit hin.

Therapeutische Optionen

Konservativ werden die Schlottergelenke mit Orthesen stabilisiert, um die Funktion weitestgehend zu erhalten. Operativ kann bei frühzeitiger Diagnostik eine Synovektomie zu guten Ergebnissen führen. Die Arthrodese und Alloarthroplastik werden aufgrund häufiger Pseudarthrosenbildung und Wundheilungsstörungen kontrovers diskutiert.

Tab. 35.2 Röntgenzeichen der neurogenen Osteoarthropathie/des Charcot-Gelenks

- Gelenkspaltverschmälerung:
  – durch Chondrodestruktion
- Subchondrale Spongiosasklerose:
  – dicht und unregelmäßig geformt
- Fragmentation der Gelenk tragenden Knochen
- Fokale periartikuläre Verkalkungen:
  – durch Knochendebris oder Knochenneubildung
  – groteske osteophytäre Randwülste
- Gelenkfehlstellungen:
  – durch sekundäre Kapsel- und Bandinstabilitäten
- Reaktionslose Osteolysen („abgelutschte Zuckerstange")
- Periostreaktion

Besonderheiten an der Hand:
- Diffuses Handödem als Frühzeichen (Syringomyelie)
- Atrophische Form der neurogenen Osteoarthropathie: reaktionslose Osteolysen und Akroosteolysen

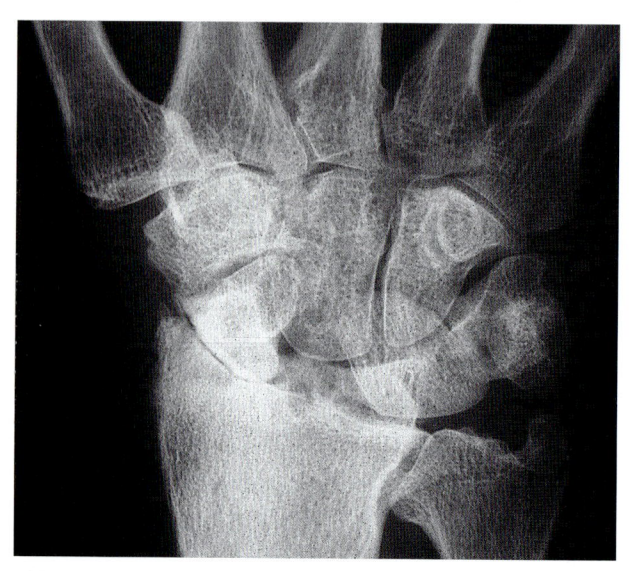

Abb. 35.2 **Karpaler Kollaps (SLAC Wrist) bei Syringomyelie.** Fortgeschrittene Arthrosen im Radiokarpal- und distalen Radioulnargelenk. Bereits proximale Migration des Kapitatums bei allen Zeichen der skapholunären Dissoziation.

35.3 Hämophilie-Osteoarthropathie („Blutergelenk")

Pathoanatomie, klinische Symptomatik

Eine koagulopathische Osteoarthropathie entsteht am häufigsten im Rahmen der x-chromosomal-rezessiven **Hämophilie A** (Mangel an Gerinnungsfaktor VIII) und der **Hämophilie B** (Faktor-IX-Mangel), seltener bei der **Hämophilie C** (Faktor-XI-Mangel) und der kongenitalen **Hypoprokonvertinämie** (Faktor-VII-Mangel). Unter Cumarintherapie, bei Leberparenchymschäden und **Thrombozytopathien** sind Einzelfälle beschrieben. Eine Faktorrestaktivität von weniger als 1% führt immer zu schweren, auch spontan auftretenden Gelenkblutungen. Im Kindesalter manifestiert sich das „Blutergelenk" vor allem am oberen Sprung-, Ellenbogen- und Kniegelenk. Die Pathogenese der Arthropathie an den großen und kleinen Gelenken verläuft analog. Bereits wenige rezidivierende Blutungen in das Gelenkkavum führen zu Knorpeldestruktionen und sukzessive zu Schäden der Synovialis und der Gelenkkapsel. Durch intraartikuläre Druckerhöhung werden epi- und apophysäre Wachstumsstörungen, Knochenabbau und Druckerosionen knorpelfreier Areale ausgelöst. Die chronische Arthropathie kann in eine fibröse oder ossäre Ankylosierung münden. Der **Hämophilie-Pseudotumor** entsteht nach wiederholten subperiostalen und intraossären Blutungen, die einen Wechsel von Knochenresorption und -neubildung induzieren. Diese osteopathischen Veränderungen führen nicht selten zu pathologischen Frakturen.

Bildgebende Diagnostik

Röntgendiagnostik

An den Gelenken der Hand manifestiert sich die hämophile Arthropathie in 5–14% der Fälle, wobei überwiegend die Metakarpophalangealgelenke (40%), deutlich seltener die proximalen Interphalangeal- (5%) und Karpalgelenke (3%) betroffen sind (Tab. 35.3).

Magnetresonanztomographie

Therapieentscheidende Frühveränderungen sind darstellbar. Bei negativem Röntgenbefund ist die MRT das sensitivste Verfahren, Blutabbauprodukte im Hämophiliegelenk zu erfassen. Im subakuten Blutungsstadium erscheint das Methämoglobin sowohl in der T1- als auch in der T2-Gewichtung signalhyperintens. Nach rezidivierenden Einblutungen stellt sich das paramagnetische Hämosiderin vor allem in Gradienten-Echo-Sequenzen signalarm dar, verursacht einen Signalabfall der sonst in T2-Gewichtung hellen, hypertrophierten Synovialis. Bereits beginnende Knorpelminderungen sind in größeren Gelenken erfassbar.

Differenzialdiagnosen

Hämoglobinopathien und erworbene Koagulopathien sind abzuklären, sowie Traumen, Osteonekrosen und Infektionen auszuschließen. Dem hämophilen Pseudotumor sind das Ewing-Sarkom und die Osteomyelitis differenzialdiagnostisch gegenüberzustellen.

Therapeutische Optionen

Die Substitutionstherapie ist Grundlage der Prophylaxe und Behandlung der Gelenkblutungen. Bei Ausbleiben einer raschen Resorption des hämorrhagischen Gelenkergusses ist eine Punktion oder arthroskopische Lavage zu erwägen. Bei der heute seltenen Synovialitis kann eine Synoviorthese angeboten werden. Die Indikation zu Korrekturosteotomien und Gelenkersatz kann in enger Zusammenarbeit mit erfahrenen Hämatologen wie beim Blutgesunden gehandhabt werden.

Tab. 35.3 Röntgenzeichen der hämophilen Arthropathie/des hämophilen Pseudotumors

Hämophile Arthropathie:
- Weichteilschwellung:
  durch Hämosiderindeposition und Hämarthros
- gelenknahe Osteopenie
- verstärktes epiphysäres Wachstum
- subchondrale Zysten:
  interkarpal oder metakarpophalangeal
- Abflachung und Irregularität der gelenkbildenden Kortikalis
- sekundär-arthrotische Knochenappositionen
- Gelenkdesorganisation:
  Gelenkspaltobliteration, fibröse Ankylose, Kontraktur

Hämophiler Pseudotumor:
- zystisch-trabekuläre Binnenstruktur
- blasige Knochenauftreibung:
  mit Kompaktadestruktion und Frakturen
- Periostreaktion:
  lamellär oder radiär
- Weichteilmasse:
  mit oder ohne Verkalkungen

35.4 Amyloidose-Osteoarthropathie

Pathoanatomie, klinische Symptomatik

Amyloid ist eine uneinheitliche, kongorot färbbare Substanz aus Aminosäuren unterschiedlicher Herkunft und Zusammensetzung, die sich generalisiert oder lokalisiert in verschiedenen Organen extrazellulär ablagert. Neben idiopathischen und hereditären Amyloidosen sind die assoziierten, generalisierten Formen am häufigsten, die bei chronisch infektiösen und rheumatischen Entzündungen, Kollagenosen, Colitis ulcerosa und Malignomen (Amyloid A), bei Plasmozytom und Morbus Waldenström (Amyloid L) und bei Dialysepatienten (Amyloid B = β-2-Mikroglobuline) bekannt sind sowie die lokalisierten Amyloidosen beim Typ-II-Diabetes (Amyloid E) und der senilen Amyloidose (Amyloid S), deren Krankheitswert fraglich ist. Eine Arthropathie entsteht in 5–13 % der Fälle vor allem bei primärer (idiopathischer) sowie paraproteinämischer und hämodialyseassoziierter Amyloidose. Die Amyloiddepositionen in Knorpel, Synovialis, Kapsel-Band-Apparat, Gelenkkavum und Knochen führen zu Steifheit und Bewegungseinschränkung. Abzugrenzen ist davon die polyneuropathische Arthropathie bei hereditären Amyloidosen und monoklonaler Gammopathie.

Tab. 35.4 Röntgenzeichen der Amyloidose-Osteoarthropathie

- Bilaterale Weichteilschwellung:
  „Bulky Nodules" besonders über dem Handgelenk (Karpaltunnelsyndrom)
- Zystoide Substanzdefekte intraossär und subchondral
- Destruktive Arthritis:
  - an den MP- und PIP-Gelenken
  - marginale, gut begrenzte Erosionen
  - subchondrale Zysten
  - keine Gelenkspaltverschmälerung
- Periartikuläre Osteopenie
- Gelenkspalterweiterung:
  arthrographisch mit multiplen Füllungsdefekten
- Gelegentlich Knochenatrophie durch medullären Befall

Bildgebende Diagnostik

Röntgendiagnostik

Am häufigsten ist das Handgelenk (Tab. 35.4, Abb. 35.3), das Ellenbogen- und Schultergelenk („Shoulder Pad Sign") betroffen, seltener Knie- und Hüftgelenk.

Nuklearmedizin

Mit ^{99m}Tc-Phosphonaten und ^{67}Gallium-Citrat werden Amyloiddepositionen in Knochen und Weichteilen erfasst. Die Tracerbelegung ist unspezifisch und zur Verlaufs- und Therapiekontrolle geeignet.

Magnetresonanztomographie

Die Amyloid-Depositionen stellen sich sowohl in T1- als auch in T2-gewichteten Sequenzen annähernd isointens zu Muskelgewebe dar, bei Anwendung einer Fettsuppressionstechnik hyperintens in T2-Gewichtung. Die differenzialdiagnostische Abgrenzung gegenüber entzündlichen Erosionen, einer chronischen Synovialitis, Hämosiderindepositionen und braunen Tumoren des PHPT ist möglich. Kleinste Ergüsse sind nachweisbar.

Differenzialdiagnosen

Sie schließen die pigmentierte villonoduläre Synovialitis (meist monoartikulär und ohne Osteopenie), die rheumatoide Arthritis, die Gicht-Arthropathie (Erosionen sind unschärfer), osteolytische Metastasen und Plasmozytomherde ein.

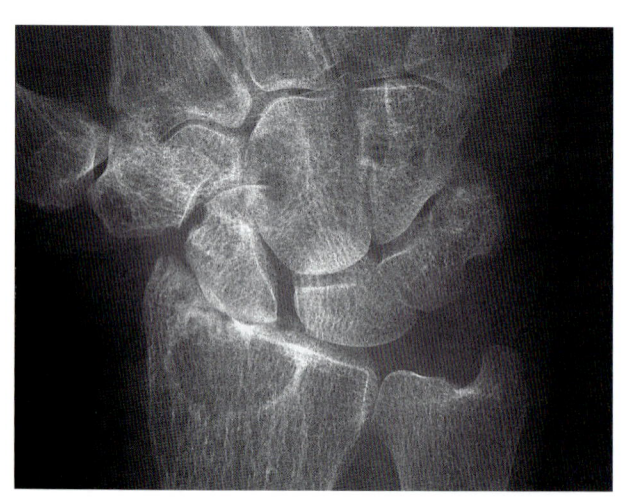

Abb. 35.3 Dialyseassoziierte Amyloidose-Arthropathie. Die Patientin ist seit 17 Jahren dialysepflichtig. Zystische Knochendefekte in Folge von Amyloideinschlüssen, insbesondere am Radius sowie im Trapezium, Kapitatum, Hamatum und Metakarpale II. Fortgeschrittene Radioskaphoidalarthrose mit Rotationssubluxation des Skaphoids. Angedeutete skapholunäre Dissoziation. Es besteht eine diffuse Osteopenie.

Therapeutische Optionen

Entscheidend sind die Behandlung der Grunderkrankung sowie die Entzündungssuppression. Die operative Therapie erfolgt wie bei der rheumatoiden Arthritis.

35.5 Hereditäre Hämoglobinopathien

Pathoanatomie, klinische Symptomatik

Hämoglobinopathien beruhen entweder auf qualitativ strukturellen Globindefekten durch Mutation meist einer Aminosäure (**Sichelzellkrankheit**) oder auf quantitativen Synthesestörungen einzelner oder mehrerer Globinketten (**Beta- oder Alpha-Thalassämie**). Es resultieren hämolytische Anämien, die mit einer reaktiven Knochenmarkhyperplasie und Hepatosplenomegalie, gelegentlich mit extramedullärer Blutbildung einhergehen. Das Sichelzell-Hämoglobin (HbSS, HbAS, HbSC, HbCC) deformiert in reduziertem Zustand die Erythrozyten, die einerseits hämolysieren, andererseits Arteriolen und Kapillaren obliterieren und zu Knocheninfarkten führen. Die genetische Konstellation bestimmt die klinische Manifestation, der Bewegungsapparat ist nur bei homozygoten Formen betroffen.

Bildgebende Diagnostik

Röntgendiagnostik

Primär sind die Knochenveränderungen (Tab. 35.**5**) der Hämoglobinopathien durch die Hypertrophie des Knochenmarkes und durch aseptische Infarzierungen bedingt (Abb. 35.**4**). Sekundärveränderungen sind die Folge einer Hyperurikämie und Hämochromatose sowie lokaler Wachstumsstörungen und Frakturen. Häufige Komplikationen sind hämatogen bakterielle Osteomyelitiden, vor allem durch Salmonellen und Staphylokokken.

Gelegentlich geht vor allem die Thalassaemia minor mit einer chronisch-rezidivierenden, seronegativen nichterosiven Arthritis ungeklärter Ätiologie einher. Sklerosen der Fingerendglieder und erweiterte Foramina nutricia der Phalangen bei der Beta-Thalassämie sind selten. Eine Besonderheit ist das „Hand-Fuß-Syndrom" bei Negerkindern zwischen dem 2. Monat und 6. Lebensjahr, das sich als Sichelzell-Daktylitis mit Fieber und schmerzhaften Schwellungen manifestiert.

Nuklearmedizin

Bei den Hämoglobinopathien wird die Knochenmarksexpansion skelettszintigraphisch durch einen vermehrten Tracer-Uptake erfasst. Eisenspeicherungen infolge der Hämolyse und wiederholter Bluttransfusionen bewirken eine verminderte Aufnahme knochengängiger Radiopharmaka im Skelett. Die Dreiphasenszintigraphie mit ^{99m}Tc-Phosphonaten weist früh mit hoher Sensitivität und Spezifität eine Osteomyelitis nach. Die Differenzierung zum Knocheninfarkt gelingt durch die korrespondierende Knochenmarkszintigraphie mit ^{99m}Tc-

Tab. 35.**5** Röntgenzeichen der Hämoglobinopathien

Knochenmarkhyperplasie ausgeprägter bei Thalassämie:
• hypertrophe Atrophie der Spongiosa aller Skelettregionen durch Erweiterung des Markraumes • Verdünnung der Kompakta • diffuse Osteopenie • „Bürstenschädel"
Ischämische Knochennekrose häufiger bei Sichelzellanämie:
• metadiaphysär in großen und kleinen Röhrenknochen (Metakarpalia, Phalangen) • subchondral mit Gelenkflächeneinbruch und Sekundärarthrose • Aufhellungen in der Spongiosa • Knochenverdichtungen: bizarr, gelegentlich um Aufhellungen, fleckig • Periostreaktionen
Cave:
• Rachitistypische metaphysäre Dysplasie (Becherung) an Ulna und Radius distal bei Deferoxamin-Therapie (Eisenchelation)

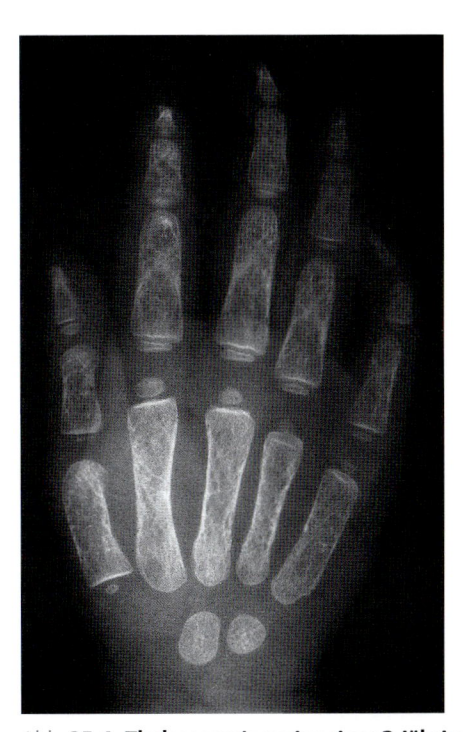

Abb. 35.**4 Thalassaemia major eines 2-jährigen Kindes.** Rarefizierte und verdickte Spongiosabälkchen (hypertrophe Atrophie) aller Mittelhand- und Fingerknochen. Die kurzen Röhrenknochen sind zudem als Ausdruck der Markexpansion deutlich verbreitert (Aufnahme von Priv.-Doz. Dr. T. Helmberger, München).

Nanokolloid, die einen größeren Defekt als die Skelettszintigraphie im gleichen Areal zeigt.

Magnetresonanztomographie

Die Knochenmarkkonversion ist nachweisbar, da hämatopoetisches, rotes Mark diffus oder landkartenartig signalarm in T1- und T2-Gewichtung gegenüber dem hellen Fettmark zur Darstellung kommt; eine Eisenüberladung durch häufige Bluttransfusionen senkt das Knochenmarksignal zusätzlich. Knocheninfarkte grenzen sich T1-gewichtet signalarm konturiert scharf ab, zeigen ein girlandenförmiges Kontrastmittelenhancement, eine Osteomyelitis eine eher diffuse T2-Signalanhebung und Kontrastmittelanreicherung mit einer möglichen ossären, periostalen oder Weichteilbeteiligung.

Differenzialdiagnosen

Kongenitale hämolytische Anämien und schwere erworbene Anämien sowie der Morbus Gaucher und eine Myelofibrose sind klinisch und laborchemisch abzugrenzen.

Therapeutische Optionen

Infektionsprophylaxe und Familienberatung sowie Bluttransfusionen sind die Grundsäulen der Therapie. Bei Thalassämie-Patienten verlängert eine Eisenchelation das Leben über die 2. Lebensdekade hinaus. Nur eine frühe Knochenmarktransplantation kann orthopädische Komplikationen verhindern.

35.6 Multizentrische Retikulohistiozytose (Lipoidarthrodermatitis)

Pathoanatomie, klinische Symptomatik

Es handelt sich um eine extrem seltene, reaktive Systemerkrankung der Makrophagen ungeklärter Ursache, deren Zugehörigkeit zu den Lipidspeicherkrankheiten oder Enzymdefekterkrankungen diskutiert wird. In Kutis, Subkutis und Mukosa sowie in der Synovialmembran der Gelenke, Sehnenscheiden und -ansätze bilden sich histologisch typische Granulome. Diese enthalten vielkernige Riesenzellen, Histiozyten und PAS-positives Material. Frauen mittleren Alters sind bevorzugt betroffen, die papulösen Haut- und Schleimhautefloreszenzen gehen in bis zu 50% der Fälle mit einer **mutilierenden seronegativen Polyarthritis** einher. Bemerkenswert ist die geringe klinische Symptomatik bei schwerer Gelenkzerstörung und die häufige Malignomkoinzidenz.

Bildgebende Diagnostik

Die bilateral-symmetrische Polyarthritis weist an der Hand die Röntgensymptome der Tab. 35.6 auf.

Differenzialdiagnosen

Die rheumatoide Arthritis, die Psoriasisarthritis und das chronifizierte Reiter-Syndrom müssen differenzialdiagnostisch in Erwägung gezogen werden, unterscheiden sich jedoch von der Retikulohistiozytose durch das Vorkommen von Ankylosen, Hyperostosen oder Weichteilverkalkungen. Die Gicht und die destruierende Arthrose grenzen sich durch ihre Befallstopik und die klinischen Symptome ab.

Therapeutische Optionen

Die Therapie besteht im Wesentlichen aus einer immunsuppressiven Kombinationstherapie.

Tab. **35.6** Röntgenzeichen der multizentrischen Retikulohistiozytose

- Prädilektion der DIP-Gelenke, selten am Karpus und den MP-Gelenken
- Scharf begrenzte Erosionen:
  – anfangs marginal
  – rasche Einbeziehung des Gelenks
- Juxtaartikuläre Kompaktadefekte
- Gelenkspaltverschmälerung durch granulomatöse Knorpel- und Knochendestruktion
- Pseudogelenkspalterweiterung:
  – subchondrale Knochenresorption
  – keine periartikuläre Osteopenie
- Mutilationsstadium schon nach einigen Jahren
- Akkordeon- oder Opernglas-Deformität der Hand

35.7 Hypertrophische Osteoarthropathie

Pathoanatomie, klinische Symptomatik

Die primäre Form, das **Touraine-Solente-Golé-Syndrom**, ist eine genetisch determinierte, androtrope Pachydermoperiostose. Das **Pierre-Marie-Bamberger-Syndrom** als sekundäre Form der hypertrophischen Osteoarthropathie wird überwiegend bei neoplastischen oder entzündlichen Prozessen der Lunge, seltener auch bei extrathorakalen Tumoren gesehen. Trommelschlegelfinger, umschriebene Hautverdickungen und hyperostotische Skelettveränderungen sind in unterschiedlicher Kombination die Leitsymptome. Im Gegensatz zur primären Pachydermoperiostose entsteht die pulmonale hypertrophische Osteoarthropathie rasch und ist nach Tumorentfernung reversibel. Bei ihr sind Gelenkbeschwerden häufiger, Hautveränderungen eher selten, Akroosteolysen fehlen.

Bildgebende Diagnostik

Röntgendiagnostik

Bei beiden Formen sind Radius, Ulna, Tibia und Fibula am häufigsten betroffen. Die pulmonale hypertrophische Osteoarthropathie manifestiert sich ebenso an den Metatarsalia und -karpalia sowie den Grund- und Mittelphalangen (Tab. 35.7, Abb. 35.5 a u. b).

Tab. 35.7 Röntgenzeichen der hypertrophischen Osteoarthropathie

- Periostale Knochenneubildungen:
  - meist symmetrisch und diaphysär, metakarpal und phalangeal
  - solide: mit der spongiosierten und verdickten Kompakta verschmolzen, von der Kompakta nur bei den sekundären Formen trennbar
  - lamellär
  - radiär
- Markraumobliteration möglich
- Weichteilschwellung durch Synovialitis, gelegentlich Gelenkerguss
- Trommelschlegelfinger
- Keine arthritischen Direktzeichen
- Synostosen durch epiphysäre Knochenproliferationen nur bei der primären Form

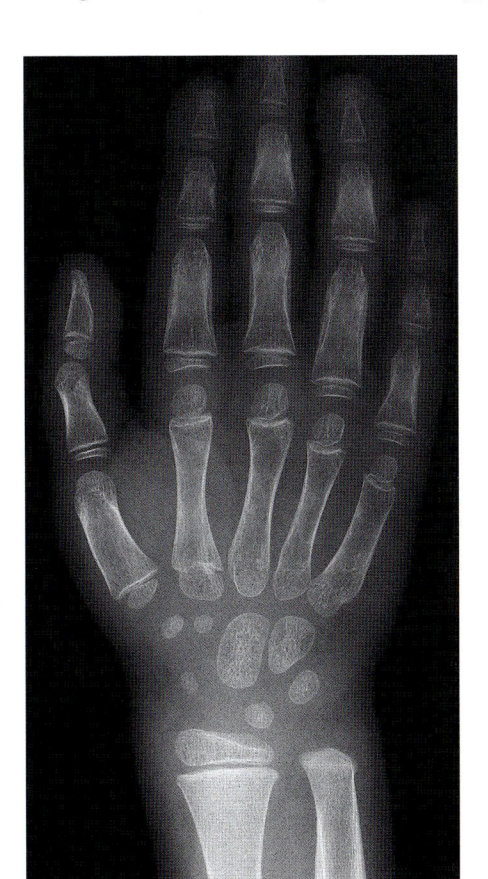

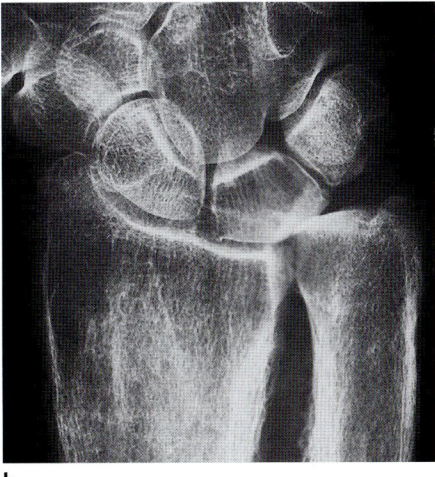

Abb. 35.5 a, b **Hypertrophische Osteoarthropathien.**
a 6-jähriger Junge mit extrahepatischer Gallengangsatresie und cholestatischer Hepatopathie. Klinisch Trommelschlegelfinger. Solide, teils lamelläre Periostverdickungen an der Ulna und an den Grund- und Mittelphalangen. Diffuse Osteopenie. „Bauernwurstartige" Auftreibung der Fingerweichteile. Komplette Rückbildung nach Lebertransplantation (Aufnahme von Dr. H. Rosenthal, Hannover).
b 53-jähriger Mann mit Bronchialkarzinom. An den distalen Radius- und Ulnaabschnitten ausgeprägte periostale Knochenneubildungen, die teils mit der spongiosierten Kompakta verschmolzen sind. Deutliche Ulna-Plusvariante (Aufnahme von Dr. U. Meyer, Klagenfurt).

35 Seltene Osteoarthropathien

Nuklearmedizin

Die Skelettszintigraphie weist mit hoher Sensitivität unspezifisch Periostreaktionen nach. Weitere Untersuchungen beziehen sich auf die Grunderkrankung.

Differenzialdiagnosen

Ohne Kenntnis der Grunderkrankung müssen die Arthritis bei Morbus Crohn und Colitis ulcerosa in Erwägung gezogen werden sowie die thyreohypophysäre Akropachie (syn. EMO-Syndrom: Exophthalmus, Myxödem, Osteoarthropathia hypertrophicans).

Therapeutische Optionen

Die Behandlung der Grunderkrankung steht ganz im Vordergrund, eine spezielle Therapie der hypertrophischen Osteoarthropathie ist nicht indiziert.

35.8 Osteoarthropathie durch ionisierende Strahlen

Pathoanatomie, klinische Symptomatik

Mit einer Latenzzeit von 11–15 Monaten werden im Kindesalter ab 150–200 Gy Wachstumsschäden durch Störungen der Ossifikation und Epiphysenfusion induziert, beim Erwachsenen nach 400 Gy trophische Störungen und Knochenneoplasien.

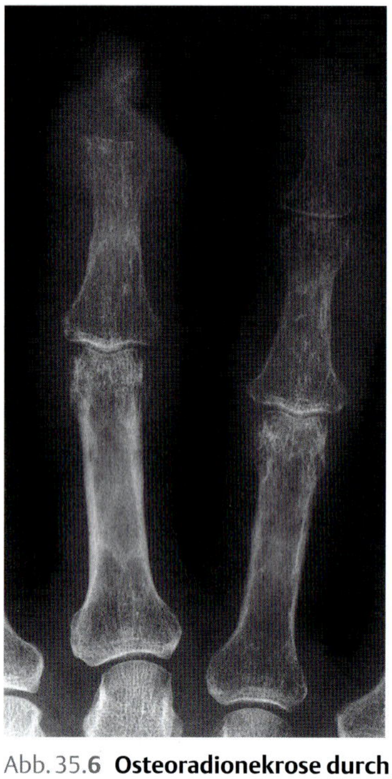

Bildgebende Diagnostik

An der Hand sind therapeutische und berufsbedingte Strahlenschäden bekannt (Tab. 35.**8**, Abb. 35.**6**), die heute in der Regel nicht mehr auftreten.

Differenzialdiagnose

Der Röntgenbefund der radiogenen Osteoarthropathie erinnert an eine gemischtförmige Skelettmetastasierung.

Therapeutische Optionen

Maßnahmen des Strahlenschutzes stehen bei beruflicher Exposition im Vordergrund. Die manifeste Strahlen-Osteoarthropathie kann letztlich nur symptomatisch behandelt werden. Radiogen induzierte Sarkome an der Hand werden nach den Regeln der Tumorchirurgie reseziert.

Abb. 35.**6 Osteoradionekrose durch jahrzehntelanges Arbeiten im Strahlengang.** Einerseits ist die diffuse und fleckige Demineralisierung der Phalangen mit strähnig-zystoider Spongiosa Ausdruck von trophischen Störungen, andererseits findet sich ein radiogen induziertes Plattenepithelkarzinom am Mittelfinger mit bandförmiger Osteolyse an der Endgliedbasis und Arrosion der Gelenkfläche der Mittelphalanx.

Tab. 35.**8** Röntgenzeichen der Strahlen-Osteoarthropathie

- Osteoradiodystrophie und Osteonekrose:
  - Entkalkung im Bestrahlungsfeld: fleckig oder diffus, zunächst reversibel
  - strähnig-zystoide Spongiosa
  - Looser-Umbauzonen, pathologische Frakturen
  - Akroosteolyse
  - fleckige Sklerose
- Wachstumshemmung:
  - hypoplastische kleine Röhrenknochen
  - irreguläre Karpalia
- Sekundärveränderungen:
  - Interphalangealarthrosen
  - Arthritis, dabei Kombinationen mit infizierten Hautulzera, Osteomyelitis und Ankylosen möglich
- Induktion von Neoplasien:
  - Osteochondrom, Osteo-, Chondro- und Fibrosarkome
  - Plattenepithelkarzinom mit knöcherner Destruktion

35.9 Fremdkörper-Synovialitis und -Osteoarthritis

Pathoanatomie, klinische Symptomatik

Repräsentativ und zunehmend beobachtet wird die Silikon-Synovialitis. Die Inzidenz mit ehemals 3% wird aktuell zwischen 55 und 75%, vorwiegend nach Skaphoid- und Lunatumersatz, seltener nach Trapeziumimplantat beschrieben. Durch Silikonabriebpartikel wird ein entzündlicher Prozess induziert, der zur Pannusbildung mit Knorpeldestruktion und Invasion des kortikalen und trabekulären Knochens führt. Die lokale Reaktion auf Silikonimplantate wird mit einer Latenz zwischen 10 Monaten und 17 Jahren beobachtet. Sie tritt akut mit Weichteilschwellung und Bewegungsschmerz auf. Symptome einer Sklerodermie, eines Lupus erythematodes und einer rheumatoiden Arthritis, häufige Raynaud-Symptomatik, selten ein Sjögren-Syndrom sind als systemische Reaktionen nach Silikonimplantaten (Mammaprothese) bekannt. Der Rheumafaktor ist in 50%, antinukleäre Faktoren sind in 15% sowie DNA-Antikörper in 12% der Fälle nachweisbar.

Bildgebende Diagnostik

Marginale, scharf begrenzte Erosionen im dem Implantat angrenzenden Knochen und subchondrale Zysten dominieren ohne periartikuläre Entkalkung. Im weiteren Verlauf treten pathologische Frakturen durch die zystoide ossäre Destruktion und Deformierung sowie eine Fragmentierung des Implantats auf. Die Erosionen und zystischen Einschlüsse sind in der hochaufgelösten CT am besten zu sehen (Abb. 35.7).

Differenzialdiagnosen

Eine Infektion ist anhand der klinischen Parameter abgrenzbar, die rheumatoide Arthritis aufgrund des typischen Befall- und Verlaufsmusters. Eine pigmentierte villonoduläre Synovialitis kann histologisch ähnlich imponieren, ist jedoch MR-tomographisch anhand des Hämosiderinnachweises zu differenzieren.

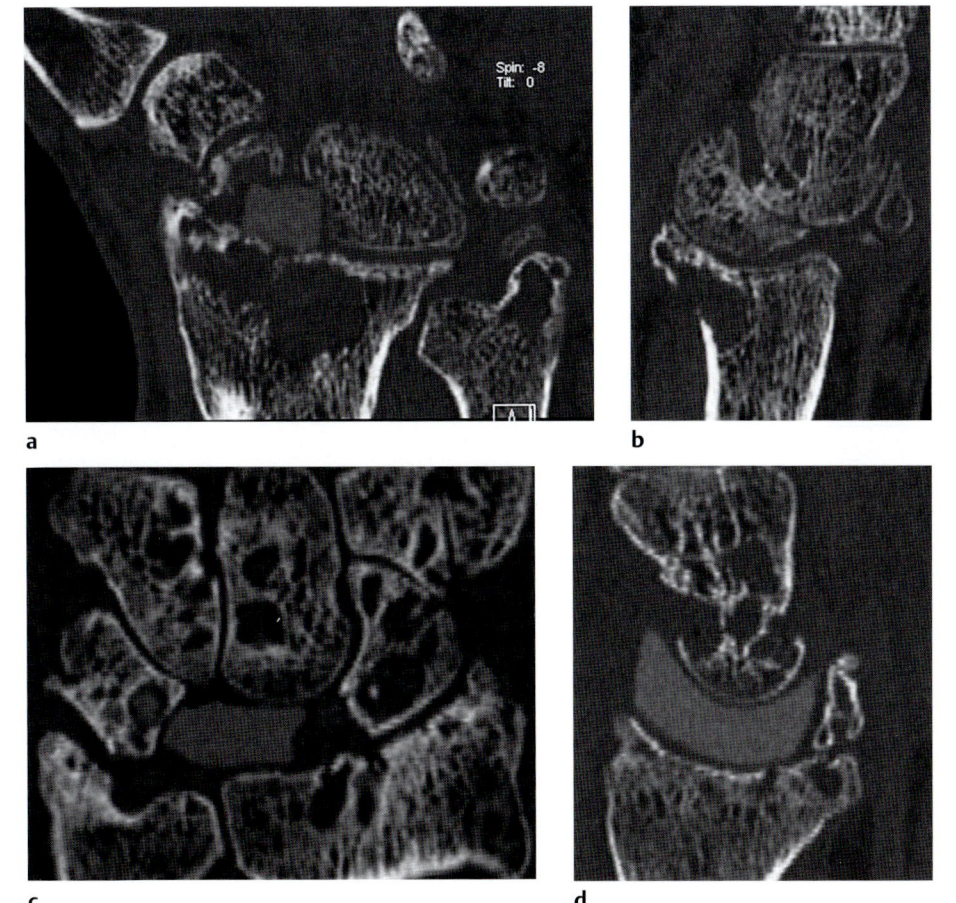

Abb. 35.7 a–d **CT bei silikoninduzierter Synovialitis und Arthritis (koronale und sagittale MPR).**

a, b Ersatz des proximalen Skaphoidfragments durch eine Silikonteilprothese wegen Skaphoidpseudarthrose vor 8 Jahren. Jetzt bei schmerzhafter Bewegungseinschränkung und Schwellung ausgedehnte Resorptionszonen um das Implantat sowie im Radius und in der Ulna. Karpaler Kollaps mit Radio- und Mediokarpalarthrose.

c, d Ersatz des Lunatums bei einer anderen Patientin wegen Lunatumnekrose vor 11 Jahren. Multilokuläre Osteolysen in den benachbarten Karpalia und im Processus styloideus ulnae sowie PISI-Rotationsfehlstellung des Implantats. Klinisch nur mäßige Bewegungseinschränkung.

Therapeutische Optionen

Der radiologische Nachweis sollte zur frühen Entfernung des Implantats führen, kombiniert mit einer Synovektomie, Débridement der Zysten und Fusion des betreffenden Kompartiments. Da die hypertrophe villöse Synovialitis postoperativ fortschreiten kann, sind Kontrolluntersuchungen zu weiteren therapeutischen Interventionen indiziert.

35.10 Synoviale Chondromatose

Pathoanatomie, klinische Symptomatik

Es werden primäre und sekundäre Formen unterschieden. Bei der primären Form der Chondromatose kommt es aus ungeklärter Ursache zur Metaplasie der Synovialis mit tumorähnlicher Knorpelproliferation. In meist großer Zahl entstehen initial nichtkalzifizierte freie Gelenkkörper von uniformer Größe. Später kommt es zu ringförmigen Verkalkungen und zur Schädigung des hyalinen Gelenkknorpels durch mechanische Irritation. Anders verhält sich die Genese der sekundären Chondromatosen. Hier steht das Trauma mit Abscherung von hyalinem Knorpel am Beginn der Erkrankung. Die freien Gelenkkörper sind hier von unterschiedlicher Größe und meist geringer in ihrer Zahl. Bereits zeitig entwickelt sich eine Arthrose auf dem Boden des vorbestehenden Knorpelschadens. Bei beiden Formen stehen klinisch ein Gelenkerguss mit Schwellung, mäßige Schmerzen, Gelenkblockierungen und schließlich Arthrosezeichen im Vordergrund.

Bildgebende Diagnostik

Röntgendiagnostik

Pathognomonisch sind ringförmig verkalkte Formationen in Gelenknähe (Abb. 35.8 a). In ca. 20 % der Fälle fehlen die Kalzifikationen jedoch, so dass nur indirekt Ergusszeichen nachgewiesen werden können.

Computertomographie

Mit der CT können die ringförmigen Kalzifikationen in der Peripherie der Corpora libera gut zur Abbildung gebracht werden (Abb. 35.8 b u. c). Arthrotische Umbauten sind im Vergleich zu den Röntgenübersichtsaufnahmen früher erkennbar.

Sonographie

Es findet sich ein echofreier Gelenkerguss mit multiplen „schwimmenden" Fremdkörpern unterschiedlicher Echogenität, die eine Schallauslöschung verursachen können.

Magnetresonanztomographie

Im Idealfall finden sich multiple freie Gelenkkörper von geringer Signalhöhe innerhalb eines in T2-Gewichtung signalreichen Gelenkergusses. Jedoch sind auch Formen der Chondromatose beschrieben worden, die mit intermediärer Signalhöhe in T2-gewichteten Sequenzen einhergehen und dann mit einer sarkomatösen Erkrankung verwechselt werden können.

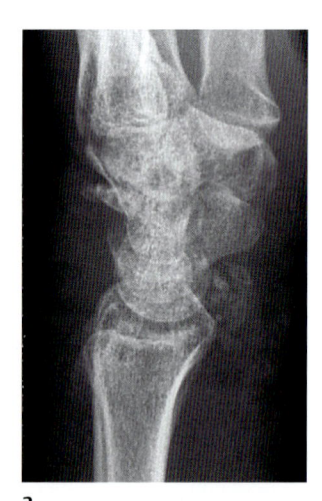

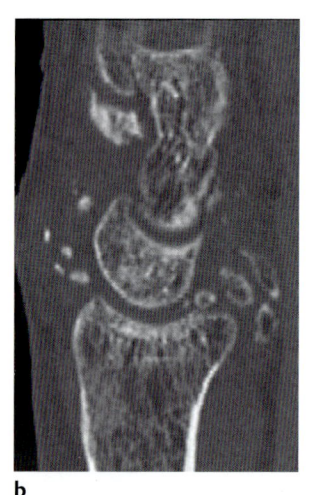

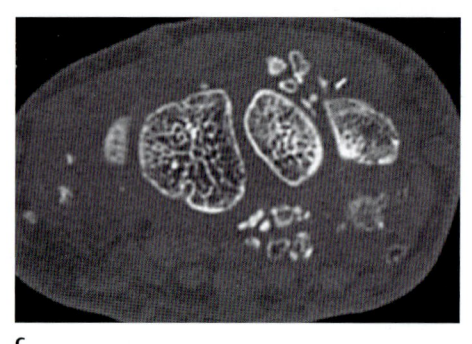

Abb. 35.8 a – c **Primäre Form der synovialen Chondromatose.**
a Im seitlichen Röntgenbild finden sich multiple Corpora libera palmar und dorsal des Handgelenks. Keine Arthrosezeichen.
b, c In der CT kommt das ringförmige Verkalkungsmuster der Läsionen besser zur Darstellung. Hier können arthrotische Umbauten radio- und mediokarpal ausgeschlossen werden.

Differenzialdiagnosen

Die Unterscheidung der primären und sekundären Chondromatoseformen gründet sich neben der Traumaanamnese auf das Patientenalter und den Zustand der anderen Gelenke. Eine pigmentierte, villonoduläre Synovialitis (PVNS) muss bildgebend ausgeschlossen werden.

Therapeutische Optionen

Bei Funktionsbeeinträchtigung des betroffenen Gelenks besteht die Behandlung in der operativen Entfernung der freien Gelenkkörper, eventuell ergänzt durch eine Synovektomie bei der primären Form bzw. dem Débridement und Shaving einer Knorpelläsion bei der sekundären Form der Chondromatose.

Literatur

Übersichtsarbeiten:
Cooney WP, Linscheid RL, Dobyns JH. The Wrist – Diagnosis and Operative Treatment. Mosby. Baltimore 1998
Miehle W, Fehr K, Schattenkirchner M, Tillmann K (Hrsg). Rheumatologie in Praxis und Klinik. Thieme. Stuttgart New York 2000
Resnick D, Niwayama G. Diagnoses of Bone and Joint Disorders. 2nd ed. Saunders. Philadelphia 1988
Stoller DW. Magnetic Resonance Imaging in Orthopaedics & Sports Medicine. Lippincott, Philadelphia 1992
Uhl M. Radiologie des Handskeletts. Teil 1: Entzündliche Gelenkserkrankungen und Rheumatologie. Radiologe 1999; 39: 432–449
Uhl M. Radiologie des Handskeletts. Teil 2: Degenerative Gelenkserkrankungen. Endokrine und metabolische Skeletterkrankungen. Radiologe. 1999; 39:1083–1100

Weiterführende Literatur
http://www.thieme.de/aktionen/schmitt-lanz

Primär entzündliche Erkrankungen der Handgelenke

36 Rheumatoide Arthritis 408

37 Seronegative Spondylarthropathien 420

38 Rheumatisches Fieber (poststreptokokkenreaktive Arthritis) 432

39 Kollagenosen 434

40 Infektarthritis 441

36 Rheumatoide Arthritis

G. Lingg, R. Schmitt

Die rheumatoide Arthritis und ihre Sonderformen sind systemisch entzündliche Bindegewebserkrankungen immunpathologischer Ätiologie mit nur teilweise erforschter Pathogenese. Hauptmanifestationsorte sind vorwiegend die Gelenke der Hand (Karpal-, MP- und PIP-Gelenke) und des Vorfußes, später auch die großen Gelenke und die Halswirbelsäule. Die Erkrankung involviert jedoch auch die Synovialmembranen der Sehnenscheiden und der Bursen sowie auch parenchymatöse Organe. Röntgenaufnahmen der Hand dorsopalmar und in „Viertel"-Supination (oder Norgaard-Projektion) stellen mit dem Nachweis von Weichteilzeichen, Kollateralphänomenen und arthritischen Direktzeichen die Basis der bildgebenden Diagnostik dar. Zum Nachweis von rheumatisch bedingten Tendosynovialitiden und Sehnenrupturen ist die hochaufgelöste Sonographie gut geeignet. Frühe Arthritisstadien werden mit der MRT erfasst, die alle entzündlich veränderten Gewebe direkt abzubilden vermag. Mit der kontrastmittelunterstützten MRT kann die aktuelle Entzündungsaktivität anhand von Signalintensität-Zeit-Kurven abgeschätzt sowie das Pannusgewebe vor geplanter Synovektomie dargestellt werden.

Pathoanatomie und klinische Symptomatik

Die rheumatoide Arthritis (RA) oder chronische Polyarthritis (CP) ist eine entzündlich-systemische Erkrankung des mesodermalen Gewebes mit immunpathologischer Ätiologie. Sie manifestiert sich überwiegend an der Synovialmembran von Gelenken, involviert aber auch Sehnenscheiden, Schleimbeutel, Gefäße, Augen, seröse Häute und innere Organe. Ihre Pathogenese ist nur teilweise bekannt.

Bei meist vorliegender genetischer Disposition (HLA-DR4) können entzündliche Veränderungen am Synovialgewebe durch Immunkomplexe und sensibilisierte T-Lymphozyten ausgelöst werden. Diese führen zu einer **chronischen Synovialitis** mit Wucherung der Synovialis und plump-zottigem Umbau, der **Pannusbildung**, die sich als „tumorartiger" Pannus manifestieren kann. Stellenweise finden sich auch Fibrinauflagerungen und Einschlüsse. Das entzündliche Granulationsgewebe breitet sich von den Gelenkrezessus über den Gelenkknorpel

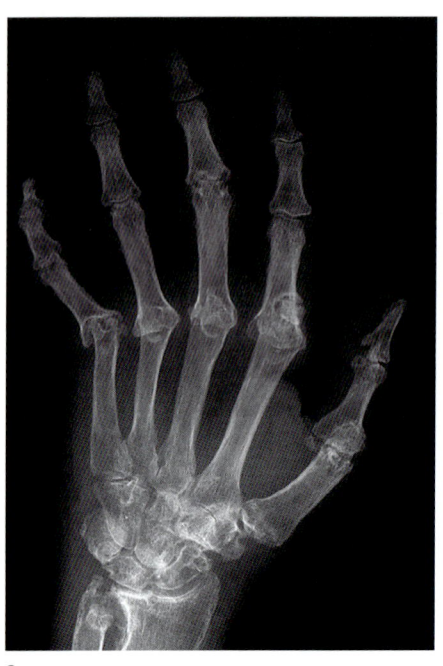

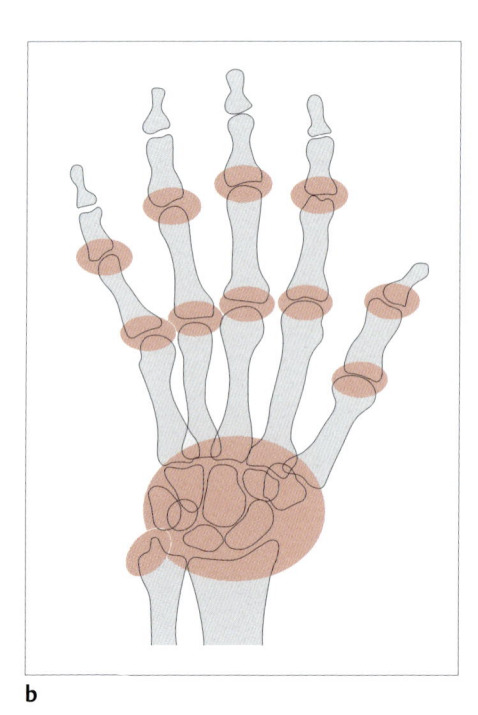

Abb. 36.1 a, b **Befallmuster der rheumatoiden Arthritis.**
a Charakteristische Verteilung der befallenen Hand- und Fingergelenke bei einer 60-jährigen Frau, die seit 27 Jahren an einer rheumatoiden Arthritis leidet.
b Schema zu den Gelenken und Regionen, an denen sich die rheumatoide Arthritis manifestiert: distales Radioulnargelenk, Processus styloideus ulnae, Karpalgelenke, Metakarpophalangealgelenke und proximale Interphalangealgelenke.

aus und schiebt sich dabei zuerst an der knorpelfreien Zone zwischen Knorpel und Kapsel („Bare Area") in den Knochen (sog. **„Zangengriff"**). Durch eine lokale Hyperämie im Knochenmark und die schmerzbedingte Immobilisation kommt es zur gelenknahen Osteoporose. Die subchondrale Grenzlamelle verschmälert sich durch Entkalkung und destruierenden Abbau.

Bei ca. 2/3 der Patienten finden sich **„typische" Verläufe**: Nach einem Prodromalstadium kommt es zum schleichenden Beginn der Erkrankung mit symmetrisch polyartikulärem Befall der peripheren Hand- und Vorfußgelenke. Klinisch findet sich dabei ein Bewegungsschmerz sowie ein „Querdruckschmerz" an den Händen und Vorfüßen. Die Gelenke zeigen eine teigige Schwellung. An den Händen sind insbesondere die MP- und PIP-Gelenke betroffen (Abb. 36.1). Später kann auch eine Atrophie der interossären Muskulatur sichtbar werden. Fehlstellungen wie die Knopfloch- und Schwanenhals-Deformität sowie palmare Subluxationen und ulnare Deviationen werden bei fortschreitender Erkrankung fast regelhaft beobachtet. Tritt eine Versteifung der Gelenke in Beugestellung auf, so spricht man von einer Krallenhand. Charakteristisch ist im Tagesverlauf die Morgensteifigkeit. Der Patient verspürt über mehr als 30 Minuten Gelenk- und Muskelschmerzen sowie eine Kälteintoleranz. Die sog. Rheumaknoten sind keineswegs obligat. Bei ihrem Vorliegen spricht man von der „nodösen Verlaufsform" der Erkrankung. Die typische Rheumaserologie mit positiven Rheumafaktoren, erhöhter BSG und erhöhtem CRP wird in ca. 75 % der Fälle gefunden.

Bei der sog. **„atypischen" Verlaufsform** beginnt die Erkrankung akut mono- oder oligoartikulär und bevorzugt die großen Gelenke. Die wichtigsten Merkmale der beiden rheumatischen Verlaufsformen sind in Tab. 36.1 zusammengefasst.

Die zur Zeit gängigsten Klassifikationen sind zum einen die **ARA-Kriterien** (Tab. 36.2) sowie zum anderen die **New York-Kriterien** (Tab. 36.3).

Die Kriterien sind in aufsteigender Wahrscheinlichkeit gelistet. Eine **wahrscheinliche Polyarthritis** liegt vor, wenn 3 Kriterien erfüllt sind, wobei die Gelenksymptome mindestens 6 Wochen bestehen müssen. Eine **eindeutige Polyarthritis** liegt bei 5 Kriterien, eine **klassische Polyarthritis** bei mehr als 6 Kriterien vor.

Tab. 36.1 Verlaufsformen der rheumatoiden Arthritis

	„Typischer" Verlauf	„Atypischer" Verlauf
Häufigkeit	60–67 %	33–40 %
Beginn	langsam, schleichend	akut
Befall	polyartikulär	mono-/ oligoartikulär
	symmetrisch	asymmetrisch
	kleine, periphere Gelenke	stammnahe Gelenke

Tab. 36.2 ARA-Kriterien der rheumatoiden Arthritis (American Rheumatism Association)

- Morgensteifigkeit
- Bewegungsschmerz/Druckdolenz in mindestens einem Gelenk
- Schwellung mindestens eines Gelenks
- Schwellung mindestens eines weiteren Gelenks innerhalb von 3 Monaten
- Symmetrische Gelenkschwellungen; bei Beteiligung von MP- und PIP-Gelenken genügt unvollständige Symmetrie; symmetrische Beteiligung der DIP-Gelenke genügt nicht
- Subkutane Knoten
- Radiologische Veränderungen; mindestens gelenknahe Osteoporose
- Rheumafaktorennachweis
- Pathologisches Muzinpräparat der Synovialflüssigkeit
- Charakteristische Synovialhistologie
- Charakteristische Rheumaknotenhistologie

Tab. 36.3 New York-Kriterien für eine aktive und inaktive rheumatoide Arthritis (American Rheumatism Association)

- Gelenkschmerzen an mindestens 3 Gelenken während einer Attacke
- Schwellung, Bewegungseinschränkung, Subluxation oder Ankylose an mindestens 3 Gelenken; davon müssen 2 Gelenke symmetrisch sowie eine Hand, ein Handgelenk oder ein Fuß betroffen sein
- Radiologische Veränderungen Grad 2 oder mehr an Händen, Füßen oder Handgelenken (nach Sharp oder Larsen)
- Nachweis eines Rheumafaktors

36.1 Sonderformen der rheumatoiden Arthritis

36.1.1 Adult-Still-Syndrom

Polyartikuläre systemische Verlaufsform der chronischen Polyarthritis mit Leber-, Milz- und Lymphknotenschwellungen, hohem Fieber, Leukozytose, Iridozyklitis, Polyserositis (Pleuritis, Pneumonitis, Perikarditis) sowie mit Polyarthralgien und Myalgien. Rheumafaktoren negativ. Gelenksymptome häufig erst im späteren Verlauf, meist im Sinne einer symmetrischen Polyarthritis.

36.1.2 Felty-Syndrom

Variante der seropositiven rheumatoiden Arthritis mit ausgeprägter Aktivierung des lymphoretikulären Systems. Milzvergrößerung und Lymphknotenschwellungen. Im Blutbild Leukopenie bzw. Granulozytopenie und Thrombopenie.

36.1.3 Sjögren-Syndrom

Autoimmune „Exokrinopathie" des Erwachsenenalters, vorwiegend bei Frauen ab der Menopause. Verminderung der Tränen- und Speichelsekretion (Xerophthalmie und Xerostomie). Fokale Lymphozyten- und Plasmazellinfiltrationen können zur Anschwellung verschiedener Organe, vor allem der großen Speicheldrüsen führen. Ohne Gelenksymptome wird die Befundkombination als **Sicca-Syndrom** bezeichnet. Unterschieden wird die **primäre Form**, die in ein B-Zell-Lymphom übergehen kann, von der **sekundären Form**, bei der die Kombination aus einem Sicca-Syndrom und einer rheumatoiden Arthritis oder einer Kollagenose vorliegt.

36.1.4 Caplan-Syndrom

Mischbild einer Pneumokoniose mit einer rheumatoiden Arthritis. Offenbar spiegeln sowohl die Pneumokonioseform als auch die Synovialiserkrankung eine „rheumatische Reaktionsbereitschaft" des mesodermalen Gewebes wieder.

36.1.5 Juvenile Formen bzw. Sonderformen der rheumatoiden Arthritis

Gemeinsame Merkmale: Wie bei der adulten Polyarthritis findet sich eine entzündliche Wucherung des Synovialgewebes mit plump-zottigem, pannösem Umbau. Dieses Pannusgewebe führt zu Knorpelzerstörungen und Druckusuren am Knochen. Gelenknah finden sich häufig Rheumaknoten, die pathologisch-anatomisch eine fibrinoide Verquellung und zentrale Nekrosen aufweisen. Außerhalb des Bewegungsapparats können die Milz, die Leber sowie Lymphknoten beteiligt sein. Nach der internationalen Klassifikation „The Care of Rheumatic Children" (EULAR/WHO) werden 5 verschiedene Verlaufsformen der „juvenilen chronischen Arthritis" (JCA) unterschieden:

- **Polyartikuläre, systemische JCA (Still-Syndrom):** Erkrankung des frühen Kindesalters mit Fieber und teilweise schweren Organmanifestationen.
- **Polyartikuläre, nichtsystemische, seronegative JCA:** Größte Gruppe, die weitgehend dem früheren „Erwachsenentyp" der JCA entspricht.
- **Polyartikuläre, nichtsystemische, seropositive JCA:** Die Erkrankung betrifft vorwiegend Mädchen in der späteren Kindheit. Rheumafaktoren und antinukleäre Faktoren sind positiv (ANA bis 77% der Fälle).
- **Oligoarthritis Typ I:** Sog. Frühtyp, Mädchen bevorzugt, chronische Iridozyklitis, ANA positiv.
- **Oligoarthritis Typ II:** Sog. Spättyp, Jungen bevorzugt, Sakroiliitis, HLA-B27 positiv, evtl. späterer Übergang in eine Bechterew-Erkrankung. Zunächst häufig über längere Zeit monartikulärer oder pauciartikulärer Verlauf mit Bevorzugung des Kniegelenks.

Beim Übergang ins Erwachsenenalter neigen die Formen 1–3 zu Teilremissionen mit arthrotischer Reparation.

Bildgebende Diagnostik

Röntgendiagnostik

Empfehlenswert ist die Verwendung von hochauflösenden Systemen (Folien-Empfindlichkeitsklassen 50). Gerade in der Frühdiagnostik ist die Anfertigung der 2. Ebene obligat, wobei die Aufnahme in „Viertel"-Supination von 20° aufschlussreicher ist als die in 45°-Supination, da sich bei der letzteren die MP-Gelenke häufig gegenseitig überlagern. Alternativ kann die Nørgaard-Position angewendet werden (s. Kap. 1). Da auch im Verlauf in 30–50%

der Fälle durch Anwendung dieser Projektionen in das nächsthöhere Larsen-Stadium eingruppiert werden, sollte auf die 2. Ebene mit Ausnahme von schwerst mutilierenden Formen nicht verzichtet werden. Insgesamt ist die konventionelle Radiographie sowohl in den Frühstadien als auch im Verlauf in über 90 % der Fälle diagnostisch.

- **Arthritische Weichteilzeichen:** Sie sind frühestens Tage bis Wochen nach Erkrankungbeginn sichtbar. Sie sind Ausdruck der Volumenzunahme im Gelenkkavum durch Ergussbildung, intraartikuläre Fibrinablagerung, entzündliche Infiltration der Synovialmembran, Pannusbildung und des Ödems der Gelenkkapsel sowie der unmittelbaren Umgebung. Vorzugsweise werden die MP- und PIP-Gelenke beider Hände symmetrisch befallen. Häufig sind auch Weichteilschwellungen der CMC-Gelenke auf den Schrägaufnahmen sowie synoviale Sehnenscheidenschwellungen – insbesondere der Extensor-carpi-ulnaris-Sehne neben dem Ulnakopf – abgrenzbar. Schließlich kommen synoviale Schwellungen der Bursen, meist in der Umgebung des Ulnakopfes, zur Darstellung.
- **Arthritische Kollateralphänomene:** Sie sind das Röntgenkorrelat einer gelenknahen Entkalkung, deren Pathogenese in einer arthritisch ausgelösten Hyperämie im gelenknahen Knochenmark, in einer teils schmerz-, teils therapiebedingten Immobilisation sowie in einer entzündungsbedingten Osteoklastenstimulation begründet liegt.
- **Arthritische Direktzeichen:** Typisch für die Arthritis ist im Gegensatz zur Arthrose eine gleichmäßige und konzentrische Gelenkspaltverschmälerung durch

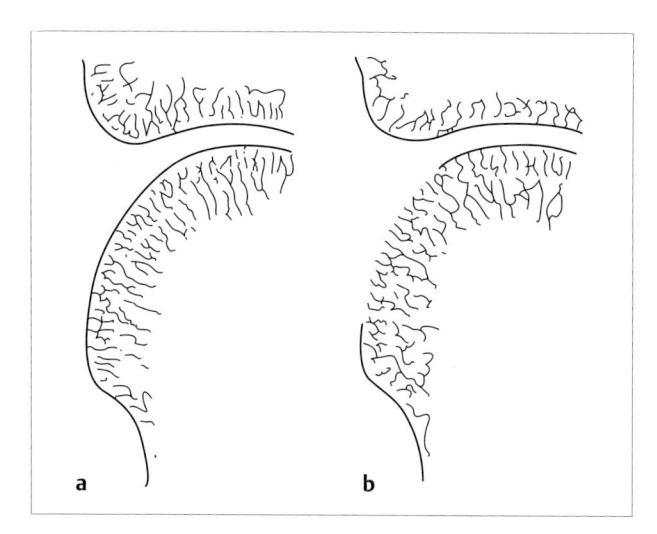

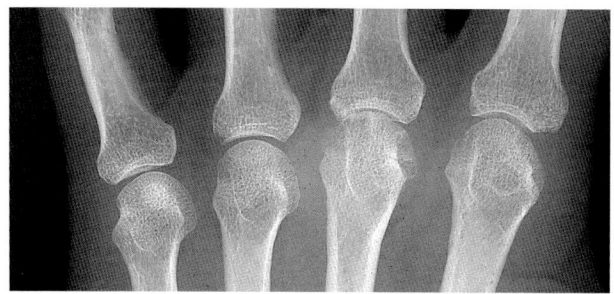

Abb. 36.**2 a – c** **Arrosion der Grenzlamelle als radiologisches Frühzeichen der Arthritis (Schemazeichnungen nach Schacherl).**
a Intakte Grenzlamelle.
b Beginnende Auflösung der Grenzlamelle.
c Auslöschung der Grenzlamelle und Gelenkspaltverschmälerung am MP-Gelenk III, geringer auch an II.

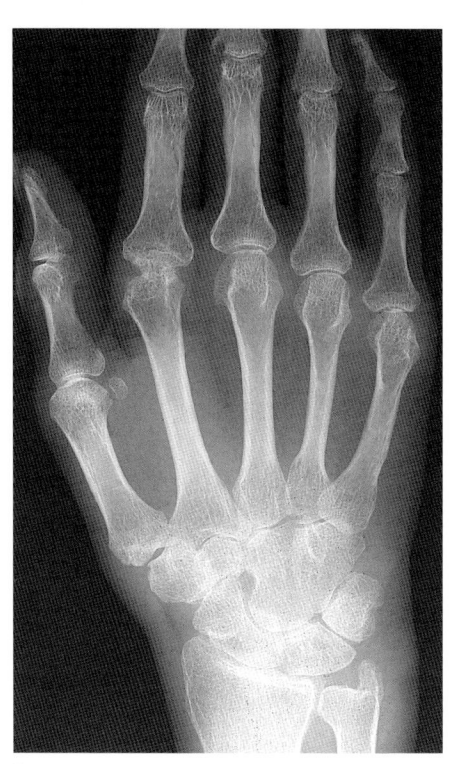

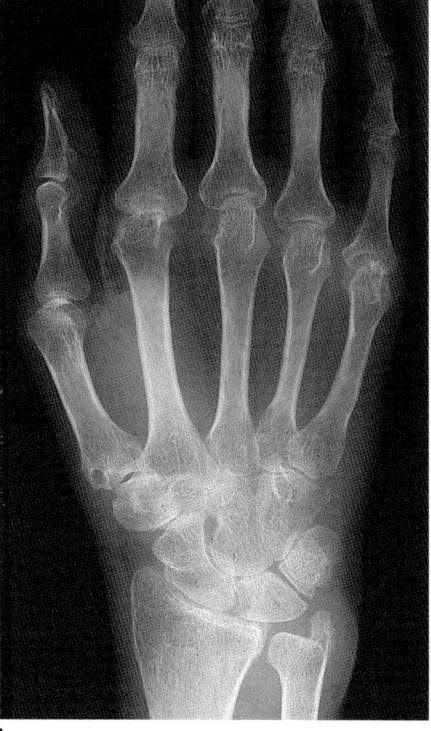

Abb. 36.**3 a, b** **Verlauf einer rheumatoiden Arthritis über 2 Jahre.**
a Im Ausgangsbefund bereits deutliche marginale Destruktionen an den MP-Gelenken II und V sowie marginale Usuren an den PIP-Gelenken III und IV radialseitig. Geringgradiges Kollateralphänomen.
b Neu aufgetretene, ausgedehnte Destruktionen der MP-Gelenke III und IV. Progrediente Destruktionen am CMC – Gelenk I und am Triquetrum. Zunahme der Subluxation am MP-II-Gelenk.

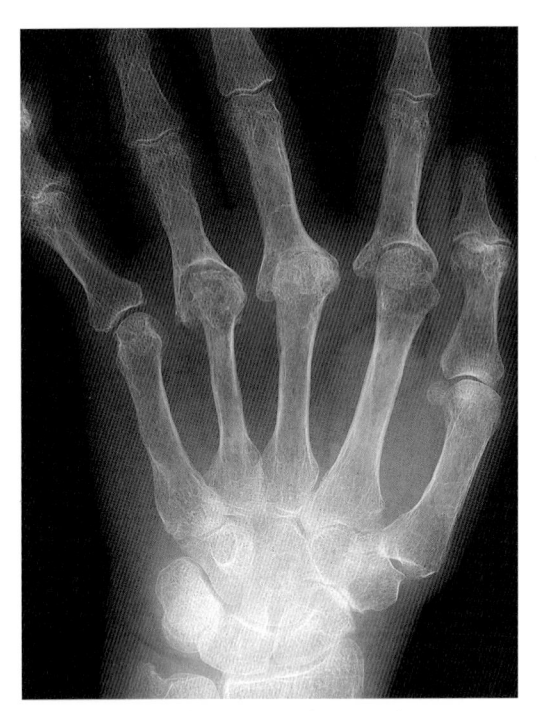

Abb. 36.**4 a, b** **Asymmetrisch verlaufende rheumatoide Arthritis.**

a Links „Cup-and-Saucer"-Deformität der MP-Gelenke II–IV.

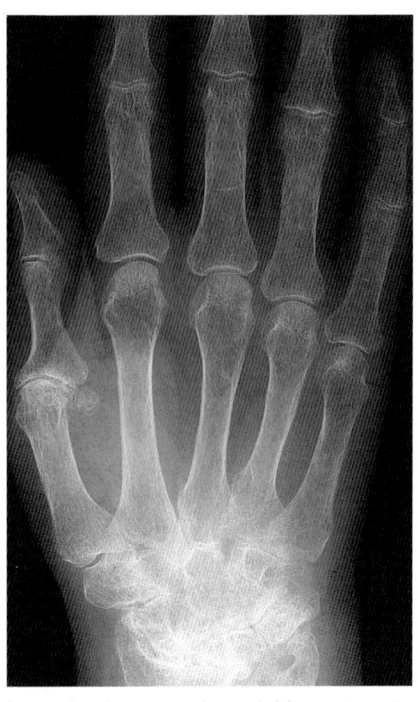

b Rechts beginnende Ausbildung eines Os carpale.

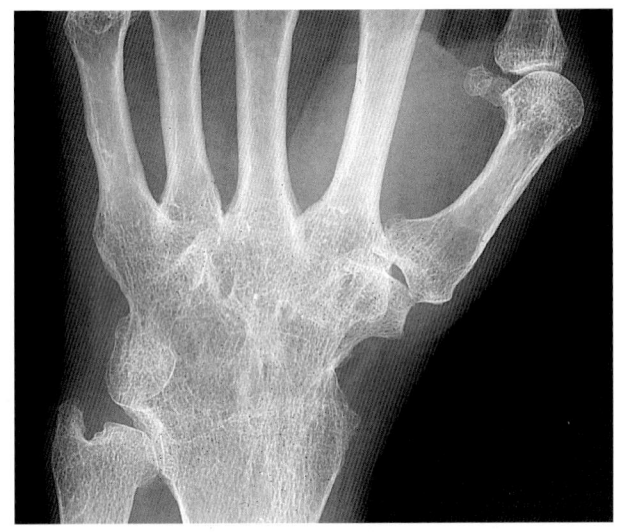

Abb. 36.**5 Postarthritisches Zustandsbild.**
Es liegt ein Os carpale unter Einbeziehung der Radiokarpal- und CMC-Gelenke vor.

pannöse Knorpeldestruktion. In der dorsopalmaren Aufnahme kann diese an den MP-Gelenken durch eine palmare Subluxation und an den PIP- und DIP-Gelenken durch eine Beugefehlstellung vorgetäuscht werden. Schrägaufnahmen schaffen hier Klarheit.

Die typischen „Früherosionen" in palmoradialer und dorsoulnarer Lokalisation sind zunächst nur auf den Schrägaufnahmen zu erkennen. Sie stellen kleine knöcherne Konturdefekte dar, die in der unmittelbaren Nähe des Kapselansatzes im Bereich der „Bare Areas" entstehen, wo die marginale Gelenkzone einen verdünnten oder gar keinen Knorpelbelag aufweist (Abb. 36.**3 a** u. **b**). Frühe Strukturunterbrechungen oder Konturauslöschungen der Grenzlamelle sind ebenfalls vorwiegend hier randständig zu beobachten (Abb. 36.**2 c**)

Im fortgeschrittenen Stadium nehmen die marginalen Erosionen an Größe zu und schreiten nach zentral hin fort. Hier kann es zu druckbedingten Destruktionen mit Einbrüchen kommen. Häufig sind Begleitzysten (Begleitgeoden) an der Gelenkrandspongiosa (s. Abb. 43.**2 a** u. **b**). Im weiteren Verlauf kommt es zu Ankylosen, insbesondere im Bereich der interkarpalen Gelenke mit Ausbildung eines sog. „Os carpale" (Abb. 36.**5**), sehr viel seltener auch an den Fingergelenken. Häufiger finden sich an den MP- und PIP-Gelenken mutilierende Destruktionen mit stiftartiger Zuspitzung der Gelenkköpfchen und tassenartiger Aushöhlung der gegenüberliegenden Basisanteile („Cup-and-Saucer"-Deformität).

In ca. 2/3 der Fälle finden sich typische Befallmuster mit Bevorzugung der MP- und PIP-Gelenke einschließlich der Daumengelenke. Weiterhin führt die rheumatoide Arthritis zur Arrosion des Processus styloideus ulnae, vorzugsweise durch die entzündliche Beteiligung der Extensor-carpi-ulnaris-Sehne (Abb. 36.**3 a** u. **b**).

Die Röntgenkriterien der **adulten** Polyarthritis sind synoptisch in Tab. 36.**4** zusammengefasst.

Die verschiedenen Formen der **juvenilen chronischen Arthritis** weisen einige Besonderheiten auf und gehen über das Bild der adulten rheumatoiden Arthritis hinaus. Oft führen sie zu Wachstumsstörungen mit vorzeitigem Epiphysenschluss und Minderwuchs (Abb.

Tab. 36.4 Röntgenzeichen der adulten rheumatoiden Arthritis

Arthritische Weichteilzeichen:
- frühestens Tage bis Wochen nach Krankheitsbeginn
- an allen im akuten Schub befallenen Gelenken zu beobachten

Arthritische Kollateralphänomene:
- frühestens Wochen bis Monate nach Krankheitsbeginn
- gelenknahe Osteopenie

Arthritische Direktzeichen:
- Monate bis Jahre nach Krankheitsbeginn
- Frühveränderungen:
  – konzentrische Gelenkspaltverschmälerung
  – marginale Erosionen an den „Bare Areas"
  – Strukturauslöschungen der Grenzlamellen
- Fortgeschrittene Veränderungen:
  – Ausdehnung der marginalen Erosionen zur Gelenkmitte hin
  – Gelenkmutilationen, „Cup-and-Saucer"-Deformität
  – Gelenkankylosen: häufig Bildung eines Os carpale
  – selten an den Fingergelenken

Befallmuster:
- MP- und PIP-Gelenke bevorzugt symmetrisch befallen, einschließlich der MP- und IP-Daumengelenke
- Processus styloideus ulnae einbezogen durch Tenosynovialitis der ECU-Sehne
- Befall der Radiokarpal- und Interkarpalgelenke

Gelenkdeformitäten:
- Schwanenhals-Deformität: Überstreckung im PIP-Gelenk, Beugung im DIP-Gelenk
- Knopfloch-Deformität („Boutonniere"-Fehlstellung): Beugung im PIP-Gelenk, Überstreckung im DIP-Gelenk
- Ulnardeviation der Finger in den MP-Gelenken
- ulnare Translokation der Handwurzel
- skapholunäre Dissoziation
- Subluxation im distalen Radioulnargelenk
- palmare Subluxation im Radiokarpalgelenk

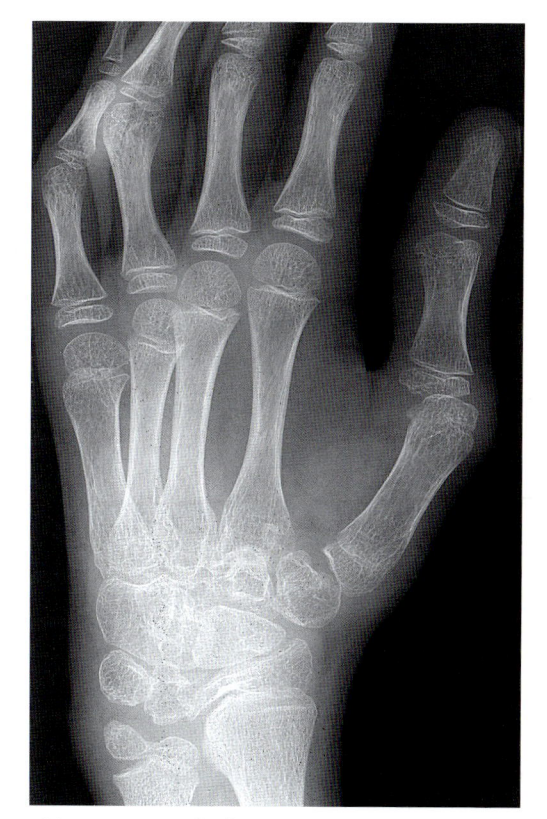

Abb. 36.6 **Juvenile chronische Arthritis.** Entzündlich bedingte Wachstumsstörungen an den Radius- und Ulnaepiphysen und an der proximalen Handwurzelreihe. Artikulosynovialitische Weichteilschwellungen. Knopflochdeformitäten am IV. und V. Finger. Verplumpung des Grundphalanxkopfes IV.

36.6). An den Händen betrifft dies vorzugsweise die Metakarpalia. Es kann aber unter Umständen auch zur temporären Wachstumsbeschleunigung mit Vergrößerung und Verplumpung der Epi- und Metaphysen kommen. Durch Immobilisation und Kortikoidtherapie werden häufig Osteoporosen und Wachstumsstörungen beobachtet. Ankylosen führen zu Fehlstellungen der betroffenen Gelenke. Die Formen I–III sistieren überwiegend gegen Ende des Wachstumsalters und führen zu „arthrotischen" Ausheilungsformen.

Nuklearmedizin

In der Dreiphasenszintigraphie oder auch mit der Zweiphasen-Knochen- und Gelenksszinitigraphie mit ^{99m}Tc-Phosphonat-Komplexen werden sowohl die entzündliche Hyperämie und Synovialitis (Perfusions- und Blood-Pool-Phase) als auch der vermehrte Knochenstoffwechsel (Speicherphase) in den entzündlich befallenen Gelenken sensitiv erfasst (s. Kap. 6). Der Vorteil der Methode liegt bei der initialen Polyarthritis in der objektiven Gesamtdokumentation aller befallenen Gelenke, die als Basisuntersuchung für den weiteren Krankheitsverlauf dienen kann. Szintigraphische Verlaufskontrollen der rheumatoiden Arthritis sind unter Therapie prinzipiell möglich und erscheinen aufgrund der umfassenden Dokumentation attraktiv. Für die Diagnostik der Hand stehen dem erfahrenen Kliniker allerdings wichtige klinische Informationen von seinem Palpationsbefund her bereits zur Verfügung, sodass die Szintigraphie in der rheumatologischen Praxis eher selten zum Einsatz kommt.

Sonographie

Der nichtinvasiven und beliebig wiederholbaren Untersuchungsmethode kommt in der Diagnostik von rheumatisch erkrankten Gelenken und Weichteilen eine additive Bedeutung zu. Voraussetzungen für die sonographische Diagnostik sind die Verwendung eines hochfre-

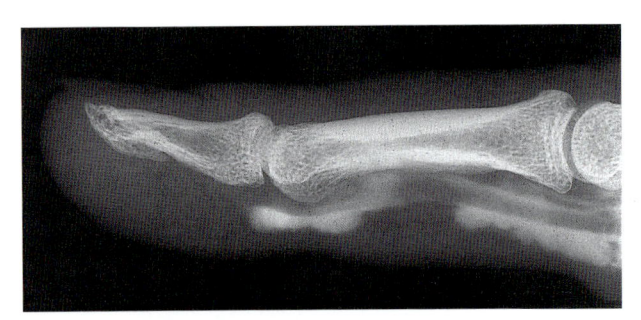

Abb. 36.7 **Tenographie bei rheumatoider Arthritis.**
Entzündlich veränderte Fingerbeugesehne mit ganglionären Aussackungen.

quenten Schallkopfes sowie eine hohe Erfahrung des Untersuchers. An der Rheumahand lassen sich die verschiedenen Formen der Tendosynovialitis, der Artikulosynovialitis und der extraartikulären Manifestationen sonographisch differenzieren:

- **Tendosynovialitische Veränderungen** sind einer echodichten Sehne zuzuordnen und lassen sich als kanalikuläre Strukturen verfolgen (Abb. 36.8 c u. d). Bei der Untersuchung von palmar her kommen die Fingerbeugesehnen im Karpalkanal gut zur Darstellung. Beim Karpaltunnelsyndrom ist die sonographische Differenzierung zwischen der exsudativen und der überwiegend proliferativen Form der Tendosynovialitis möglich. Weitere Diagnosekriterien des entzündlichen Karpaltunnelsyndroms sind die Abflachung des N. medianus und die Palmarwölbung des Retinaculum flexorum. Die Sonographie von dorsal objektiviert Tenosynovialitiden der Strecksehnen, an denen häufig ganglionäre Ausstülpungen der Sehnenscheide gesehen werden. Wichtiges Einsatzgebiet im Rahmen einer rheumatoiden Arthritis ist jedoch der Nachweis von Sehnenrupturen (s. Abb. 29.10 a), die gehäuft die Extensorensehnen und hier insbesondere die Extensor-pollicis-longus-Sehne betreffen.
- Aufgrund ihrer oberflächlichen Lage sind in erster Linie die **Artikulosynovialitiden** der MP- und der PIP-Gelenke der sonographischen Darstellung gut zugänglich (Abb. 36.8 c). Bei synovialitischem Befall stellt sich das Entzündungsgewebe echoarm dar, die Gelenkkapsel ist meist deutlich sichtbar vorgewölbt.
- Aber auch **gelenkferne Rheumamanifestationen**, wie z. B. das häufig anzutreffende Pannusgewebe am ulnokarpalen Komplex (Abb. 36.8 a) sowie die subkutan gelegenen Rheumaknötchen (Abb. 36.8 d), lassen sich mittels Ultraschall gut nachweisen.

Computertomographie

Mit axialen Dünnschnichten von 0,5–1 mm werden mit der hochauflösenden CT knöcherne Destruktionen im Rahmen einer rheumatoiden Arthritis sicher erfasst und lassen sich im koronalen Rekonstruktionsbild übersichtlich präsentieren. Auch Weichteilveränderungen wie Gelenkergüsse können sichtbar gemacht werden. Mit axialen CT-Schichten durch die Handwurzel können häufig sowohl das knöcherne als auch das Weichteilsubstrat

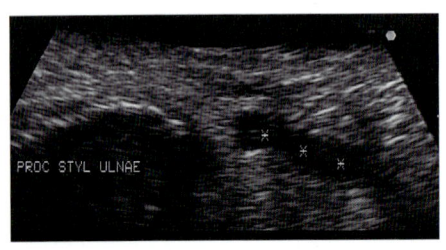

Abb. 36.8 a – d **Sonographische Befunde bei rheumatoider Arthritis.**
49-jährige Frau mit einer Krankheitsdauer seit 22 Jahren. Untersuchung mit einem 13 MHz-Schallkopf.

a Echoarmes Pannusgewebe (Sterne) am ulnokarpalen Komplex. Ulnarseitiger Längsschnitt.

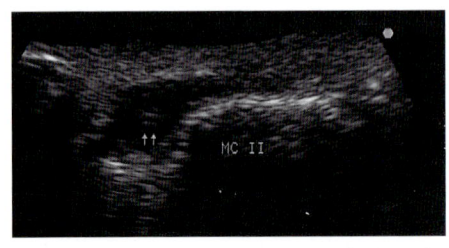

b Synovialitis und ulnare Luxation der Strecksehne II (Pfeile). Querschnitt am Handrücken in Höhe der Metakarpaleköpfe.

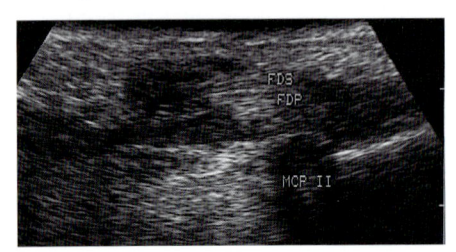

c Echoarme Verdickung der Sehnenscheide der Flexorsehnen II (FDS, FDP) bei Synovialitis, teils mit ganglionärer Aussackung. Artikulosynovialitische Vorwölbung am MP-Gelenk. Palmarseitiger Längsschnitt am Zeigefinger.

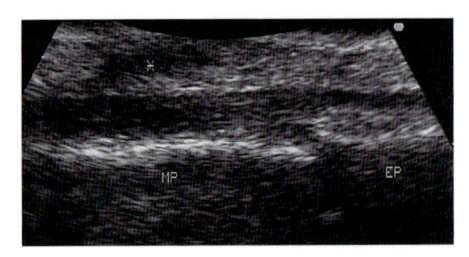

d Subkutanes Rheumaknötchen (Stern) an der Beugeseite der Mittelphalanx III (MP) sowie Synovialitis der Beugesehnenscheide. Palmarer Längsschnitt. EP = Endphalanx.

beim Karpaltunnelsyndrom zur Abbildung gebracht werden (s. Kap. 46). Im Falle eines entzündlich bedingten Karpaltunnelsyndroms grenzen sich hier Ergüsse in den Sehnenscheiden der Fingerbeuger bemerkenswert gut ab. Aufgrund der meist ausgezeichneten Information mit dem konventionellen Röntgen und in der MRT bzw. Sonographie ergeben sich deshalb echte Indikationen zur rheumatischen Gelenkdiagnostik mittels CT eher selten.

Tab. 36.5 Zur Röntgendiagnostik additive Indikationen der MRT bei rheumatoider Arthritis

- Verdacht auf arthritische Frühmanifestation bei unauffälligem Röntgen
- Bestimmung der Entzündungsaktivität unter medikamentöser Therapie
- Präoperative Pannuslokalisation vor geplanter Synovektomie

Magnetresonanztomographie

Die MRT bringt alle bei der rheumatoiden Arthritis betroffenen Gewebe direkt zur Darstellung. Charakteristische Abbildungseigenschaften des Verfahrens sind die kontrastreiche Visualisation der entzündlich veränderten Weichteile (Synovialmembran, Pannus, Erguss, Gelenkkapsel etc.), die hohe Sensitivität für den Nachweis von inflammatorischen Ödemen sowie die Abschätzung der Durchblutung im Entzündungsgewebe anhand des Enhancements nach systemischer Kontrastmittelgabe.

In der Diagnostik der rheumatoiden Arthritis wird die MRT ebenso wie die Sonographie additiv zu den röntgenologischen Projektionsverfahren eingesetzt. Da bislang keine Standardindikationen formuliert wurden, begrenzt sich derzeit die MRT in der Diagnostik der rheumatoiden Arthritis auf die Indikationen der Tab. 36.5, die an ausgewählten Patienten durchgeführt werden.

Tab. 36.6 präsentiert ein Untersuchungsprotokoll für die MRT der rheumatischen Handwurzel. Bei Reduktion der Schichtdicke auf 2 mm kann die Sequenzempfehlung auch zur Untersuchung der MP- und PIP-Gelenke Anwendung finden. Wichtige Untersuchungsvoraussetzungen sind die Applikation eines gadoliniumhaltigen Kontrastmittels sowie die Anwendung von fettsupprimierenden Sequenzen.

An der rheumatischen Hand lassen sich folgende MRT-Phänomene an der Synovialis, am subchrondralen Knochen, am hyalinen Knorpel und an den übrigen periartikulären Weichteilen nachweisen:

- Die nichtentzündete Synovialis kommt als mehrreihige Zellschicht im MRT normalerweise nicht zur Darstellung. Die rheumatoide Arthritis führt dagegen zur Proliferation und Dickenzunahme der Synovialis, die dann bildgebend sichtbar wird. „Pannusgewebe" liegt vor, wenn die synoviale Proliferation ein solches Ausmaß erreicht hat, dass sie den hyalinen Knorpel überdeckt und in die subchondrale Knochenregion infiltriert. MR-tomographisch stellt sich synoviales Proliferationsgewebe signalarm in nativen T1-Sequenzen dar (Abb. 36.9 b). In T2-gewichteten Aufnahmen hängt die Signalhöhe von der Entzündungsaktivität ab und ist im akuten Schub hyperintens (Abb. 36.9 a), im chronischen Stadium dagegen von intermediärer Höhe. Als charakteristisch gilt die bauchige Vorwölbung der Synovialmembran am Ort der Pannusmanifestation im Sinne eines „Bulking".
- Die Abgrenzung der synovialen Proliferationen gegenüber benachbarten Ergussansammlungen in den Gelenken und Sehnenscheiden sowie gegenüber Begleitödemen der Weichteile ist mit nativen T1- und T2-gewichteten Sequenzen nicht sicher möglich. Wie im Sequenzprotokoll der Tab. 36.6 ausgeführt, gelingt die gewebliche Differenzierung dagegen nach intravenöser Applikation eines gadoliniumhaltigen Kontrastmittels, das zu einem Signalanstieg im synovialen bzw. pannösen Gewebe führt (Abb. 36.9 c u. 36.10 c). Hierdurch werden auch kleine Ergussanteile sichtbar. Sie sind hyperintens in T2-Gewichtung sowie hypointens in T1-gewichteten Sequenzen, wobei es nach Kontrastmittelgabe durch Diffusion aus dem hypervaskularisierten Pannus zu einem geringen Signalanstieg auch im Gelenkerguss kommen kann.
- Mit der MRT gelingt es bereits in einem sehr frühen Stadium der Erkrankung, die entzündliche Knochenmarkinfiltration in Höhe der knorpelfreien „Bare Areas" nachzuweisen. Das Entzündungsgeschehen wird durch folgende Kontrastverhältnisse sichtbar gemacht:

Tab. 36.6 MRT-Sequenzprotokoll bei rheumatoider Arthritis der Handwurzel

Sequenztyp	Orientierung	Schichtdicke/-lücke	Schichtanzahl	Kontrastmittel
T2*-GRE	axial	3 mm/ 10–20 %	20	nein
PD-FSE fs	koronal	3 mm/ 0 %	12	nein
T1-SE	koronal	3 mm/ 0 %	12	nein
T1-SE fs	koronal	3 mm/ 0 %	12	ja
T1-SE	sagittal	3 mm/ 10–20 %	15	ja

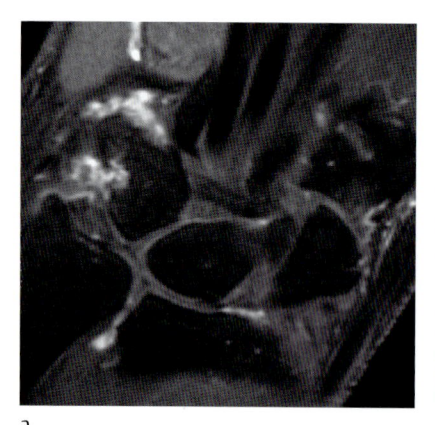

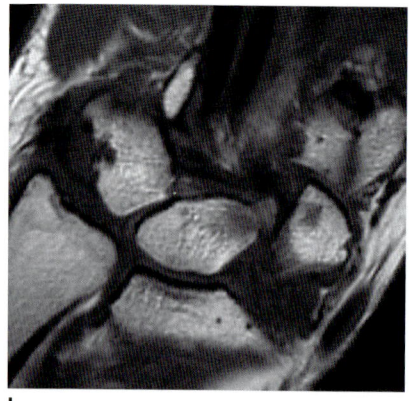

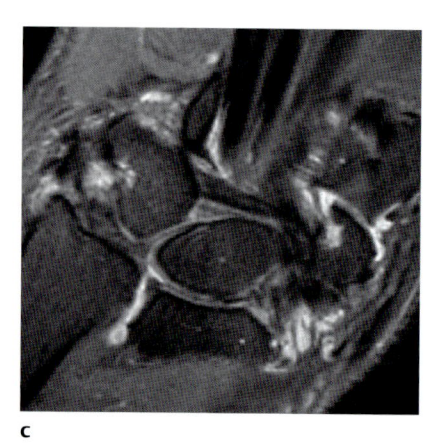

Abb. 36.9 a–c MRT-Befunde bei rheumatoider Synovialitis der Handwurzel.

a In der PD-FSE-Sequenz mit Fettsaturation findet sich signalreiches Entzündungsgewebe um das Triquetrum, das an der Proximalseite infiltriert ist.

b Die native T1-SE-Sequenz zeigt Erosionen am Triquetrum und am distalen Skaphoidpol. Deutliches „Bulking" durch die verdickte Synovialis.

c Nach Kontrastmittelgabe weist die fettsaturierte T1-SE-Sequenz ein synovialitisches Enhancement nicht nur am Triquetrum, sondern auch am Processus styloideus ulnae, am Skaphoid, im distalen Radioulnargelenk sowie im Verlauf des RSC-Ligaments aus.

- durch eine T2-gewichtete Sequenz mit Fettsaturation, die den akut inflammatorischen Pannus signalreich (im chronischen Stadium intermediär), das Knochenmark dagegen dunkel darstellt (Abb. 36.9 a),
- durch eine native T1-gewichtete Sequenz, in der sich das signalarme Entzündungsgewebe kontrastreich gegenüber dem signalreichen medullären Fettmark abgrenzen lässt (Abb. 36.9 b).
- nach Kontrastmittelgabe ebenfalls mit hohen Kontrastdifferenzen in einer fettsaturierten T1-gewichteten Sequenz (Abb. 36.9 c).
- Mit diesem Vorgehen ist es möglich, rheumatische pannöse Proliferationen und Infiltrationen bereits zu einem Zeitpunkt mit der MRT zu erfassen, wo die Röntgendiagnostik noch unergiebig ist.
- Die aktuelle Entzündungsaktivität der rheumatoiden Arthritis kann anhand der Höhe des Signalanstiegs nach Kontrastmittelgabe bestimmt werden. Das Maximum des synovialen Enhancements wird nach ca. 1,5–2 Minuten erreicht. Entsprechend der Anreicherungshöhe, die vom nativen Basalwert zwischen 25 und 150 % ansteigen kann, wird zwischen fibrösem, mittelgradig vaskularisiertem und hypervaskularisiertem Pannusgewebe unterschieden (Tab. 36.7). Mit diesen quantifizierbaren Parametern kann versucht werden, den Krankheitsprozess in ein mehr aktiv destruierendes oder in ein intaktiv fibröses Stadium einzuteilen. Hingewiesen sei darauf, dass der pannöse Vaskularisationsgrad nicht immer mit dem klinischen Erscheinungsbild gut korreliert.

Derzeit noch Gegenstand wissenschaftlicher Studien ist die indiviualspezifische Volumetrie des Kontrastmittel anreichernden Pannusgewebes an einem befallenen Fingergelenk als einer repräsentativen „Testregion" der rheumatoiden Systemerkrankung.

- Regelmäßig wird bei rheumatoiden Arthritis ein begleitendes Knochenmarködem mit Hilfe von T2-gewichteten Sequenzen nachgewiesen. Untersuchungstechnisch muss das sympathische Begleitödem mit kontrastmittelverstärkten T1-Sequenzen von einer entzündlichen Knochenmarkinfiltration („rheumatischen Osteitis") abgegrenzt werden. Es besteht eine nur lockere Korrelation der MR-tomographisch nachgewiesenen Knochenmarködeme zum osteopenischen Kollateralphänomen der Projektionsradiographie.
- Die synovialitisch bedingte „Chondromalazie" führt zu einer Signalalteration des Knorpels, die in der MRT nachweisbar ist. In T2- bzw. T2*-gewichteten Sequenzen kommt es am Ort der initialen Knorpelschädigung zu einem fokalen Signalanstieg (Abb. 36.11 b), entsprechend in den T1-gewichteten Sequenzen zum Signalabfall. Wegen der nur dünnen Knorpelschicht sind frühe „Chondromalazien" an der Hand schlecht erkennbar. Später beweist eine intrachondrale Kontrastmittelanreicherung die Knorpelinfiltration durch synovialitisches Gewebe (Abb. 36.11 a). Es kommt dann bald zur Höhenminderung und unregelmäßigen Oberflächenbegrenzung des Knorpels.
- Mit der MRT wird die rheumatisch bedingte Destruktion der karpalen Ligamente und der Sehnen bildgebend erfasst. Zusätzlich zum Prädilektionsort des ulnokarpalen Komplexes einschließlich der ECU-Seh-

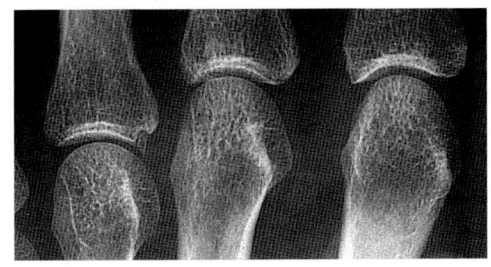

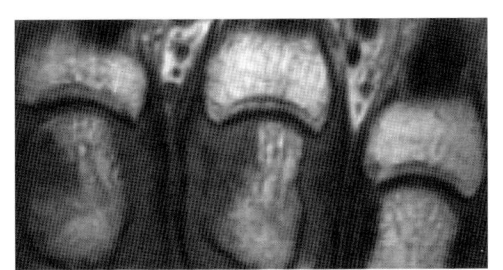

36.1 Sonderformen der rheumatoiden Arthritis

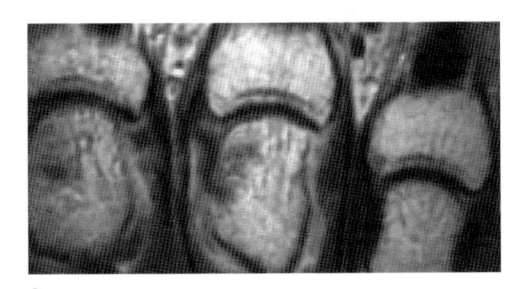

Abb. 36.10 a–c Stellenwert der MRT im rheumatischen Frühstadium.
a Bei erheblicher klinischer Entzündungssymptomatik in der Röntgenaufnahme lediglich Kollateralphänomene an den MP-Gelenken II–IV. Keine Erosionen.
b In der nativen T1-SE-Sequenz pannöse Infiltrationen in den Metakarpaleköpfen II und III radialseitig in Höhe der „Bare Areas" sowie ausgeprägte Artikulosynovialitis.
c Nach Kontrastmittelgabe kräftiges Enhancement in den rheumatischen Infiltraten intraossär und intraartikulär (Aufnahmen von Dr. R. Scheck, Agatharied).

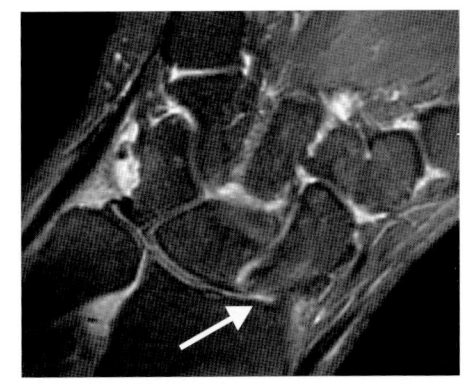

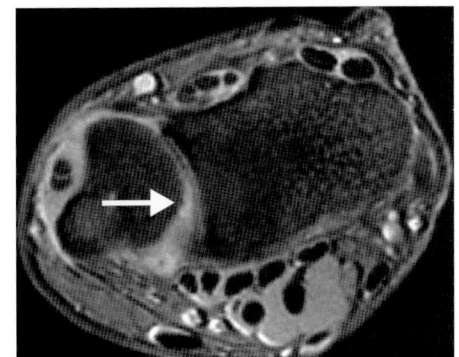

Abb. 36.11 a, b Rheumatoide Arthritis mit Befall der Ligamente und des Gelenkknorpels.
a Fettsaturierte T1-SE-Sequenz mit multilokulär erosiver Synovialitis. Fokale Kontrastmittelanreicherungen am Lig. scapholunatum und im hyalinen Knorpel des radioskaphoidalen Gelenkkompartiments (Pfeil).
b In der nativen T2*-GRE-Sequenz massive Synovialitis im gering subluxierten distalen Radioulnargelenk und in der ECU-Sehnenscheide. Signalanhebung im hyalinen Knorpel des Ulnakopfes als Hinweis auf eine Knorpelschädigung (Pfeil).

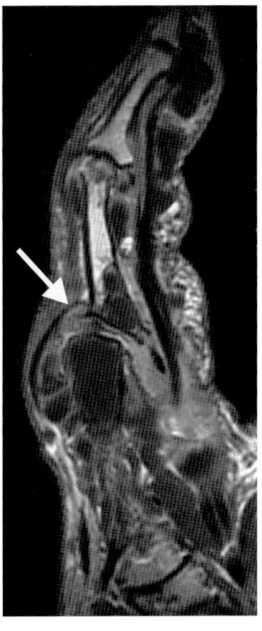

Abb. 36.12 Ruptur der Strecksehne III und ganglionäre Tendosynovialitis bei rheumatoider Arthritis.
Zystisch-mutilierende Form der rheumatoiden Arthritis. In der fettsaturierten T1-SE-Sequenz nach Kontrastmittelgabe ist die rupturierte Strecksehne bis zum MP-Gelenk retrahiert (Pfeil). Die Beugesehnenscheide weist massive ganglionäre Ausstülpungen in Höhe der Mittel- und Endgelenke auf.

nenscheide kommt es regelmäßig zur synovialitischen Arrosion der intrinsischen und extrinsischen Bänder (Abb. 36.9c u. 36.11a). An diesen Orten wird nach Kontrastmittelgabe ein intensives Enhancement dokumentiert. Im zeitlichen Ablauf der Entzündung nimmt das gut vaskularisierte Lig. radioscapholunatum (Testut-Band) offenbar eine Schlüsselrolle ein, da nach dessen Befall eine rasch fortschreitende Zerstörung der palmaren extrinsischen Ligamente (RSC, RLT, UL, UT) und ein Abgleiten des Karpus zur Ulnarseite im Sinne einer ulnaren Translokation einsetzen. Klinisch kann sich gelegentlich die rheumatisch bedingte Sehnenruptur des M. extensor pollicis longus nur schwer gegen einen arthritischen Befall des Daumengrundgelenks bzw. gegen eine Irritation des N. interosseus posterior abgrenzen lassen. In diesem Fall kann die MRT ebenso wie die Sonographie die Situation zweifelsfrei klären helfen. Bei der rheumatoiden Arthritis werden neben den Beugesehnen bevorzugt die Extensorensehnen in Mitleidenschaft gezogen (Abb. 36.**12**). Die Komplettruptur wird in axialen T2*-GRE-Bildern anhand eines leeren Sehnenscheidenfaches dokumentiert.

Durch den frühen Nachweis der arthritisch bedingten Synovialproliferation kommt der kontrastmittelverstärkten MRT in der Diagnostik der rheumatoiden Arthritis eine sehr hohe Sensitivität zu, die in der Literatur übereinstimmend mit 100 % angegeben wird. Die Spezifität des Verfahrens ist mit gut 70 % allerdings gering, so dass die Einordnung der entzündlichen Gelenkerkrankung nur anhand der klinischen Parameter, des Verteilungsmusters der befallenen Gelenke sowie mit der konventionellen Röntgendiagnostik erfolgen kann.

Tab. 36.**7** Synoviale Entzündungsaktivität, entsprechend des Enhancements in der kontrastmittelverstärkten MRT (modifziert nach Jevtic)

Entzündungsaktivität	Grad des Kontrastmittelenhancements
Destruierend aktiv	inhomogen-hypervaskularisiert
Mittelgradig aktiv	homogen-vaskularisiert
Fibrös inaktiv	nicht bis wenig vaskularisiert

36.2 Radiologische Stadieneinteilung der rheumatoiden Arthritis

Mit Hilfe der pro Zeiteinheit ablaufenden Destruktionsvorgänge an den Gelenken ergeben sich Korrelationen zum Krankheitsverlauf und zum Schweregrad des Leidens. Die wichtigsten Versuche einer Gradeinteilung der rheumatoiden Arthritis werden nachfolgend erläutert:
- In der gemischt klinisch-radiologischen Stadieneinteilung von Steinbrocker et al. (American Rheumatism Association) werden die radiologischen Stadien der Tab. 36.**8** angegeben. In der Stadieneinteilung nach Steinbrocker ist der Schritt zwischen den Stadien II und III sehr groß.
- Sharp et al. geben eine „Scoring"-Methode zur Evaluierung jedes einzelnen Gelenks an der Hand an. Dabei wird die Zahl der Erosionen an jedem Gelenk sowie der Grad der Gelenkspaltverschmälerung bewertet. Es finden sich enge Korrelationen zwischen dem Ausmaß der röntgenologischen Veränderungen und den klinischen Entzündungszeichen sowie den Anti-IgE-Antikörpertitern.
- Larsen et al. haben eine semiquantitative Evaluationstechnik unter Benutzung von Standardreferenzfilmen mit einem Gelenk-„Grading" von 0–5 vorgestellt. Mit Ausnahme der Handwurzel werden die einzelnen Gelenke der Hand getrennt bewertet. Die Grading-Skala bewertet an jedem einzelnen Gelenk global Erosionen, Gelenkspaltverschmälerung, Weichteilschwellung und die gelenknahe Osteoporose (Tab. 36.**9**).

Die Methode von Sharp und Larsen wurde mehrfach modifiziert und „vereinfacht". An der Hand wird neuerdings nur die Bewertung der Karpal-, der MP- und PIP-Gelenke empfohlen, weil hier ein Zusammenhang zur klinischen Symptomatik besteht. In der Larsen-Einteilung ist der Übergang vom Stadium III zu IV sehr weit gefasst. Im Vergleich ist die Sharp-Technik sensitiver als das Larsen-Verfahren, dafür aber zeitaufwendiger.

Tab. 36.**8** Radiologische Stadieneinteilung der rheumaoiden Arthritis (nach Steinbrocker)

Stadium	Röntgenzeichen
I	Osteoporose, keine Erosionen
II	Osteoporose, geringe Gelenkspaltverschmälerung oder subchondrale Knochendestruktionen
III	Osteoporose, Knorpeldestruktion und ausgedehntere Knochendestruktion
IV	Knöcherne Ankylose bei vorbestehender Osteoporose sowie schwere Knochendestruktionen

Tab. 36.**9** Graduierung der radiologischen Veränderungen bei rheumatoider Arthritis (nach Larsen)

Grad	Röntgenzeichen
0	sicher kein pathologischer Befund
I	unspezifische pathologische Veränderungen
II	geringe, aber sicher destruierende Veränderungen
III	mäßiggradig destruierende Veränderungen
IV	schwere destruierende Veränderungen
V	mutilierende Veränderungen

Tab. 36.**10** Chirurgische Klassifikation der rheumatoiden Arthritis (nach Simmen u. Huber)

Typ	Röntgenzeichen
I	ankylosierender Typ
II	rheumatoide Arthritis mit sekundärer Osteoarthrose
III	rheumatoide Arthritis mit Desintegration

- Eine neuere Stadieneinteilung stammt von Schacherl, die durch die Einführung von 6 Stadien eine breitere Differenzierung ermöglicht, insbesondere zwischen leichten und mittelschweren Veränderungen. Unabhängig hiervon werden von Schacherl 12 radiologische Grundtypen der rheumatoiden Arthritis unterschieden, die sich im Wesentlichen auf den röntgenmorphologischen Destruktionstyp beziehen.
- Unter vorwiegend chirurgischen Gesichtspunkten unterscheiden Simmen und Huber funktionell orientiert 3 Grundtypen der rheumatoiden Arthritis (Tab. 36.**10**).

36.3 Differenzialdiagnosen

- Erosionen an den Gelenken dürfen an der Handwurzel nicht mit physiologischen Kerben und Mulden verwechselt werden (s. Abb.15.**12**). Diese sind harmonisch scharf begrenzt und unterbrechen nicht die Kortikalis.
- Ältere, arthrotisch geglättete Erosionen können manchmal einen ähnlichen Sklerosesaum zeigen.
- Differenzialdiagnostische Probleme können sich bei atypischem Beginn der rheumatoiden Arthritis mit mono- oder oligoartikulärem Verlauf ergeben. In diesen Fällen kann eine Abgrenzung zu den seronegativen Spondarthritiden, zur bakteriellen Arthritis, zur villonodulären Synovitis, zur Arthritis urica, zur Kalziumpyrophosphatarthropathie und zur Gelenkchondromatose sowie seltener zu malignen oder benignen Synovialgeschwülsten schwierig sein. Diese Probleme bestehen jedoch bei polyartikulärem Befall in der Regel nicht.
- Bei polyartikulärem Verlauf ist die Abgrenzung zur Psoriasis-Arthritis, zum Morbus Reiter und zur Polyarthrose meist ohne große Schwierigkeiten möglich. Gleiches gilt für den peripheren Gelenkbefall des Morbus Bechterew.

36.4 Therapeutische Optionen

Mit dem Ziel, die Schmerz- und Entzündungssymptomatik zu reduzieren und die Gelenkfunktion zu erhalten, werden konservative (medikamentöse, krankengymnastische, physikalische und ergotherapeutische) sowie operative Therapieformen unterschieden. Nichtsteroidale Antirheumatika (z.B. Ibuprofen, Diclofenac und Indometacin) sind die Medikamente der ersten Wahl, während COX-2-Inhibitoren bei Risikopatienten (Ulkusanamnese, Polymorbidität) zur Anwendung kommen. Zur medikamentösen Basistherapie von Frühformen der rheumatoiden Arthritis werden bei mildem Verlauf Antimalariamittel, orales Gold und Sulfasalazin, bei deutlicher Krankheitsaktivität Methrotrexat sowie bei Versagen dieser Therapie und hochaktivem Verlauf Anti-TNF-α (Infliximab) verabreicht. Die Langzeitbehandlung wird bei unzureichend wirksamer Basistherapie mit Steroiden vorgenommen. An lokalen Therapieformen stehen intraartikulär verabreichte Steroide sowie die Radiosynoviorthese zur Verfügung. Operativ kann in der Frühphase der rheumatoiden Arthritis eine Synovektomie bzw. Bursektomie, in der Spätphase ein prothetischer Gelenkersatz indiziert sein.

Literatur

Übersichtsarbeiten

Dihlmann W. Röntgenuntersuchungsmethodik bei rheumatischen Gelenkerekrankungen. Fortbild Klin Rheumatol 1976; 4: 161–172

Jevtic V, Watt I, Rouman B, Presetnik M, Logar D, Praprotnik S, Tomsic M, Sipek A, Kos-Golja M, Sepe A, Jarh O, Demsar F, Musikic P, Campion G. Prognostic value of contrast enhanced Gd-DTPA MRI for development of bone erosive changes in rheumatoid arthritis. Br J Rheumatol 1996; 35 (Suppl 3): 26–37

Larsen A. Radiological grading of rheumatoid arthritis. Scand J Rheumatol 1973; 2: 136–138

Lingg G, Keller E. Gelenkerkrankungen. In: Reiser M, Peters PE (Hrsg): Radiologische Differentialdiagnose der Skeletterkrankungen. S 325–428. Thieme. Stuttgart 1995

Schacherl M. Radiologischer Atlas rheumatischer Erkrankungen. Teil I. Hand. In: Mathies H, Wagenhäuser FJ (Hrsg). Compendia Rheumatologica. Eular. Basel 1983

Sugimoto H, Takeda A, Kano S. Assessment of disease activity in rheumatoid arthritis using magnetic resonance imaging: quantification of pannus volume in the hands. Br J Radiol 1998; 37: 854–860

Weiterführende Literatur

http://www.thieme.de/aktionen/schmitt-lanz

37 Seronegative Spondylarthropathien

S. Spindler-Thiele, A. Stäbler, G. Lingg

Neben der rheumatoiden Arthritis der Erwachsenen und Kinder besteht eine Reihe seronegativer Polyarthritiden mit Beteiligung des Achsenskeletts, deren pathogenetisches Konzept und Terminologie im Fluss ist. Dazu gehören die Arthritis psoriatica, das androtrope Reiter-Syndrom und die Spondylitis ankylosans, die enteropathischen Arthritiden u.a. Gemeinsame Merkmale sind extraartikuläre Manifestationen und bestimmte serologische Assoziationen. Die Bildgebung erfasst inzwischen alle Kompartimente des Bewegungsapparats und der Weichteile. Sie dokumentiert das Ausmaß und Befallmuster der Erkrankung. Sie ist damit sowohl Grundbestandteil der Differenzialdiagnostik als auch der konservativen oder operativen Therapieentscheidung und der Verlaufsbeurteilung.

Definition

Der Sammelbegriff „seronegative Spondylarthropathien" steht in Abgrenzung zur rheumatoiden Arthritis für die Hauptgruppe der inflammatorischen Gelenkerkrankungen mit negativem Rheumafaktor. Leitsymptome sind der entzündliche Befall des Achsenskeletts in Form einer Spondylitis und Sakroiliitis sowie eine periphere Arthritis, aber auch Enthesiopathien und andere extraartikuläre Manifestationen. Die Gemeinsamkeiten und diagnostischen Kriterien sind in Tab. 37.1 zusammengefasst. Es bestehen eine genetische Prädisposition und HLA-B27-Assoziationen (Tab. 37.2). Übergänge der einzelnen Entitäten in eine klassische Spondylitis ankylosans, aber auch der Krankheitsbilder untereinander, sind möglich.

Bildgebende Diagnostik

Röntgendiagnostik

Unabhängig von der Rheumaserologie lassen sich Gelenkentzündungen röntgenologisch durch 3 Leitphänomene charakterisieren, die die inflammatorisch pathomorphologischen Vorgänge am Gelenk unspezifisch repräsentieren:

Tab. 37.1 Konzept der seronegativen Spondylarthropathien (nach Dihlmann)

- Seronegativ:
  IgM-Rheumafaktoren nicht häufiger als in der Normalbevölkerung
- Keine subkutanen Rheumaknoten
- Entzündliche Veränderungen des Achsenskeletts und der peripheren Gelenke in unterschiedlicher Häufigkeit:
  – Sakroiliitis vom Typ „buntes Bild" ist charakteristisch, aber nicht obligat
  – Spondylitis ankylosans, Reiter- oder Psoriasis-Spondarthropathie können hinzukommen
  – asymmetrische Oligoarthritis (2–4 Gelenke) oder Polyarthritis (> 4 Gelenke)
- Enthesiopathien sind häufig: Fibroostitis
- Extraartikuläre Manifestationen gehören dazu:
  – Haut: psoriasiforme Effloreszenzen und Nagelveränderungen
  Erythema nodosum
  Pyoderma gangraenosum
  Ulzera am äußeren Genitale
  – Auge: Konjunktivitis
  Uveitis anterior
  – Mukosa: Makulae, Erosionen und Ulzera der Mundschleimhaut
  Entzündungen des Dünn- und Dickdarmes
  – Urogenitaltrakt: Urethritis, Prostatitis
  – Gefäße: Thrombophlebitis
  Mindestens 2 der extraartikulären Merkmale werden entweder nebeneinander oder überlappend gefordert.
- Familiäre Häufung der einzelnen oder verschiedener Entitäten
- HLA-B27- und andere HLA-Assoziationen

Tab. 37.2 HLA-Assoziationen und -Koinzidenzen (nach Dihlmann, Freyschmidt u. Zeidler)

Spondylitis ankylosans	B27 (90–95%), Bw62, (Bw35-CREG), B7-CREG, Bw16
Psoriasis-Arthritis	B27 (+Sakroiliitis in ca. 70%, Sakroiliitis in ca. 35%), B13, B17, Bw16(38), B37, Cw6, DRw7(4)
Reiter-Syndrom	B27 (in ca. 80%)
Reaktive Arthritis	B27 bis zu 70% (nach Yersinien-, Salmonellen-, Shigelleninfektion = „abortives" Reiter-Syndrom)
Enteropathische Arthropathien:	
• Morbus Crohn	B27 (+Sakroiliitis in ca. 70%), Bw62
• Colitis ulcerosa	B27
• Morbus Whipple	B27-Koinzidenz
Behçet-Syndrom	B27, B5
Familiäres Mittelmeerfieber	B27-Koinzidenz
Juvenile chronische Polyarthritis	B27, B15, Bw3

Tab. 37.3 Arthritische Direktzeichen (nach Dihlmann)

- Konzentrische Gelenkspaltverschmälerung
- Schwund der subchondralen Grenzlamelle
- Marginale Erosionen an den knorpelfreien Gelenkflächen
- Subchondrale zystische Osteolysen (Geoden)
- Gelenkflächendestruktion mit Mutilation, Fehlstellung und Ankylose

- **Arthritische Weichteilzeichen** entsprechen der Schwellung artikulärer und periartikulärer Gewebe wie Synovialis, Gelenkkapsel und Umgebung. Bei Kindern, aber auch an den Hand- und Fingergelenken Erwachsener kann zudem eine Gelenkspalterweiterung erkennbar werden, die erguss- oder schwellungsbedingt ist.
- **Kollateralphänomene** der Arthritis repräsentieren periartikuläre Demineralisierungsvorgänge des subchondralen und metaphysären Knochens. Sie können durch entzündlich bedingte Durchblutungsstörungen, veränderte Osteoblastenfunktion, Immobilisation und Prostaglandinen ausgelöst werden.
- **Arthritische Direktzeichen** sind direkte oder indirekte Folge der destruierenden Wirkung der entzündlichen Exsudation und Proliferation der Synovialmembran an Knochen und Knorpel (Tab. 37.3).

Tab. 37.4 Rheumatoide Arthritis versus seronegative Spondylarthropathien (nach Resnick)

	Rheumatoide Arthritis	**Seronegative Arthritis**
Synoviale Gelenkbeteiligung:	eher proliferativ	eher entzündlich
• Weichteilschwellung	++	++
• marginale Erosionen	++	++
• zentrale Erosionen und Zysten	++	++
• Osteopenie	++	(+)
• Fehlstellung/ Subluxation	++	(+)
• knöcherne Ankylose	+ (eher fibrös)	++
• knöcherne Proliferation	-	+++
Beteiligung von Sehnen und Bursae:	++	++
• Weichteilschwellung	++	++
• knöcherne Erosionen	++	++
• knöcherne Proliferation	-	++
Gelenkknorpelbeteiligung:	+	++
• knöcherne Erosionen	+	++
• knöcherne Proliferation	+	++
• knöcherne Ankylose	+	++
Enthesiopathie:	+	++
• knöcherne Erosionen	+	++
• knöcherne Proliferation	+	++

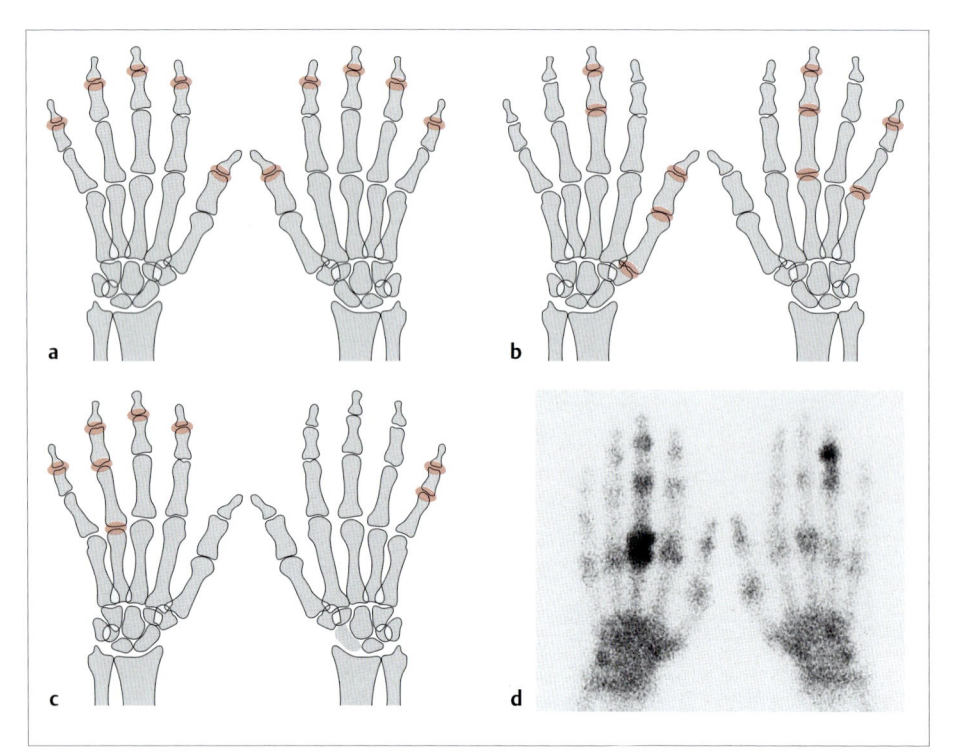

Abb. 37.1 Befallmuster der Arthritis psoriatica an der Hand.
a Transversaltyp.
b Axialtyp.
c Mixtatyp.
d Skelettszintigramm bei Psoriasisarthritis. An der linken Hand findet sich ein Axialtyp des III. Strahls, an der rechten Hand ein Mixtatyp.

Eine röntgenologische Abgrenzung der seronegativen Spondylarthropathien gegenüber der rheumatoiden Arthritis ist in Tab. 37.4 dargestellt. Daraus ergeben sich 4 differenzialdiagnostische Entscheidungshilfen für eine seronegative Polyarthritis:
- asymmetrisches Befallmuster,
- Fehlen der periartikulären Demineralisierung,
- Knochenproliferationen,
- knöcherne Ankylosen.

Nuklearmedizin

Unterschiedliche Techniken stehen zur Verfügung:
- Die **Dreiphasenskelettszintigraphie** mit ^{99m}Tc-Phosphonaten erfasst sehr früh die entzündlichen Weichteilreaktionen und die ossären Veränderungen. Durch die Lokalisation mehrerer Herde ist die Definition eines Befallmusters (Abb. 37.1 d) möglich. Verlaufskontrollen unter Therapie sind in ihrem Wert strittig, da sie häufig keine Zusatzinformation zum klinischen Befund geben.
- Die **Gelenkszintigraphie** mit Tc-Pertechnetat ist selten indiziert. Das Radiopharmakon reichert sich isoliert in der entzündlichen Synovialis und Synovialflüssigkeit an. Arthritische Hand- und Fingerveränderungen können damit vor allem bei Kindern überlagerungsfrei dargestellt werden.
- Die **Entzündungsszintigraphie** mit ^{99m}Tc-HMPAO-markierten autologen Leukozyten und Tc-Nanokolloid sowie die **Immunszintigraphie** mit ^{99m}Tc-markierten murinen monoklonalen Granulozyten oder humanem unspezifischen Immunglobulin (HIG) weisen sensitiv granulozytär vermittelte Entzündungen nach, aseptische oder chronische Arthritiden werden in der Regel nicht markiert.

Sonographie

Mit hochfrequentem Schallkopf (7,5 MHz und höher) sowie Wasservorlaufstrecke gelingt die Differenzierung zwischen einem periartikulären Weichteilödem und Ergüssen in Gelenken und Sehnenscheiden (s. Kap. 7).

Computertomographie

Neben der Differenzierung pathologischer Weichteilschwellungen vermag die CT frühe Usuren an der subchondralen Grenzlamelle nachzuweisen. Voraussetzung ist der Einsatz eines hochauflösenden Rekonstruktionsalgorithmus. In der Darstellung der Knochenstrukturen ist die CT der MRT überlegen. Empfohlen werden im Karpalbereich axiale Schichten, an den Fingern Längsschnitte. Eine Punktion kann exakt mittels CT und Sonographie gesteuert werden.

Magnetresonanztomographie

Zum Nachweis der artikulären, periartikulären und ossär-medullären Entzündungsvorgänge im Frühstadium ist die MRT aufgrund ihrer überlegenen Weichteildifferenzierung die Methode der Wahl. Eine detaillierte Darstellung der kleinen Gelenke einschließlich Knorpel, Synovialis (Pannus), und Gelenkkapsel, der Sehnen und des Knochenmarkes ist möglich. Fettsupprimierende T2-

gewichtete Sequenzen erfassen sensitiv Knochenmark- und Weichteilödeme sowie minimale Ergüsse. Bei Arthritiden sollte die intravenöse Applikation eines gadoliniumhaltigen Kontrastmittels obligat sein, weil hyperämische Läsionen durch das massive Enhancement eindeutig detektiert und zugeordnet werden können. Koronale Schichten in T1- und T2-Gewichtung gelten als Standardorientierung.

Krankheitsbilder

37.1 Arthritis psoriatica (Psoriatische Osteoarthropathie)

Pathoanatomie, klinische Symptomatik

In 0,5%–25% der Fälle entwickeln Psoriasispatienten ein eigenständiges, polyarthritisches Syndrom mit vorwiegend erosiven Gelenkdestruktionen an Händen und Füßen sowie Knochenproliferationen am Gliedmaßen- und Achsenskelett. Histologisch finden sich eine nichtnekrotisierende Synovialitis und entzündliche Reaktionen an Band- und Sehneninsertionen sowie Synchondrosen. Die Koinzidenz einer Hautpsoriasis mit der rheumatoiden Arthritis ist möglich. Üblicherweise geht die Schuppenflechte den Gelenkbeschwerden voraus, in etwa 6% besteht die Osteoarthropathie vor den Hautsymptomen, selten sind der gleichzeitige Beginn oder die Arthritis psoriatica sine psoriase.

Bildgebende Diagnostik

Röntgendiagnostik

Differenzialdiagnostisch wegweisend sind das charakteristische Befallmuster der Hand (Tab. 37.1) und das Nebeneinander osteoproliferativer und osteodestruktiver Veränderungen (Tab. 37.5, Abb. 37.2–37.4 u. 37.5a). Die Beteiligung gelenkferner Knochenabschnitte und Weichteile führt zum typischen Bild der Psoriasis-Daktylitis.

Am Fuß manifestiert sich die Psoriasisarthritis mit erosiven Defekten an den interphalangealen und metatarsophalangealen Gelenken sowie einer **Fibroostitis am Kalkaneus** im Ansatz der Achillessehne und der Palmaraponeurose. Eine eher asymmetrische **Sakroiliitis** (Typ „buntes Bild") kommt in 30–50% der Fälle vor. Die **Spondylitis psoriatica** zeichnet sich durch asymmetrische Parasyndesmophyten aus, die als paradiskale, wulstige Knochenneubildung von den Syndesmophyten der Spondylitis ankylosans zu unterscheiden sind. Die Beteiligung mittlerer und großer Gelenke ist seltener und röntgenmorphologisch mit der rheumatoiden Arthritis vergleichbar.

Magnetresonanztomographie

Die kontrastmittelunterstützte T1-SE-Sequenz mit Fettsuppression spielt eine entscheidende Rolle in der Diagnosestellung (Abb. 37.5). Entzündliche Kapselinsertionen, die erosiven Defekten im Röntgenbild entsprechen, und Begleitbefunde wie Hyperämie der Gelenkkapsel, Synovialis und des periartikulären Periosts, sind direkt darstellbar. Das gelenknahe Knochenmarködem und

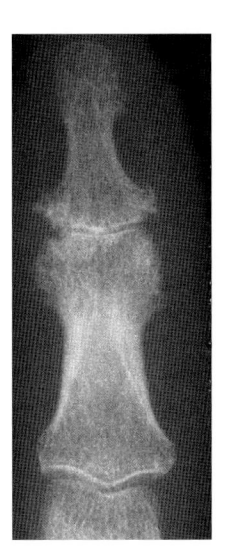

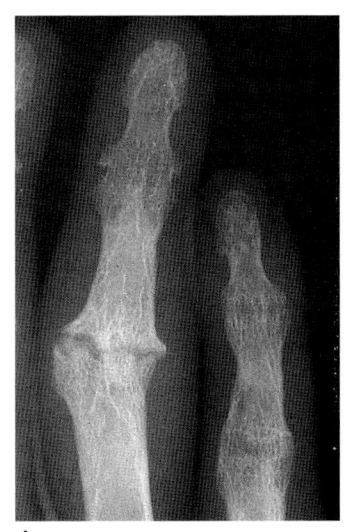

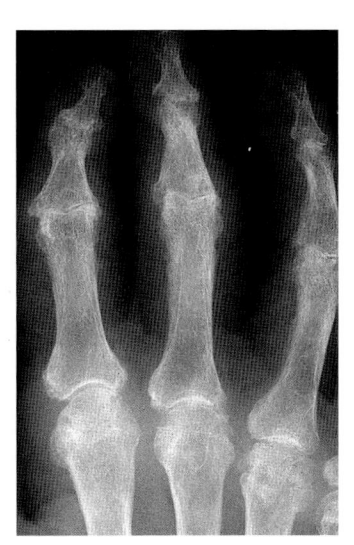

Abb. 37.2 a–c **Röntgenaspekt typischer Veränderungen bei Arthritis psoriatica der Hand.** Zu mutilierender Psoriasisarthritis siehe Abb. 37.4.
a Protuberanzen („Mauseohrform") und ausgefranste Erosionen.
b Intraartikuläre knöcherne Ankylose.
c Undulierende Periostreaktion der Grundphalangen und gezähnelte DIP-Gelenkkonturen.

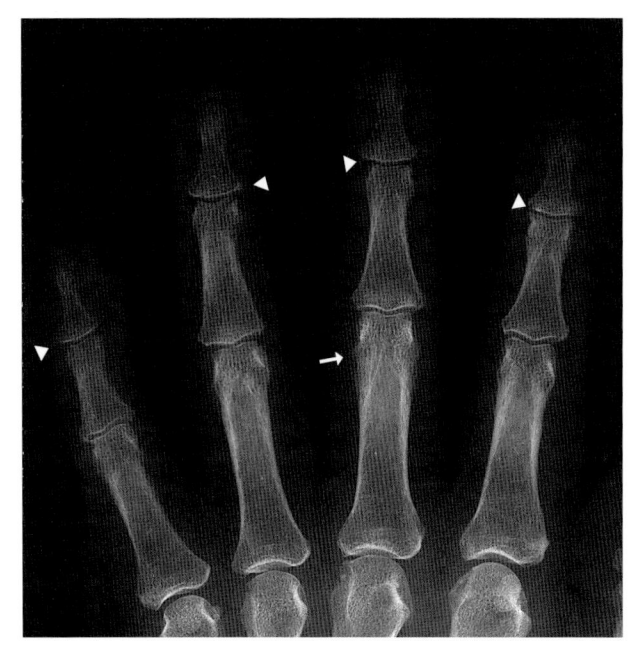

Abb. 37.3 Psoriasisarthritis vom Transversaltyp (DIP-Prävalenz).
Marginale Erosionen (Pfeilspitzen) und zarte Osteoproliferationen an den distalen Interphalangealgelenken II–V. Undulierende Periostsklerose an der Grundphalanx III (Pfeil). Ausgefranster Aspekt des radialseitigen Karpus.

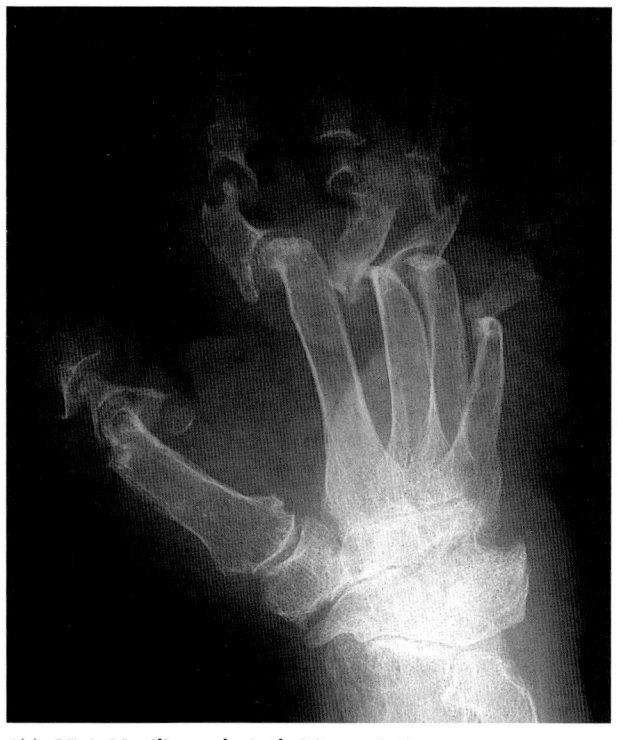

Abb. 37.4 Mutilierende Arthritis psoriatica.
Intraartikuläre Ankylosen der Handwurzel, „Pencil-in-Cup"-Deformitäten der Metakarpophalangeal- und der Interphalangealgelenke mit Luxationen. Keine gelenknahe Entkalkung. Irreguläre Konturen („ausgefranster Aspekt") der radialseitigen Karpalia und Metakarpalia durch erosiv-proliferative Kombination.

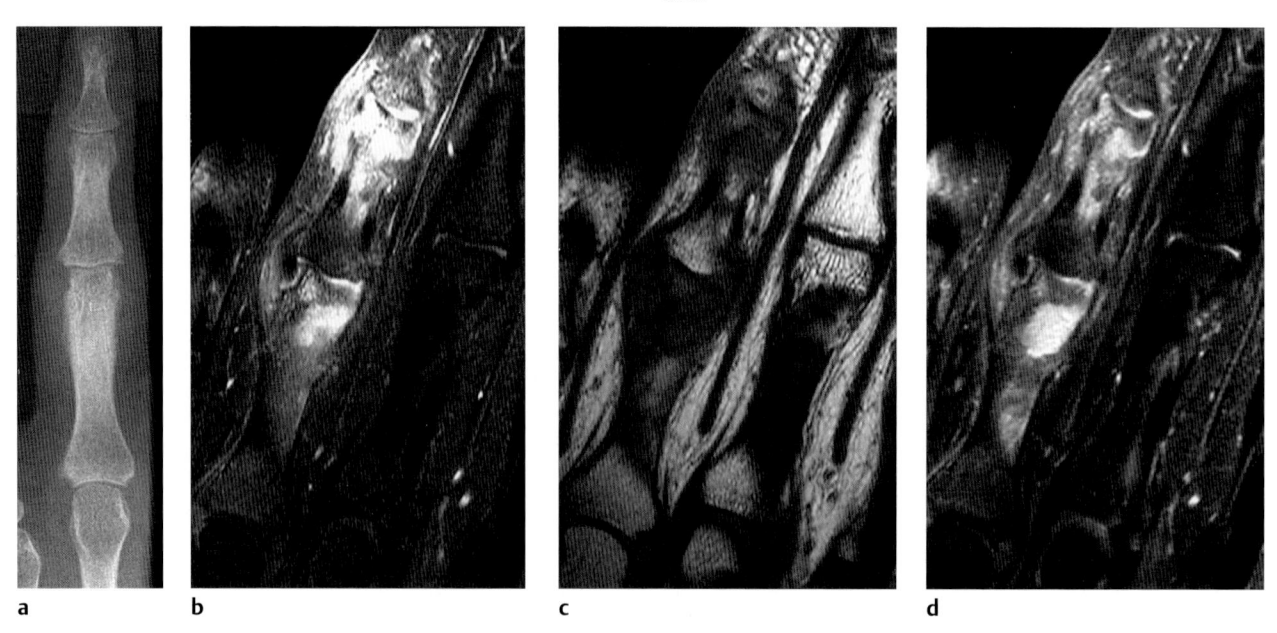

a　　　　　　b　　　　　　c　　　　　　d

Abb. 37.5 a–d Psoriasisarthritis vom Axialtyp (MP-PIP-DIP-Konkordanz) bei langjähriger Psoriasis-Erkrankung
(Aufnahmen von Priv.-Doz. Dr. R. Schmitt, Bad Neustadt an der Saale).
a Im Röntgenbild gelenknahe Osteopenie und marginale Erosionen mit Schwerpunkt am proximalen Interphalangealgelenk. Hier deutliche Weichteilschwellung.
b Korrespondierende MRT mit fettsaturierter PD-FSE-Sequenz.
c, d T1-gewichteten SE-Sequenzen nativ (c) und fettsaturiert (d) nach Kontrastmittelgabe. Es finden sich eine gelenknahe Weichteilschwellung, Ödeme und eine Hyperämie im Knochenmark – entsprechend der periartikulären Osteopenie – sowie in der Synovialis der MP-, PIP- und DIP-Gelenke. Kleine Gelenkergüsse. Gut erkennbar sind die entzündlich-hyperämischen Kapselinsertionen, die mit den marginalen Erosionen am PIP korrelieren.

kleinste Gelenkergüsse werden in T2-gewichteten Sequenzen mit Fettsuppression signalreich erfasst.

Differenzialdiagnosen

Neben dem Reiter-Syndrom, das die untere Extremität betont, der Spondylitis ankylosans und der rheumatoiden Arthritis sind erosive Arthrosen, die verschiedenen Formen des Hyperparathyreoidismus und bei oligo- und monoarthritischem Beginn die Gicht und ein Panaritium abzugrenzen.

Therapeutische Optionen

Sowohl der Krankheitsverlauf (spontan, oligoartikulär oder mutilierend) als auch der Befall der Gelenke (peripher oder axial, funktionsrelevant oder irrelevant) sind Therapie entscheidend. Die Behandlung der Gelenke ist eine Kombination aus physikalischer und medikamentös-antiinflammatorischer Therapie von nichtsteroidalen Antiphlogistika bis hin zu Zytostatika und Immunsuppressiva. Die Frühsynovektomie verhindert eine Gelenkmutilation und bietet sich bei oligoartikulären Verlaufsformen an. Die Arthrodese wird zur Stabilisation von destruierten Fingerendgelenken eingesetzt. Die Indikation zum Gelenkersatz entspricht derjenigen der rheumatoiden Arthritis.

Tab. 37.5 Röntgenzeichen der Arthritis und Daktylitis psoriatica

Befallmuster:
- Transversaltyp:
  Befall der distalen Interphalangealgelenke und des Daumeninterphalangealgelenks (DIP-Prävalenz)
- Axialtyp:
  distale und proximale Interphalangeal- sowie Metakarpophalangealgelenke eines oder mehrerer Strahlen betroffen (MP-PIP-DIP-Konkordanz)
- Mixtatyp:
  Kombination aus Transversal- und Axialtyp

Gelenkveränderungen:
- gelenknahe Osteopenie im Akutstadium
- Gelenkspaltverschmälerung als Folge des Knorpel- und Knochenabbaus
- Pseudogelenkspalterweiterung durch Resorptionsvorgänge der subchondralen Grenzlamelle
- Erosionen:
  – treten zunächst marginal auf
  – ihre subchondrale Ausbreitung führt zum Bild des „Pencil-in-Cup"-Gelenks, Becher-/Pilzform, Kolbenphalanx)
  – ein „ausgefranster Aspekt" entsteht durch Kombination mit kleinen, randständigen Knochenproliferationen
- Osteoproliferationen:
  – gelenknah, in Kombination mit Kapsel- und Ligamentsklerosierungen
  – führen zu typischen Protuberanzen in „Mauseohrform"
- Mutilationen und intraartikuläre Ankylosen:
  – entwickeln sich relativ früh
  – regellose Subluxationen und Luxationen
- Opernglas-Deformität im Endstadium

Daktylitis psoriatica:
- „Wurstfinger" durch Schwellung der gesamten Fingerweichteile
- „Morgensternbild" durch Destruktion des Processus unguicularis (Akroosteolyse)
- produktive Fibroostitis:
  irreguläre Ossifikationen am Ansatz der Beugesehnen
- Periostsklerosen der Meta- und Diaphysen:
  – sind lamellär oder undulierend
  – führen zur Becher- oder Pilzform und Kolbenphalanx
  – Elfenbeinphalanx ist eine Rarität

37.2 Reiter-Syndrom (Morbus Reiter)

Pathoanatomie, klinische Symptomatik

Der Morbus Reiter ist androtrop, er tritt als klassische Trias mit Urethritis (85 %), Konjunktivitis (60 %) und Arthritis (100 %) auf (urethrookulosynoviales Syndrom), gelegentlich mit Diarrhöen. Zusätzlich können mukokutane Läsionen wie eine Palmoplantarkeratodermie, Balanitis, Keratosis blennorrhagica, Mundschleimhautläsionen und eine Onychopathie auftreten. Vom **inkompletten Reiter-Syndrom** spricht man, wenn eine Arthritis nur mit einer Urogenital- oder Augenentzündung kombiniert ist. Das Reiter-Syndrom nach venerischen oder gastrointestinalen Infektionen wird von den meisten Autoren als reaktive Arthritis (Abschnitt 37.5) eingestuft.

Röntgendiagnostik

Die Gelenke der unteren Extremität sind bevorzugt und asymmetrisch betroffen. Grundsätzlich kann aber jedes Gelenk erkranken, z. B. primär die Gelenke der Hand (Tab. 37.6, Abb. 37.6).

Das Reiter-Syndrom bietet gelegentlich einen pathognomonischen Röntgenverlauf einer schmerzhaften Finger- oder Zehenarthritis. Diese **Daktylitis** beginnt akut mit einer erheblichen Weichteilschwellung, zeigt frühestens nach 4 Tagen eine zarte, metadiaphysäre Periostlamelle und nach 5–10 Tagen eine gelenknahe Entkalkung.

Eine **Sakroiliitis**, die oft unilateral und symptomarm verläuft, ist fast obligat, eine **Spondylarthropathie** zeichnet sich durch Parasyndesmophyten aus, aber auch eine klassische **Spondylitis ankylosans** sowie **Fibroostitiden** am Sitzbein und Kalkaneus sind zu finden.

Tab. 37.6 Röntgenzeichen beim Reiter-Syndrom

- Weichteilschwellung eines Strahles wie bei Psoriasisarthritis möglich
- Gelenknahe Osteopenie nur in der Akutphase
- Periostreaktionen:
  - im Akutstadium lamellär
  - im chronischen Verlauf irregulär
- Gelenkspaltverschmälerung
- Marginale Erosionen:
  an der Hand gewöhnlich ohne Gelenkdestruktion
- Mutilation und Ankylose:
  - im chronischen Verlaufsstadium bis zu 50 %
  - in Verbindung mit diskreten Knochenproliferationen

Differenzialdiagnosen

Sie beziehen die Psoriasis-Arthritis mit Betonung der Hände, die Spondylitis ankylosans, die enteropathischen Arthritiden und die rheumatoide Arthritis ein.

Therapeutische Optionen

Die Therapie entspricht derjenigen bei reaktiver Arthritis (Abschnitt 37.5).

37.3 Reaktive Arthritis

Pathoanatomie, klinische Symptomatik

Das Konzept der reaktiven Arthritis geht von einer **aseptischen Synovialitis** aus, die 1–4 Wochen im Anschluss an eine Infektionskrankheit durch immunologische Vorgänge ausgelöst wird. Der Prototyp war früher das rheumatische Fieber (s. Kap. 38) nach Infektion des oberen Respirationstraktes mit β-hämolysierenden Streptokokken der Gruppe A. Der klassische Vertreter ist heute dagegen der **Morbus Reiter** (Abschnitt 37.4). Bei der postenteritischen und postvenerischen reaktiven Arthritis sind Antititer gegen folgende Erreger serologisch nachweisbar: Chlamydia trachomatis, Yersinia enterocolitica (häufiger als Yersinia pseudotuberculosis), Shigellen, Salmonellen, Camphylobacter jejuni, Klebsiellen, Brucellen, Neisseria gonorrhoeae, Ureaplasma urealyticum, Clostridium difficile. Gleichzeitig ist eine HLA-B27-Assoziation in bis zu 80 % zu finden, so dass eine Abgrenzung dieser reaktiven Arthritiden vom Reiter-Syndrom nicht mehr sinnvoll erscheint und die Begriffe synonym verwandt werden können. Da in jüngster Zeit vereinzelt Erreger in Synovialzellen oder im Gelenk selbst nachzuweisen waren, wird neuerdings auch die Pathogenese einer diskreten **Infektarthritis** (s. Kap. 40) diskutiert.

Röntgendiagnostik

Die reaktive Arthritis äußert sich üblicherweise asymmetrisch an der unteren Extremität. Der Röntgenaspekt ist unspezifisch, so dass der typische klinische Verlauf differenzialdiagnostisch richtungsweisend ist. Knie- und Sprunggelenke sind bevorzugt und akut entzündlich betroffen. Die Weichteilschwellung und Enthesiopathien gehen zum Teil mit Fieber, gelegentlich Iritis und einer Myokarditis einher, psoriasiforme Hautläsionen werden beobachtet. Die kleinen Gelenke der Hand können im Rahmen der migratorischen Arthritis betroffen sein (Abb. 37.7).

Oft wird eine (unilaterale) **Sakroiliitis** beobachtet. Bei rezidivierendem oder chronischem Verlauf einer reaktiven Arthritis ist der Übergang in eine **Spondylitis ankylosans** möglich.

Differenzialdiagnosen

Die handbetonte Psoriasis-Arthritis, die periphere Arthritis der Spondylitis ankylosans, enteropathische Arthritiden sowie die rheumatoide Arthritis sind differenzialdiagnostisch zu berücksichtigen.

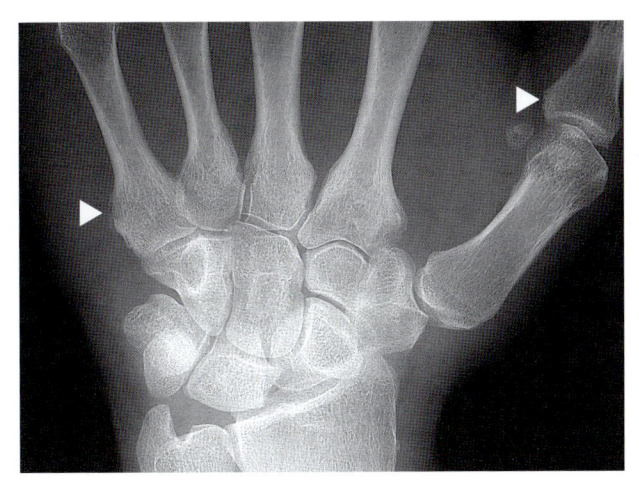

Abb. 37.6 Reiter-Syndrom mit initialer Röntgensymptomatik.
An den Basen der Metakarpalia I und V sind jeweils ulnarseitig marginal erosive Läsionen manifest (Pfeilköpfe), am Metakarpale V zusätzlich flache Periostappositionen. Keine Gelenkdestruktionen.

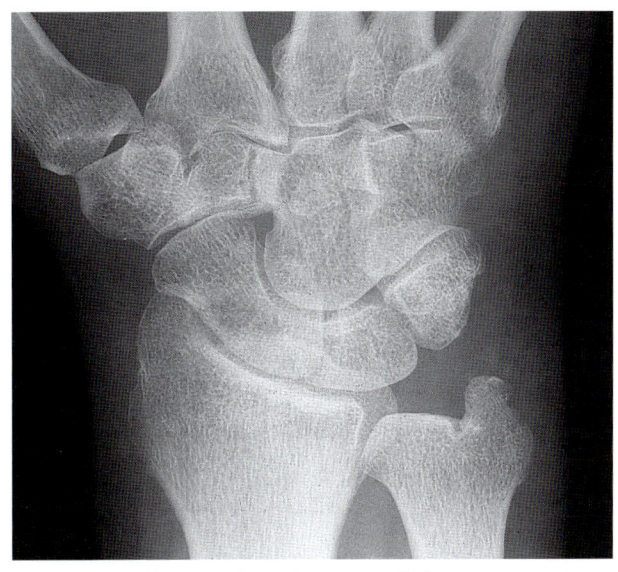

Abb. 37.7 Reaktive Arthritis bei vermutlich gastrointestinaler Ursache.
Geringgradige arthritische Röntgenzeichen am Radiokarpal- und den Karpalgelenken. Gelenknahe Entkalkung am Karpometakarpalgelenk V. Flache Erosionen am Processus styloideus ulnae.

Therapeutische Optionen

Infektprophylaxe und frühzeitige antibiotische Behandlung urethritischer und enteritischer Infekte sind grundlegend. Die akute Arthritis und Enthesiopathie ist nichtsteroidal antiphlogistisch gut zu beeinflussen, gelegentlich mit intraartikulärer oder systemischer Glukokortikoidtherapie. Bei chronischem Verlauf trotz einer Sulfasalazin-Therapie werden Methotrexat und Azathioprin eingesetzt.

37.4 Arthritis bei Spondylitis ankylosans (sog. Morbus Bechterew)

Pathoanatomie, klinische Symptomatik

Im Rahmen eines bestehenden Morbus Bechterew wird in mehr als 50 % der Fälle eine periphere Arthritis beobachtet. Man unterscheidet zwischen einem stammnahen Gelenkbefall, einer Arthritis der unteren Extremitäten und einer asymmetrischen, erosiven Oligo- oder Polyarthritis ohne spezifisches Verteilungsmuster. Dabei ist an der oberen Extremität das Handgelenk am häufigsten, bei einer schweren Spondylitis ankylosans bis zu 30 % betroffen.

Röntgendiagnostik

Es können alle karpalen Kompartimente, die MP-, PIP- und DIP-Gelenke und der Processus styloideus ulnae betroffen sein (Tab. 37.7, Abb. 37.8).

Differenzialdiagnosen

Sie umfassen die anderen HLA-assoziierten Spondylarthropathien und die rheumatoide Arthritis.

Tab. 37.7 Röntgenzeichen bei Spondylitis ankylosans

- Periartikuläre Weichteilschwellung
- Subchondrale und metaphysäre Osteopenie
- Gelenkspaltverschmälerung:
  gelegentlich rasche intraartikulär knöcherne Ankylosierung
- Erosionen:
  führen mit Periostreaktionen und Knochenproliferation zur Konturirregularität
- Gelenkfehlstellungen extrem selten:
  – ulnare Translokation der Handwurzel
  – ulnare Deviation der MP-Gelenke

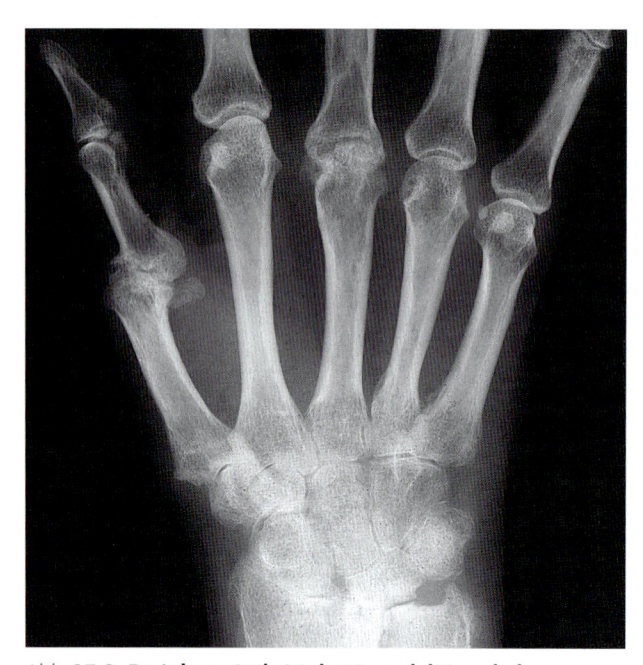

Abb. 37.8 Periphere Arthritis bei Spondylitis ankylosans.
Gelenknahe Osteopenie an den Karpal- und Metakarpophalangealgelenken. Erosive Arthritis am distalen Radioulnargelenk, am Radiokarpalgelenk und an der gesamten Handwurzel, Mitbeteiligung des Processus styloideus ulnae. Destruierende Arthritis mit groben Erosionen, Osteoproliferationen und Subluxationen an den MP-Gelenken I und III.

Therapeutische Optionen

Im akuten Entzündungsschub des Achsenskeletts und peripherer Gelenke sind nichtsteroidale Antiphlogistika in der Regel ausreichend. Gelegentlich werden intraartikuläre Glukokortikoidinjektionen oder eine systemische Gabe nötig. Sulfasalazin oder Methotrexat werden im chronischen Verlauf eingesetzt. Eine krankengymnastische Behandlung kann nur vor Ausbildung versteifender Syndesmophyten effektiv sein.

37.5 Enteropathische Arthritiden

Pathoanatomie, klinische Symptomatik

Bei vielen gastrointestinalen Erkrankungen können sich entweder seronegative, HLA-assoziierte Arthritiden oder reaktive Arthritiden einstellen, deren pathophysiologische Zusammenhänge mit den Grunderkrankungen bislang weitgehend ungeklärt sind (Tab. 37.8). Infektiöse, immunologische und genetische Faktoren (HLA B-27) werden diskutiert. Eine Sakroiliitis und Spondylitis ankylosans kommen bei der Colitis ulcerosa (bis 30%), dem Morbus Crohn (bis 16%), dem Morbus Whipple und der Bypass-Arthropathie vor. Periphere Arthralgien und Arthritiden treten mit dem Morbus Whipple in bis zu 90% der Fälle auf, mit der Colitis ulcerosa bis zu 60% sowie dem Morbus Crohn und der Bypass-Arthropathie bis 25% auf, seltener sind sie bei viraler Hepatitis, primärbiliärer Leberzirrhose, Pankreaserkrankungen, beim Karzinoid-Syndrom und der Zöliakie. Die zystische Fibrose, die juvenile gastrointestinale Polyposis und das Cronkhite-Canada-Syndrom können mit Arthritiden einhergehen.

Tab. 37.8 Arthritiden bei gastrointestinalen Erkrankungen

- Enteritis regionalis, Morbus Crohn
- Colitis ulcerosa
- Intestinale Lipodystrophie, Morbus Whipple
- Intestinale Bypass-Arthropathie
- Primär biliäre Leberzirrhose
- chronische Hepatitis
- Entzündliche und neoplastische Pankreaserkrankungen
- Karzinoid-Syndrom
- Zöliakie
- Zystische Fibrose
- Juvenile gastrointestinale Polyposis
- Cronkhite-Canada-Syndrom

Röntgendiagnostik

Die meist flüchtigen Oligo- und Polyarthopathien bevorzugen die untere Extremität. Der Röntgenbefund ist allenfalls minimal und unspezifisch. Einzelne Enteropathien können jedoch charakteristische, wenn auch seltene und nicht pathognomonische Läsionen an der Hand zeigen (Abb. 37.9). In der Tab. 37.9 sind die wichtigsten Röntgenzeichen aufgelistet.

37.5 Enteropathische Arthritiden

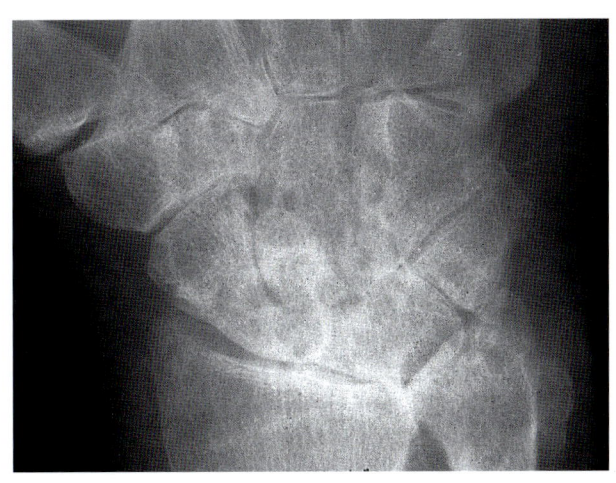

Abb. 37.9 Enteropathische Arthritis bei einem Patienten mit Morbus Whipple.
Erosive Destruktionen insbesondere an der proximalen Handwurzelreihe. Daneben auch Osteoproliferation am Processus styloideus ulnae. Arthritische Kollateralphänomene, wie sie bei der rheumatoiden Arthritis zu erwarten wären, fehlen (Aufnahme von Prof. Dr. W. Zilly, Bad Brückenau).

Differenzialdiagnosen

Die heterogene Gruppe der enteropathischen Arthritiden ist insbesondere anhand der klinischen Befunde gegen eine Psoriasis-Arthritis, das Reiter-Syndrom bzw. andere reaktive Arthritiden, eine Spondylitis ankylosans, die rheumatoide Arthritis und einen Hyperparathyreoidismus abzugrenzen.

Therapeutische Optionen

Neben der Behandlung der Grunderkrankung sind nichtsteroidale Antiphlogistika nur begrenzt einsetzbar (Diarrhoe). Intraartikuläre Glukokortikoidinjektionen sind bei Monoarthritis indiziert.

Tab. 37.9 Röntgenzeichen der enteropathischen Arthritiden

Enteritis regionalis (Morbus Crohn):
- Uhrglasnägel und Trommelschlegelfinger in mehr als 10 %
- arthritische Kollateralphänomene und Direktzeichen:
  - proximales Verteilungsmuster an Karpus und PIP-Gelenken
  - gelenknahe Osteopenie
  - Gelenkspaltverschmälerung, Erosionen
- hypertrophische Osteoarthropathie mit lamellärer Periostreaktion

Colitis ulcerosa:
- Trommelschlegelfinger in etwa 5 % der Fälle
- hypertrophische Osteoarthropathie mit periostalen und subperiostalen Appositionen

Intestinale Lipodystrophie (Morbus Whipple):
- arthritische Kollateralphänomene und Direktzeichen:
  - an den Karpal- und MP-Gelenken
  - Osteopenie
  - Gelenkspaltverschmälerung, Erosionen
  - schwere Handgelenksdestruktionen sind möglich
- Osteophyten

Primär biliäre Leberzirrhose:
- Trommelschlegelfinger
- erosive Arthritis:
  - asymmetrisch, vorwiegend an den PIP- und DIP-Gelenken
  - MP-Gelenke meist ausgespart
  - marginale Erosionen unterschiedlicher Größe (Cholesterinablagerung, Xanthome, Synovialitis)
  - Gelenkspaltverschmälerung möglich, keine Deformitäten
- Osteopenie und subperiostale Resorptionen radialseits an den Mittelphalangen wie beim Hyperparathyreoidismus
- Akroosteolysen
- periartikuläre Verkalkungen

Pankreaserkrankungen:
- mottenfraßartige Destruktion kleiner Röhrenknochen und Periostitis durch akute Fettnekrosen
- zystoide, strähnige Spongiosa im chronischen Stadium
- bizarre Spongiosasklerose durch Knocheninfarkte

Karzinoid-Syndrom:
- juxtaartikuläre Osteopenie
- ausgeprägte Knochenresorptionen subchondral und diaphysär an den Phalangen
- multiple zystische Läsionen der Phalangen, Erosionen
- Akroosteolysen

Zöliakie:
- Trommelschlegelfinger und Uhrglasnägel
- Sklerodaktylie mit Beugekontrakturen der Fingergelenke, ohne Erosionen
- Rückbildung unter glutenfreier Diät

37.6 Dermatoseassoziierte Osteoarthropathien

Letztlich nicht abgeschlossen ist die Diskussion um eine weite Gruppe von Krankheitserscheinungen, die Haut, Schleimhäute, Knochen und Gelenke umfassen. Noch werden Entitäten unter verschiedensten Synonyma beschrieben, ohne dass eine eindeutige nosologische Stellung definiert ist. Dazu gehören z. B. die **pustulöse Arthroosteitis**, die **Spondylarthritis hyperostotica pustulopsoriatica**, das **SAPHO**-Syndrom (Synovitis Akne Pustulose Hyperostose Osteomyelitis) und das **akquirierte Hyperostosesyndrom**.

Röntgendiagnostik

Häufig verlaufen die asymmetrischen Arthralgien ohne arthritische Direktzeichen. Lamelläre periostale Hyperostosen können diaphysär an den Mittelhand- und Fingerknochen nachgewiesen werden. Häufige Manifestationen sind eine sternokostoklavikuläre Hyperostose, Enthesiopathien der Wirbelsäule und ISG-Fugen sowie Tumorsimulierende Osteoproliferationen z. B. am distalen Femur.

Therapeutische Optionen

Symptomatisch werden nichtsteroidale Antiphlogistika eingesetzt, Glukokortikoide sind nicht selten ineffektiv. Röntgenbestrahlung und Teilresektionen wurden versucht.

37.7 Seltene seronegative Arthritiden

Als ausgesprochene Raritäten gelten Arthritiden in Kombination mit den folgenden Krankheitsbildern:

37.7.1 Antikörpermangelsyndrom

Agamma- oder Hypogammaglobulinämien gehen in bis zu 30 % der Fälle mit einer chronischen Polyarthritis einher. Die klinischen und radiologischen Befunde ähneln teilweise der rheumatoiden Arthritis. Charakteristisch sind ein asymmetrischer Befall, eine Osteoporose und Gelenkdeformitäten ohne Erosionen im Sinne einer Jaccoud-Arthropathie.

37.7.2 Autoimmunthyreoiditis Hashimoto

Die Assoziation der Hashimoto-Thyreoiditis mit einer chronischen Polyarthritis ist gesichert. Der Röntgenaspekt entspricht dem der rheumatoiden Arthritis. Gehäuft tritt sie mit Kollagenosen, insbesondere dem Lupus erythematodes und dem Sjögren-Syndrom auf.

37.7.3 Morbus Behçet

Geht das okulomukokutane Syndrom mit Gelenksymptomen einher, spricht man von der „Behçet-Tetrade". Wenngleich arthritische Direktzeichen ungewöhnlich sind, kann es an den kleinen Fingergelenken zu erosivdestruktiven Veränderungen kommen. Eine einseitige Sakroiliitis oder Spondylitis kommen vor, sind jedoch möglicherweise auf eine Assoziation mit dem Morbus Crohn oder der Colitis ulcerosa zurückzuführen (Abschnitt 37.**5**).

37.7.4 Familiäres Mittelmeerfieber

Die autosomal rezessive, rezidivierende Polyserositis geht in 60–70 % der Fälle mit intermittierenden muskuloskelettalen Symptomen einher. Typische Röntgenveränderungen der Hand fehlen. Die großen Gelenke der unteren Extremität sind bevorzugt und asymmetrisch betroffen. Fibröse Ankylosen kommen vor, eine Sakroiliitis ist überdurchschnittlich häufig.

37.7.5 Stevens-Johnson-Syndrom

Das Erythema multiforme exsudativum gehört wie der Morbus Reiter und Morbus Behçet zu den mukokutanen Syndromen und ist durch einen fulminanten Verlauf charakterisiert. Ein spezifischer Röntgenbefund ist nicht bekannt, eine akute bakterielle Arthritis muss ausgeschlossen werden.

Literatur

Übersichtsarbeiten:

Miehle W, Schattenkirchner M, Fehr K, Tillmann K (Hrsg). Rheumatologie in Praxis und Klinik. Thieme. Stuttgart New York 2000

Kumar P, Clark M (ed). Clinical Medicine. 5th ed. Saunders. Edinburgh 2002

Sieper J, Braun J, Laitko S, Sörensen H, Wu P, Mielke M, Heesemann J. Reaktive Arthritis-assoziierte Bakterien als auslösende Ursache der undifferenzierten Oligoarthritis. Z Rheum 1993; 52: 19–27

Stoller DW. Magnetic Resonance Imaging in Orthopaedics & Sports Medicine. Lippincott. Philadelphia 1993

Uhl M. Radiologie des Handskeletts. Teil 1: Entzündliche Gelenkserkrankungen und Rheumatologie. Radiologe 1999; 39: 432–449

Uhl, M.: Radiologie des Handskeletts Teil 2: Degenerative Gelenkserkrankungen. Endokrine und metabolische Skeletterkrankungen. Radiologe 1999; 39: 1083–1100

Weiterführende Literatur

http://www.thieme.de/aktionen/schmitt-lanz

38 Rheumatisches Fieber (Poststreptokokkenreaktive Arthritis)

S. Spindler-Thiele, G. Lingg

38.1 Pathoanatomie, klinische Symptomatik

Die Erkrankung ist heute selten geworden. Die Infektion mit β-hämolysierenden Streptokokken der Gruppe A führt über eine sekundäre Immunpathogenese zu einem systemisch-inflammatorischen Geschehen. Es kommt in 20–70% der Fälle zu einer Karditis und Endokarditis, in 50–80% zu einer rezidivierenden Polyarthritis, im klassischen Sinne einer **reaktiven Arthritis**. Eine Sydenham-Chorea tritt selten auf, die selten gewordene **Jaccoud-Arthropathie** entwickelte sich infolge multipler Polyarthritis-Episoden.

38.2 Röntgendiagnostik

Aufgrund des Verlaufs sind 2 Formen zu unterscheiden:
- Der **akute Gelenkrheumatismus** manifestiert sich entweder gleichzeitig oder in schneller Abfolge als wandernde Polyarthritis und befällt meist die Sprung- und Kniegelenke. Radiologisch liegt neben einer Weichteilschwellung lediglich eine diskrete gelenknahe Entkalkung vor.
- Die **Jaccoud-Arthritis**, die auch als chronisch rheumatisches Fieber und chronisch postrheumatische Polyarthritis bezeichnet wird, führt demgegenüber als nichterosive Arthropathie zu charakteristischen Zeichen an der Hand (Tab. 38.1, Abb. 38.1a und 38.2).

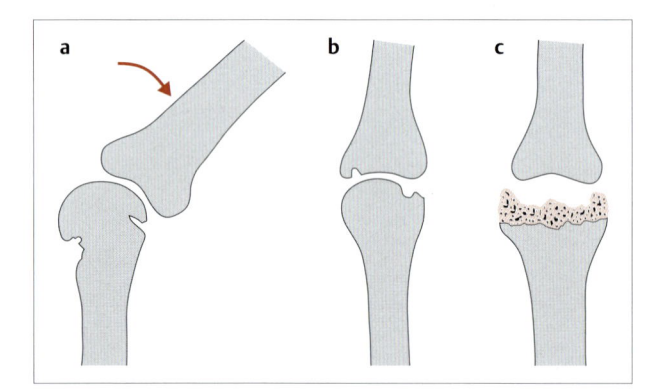

Abb. 38.1 a, b **Schema zu den verschiedenen Erosions- und Destruktionsformen.**
a „**Hook-like"-Erosionen** liegen extraartikulär, meist metaphysär. Sie werden bei der Jaccoud-Arthritis des rheumatischen Fiebers und beim Lupus erythematodes beobachtet.
b **Marginale Erosionen** kommen bei der rheumatoiden Arthritis vor.
c **Epiphysennekrosen** sind eines der Kennzeichen des Lupus erythematodes.

Tab. 38.1 Röntgenzeichen der Jaccoud-Arthritis

- Schmerzlose und elastische Fehlstellungen:
  – Ulnardeviation und Flexion in den MP-Gelenken, vor allem am IV. und V. Finger (ulnare Betonung)
  – Hyperextension in den Interphalangealgelenken
- Periartikuläre Osteopenie nur diskret
- Gelenkspaltverschmälerung selten, meist sekundär infolge einer Subluxation
- „Hook-like"-Erosionen:
  – entwickeln sich selten und sehr spät
  – metaphysär und radiopalmar an den Metakarpale-Köpfchen
- Interphalangeale und karpale Gelenksveränderungen fehlen

38.3 Differenzialdiagnosen

Akut sind eine septische Arthritis, reaktive Arthritiden im Allgemeinen, der Morbus Still und eine Lyme-Arthritis abzugrenzen.

Die Jaccoud-Arthropathie des rheumatischen Fiebers ist prinzipiell mit dem Bild des systemischen Lupus erythematodes an der Hand vergleichbar, der jedoch keine ulnare Betonung zeigt und alle Finger betrifft. Die rheumatoide Arthritis ist durch frühe marginale Erosionen und kartilaginäre Destruktionen zu differenzieren. Einzuschließen sind differenzialdiagnostisch die Sarkoidose, die Agammaglobulinämie und das Ehlers-Danlos Syndrom.

38.4 Therapeutische Optionen

Primär ist eine Streptokokkeneradikation durchzuführen. Die Polyarthritis wird mit Salizylaten behandelt, alternativ mit anderen nichtsteroidalen Antiphlogistika über 6–8 Wochen. Eine Langzeitprophylaxe mit Penizillin G parenteral, Penizillin V oral, alternativ Erythromycin ist nach den aktuellen Richtlinien der WHO anzuschließen.

Literatur

Identisch wie Kap. 37. Siehe dort.

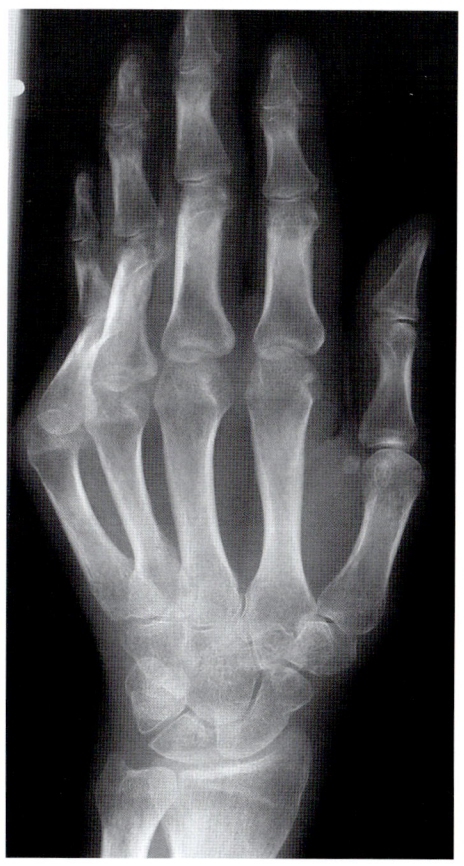

Abb. 38.2 **Jaccoud-Arthritis**
In der dorsopalmaren Röntgenaufnahme einer Patientin mit chronisch postrheumatischer Polyarthritis (Jaccoud-Arthritis) finden sich Hyperextensionsstellungen in den Interphalangealgelenken IV und V sowie eine diskrete gelenknahe Entkalkung. Keine Erosionen.

39 Kollagenosen

S. Spindler-Thiele, R. Schmitt

Unter dem 1942 von Klemperer eingeführten Begriff „Kollagenosen" werden heute klinisch heterogene Systemerkrankungen zusammengefasst. Übereinstimmend zeigen sie eine generalisierte Entzündungsreaktion im Bindegewebe mit fibrinoiden Nekrosen und Degenerationen sowie Autoantikörperphänomene, die hier nicht erläutert werden sollen.

Neben den klassischen Kollagenosen können aufgrund immunologischer und klinischer Verwandtschaft die Vaskulitiden mit einbezogen werden. Gemeinsam ist den folgenden Krankheitsbildern der Gelenkbefall, der ein Beispiel für die überlappende Symptomatik innerhalb der systemischen Bindegewebserkrankungen darstellt.

39.1 Lupus erythematodes disseminatus (LED, SLE)

Pathoanatomie, klinische Symptomatik

Unter Mitbeteiligung antinukleärer Antikörper kommt es zu einer Immunkomplexvaskulitis, die schubweise verläuft und vorwiegend Frauen (w : m = 10 : 1) im gebärfähigen Alter betrifft. Eine genetische Disposition wird aufgrund der DR3-Assoziation in 60% der Fälle angenommen. Auslöser können UV-Licht, Viren und hormonelle Umstellungen sein. Der Lupus erythematodes manifestiert sich an der Haut (Schmetterlingserythem), am Bewegungsapparat, den inneren Organen (Nephritis, Myokarditis, Serositis) und dem Nervensystem. In 90% bestehen Arthralgien, die vorwiegend die Gelenke der Hand und das Knie mit symmetrischen Weichteilschwellungen befallen.

Röntgendiagnostik

Geradezu typisch sind die schweren Gelenkfehlstellungen der Hand aufgrund **ligamentärer Instabilitäten** ohne röntgenologische Veränderungen (Tab. 39.1, s. Abb. 38.1c, 39.1 u. 39.2).

Differenzialdiagnosen

Sie umfassen die rheumatoide Arthritis, die anhand der typischen marginalen Erosionen (s. Abb. 36.1 u. 38.1b) zu unterscheiden ist, die Jaccoud-Arthropathie des rheumatischen Fiebers mit der Ulnarbetonung, das Sharp-Syndrom, das Ehlers-Danlos-Syndrom mit Gelenkfehlstellungen, subkutanen Fettnekrosen und Zeichen der Arthrosis deformans sowie avaskuläre Knochennekrosen.

Therapeutische Optionen

Je nach Krankheitsaktivität kann zugewartet oder immunsuppressiv behandelt werden. Zum Einsatz kommen nichtsteroidale Antiphlogistika, niedrig dosierte Glukokortikoide, Hydroxychloroquin und Azathioprin bis hin zu Cyclophosphamid. Die Wirksamkeit von Methotrexat, Cyclosporin A, intravenösen Immunglobulinen, Androgenen, einer Plasmapherese und Immunadsorption ist nicht gesichert.

Tab. 39.1 Röntgenzeichen des Lupus erythematodes

- Nichterosiv deformierende Arthropathie in etwa 10%:
  - schwere Gelenkfehlstellungen:
    Ulnardeviation der MP-Gelenke
    Subluxation des I. Karpometakarpalgelenks
    elastische Flexion und Extension der Interphalangealgelenke (Schwanenhals- und Knopfloch-Deformität), können lagerungsbedingt in dorsopalmarer Projektion fehlen!
  - symmetrische Weichteilschwellung
  - periartikuläre Entkalkung
- Weichteilverkalkungen subkutan in weniger als 10%
- Ischämische Knochennekrosen in bis zu 3%:
  - als Epiphysennekrosen meist der Metakarpale-Köpfchen
  - zentrale Nekrosen des Lunatums und Triquetrums
  - zystoide Aufhellung, Knochenverdichtung, Fragmentation, Zusammensinterung, Verformung
- „Hook-like"-Erosionen sind gelegentlich metaphysär zu finden
- Akroosteolysen und Akrosklerosen sind selten
- Raynaud-Phänomen durch Pharmakoangiographie nachweisbar

39.1 Lupus erythematodes disseminatus (LED, SLE)

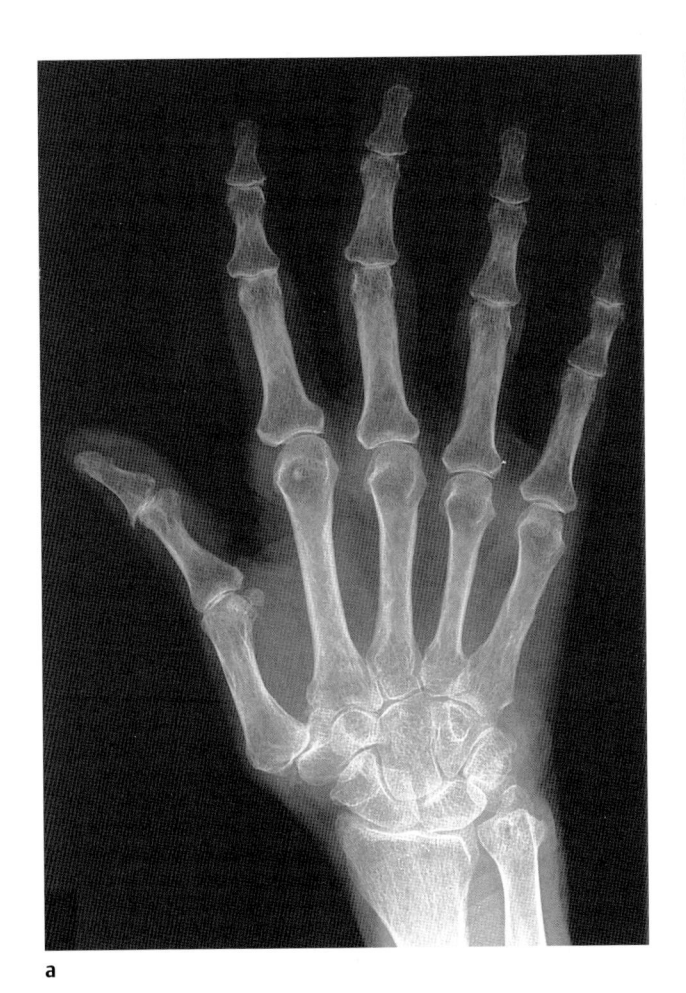

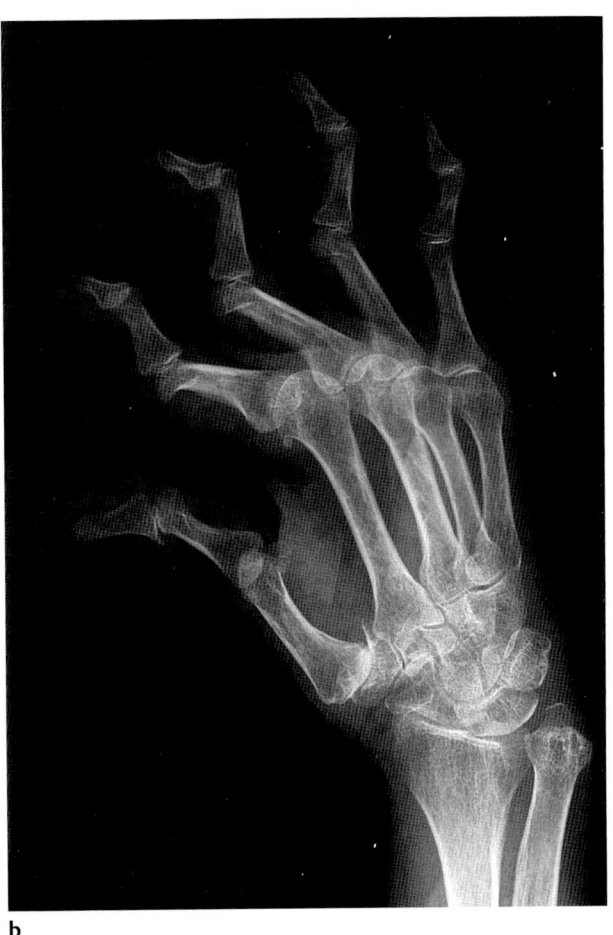

Abb. 39.1 a, b Arthropathie bei systemischem Lupus erythematodes.
Schwere Gelenkfehlstellungen interphalangeal, die in der Zitherspieler-Projektion besser sichtbar werden. Schwanenhals-Deformitäten mit elastischen Überstreckungen der PIP-Gelenke und Flexionen in den DIP-Gelenken. Subluxation des Karpometakarpalgelenks I. Keine Erosionen. Gelenknahe Osteopenie.

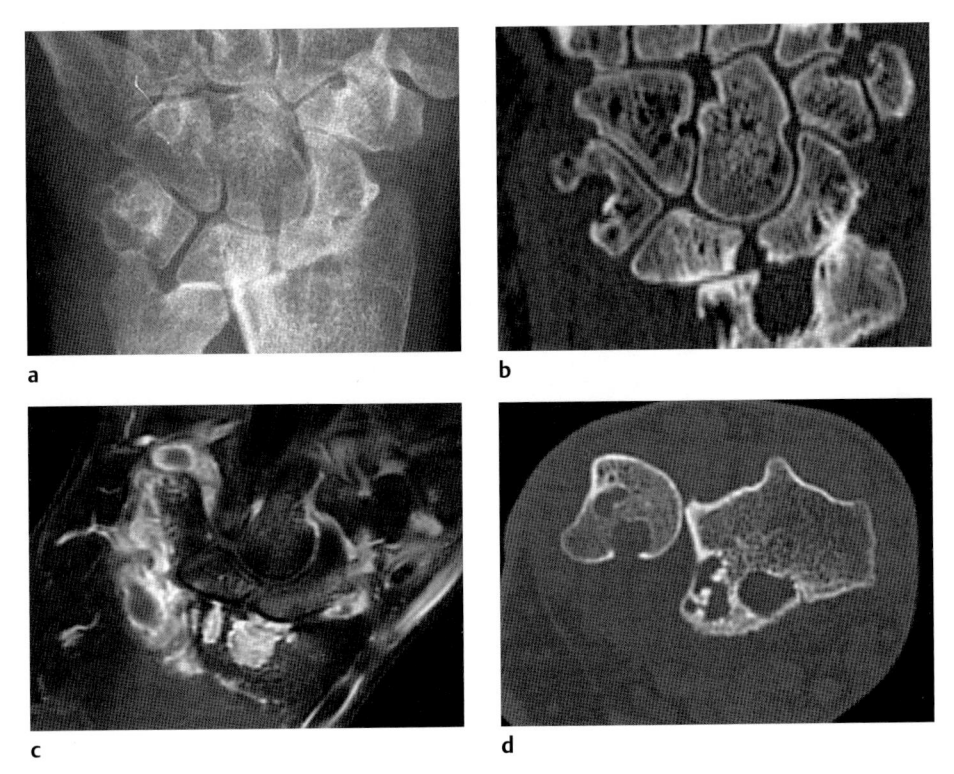

Abb. 39.2 a–d Langjähriger Lupus erythematodes mit Instabilitäten und ungewöhnlichen Erosionen.
- **a** Im dorsopalmaren Röntgenbild fortgeschrittene Zerstörung des Radiokarpalgelenks mit ulnarer Translokation des Karpus. Große Osteolyse in der Radiuskonsole, Erosion im Trapezoideum.
- **b** In der koronalen MPR einer axialen CT wird das Ausmaß der radiokarpalen Gelenkflächenzerstörung sichtbar. Am Karpus multiple Erosionen und Osteolysen.
- **c** Die koronale T1-SE-Sequenz mit Fettsaturation weist eine ausgedehnte, kontrastmittelaufnehmende Synovialitis aus.
- **d** In der axialen CT findet sich eine Luxation des Radius nach palmar. Beachte die tiefen Erosionen bzw. Osteolysen.

39.2 Sklerodermie, progressive systemische Sklerose (PSS)

Pathoanatomie, klinische Symptomatik

Durch eine Überproduktion von Kollagen und Obliteration kleiner Gefäße entstehen entzündlich-fibrosierende und regressive Veränderungen der Kutis und Subkutis sowie an inneren Organen. Durch die Manifestation am Gastrointestinaltrakt, an der Lunge, an Nieren, Herz, quergestreifter Muskulatur und Knochen ergeben sich neben der klassischen progressiven Sklerodermie eine Reihe von Varianten, die in Tab. 39.2 aufgeführt sind. Schmerzhafte Mikronekrosen des Integuments entstehen durch die Angiopathie. Gelenkversteifungen sind die Folge einer Synovialfibrose. Meist sind Frauen in der 3.–5. Lebensdekade (w : m = 3 : 1) betroffen.

Tab. 39.2 Varianten der Sklerodermie

PSS (Progressive systemische Sklerodermie)	„klassisch"-systemischer Hautbefall mit frühviszeraler Beteiligung
Thibièrge-Weissenbach-Syndrom	PSS in Kombination mit Weichteilverkalkungen
CREST-Syndrom	relativ gutartige Variante der PSS: C = Kalzinose (Thibièrge-Weissenbach-Syndrom) R = Raynaud-Phänomen E = Ösophagusdysfunktion S = Sklerodaktylie T = Teleangiektasien
Sharp-Syndrom	„Mixed Connective Tissue Disease" (MCTD) ist ein Overlap-Syndrom der PSS mit dem Lupus erythematodes, der Polymyositis/Dermatomyositis und einer rheumatoiden Arthritis
Shulman-Syndrom	eosinophile Fasziitis ohne innere Organbeteiligung, symmetrische seröse Polyarthritis, selten Erosionen, Karpaltunnelsyndrom
Lokalisierte Sklerodermie	umschriebene Sklerosierung der Haut ohne innere Organbeteiligung
Sekundäre Sklerodermie	wird durch Bleomycin, Pentazocin, Vinylchlorid und Lösungsmittel hervorgerufen

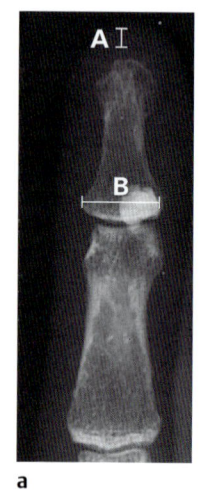

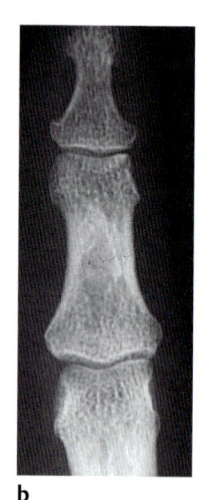

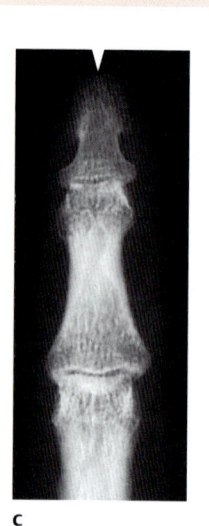

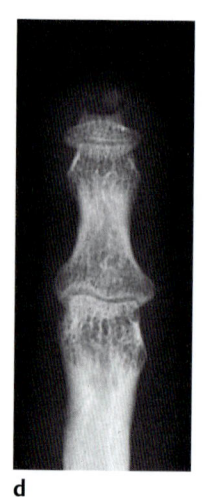

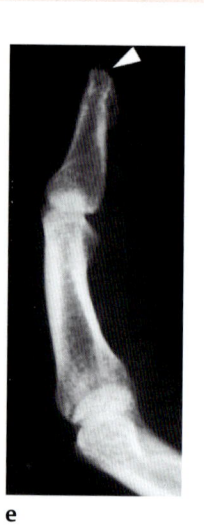

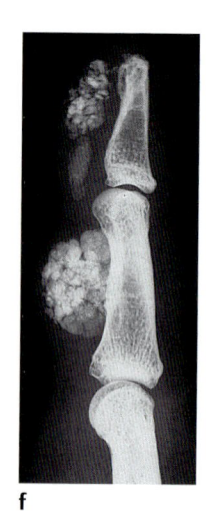

Abb. 39.3 a–f **Röntgenaspekt der akralen Veränderungen bei Sklerodermie.**

a YUNE-Weichteilindex zur Früherkennung einer akralen Weichteilatrophie. Normalerweise ist A ≥ B/4, als pathologisch gilt A ≤ B/5. Bei noch normalem Weichteilmantel reaktionslose Osteolyse am Nagelkranz, Weichteilkalzinose in Höhe des DIP-Gelenks.

b Akrale Weichteilatrophie in „Zuckerhutkonfiguration" bei fortgeschrittener Sklerodermie.

c Frühe Akroosteolyse in Form des sog. „Rattenbissdefekts" (Pfeil).

d Bandförmige Akroosteolyse.

e Getüpfelte akrale Weichteilsklerose distal des Nagelkranzes (Pfeil).

f Grobknollige Calcinosis interstitialis localisata, Thibièrge-Weissenbach-Syndrom.

39.2 Sklerodermie, progressive systemische Sklerose (PSS)

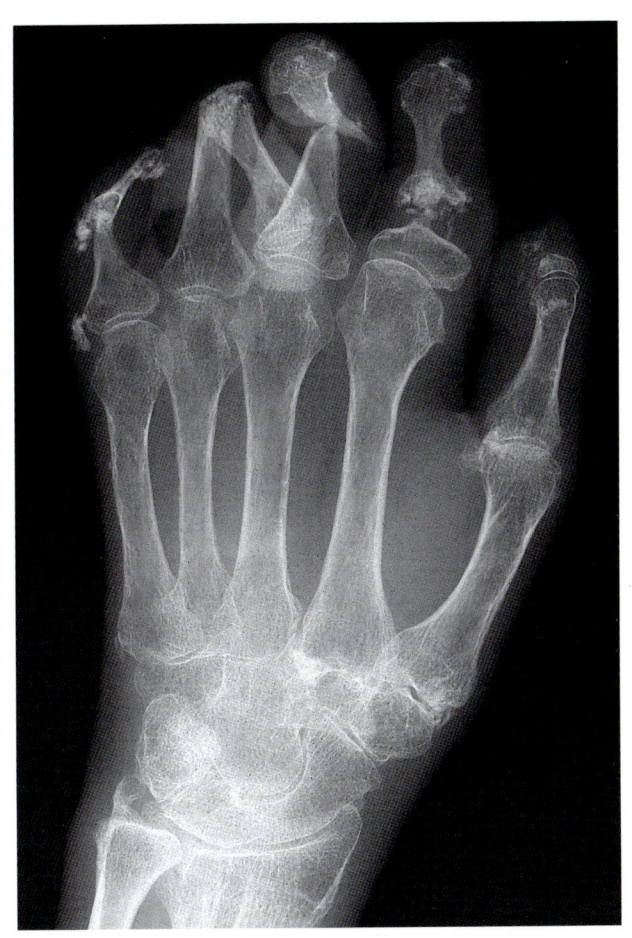

Abb. 39.4 **Mutilationsstadium einer Sklerodermie.**
„Krallenhand" infolge einer ausgeprägten Sklerodaktylie. Destruierende Arthritis mit reaktionslosen Osteolysen an allen Phalangen und am Processus styloideus ulnae. Nahezu vollständige Resorption der Endglieder III und V. Diffuse Osteopenie. Interstitielle Kalzinosen in den Fingerweichteilen.

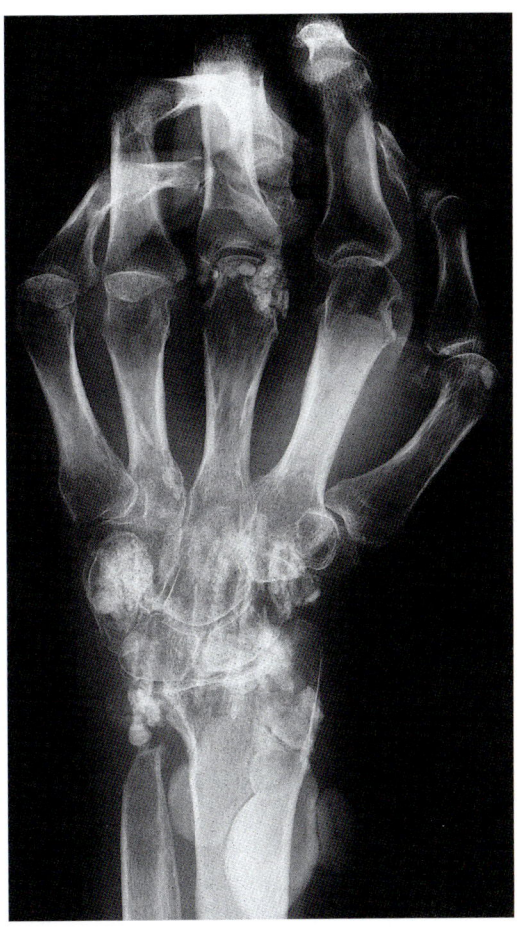

Abb. 39.5 **Sharp-Syndrom („Mixed Connective Tissue Disease").**
Einerseits ähneln die Beugekontrakturen der Finger und die Subluxationen an den MP-Gelenken IV und V einem Lupus erythematodes, andererseits sind die grobscholligen und streifigen Weichteilkalzifikationen typisch für eine Dermatomyositis/Polymyositis. Destruktion des Processus styloideus ulnae und periartikuläre Osteopenie (Aufnahme von Priv.-Doz. Dr. A. Stäbler, München).

Tab. 39.3 Röntgenzeichen der Sklerodermiehand

- Weichteilatrophie in 78 %:
  - Sklerodaktylie: Hautatrophie der Finger, die zu fixierter Krallenhand führen kann, frühzeitiges Erkennen mit dem YUNE-Weichteilindex
  - „Zuckerhut"-Konfiguration der Finger im fortgeschrittenen Stadium
- Knochenresorptionen bis 80 %:
  - reaktionslose Osteolyse an den Akren, Frühmanifestation als „Rattenbissdefekt" am Nagelkranz palmarseitig
  - Resorption am Karpometakarpalgelenk I zusammen mit einer radialen Subluxation des Metakarpale I
  - Osteolysen am Processus styloideus radii et ulnae
- Weichteilverkalkungen in 25 %:
  - Calcinosis interstitialis localisata: getüpfelte Sklerosierung der Akren subkutan, auch periartikulär, selten intraartikulär
  - Calcinosis interstitialis universalis: diffuse Kalzifikationen, manchmal als größere Konglomerate
- Osteoporose in 80 %:
  - diffuse Handskelettentkalkung oder bandförmig periartikulär
- Destruierende Polyarthritis in etwa 25 %:
  - Manifestation an den PIP- und DIP-Gelenken bei Aussparung der Handwurzel und der MP-Gelenke ist typisch, radiokarpale und metakarpophalangeale Beteiligung ist seltener
  - Destruktionen ohne Knochenproliferation, ohne zystoide Läsionen
  - mutilierende Arthritis möglich

Röntgendiagnostik

Häufigster Befund der Sklerodermiehand ist die Kombination aus Akroosteolysen und Kalzinosen, beim Sharp-Syndrom kommen Gelenkfehlstellungen hinzu. Etwa 1/3 der Patienten zeigt schon in den ersten 6 Monaten pathologische Röntgenbefunde an der Hand (Tab. 39.3, Abb. 39.3–39.5).

Differenzialdiagnosen

Wegen der vielfältigen Sklerodermiebefunde ergeben sich folgende differenzialdiagnostische Überlegungen: 25% der Sklerodermien zeigen zusätzlich ein der rheumatoiden Arthritis ähnliches Bild, zumal die Kombination der Sklerodermie mit einer rheumatoiden Arthritis in einem Overlap-Syndrom möglich ist. Die Psoriasisarthritis zeigt keine Weichteilverkalkungen. Akroosteolysen beim Hyperparathyreoidismus oder nach thermischem Trauma sind auszuschließen. Aufgrund der Weichteilverkalkungen sind die Dermatomyositis, der Hyperparathyreoidismus und der Pseudohypo- sowie der kongenitale Hypoparathyreoidismus, Kalzium-Phosphatablagerungen bei Dialysepatienten, die tumoröse Kalzinose und eine D-Hypervitaminose abzugrenzen.

Therapeutische Optionen

Zur Verbesserung der Mikrozirkulation werden Calciumantagonisten, ACE-Hemmer und Calcitonin eingesetzt. Bei hochakuten Verlaufsformen mit Arthritis, Serositis und Myositis kommen antiinflammatorisch Glukokortikoide, Immunsuppressiva (Azathioprin, Cyclophosphamid, Chlorambucil) zur Anwendung.

39.3 Polymyositis und Dermatomyositis

Pathoanatomie, klinische Symptomatik

Durch eine zellvermittelte Immunreaktion gegen quergestreifte Muskelfasern kommt es zu einer rasch progredienten, symmetrischen proximalen Muskelschwäche der Becken- und Schultermuskulatur. In 20–40% der Fälle bestehen typisch erythematös-ödematöse Hautveränderungen im Gesicht, am Hals und der Thoraxwand sowie den Streckseiten der Extremitäten und Finger. Begleitende Arthralgien und ein Raynaud-Phänomen können sich einstellen. Eine Lungenfibrose, Perikarditis und Myokarditis sind fakultativ.

Röntgendiagnostik

Die Arthralgien betreffen neben dem Knie vor allem die Gelenke der Hand, gelegentlich vor dem Muskelschmerz. Die Symptomatik ist meist flüchtig und symmetrisch ausgebildet. Arthritische Direktzeichen werden im Röntgenbild selten angetroffen (Tab. 39.4, Abb. 39.6).

Die **juvenile Dermatomyositis**, die 7% der Fälle ausmacht, kann durch lokale Wachstums- und Entwicklungsstörungen zum sog. „dermatomyositischen Zwergwuchs" führen. 15% der Dermatomyositis-Patienten erkranken an **malignen Tumoren**.

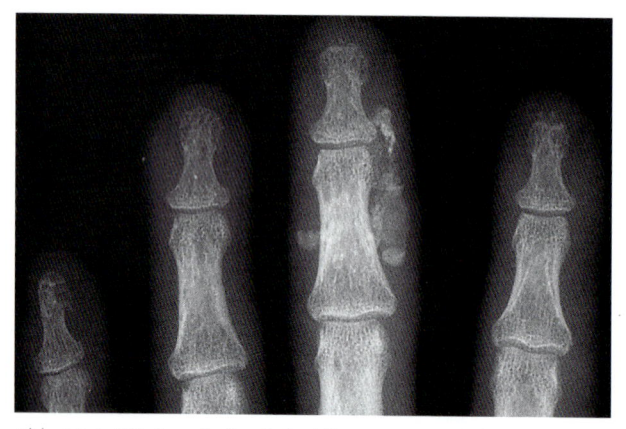

Abb. 39.6 Röntgenbefunde bei Dermatomyositis.
Grobschollige Calcinosis interstitialis circumscripta am Mittel- und Endglied III. Daneben diskrete Akroosteolysen an den Nagelkränzen II, III und V in Kombination mit getüpfelter, periunguiculärer Weichteilsklerose (Aufnahme von Priv.-Doz. Dr. G. Küffer, Neumarkt).

Tab. 39.4 Röntgenzeichen der Polymyositis und Dermatomyositis

- Weichteilschwellung, später Weichteilatrophie
- Kalzifikationen:
  - subkutan grobschollig:
    häufig, aber unspezifisch, können mit Akroosteolysen kombiniert sein
  - streifig entlang Faszien und Muskelfasern
  - seltener, in großen Muskeln nahezu pathognomonisch
- Gelenkbezogene Osteopenie:
  nur gelegentlich, auch transient
- Erosive Gelenkdefekte:
  kommen sporadisch vor, weisen dann auf ein Overlap-Syndrom hin

Differenzialdiagnosen

Sie umfassen neben der rheumatoiden Arthritis die Sklerodermie, den systemischen Lupus erythematodes, Overlap-Syndrome sowie den Hyperparathyreoidismus (hierbei sind interstitielle Kalzifikationen nicht streifig angeordnet).

Therapeutische Optionen

Ruhigstellung und passive Bewegungstherapie. Steroide sind die Mittel der ersten Wahl trotz Gefahr einer Glukokortikoidmyopathie. Azathioprin, Methotrexat und Immunglobuline werden sekundär eingesetzt. Der Wert einer Plasmapherese, Radiatio oder Thymektomie ist nicht gesichert.

39.4 Panarteriitis nodosa

Pathoanatomie, klinische Symptomatik

Die systemische nekrotisierende Vaskulitis betrifft vor allem die Nieren- und Mesenterialgefäße, weiterhin Muskelgefäße sowie die Vasa nervorum mit komplexen Organsymptomen. Etwa 50% der Patienten erkranken mit Arthralgien und Myalgien der Hand- und Ellbogen-, Knie- und Sprunggelenke.

Röntgendiagnostik

Die meist asymmetrische Polyarthropathie verläuft in Episoden, Röntgensymptome am Skelett sind selten (Tab. 39.5, Abb. 39.7).

Tab. 39.5 Röntgenzeichen der Panarteriitis nodosa

- Polyarthritis ohne Destruktionen
- Periostsklerosen:
  - diaphysär an den kleinen Röhrenknochen
  - lamellär oder irregulär
  - der hypertrophischen Osteoarthropathie vergleichbar
- Mikroaneurysmen der Fingerarterien: arteriographischer Nachweis

Differenzialdiagnosen

Die Wegener-Granulomatose, die Purpura Schoenlein-Henoch, die Riesenzellarteriitis und Polymyositis müssen in die Erwägung einbezogen werden, des Weiteren enteropathische Arthritiden sowie primäre und sekundäre hypertrophische Osteoarthropathien aufgrund der Periostläsionen.

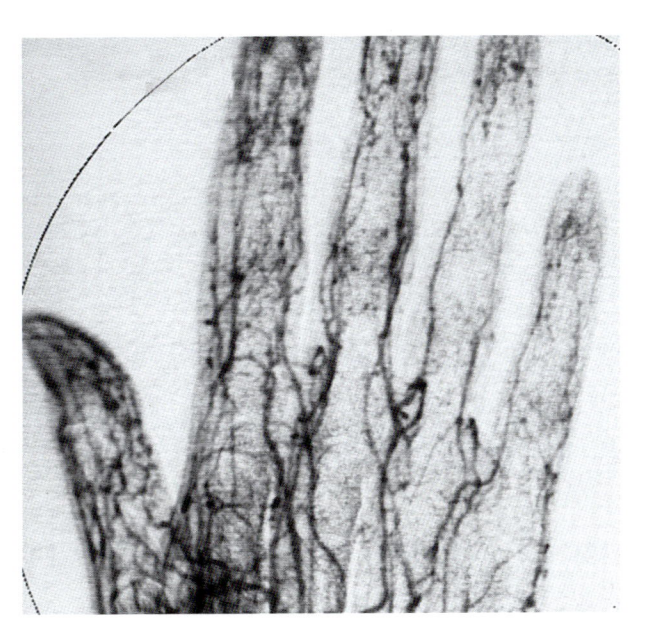

Abb. 39.7 **Arteriogramm der Hand bei Panarteriitis nodosa.** In der spätarteriellen Phase, nach Gabe von Priscol, Nachweis multipler Aneurysmen an den Aa. digitales communes et propriae (Aufnahme von Prof. Dr. Dr. A. Beck, Konstanz).

39.5 Wegener-Granulomatose

Die nekrotisierend-granulomatöse Entzündung des oberen Respirationstraktes und der Nieren wird wie die Panarteriitis nodosa, die Riesenzellarteriitis und die Purpura Schoenlein-Henoch den systemischen Vaskulitiden zugeordnet. Bis zu 75 % aller Patienten entwickeln Gelenksymptome. Röntgenologisch fassbare Gelenkveränderungen sind nicht zu erwarten, allenfalls bestehen Weichteilschwellungen, eine Osteoporose und Gelenkergüsse.

39.6 Sjögren-Syndrom

Die klassischen Leitsymptome sind die Keratokonjunktivitis sicca und Xerostomie (Sicca-Komplex) in Kombination mit einer entzündlichen rheumatischen Systemerkrankung (Sjögren-Trias) oder mit anderen Kollagenosen. In bis zu 50 % der Fälle ist sie mit einer rheumatoiden Arthritis assoziiert (sekundäres Sjögren-Syndrom). Das manuelle Befallmuster entspricht dem der rheumatoiden Arthritis.

Literatur

Übersichtsarbeiten:
Kappert A. Lehrbuch und Atlas der Angiologie. 12. Aufl. Huber. Bern Stuttgart Toronto 1989
Miehle W, Schattenkirchner M, Fehr K, Tillmann K (Hrsg). Rheumatologie in Praxis und Klinik. Thieme. Stuttgart New York 2000
Resnick D, Niwayama G. Diagnoses of Bone and Joint Disorders. 2nd ed. Saunders. Philadelphia 1988
Uhl M. Radiologie des Handskeletts. Teil 1: Entzündliche Gelenkserkrankungen und Rheumatologie. Radiologe 1999; 39: 432–449
Uhl M. Radiologie des Handskeletts. Teil 2: Degenerative Gelenkserkrankungen. Endokrine und metabolische Skeletterkrankungen. Radiologe. 1999; 39:1083–1100

Weiterführende Literatur
http://www.thieme.de/aktionen/schmitt-lanz

40 Infektarthritis

S. Spindler-Thiele, R. Schmitt

Akute Arthritiden entstehen als immunologisch-reaktives Geschehen nach Infektionskrankheiten oder durch hämatogene, fortgeleitete oder direkte Infektion des Gelenks mit meist bakteriellen, seltener mit tuberkulösen, viralen oder parasitären Erregern.

Die bildgebende Diagnostik an der Hand wird nachfolgend für die ätiologisch und pathophysiologisch differenten Krankheitsbilder synoptisch mit den klinischen und laborchemischen Befunden dargestellt.

Pathoanatomie, klinische Symptomatik

Es handelt sich um eine meistens monoartikuläre, direkt **erregerinduzierte Gelenkentzündung** mit Knorpel- und Knochendestruktion, die zur fibrösen oder knöchernen Ankylose führen kann. Staphylokokken sind mit 70 % die häufigsten Erreger. Streptokokken und Haemophilus influenzae werden bei Kindern, Neisseria gonorrhoeae bei jungen Frauen und gramnegative Stäbchen vor allem bei abwehrgeschwächten Patienten gefunden. Prinzipiell ist von den Infektarthritiden die **reaktive Arthritis** abzugrenzen, die nach einer Latenzzeit im Anschluss an eine Infektionskrankheit ausgelöst wird. In letzter Zeit wurden bereits folgende Erreger in der Synovialis oder Gelenkflüssigkeit nachgewiesen: Chlamydien, Borrelia burgdorferi (Lyme-Arthritis), Mycobacterium leprae, Schistosoma haematobium (Bilharziose) sowie verschiedene Viren, insbesondere Hepatitis-B- und Rubella-Virus. Die Diskussion um eine infektiöse Arthritis parallel oder komplementär zur Immunpathogenese ist noch nicht abgeschlossen.

Infektionswege

Über unterschiedliche Wege können Erreger in ein Gelenk gelangen (Abb. 40.1):
- **Hämatogene Erregeraussaat:** Der Erreger erreicht die Synovialmembran über die systemische Zirkulation oder über Gefäßverbindungen aus einem epiphysären oder periartikulären Herd. Diese Absiedlungsform betrifft besonders die Karpalgelenke.
- **Fortgeleitete Infektion:** Die Entzündung gelangt aus den Weichteilen entweder durch die Gelenkkapsel oder entlang von Sehnenscheiden in das Gelenkkavum, so dass die Eintrittspforte vom arthritischen Herd relativ weit entfernt liegen kann. Des Weiteren kann eine Infektion aus dem Knochen durch den destruierten Gelenkknorpel in das Gelenk penetrieren.
- **Direkte Implantation:** Die Infektion entsteht nach operativer Gelenköffnung oder durch eine Gelenk penetrierende Verletzung.

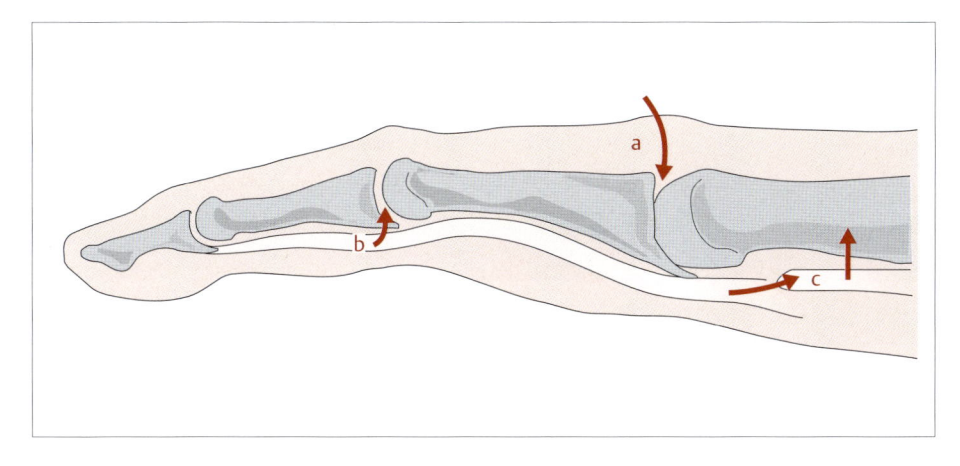

Abb. 40.1 a–c **Infektionswege an der Hand.**
a Direkte Erregerimplantation in das Gelenk (oft in das MP-Gelenk).
b Fortgeleitete artikuläre Infektion aus der Sehnenscheide. Die palmare Platte und Gelenkkapsel müssen hierbei randständig passiert werden.
c Fortleitung von der Sehnenscheide in die Hohlhand, von wo aus nicht selten intraossäre Infektionen erfolgen.

Bildgebende Diagnostik

Röntgendiagnostik

Die Stadien der **Weichteilzeichen, Kollateralphänomene** und **arthritischen Direktzeichen** werden von der akuten pyogenen Arthritis in Tagen bis Wochen (Abb. 40.2), bei einer tuberkulösen Gelenkinfektion in Monaten bis Jahren durchlaufen. Unbehandelt entstehen schwere Destruktionen und Ankylosen.

Nuklearmedizin

- Die **Dreiphasenskelettszintigraphie** mit ^{99m}Tc-Phosphonaten detektiert frühzeitig anhand der Radionuklidperfusion (Phase I und II) eine lokale Hyperämie und kann in der Phase III bis zu einem gewissen Grad zwischen einer Arthritis und Osteomyelitis differenzieren. Sie dient in erster Linie zur Herdsuche, wobei eine Unterscheidung zwischen steriler und infektiöser Arthritis nicht möglich ist.
- Die **Entzündungsszintigraphie** mit ^{99m}Tc-HMPAO-markierten autologen Leukozyten und Tc-Nanokolloid sowie
- die **Immunszintigraphie** mit ^{99m}Tc-markierten murinen monoklonalen Granulozyten oder humanem unspezifischen Immunglobulin (HIG) stellen selektiv die granulozytär vermittelten akuten Entzündungen dar. Aseptische oder chronische Arthritiden, z. B. die Tuberkulose oder Lepra-Arthritis werden mit beiden Verfahren in der Regel nicht geortet.

Sonographie

Mit der hochauflösenden Sonographie können größere Gelenkergüsse, artikuläre und periartikuläre Weichteilschwellungen (s. Abb. 42.2) sowie begleitende Weichteilabszesse erkannt werden.

Arthrographie

Sie kann im Rahmen einer diagnostischen Gelenkpunktion mit Gewinnung von Keimmaterial ergänzend zur Darstellung von Knorpel- und Kapseldefekten durchgeführt werden.

Computertomographie

Die CT vermag sowohl die knöchernen Gelenkerosionen als auch die entzündlichen Weichteilverdickungen im Schnittbild darzustellen, allerdings weniger sensitiv im Vergleich zur MRT. Im Rahmen einer erregerbedingten Entzündung hat die CT feste Indikationen in der Suche nach Fremdkörpern, intraossärer und intraartikulärer Luft, wenn die Röntgenaufnahmen diesbezüglich negativ waren. Hilfreich kann die CT neben der Sonographie auch in der Steuerung von Gelenk- und Abszesspunktionen sein.

Magnetresonanztomographie

Wie in den Kapiteln zu den nichterregerbedingten Arthritiden ausgeführt wird (s. Kap. 34–39), ist die MRT das bildgebende Verfahren der Wahl im Nachweis und in

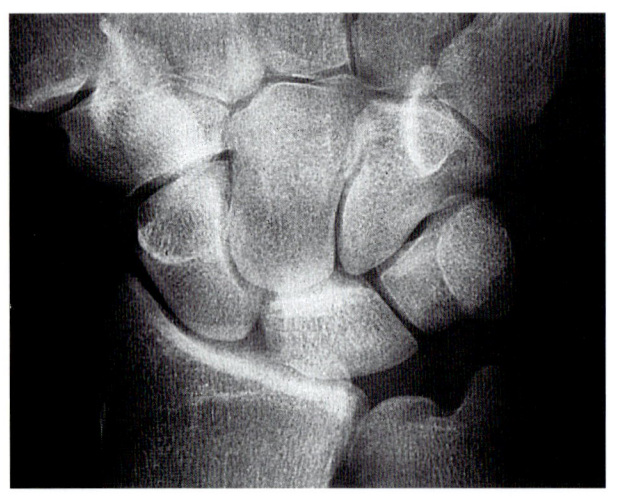

a Beginn der radiologischen Symptomatik mit karpometakarpaler Weichteilschwellung und diskreter Demineralisation des Kapitatum und der Metakarpalia III und IV.

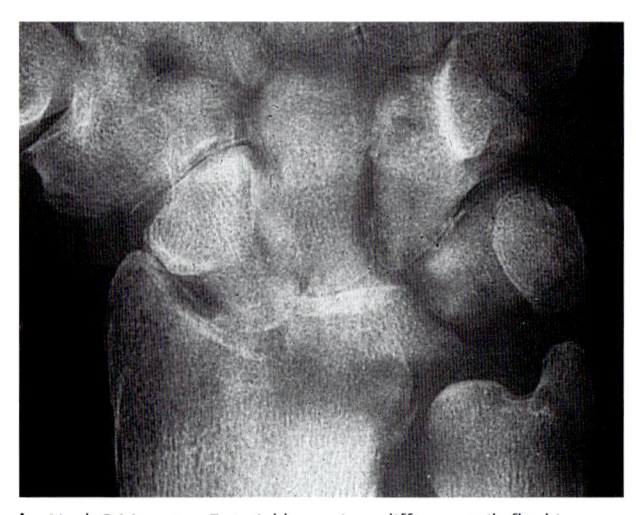

b Nach 2 Monaten Entwicklung einer diffusen, teils fleckigen Entkalkung der Handwurzel und der angrenzenden Unterarm- und Mittelhandabschnitte. Jetzt Verschmälerung des mediokarpalen Gelenkspalts, partielle Auslöschung der subchondralen Grenzlamellen und kleinste erosive Defekte am Kapitatum.

Abb. 40.2 **a, b Verlauf einer akuten Staphylokokken-Karpalarthritis.**

der Ausbreitungsdiagnostik von synovialen Gelenkerkrankungen. Dabei stellen sich die Gelenkergüsse ebenso wie die fast immer gleichzeitig angetroffenen Knochenmark- und Weichteilödeme in den T2-gewichteten Sequenzen signalintens dar (PD-FSE oder T2-FSE, jeweils fettsaturiert, STIR/SPIR). Arthritisch bedingte Knorpeldefekte können unter Verwendung einer T2*-GRE- oder einer fettsaturierten PD-FSE-Sequenz direkt zur Abbildung gebracht werden (Abb. 40.3 d). Die in die Entzündung einbezogenen Weichteilstrukturen (Synovialis, Gelenkkapsel, Ligamente, Sehnenscheiden) sind multiplanar darstellbar. Sie reichen in T1-gewichteten SE-Sequenzen mit Fettsuppression meist sehr intensiv das intravenös applizierte Kontrastmittel an (Abb. 40.3 a u. b). Eine Abgrenzung zu einer begleitenden Osteomyelitis ist in der Regel nicht möglich. Naturgemäß kann von den Befunden der MRT nicht auf die Ätiologie des arthritischen Geschehens geschlossen werden.

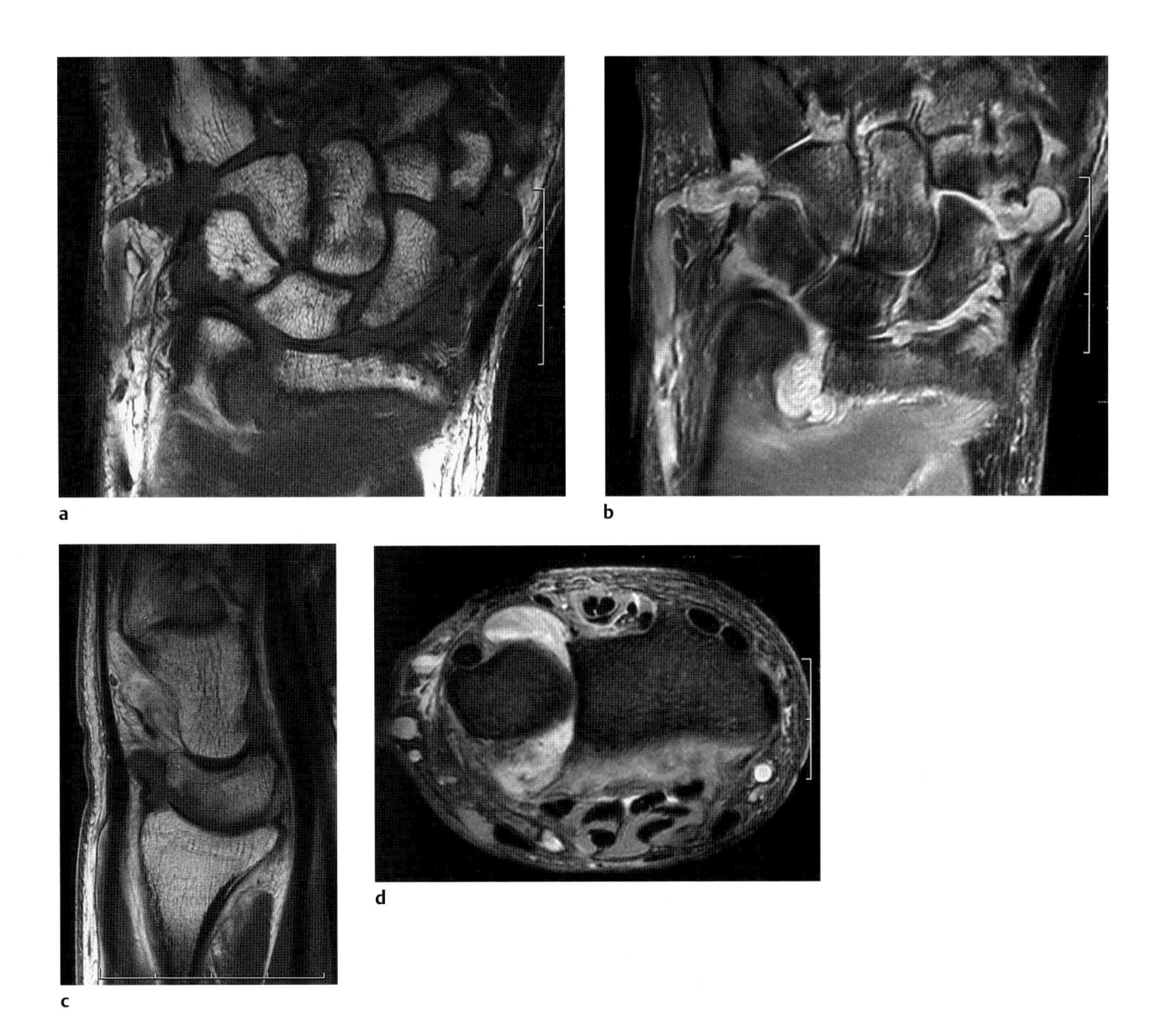

Abb. 40.3 a – d **Akut bakterielle Arthritis und Osteomyelitis. Klinische Entzündungszeichen 2 Jahre nach Gonokokken-Infektion.**
In den koronalen T1-SE-Bildern, **a** nativ und **b** fettsupprimiert nach Kontrastmittelgabe, findet sich eine multikompartimentale Synovialitis mit Ergüssen und knöchernen Erosionen, eine fortgeschrittene Zerstörung des radio- und mediokarpalen Gelenkknorpels, ein diffuses Knochenmarködem sowie eine ulnarseitig betonte Weichteilinfiltration.
Das Ausmaß der expansiv wirksamen Gelenkergüsse sowie die Knochen- bzw. Knorpelarrosionen sind zusammen mit dem **c** sagittalen T1-SE-Nativbild und der **d** axialen T2*-GRE-Sequenz vollständig erfassbar.

Krankheitsbilder

40.1 Akute bakterielle Arthritis

Pathoanatomie, klinische Symptomatik

Schnitt-, Stich- und Bissverletzungen führen durch direkte Erregerinokulation zur Infektarthritis vor allem der Fingergelenke. Weichteilabszesse und Phlegmonen werden über die Sehnenfächer nach proximal und distal fortgeleitet. Infektionen des Handgelenks entstehen in der Regel im Rahmen einer Sepsis mit ausgeprägten Allgemeinerscheinungen. An der Hand werden die 3 Infektionswege einer pyogenen Gelenkentzündung repräsentiert.

Röntgendiagnostik

Sie umfassen die arthritischen Weichteilzeichen, Kollateralphänomene und Direktzeichen (Tab. 40.**1**, Abb. 40.**2**).

Differenzialdiagnosen

Die traumatische und fortgeleitete Infektarthritis ist im klinischen Kontext zu klären, die septisch-hämatogen entstandene Arthritis des Karpus zeigt gegenüber der rheumatoiden Arthritis einen weniger harmonischen Befall, die tuberkulöse Arthritis verläuft langsamer.

Therapeutische Optionen

Sie umfassen therapeutische (und diagnostische) Punktionen, die Spülung, Arthroskopie, Immobilisation und Physiotherapie. Meist wird die Therapie vor Erhalt des Antibiogramms eingeleitet, um Gelenkdestruktionen zu verhindern. Die Antibiose besteht aus einer Zweifachkombination intravenös in der 1. Woche, einer oralen Fortführung für weitere 5 Wochen sowie in einer Monotherapie für weitere 6 Wochen.

40.2 Tuberkulose der Hand

Pathoanatomie, klinische Symptomatik

Die Tuberkulose der Hand macht nur 2–10 % der wieder zunehmenden Skelettuberkulosen aus und betrifft vorwiegend Erwachsene. Sie entsteht hämatogen entweder primär-ossär und wird in die umgebenden Gelenke fortgeleitet oder primär-synovial und nimmt dann einen schleichenderen, weniger destruierenden Verlauf. Sehnenscheidentuberkulosen kommen selten vor (s. Kap. 42.6).

Röntgendiagnostik

Arthritische Röntgenbefunde sind erst 2–4 Monate nach Beginn der klinischen Symptomatik erkennbar (Tab. 40.**2**, Abb. 40.**4**).

Tab. 40.**1** Röntgenzeichen bei akuter bakterieller Arthritis

- Ausgeprägte Weichteilschwellung und Gelenkerguss
- Rasch fortschreitende Demineralisierung:
  - subchondral und epiphysär
  - erfasst am Handgelenk alle Karpalia mit erkennbarem „Zerstörungsschwerpunkt"
  - Mitbeteiligung der distalen Unterarmmetaphysen und proximalen Metakarpalabschnitte
- Auslöschung der subchondralen Grenzlamelle
- Gelenkspaltverschmälerung
- Grobe Erosionen und Destruktionen, Ankylosen können entstehen

Tab. 40.**2** Röntgenzeichen der tuberkulösen Arthritis

- Gelenknahe Osteopenie
- Subchondrale Grenzlamelle unscharf
- Gelenkspaltverschmälerung verzögert
- Destruktion und Ankylose werden heute durch suffiziente Therapie meist verhindert
- Besonderheiten der Handtuberkulose:
  - Karpaltuberkulose:
    Befallschwerpunkt radialseits (distaler Radius, Skaphoid, Trapezium, Kapitatum, Metakarpale-Basen II und III)
  - zystische Handwurzeltuberkulose:
    stanzlochartige Defekte marginal (synovial-entzündlich) oder zentral-ossär (intraossär-granulomatös)
  - Spina ventosa kleiner Röhrenknochen bei Kindern:
    expansive Spongiosa- und Kompaktadestruktion mit dicker Periostschale

Differenzialdiagnosen

Die pyogene Arthritis ist aufgrund der ausgeprägten Allgemeinerscheinungen und des schnellen Fortschreitens abgrenzbar. Die zystischen Herde einer Skelettsarkoidose sind eher fingerbetont und weniger lokal-entzündlich. An Osteonekrosen und Enchondrome muss gedacht werden.

Therapeutische Optionen

Der mikroskopische Nachweis säurefester Stäbchen im Punktatausstrich gelingt nur in 1/5 der Fälle, in 80 % kulturell, in über 90 % histologisch mit der Synovialbiopsie. Die Therapie entspricht derjenigen bei Lungentuberkulose: Initiale Dreierkombination mit Isoniazid, Rifampizin und Pyrazinamid für 2 Monate, anschließend 4–10 Monate Zweifachtherapie mit Isoniazid und Rifampizin. Eine komplizierende Osteomyelitis, Nekrosen und Fisteln erfordern eine operative Intervention.

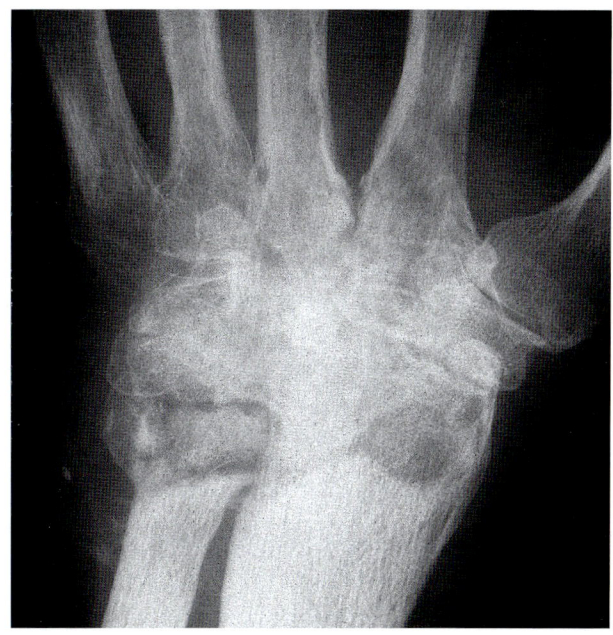

Abb. 40.**4** **Tuberkulöse Karpalarthritis.**
Diffuse Destruktion, Zusammensinterung und Ankylosierung der Handwurzel. Grob erosive Zerstörung der distalen Ulna- und Radiusabschnitte. Für einen noch floriden Entzündungsprozess sprechen die zystoiden (granulomatösen) Aufhellungen in der Radiuskonsole und der Metakarpale-Basis V, die noch unscharfen Gelenkkonturen sowie die karpale Weichteilschwellung (Aufnahme von Priv.-Doz. Dr. P. Hahn, Bad Rappenau).

40.3 Lues

Pathogenese und Röntgenaspekt im Rahmen einer Tertiärlues ähneln der tuberkulösen Arthritis.

40.4 Gonokokken-Arthritis

Etwa 2 Wochen nach der venerischen Infektion kann sich hämatogen eine meist monoartikuläre **Infektarthritis** entwickeln, die neben anderen die Handwurzelgelenke bevorzugt (Abb. 40.3). Im Rahmen einer Gonokokkensepsis wird eine **polyartikuläre Symptomatik** beobachtet.

Fehlt der Gonokokkennachweis in der Synovialis, so ist von einer **reaktiven Arthritis** oder von einem postgonorrhoischen Reiter-Syndrom im engeren Sinne auszugehen.

40.5 Lepra

Kombinationen aus neuralen, ossären und dermalen Komplikationen bestimmen das Bild:
- **Neurale Lepra:** Sie findet sich besonders an Händen und Vorfüßen. Das radiologische Bild wird von einer Osteoporose, pathologischen Frakturen und reaktionslosen Akroosteolysen („abgelutschter" Aspekt) geprägt. Charcot-Gelenke sind selten.
- **Lepra-Arthritis:** Sie ist die eigentliche Infektarthritis und entsteht hämatogen oder durch Fortleitung granulomatöser Lepraherde aus dem Knochenmark und den umgebenden Weichteilen. Die destruktiv-erosive Polyarthritis betrifft bevorzugt die Karpal-, MP- und PIP-Gelenke.
- **Reaktive Arthritis:** Sie ist oft mit dem Erythema nodosum leprosum kombiniert und wird als symmetrische periphere Polyarthritis manifest.
- **Superinfektionen** prägen häufig die Röntgenmorphologie der Phalangen mit umschriebener Entkalkung und grober Destruktion.

40.6 Lyme-Arthritis

Nach einer Latenzzeit von Wochen bis Monaten entstehen akut intermittierende und schnell wandernde Arthralgien, wobei die Röntgensymptomatik meist fehlt. Das Geschehen wurde zunächst als reaktive Arthritisform gedeutet, bis 1985 Spirochäten in der Synovialis nachgewiesen werden konnten. Eine chronisch-erosive Arthritis ist nach Monaten bis Jahren möglich.

40.7 Bilharziose-Arthropathie

Die Gelenke der unteren Extremitäten sind in der infektiösen oder reaktiven Form betroffen. Einen speziellen Röntgenbefund gibt es nicht.

40.8 Virus-Arthritiden (Hepatitis-B, Röteln, Mumps, Pocken, Parvo-B19, Impfungen)

An der Hand werden die MP- und PIP-Gelenke bevorzugt befallen. Es findet sich eine episodische, meist symmetrische Polyarthritis, die gewöhnlich folgenlos und ohne Chronifizierungstendenz abheilt. Bei protrahiertem Verlauf kann ein Karpaltunnelsyndrom mit ihr vergesellschaftet sein. Die Pocken-Osteomyelitis der Hand kommt selten vor, sie neigt zur fortgeleiteten Gelenkinfektion und zur bakteriellen Superinfektion.

40.9 Pilz-Arthritis

Unterschiedlich häufig treten die an sich seltenen Pilzinfektionen mit Knochenmanifestation oder einer sich selbst limitierenden akuten Polyarthritis auf. Die Arthritis kann aus subchondralen Knochenherden fortgeleitet, hämatogen oder durch traumatische Inokulation entstehen. Bekannt sind die nord- und südamerikanische **Blastomykose**, die afrikanische **Histoplasmose**, die ubiquitäre **Kryptokokkose** und **Spirotrichose**, die indische **Maduramykose** und die sehr seltene **Knochenkandidiasis**. Ein spezifischer Röntgenaspekt fehlt jeweils.

Literatur

Übersichtsarbeiten

Atkin SL, El-Ghobarey A, Kamel M, Owen JP, Dick WC. Clinical and laboratory studies of arthritis in leprosy. Br Med J 1989; 124: 1423–1425

Bassiouni M, Kamel M. Bilharzial arthropathy. Ann Rheum Dis 1984; 43: 806–809

Lawson JP, Steere AC. Lyme arthritis: Radiologic findings. Radiology 1985; 154: 37–43

Luzar, M.J., Caldwell, J.H., Mekhjian, H., Thomas, F.B.: Yersinia enterocolitica infection presenting as chronic enteropathic arthritis. Arthrit Rheum 26 (1983) 1163–1165

Miehle W, Schattenkirchner M, Fehr K, Tillmann K (Hrsg). Rheumatologie in Praxis und Klinik. Thieme. Stuttgart New York 2000

Weiterführende Literatur

http://www.thieme.de/aktionen/schmitt-lanz

# Entzündliche Erkrankungen der Knochen und der Handweichteile

41 Osteomyelitis 448

42 Weichteilinfektionen 455

41 Osteomyelitis

H. Rosenthal, R. Schmitt, J. Spitz

> Osteomyelitiden lassen sich nach Krankheitserregern, Eintrittspforte und den klinischen Verläufen klassifizieren. Nur selten kann von der Röntgenmorphologie auf den Keim geschlossen werden. Vielmehr ist der klinische Befund für die Zuordnung einer mottenfraßartigen oder permeativen Osteolyse zu einer Osteomyelitis erforderlich. Die Exposition der Hand gegenüber traumatischen Keiminokulationen und die Möglichkeit der Infektausbreitung über Sehnenscheiden, Faszien und Lymphgefäße erklärt die Häufigkeit sekundärer Osteomyelitiden an der Hand. Die hämatogene Osteomyelitis ist dagegen selten. Das Röntgenbild ist Basis der Bildgebung beim Nachweis entzündlicher Veränderungen. Die Überlegenheit in der Ausdehnungsbestimmung im Markraum lässt die MRT als Methode der Wahl erscheinen. Die CT hat Bedeutung im Nachweis von Sequestern und sklerosierenden Formen der chronischen Osteomyelitis.

Einführung

Infektionen der Handweichteile verlangen eine genaue Diagnose und schnelle therapeutische Entscheidung, um eine Ausbreitung entlang anatomischer Strukturen zu verhindern. Die Osteomyelitis der Hand ist meist Folge eines Weichteilinfekts, seltener einer hämatogenen Aussaat. Der Nachweis einer Knochenbeteiligung ist für die Planung chirurgischer Eingriffe von besonderer Bedeutung.

Bildgebende Diagnostik

Röntgendiagnostik

Akute Verlaufsformen der Osteomyelitis führen zu osteolytischen Destruktionen. Die Röntgenzeichen umfassen initial umschriebene Entkalkungen und Periostreaktionen (Abb. 41.1 a), später entzündlich bedingte, fokale Osteolysen (Abb. 41.1 b) und im chronischen Stadium Sklerosierungsvorgänge (Tab. 41.1).

Der Begriff Frühzeichen darf nicht darüber hinwegtäuschen, dass meist 8–10 Tage vergehen, ehe sich die Osteomyelitis radiologisch nachweisen lässt. Die konventionelle Tomographie bietet gegenüber der Übersichtsaufnahme (gegebenenfalls in Vergrößerungstechnik) an der Hand kaum Vorteile in der Entzündungsdiagnostik.

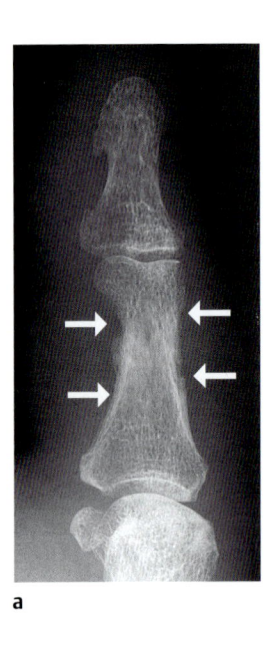

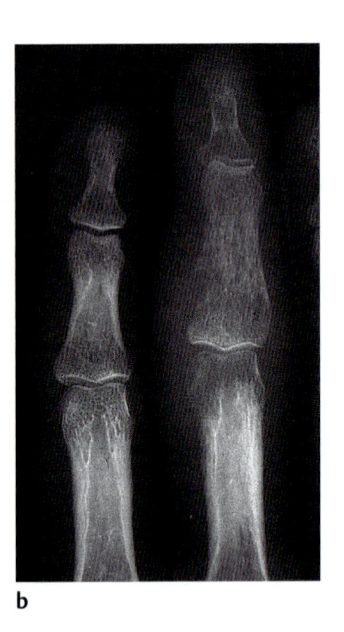

Abb. 41.1 a, b Panaritien verschiedener Ätiologie und in unterschiedlichen Stadien.
a Frühzeichen einer Osteomyelitis an der Daumengrundphalanx bei massivem Weichteilinfekt. Nachweis diskreter Kompaktaarrosionen (Pfeile).
b Hämatogene Osteomyelitis der Mittelphalanx III im fortgeschrittenen Stadium. Mottenfraßartige Osteolyse radialseitig neben gelenknaher Demineralisation und Weichteilschwellung.

Tab. 41.1 Röntgenzeichen der Osteomyelitis

- **Frühes Stadium:**
  - diskrete Demineralisation
  - zarte Periostreaktion
- **Stadium der Destruktion:**
  - mottenfraßartige oder permeative Osteolysen
- **Chronisches Stadium:**
  - begleitende sklerosierende Veränderungen

Computertomographie

Knochensequester können bei sklerosierenden Veränderungen konventionell tomographisch oder computertomographisch sicher erfasst werden (Abb. 41.**4**).

Sonographie

Sie vermag bei der Osteomyelitis eine entzündliche Beteiligung der Weichteile und Gelenke zuverlässig nachzuweisen.

Magnetresonanztomographie

Mit ihr kann die Ausdehnung einer Knochenmarkinfiltration und begleitender Weichteilveränderungen am besten bestimmt werden. Dabei stellen sich intra- und extraossäre Entzündungsareale T1-gewichtet signalarm dar. Nach Gadolinium-Gabe kommt es im vaskularisierten Granulationsgewebe zum Signalanstieg (Abb. 41.**2** u. 41.**3**). Demgegenüber weisen Sequester kein Enhancement auf. Wegen ihres hohen Kontrasts sind fettsupprimierte T2-gewichtete und STIR-Sequenzen in der Erkennung von Knochenmarködemen hilfreich. Die MRT ist

Abb. 41.**2 a, b** **Hämatogene Osteomyelitis der Handwurzel nach eitrigem Nebenhöhleninfekt.**

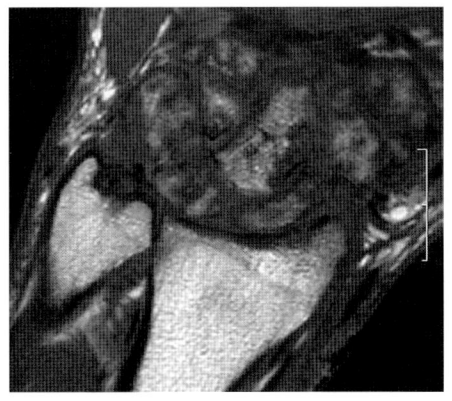

a In der T1-gewichteten SE-Sequenz multilokuläre Signalstörungen an der gesamten Handwurzel. Der distale Unterarmabschnitt ist hiervon ausgespart.

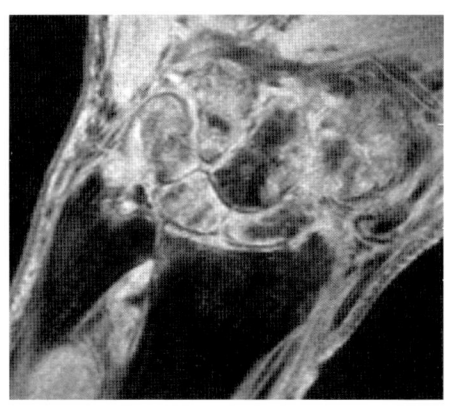

b Nach Kontrastmittelgabe diffus entzündliches Enhancement sowohl der Knochenmarkräume als auch der mitbetroffenen Synovialis (T1-SE-Sequenz mit Fettsaturation).

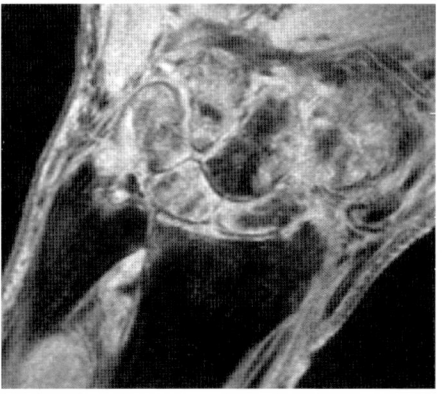

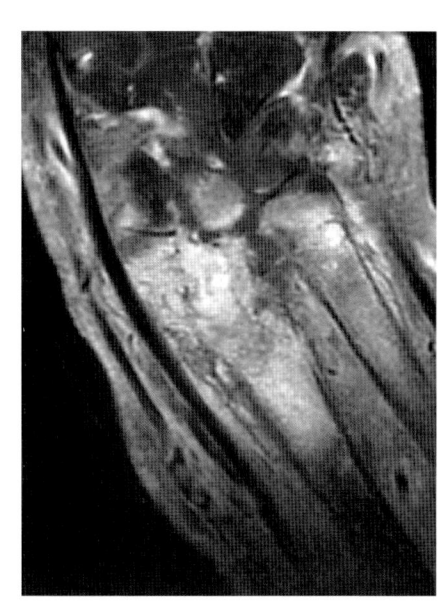

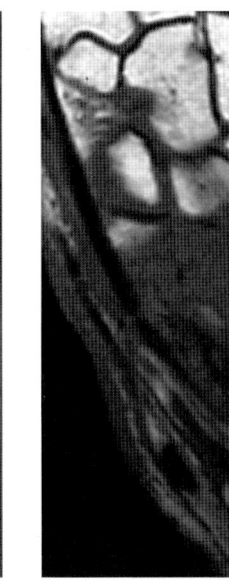

Abb. 41.**3 a–c** **Posttraumatische Osteomyelitis nach passagerer Osteosynthese einer Radiusfraktur.**

a Im Röntgenbild Zeichen der deformierenden und sklerosierenden Osteomyelitis sowohl am Radius als auch an der Ulna. Langstreckige Periostreaktionen. Defektareale an der Radiuskonsole und am Ulnakopf.

b, c Die MRT nativ und nach Kontrastmittelgabe weist ein florides Entzündungsstadium aus, das sowohl die distalen Abschnitte des Radius und der Ulna als auch die umgebenden Weichteile umfasst. In diesen Kompartimenten deutliches Kontrastmittelenhancement.

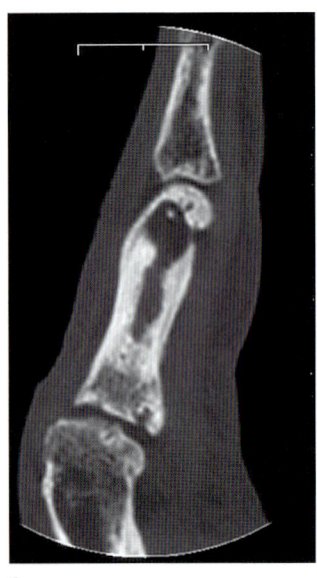

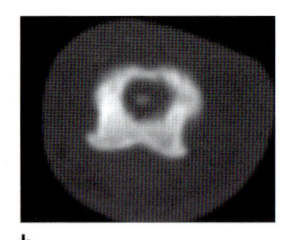

Abb. 41.4 a, b Sequestrierende Osteomyelitis nach offener Fingerfraktur.
a In der sagittalen CT Nachweis eines Sequesters mit umgebender osteolytischer Totenlade in der Fingergrundphalanx III. Skerosierende Osteitis, palmarseitige Defektzone.
b Axiale MPR-Schicht mit Darstellung des Sequesters.

derzeit Methode der Wahl in der Ausdehnungsbestimmung einer Osteomyelitis.

Nuklearmedizin

Mit einer unauffälligen Dreiphasenszintigraphie kann ein florider Entzündungsprozess am Handskelett weitgehend ausgeschlossen werden. Demgegenüber ist das gesteigerte Speicherverhalten beim Vorliegen einer Osteomyelitis unspezifisch (Abb. 41.6 a):

- Die nuklearmedizinische Differenzierung zwischen einem posttraumatischen und entzündlichen Geschehen ist nicht möglich, da sowohl bei der Entzündung als auch bei der Kallusbildung eine gesteigerte Produktion von Faserknochen und damit ein erhöhter Gehalt von amorphem Kalziumphosphat mit einer vermehrten Bindung des Radiopharmakons vorliegt. Diese Aussage gilt auch für die Vierphasenszintigraphie.
- Mit der Leukozytenszintigraphie kann bis zu 6 Monate nach einem Trauma bzw. einem operativen Eingriff am Knochen nicht zwischen reparaturbedingten Umbauprozessen und entzündlichen Vorgängen unterschieden werden. Bei der chronischen Osteomyelitis ist die Anreicherung der markierbaren Granulozyten durch die geänderte Pathophysiologie ohnehin eingeschränkt.
- Die im angloamerikanischen Schrifttum favorisierte Galliumszintigraphie hat sich hierzulande nicht durchsetzen können. Die zur Zeit in der klinischen Evaluierung befindlichen markierten Human-Immunglobuline (HIG) zeigen bislang keine wesentliche Zusatzinformation im Vergleich zur Leukozytenszintigraphie. Alternativ kann ^{99m}Tc-markiertes Nanokolloid eingesetzt werden, das im entzündlichen Gewebe infolge der gesteigerten Gefäßpermeabilität zu einer Extravasation des Nuklids führt.

Krankheitsbilder

41.1 Hämatogene Osteomyelitis

Pathoanatomie, klinische Symptomatik

Die akute hämatogene Osteomyelitis ist am Handskelett sehr selten. Der primäre Herd der Infektion bleibt klinisch oft okkult. Das Erregerspektrum variiert altersabhängig, wobei grundsätzlich alle Erreger auftreten können. Die hämatogene Osteomyelitis tritt bevorzugt im Wachstumsalter bei noch offenen Epiphysenfugen am distalen Radius- oder Ulnaabschnitt auf. Die Knocheninfektion nimmt meist von der Metaphyse ihren Ausgang, wo die bakterielle Implantation durch den verlangsamten Blutfluss in den venösen Sinusoiden begünstigt wird. Ödem und Eiteransammlung führen zur Druckerhöhung, Blutflussverlangsamung und zur Osteonekrose. Reaktive periostale Knochenneubildungen umgeben den infizierten nekrotischen Knochen.

Bildgebende Diagnostik

Röntgendiagnostik

Radiologisch zeigen sich mottenfraßartige Osteolysen (Abb. 41.1 b), die im weiteren Verlauf von periostalen Reaktionen und seltener von Sequestern begleitet werden. Heilt die akute hämatogene Osteomyelitis nicht aus, entwickelt sich eine chronische Osteomyelitis, die radiologisch stärker sklerosierende Veränderungen zeigt. Auch die primär chronische Entwicklung einer sklerosierenden Osteomyelitis ist möglich.

Nuklearmedizin

Zum Ausschluss oder Nachweis einer Osteomyelitis noch vor dem Auftreten nativ-radiologisch erkennbarer Läsionen eignet sich die Skelettszintigraphie, insbesondere bei mangelnder Verfügbarkeit der MRT.

Magnetresonanztomographie

Die MRT ist gleichermaßen in der primären Diagnostik, der Therapieplanung und Verlaufskontrolle als Verfahren der Wahl geeignet, die Ausdehnung der Osteomyelitis und auch deren Komplikationen in den Weichteilen darzustellen (Abb. 41.2). Mit fettsaturierten T1-gewichteten Sequenzen nach Kontrastmittelgabe lassen sich Abszesse und Sequester abgrenzen.

41.2 Tuberkulöse Osteomyelitis

Pathoanatomie, klinische Symptomatik

Die tuberkulöse Osteomyelitis, die unter den hämatogenen Infektionen eine besondere Stellung einnimmt, manifestiert sich am Handskelett einschließlich der Handwurzelknochen im Vergleich zu anderen Erregern relativ häufig. Der Knochenbefall entwickelt sich als postprimäre Tuberkulose und zeigt zum Zeitpunkt seiner Entdeckung nur in der Minderzahl einen aktiven pulmonalen Prozess. Die Erkrankung ist dabei nicht auf das Wachstumsalter beschränkt. Übergänge in eine **tuberkulöse Arthritis** (s. Abb. 40.4) mit nachfolgender Ankylose sind möglich.

Bildgebende Diagnostik

Röntgendiagnostik

Radiologisch zeigen sich wabige Strukturumbauten („Honeycombing"), mottenfraßartige Osteolysen (Abb. 41.6), Sequester und eine Volumenzunahme. Die periostalen Reaktionen sind gering ausgebildet. Charakteristisch ist der Befund der Spina ventosa mit blasiger Auftreibung des betroffenen kurzen Röhrenknochens im Kindesalter (Abb. 41.5).

Magnetresonanztomographie

Tuberkulöse Osteomyelitiden weisen häufig eine intensive ringförmige Anreicherung von gadoliniumhaltigen Kontrastmitteln auf.

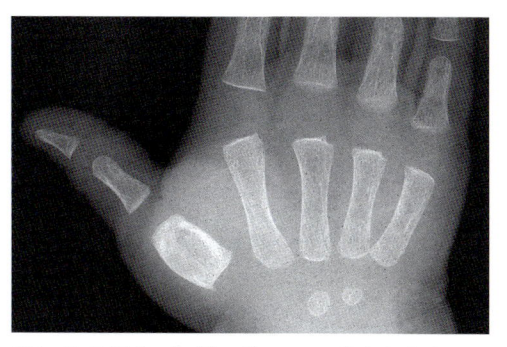

Abb. 41.5 **Tuberkulöse Osteomyelitis bei einem 10 Monate alten Kind.** Charakteristische Spina ventosa mit Volumenzunahme, ovalärer Osteolyse und randständiger Sklerose im Metakarpale I.

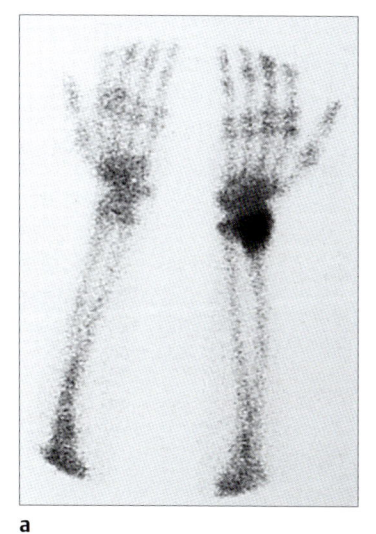

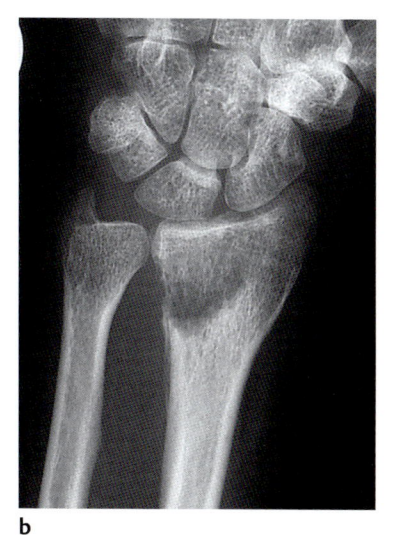

Abb. 41.6 a, b **Tuberkulöse Osteomyelitis des distalen Radiusabschnitts nach Lungentuberkulose.**
a In der Skelettszintigraphie intensive Nuklidmehranreicherung in der Radiuskonsole.
b In gleicher Lokalisation kommt im Röntgenbild eine unscharf begrenzte Osteolyse zur Darstellung. Keine Sklerosierungsreaktion. Wohl inaktivitätsbedingte Osteopenie der Handwurzel.

41.3 Sekundäre Osteomyelitiden

41.3.1 Panaritium ossale

Pathoanatomie, klinische Symptomatik

Diese Form der Osteomyelitis ist bei weitem die häufigste an der Hand. Ursächlich liegt der eitrigen Entzündung meist eine lokale Keiminokulation über eine Verletzung zugrunde. Dabei können die Keime durch die Verletzung direkt das Periost oder den Knochen erreichen. In der Regel entwickelt sich jedoch erst ein Weichteilinfekt, der sekundär zum Panaritium ossale führt. Die Endphalanx ist am häufigsten betroffen. Die Infektausbreitung an der Hand über Sehnenscheiden, Faszien und Lymphbahnen ermöglicht die Beteiligung von Mittel- und Grundphalanx. Sequesterbildungen sind nicht selten und für die Therapie von besonderer Bedeutung, da sie eine chronische Fistelung unterhalten können.

Bildgebende Diagnostik

Röntgendiagnostik

Es gelten die Diagnosekriterien der Tab. 41.1. Beispiele finden sich in Abb. 40.2 und Abb. 41.1 b. Bei der Röntgenuntersuchung muss des Weiteren gezielt auf Fremdkörper geachtet werden.

Computertomographie

Der Einsatz der CT beschränkt sich weitgehend auf chronisch sklerosierende Verlaufsformen und zum Sequesternachweis.

Magnetresonanztomographie

Analog zur hämatogenen Osteomyelitis ist die MRT bei der Darstellung der obligat mitbetroffenen Weichteile von besonderem Wert in der Therapieplanung. In der weit überwiegenden Anzahl der Panaritien ist der Knochen nicht beteiligt, sodass die MRT auch sinnvoll zur Ausschlussdiagnostik des Panaritium ossale genutzt werden kann.

41.3.2 Posttraumatische Osteitis

Offene Frakturen, seltener auch operative Eingriffe sind gelegentlich von einer posttraumtischen Osteitis gefolgt (Abb. 41.3 u. 41.4). Positive Röntgenzeichen sind hier erst nach frühestens 12 Tagen zu erwarten.

41.3.3 Bissverletzungen

Pathoanatomie, klinische Symptomatik

Bissverletzungen an der Hand haben eine hohe Komplikationsrate. Unter den entzündlichen Komplikationen treten neben dem Weichteilinfekt und der bakteriellen Arthritis auch Osteomyelitiden auf. Zahlenmäßig dominieren Hundebisse vor Katzen-, Nager- und Menschenbissen. Mit jeder Bissverletzung kommt es zur Inokulation aerober und anaerober Keime.

Röntgendiagnostik

Gelegentlich lassen sich auch unmittelbar nach der Verletzung minimale knöcherne Läsionen durch den Biss nachweisen. Frühe Röntgenzeichen einer Knochen- oder Gelenkinfektion sind erst nach 8–10 Tagen nachzuweisen (s. Abb. 40.1).

41.4 Sonderformen der Osteomyelitis

41.4.1 Plasmazellen-Osteomyelitis, Brodie-Abszess, chronisch sklerosierende Osteomyelitis Garré

Alle 3 Sonderformen gehören zu den chronischen Verlaufsformen der Osteomyelitis und zeigen in unterschiedlicher Ausprägung sklerosierende Veränderungen im Röntgenbild. Ein Erregernachweis gelingt bei der Plasmazellen-Osteomyelitis und der chronisch sklerosierenden Osteomyelitis (Abb. 41.**7**) meist nicht. Insgesamt sind die 3 Formen an der Hand Raritäten.

41.4.2 Osteomyelitiden seltener Erreger

Eine Reihe von infektiösen Tropenerkrankungen kann zu polyostotischen Knochenveränderungen führen, die zum Teil zystisch-wabigen oder auch erosiven Charakter haben. Als Beispiele seien die **Histoplasmose**, das **Myzetom**, die **Sporotrichose** und die **Kokzidioidomykose** erwähnt. Die **Lepra** kann sich an der Hand als Osteitis leprosa multiplex cystica manifestieren. Bei ungewöhnlichen Formen multipler Osteolysen der Hand sollte differenzialdiagnostisch an diese Erkrankungsgruppe gedacht werden.

41.4.3 Chronisch rekurrierende multifokale Osteomyelitis

Diese Osteomyelitis-Variante ist eine Erkrankung des Kindes- und Jugendalters, bei der es synchron oder metachron zum Auftreten osteomyelitischer Herde kommt. Ein Erregernachweis gelingt meist nicht. Infektassoziierte Immunphänomene und eine genetisch bedingte Prädisposition werden ätiologisch diskutiert. Radiologisch stehen sklerosierende gegenüber lytischen Veränderungen im Vordergrund (Abb. 41.**8**). Die zum Teil symptomarmen Entzündungsherde lassen sich szintigraphisch sicher erfassen. Der Verlauf ist langwierig, aber benigne. Zur Verlaufskontrolle der Entzündungsaktivität ist die MRT mit Kontrastmittelgabe gut geeignet.

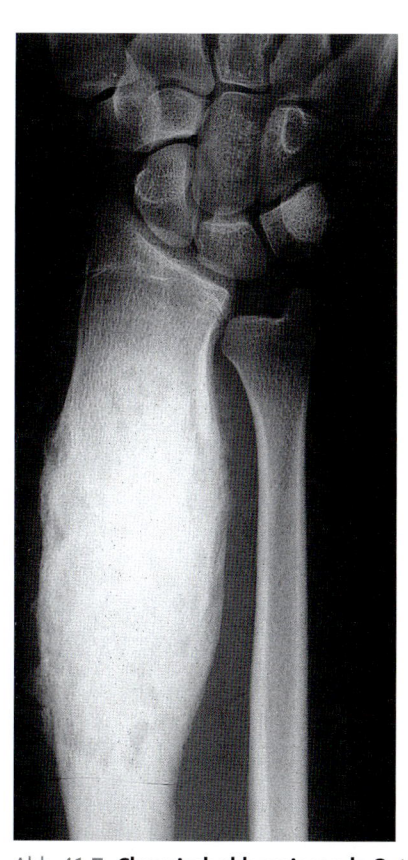

Abb. 41.7 **Chronisch sklerosierende Osteomyelits im distalen Radiusabschnitt.**
Kolbenförmige Auftreibung und inhomogene, überwiegend dichte Sklerose in der diametaphysären Übergangsregion. Ausdünnung der Kompakta. Kein Erregernachweis im operativ sanierten Knochenmark.

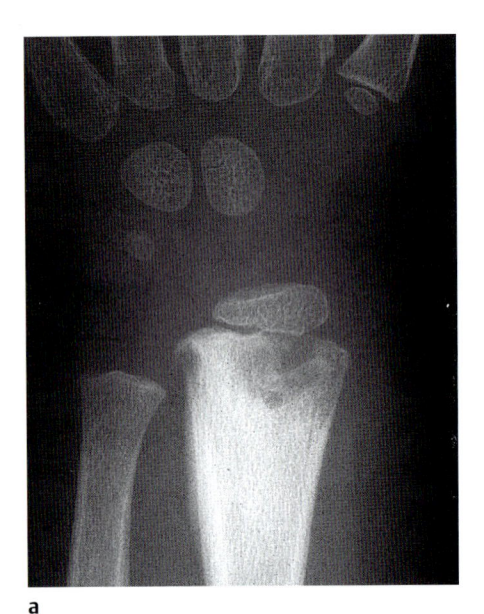

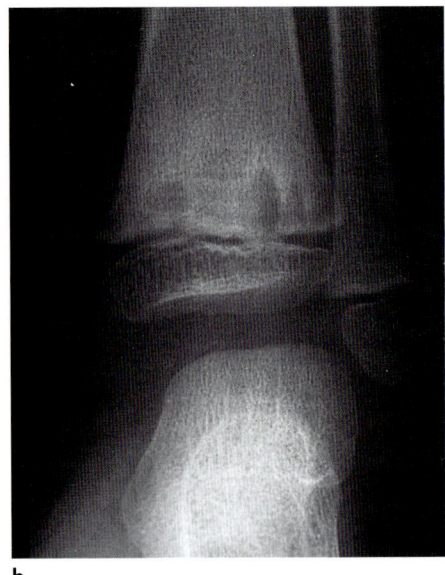

Abb. 41.8 a, b Chronisch rekurrierende multifokale Osteomyelitis bei einem 3-jährigen Mädchen.
a Osteomyelitische Destruktionen in der distalen Radiusmetaphyse und an der Incisura ulnaris radii. Diffuse Sklerose und periostale Reaktion ulnarseitig.
b Wenige Wochen später Osteomyelitis der distalen Tibiametaphyse links.

41.5 Differenzialdiagnosen

Fehlen initial entzündliche Weichteilveränderungen, dann müssen die mottenfraßartigen oder permeativen Läsionen einer Osteomyelitis bei diaphysärer Lage gegen ein Ewing-Sarkom, bei metaphysärer Lage gegen ein Osteosarkom abgegrenzt werden. Diese Tumoren sind an der Hand ebenso wie die ossäre Infiltration eines Weichteilsarkoms sehr selten.

41.6 Therapeutische Optionen

Die Basis für eine erfolgreiche operative Behandlung der Osteomyelitis ist die komplette Ausräumung avitalen Materials. Hierzu zählen insbesondere Sequester und umliegendes nekrotisches Gewebe. Diese sind wegen unzureichender Durchblutung für Antibiotika nicht zugänglich, woraus ein Fortbestehen der bakteriellen Besiedlung resultiert. Zusätzlich muss eine adäquate Ruhigstellung durch externe Stabilisierung erfolgen. In der Regel werden hierzu ein Fixateur externe oder spezielle Schienen eingesetzt. Der keimgerechten Antibiotikagabe kommt ebenso entscheidende Bedeutung zu. Die resultierenden Weichteil- und Knochendefekte können durch Distraktion bzw. mikrovaskuläre Lappendeckung versorgt werden.

Literatur

Übersichtsarbeiten

Gross T, Kaim AH, Regazzoni P, Widmer AF. Current concepts in posttraumatic osteomyelitis: a diagnostic challenge with new imaging options. J Trauma 2002; 52: 1210–1219

Kaim AH, Gross T, von Schulthess GK. Imaging of chronic posttraumatic osteomyelitis. Eur Radiol 2002; 12: 1193–1202

Reilly KE, Linz JC, Stern PJ, Giza E, Wyrick JD. Osteomyelitis of the tubular bones of the hand. J Hand Surg 1997; 22 A: 644–649

Santiago Restrepo C, Gimenez CR, McCarthy K. Imaging of osteomyelitis and musculoskeletal soft tissue infections: current concepts. Rheum Dis Clin North Am 2003; 29: 89–109

Tsai E, Failla JM. Hand infections in the trauma patient. Hand Clin 1999; 15: 373–386

Weiterführende Literatur
http://www.thieme.de/aktionen/schmitt-lanz

42 Weichteilinfektionen

P. Hahn, R. Schmitt

> Weichteilinfektionen an der Hand betreffen Paronychien, Panaritien, Sehnenscheidenphlegmone, Abszesse der Handbinnenräume, den Gasbrand und die akute Hydroxylapatit-Kalksalzausfällung. Die Diagnose wird in der Regel klinisch gestellt. Mit der Skelettszintigraphie kann eine begleitende Osteitis früh ausgeschlossen werden. Mit den Röntgenübersichtsaufnahmen lassen sich lediglich Weichteilverkalkungen und -lufteinschlüsse darstellen. Die hochauflösende Sonographie ist die Methode der ersten Wahl zum Nachweis und zur Ausdehnung eines Infekts, während die MRT beim Verdacht auf einen Abszess in den tiefen Hohlhandräumen und bei multilokulärer Ausdehnung eingesetzt werden sollte.

Pathoanatomie, klinische Symptomatik

Die Infektionen an den Handweichteilen bilden eine heterogene Krankheitsgruppe. Häufige Infektionsursache ist ein offenes Trauma, durch das es zur Inokulation von pathogenen Keimen in die Handweichteile kommt. Hierzu reichen selbst kleinste Verletzungen aus, wie beispielsweise Einrisse im Nagelwall bei der Nagelpflege. Da an der Hand eine Reihe anatomisch definierter, eng begrenzter Kompartimente existieren, bleiben die Infektionen im Initialstadium meist auf ihren primären Entstehungsraum begrenzt. Dieser umfasst die subkutanen oder tiefen Räume der Hohlhand, die Sehnenscheiden und die Gelenke. Zur Infektion prädisponieren Patienten mit Abwehrschwäche und/oder Sensibilitätsstörungen (z. B. bei Diabetes mellitus, ausgeprägtes Karpaltunnelsyndrom). Die klinische Symptomatik beinhaltet die klassischen Entzündungszeichen (Rötung, Überwärmung, Schwellung, Schmerz und Funktionsbeeinträchtigung), die jedoch nicht immer im vollen Ausmaß nachweisbar sind. Der physikalische Untersuchungsbefund ist für die Diagnosestellung oft schon ausreichend.

Bildgebende Diagnostik

Röntgendiagnostik

Die Übersichtsaufnahmen in 2 Ebenen, gegebenenfalls in Weichstrahltechnik, dienen zum Nachweis einer entzündlichen Mitbeteiligung des knöchernen Handskeletts, z. B. als Panaritium ossale oder als Panaritium articulare. Weichteilverkalkungen werden beim akuten Kalksalzdepot (Hydoxylapatit), bei der Chondrokalzinose (Kalziumpyrophosphatdihydrat) und fakultativ bei der Sehnenscheidentuberkulose gesehen.

Nuklearmedizin

Bedingt durch die Anreicherungsmechanismen osteotroper Radiopharmaka lässt sich die Dreiphasenszintigraphie zum Ausschluss einer ossären Mitbeteiligung einsetzen. Weichteilinfektionen führen zu einer regionalen Hyperämie, die ihrerseits eine Steigerung des Knochenstoffwechsels in diesem Bereich verursacht. Die daraus resultierenden Quotienten gehen jedoch in der Regel nicht über 3,0 hinaus, wie in tierexperimentellen Studien nachgewiesen werden konnte. Ferner ist die Mehranreicherung eher diffus verteilt. Kommt es im Gefolge von Weichteilinfektionen zur Mitbeteiligung des Knochens (Periostitis, Osteitis, Osteomyelitis), finden sich umschriebene, deutlich intensiver speichernde Skelettanteile, die als Ausdruck der Knochenneubildung in der 24-Stunden-Szintigraphie eine zunehmende Speicherintensität aufweisen.

Sonographie

Die hochaufgelöste Sonographie in klinisch unklarer Entzündungssituation ist die Untersuchungsmethode der ersten Wahl. Zum Einsatz sollten nur Schallköpfe von 10 MHz und höher kommen. Hiermit kann zuverlässig die Frage beantwortet werden, ob ein Entzündungsgeschehen bereits zu einer Kolliquation im Sinne eines Abszesses geführt hat. Eine weitere wichtige Indikation ist die Suche nach inokulierten Fremdkörpern, die sich im Röntgenbild nicht darstellen lassen.

Computertomographie

Sie wird heute nur noch selten in der Entzündungsdiagnostik des Skelettsystems eingesetzt. In der Abszessdiagnostik mittels CT ist die venöse Kontrastmittelgabe unabdingbare Voraussetzung. Nach Zuwarten von mehreren Minuten kommt es zur ringförmigen Anreicherung des Kontrastmittels in der Abszessperipherie, während das Zentrum kein Enhancement aufweist. An der Hand werden axiale Schichten in Spiraltechnik und eine Rekonstruktion im Weichteilalgorithmus empfohlen.

Magnetresonanztomographie

Sie ist das aussagefähigste Verfahren beim entzündlichen Geschehen der Handweichteile. Untersuchungstechnische Voraussetzungen sind eine hochaufgelöste Technik und die venöse Kontrastmittelgabe. Axiale Schichten in T2-FSE-Gewichtung und in fettsupprimierten T1-SE-Schichten sind am besten geeignet, die Entzündung den Kompartimenten der Handbinnenräume zuzuordnen. Mit den übrigen Raumebenen wird die Ausbreitung nach proximal und distal festgelegt. Anhand der Signalhöhe und des Musters der Kontrastmittelanreicherung kann die therapeutisch wichtige Differenzierung zwischen einer Phlegmone und einem Abszess vorgenommen werden.

Krankheitsbilder

42.1 Infektion der Fingerbeere und Paronychie

Pathoanatomie, klinische Symptomatik

Es handelt sich um eine Entzündung der Haut und des Subkutangewebes. Häufig stellt sie sich nach einer Bagatellverletzung ein, z.B. die Paronychie als Entzündung des Nagelwalls durch eine Hautläsion nach dem Nagelschneiden.

Röntgendiagnostik

Röntgenaufnahmen, die auf das klinische Maximum des Infektionsgeschehens zentriert werden, können einerseits einen infektionsverursachenden Fremdkörper lokalisieren, wenn dieser röntgendicht ist, andererseits sind sie notwendig, um ein Panaritium ossale oder Panaritium articulare (Abb. 42.1) nachzuweisen oder auszuschließen. Die Röntgenkriterien sind in Tab. 42.1 zusammengefasst.

Tab. 42.1 Röntgenzeichen des Panaritium ossale/ articulare

- Lokale Demineralisierung
- Unscharf begrenzte Erosion
- Osteolyse und Destruktion
- Subchondrale Grenzlamelle unscharf bei Gelenkbeteiligung

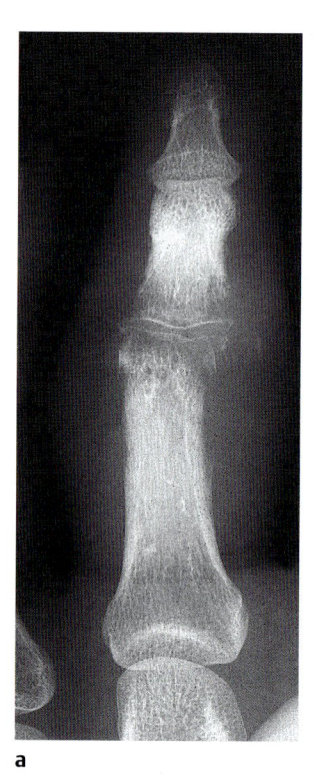

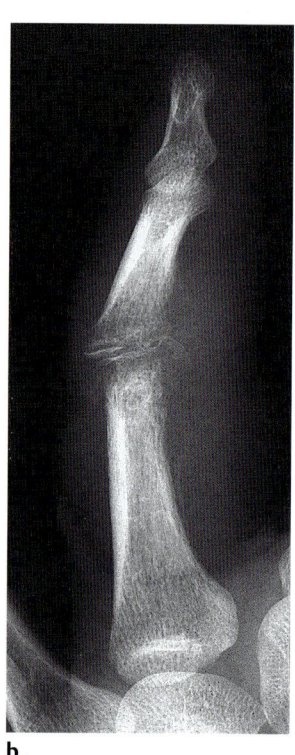

Abb. 42.1 a, b **Panaritium ossale et articulare nach Schnittverletzung.**
Entzündliche Destruktion des proximalen Interphalangealgelenks III mit gelenknaher Entkalkung und Usurierung der Grenzlamelle. Periostale Reaktion und deutliche Weichteilschwellung.

42.2 Sehnenscheidenphlegmone

Pathoanatomie, klinische Symptomatik

Sie wird durch Keime verursacht, die in die geschlossenen Sehnenscheiden im Mittelhand- und Fingerbereich entweder direkt (Stichverletzung) oder durch Fortleitung aus subkutanen Abszessen eintreten. Bei der klinischen Untersuchung lässt sich außer einem Druckschmerz über der Verletzungsstelle auch eine Schmerzsensation über dem proximalen Anteil des Beugesehnensackes auslösen, wenn ein Druck auf die Hohlhand ausgeübt wird. Die häufig beschriebene V-Phlegmone spielt nach eigenen Erfahrungen seltener eine Rolle, wohl aber die vom Daumen nach proximal in den Karpalkanal fortgeleitete Phlegmone. Diese kann sich klinisch als Folge einer Medianuskompression in Form eines hochakuten Karpaltunnelsyndroms darstellen.

Bildgebende Diagnostik

Röntgendiagnostik

Die Röntgenaufnahmen dienen zum Ausschluss einer begleitenden Osteitis und/oder Arthritis sowie zum Fremdkörpernachweis.

Sonographie

Es findet sich eine umschriebene oder diffuse Verdickung der Synovialis (Abb. 42.2). Die entzündlich verdickte Sehnenscheidenwand stellt sich von mittlerer Reflexdichte dar und wird von synovialer Flüssigkeit umgeben, die im Sonogramm selber echoarm ist. An den Fingerbeugesehnen ist diese Konstellation immer als pathologisch zu bewerten. Eingeschlossene Fremdkörper können anhand dichter Reflexe mit dorsaler Schallauslöschung geortet werden. Meist sind sie im Zentrum des phlegmonösen Areals lokalisiert.

Magnetresonanztomographie

Es gelten die bildmorphologischen Kriterien der Tenosynovialitis. Der Sehnenscheidenschlauch ist aufgetrieben, sein Inhalt stellt sich in T2-gewichteten Sequenzen signalintens dar. Regelhaft findet sich ein Begleitödem in den benachbarten Weichteilen. Charakteristisch ist die

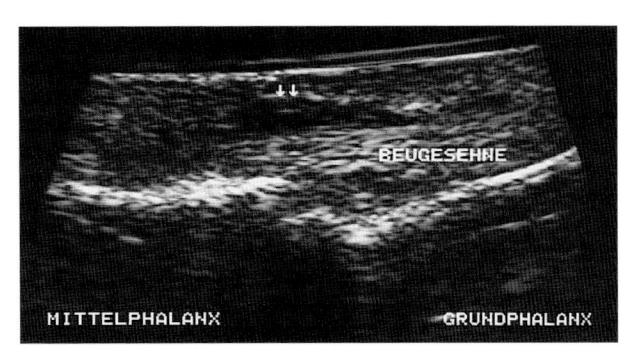

Abb. 42.2 **Sehnenscheidenphlegmone nach Holzsplitterinokulation.**
7,5-MHz-Sonographie. Die Beugesehnenscheide ist fokal auf Höhe des proximalen Interphalangealgelenks ödematös aufgetrieben und echoarm. Der eingeschlossene Holzsplitter stellt sich als Reflex dar (Pfeile). Operative Bestätigung.

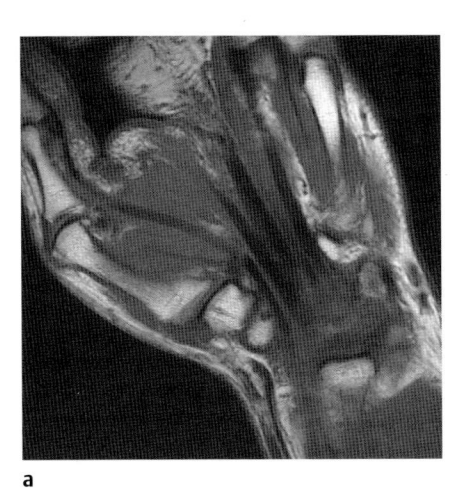

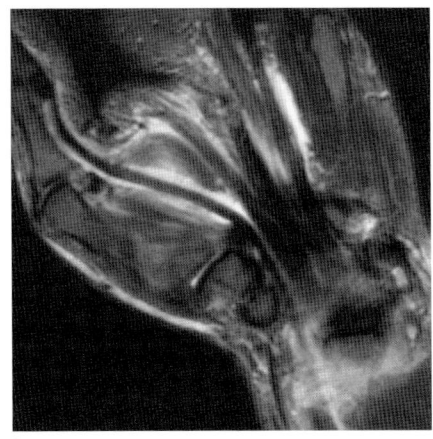

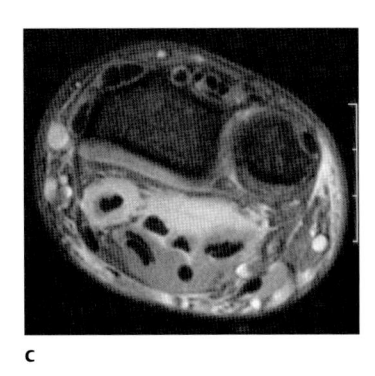

Abb. 42.3 a–c **V-Phlegmone in den Flexorenkompartimenten I–V nach Messerstichverletzung.**
a, b Native und kontrastmittelverstärkte T1-SE-Sequenz koronal. Erst nach intravenöser Kontrastmittelgabe stellen sich die entzündlich veränderten Sehnenscheiden aller Fingerflexoren in Höhe der Mittelhand und der Fingergrundphalangen dar.
c Das axiale PD-FSE-Bild zeigt eine Mitbeteiligung der Weichteile am distalen Unterarm. Hier entzündlich bedingtes Ödem im Parona-Raum, im M. pronator quadratus und in der Sehnenscheide des M. flexor pollicis longus.

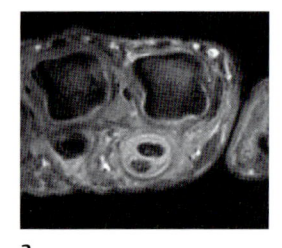

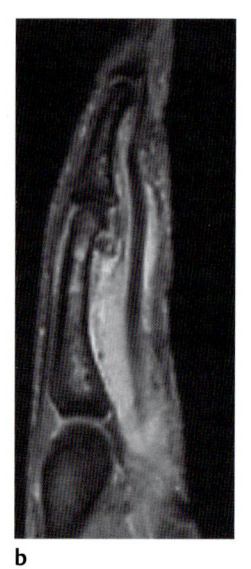

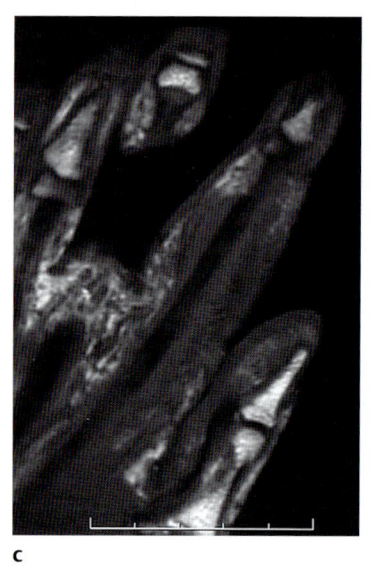

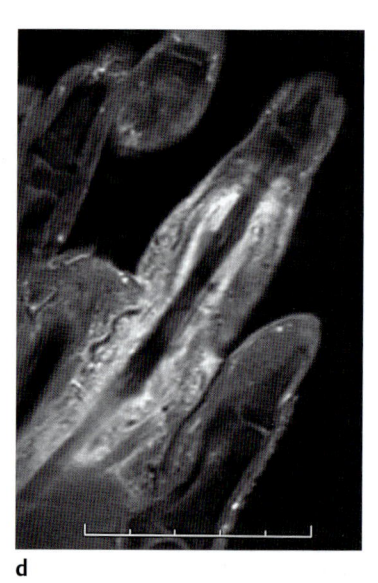

Abb. 42.4 a–d Abszess in der Flexorensehnenscheide II.

a In der axialen T2*-GRE-Sequenz massiver Flüssigkeitsverhalt im Sehnenscheidenfach II mit Distanzierung der oberflächlichen und tiefen Flexorensehnen.

b Entzündliches Begleitödem der extravaginären Fingerweichteile und des Knochenmarks der Mittelphalanx, von der die Flexorensehnen abgedrängt sind. T2-FSE-Sequenz mit Fettsaturation.

c,d Entzündlich bedingtes Kontrastmittelenhancement in der Peripherie des Sehnenscheidenabszesses. Übergriff der Entzündung auf den Mittelhandraum. T1-SE-Sequenzen nativ und fettsaturiert nach Kontrastmittelgabe

intensive Kontrastmittelaufnahme der entzündlich veränderten Synovialis (Abb. 42.3 u. 42.4). Liegt ausschließlich eine Sehnenscheidenphlegmone vor, demarkiert sich zentral kein signalarmes Areal im Sinne einer Abszesskolliquation. Durch die Möglichkeit der bildlichen Darstellung in den 3 Raumebenen lässt sich die phlegmonöse Ausdehnung exakt bestimmen.

42.3 Abszess der Handbinnenräume

Pathoanatomie, klinische Symptomatik

Infektionen der tiefen Hohlhandräume breiten sich per continuitatem von einer primär oberflächlichen Eintrittspforte, deren Verletzung bereits abgeheilt sein kann, in die tiefen Kompartimente der Hand aus. Obwohl fast immer Schmerzen angegeben werden, lassen sich bei der klinischen Untersuchung wegen der verdeckten Lage der Räume nicht unbedingt eine Rötung und Schwellung nachweisen. Für die Therapieplanung ist die Zuordnung des Abszesses zu den einzelnen Kompartimenten wichtig. Die in der Tiefe gelegenen Handbinnenräume (Abb. 42.5) umfassen die Kompartimente der Tab. 42.2.

Tab. 42.2 Handbinnenräume

- Thenarraum
- Hypothenarraum
- Karpalkanal
- Metakarpal- (Mittelhand-)raum
- Parona-Raum
- Guyon-Loge

Bildgebende Diagnostik

Röntgendiagnostik

Röntgenaufnahmen sind meist nicht richtungsweisend und dienen dem Ausschluss der seltenen Begleitosteitis.

Sonographie

Bildmorphologisch stellt sich ein Abszess als zentral echoarmes bis echofreies Areal mit dorsaler Schallverstärkung dar. Trennende Membransepten werden in der Sonographie gut erkannt. In der Abszessperipherie führt der entzündliche Granulationswall zu echoreicheren Anteilen. Je nach Alter eines Abszesses kann das Reflexmuster variieren. Mit der Sonographie kann die Ausdehnung von solitären, umschriebenen Abszessen zuverlässig bestimmt werden. Kleine Abszesse in der Tiefe des Karpalkanals sind dagegen schwierig zu erkennen, da die palmar gelegenen Beugesehnen selber Auslöschungsphänomene hervorrufen. Limitationen bestehen in der Ausbreitungsdiagnostik weiterhin bei Mehrkompartimentausbreitung und in der Differenzierung gegenüber sympathischen Ergussanteilen der benachbarten Synovialräume.

Computertomographie

Bildgebende Merkmale des Abszesses sind die zentrale Kolliquationszone mit hypodensen Dichtewerten (30–50 HE) sowie der umgebende Granulationswall, der ringförmig verstärkt Kontraktmittel anreichert. Mit der CT können Abszesse lokalisiert und in ihrer Ausbreitung bestimmt werden.

Magnetresonanztomographie

Zweifelsfrei ist die kontrastmittelverstärkte MRT am genauesten in der Bestimmung einer Abszessausbreitung. Die Zuordnung zu den Kompartimenten des Handbinnenraumes gelingt einfach in axialen Bildern, die

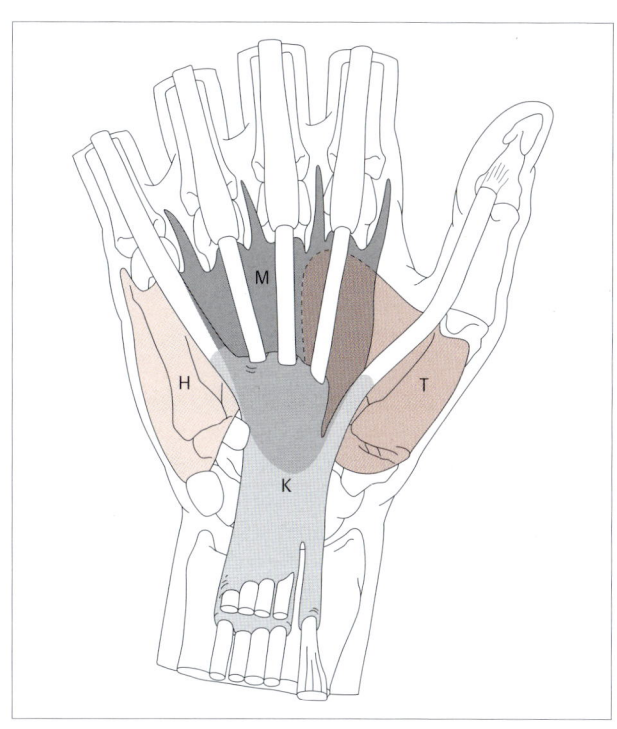

Abb. 42.**5 Schema zu den Handbinnenräumen.**
3-dimensionale Ansicht mit Darstellung des Thenar-(T) und Hypothenarraums (H), des Karpalkanals (K) und des Mittelhandraums (M).

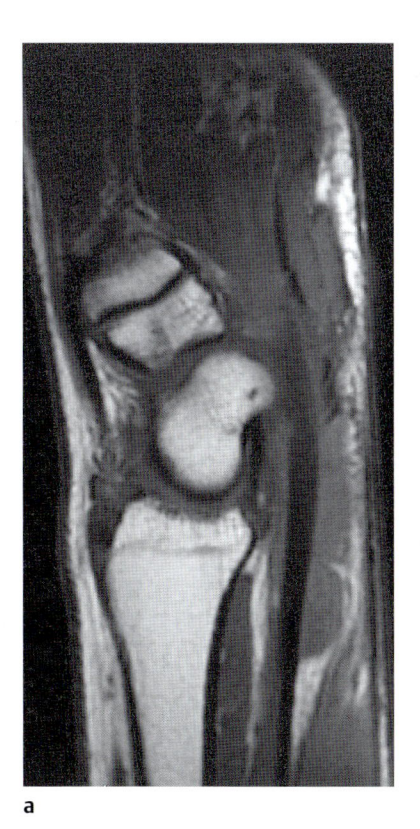

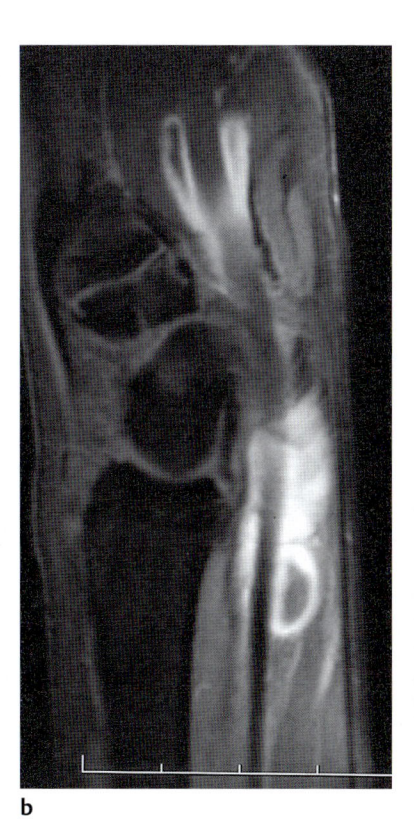

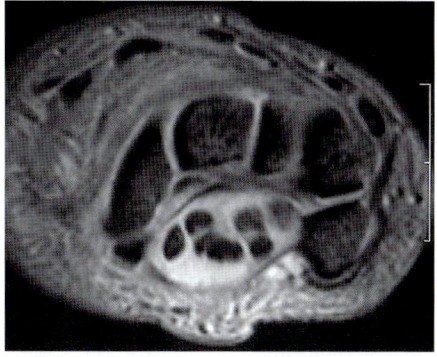

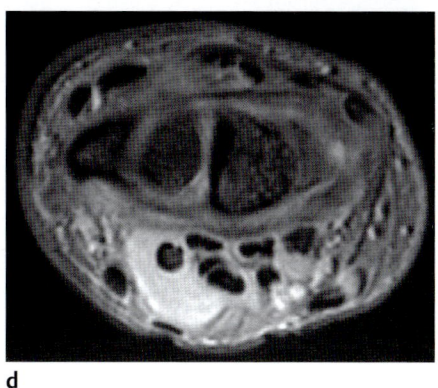

Abb. 42.**6 a – d Mehrkompartimentaler Hohlhandabszess.**
Der randständig Kontrastmittel aufnehmende Abszess erstreckt sich vom Mittelhandraum über den Karpalkanal bis in den distalen Unterarmabschnitt. Zentrale Abszesskolliquation.
a, b Sagittale T1-SE-Sequenzen nativ und fettsaturiert nach Kontrastmittelgabe.

c, d Im axialen T2-FSE-Bild mit Fettsaturation wird die entzündliche Abszessausdehnung im Karpalkanal zwischen dem Retinaculum flexorum und den oberflächlichen Beugern sowie palmar-radial am Unterarm deutlich.

Festlegung der longitudinalen Ausdehnung in den koronalen und sagittalen Schichten. Für die Abszessmorphologie gelten in der MRT die gleichen Aussagen wie in der CT: Das Abszessinnere kommt in der T1-Gewichtung signalarm, in der T2-Gewichtung signalintens zur Darstellung (Abb. 42.6). Beweisend für einen Abszess ist die starke, auf die Peripherie begrenzte Anreicherung des gadoliniumhaltigen Kontrastmittels. Dieses Anreicherungsmuster grenzt den Abszess bildgebend gegenüber einem phlegmonösen Prozess ab.

42.4 Sehnenscheidentuberkulose

Pathoanatomie, klinische Symptomatik

Prinzipiell muss an der Hand die Tuberkulose des knöchernen Handskeletts und der Gelenke (s. Kap. 40.4) von der Tuberkulose der Sehnenscheiden unterschieden werden. Erreger ist jeweils das Mycobacterium tuberculosis. Während in den letzten Jahrzehnten die tuberkulösen Infektionen allgemein rückläufig waren, ist ihre Inzidenz inzwischen wieder angestiegen. Häufig besteht lediglich eine teigige, schmerzlose Schwellung entlang des Sehnenverlaufs. Darüber hinaus sind an der Hand sowohl die Symptomatik als auch die Befunde der bildgebenden Diagnostik wenig charakteristisch und wegweisend, so dass bei unklarer Entzündungskonstellation zumindest die Möglichkeit einer tuberkulösen Erkrankung in Erwägung gezogen werden sollte.

Bildgebende Diagnostik

Röntgendiagnostik

Die Kriterien der tuberkulösen Arthritis, die an der Hand häufiger alleine, seltener in Kombination mit einem Sehnenscheidenbefall angetroffen wird, sind in Tab. 40.2 aufgelistet. Für die Tuberkulose der Weichteile sind schlierige, weichherdige Kalzifikationen typisch. An der Hand entziehen sich diese jedoch häufig wegen der Überlagerung mit den knöchernen Strukturen der primären Diagnostik.

Sonographie

Im Rahmen der spezifischen Tenosynovialitis sind die Sehnenscheiden meist augenfällig verdickt. Ihr Inhalt ist im Vergleich zur Tendovaginose von reflexdichter Binnenstruktur.

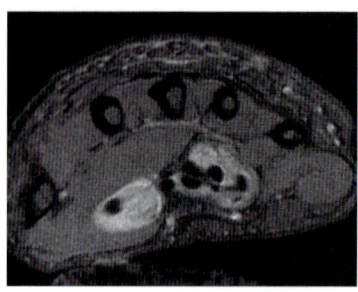

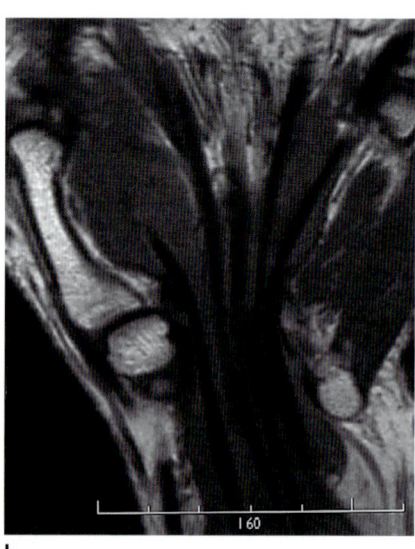

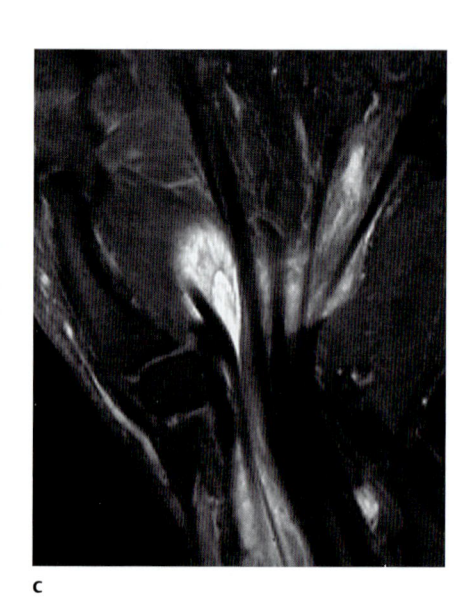

Abb. 42.7 a – c **Tuberkulöse Tendovaginitis bei schmerzloser, teigiger Schwellung in der Hohlhand und am Handgelenk.**
- **a** Signalreiche, expansiv wirkende Raumforderungen um die Sehnen des M. flexor pollicis longus sowie der oberflächlichen und tiefen Fingerflexoren.
- **b, c** Die koronalen T1-SE-Schichten vor und nach Kontrastmittelgabe zeigen die Ausdehnung und entzündliche Aktivität der kommunizierenden Tendovaginitis in der Mittelhand, im Karpalkanal und am Unterarm.

Computertomographie

In der Regel besteht keine Indikation zur CT. Wenn diese aus anderer Indikation durchgeführt wird, imponieren die Verkalkungsherde innerhalb der verdickten und hypodensen Sehnenscheide schlierenförmig.

Magnetresonanztomographie

Insbesondere in axialer Schichtführung kommen die Sehnenscheiden voluminös aufgetrieben zur Darstellung (Abb. 42.7). Dieser meist eindrucksvolle Bildbefund steht in scheinbarem Widerspruch zur relativ blanden Beschwerdesymptomatik. Nach Kontrastmittelgabe kommt es zum deutlichen synovialen Enhancement. Differenzialdiagnostisch muss bei dieser klinischen und bildgebenden Symptomenkombination auch die tenosynoviale Sarkoidose in Erwägung gezogen werden.

42.5 Akute Kalksalzablagerung (HA)

Die akut entzündliche Deposition von Kalziumhydroxylapatit (HA) geht um den Kalzifikationsherd mit einer deutlichen Weichteilinfiltration einher, wie in der CT der Abb. 34.11 gezeigt wird. Das Krankheitsbild ist im Kap. 34 näher beschrieben. Die Kalkdepots haben Prädilektionslokalisationen um das Daumensattelgelenk, das Pisiforme und den Karpalkanal.

42.6 Gasödem („Gasbrand")

Pathoanatomie, klinische Symptomatik

Es liegt die Infektion der Hand- und Unterarmweichteile durch gasbildende Anaerobier, am häufigsten durch Clostridium perfringens vor. Die Ausbreitung der Entzündung erfolgt subkutan und entlang der Faszienlogen. Sie wird durch eine Muskelischämie gefördert, die dem Gasbrand möglicherweise vorausgeht. Die eindrucksvollen Symptome sind anfangs heftigste lokale Schmerzen und die rasch fortschreitende Entzündung. Schon bald kommt es zur lebensbedrohlichen Beeinträchtigung des Allgemeinzustands. Das Krepetieren der Haut kann vorhanden sein, ist aber für die Diagnose nicht beweisend.

Röntgendiagnostik

Die Röntgenaufnahmen zeigen charakteristischerweise flächenhafte Lufteinschlüsse in den Weichteilkompartimenten, insbesondere im subkutanen Gewebe. Vorteilhaft ist die Darstellung in Weichstrahltechnik.

42.7 Differenzialdiagnosen

Bei Weichteilinfektionen an der Hand müssen in Erwägung gezogen werden:
- Die Entzündungsprozesse im Rahmen der rheumatoiden Arthritis, der seronegativen Arthritiden, der Kollagenosen etc. können von den erregerbedingten Infektionen durch ihr Befallmuster und die klinische Symptomatik abgegrenzt werden.
- Bei Weichteilinfekten der Hand, die mit Kalzifikationen einhergehen, spricht das akut entzündliche Geschehen für eine Hydroxylapatitausfällung, der chronisch protrahierte Verlauf für die tuberkulöse oder sarkoidale Entzündung.
- Die bildgebenden Verfahren können den Entzündungsherd exakt innerhalb der Weichteilkompartimente der Hand lokalisieren, für die definitive Diagnose ist jedoch der Erregernachweis entscheidend.

42.8 Therapeutische Optionen

Oberflächliche Infektionen können meistens konservativ oder mit geringem operativen Aufwand behandelt werden. Die bildgebende Diagnostik leistet wertvolle Entscheidungshilfe, da mit ihr im Zweifelsfall und bei atypischer Symptomatik der Befall tiefer gelegener Gewebe ausgeschlossen werden kann. Die anderen Infektionen erfordern in der Regel eine aufwendige operative Freilegung der betroffenen Strukturen mit Debridement, Spülung und evtl. der Einlage von Medikamententrägern. Beim akuten Kalksalzdepot besteht nur dann eine Operationsindikation, wenn eine Perforation droht oder hierdurch ein akutes Karpaltunnelsyndrom bedingt ist.

Literatur

Übersichtsarbeiten

Jeffrey RB. Acute suppurative tendosynovitis of the hand: Diagnosis with US. Radiology 1997; 162: 172–174

Leung PC. Tuberculosis of the hand. Hand 1978; 10: 285–291

Neviaser RJ. Infections. In: Green DP (ed). Operative Hand Surgery. 3rd ed, vol II, pp 1021–1038. Churchill Livingstone. Edinburgh London Melbourne New York 1993

Rieger H, Brug E. Das Panaritium. Hans-Marseille-Verlag. München 1992

Weiterführende Literatur

http://www.thieme.de/aktionen/schmitt-lanz

Tumoröse und tumorähnliche Erkrankungen der Hand

43 Zystoide Knochenläsionen 464

44 Knochentumoren 472

45 Weichteiltumoren 488

43 Zystoide Knochenläsionen

N. Reutter, F. Fellner

Bei den zystoiden Knochenläsionen handelt sich um geographische, meist rundlich konfigurierte Auslöschungen der Knochenstruktur, die entweder als eigenständige Skelettveränderung oder als Einzelsymptom bei einer Vielzahl lokalisierter oder systemischer Erkrankungen am Handskelett angetroffen werden. Die Diagnose ist meist anhand der klinischen und laborchemischen Befunde, des Patientenalters und radiologischen Symptomatik des Herdes (Randsklerose, Permeation, Lokalisation) und seiner Umgebung (arthrotische, arthritische, tumoröse Begleitzeichen) möglich. Die weitere morphologische Eingrenzung erfordert gelegentlich den Einsatz der Skelettszintigraphie, der CT oder der MRT.

Pathogenese, klinische Symptomatik

Den zystischen Veränderungen am Handskelett ist lediglich die umschriebene Auslöschung der Knochenstruktur gemeinsam. Ihre Pathogenese ist sehr uneinheitlich. Sie können sich entweder als **eigenständige Skelettveränderung** oder als Symptom in Zusammenhang mit einer **Grunderkrankung** manifestieren. Verschiedene Begleitreaktionen wie Randsklerose, Knochenauftreibung, Periostreaktion und enthesiopathische Veränderungen können Hinweise auf die Grunderkrankung oder auf die Dignität der zystischen Läsion geben. Die Zysten selbst rufen meist keine Beschwerden hervor und werden erst bei Sekundärveränderung oder Komplikationen symptomatisch, z. B. durch eine pathologische Fraktur. Im Übrigen werden mögliche Symptome am Zysten tragenden Skelettabschnitt von der Grunderkrankung bestimmt.

Klassifikation

Die Tab. 43.1 versucht, die heterogene Gruppe der zystischen Handskelettläsionen zusammenzufassen. Dabei gibt es Überschneidungen.

Tab. 43.1 Klassifikation der zystischen Läsionen am Handskelett

- Blande Knochenzyste
- Zysten bei Knochennekrosen/ -verletzungen
- Enthesiopathische Knochenzysten:
  - Ganglionzyste
  - Signalzyste bei arthritischer Erosion
  - Geröllzyste bei Arthrosis deformans
- Zysten bei entzündlichen Skeletterkrankungen:
  - erregerbedingt
  - plasmazellulär
  - rheumatische oder seronegative Arthritiden
- Zysten bei Systemerkrankungen:
  - endokrine, metabolische und granulomatöse Erkrankungen, erworben
  - Speicherkrankheiten, hereditär
  - Skelettdysplasien, hereditär
- Tumoröse Knochenzysten:
  - benigne Knochentumoren
  - maligne Knochentumoren

Krankheitsbilder

43.1 Knochenzysten ohne Krankheitswert

43.1.1 Vasa nutricia

Die „Gefäßlöcher" repräsentieren orthograd projizierte Gefäßkanäle.

43.1.2 Posttraumatische Blutungszyste

Um eine lokalisierte Strukturauslöschung der Spongiosa ist randständig ein zarter Sklerosesaum erkennbar. Oft ist das ursächliche Trauma nicht mehr erinnerlich.

43.1.3 Nekrobiotische Pseudozysten, idiopathische Karpalzysten

Den bis zu 3 mm großen, nichtexpansiven Oseolysen mit zart sklerosierten Rändern liegen pathogenetisch lokale Ischämien zugrunde. Im Rahmen der reparativen Vorgänge kommt es zu umschriebenen Knochenmarkfibrosen oder – aufgrund einer Metaplasie der umgebenden, pluripotenten Osteoblasten – zu einer Ausbildung von Zysten, die mit synovialoidem Gewebe ausgekleidet sind.

43.2 Avaskuläre Osteonekrosen der Handwurzel

Zystische Einschlüsse finden sich im Mondbein bei der **Lunatumnekrose** (s. Abb. 30.3 u. 30.7) und in beiden Kahnbeinfragmenten im Rahmen der **Skaphoidpseudarthrose** (s. Abb. 20.5, 20.6 u. 20.7). Bei beiden Krankheitsbildern kommt es ab dem Stadium II zur Ausbildung von Resorptionszysten mit Randsklerose. Diese entstehen im Gefolge einer Nekrose des Knochenmarkes und der Spongiosa in Form von zystisch imponierenden Defektzonen. Die Zysten sind im Lunatum subchondral und im Skaphoid entlang des Pseudarthrosenspaltes gelegen. Begleitend liegt fast immer auch eine Spongiosasklerosierung vor.

43.3 Enthesiopathische und arthritische Erkrankungen

Die im Rahmen enthesiopathischer Erkrankungen auftretenden Knochenzysten sind meist subchondral bzw. subkortikal gelegen.

Geröllzyste und intraossäre Ganglionzyste lassen sich histologisch nicht voneinander unterscheiden. Die Wand besteht aus einer der Synovialis ähnlichen Zellschicht, der umgebende Knochenrand ist sklerosiert. Bei entsprechender Projektion bzw. Schichtwahl lässt sich bei beiden Typen ein direkter Kontakt zur Oberfläche des betroffenen Knochens darstellen. Die Pathogenese unterscheidet sich jedoch grundsätzlich:

- Eine **Ganglionzyste** (Abb. 43.3–43.6) entsteht durch mukoide Degeneration eines inserierenden Bandes mit konsekutiver Einsprossung fibrovaskulären Gewebes. Vom einströmenden Blutplasma wird aus den Kapillaren Flüssigkeit in den umgebenden Knochenraum abgeschieden. Diese induziert umgebende, pluripotente Knochenzellen, eine synovialoide Zellschicht auszubilden. Aus der Pathogenese ergibt sich die Lage der Zysten entlang der longitudinalen Gelenkflächen, den Bandansätzen entsprechend (s. Kap. 10). Der hyaline Gelenkknorpel ist stets intakt, Arthrosezeichen fehlen in der Regel. Die Zyste ist trotz ihrer unmittelbaren Nachbarschaft zur Knochenoberfläche entlang der verdickten Gewebestrukturen am Bandansatz arthroskopisch nicht einsehbar, auch wenn die Knochenstrukturen hochgradig ausgedünnt sein können (Abb. 43.3). Prädilektionsorte sind die Ansätze des skapholunären Bandes, der Ulnakopf und das Kapitatum mit seinen zahlreichen Bandansätzen. Die computertomographischen Dichtewerte der Zysten liegen zwischen 10 und 30 HE.
- Dagegen entwickeln sich die **Geröllzysten** (Abb 43.1) an Gelenkflächenabschnitten mit hoher mechanischer Belastung, die den Gelenkknorpel abradiert. Die Zysten besitzen einen direkten Kontakt zum Gelenkspalt und sind arthroskopisch einsehbar. Die synoviale Begrenzung entspricht entgegen früherer Meinung nicht der in den Defekt eingestülpten Gelenkschleimhaut, sondern entsteht auch hier sekundär als desmoplastische Umwandlung pluripotenter Knochenzellen durch den Kontakt mit Gelenkflüssigkeit. Hierzu zählen auch

43 Zystoide Knochenläsionen

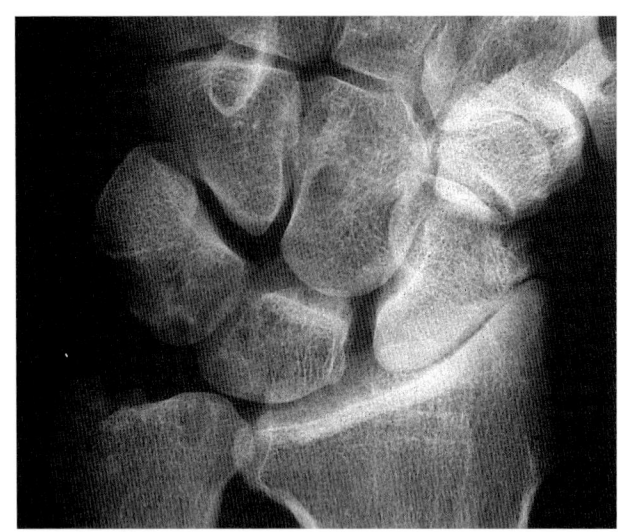

Abb. 43.1 Zysten bei Arthrose deformans ("Geröllzysten").
Auf dem Boden einer skapholunären Dissoziation und einer Ulna-Plusvariante haben sich eine radioskaphoidale Arthrosis deformans und ein ulnolunotriquetrales Impaction-Syndrom ausgebildet. Die Arthrosezeichen beinhalten subchondral gelegene Zysten im Ulnakopf, Lunatum, Triquetrum sowie im Kapitatum.

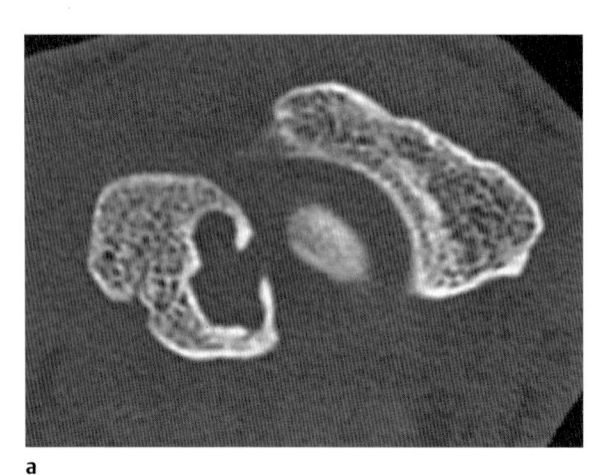

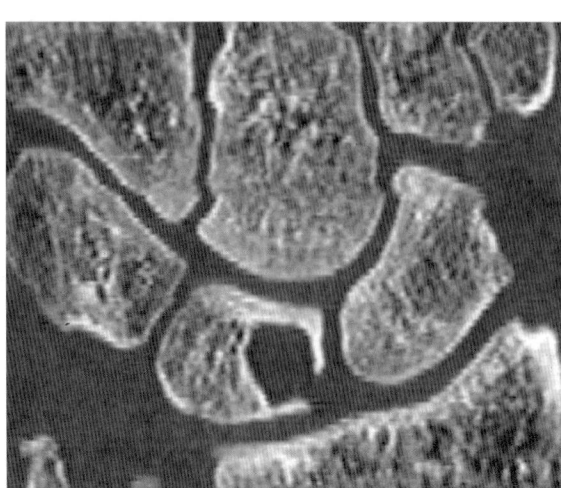

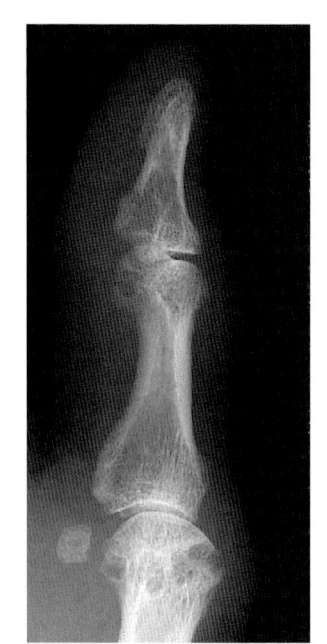

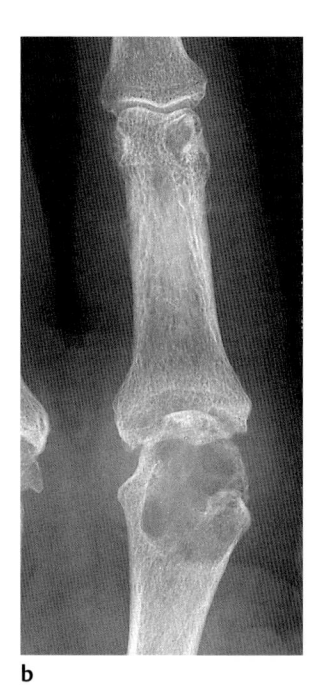

Abb. 43.2 a, b Zystische Läsionen bei rheumatoider Arthritis.
a In einem frühen Krankheitsstadium sog. „Signalzysten" in den Köpfen des Metakarpale I und der Grundphalanx I. Scharfe Konturen, teils Randsklerose.
b Im fortgeschrittenen Erkrankungsstadium einer anderen Patientin entzündliche Defektzyste im Metakarpale-Kopf II. Mutilierende Veränderungen an der Grundgliedbasis und zystische Läsion im Grundgliedkopf (Aufnahmen von Dr. G. Lingg, Bad Kreuznach).

Abb. 43.3 a–c Intraossäres Ganglion im Lunatum mit Ausgang vom Lig. scapholunatum.
a Im axialen CT findet sich eine zystische Läsion mit Randsklerose im radialseitigen Abschnitt des Lunatums. Zum skapholunären Gelenkspalt besteht ein transkortikaler Defekt.
b In der koronalen MPR werden die Lokalisation der zystischen Läsion innerhalb des Lunatums und ihre Verbindung zum SL-Band übersichtlich dargestellt.
c Die sagittale MPR stellt die Größe der Knochenläsion in Relation zum Lunatum dar.

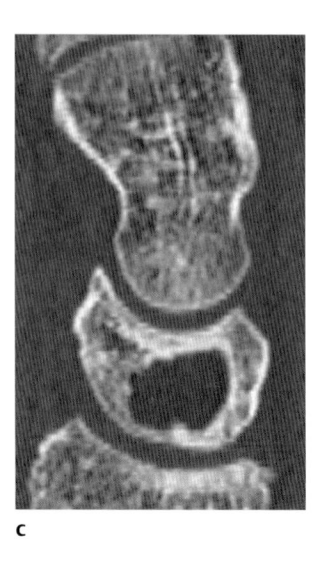

die ossären Reaktionen beim Impaction-Syndrom, wie es in Abb. 43.1 in ulnolunärer Lokalisation zusätzlich zur Radiokarpalarthrose vorliegt. Die Röntgenzeichen der Arthrose umfassen die Gelenkspaltverschmälerung, subchondrale Sklerose sowie osteophytäre Anbauten.

43.3.1 Signalzyste und arthritische Erosion

Eines der Frühzeichen einer arthritischen Gelenkerkrankung ist die Signalzyste, die entweder keine oder eine nur dünne Randsklerose aufweisen kann (Abb. 43.2 a). Im beginnenden Destruktionsstadium finden sich Erosionen zunächst am chondroossären Übergang. Sie besitzen keinen sklerosierten Randsaum und gehen mit einer gelenknahen Osteoporose und Gelenkspaltverschmälerung einher. Erst in den Spätstadien manifestieren sich die übrigen arthritischen Direktzeichen. Im Mutilationsstadium der rheumatoiden Arthritis können große Defektzysten am betroffenen Gelenk entstehen (Abb. 43.2 b).

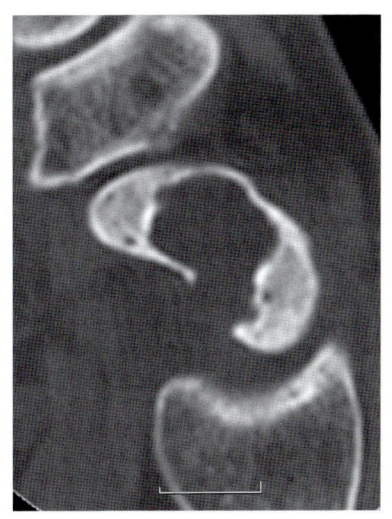

Abb. 43.4 **Großes intraossäres Ganglion im Skaphoid.**
In der schräg-sagittalen CT (1 mm Schichtdicke) nimmt die zystoide Läsion Großteile des Skaphoidinneren ein. Das Kahnbein erscheint frakturgefährdet. Breite transkortikale Verbindung palmarseitig.

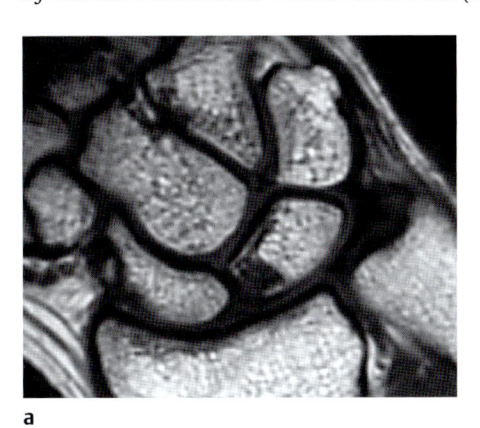

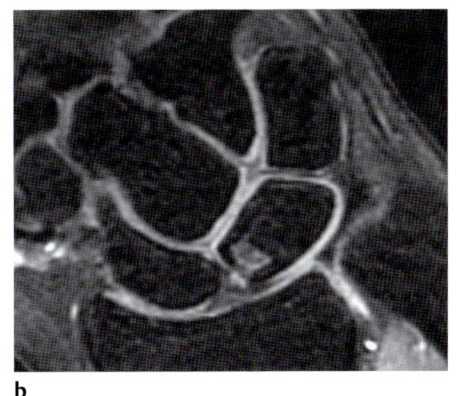

Abb. 43.5 a, b **MRT eines intraossären Ganglions am Ansatz des Lig. scapholunatum innerhalb des Lunatums.**
a Koronale T1-SE-Sequenz. Das Ganglion stellt sich an typischer Lokalisation mit intermediärem Signal dar, hervorgerufen durch eingelagertes Gewebe und sezernierte Flüssigkeit.
b Koronale T1-SE-Sequenz mit Fettsaturation nach intravenöser Kontrastmittelgabe. Das Ganglioninnere ist signalarm, die Peripherie reichert ebenso wie das Ligament Kontrastmittel an (Aufnahmen von Priv.-Doz. Dr. R. Schmitt, Bad Neustadt an der Saale).

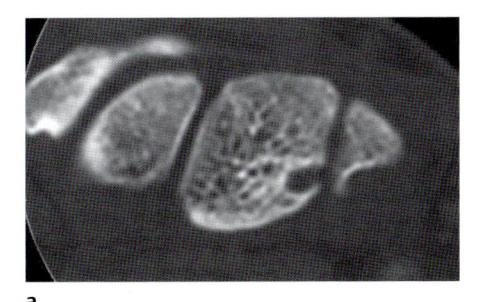

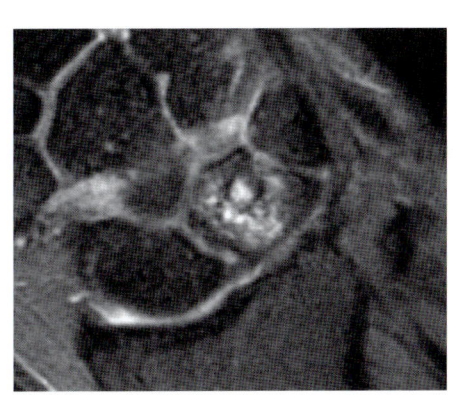

Abb. 43.6 a, b **Intraossäres Ganglion im Lunatum mit Lokalisation am Ansatz des Lig. lunotriquetrum.**
a Im axialen CT runde, glatt begrenzte Läsion mit Randsklerose und weichteilisodensem Inhalt.
b Koronale PD-gewichtete FSE-Sequenz mit Fettsaturation. Signalreiche Zyste mit signalarmem Rand. Perifokales Knochenmarködem im Lunatum (Aufnahmen von Priv.-Doz. Dr. R. Schmitt, Bad Neustadt an der Saale).

43.4 Infektinduzierte Knochenzysten

Zystische Knochenveränderungen werden bei osteomyelitischen und arthritischen Infektionen mit Mykobakterien oder Pilzen beobachtet (s. Abb. 41.**4**). Der **Brodie-Abszess** stellt eine Sonderform eines infektiös bedingten, zystoiden Prozesses dar. Er ist im distalen Radiusabschnitt lokalisiert und besitzt stark sklerosierte Ränder sowie einen gelenkwärts gerichteten Drainagekanal.

43.5 Knochenzysten bei Systemerkrankungen

43.5.1 Stoffwechselerkrankungen, die mit Ablagerungen einhergehen

Die abgelagerten Stoffwechselprodukte (Mononatriumuratmonohydrat, Amyloid, Cholesterin) werden von phagozytenreichem Granulationsgewebe umgeben. Diese Zellverbände induzieren Osteolysen mit reaktiven Randsklerosen unterschiedlicher und meist unregelmäßiger Dicke.

43.5.1.1 Gicht

Röntgendiagnostische Leitsymptome sind die scharfrandige marginale Usur oder Erosion der Gelenkfläche, der „Lochdefekt", der zur Unterminierung der subchondralen Grenzlamelle führt, und der sog. „Gichtstachel" als spornförmige Knochenausziehung (s. Abb. 34.**1**–34.**3**). Die Tophusosteolysen sind polymorph und können durch Trabekel unterteilt sein. Bei Ausbreitung nach meta- und diaphysär nehmen sie eine ovale Form an. Die Ränder zeigen eine Sklerose von stark wechselnder Dicke bei ein und derselben Läsion. Ein Teil der Gelenkfläche wird immer ausgespart. In der Usur sowie unmittelbar benachbart rufen die Uratsalze Weichteilverdichtungen („Gichttophi") hervor. Die Diagnose wird untermauert durch Anamnese und Laborbefund.

43.5.1.2 Chondrokalzinose (CPPD)

Bei der ätiopathogenetisch zur Arthrose prädisponierenden Chondrokalzinose (Pseudogicht, CPPD) können subchondrale Zysten von beträchtlicher Größe entstehen. Das radiologische Erscheinungsbild ähnelt dem der Geröllzyste mit ausgeprägter Randsklerose. Diagnostisch wegweisend sind die gleichzeitig vorliegenden Weichteilkalzifikationen (s. Abb. 34.**4**–34.**6**).

43.5.1.3 Amyloidose

Sowohl bei den idiopathischen als auch den sekundären Formen lassen sich bei langjährigem Verlauf gelenknahe, scharf begrenzte, randsklerosierte Erosionen und subchondrale Zysten am Handskelett nachweisen (s. Abb. 35.**3**). Meist liegt eine deutliche Osteopenie vor. Charakteristischerweise verursachen die Amyloidablagerungen eine symmetrische Schwellung der Handweichteile sowie karpale Instabilitäten infolge ligamentärer Arrosionen.

43.5.1.4 Hämochromatose

Die Siderophilie, eine idiopathische Eisenspeicherungskrankheit, befällt in erster Linie Frauen. Sie kann sich im präklinischen Stadium als typische Arthrosis deformans mit Geröllzysten, subchondralen Sklerosierungen und symptomatischer Chondrokalzinose des Gelenkknorpels manifestieren. Wegweisend für die Diagnose sind die Prädilektionsstellen der Veränderungen an den Köpfen der Metakarpalia II und III mit zusätzlichen, gelenkknorpelfernen, ebenfalls randsklerosierten Zysten (s. Abb. 34.**12**). Im Gegensatz zur Arthrosis deformans sind die proximalen und distalen Interphalangealgelenke frei. Computertomographisch findet sich ein erhöhter Dichtewert für das Leberparenchym zwischen 85 und 100 HE. Die Diagnose wird laborchemisch gestellt aufgrund des erhöhten Eisenserumspiegels und verminderter Eisenbindungskapazität bei erhöhtem Ferritinspiegel.

43.5.1.5 Xanthomatose

Ossäre Xanthome sind seltene Komplikationen der familiären Hyperlipoproteinämien. Das Erscheinungsbild ist polymorph bezüglich Größe, Konfiguration und Lokalisation: Die Größe der Zysten variiert zwischen wenigen Millimetern bei disseminiertem Befall bis hin zu einzelnen, frakturgefährdenden Osteolysen. Die Form kann rund oder oval sein, meist liegt eine Randsklerose sehr variabler Dichte vor. Spongiosa und Kortikalis können betroffen sein, ebenso die gelenknahen Epiphysen oder die Diaphysen. Die Diagnose wird laborchemisch gestellt und erhärtet durch das Vorliegen weiterer Xanthome, z. B. in der Kutis oder Subkutis.

43.5.2 Knochenzysten bei anderen Systemerkrankungen

43.5.2.1 Sog. „Braune Tumoren"

Sie manifestieren sich bei den primären und sekundären Formen des Hyperparathyreoidismus. Radiologisch imponieren Osteolysen in unterschiedlicher Lokalisation und Größe (s. Abb. 31.8). Charakteristische Merkmale der Berandung fehlen. Je nach Tumorgröße und Floridität der Erkrankung kann das Bild einer randsklerosierten Zyste, einer zentral verkalkenden Zyste oder einem expansivem Knochentumor entsprechen. Neben der klinischen Symptomatik und den serologischen Befunden erleichtern die typischen Röntgenzeichen der kortikalen Spongiosierung und der Weichteilkalzifikationen die differenzialdiagnostische Zuordnung.

43.5.2.2 Sarkoidose (Ostitis multiplex cystoides Jüngling)

Die nichtverkäsenden Epitheloidzellgranulome führen zu runden oder polygonalen, scharf begrenzten und randsklerosierten Stanzlochdefekten von bis zu 5 mm Durchmesser. Bevorzugt sind die epimetaphysären Fingerabschnitte betroffen (s. Abb. 35.1). Weitere Röntgensymptome sind eine diffuse Osteoporose, netzig-wabige Strukturveränderungen, größere Defekte mit Auftreibungen des Knochens und Schwellung der umgebenden Weichteile sowie subperiostale Erosionen.

43.5.2.3 Morbus Gaucher

Die autosomal-rezessiv vererbte Speicherkrankheit wird bevorzugt bei Ashkenasim-Juden angetroffen. Die Skelettveränderungen, die radiologisch zwischen dem 20. und 40. Lebensjahr manifest werden, sind Folge der Verdrängung des Knochenmarkraumes mit Gaucher-Speicherzellen. Es kommt zur irregulären und groben Ausdünnung der Spongiosastruktur und der Kompakta sowie zu lytischen, blasenähnlichen Läsionen (Abb. 43.7), die streckenweise eine Randsklerose besitzen können, meist jedoch nur eine zarte Randkontur aufweisen. Schließlich entsteht durch Auftreibung die typische Erlenmeyerkolben-Deformität der Röhrenknochen. Des Weiteren kommt es zu aseptischen Knochennekrosen infolge lokaler Durchblutungsstörungen.

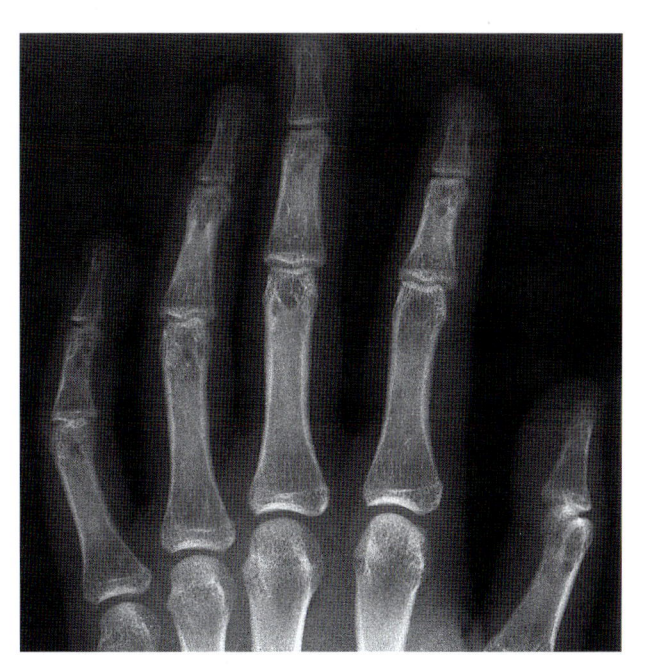

Abb. 43.7 **Morbus Gaucher bei einem 16-jährigen Jugendlichen.**
Lytische Läsionen in den distalen Abschnitten der Grund- und Mittelglieder. Geringe Verplumpung der Mittelphalanx III im Sinne einer Erlenmeyerkolben-Deformität. Nur diskrete Vergröberung der Spongiosa in den übrigen Fingerabschnitten (Aufnahme von Prof. Dr. K. Schneider, München).

43.5.2.4 Fibröse Dysplasie (Morbus Jaffé-Lichtenstein)

Die hamartöse Erkrankung betrifft selten das Handskelett. Sie kann entweder isoliert oder im Rahmen eines McCune-Albright-Syndroms mit der Trias aus fibröser Dysplasie, Pubertas praecox und Café-au-lait-Flecken (irreguläre „Coast-of-Maine"-Ränder) auftreten als Folge einer postzygotischen Genmutation. Die Entwicklungsstörung des Knochen bildenden Mesenchyms führt zu einer fibroossären Metaplasie. Der gebildete Knochen ist unreif und gefäßreich mit fibrotischem Stroma und zusammenhangslos aufgebauten Trabekeln. Das normale Mark und der gesunde Knochen werden verdrängt. Röntgenmorphologisch resultiert meist eine gemischtförmige Läsion mit zystoiden, milchglasartigen und sklerosierten Strukturanteilen. Der betroffene Knochen ist unter Ausdünnung der Kortikalis deformiert, oft auch vergrößert (Abb. 43.8). In 30 % der Fälle findet sich eine polyostotische Manifestation, in 90 % eine Seitenbevorzugung. Die Herde zeigen eine szintigraphische Mehranreicherung. Das MRT-Bild entspricht den Veränderungen des Markraumes mit Signalverlust in T1-Gewichtung bei Verdrängung des fetthaltigen Knochenmarkes durch signalarmes Bindegewebe. Die Signalanhebung des Markraumes in der STIR-Sequenz repräsentiert den Zellreichtum des stoffwechselaktiven Bindegewebes. Die

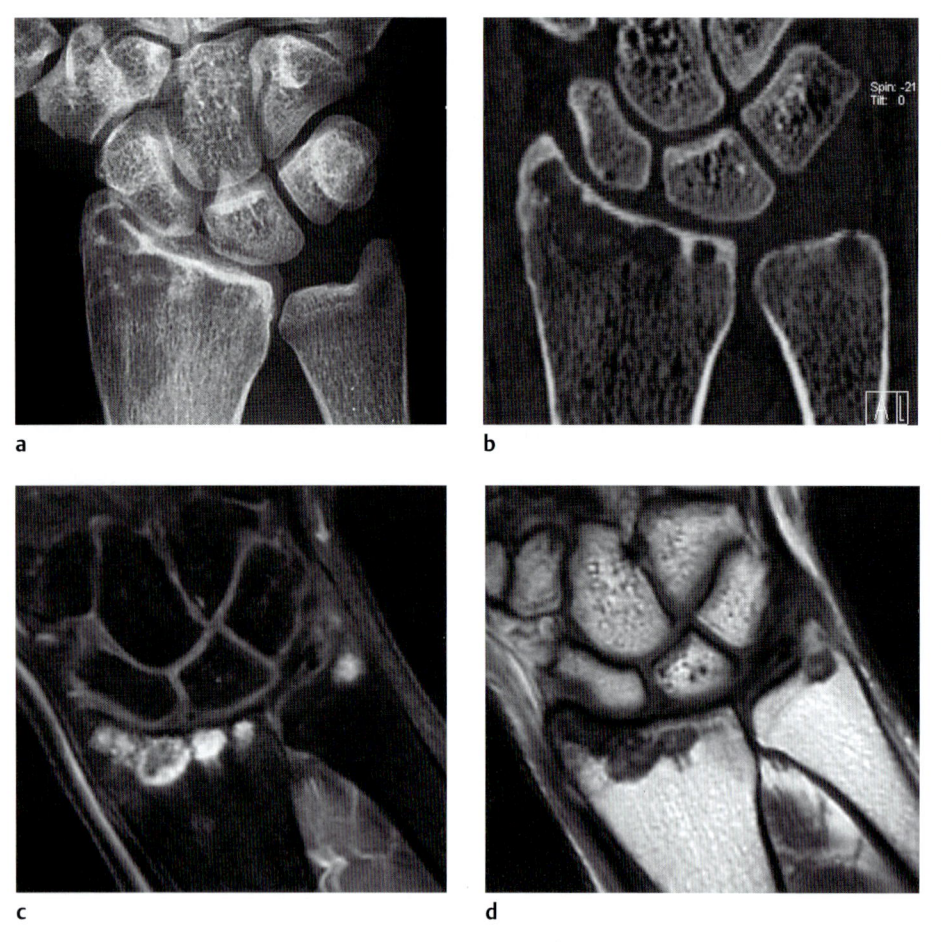

Abb. 43.8 a–d **Fibröse Dysplasie im Rahmen eines Morbus McCune-Albright.**
Zystoide Einschlüsse von fibrösem Gewebe in den distalen Abschnitten des Radius und der Ulna.
a Im dorsopalmaren Röntgenbild zystoide Veränderungen. Unvollständige Septierung und nichtsklerosierte Ränder. Ausdünnung und Unterbrechung der Kortikalis am Processus styloideus radii.
b Koronale CT-Rekonstruktion mittels MPR.
c In der PD-gewichteten FSE-Sequenz mit Fettsaturation sind die Defektareale zentral signalarm und peripher signalreich,
d In der nativen T1-gewichteten SE-Sequenz intermediär. Das Signalverhalten deutet neben fibrotischem Gewebe im Markraum auch auf eine hämorrhagische Komponente hin. Randständiges Kontrastmittelenhancement (ohne Abb.) (Aufnahmen von Priv.-Doz. Dr. R. Schmitt, Bad Neustadt an der Saale).

vermehrte Perfusion des gefäßreichen, unreifen Knochens geht mit einem deutlichen Kontrastmittelenhancement einher. Eingelagerte, in allen Sequenzen signalreiche Zysten mit geringem Kontrastmittelenhancement entsprechen umschriebenen Nekrosen mit Einblutungen.

43.5.2.5 Neurofibromatose Typ I (Morbus Recklinghausen)

Sehr selten können beim Morbus Recklinghausen polyostotische Knochenläsionen am Handskelett als Folge der neuralen Tumorbildung auftreten (Abb. 43.9). Diese bestehen in ovalären Osteolysen mit Randsklerosen und proliferativen Periostreaktionen. Hiervon abzugrenzen ist das nichtossifizierende Fibrom, das beim Morbus Recklinghausen überzufällig häufig angetroffen wird.

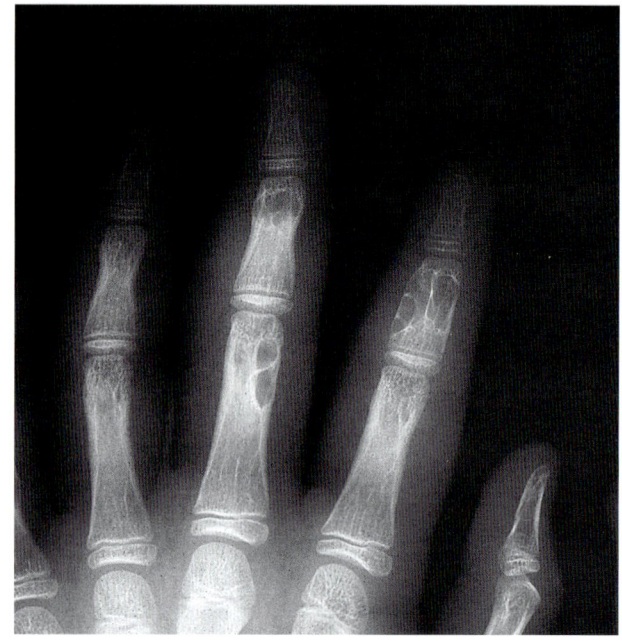

Abb. 43.9 **Neurofibromatose des Handskeletts.**
Ovaläre, teils randsklerosierte Osteolysen in der Mittelphalanx II und Grundphalanx III, neben verbreiterten und verdichteten Weichteilen (Aufnahme von Dr. H. Rosenthal, Hannover).

43.5.2.6 Tuberöse Sklerose (Morbus Pringle-Bourneville)

Im Rahmen dieser seltenen familiären Phakomatose werden als Ausdruck der neuroektodermalen Fehlbildung häufig auch am Handskelett zystenähnliche Aufhellungen angetroffen, gelegentlich auch periostale Verkalkungen.

Tab. 43.2 Knochentumoren mit zystischem Aspekt

- Enchondrom, Enchondromatose
- Juvenile und aneurysmatische Knochenzysten
- Nichtossifizierendes Knochenfibrom
- Hämangioendotheliom
- Intraossäres Lipom
- Glomustumor
- Chondroblastom
- Riesenzelltumor (Osteoklastom)
- Plasmozytom
- Osteolytische Knochenmetastasen

43.6 Zystische Knochentumoren

Einige benigne und maligne Knochentumoren der Tab. 43.2 können ein partiell oder komplett zystisches Erscheinungsbild aufweisen. Diese Entitäten werden in Kap. 44 vorgestellt.

43.7 Differenzialdiagnosen

Gelegentlich können alleine die pathognomischen Röntgenzeichen zur Diagnose führen. Dem weiten Spektrum entsprechend müssen bei der Wertung der Röntgenzeichen meist jedoch klinische und laborchemische Daten mit einbezogen werden. Zur weiteren differenzialdiagnostischen Eingrenzung können die CT (z. B. durch die Dichtewerte des intraossären Lipoms oder den transkortikalen Stiel des intraossären Ganglions) und die Skelettszintigraphie (Mehrspeicherung z. B. bei der fibrösen Dysplasie und Knochensarkoidose) oder MRT beitragen. Besteht bei zystischen Läsionen des Handskeletts klinisch oder bildgebend der Verdacht auf einen malignen Knochentumor, dann sollte das lokale Staging mittels CT und/oder MRT, gegebenenfalls auch durch eine Arteriographie, komplettiert werden.

43.8 Therapeutische Optionen

Die Behandlung richtet sich nach der jeweiligen Grunderkrankung. Hierzu wird auf die Kap. 23 („Karpale Instabilitäten"), 27 („Arthrosis deformans"), 30 („Osteonekrosen am Handskelett"), 31 („Osteopenische Knochenerkrankungen"), 33 („Hormonell, vitaminös, medikamentös und toxisch bedingte Osteopathien"), 34 („Kristallinduzierte Osteoarthropathien"), 35 („Seltene Osteoarthropathien"), 36 („Rheumatoide Arthritis"), 37 („Seronegative Spondylarthropathien"), 41 („Osteomyelitis"), 44 („Knochentumoren"), 45 („Weichteiltumoren") und 48 („Arterielle Durchblutungsstörungen") hingewiesen.

Literatur

Übersichtsarbeiten

Dihlmann W. Gelenke, Wirbelverbindungen. 3. Aufl. Thieme. Stuttgart 1987
Fendel A, Horger MS. McCune-Albright-Syndrom. Fortschr Röntgenstr 2003; 175: 135–136
Förstner H. Das intraossäre Ganglion im Handwurzelbereich. Chirurg 1992; 63: 977–979
Freyschmidt J. Skeletterkrankungen. Springer. Berlin 1993
Resnick D. Bone and Joint Imaging. Saunders. Philadelphia 2002

Weiterführende Literatur

http://www.thieme.de/aktionen/schmitt-lanz

44 Knochentumoren

H. Rosenthal, R. Schmitt, A. Stäbler

Primäre wie auch sekundäre Knochengeschwülste sind am Handskelett selten. Die radiologische Differenzialdiagnose wird dadurch erleichtert, dass die am häufigsten an der Hand vorkommenden Knochentumoren eine relativ charakteristische Röntgenmorphologie aufweisen. Jedoch kann die gesamte Palette von Knochentumoren neben tumorähnlichen Läsionen auch an der Hand auftreten. In atypischen Lokalisationen wie den Karpalknochen wird dann häufig erst die Biopsie die Artdiagnose liefern. Für die artdiagnostische Zuordnung ist das Röntgenbild von größter Bedeutung. Bei einigen Tumorentitäten kann die MRT wichtige Zusatzinformationen liefern. Sie ist zur Ausdehnungsbestimmung in der Therapieplanung die Methode der Wahl. Die CT hat ihren Stellenwert bei der Suche nach dem Nidus eines Osteoidosteoms und in begrenztem Umfang bei sklerosierenden Tumorformen. Die Skelettszintigraphie dient der Diagnostik des Osteoidosteoms, polyostotischer Tumorerkrankungen und im Einzelfall der Abgrenzung gegenüber Osteomyelitiden.

Pathoanatomie, klinische Symptomatik

Tumoren der Hand sind in der überwiegenden Mehrzahl Weichteilgeschwülste. In Sammelstatistiken handchirurgischer Zentren machen die Knochentumoren nur einen Anteil von 2 % aus. Die Angaben von Knochentumorzentren belegen, dass von allen Knochengeschwülsten nur ein Anteil von 4 % am Handskelett lokalisiert ist. Als Ursache hierfür ist unter anderem die sehr frühzeitige Konversion des Knochenmarkes an der Hand in Fettmark anzusehen. Primäre Tumoren mit Assoziation an das blutbildende Mark und Metastasen sind in der Regel stammnah lokalisiert. Andere Tumoren und tumorähnliche Läsionen sind in ihrer Entwicklung an Skelettabschnitte mit großem Längenwachstum und metaphysärem Umbau wie in der Kniegelenksregion gekoppelt.

Bei den Knochentumoren der Hand (Tab. 44.1) ergibt sich eine auffällige Dignitätsverteilung. Handchirurgische Zentren berichten über einen Anteil benigner Knochentumoren von 97 %. Selbst im vorselektionierten Krankengut der Knochentumorzentren liegt der Anteil benigner Läsionen bei 90 %. Insgesamt sind somit maligne Knochentumore der Hand extreme Raritäten. Als weitere Besonderheit muss an der Hand berücksichtigt werden, dass Weichteiltumoren aufgrund der engen Lagebeziehung zum Knochen und des begrenzten Raumes für verdrängendes Wachstum früher als in anderen Regionen zu sekundären Skelettveränderungen führen.

Tab. 44.1 Knochentumoren der Hand nach ihrer Häufigkeit

Häufigkeit	Benigne Tumoren	Maligne Tumoren	Tumorähnliche Läsionen
Relativ häufig	Enchondrom		Kompaktainsel intraossäres Ganglion
Selten	Osteoidosteom Osteochondrom Osteoblastom Riesenzelltumor periostales Chondrom	Metastase Plasmozytom Chondrosarkom	aneurysmatische Knochenzyste reparatives Riesenzellgranulom Epidermiszyste brauner Tumor
Extrem selten	Chondroblastom Chondromyxoidfibrom nichtossifizierendes Fibrom Hämangiom eosinophiles Granulom Adamantinom	Osteosarkom Ewing-Sarkom malignes fibröses Histiozytom Fibrosarkom Angiosarkom Hämangioendotheliom	juvenile Knochenzyste fibröse Dysplasie Morbus Paget hämophiler Pseudotumor

Bildgebende Diagnostik

Röntgendiagnostik

Grundlage für die Beurteilung ist in allen Fällen das konventionelle Röntgenbild der Hand. Als Beurteilungskriterien gelten die Erfassung osteoplastischer und osteolytischer Knochenveränderungen mit der Beschreibung des Destruktionsmusters von Kortikalis und Spongiosa. Periostale Reaktionsformen und eventuell vorhandene parossale Weichteilanteile ergeben Hinweise auf die Wachstumsgeschwindigkeit und die Dignität. Die Beurteilung der Tumormatrix ermöglicht nicht selten die artdiagnostische Eingrenzung. Wenige tumoröse Läsionen manifestieren sich an der Hand multizentrisch.

Arteriographie

Der diagnostische Stellenwert der Angiographie in der Abklärung von Knochentumoren ist sehr begrenzt. Von Ausnahmefällen abgesehen, ergibt sich allenfalls in der Operationsplanung großer Tumoren die Indikation zur Gefäßdarstellung.

Nuklearmedizin

Der Skelettszintigraphie kommt bei den Knochentumoren der Hand ebenfalls eine nur untergeordnete Bedeutung zu. Den wichtigsten Beitrag kann sie beim Nachweis eines Osteoidosteoms liefern. Der Nidus kann sich gelegentlich dem Nachweis auf den Röntgenübersichtsaufnahmen entziehen. Das gilt insbesondere für den Karpalbereich.

Computertomographie

In der Beurteilung der Weichteile zur Operationsplanung ist die CT von der MRT verdrängt worden. Als wichtige Indikation ist jedoch die Abklärung bei klinischem oder szintigraphischem Verdacht auf ein Osteoidosteom verblieben. Die durch das Spiral-CT mögliche multiplanare Darstellung erweitert das Indikationsspektrum um gelenknahe zystische Osteolysen und sklerosierende Tumoren. Kortikale Detruktionen lassen sich auch im Karpalbereich sicher erfassen.

Magnetresonanztomographie

Die für eine operative Therapieplanung wichtigste und umfassendste Information über Handskelett und umgebende Weichteile liefert die MRT. Auf die multiplanare Darstellung mit Oberflächenspulen sollte bei Verdacht auf Malignität nicht verzichtet werden. Die Tumorausdehnung und Lagebeziehung zu den umliegenden Weichteilstrukturen wird so am sichersten erfasst. Wichtig ist auch die gleichzeitig optimale Darstellung der Markrauminfiltration. Auch beim häufigsten Knochentumor des Handskeletts, dem Enchondrom, ist die MRT sinnvoll, da diese Tumoren eine charakteristische hohe Signalintensität im T2-gewichteten Bild aufweisen. Unter Verzicht auf die Darstellbarkeit kleiner pathologischer Tumorgefäße kann die in die Untersuchung integrierbare MR-Angiographie die Lagebeziehung des Tumors zu den Gefäßen und anatomische Normvarianten zusätzlich erfassen.

Tumorentitäten

44.1 Knochentumoren chondrogenen Ursprungs

44.1.1 Enchondrom (Chondrom)

Pathoanatomie, klinische Symptomatik

Das Enchondrom ist der häufigste Knochentumor des Handskeletts. Er besteht aus reifen Knorpelzellen, die sich vermutlich aus versprengtem Epiphysenknorpel entwickeln. Dementsprechend finden sich bevorzugte Lokalisationen in den distalen Metakarpal- und proximalen Phalangenabschnitten. Die Wachstumstendenz ist gering. Das **Enchondrom** wird als Zufallsbefund oder beim Auftreten von pathologischen Frakturen (Abb. 44.1a) meist zwischen der 2. und 5. Lebensdekade entdeckt. Eine Geschlechtsprädilektion besteht nicht. Die Geschwulst verursacht abgesehen von einer eventuellen leichten Auftreibung des betroffenen Skelettelements keine Beschwerden. Im Gegensatz zu histologisch gleichartigen Läsionen der langen Röhrenknochen besteht nur eine sehr geringe Entartungstendenz. Dies gilt nicht für die **Enchondromatose** als polyostotische Sonderform mit einer möglichen Entartung in bis zu 30 % der Fälle. Der reinen polyostotischen Form (**Morbus Ollier**) steht das **Maffucci-Syndrom** (Abb. 44.3) als Kombination von multiplen Enchondromen und Weichteilhämangiomen gegenüber.

Abb. 44.1 a, b **Enchondrom in der Grundphalanx des Zeigefingers.**
a Expansive Osteolyse mit endostaler Arrosion. Scharfe Begrenzung nach distal, nicht jedoch nach proximal. Es liegt eine pathologische Fraktur vor.
b In der T2*-gewichteten GRE-Sequenz kommen die enchondralen Tumoranteile signalreich und gut abgrenzbar zur Darstellung.

Abb. 44.2 a, b **Enchondrom in der Grundphalanx des Mittelfingers.**
a Große, den Markraum weitgehend einnehmende Osteolyse mit endostaler Ausdünnung der Kompakta. Zarte Kalktüpfelungen endotumoral.
b In der hochaufgelösten CT kommen die endostale Kompaktaarrosion und die endotumoralen Kalkspots besser zur Abbildung.

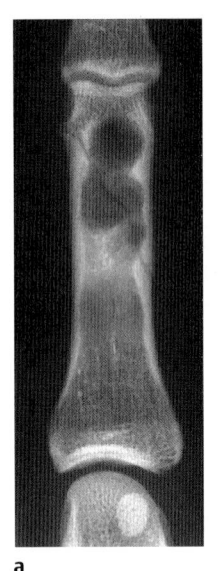

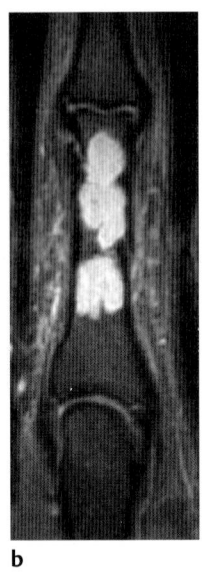

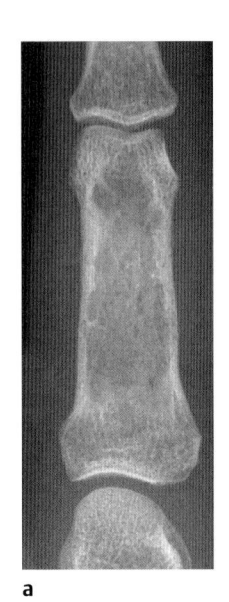

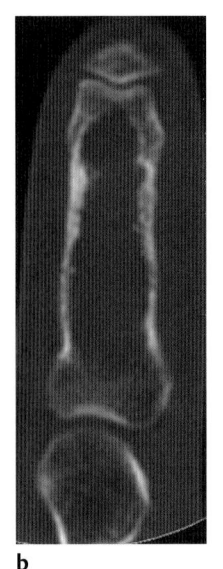

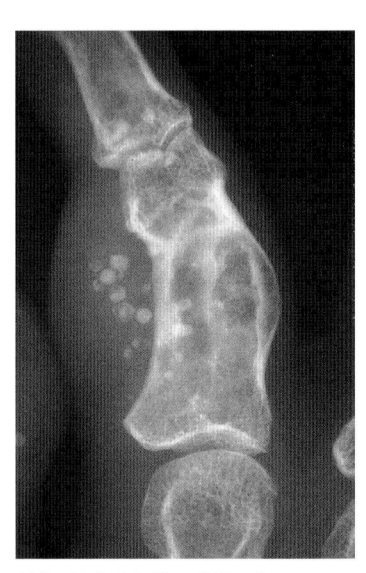

Abb. 44.3 **Maffucci-Syndrom.** Der Bildausschnitt zeigt mehrere Enchondrome in der Grundphalanx mit Wachstumsstörung sowie Phlebolithen in den Weichteilen.

Bildgebende Diagnostik

Röntgendiagnostik

Das röntgenologische Erscheinungsbild ist durch eine scharf konturierte Osteolyse mit endostaler Knochenresorption in den Phalangen und Metakarpalia geprägt (Abb. 44.1 u. 44.2). Die Karpalia sind fast nie betroffen. Ein zarter Sklerosesaum und mäßige blasige Auftreibung sind häufig. Periostreaktionen treten selten auf und sind meist Folge von Frakturheilungsvorgängen. Wichtig für die artdiagnostische Eingrenzung ist der Nachweis kleiner endotumoraler Verkalkungen der Knorpelmatrix, die popcornartig erscheinen. Als Sonderform wird das **periostale Chondrom** (Abb. 44.4 u. 44.5) mit gleichen Tumormerkmalen abgegrenzt.

Magnetresonanztomographie

Die korpelige Tumormatrix zeigt MR-tomographisch ein charakteristisches Signalverhalten mit Lobulierung, expansivem Tumorwachstum und hoher Signalintensität in T2-gewichteten Aufnahmesequenzen. Die an den langen Röhrenknochen schwierige Abgrenzung gegenüber dem Low-Grade-Chondrosarkom ist am Handskelett von untergeordneter Bedeutung.

Differenzialdiagnosen

Es ist an solitäre Knochenzysten, aneurysmatische Knochenzysten, Epidermiodzysten, Riesenzelltumoren, Chondrosarkome und andere seltene Tumoren zu denken.

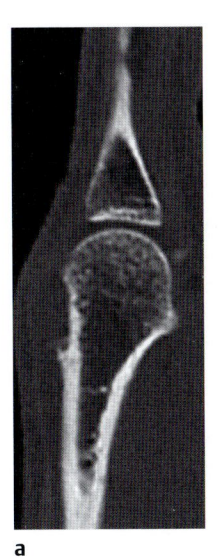

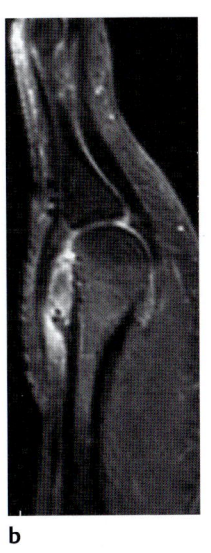

Abb. 44.4 a, b **Proliferierendes Chondrom in periostaler Lokalisation.**
a In der sagittalen CT mit 0,5 mm Schichtdicke Ausdünnung der Kompakta an der Dorsalseite des Metakarpale-II-Kopfes sowie spornförmige Periostverkalkung.
b In der kontrastmittelverstärkten T1-SE-Sequenz mit Fettsaturation ist der Tumorkern signalarm, die Peripherie hyperämisch, insbesondere nach proximal.

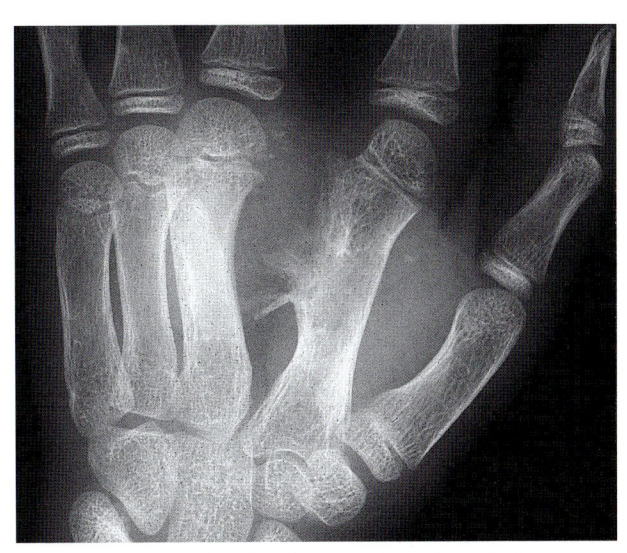

Abb. 44.5 **Periostales Chondrom am Metakarpale II eines 12-jährigen Jungen.**
Expansives Tumorwachstum mit flammenförmiger Periostabhebung und zarter Tumormatrixverkalkung. Tumorbedingte Deformierung des Metakarpale III.

44.1.2 Osteochondrom (kartilaginäre Exostose)

Pathoanatomie, klinische Symptomatik

Osteochondrome der Hand als benigne Läsionen knorpligen Ursprungs sind deutlich seltener als Enchondrome und werden ebenfalls häufig zufällig entdeckt. Sie sind in ihrer Entwicklung an die Epiphysenfugen gekoppelt und treten gehäuft bei der **familiären Exostosenkrankheit** auf. Hier liegen meist auch begleitende Wachstumsstörungen vor.

Bildgebende Diagnostik

Röntgendiagnostik

Die Röntgenbefunde mit zapfen- oder blumenkohlartigen Vorwölbungen sind charakteristisch (Abb. 44.6 u. 44.7). Als karpale Sonderform ist die Exostose im Rahmen eines **Morbus Trevor (Dysplasia epiphysealis hemimelica)** zu nennen, die sich auch als artikuläres Chondrom manifestieren kann.

Magnetresonanztomographie

Die nichtmineralisierten Knorpelkappen der Exostosen können in der MRT erfasst werden und stellen sich in T1- und T2-gewichteten Sequenzen hyperintens dar (Abb. 44.8). Die maligne Transformation zu Chondrosarkomen kann MR-tomographisch zuverlässiger als mit den radiologischen Verfahren erkannt werden.

Differenzialdiagnosen

Der **Carpe bossu** (s. Abb. 28.1) wird als exostosenartige Vorwölbung am Handrücken durch ein Os styloideum als Normvariante verursacht und ist nicht als Geschwulst anzusehen. Chronische mechanische Irritationen können durch periostale Knochenneubildung zu exostosenartigen Protuberanzen an den kurzen Röhrenknochen der Hand führen. Für die sog. **Turret-Exostose** (Abb. 44.9) an den Diaphysen der kurzen Röhrenknochen wird als Ursache eine Hämatomverknöcherung angesehen. Als reaktive Knochenveränderung ist auch die **subunguale Exostose** anzusehen.

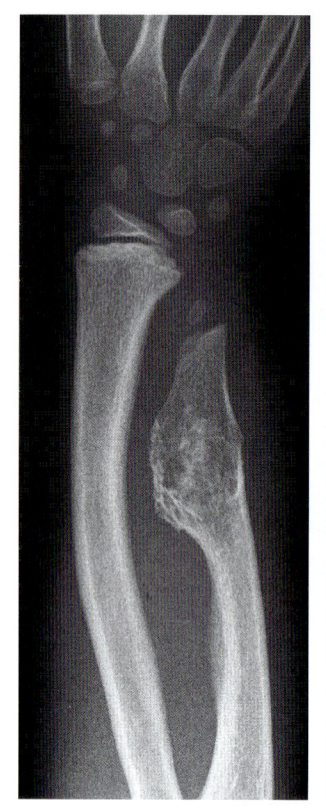

Abb. 44.6 Kartilaginäre Exostose im distalen Ulnaabschnitt eines 9-jährigen Jungen.
Blumenkohlartige Verplumpung des distalen Ulnaabschnitts. Wachstumsstörung mit Verkürzung der Ulna um 2 cm sowie mit bogenförmiger Deformität des Radiusschaftes.

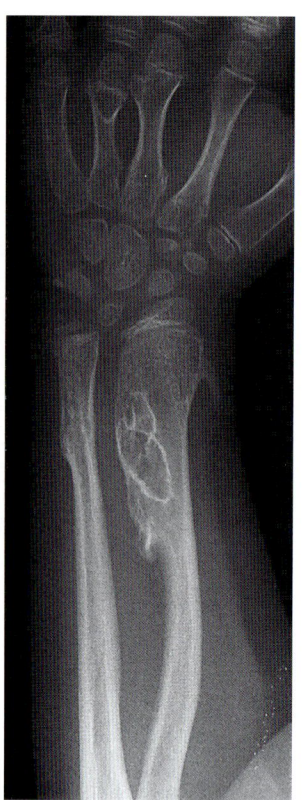

Abb. 44.7 Exostosenkrankheit bei einem 11-jährigen Jungen.
Verbreiterung des distalen Radiusabschnitts mit 3 exostosenartigen Ausziehungen. Kleinere kartilaginäre Exostosen weisen die Ulnametaphyse sowie die Metakarpalia III und IV auf. Madelung-Deformität.

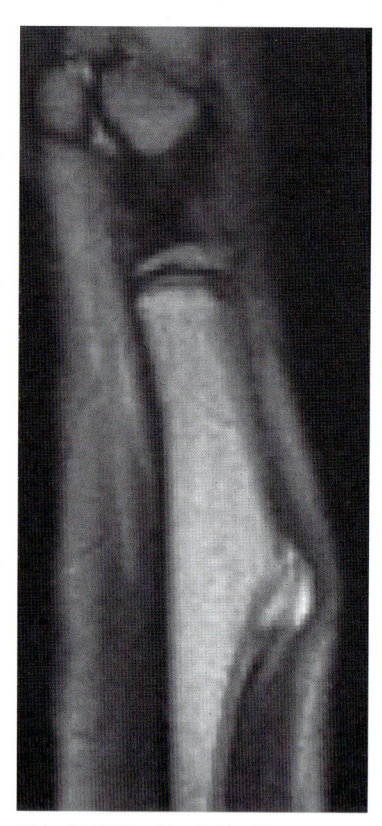

Abb. 44.8 Kartilaginäre Exostose an der distalen Ulnametaphyse (8-jähriges Mädchen).
In der sagittalen T2-FSE-Sequenz trägt die Exostosenspitze eine signalintense Knorpelkappe.

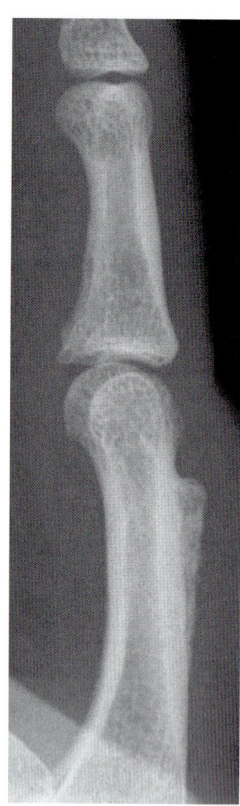

Abb. 44.9 Turret-Exostose an der Grundphalanx II.
Plateauartige Periostverdickung an der Dorsalseite der Diasphyse. 34-jähriger Handwerker.

44.1.3 Chondroblastom, Chondromyxoidfibrom

Beide benigne Tumorentitäten sind insgesamt sehr selten und nur in Einzelfällen an der Hand beschrieben. Gegenüber dem Enchondrom grenzt sich das Chondroblastom durch seinen bevorzugt epimetaphysären Sitz ab. Das Chondromyxoidfibrom neigt zur Ausbildung von randständigen Sklerosierungen und Periostreaktionen.

44.1.4 Chondrosarkom

Pathoanatomie, klinische Symptomatik

Unter den insgesamt extrem seltenen primären Knochenmalignomen der Hand ist das Chondrosarkom noch mit Abstand das häufigste. Der Anteil sekundärer Chondrosarkome liegt bei etwa 20%. Diese entwickeln sich bevorzugt auf dem Boden eines **Morbus Ollier** oder **Maffucci-Syndroms**. Bei leichter Bevorzugung des männlichen Geschlechts besteht keine Altersprädilektion.

Bildgebende Diagnostik

Röntgendiagnostik

Hauptlokalisation sind die Metakarpalia und Grundphalangen. Gegenüber dem Enchondrom grenzt sich der Tumor durch kortikale Destruktion und Ausbildung eines extraossären Weichteilanteils ab. Enchondrale Verkalkungen ermöglichen die artdiagnostische Zuordnung (Abb. 44.10).

Computertomographie

Die expansiven Osteolysen von Chondrosarkomen führen am Handskelett schon früh zu einer fokalen Destruktion der periostalen Knochenlamelle, die sich am sichersten in der CT darstellen lässt. Die Sensitivität im Nachweis endotumoraler Verkalkungen ist im Vergleich zum Röntgenbild höher.

Magnetresonanztomographie

Die knorpelige Tumormatrix zeigt wie beim Enchondrom kernspintomographisch ein charakteristisches Bild mit starker Signalanhebung im T2-gewichteten Bild. Daneben sind die Malignitätskriterien mit Kortikalispenetration und extraossalem Tumoranteil diagnostisch wegweisend. Bei dynamischen Untersuchungen zeigt sich im Vergleich zum Enchondrom ein schnelleres Kontrastmittelenhancement.

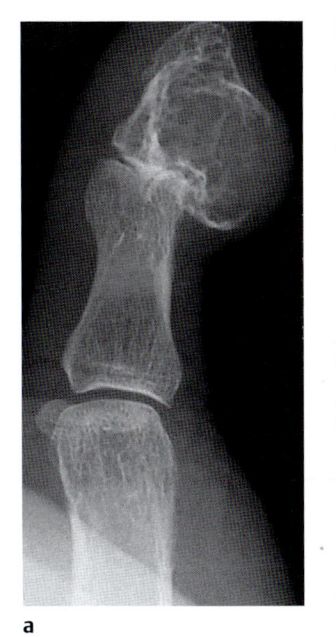

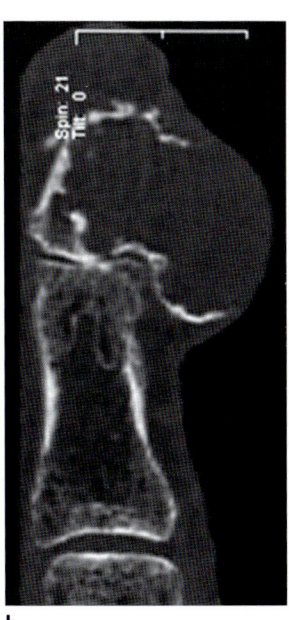

Abb. 44.10 a, b **Chondrosarkom der Daumenendphalanx.**
a Große exzentrische Osteolyse innerhalb des tumorös aufgetriebenen Endgliedes. Lineare, septenförmigen Binnenstrukturen.
b In der koronalen CT (Schichtdicke 0,5 mm) breitflächige Destruktion der Kompakta radialseitig und paraossaler Tumoranteil.

44.2 Knochentumoren mit ossärem Ursprungsgewebe

44.2.1 Osteoidosteom

Pathoanatomie, klinische Symptomatik

Das Osteoidosteom ist eine gutartige knochenbildende Läsion mit einem Nidus aus Osteoidtrabekeln. Der Altersgipfel liegt im 2. Dezennium mit einer Prädominanz des männlichen Geschlechts. Charakteristisch ist der nächtliche Schmerz, der auf Salizylate anspricht. Das klinische Bild kann eine Monarthritis vortäuschen. Das Osteoidosteom ist zwar selten, aber keine extreme Rarität an der Hand und aufgrund der klinischen Beschwerden und schlechten Erkennbarkeit von besonderer Bedeutung.

Bildgebende Diagnostik

Röntgendiagnostik

Bei typischem Sitz in der Kortikalis der langen Röhrenknochen ist die zentrale Osteolyse mit meist nur wenigen Millimetern Durchmesser von einer starken reaktiven Sklerose begleitet (Abb. 44.11 a u. 44.12 a). Bei Tumorsitz in der Spongiosa kann die reaktive Sklerose vollständig fehlen. An der Hand und insbesondere im Karpalbereich kann sich der Nidus bei fehlender zentraler Verkalkung dem Nachweis im Röntgenbild leicht entziehen.

Computertomographie

Das axiale Bild der CT ermöglicht in der Regel die Nidusdetektion. Es muss hier besonders auf eine geringe Schichtdicke und fehlende Schichtlücken geachtet werden. Optimal geeignet sind Spiral-CT-Untersuchungen mit Rekonstruktion in einem hochauflösenden Knochenalgorithmus (Abb. 44.12 a).

Magnetresonanztomographie

Das im spongiösen Knochen lokalisierte Osteoidosteom führt im Karpalbereich oft zu einem erheblichen Knochenmarködem und gelegentlich zu einer Begleitsynovialitis. Diese in T2-gewichteten Sequenzen sehr augenfälligen Befunde können gelegentlich den eigentlichen

Nidus maskieren. Deshalb ist auf eine geringe Schichtdicke zu achten. Nach Kontrastmittelgabe zeigt der nichtverkalkte Nidus ein kräftiges Enhancement (Abb. **44.11 b–d** u. **44.12 b**).

Nuklearmedizin

Bei klinischem Verdacht ist zum Nachweis oder Ausschluss auch die Skelettszintigraphie geeignet, da der gut vaskularisierte Nidus eine charakteristische fokale Nuklidanreicherung verursacht.

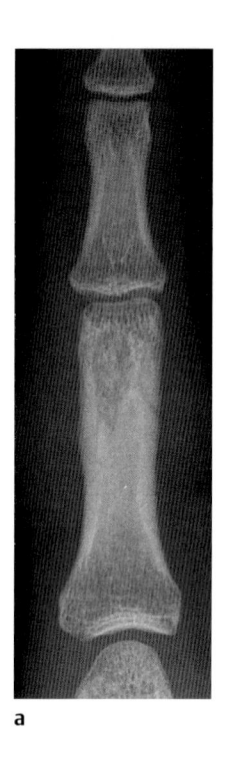

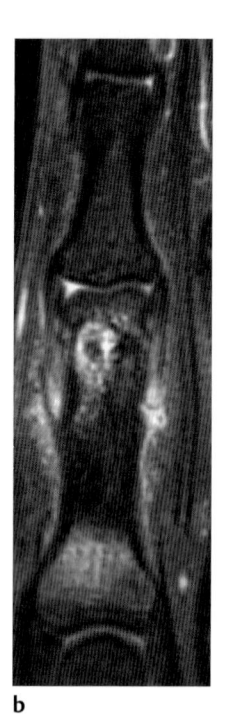

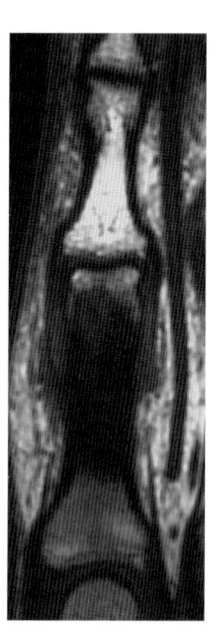

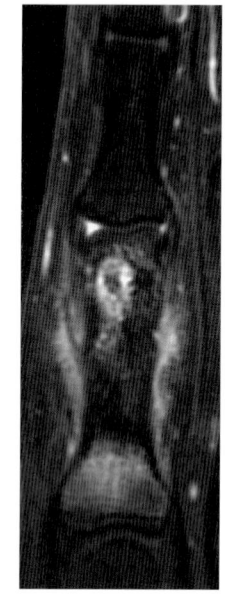

Abb. 44.11 a–d **Osteoidosteom im subkapitalen Grundphalanxabschnitt II. 26-jährige Frau mit Schmerzen, die auf ASS ansprechen.**
a In der dorsopalmaren Aufnahme längliche, scharf berandete Osteolyse im distalen Schaftabschnitt. Innerhalb der Osteolyse punktförmige Verdichtung, die dem Nidus entspricht. Deutliche Umgebungssklerose.
b In der fettsaturierten PD-FSE-Sequenz ist die Osteolyse signalreich, während der Nidus und die Spongiosasklerose signalarm zur Darstellung kommen.
c Flächenhafte Signalabsenkung in der T1-SE-Sequenz. Die Osteolyse ist von intermediärer Höhe.
d Nach Kontrastmittelgabe kräftiges Enhancement in der Osteolyse. Der Nidus bleibt signalarm.

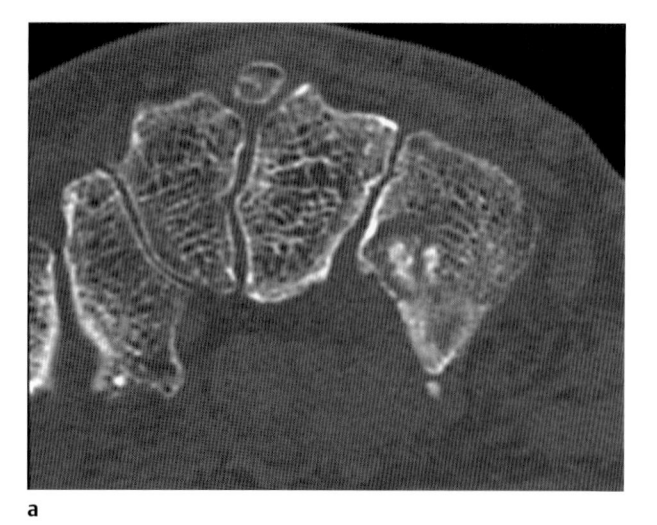

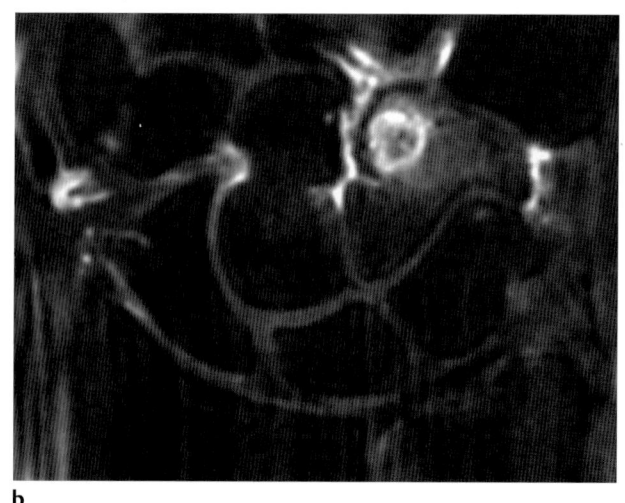

Abb. 44.12 a, b **54-jähriger Mann mit Osteoidosteom im Hamatum.**
a Axiales CT mit gemischtförmigem Tumor im Hamatumkörper. Der zentral gelegene Nidus ist kalzifiziert, die Umgebung osteolytisch destruiert.
b Intensive Kontrastmittelaufnahme des Tumors in der fettsaturierten T1-SE-Sequenz. Der verkalkte Nidus bleibt signalarm.

44.2.2 Osteoblastom

Beim seltenen Osteoblastom handelt es sich um einen knochenbildenden benignen Tumor mit größerem Durchmesser im Vergleich zum Osteoidosteom bei sonst gleichartigem histologischen Aufbau. Die osteolytische Destruktion hat einen Durchmesser von mehr als 1,5 cm. Am Handskelett kann frühzeitig eine Weichteilkomponente zur Ausbildung kommen. Der Tumor ist ebenso wie das Osteoidosteom gut vaskularisiert.

44.2.3 Osteosarkom

Pathoanatomie, klinische Symptomatik

Das Osteosarkom ist definiert als maligner mesenchymaler Tumor mit Osteoidbildung. Dieser häufigste maligne primäre Knochentumor ist an der Hand extrem selten. Weltweit sind weniger als 40 Fälle dokumentiert, wovon mindestens 4 Fälle strahleninduziert waren. Bei der Seltenheit des Tumors sollten auch histologische Befunde kritisch hinterfragt werden, da als Differenzialdiagnose benigne Läsionen erwogen werden müssen, die radiologisch wie auch histologisch Ähnlichkeiten mit dem Osteosarkom haben können. Dies gilt insbesondere für die reaktive floride Periostitis. Unter den Begriffen **pseudomaligner ossärer Tumor der Weichteile, fibroossärer Pseudotumor der Finger** und **bizarre parossale osteochondromatöse Proliferation (Nora's Lesion)** sind ähnliche Veränderungen der Hände mit Verwechslungsmöglichkeit zum Osteosarkom in der Literatur beschrieben.

Bildgebende Diagnostik

Röntgendiagnostik

Das Osteosarkom betrifft bevorzugt Metakarpalia und Grundphalangen. Tumorosteoid, Kortikalisdestruktion und Weichteilbeteiligung sind wegweisende diagnostische Kriterien.

Computertomographie, Magnetresonanztomographie

Besteht aufgrund der Röntgendiagnostik der Verdacht auf ein Osteosarkoam, ist die kontrastmittelverstärkte MRT die aussagekräftigste Methode, um den Grad der extraossären Tumorausdehnung zu bestimmen. Besonderes Augenmerk ist auf die Möglichkeit von „Skip Lesions" innerhalb der Röhrenknochen mit gewisser Entfernung zur Hauptmanifestation des Tumors zu legen.

44.3 Knochentumoren bindegewebigen Ursprungs

44.3.1 Nichtossifizierendes Fibrom, desmoplastisches Fibrom

Das nichtossifizierende Fibrom ist an den langen Röhrenknochen mit exzentrischer Lage und Randsklerose ein häufiger Befund. Es handelt sich um eine wachstumsinduzierte „Leave-me-alone"-Läsion. An der Hand ist die Läsion jedoch extrem selten. Unter den raren Tumoren bindegewebigen Ursprungs kann das desmoplastische Knochenfibrom den distalen Radius mit einem charakteristischen grobtrabekulären Strukturumbau betreffen.

44.3.2 Riesenzelltumor (Osteoklastom)

Pathoanatomie, klinische Symptomatik

Der Riesenzelltumor befällt das Handskelett in 3 % der Fälle. Weitere 6 % dieser Tumoren finden sich daneben gelenknah am distalen Radiusabschnitt. Im Gegensatz zur aneurysmatischen Knochenzyste tritt der Riesenzelltumor selten vor dem Schluss der Epiphysenfugen auf. Altersgipfel ist das 3. Dezennium mit einer leichten Prädominanz des männlichen Geschlechts.

Bildgebende Diagnostik

Röntgendiagnostik

Die charakteristische Lokalisation ist epimetaphysär. Die exzentrischen Osteolysen haben keine Matrixverkalkungen, aber gelegentlich eine Pseudotrabekulierung (Abb. 44.13 a). Die blasige Auftreibung und Kortikalisdestruktion kann der aneurysmatischen Knochenzyste ähnliche Bilder hervorrufen.

Computertomographie

Die expansive Osteolyse lässt in der Regel eine sehr dünne Knochenschale bestehen, die sich im CT besser nachweisen lässt. Die fehlende Matrixverkalkung kann artdiagnostische Hinweise geben.

Magnetresonanztomographie

Der Riesenzelltumor hat eine hohe Rezidivrate und neigt zu Implantationsrezidiven nach operativer Therapie und Biopsie. Für die optimale Planung der obligaten chirurgischen Therapie ist die MRT unerlässlich. Der Tumor liegt regelhaft in Gelenknähe und zeigt ein kräftiges Kontrastmittelenhancement. Operativ wird das Tumorlager nach Resektion mit Knochenzement aufgefüllt. In der Rezidivdiagnostik ist dann die MRT ebenso Verfahren der Wahl.

44.3.3 Malignes fibröses Histiozytom (MFH), Fibrosarkom

Diese Tumorentitäten mit Ursprung im Knochen der Hand sind extreme Raritäten und wurden nur in wenigen Einzelbeschreibungen berichtet. Diese Tumoren haben ihren Ursprung häufiger in den Weichteilen und führen sekundär zu Knochendestruktionen (Abb. 44.14).

44.4 Knochentumoren endothelialen Ursprungs

44.4.1 Hämangiom

Pathoanatomie, klinische Symptomatik

Nur 2 % der Skeletthämangiome finden sich an der Hand. Sie sind am Unterarm und der Hand oft mit Hämangiomen der darüber gelegenen Weichteile vergesellschaftet (Abb. 44.15).

Bildgebende Diagnostik

Röntgendiagnostik

Hämangiome des Knochens sind an einem kleinwabigen Strukturumbau des Knochens zu erkennen (Abb. 44.15a). Differenzialdiagnostisch ist die Sarkoidose zu erwägen, die jedoch zu einer gröberen Trabekulierung führt.

Computertomographie

In der differenzialdiagnostischen Eingrenzung trabekulärer Osteolysen kann die CT wertvolle Hinweise geben. Hämangiome des Knochens haben insbesondere bei Beteiligung der umliegenden Weichteile länglich konfigurierte Destruktionen der Kortikalis mit einer Randsklerose, die durch penetrierende hypertrophierte Gefäßkanäle verursacht sind (Abb. 44.15 b u. c)

Magnetresonanztomographie

Die direkte Visualisierung der Gefäße gelingt mit der MRT (Abb 44.15 d). Die obligate Kontrastmittelgabe ist hier sinnvoll mit der MR-Angiographie zu kombinieren. Bei isolierten skelettalen Hämangiomen stellen sich meist keine pathologischen Gefäße dar.

Arteriographie

Das isolierte skelettale Hämangiom stellt keine Indikation zur Angiographie dar. Diese erfolgt bei symptomatischen Hämangiomen und arteriovenösen Malformationen mit Weichteilbeteiligung in Kombination mit der Phlebographie zur Therapieplanung. Der ossäre Hämangiombefall ist keine Kontraindikation zur Sklerosierungsbehandlung.

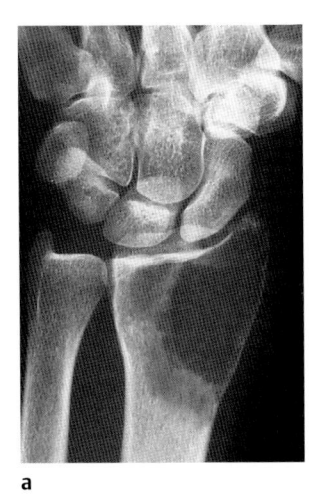

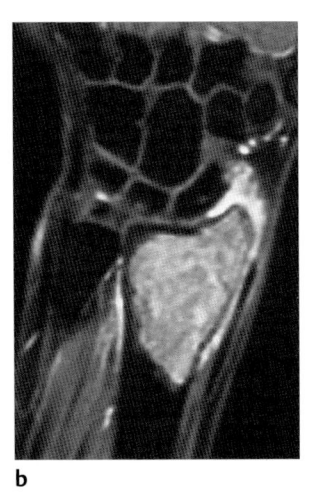

44.4 Knochentumoren endothelialen Ursprungs

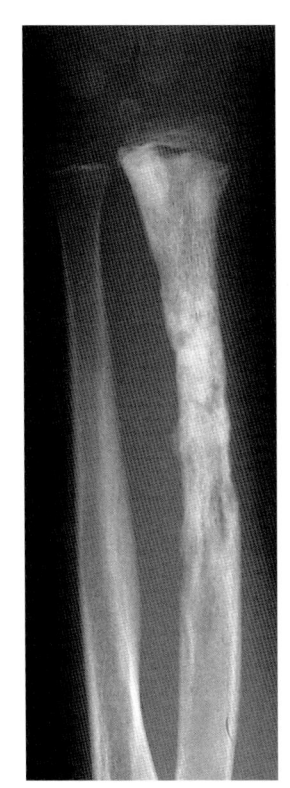

Abb. 44.14 **Malignes fibröses Histiozytom in der Radiusdiametaphyse eines 8-jährigen Jungen.**
Inhomogen wolkige Sklerosierung der distalen Radiusschafthälfte bis unmittelbar an die Wachstumsfuge heran.
Das Periost ist umschrieben abgehoben und verdickt.
Proximale Tumorausdehnung nicht abgrenzbar.

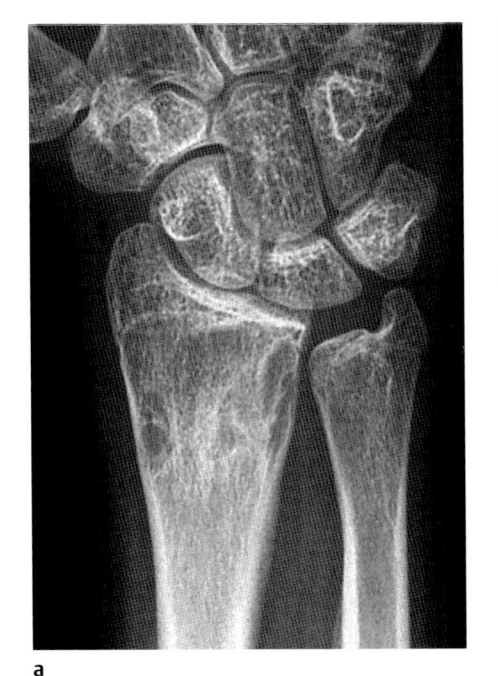

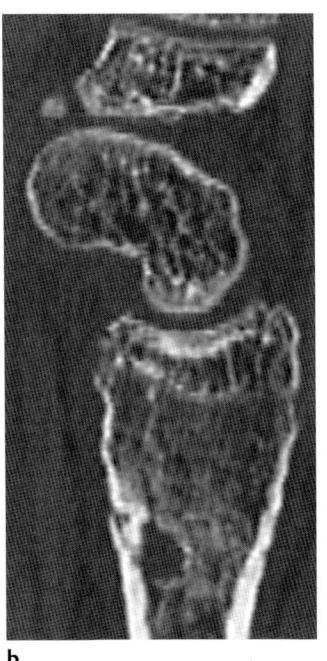

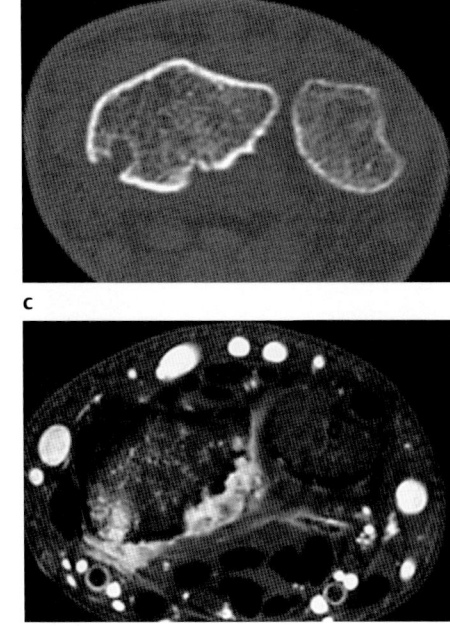

Abb. 44.**13 a, b Riesenzelltumor im distalen Radiusabschnitt.**
a 3,5 cm große Osteolyse in charakteristischer Lage epimetaphysär. Schlierige Pseudotrabekulation endotumoral. Arrosion und Ausdünnung der Kompakta. Unscharfe Tumorgrenzen nach ulnar und proximal.
b Die komplette Tumorausdehnung wird in der T2*-gewichteten GRE-Sequenz deutlich. Überwiegend signalreiche Tumormatrix. Die parossalen Weichteile sind infolge entzündlicher Umgebungsreaktion signalintens.

Abb. 44.**15 a – d Osteoklastisches Hämangiom am Radius palmarseitig.**
a Mehrere länglich angeordnete Strukturdefekte mit Randsklerose am diametaphysären Übergang des Radius.
b In der sagittalen MPR einer hochaufgelösten CT sind die teils randsklerosierten Läsionen überwiegend palmarseitig lokalisiert.
c Axiale CT-Primärschicht mit randsklerosierten Defekten. Zerstörung der Incisura ulnaris radii.
d Nach Kontrastmittelgabe kommt es in der T1-gewichteten SE-Sequenz mit Fettsaturation zu einem kräftigen parossalen Enhancement innerhalb der anigomatösen Lakunen.

44.4.2 Hämangioendotheliom, Angiosarkom

Der ebenfalls sehr seltene maligne Tumor hat im Gegensatz zu den anderen primären Knochentumoren an der Hand ein unterschiedliches Verteilungsmuster mit bevorzugtem Befall der Karpalia und Metakarpalia. Zudem ist ein multilokulärer Befall im Handskelett mit osteolytischen Destruktionen möglich. Hier sind als Differenzialdiagnosen das Plasmozytom und Metastasen zu erwägen.

44.5 Knochentumoren medullären Ursprungs

44.5.1 Ewing-Sarkom

Tumormanifestationen am Handskelett sind auch hier extrem selten. Die charakteristischen Röntgenzeichen der permeativen Osteolyse verbunden mit Periostreaktionen gelten in gleicher Weise wie an anderer Lokalisation. Differenzialdiagnostisch ist in erster Linie an die Osteomyelitis zu denken.

Magnetresonanztomographie

Die lokale Therapie des Ewing-Sarkoms erfolgt auch bei der Manifestation an der Hand erst nach vorangegangener Chemotherapie. Die MRT wird obligat zum Tumor-Staging und zur Kontrolle des Therapieresponse eingesetzt. „Skip Lesions" werden im Gegensatz zum Osteosarkom selten beobachtet.

44.5.2 Plasmozytom, malignes Lymphom, Morbus Hodgkin und Leukämie

Entgegen früheren Literaturmitteilungen über die periphere Befallsform des **Plasmozytoms** muss der diffuse Skelettbefall der Hand (Abb. 44.**16a**) als seltenes Ereignis eingeschätzt werden. In unserem eigenen umfangreichen Krankengut war dies nur in fortgeschrittenen Tumorstadien der Fall. Über den solitären Plasmozytombefall der Hand (Abb. 44.**16b**) sowie Manifestationen **maligner Lymphome** und des **Morbus Hodgkin** in dieser Lokalisation liegen nur Einzelbeobachtungen vor. Osteolytische Destruktionen bei **akuten Leukämien** sind selten im Kindesalter zu erwarten (Abb. 44.**17**). Bei Erwachsenen ist erst in weit fortgeschrittenen Erkrankungsstadien mit stammnah betonten Knochendestruktionen zu rechnen.

Abb. 44.**16 a, b** **Manifestationsarten von Plasmozytomen an der Hand.**
a Diffuse osteolytische Durchsetzung des Handskeletts mit scharf konturierten Osteolysen.
b Solitärbefall des Metakarpale IV. Der Schaft ist blasig aufgetrieben, die Kompakta arrodiert und ausgedünnt (Aufnahme von Prof. Dr. U. Lanz, Bad Neustadt/Saale).

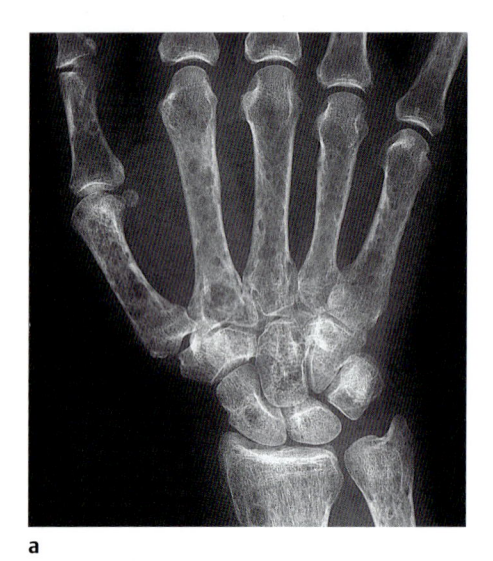

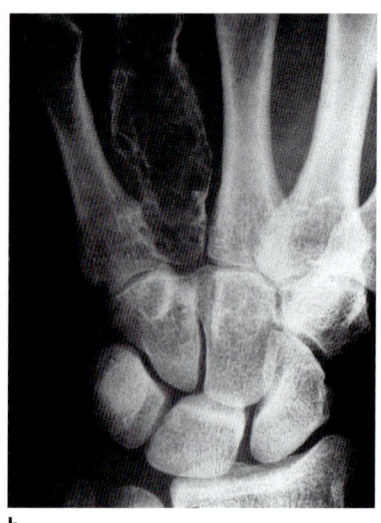

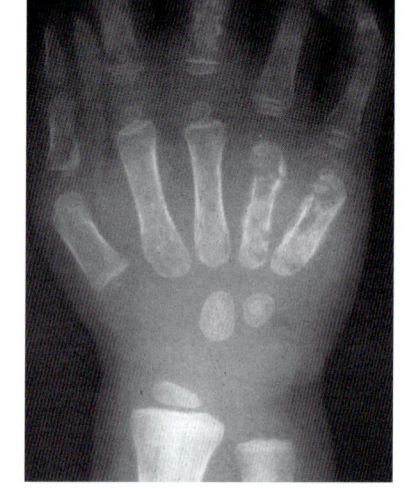

Abb. 44.**17 Akute kindliche Leukämie bei einem 2-jährigen Mädchen.** Diffuse Weichteilschwellung sowie mehrere Osteolysen in den Metakarpalia III–V mit periostaler Reaktion.

44.6 Tumorähnliche Knochenläsionen

44.6.1 Enostom, Kompaktainsel

Pathoanatomie, klinische Symptomatik

Hierbei handelt es sich um keine Geschwulst. Die im Handskelett häufigen Läsionen verursachen keine klinischen Symptome und sind ohne klinische Bedeutung. Ähnlich sind die Akroosteosklerosen der Endphalangen zu werten, die bei entzündlichen Gelenkerkrankungen gehäuft zu beobachten sind.

Röntgendiagnostik

Es zeigen sich solitär oder auch multipel kleine rundliche Sklerosierungszonen im spongiösen Knochen von 2–10 mm Durchmesser ohne Alteration der umliegenden Knochenstrukturen (Abb. 44.18). Allenfalls das Osteoidosteom kann in Einzelfällen ähnliche Sklerosierungen hervorrufen, grenzt sich jedoch durch die klinische Symptomatik ab.

44.6.2 Aneurysmatische Knochenzyste

Pathoanatomie, klinische Symptomatik

Mit 5 % Anteil an der Hand lokalisierter aneurysmatischer Knochenzysten gehört diese tumorähnliche Läsion zu den vergleichsweise häufigen Tumoren. 75 % der Patienten sind unter 20 Jahre alt. Es besteht keine Geschlechtsprädilektion.

Bildgebende Diagnostik

Röntgendiagnostik

Die häufig schnell wachsende Läsion mit unscharfer Randkontur führt zur blasigen Auftreibung mit Kortikalisdestruktion und Pseudotrabekulierung (Abb. 44.19). Betroffen sind bevorzugt die Metakarpalia, Grund- und Mittelphalangen. Differenzialdiagnostisch ist neben dem reparativen Riesenzellgranulom auch die tuberkulöse Osteomyelitis zu erwägen.

Magnetresonanztomographie

In aneurysmatischen Knochenzysten lassen sich oft charakteristische Sedimentationsphänomene mit Spiegelbildungen darstellen (Abb. 44.20). Ein Kontrastmittelenhancement zeigt nur der zystische Randwall.

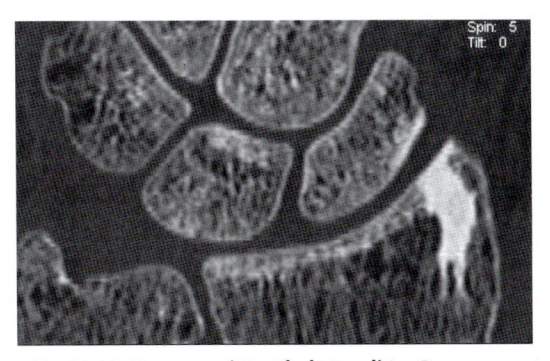

Abb. 44.18 **Enostom (Kortikalisinsel) im Processus styloideus radii.**
In der koronalen MPR-Schicht einer hochaufgelösten CT dichter Skleroseherd innerhalb der subchondralen Spongiosa. Keinerlei Destruktionszeichen.

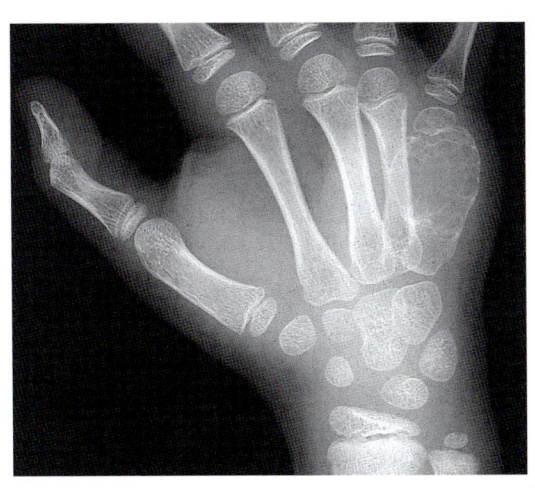

Abb. 44.19 **Aneurysmatische Knochenzyste im Metakarpale V eines 6-jährigen Mädchens.**
Blasige Auftreibung des gesamten Diaphysenschaftes mit Ausdünnung der Kompakta und bandförmiger Pseudotrabekulierung (Aufnahme von Dr. D. Jiménez, Madrid).

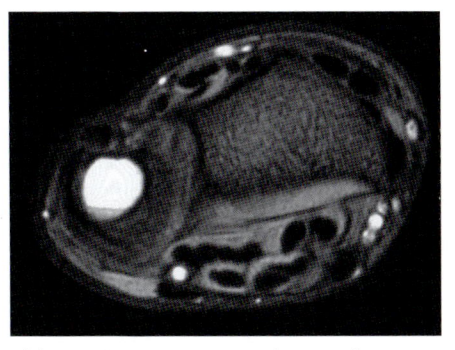

Abb. 44.20 **Aneurysmatische Knochenzyste im Ulnakopf.**
In der T2*-gewichteten GRE-Sequenz findet sich innerhalb einer signalreichen Zyste ein basaler Spiegel infolge korpuskulärer Sedimentation des Zysteninhalts. Dorsale Subluxationsstellung des Radius in Pronation.

44.6.3 Solitäre Knochenzyste (juvenile Knochenzyste)

Als häufige Läsion der langen Röhrenknochen mit Kortikalisausdünnung, glatter Randkontur und fehlender Tumormatrix neigt die tumorähnliche Läsion zu pathologischen Frakturen mit dem charakteristischen Röntgenzeichen des „eingefallenen Fragments". Weniger als 1% der Knochenzysten manifestieren sich an der Hand. Wichtigste Differenzialdiagnose ist das Enchondrom.

44.6.4 Reparatives Riesenzellgranulom

Diese seltene, nichtneoplastische Läsion wird als eigene Entität in der neuen WHO-Klassifikation der Knochentumoren abgegrenzt. Gelegentlich findet sich diese Läsion auch am Handskelett. Bei leichter Bevorzugung des männlichen Geschlechts tritt die Läsion meist zwischen 2. und 5. Lebensdekade auf. Sie führt zu blasiger Auftreibung der Metakarpalia oder Phalangen mit kortikaler Ausdünnung, aber fehlender reaktiver Sklerose. Die Röntgenmorphologie ähnelt der aneurysmatischen Knochenzyste, dem Riesenzelltumor und dem braunen Tumor.

44.6.5 Gelenkerkrankungen, intraossäres Ganglion

Die enge Lagebeziehung der Skelettelemente zu den zahlreichen Gelenken der Hand macht in der Differenzialdiagnose von Knochentumoren die gesonderte Beachtung gelenkbezogener Erkrankungen erforderlich.

Zystische Osteolysen im Karpalbereich sind in ihrer Entstehung fast regelhaft mit einem Gelenkprozess assoziiert. Neben **arthritisbedingten Zysten** (s. Abb. 43.**2**) ist bei unauffälligem Gelenkspalt an das **intraossäre Ganglion** (s. Abb. 43.**3** – 43.**6**) zu denken, das zystische Osteolysen mit Sklerosesaum verursacht. Häufigste Lokalisation ist die radiale Seite des Lunatums (Abb. 44.**21**), wobei für die Entstehung die besondere Biomechanik des skapholunären Gelenks eine Rolle spielen soll. Ähnliche Läsionen können durch intraossäre **Amyloidablagerungen** bei chronischer Hämodialyse verursacht sein (s. Abb. 35.**3**). Die **pigmentierte villonoduläre Synovialitis** befällt bevorzugt die Sehnenscheiden der Hand. Knöcherne Arrosionen sind als Folge möglich.

Bildgebende Diagnostik

Computertomographie

In der differenzialdiagnostischen Eingrenzung gelenkassoziierter Osteolysen kann die CT wertvolle Hinweise liefern. Intraossäre Ganglien lassen im Schnittbild regelhaft eine umschriebene kortikale Defektzone erkennen, über die die Läsion mit dem Gelenkkavum in Verbindung steht (Abb. 44.**21 a**).

Magnetresonanztomographie

Die intraossären Ganglien stellen sich im T2-gewichteten Bild signalreich dar und lassen nach Kontrastmittelgabe ein nur randständiges Enhancement erkennen (Abb. 44.**21 b**). Bei der pigmentierten villonodulären Synoviitis führen Hämosiderinablagerungen zu typischen Signalminderungen im T2-gewichteten Bild.

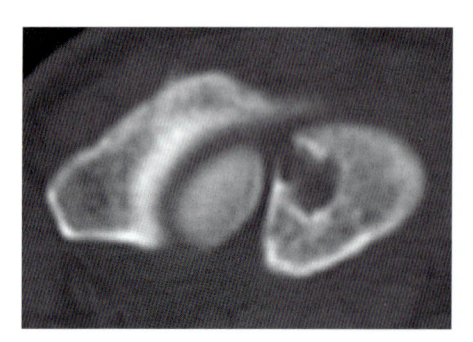

Abb. 44.**21 a, b** **Intraossäres Ganglion im radialen Abschnitt des Lunatums.**

a Axiale CT mit exzentrischer Osteolyse im dorsoradialen Abschnitt des Mondbeines. Die Kortikalisunterbrechung deutet auf einen Ganglionsprung vom dorsalen Segment des skapholunären Ligaments hin.

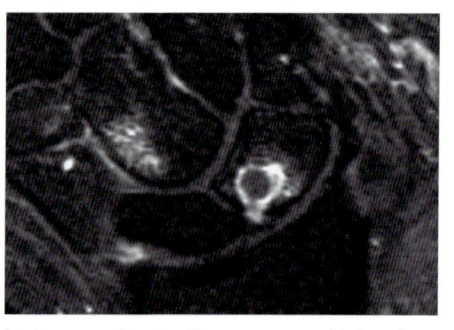

b Der ganglionäre Ursprung vom SL-Band wird in der kontrastmittelverstärkten MRT bewiesen. In der fettsaturierten T1-SE-Sequenz randständiges Enhancement des Ganglions unter Einbezug des Ligaments. Nebenbefundlich chondromatöser Einschluss im Kapitatum.

44.6.6 Intraossäre Epidermiszyste

Die traumatische Verlagerung von Epidermiszellen mit anschließender Proliferation kann zu typischen rundlichen Osteolysen vorwiegend der Endphalangen führen. Die Destruktionen sind glatt berandet und zeigen einen Sklerosesaum. Eine Matrixverkalkung wie beim Enchondrom fehlt. Klinisch stärkere Beschwerden verursacht bei ähnlichem Röntgenbefund ein Glomustumor mit Knochenarrosion. Weitere seltene Weichteiltumoren wie das Keratoakanthom können bei subungualer Lage die Endphalanx destruieren. Radiologische Differenzialdiagnose ist das Panaritium ossale.

44.6.7 Brauner Tumor

Im Rahmen jeder Form des Hyperparathyreoidismus können sich glatt konturierte expansive Osteolysen als sog. „braune Tumoren" entwickeln (s. Abb. 31.8a). Das Handskelett ist dabei gelegentlich betroffen. Die Osteolysen können dabei in ihrer Entwicklung den charakteristischen Veränderungen des Hyperparathyreoidismus mit subperiostalen Resorptionen vorausgehen. Rekalzifikationen entwickeln sich nach Epithelkörperchenentfernung.

44.6.8 Sonstige Knochentumoren

Von fast allen Tumorentitäten existieren vereinzelte Fallbeschreibungen für Manifestationen an der Hand. Dies gilt unter anderem für das **eosinophile Granulom**, das **Adamantinom**, die **fibröse Dysplasie** (s. Abb. 43.8) und den **Morbus Paget** (Abb. 44.22). Neurogene Tumoren mit Ursprung im Knochen sind extreme Raritäten. Polyostotische Knochenläsionen der Hand sind jedoch im Rahmen einer **Neurofibromatose** möglich (s. Abb. 43.9). Die proliferativen Periostreaktionen und ovalären Osteolysen sind an einzelne Strahlen der Hand gebunden. Polyostotische kleine Osteolysen mit begleitenden Sklerosen können bei der **tuberösen Sklerose** auftreten.

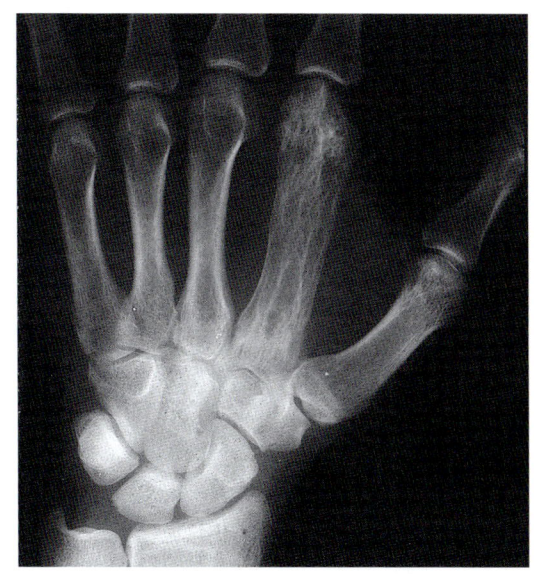

Abb. 44.22 **Morbus Paget am Metakarpale II.**
Grobtrabekuläre Knochenstruktur und ausgedünnte Kompakta innerhalb des wulstförmig deformierten Metakarpale.

44.7 Knochenmetastasen

Knochenmetastasen der Hand sind selten. Die Inzidenz liegt nach Literaturangaben zwischen 0,007 und 0,3 %. Phalangeale Metastasen sind meist Solitärmetastasen und in 16 % der Fälle Erstmanifestation des Tumorleidens. Als häufigste Primärtumoren gelten Bronchial-, Nieren- und Mammakarzinome. Das Alter der Patienten liegt meist jenseits der 5. Lebensdekade. Während die Karpalia und Endphalangen bei den primären Knochentumoren mit Ausnahme der Hämangioendothelioms weitgehend ausgespart bleiben, befallen Skelettmetastasen alle Skelettanteile der Hand mit einer leichten Bevorzugung der Endglieder. Die Metastasierungsform ist meist osteolytisch (Abb. 44.23).

44.8 Weichteiltumoren mit Knocheninfiltration

Weichteiltumoren einschließlich der Sarkome führen allgemein sehr selten zu Knocheninfiltrationen. Ausnahmen hierfür sind die anatomischen Regionen Schädel, Hand und Fuß. Die eingeschränkte Expansionsfähigkeit des Weichteilgewebes in diesen Regionen lässt hier eher Knocheninfiltrationen von malignen Hauttumoren und Weichteiltumoren entstehen. An der Hand ist bei ulzerierten Plattenepithelkarzinomen und Basaliomen der Haut ebenso wie bei jedem Weichteilsarkom eine Schnittbilddiagnostik zum Nachweis oder Ausschluss einer Knochenbeteiligung indiziert (Abb. 44.24). Die Indikation zum additiven Einsatz von CT und MRT sollte hier großzügig gestellt werden.

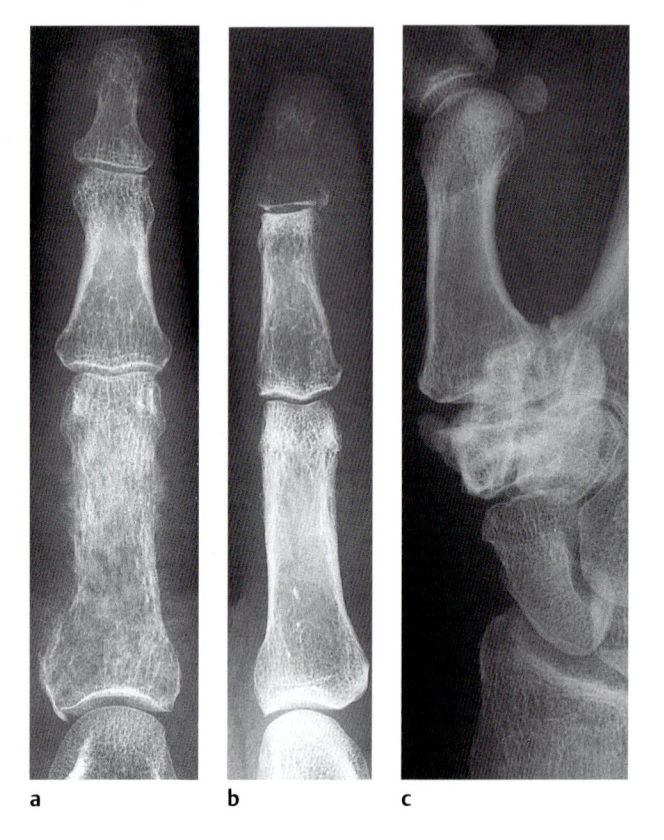

Abb. 44.23 a–c **Verschiedene Knochenmetastasen am Handskelett.**
a Osteolytische Metastase eines kolorektalen Karzinoms im Fingergrundglied. Permeative Knochendestruktion, tumorverdickte Fingerweichteile.
b Osteolytische Metastase eines Hypernephroms im Endglied. Subtotale Knochendestruktion.
c Osteoblastische Metastase eines Schilddrüsenkarzinoms in der STT-Region. Nach Radiojod-Therapie Zunahme der vorbestehenden Tumorsklerose.

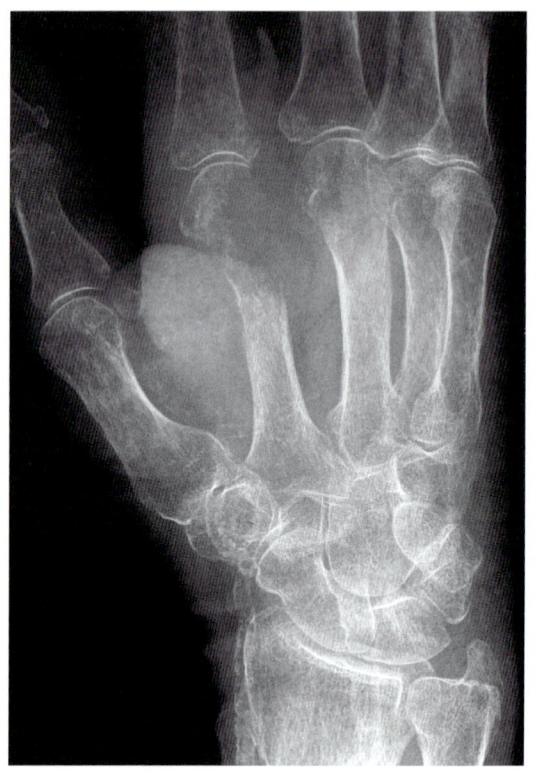

Abb. 44.24 **Knöcherne Infiltration eines Plattenepithelkarzinoms (Spinalioms).**
Klinisch ausgedehntes Spinaliom am Handrücken mit Infiltration und Destruktion des Metakarpale II von dorsal.

44.9 Therapeutische Optionen

Benigne Knochentumoren, die als Zufallsbefunde entdeckt wurden und keine Symptomatik hervorrufen, bedürfen in der Regel keiner Behandlung. Hat bei benignen Knochentumoren wie dem Enchondrom oder den juvenilen bzw. aneurysmatischen Knochenzysten die enostale Arrosion ein Ausmaß erreicht, dass eine Frakturgefährdung vorliegt oder eine pathologische Fraktur bereits eingetreten ist, wird die knöcherne Läsion operativ ausgeräumt, und die Tumorhöhle durch spongiöses Knochenmaterial aus dem Beckenkamm ausgefüllt. Gleiches gilt für das Osteoidosteom und den Riesenzelltumor, wobei letztere Entität wegen ihrer hohen Rezidivrate möglichst großzügig entfernt werden muss. Hier kommt der bildgebenden Diagnostik zur Operationsplanung eine wichtige Funktion zu. Führt bei einer kartilaginären Exostose die Wachstumsstörung zur einer Funktionsbehinderung der Hand, kann eine Korrekturosteotomie angezeigt sein. Die seltenen malignen Knochentumoren werden entweder durch ausgiebige lokale Resektion oder durch Amputation mit nachfolgenden Operationen zur Funktionswiederherstellung der Hand behandelt. Die Indikation zur additiven oder präoperativen Chemotherapie wird am Stadium und Grading des Knochenmalignoms ausgerichtet.

Literatur

Übersichtsarbeiten

Biscaglia R, Bacchini P, Bertoni F. Giant cell tumour of the bones of the hand and foot. Cancer 2000; 88: 2022–2032

Garcia J, Bianchi S. Diagnostic imaging of tumours of the hand and wrist. Eur Radiol 2001; 11: 1470–1482

Murray P, Berger R, Inwards C. Primary neoplasms of the carpal bones. J Hand Surg 1997; 24 A: 91–98

Ogose A, Unni KK, Swee RG, May GK, Rowland CM, Sim FH. Chondrosarcoma of small bones of the hands and feet. Cancer 1997;80: 50–59

Ostrowski ML, Spjut HJ. Lesions of the bones of the hands and feet. Am J Surg Pathol 1997; 21: 676–690

Zacher J, Wessinghage D. Tumoren der Hand. – Auswertung einer Sammelstatistik von fast 8000 Handtumoren. Handchir Mikrochir Plast Chir 1984; 16 (Suppl): 5–8

Weiterführende Literatur

http://www.thieme.de/aktionen/schmitt-lanz

45 Weichteiltumoren

R. Schmitt

An der Hand sind Tumoren der Weichteile häufiger als Knochentumoren. Bei unklarem Untersuchungsbefund können deren Lokalisation und Ausdehnung mit den Schnittbildverfahren exakt festgelegt werden. Mit der hochgeauflösten Sonographie können die häufigen Ganglien sensitiv erfasst und ihrem Ursprungsort zugeordnet werden. Bei allen Tumoren der Hand ist die kontrastmittelverstärkte MRT die weiterführende Methode der Wahl. Sie gestattet eine exakte Lokalisations- und Ausbreitungsdiagnostik. Spezifische Bildmuster bestehen beim Ganglion, der Epithelzyste, bei Lipomen, Hämangiomen, beim Riesenzelltumor der Sehnenscheide, beim Glomustumor und bei den Nervenscheidentumoren. Bei Verdacht auf einen malignen Weichteiltumor sollte die Ausbreitungsdiagnostik bereits vor einer geplanten Probebiopsie oder operativen Sanierung erfolgen.

Pathoanatomie, klinische Symptomatik

Im Gegensatz zur pathoanatomischen Definition der WHO werden nachfolgend die **Weichteile** aus radiodiagnostischer Sicht als diejenigen Gewebe zusammengefasst, die nicht vom Knochen und den Gelenken ihren Ursprung nehmen. Prinzipiell können sich alle Weichteiltumoren an der Hand manifestieren und sind hier häufiger als Knochentumoren. Einige Entitäten weisen Prädilektionsstellen an der Hand auf. Die Tumoren sind in der Regel benigner Natur (ca. 15 % aller benignen Geschwülste), wobei alleine auf die Ganglien ca. 60 % entfallen. Maligne Weichteiltumoren sind dagegen an der Hand sehr selten (ca. 4 % aller Malignome). **Oberflächlich gelegene Tumoren** werden an der Hand vom Patienten selbst oder von seiner Umwelt früh bemerkt. Diese Tumoren sind meist epithelialen Ursprungs und können klinisch oft ohne apparative Zusatzdiagnostik eingeordnet werden. Dagegen können **tiefer gelegene Raumforderungen** zwar frühzeitig zur Funktionseinbuße und aufgrund der großen Innervationsdichte an der Hand zu Schmerzen führen, es finden sich jedoch oft nur uncharakteristische Symptome wie eine Schwellung, Missempfindung und Schmerzen oder häufig ein mehrdeutiger Untersuchungsbefund.

Bildgebende Diagnostik

Röntgendiagnostik

Obwohl die meisten der in Tab. 45.1 aufgeführten Diagnoseparameter mit konventionellen Projektionsradiogrammen nicht bewertet werden können, sollten beim Verdacht auf einen Weichteiltumor Übersichtsaufnahmen in 2 Ebenen aus folgenden Gründen durchgeführt werden:

- Ausschluss einer **Skelettdeformität** als Tumorursache, z. B. einer Exotose (s. Abb. 44.**6**–44.**9**), eines Carpal Bossing (s. Abb. 28.**1**) oder eines hypertrophen Kallus.
- Ausschluss einer **sekundären Knochenreaktion**. Durch einen Weichteiltumor kann am benachbarten Knochen eine Periostreaktion, eine Knochenverformung mit glatt begrenzten Skleroserändern im Sinne eines „Remodelling" bzw. „Scalloping" (s. Abb. 44.**15**) oder eine knöcherne Destruktion (s. Abb. 44.**24**) hervorgerufen werden.
- Nachweis von **Kalzifikationen** in den Weichteilen, die z. B. beim Hämangiom aufgrund von Phlebolithen (s. Abb. 44.**3**) und bei der Myositis ossificans durch ein dichtes, peripher gelegenes Verkalkungsmuster diagnostisch wegweisend sein können.

Sonographie

Bei der Suche nach klinisch okkulten Ganglien und in der Abklärung von palpablen Weichteilläsionen sollte die Sonographie an erster Stelle eingesetzt werden. Voraussetzungen sind die Verwendung eines hochfrequenten Schallkopfes (optimal sind 10–14 MHz) und eine spezielle Erfahrung des Untersuchers in der sonographischen Diagnostik an der Hand. Vorteil der Sonographie ist die multiplanare Darstellungsmöglichkeit. Nachteile sind die unzureichende Ausdehnungsbestimmung von tiefer gelegenen Tumoren infolge des knöchernen Handskeletts und das oft unspezifische tumorale Echomuster. Nur die echofreien Ganglien weisen eine charakteristische Echotextur auf. In vielen Fällen kann jedoch auch die Entität von Nerventumoren, Lipomen und Gefäßtumoren anhand der Reflexibilität festgelegt werden. Die Sonographie ermöglicht eine gezielte Punktion aus dem Weichteilherd.

Computertomographie

Die CT hat in der Weichteildiagnostik der Hand keinen hohen Stellenwert, da die Absorptionsdifferenzen zwischen Tumor und den nichttumortragenden Weichteilen bzw. dem peritumoralen Ödem fast immer zu niedrigeren Bildkontrasten im Vergleich zu den Signalintensitätsdifferenzen in der MRT führt. Wenn die CT zum Einsatz kommt, werden axiale Spiraldatensätze nativ und nach Kontrastmittelgabe akquiriert, mit einem Weichteil-Kernel berechnet und multiplanar rekonstruiert. Lediglich Weichteiltumoren von mehr als 5 mm Größe sind anhand der differenten Dichtewerte, ihres Verdrängungseffekts und an der Obliteration der Kompartimente zu erkennen. Spezifische CT-Kriterien finden sich an der Hand für die wasserequidensen Ganglien und Epithelzysten, für die Lipome mit Dichtewerten um −100 HE, für die intensiv kontrastmittelaufnehmenden Schwannome und Neurofibrome sowie für das heterodense Fibrolipom des N. medianus. Vorteilig gegenüber den anderen Verfahren ist der sensitive Nachweis von endotumoralen Kalzifikationen.

Magnetresonanztomographie

Aufgrund des exzellenten Weichteilkontrasts und der multiplanaren Abbildungsmöglichkeit ist die MRT die Methode der Wahl zur Diagnostik von Weichteiltumoren an der Hand:
- **Tumornachweis:** Die Weichteiltumoren sind anhand von morphologischen Kriterien und von Signalalterationen erkennbar. Die Tumoren führen meistens zu einer Verlängerung der Relaxationszeiten, also einer signalarmen Tumordarstellung in T1-Gewichtung und einer signalreichen Abbildung in T2-gewichteten Sequenzen. Ausnahmen von diesem Signalverhalten werden erläutert.
- **Tumorausdehnung:** Die Abgrenzung eines Tumors gegenüber dem Tumorödem gelingt am besten mit T2-gewichteten FSE-Sequenzen (besser als mit T2*-gewichteten GRE-Sequenzen) sowie mit fettsaturierten T1-SE-Sequenzen nach intravenöser Kontrastmittelgabe. Knochenmarkinfiltrationen sind sensitiv sowohl in T1-gewichteten Bildern als auch in der STIR-Sequenz nachweisbar.
- **Tumorentität:** Viele Weichteiltumoren können mittels MRT-Kriterien zugeordnet werden. Charakteristische Befunde liefert die MRT für Ganglien (flüssigkeitsäquivalentes Signal), für Lipome (signalreich in T1- und T2-Gewichtung, fettsupprimierbar), für periphere Nerventumoren (signalreich in T2-Gewichtung, heterodenses Enhancement), für Hämangiome (kontrastmittelaufnehmende Gefäßkonvolute) und für die pigmentierte villonoduläre Synovialitis (signalarme Hämosiderin-Einschlüsse infolge Einblutung). Unscharfe Grenzen und Signalinhomogenitäten im Tumor sprechen eher für ein Malignom, wobei jedoch eine Reihe von bösartigen Tumoren unspezifische Zeichen aufweisen.

Tab. 45.1 MRT-Beurteilungsparameter bei Weichteiltumoren (modifiziert nach De Schepper)

Beurteilungsparameter	Bewertung
Tumorgröße	• < 1 cm • 1–3 cm • 3–5 cm • > 5 cm
Tumorgrenzen	• glatt • partiell irregulär • irregulär
Lokoregionäre Ausdehnung	• intrakompartimental • extrakompartimental (Zweitsitz) • Infiltration in Knochen/ Gefäßen/ Nerven • Metastasen
Native Signalhöhe	• niedriger als Muskelgewebe • zwischen Muskel- und Fettgewebe • höher als Fettgewebe
Native Signalhomogenität	• homogen • überwiegend homogen • inhomogen
Kontrastmittelenhancement	• kein • gering • mittel • stark
Enhancementmuster	• homogen • ringförmig • kokardenförmig • inhomogen/pleomorph
Tumornekrosen	• fehlend • vorliegend

Zur Charakterisierung von Weichteiltumoren sollten in der MRT-Diagnostik die Kriterien der Tab. 45.1 analysiert und beschrieben werden.

Arteriographie

Die Katheterangiographie ist nur zur präoperativen bzw. präinterventionellen Diagnostik von arteriovenösen Malformationen und von gefäßreichen Tumoren zur Bestimmung der arteriellen „Feeder" sowie der Drainagevenen indiziert. Darüber hinaus bestehen an der Hand nur noch die Indikationen bei Durchblutungsstörungen (s. Kap. 48).

45 Weichteiltumoren

Krankheitsbilder

45.1 Von der Haut ausgehende Tumoren

45.1.1 Epithelzyste

Pathoanatomie, klinische Symptomatik

Synonyme sind „Epidermiszyste" und „Epitheloidzyste". Die prall-elastischen Einschlussformationen an der Hohlhand und den Palmarseiten der Finger beinhalten Proteine, Cholesterin und Lipoide, ihre Wand ist mit Plattenepithelien ausgekleidet. Ätiologisch wird die traumatisch bedingte Implantation von Epidermis in die tieferen Gewebsschichten angenommen. Handwerklich tätige Männer sind bevorzugt betroffen.

Bildgebende Diagnostik

Wegen ihres hohen Eiweiß- und Fettgehalts imponieren Epithelzysten in den Schnittbildverfahren nicht unbedingt als zystisch. In der Sonographie kann das Zysteninnere eine reflexfreie bis mittlere, teils inhomogene Echogenität aufweisen. Die Dichtewerte betragen in der CT über 30 HE. MR-tomographisch führt der proteinreiche Zysteninhalt im Vergleich zur reinen Zyste zu einer mäßigen Absenkung der Signalhöhe in T2-gewichteten Sequenzen sowie zu einem intermediärem Signal in der T1-Gewichtung. Ein peripheres Kontrastmittelenhancement ist nachweisbar (Tab. 45.1). Zusammen mit der Anamnese weisen die subkutane Lage und eine kapselartige Begrenzung auf die Diagnose hin, wobei die bildgebende Abgrenzung gegenüber einer Talgzyste nicht möglich ist (Tab. 45.2).

Abb. 45.1 a–c Epithelzyste in palmarer Lage einer Mittelphalanx.
a In der Sonographie zystische Struktur mit distaler Schallverstärkung in unmittelbarer Nachbarschaft zu den Flexorensehnen. Aufgrund der Lage und Reflexfreiheit ist die Raumforderung sowohl mit einer Epithelzyste als auch mit einem Sehnenscheidenganglion vereinbar.
b Im fettsupprimierten T2-FSE-Bild signalreiche Läsion in palmar-ulnarer Lokalisation.
c Nach Kontrastmittelgabe randständiges Enhancement im fettsaturiertem T1-SE-Bild. Flaue Umgebungsanreicherung. Nach pathoanatomischem Befund partielle Zystenruptur.

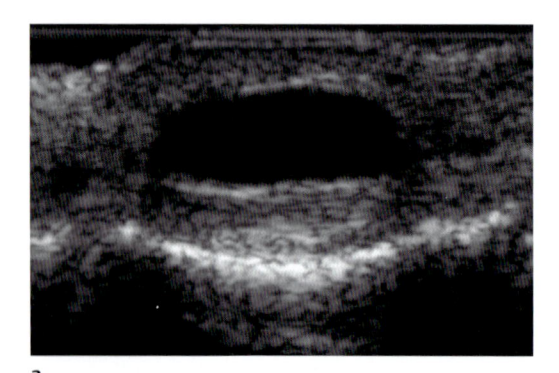

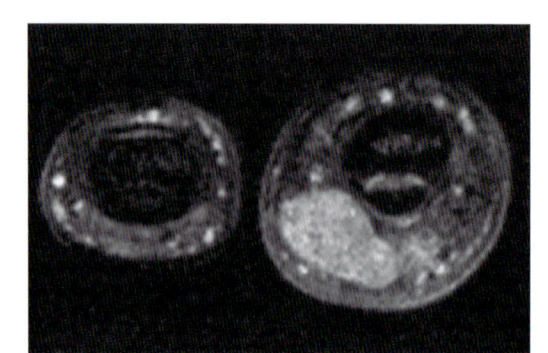

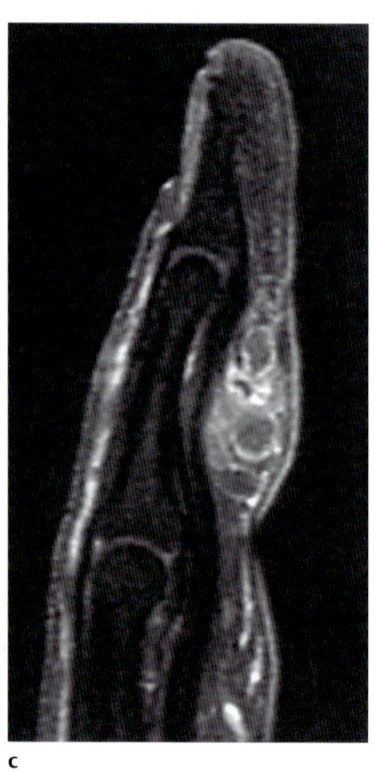

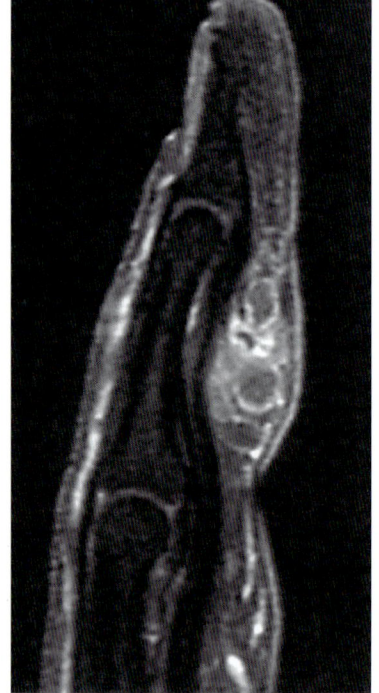

Abb. 45.2 Phalangeale Talgzyste, dargestellt mittels STIR-Sequenz.
Zwischen Kutis und Flexorensehnen findet sich in Höhe der Mittelphalanx eine signalreiche, scharf begrenzte Läsion mit Umgebungsödem.

45.1.2 Karzinome der Haut

Pathoanatomie, klinische Symptomatik

Knapp 10% der Hautmalignome sind an den Händen und Füßen lokalisiert. Hierzu zählen das Epithelzellenkarzinom (Spinaliom), das am Nagelfalz eine besondere Lokalisation hat, der Basalzellenkrebs (Basaliom), die verschiedenen Formen des malignen Melanoms mit bevorzugt subungualem Sitz sowie der seltene Merkel-Zell-Tumor.

Bildgebende Diagnostik

Die Schnittbildverfahren sind nur bei fortgeschrittenen Hautkarzinomen zur besseren Therapieplanung indiziert. Für das lokale Staging besitzt die MRT wegen des besseren Weichteilkontrasts signifikante Vorteile (Abb. 45.3). Die Infiltrationstiefe, insbesondere die Mitbeteiligung von Sehnen, Nerven und Gefäßen, kann hierdurch festgelegt werden. Das lokoregionäre Lymphknoten-Staging kann einfach und zuverlässig mit der hochauflösenden Sonographie erfolgen.

45.2 Vom Bindegewebe ausgehende Tumoren

45.2.1 Ganglion

Pathoanatomie, klinische Symptomatik

Bei den häufigsten Weichteiltumoren der Hand (bis zu 60%) handelt es sich um eine Ansammlung von mukoider Flüssigkeit innerhalb einer bindegewebigen Kapsel. Die Pathogenese ist bislang nicht restlos geklärt. Diskutiert werden die Degeneration von periartikulärem Bindegewebe, eine synoviale Herniation und rezidierende Traumen. Die Ganglien sind ohne synoviale Schleimhautauskleidung. Bevorzugte Lage ist die Umgebung von Gelenken und Sehnenscheiden. Ungefähr 2/3 der Ganglien finden sich am radialseitigen Handrücken, hier mit einer Prädisposition zur unmittelbaren Nachbarschaft des Lig. scapholunatum in dessen dorsalem Bandsegment (Abb. 45.4c). Die zweithäufigste Lokalisation betrifft den Raum zwischen den Sehnen des M. flexor carpi radialis und M. abductor pollicis longus. Nur selten finden sich ulnopalmare Ganglien oder solche in Sehnen oder Anularligamenten. Frauen sowie die Altersspanne zwischen dem 20. und 40. Lebensjahr sind bevorzugt betroffen. Ungefähr die Hälfte der Ganglien bleibt asymptomatisch, die übrigen Läsionen verursachen Schmerzen, Dysästhesien oder eine Funktionseinschränkung. Durch Druck auf das Ursprungsligament oder die Endfasern des N. interosseus posterior kann eine chronische Schmerzsymptomatik hervorgerufen werden. Während die großen Ganglien durch Palpation einfach zu diagnostizieren sind, entziehen sich kleine Ganglien, die bevorzugt in der dorsalen Kapsel liegen, oft der klinischen Untersuchung.

Bildgebende Diagnostik

Das Röntgenbild dient zum Ausschluss intraossärer Ganglienanteile und ist meist unauffällig. Zum intraossären Ganglion wird auf die Kap. 23, 43 und 44 verwiesen. Nur beim großen und parossal gelegenen Ganglion kann es zur Periost- und Knochenreaktion („Scalloping") mit flacher, glatter Exkavation, Sklerosierung und Knochen-

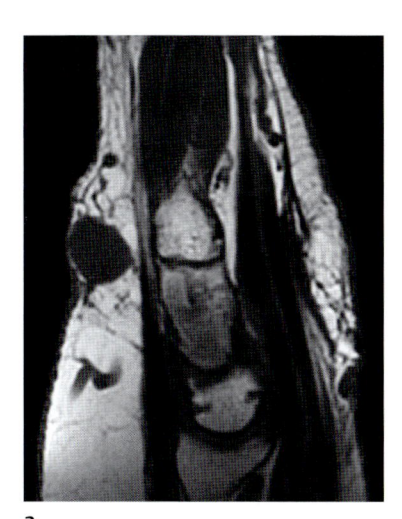

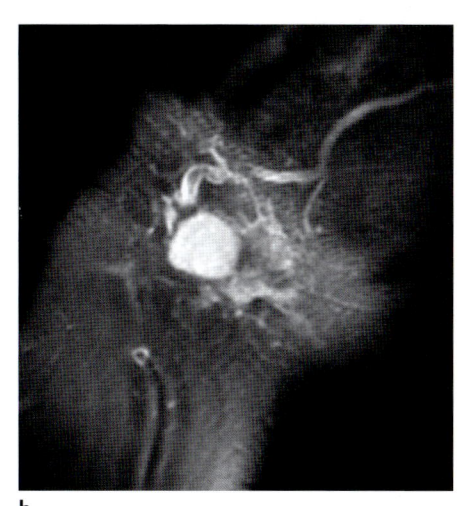

Abb. 45.3 a, b **Rezidiv eines Merkel-Zell-Tumors am Handrücken.**
1 cm großer, glatt begrenzter Tumor im subkutanen Fettgewebe der karpometakarpalen Übergangsregion. Starke Kontrastmittelanreicherung. T1-gewichtete SE-Sequenzen **a** ohne und **b** mit Fettsättigung nach Kontrastmittelgabe.

neubildung kommen. Klinisch okkulte Ganglien können ab einer Größe von 3 mm mittels Sonographie (Abb. 45.**4a**) und MRT (Abb. 45.**4b**, **d** u. **e**) erkannt werden. Vorteil der MRT ist die genaue Festlegung der Gangliennachbarschaft (Gelenkkapsel, Sehnenscheide, Gefäße, Nerven) mit Bestimmung des Ursprungsortes. In Tab. 45.**2** sind die diagnostischen Kriterien zusammengefasst.

In der Diagnostik von Ganglien empfiehlt sich der primäre Einsatz der Sonographie wegen der freien Wahl der Schnittebenen und der geringeren Kosten. Sonographisch gelingt mittels Kompression unter Sicht die Differenzierung zwischen dem gering verformbaren Ganglion und der exprimierbaren Flüssigkeit eines Gelenkrezessus. Mit Hilfe der Farbdoppler-Sonographie ist weiterhin die wichtige Differenzierung eines perivaskulär zur A. radialis gelegenen Ganglions von einem Aneurysma des Gefäßes möglich (s. Abb. 48.**13**). Gelegentlich können die jeweils echoarmen Strukturen des skapholunären Gelenkkavums, des Lunatumknorpels und des Lig. radiotriquetrum dorsale Anlass zur Verwechslung geben.

Kleine dorsale Ganglien, die hartnäckige Beschwerden hervorrufen können, werden MR-tomographisch zuverlässig mit T2-gewichteten Sequenzen nachgewie-

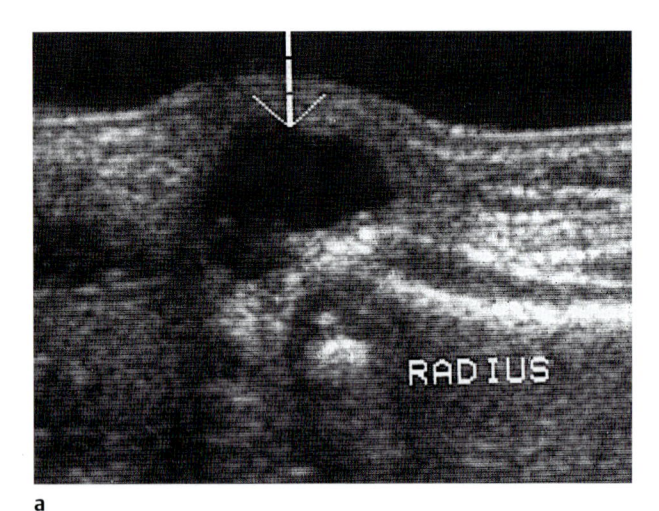

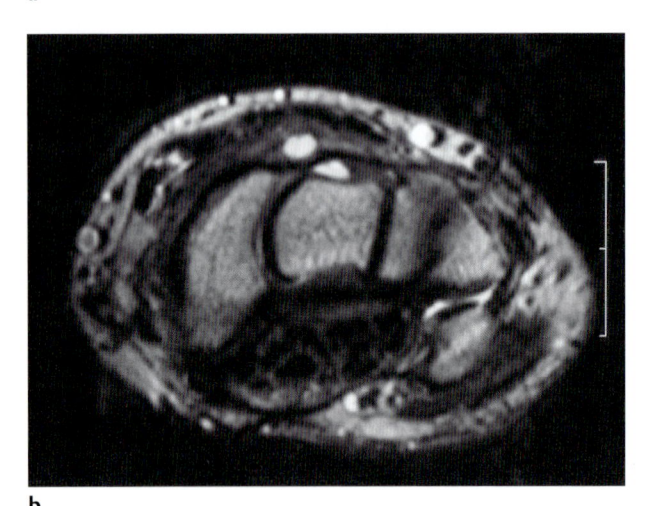

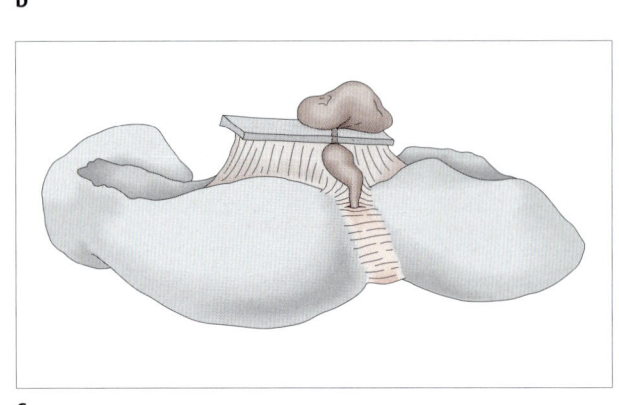

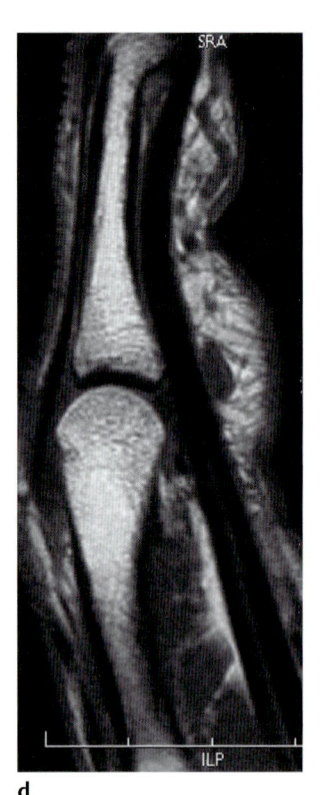

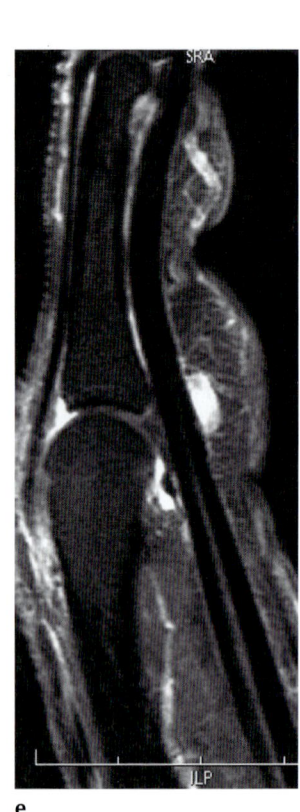

Abb. 45.**4 a – e Bildgebende Diagnostik von Ganglien.**
a Sonographie eines dorsalen Handgelenkganglions. Im sagittalen Längsschnitt stellt sich in Höhe des Radiokarpalgelenks eine 9 mm große, echofreie Struktur mit distaler Schallverstärkung dar.
b MRT eines dorsalen Ganglions mit intra- und extrakapsulären Anteilen. Axiale T2*-GRE-Sequenz.
c Schema eines dorsalen Ganglions mit Ausgang vom skapholunären Ligament. Der Ganglionstiel verbindet über die Gelenkkapsel die intra- und extrakapsulären Kompartimente.
d, e Sehnenscheidenganglion in Höhe des Fingermittelgelenks. Das 6 mm große Ganglion hat direkten Kontakt zur Flexorensehnenscheide. Deutliches Enhancement. **d** T1-gewichtete SE-Sequenzen nativ und **e** nach Kontrastmittelgabe und Fettsättigung.

sen, ebenso komplizierte Ganglien nach einem Trauma oder Infekt. Nach Kontrastmittelgabe kommt es zur peripheren Anreicherung, obwohl Ganglien nicht von synovialem Gewebe ausgekleidet sind.

Die CT und Arthrographie dienen lediglich dem Nachweis der transkortikalen Kommunikation von extra- und intraossären Ganglienanteilen.

45.2.2 Lipom

Pathoanatomie, klinische Symptomatik

Der fetthaltige Tumor ist bevorzugt intramuskulär am Thenar und Hypothenar sowie in der Hohlhand und an den Fingergrundgliedern lokalisiert. Nach ihrem Ursprungsort werden endovaginale (Ausgang von einer Sehnenscheide) und epivaginale Lipome unterschieden. Der weiche Tumor ruft entweder keine oder nur diskrete Symptome durch Druckwirkung auf die Umgebung hervor.

Bildgebende Diagnostik

Große Lipome sind im Röntgenbild anhand einer radiotransparenten Zone erkennbar – Bufalini-Zeichen (Abb. 45.5 a). Selten finden sich endotumorale Verkalkungen. Eine eindeutige Gewebezuordnung ist mit den Schnittbildverfahren möglich:
- Sonographisch ist die lipomatöse Raumforderung homogen echoreich und gut verformbar.
- In der CT sind Absorptionswerte zwischen –80 und –120 HE sowie eine fehlende Kontrastmittelanreicherung für ein Lipom beweisend.

Tab. 45.2 Schnittbilddiagnostik von Ganglien an der Hand

Sonographie:
- ovale, gelegentlich lobulierte Form
- glatte Berandung
- echofreie Binnenstruktur mit distaler Schallverstärkung
- Binnenechos nach Aspiration und bei lange bestehenden Ganglien
- oft Septen im Ganglieninneren

MRT:
- rund und glatt begrenzt
- Lage periartikulär oder peritendinär
- oft mit „Stiel" zur Ursprungsregion
- hyperintens in T2-gewichteten Sequenzen (nach Einblutung signalärmer)
- hypointens in T1-Gewichtung (iso-/hyperintens bei proteinreichem Inhalt)
- randständige Kontrastmittelaufnahme

CT:
- kapselartige Begrenzung
- Dichtewerte zwischen 20 und 40 HE

- In der MRT sind die Lipome charakteristischerweise ebenso wie das subkutane Fettgewebe signalreich in T1- und in T2-gewichteten Sequenzen und in einer Fettsättigungssequenz in der Signalhöhe supprimierbar (Abb. 45.5 b u. c).

Liegt in den 3 Verfahren nicht im gesamten Tumor das homogene Bildmuster eines Lipoms vor, muss die Möglichkeit eines Liposarkoms ausgeschlossen werden.

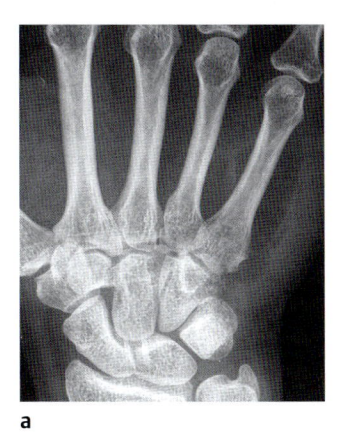

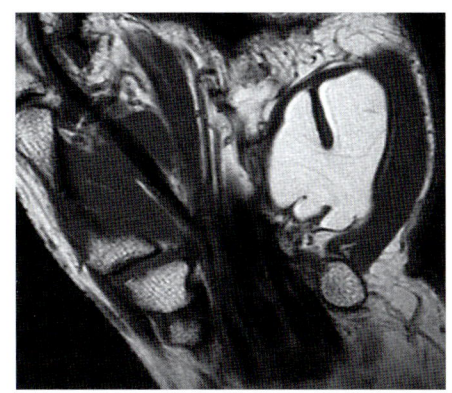

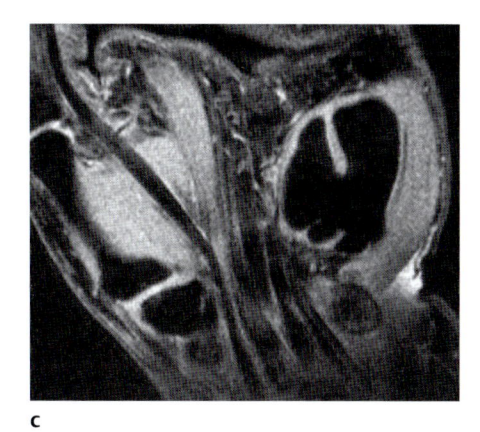

Abb. 45.5 a – c **Lipom in der Muskulatur des Hypothenars.**
a Im Röntgenbild kommt eine transparente Läsion in Projektion auf die Metakarpalia IV und V zur Darstellung. Positives Bufalini-Zeichen.
b In der T1-SE-Sequenz signalreicher, gelappt erscheinender Tumor in hypothenarer Muskulatur. Gleiches Signalverhalten in der T2-Gewichtung (ohne Abb.).
c In der fettsupprimierten T1-Sequenz verliert der Tumor sein Signal.

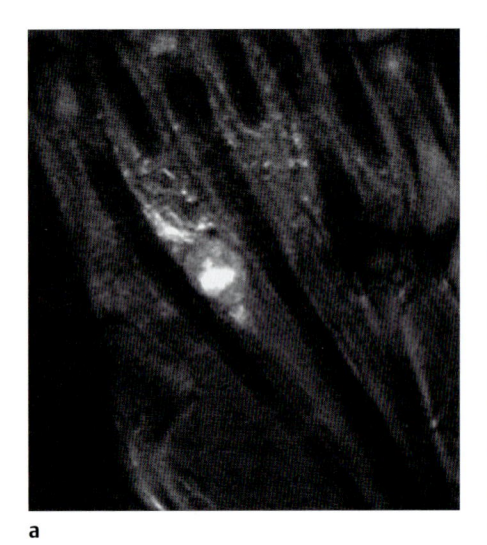

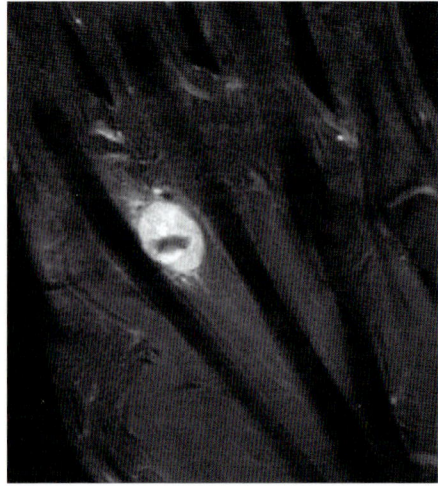

Abb. 45.**6 a, b** **Fibrom mit Ausgang von einer Flexorensehne.**
a Im T2-FSE-Bild findet sich ein 1 cm großer Tumor mit zentraler Nekrose in direkter Nachbarschaft zur Flexorensehne II.
b Kräftiges Kontrastmittelenhancement in der T1-SE-Sequenz mit Fettsaturation.

45.2.3 Fibrom

Pathoanatomie, klinische Symptomatik

Der Tumor ist derb oder prall-elastisch. Nach der Lokalisation werden oberflächliche und tiefe Fibrome mit Ausgang von Gelenkkapseln, Sehnen, Ligamenten und Faszien unterschieden. Wegen ihres Vorzugssitzes an den Fingern müssen Fibrome gegenüber Heberden-Knötchen abgegrenzt werden. Eine Sonderform ist das juvenile aponeurotische Fibrom.

Bildgebende Diagnostik

Fibrome neigen zu grobschollingen Verkalkungen bzw. Verknöcherungen. Bei entsprechender Größe und Lage kann eine Druckusur am benachbarten Knochen, meist der Fingerendphalanx, hervorgerufen werden. Fibrome stellen sich im Ultraschall gut abgrenzbar und echoarm ohne distale Schallverstärkung dar. Sie sind aufgrund ihrer Reflexdichte und Lage nicht von Riesenzelltumoren differenzierbar. In der CT sind die fibrösen Tumoranteile oft nur schlecht abgrenzbar, wenn keine Verkalkungen vorliegen. In der MRT stellt sich das Fibrom in T1-Gewichtung signalarm mit sehr unterschiedlicher, auch heterogener Kontrastmittelaufnahme dar, während bei größeren Fibromen nur die zentrale Kolliquationszone signalreich in T2-gewichteten Sequenzen ist (Abb. 45.**6**).

45.2.4 Leiomyom

Pathoanatomie, klinische Symptomatik

Das seltene Leiomyom hat an der Hand eine Prädilektion zum Handrücken, jedoch sind auch andere Lokalisationen beschrieben worden. Klinisch werden meist nur wenige Symptome hervorgerufen. Das vaskuläre Leiomyom ist eine Sonderform.

Bildgebende Diagnostik

Über das sonographische Echomuster ist bislang nichts bekannt. Als charakteristisches Leitsymptom gilt in der CT und MRT das kräftige Enhancement nach Kontrastmittelgabe (Abb. 45.**7**).

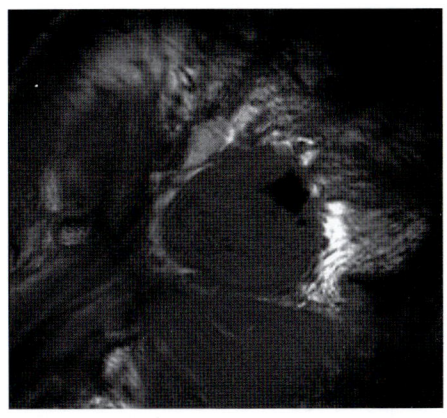

Abb. 45.7 a, b In der Hohlhand gelegenes Leimyom.
a Ovalärer, 2,2 cm großer Tumor in palmarer Lage. Intratumoral wird ein signalarmes Areal durch eine eingeschlossene Sehne verursacht. Native T1-SE-Sequenz.
b Das axiale Bild nach Kontrastmittelgabe (T1-SE fettsaturiert) zeigt ein kräftiges Enhancement sowie den Ausgang des Tumors vom M. lumbricalis I. Die Sehnenscheide II des M. flexor digitorum superficialis ist in den Tumor eingeschlossen und nach palmar verlagert.

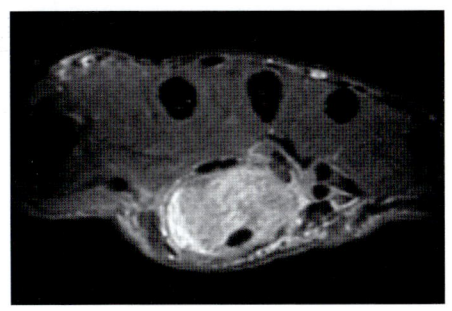

45.2.5 Riesenzelltumor der Sehnenscheide (Xanthom)

Pathoanatomie, klinische Symptomatik

Synonyme sind „pigmentierte villonoduläre Synovialitis (PVNS)" und „Xanthom". Ausgangsorte des an der Hand zweithäufigsten Weichteiltumors sind die Sehnenscheiden der Fingerbeuger II–IV und die Kapseln der Handwurzel- oder Fingergelenke, hier bevorzugt die distalen Interphalangealgelenke. Hier kann die noduläre oder polypöse Raumforderung das laterale Fingerseptum durchbrechen und sich nach palmar und dorsal ausbreiten. Die granulomatösen Tumoren bestehen in wechselnder Zusammensetzung aus Fremdkörperriesenzellen, Spindel- und Schaumzellen sowie aus pigmentbeladenen Makrophagen. Der Tumor darf nicht mit dem gleichnamigen Riesenzelltumor des Knochens (Osteoklastom) verwechselt werden. Unter leichter Bevorzugung des weiblichen Geschlechts manifestiert sich der benigne Tumor im Erwachsenenalter. Palpatorisch imponiert die gelbliche Geschwulst als weich, unregelmäßig konfiguriert und unverschieblich gegen die tiefer liegenden Gewebe. Meist besteht Schmerzfreiheit, erst ab einer gewissen Tumorgröße wird die Funktion des betroffenen Fingers gestört. Bei Tumoreinblutung an der Handwurzel kann ein akutes Karpaltunnelsyndrom hervorgerufen werden. Mit einem Rezidiv muss in bis zu 20 % der Fälle nach einer Operation gerechnet werden, besonders bei unvollständiger Resektion.

Bildgebende Diagnostik

Röntgendiagnostik

Die pigmentierte villonoduläre Synovialitis fällt an den Fingern als vermehrt weichteildichte Raumforderung auf. Typischerweise kommt es im fortgeschrittenen Stadium häufig zu Knochenusuren sowie zur Ausbildung von subchondralen Zysten, wobei oft beide Gelenkpartner betroffen sind.

Sonographie

Riesenzelltumoren sind im Ultraschall meist gut abgrenzbar. Ihre Binnenstruktur ist reflexarm und ohne distale Schallverstärkung. Die Differenzierung gegenüber Fibromen ist oft nicht möglich.

Computertomographie

Die CT bestätigt die knöcherne Druckarrosion sowie das Ausmaß der synovialen Hypertrophie mit inhomogenen Dichtewerten.

Magnetresonanztomographie

Als charakteristisch gelten die Lokalisation um eine Sehne bzw. in einem Gelenk, die glatte Berandung des Tumors sowie dessen typische Signalarmut sowohl in T1- als auch T2-gewichteten Sequenzen (Abb. 45.8). Für das Signalverhalten wird das paramagnetisch wirksame Hämosiderin in den Makrophagen verantwortlich gemacht, das aus intratumoralen Einblutungen resultiert. Daneben finden sich Areale mit Fetteinschlüssen und entsprechend hohem Signal. Das gleiche inhomogene Signalverhalten wird in den zystoiden Knocheneinschlüssen angetroffen. Sowohl die artikuläre und peritendinäre Lokalisation als auch die Signalcharakteristik sind für die pigmentierte villonoduläre Synovialitis wegweisend.

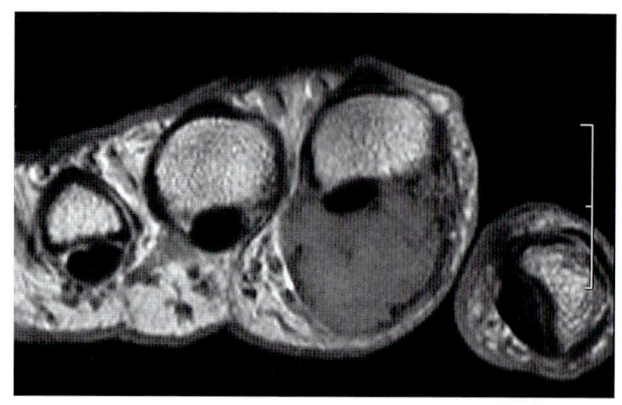

45.2.6 Aggressive Fibromatose (Desmoid)

Pathoanatomie, klinische Symptomatik

Der meist zellarme, kollagenhaltige Tumor nimmt seinen Ausgang von Muskelbindegewebe, Faszien sowie Aponeurosen und weist ein lokal aggressives Wachstum mit Infiltration in die Umgebung auf. Die Rezidivrate ist hoch, zur Metastasierung kommt es nicht. An der Hand wird der palpatorisch derbe Tumor nur selten angetroffen.

Bildgebende Diagnostik

Eine druckbedingte Erosion der Kompakta ist möglich. In der CT entsprechen die Dichtewerte denen des Muskelgewebes (um 50 HE). Zwar kann die Beziehung des Tumors zu den Nachbargeweben mit der CT festgelegt werden – beispielsweise ein Wachstum in den Intermetakarpalräumen (Abb. 45.**9**) – der infiltrative Charakter wird jedoch am besten mit der MRT erfasst. In T1-gewichteten Sequenzen kommt die aggressive Fibromatose überwiegend intermediär mit signalarmen Arealen und inhomogener Kontrastmittelaufnahme zur Darstellung, in T2-Gewichtung ist der Tumor signalreich.

Abb. 45.8 a, b Riesenzelltumor (PVNS) der Flexorensehnenscheide II.
a Im axialen T2*-gewichteten GRE-Bild umschließt ein 1,8 cm großer Tumor von intermediärer Signalhöhe die Flexorensehnen II breitflächig von palmar. Punktförmige Einschlüsse herabgesetzten Signals werden durch Hämosiderin hervorgerufen.
b Intensives Kontrastmittelenhancement in der fettsaturierten T1-SE-Sequenz. Es verbleiben signalarme Einschlussformationen.

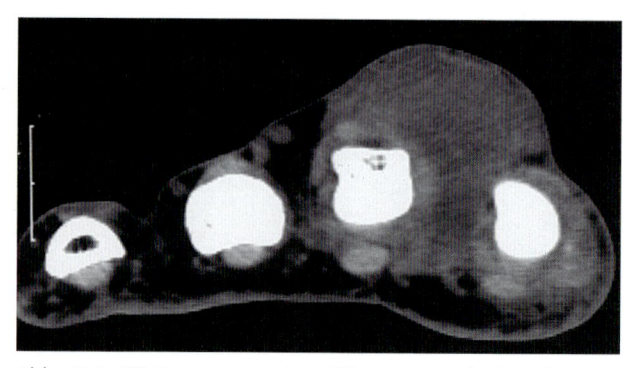

Abb. 45.9 CT einer aggressiven Fibromatose des Handrückens.
Der dorsal gelegene Tumor (Dichtewert 50 HE) infiltriert breit in den Intermetakarpalraum II/III, verlagert die Strecksehne III und unterminiert die Beugesehnen II und III.

45.2.7 Weichteilsarkome

Pathoanatomie, klinische Symptomatik

Sarkome sind maligne Tumoren mit Ausgang von mesenchymalen Geweben. Sie sind an der Hand insgesamt selten.
- Noch am häufigsten wird das **Epitheloidsarkom** angetroffen. Das pathoanatomische Bild ist durch ein Nebeneinander von Knötchen aus großen Epitheloidzellen, zentralen Nekrosen und Spindelzellen in der Peripherie gekennzeichnet. Die uni- oder multilokulären Knoten sind derb, stehen in Verbindung mit Sehnenscheiden oder der Aponeurosis palmaris und infiltrieren früh in den benachbarten Knochen und die Haut. Die Tumorrezidivrate ist hoch.
- Das **maligne Synovialom**, das das mittlere Lebensalter und die Extremitäten bevorzugt, geht von der Synovialis der Gelenke oder der Sehnenscheiden aus. Wegen der frühen Metastasierung hat der Tumor eine schlechte Prognose.
- Das **Fibrosarkom** kann sich primär oder sekundär aus präkanzerösen Veränderungen wie Narben sowie nach Bestrahlungen (s. Kap. 35) entwickeln. Bildgebend kann das Fibrosarkom nicht vom **malignen fibrösen Histiozytom** abgegrenzt werden. Beide Tumorarten können reaktiv von einer bindegewebigen Pseudokapsel umgeben sein, die Anlass zur Verwechslung mit benignen Weichteilläsionen sein kann.
- Sehr selten werden an der Hand **Liposarkome**, deren Malignitätsgrad mit dem fibrösen Tumoranteil korreliert, und **Rhabdomyosarkome** angetroffen.

Bildgebende Diagnostik

Röntgendiagnostik

Die Infiltration von Sarkomen in benachbartes Knochengewebe ist sehr selten. Die Tumormatrix des malignen fibrösen Histiozytoms weist gelegentlich Kalzifikationen auf.

Sonographie

Sarkome stellen sich sonographisch echoarm dar, Tumornekrosen können identifiziert werden. Jedoch ist in den tiefen Gewebsschichten der Hand die Bestimmung der Tumorausdehnung nur unzuverlässig möglich.

Computertomographie

Gerade in der Ausbreitungsdiagnostik von malignen Tumoren ist die axiale CT gegenüber der MRT deutlich limitiert. Domäne der CT ist der Nachweis von Tumorkalzifikationen und Knocheninfiltrationen.

Magnetresonanztomographie

Die Bestimmung der Tumorausdehnung und der Umgebungsinfiltration (u. a. Encasement von neurovaskulären Strukturen) gelingt am besten mit der hochaufgelösten und kontrastmittelverstärkten MRT. Fast alle Sarkome stellen sich in T1-gewichteten Sequenzen signalarm bis intermediär (muskelisointens) und in T2-gewichteten Sequenzen signalreich dar (Abb. 45.10 u. 45.11). Als charakteristisch gelten ihre inhomogene Struktur mit zen-

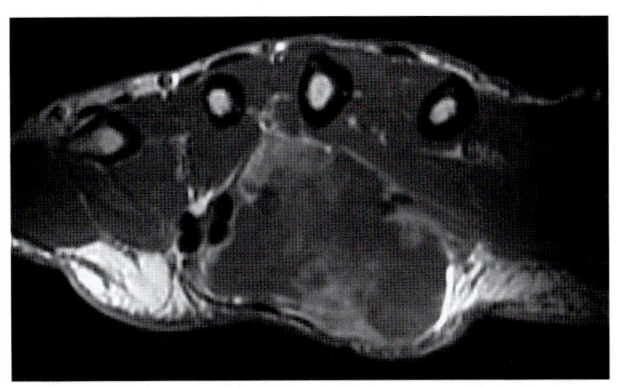

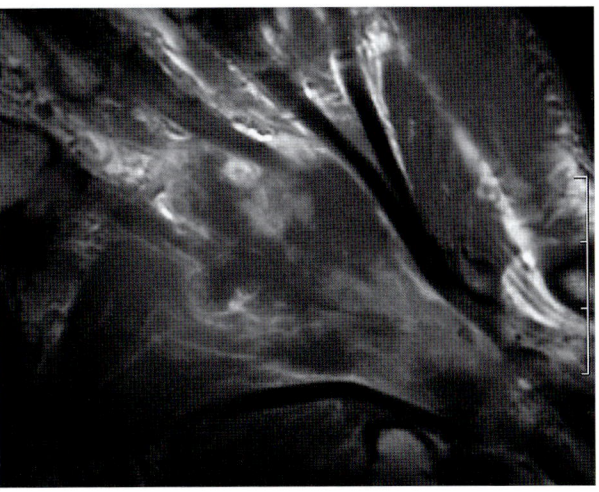

Abb. 45.10 a, b **Malignes Synovialom in der Hohlhand und im Karpaltunnel.**
Axiale und koronale SE-Sequenzen in T1-Gewichtung nach Kontrastmittelgabe. Der inhomogen anreichernde Tumor weist ausgedehnte Nekrosen auf. Ausgang von einer Sehnenscheide der Zeigefingerbeuger. Die anderen Flexorensehnen sind verlagert. Tumorexpansion in den Karpaltunnel, die palmare Kutis wird unmittelbar erreicht.

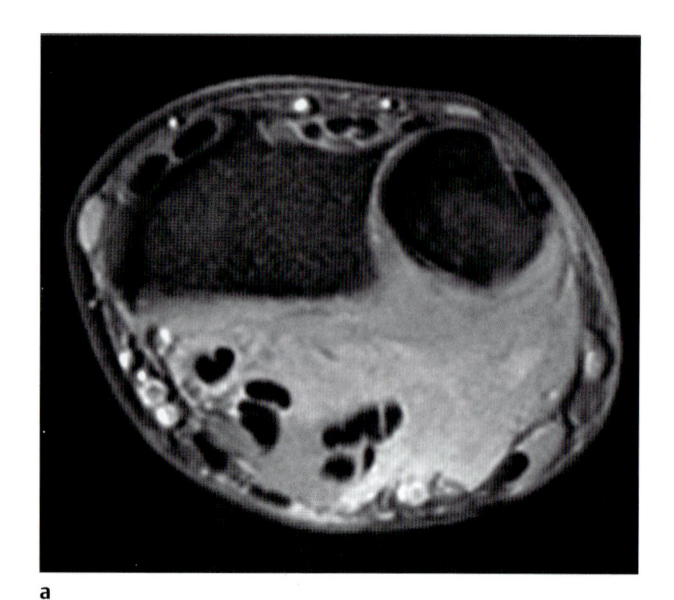

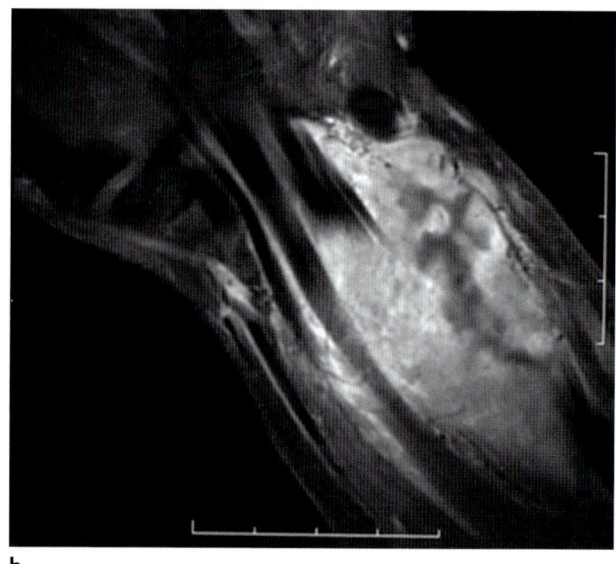

Abb. 45.11 a, b Fibroblastisch-myxoinflammatorisches Sarkom am distalen Unterarmabschnitt.
a In ulnarer Lage kommt an der Unterarmbeugeseite eine signalreiche Raumforderung in der T2*-gewichteten GRE-Sequenz zur Darstellung. Bei unscharfen Tumorgrenzen wird der M. pronator quadratus infiltriert, der Beugeapparat und die ulnare Gefäß-Nerven-Loge sind nach palmar abgedrängt. Der Tumor wächst zwischen dem M. flexor carpi ulnaris und den Fingerbeugern.
b In der fettsaturierten T1-SE-Sequenz kommen zentrale Tumornekrosen zur Darstellung. Die übrigen Tumorabschnitte sind gut vaskularisiert.

Tab. 45.3 Unterscheidungsmerkmale bei Weichteilsarkomen

Epitheloidsarkom:
- bevorzugt im frühen Erwachsenenalter
- solitäre oder multiple Knötchen
- Tumorkalzifikation möglich

Malignes Synovialiom:
- bevorzugt im frühen Erwachsenenalter
- Nachbarschaft zu Gelenken und Sehnenscheiden
- meist glatte Tumorränder
- in 15 % Kalzifikationen

Malignes fibröses Histiozytom/ Fibrosarkom:
- erst in späteren Lebensaltern
- heterogene Struktur durch Einblutung und Nekrosen (bes. in T2-gewichteten Sequenzen)
- Wachstum entlang von Faszien
- Cave: Pseudokapsel möglich!

tralen Nekrosen und die unscharfen Tumorgrenzen, die fließend in ein perifokales Ödem übergehen können. Am besten kann die Tumor-Ödem-Grenze mit T2-gewichteten sowie T1-gewichteten Aufnahmen nach Kontrastmittelgabe festgelegt werden. Anhand von MRT-Kriterien kann die Malignität eines Weichteiltumors an der Hand relativ sicher erkannt werden, ein Gewebsartzuordnung ist in der Regel jedoch nicht möglich. Die Tab. 45.**3** stellt die Diagnosekriterien der 3 häufigsten Sarkome zusammen.

45.3 Von Blut- und Lymphgefäßen ausgehende Tumoren

Zur Systematik der Gefäßtumoren/-fehlbildungen bietet sich die Einteilung der Tab. 45.**4** an.

45.3.1 Hämangiome

Pathoanatomie, klinische Symptomatik

Pathoanatomisch repräsentieren **Hämangiome** ein breites Spektrum an Gefäßtumoren mit kapillärem, kavernösem, venösem oder arteriovenösem Aufbau, aber auch mit Mesenchymalgewebe nichtvaskulären Ursprungs. Die an der Hand relativ häufigen Gefäßtumoren sind meist kutan, subkutan, seltener in den Sehnenscheiden, in der Handmuskulatur oder im N. medianus lokalisiert. Das frühe Erwachsenenalter und Frauen sind bevorzugt betroffen, eine kongenitale Anlage liegt nahe.

- Die rein **kavernösen Hämangiome** repräsentieren großlumige Gefäßhöhlen mit Endothelauskleidung und trennenden Septen. Charakteristisch sind ein langsamer Blutdurchfluss sowie thrombosierte Angiomareale.
- Selten werden an der Hand **arteriovenöse Malformationen** angetroffen, die als sog. High-Flow-Angiome das normale Kapillarbett umgehen. Die AV-Fistel trägt eine dicke Endothelschicht. Häufig bestehen keine klinischen Symptome.
- Ebenfalls selten sind die als semimaligne einzustufenden **Hämangioendotheliome**. Ihnen ist mit den AV-Malformationen die Auskleidung mit einer dicken Endothelschicht und die Symptomarmut gemeinsam.
- Als eigenständiges Krankheitsbild gilt das **Klippel-Trenaunay-Syndrom**, bei dem Hämangiome mit einem unilateralen Großwuchs einer Extremität einhergehen.

Tab. 45.**4** Klassifikation der Gefäßtumoren (gekürzt nach Enzinger und Weiss)

Benigne Gefäßtumoren:
- lokalisierte Hämangiome: kapillär, kavernös, venös, arteriovenös (AVM)
- Angiomatosis

Semimaligne Gefäßtumoren:
- Hämangioendotheliome: epitheloid, spindelzellig, papillär

Maligne Gefäßtumoren:
- Angiosarkom
- Kaposi-Sarkom

Bildgebende Diagnostik

Röntgendiagnostik

Häufig ist die Röntgendiagnostik unergiebig. Teilweise finden sich jedoch Phlebolithen in den Hämangiomen, seltener lineare oder bogige Wandkalzifikationen. Sonderformen sind das Maffucci-Syndrom als Kombination eines Hämangioms mit einer Enchondromatose (s. Abb. 44.**3**) sowie das Klippel-Trenaunay-Syndrom, bei dem sich ein Riesenwuchs eines oder mehrerer Finger findet.

Arteriographie

Domäne der Katheterarteriographie ist die Darstellung der arteriellen „Feeder" und der Drainagevenen innerhalb von arteriovenösen „High-Flow"-Malformationen (s. Abb. 48.**19**). Für die Planung einer vollständigen Resektion dieser Tumorentitäten ist die Information über die Gefäßversorgung von entscheidender Bedeutung. Der sog. „Nidus" des Angioms stellt sich als fleckförmiges Kontrastmittel-Pooling in der spätarteriellen Phase dar. Bei den häufigeren kavernösen und kapillären Hämangiomformen wird die Gesamtausdehnung von Hämangiomen im Arteriogramm dagegen erheblich unterschätzt. Wegen des langsamen Flusses und der thromboischen Anteile stellen sich diese Angiome in der arteriellen Phase meist überhaupt nicht dar. Erst in der Parenchymphase kontrastieren sich Angiomanteile.

Computertomographie

Die intravenöse Kontrastmittelgabe führt zum kräftigen Enhancement der Gefäßtumoren. Kontrastmittelaussparungen deuten entweder auf eine Teilthrombosierung des Hämangioms oder bei Lage innerhalb einer Gefäß-Nerven-Straße auf eine vaskuläre Umscheidung eines Nervs mit Demaskierung seiner Faszikel hin.

Magnetresonanztomographie

Die Gesamtausdehnung eines Gefäßtumors und seine topographische Lage werden am besten in der kontrastmittelverstärkten MRT festgelegt. Idealerweise werden in einem Untersuchungsgang eine zeitaufgelöste MR-Angiographie mit Bolusverfolgung für mindestens 1 Minute (Abb. 45.**12a** u. **b**) mit der MRT-Schnittbilddiagnostik (Abb. 45.**12c**) kombiniert.

In T2-gewichteten Sequenzen werden die Hämangiome mit schärferen Grenzen abgebildet als in der nativen T1-Gewichtung, wo sich der Gefäßtumor isointens

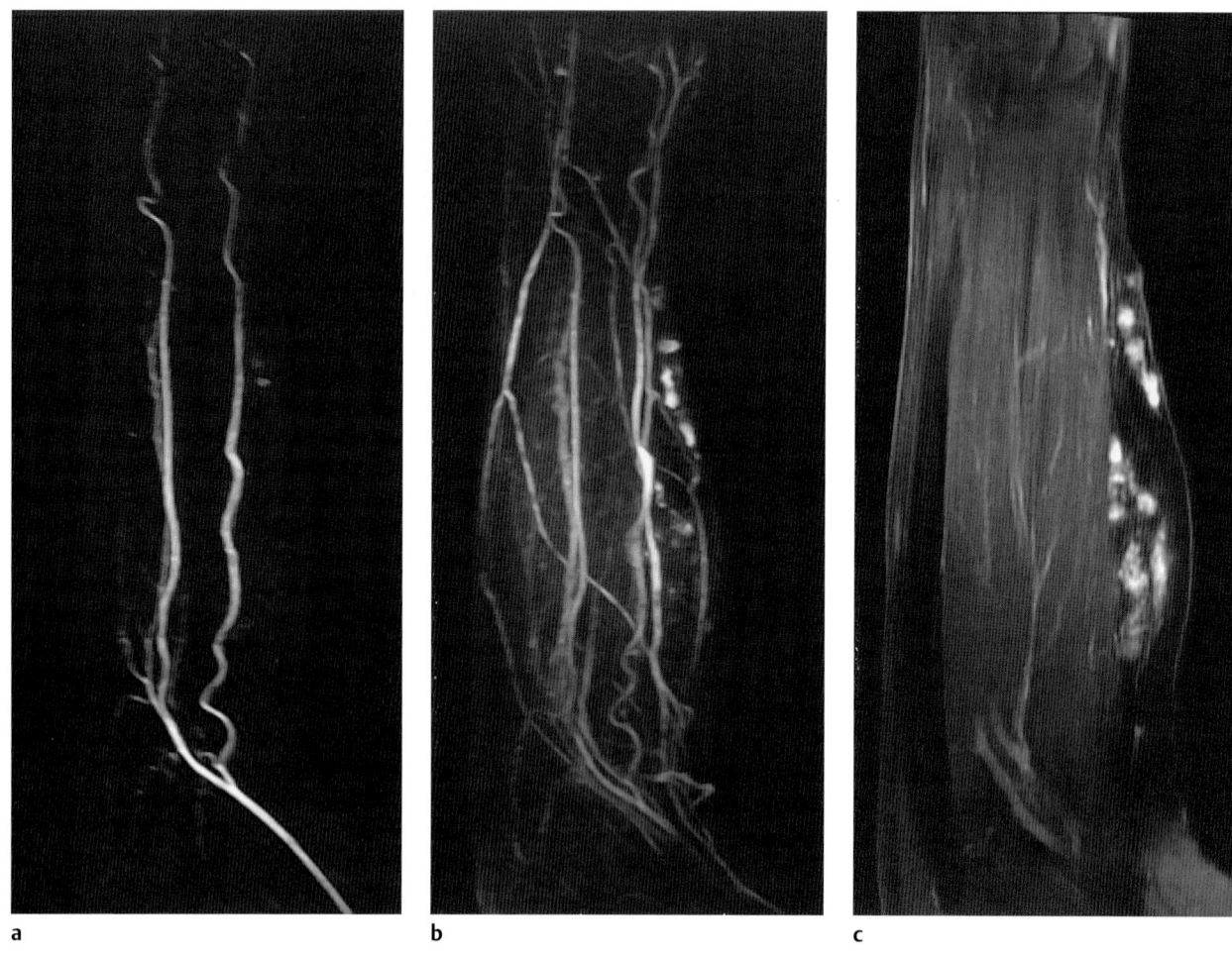

Abb. 45.12 a–c Extramuskuläres Hämangiom am radialseitigen Unterarm.
MIP-Rekonstruktionen einer dynamischen MR-Angiographie.
a In der arteriellen Phase füllen sich nur einzelne Angiomanteile.
b Die weitere Auffüllung erfolgt in der venösen Phase nach 40 s.
c 7 min nach Kontrastmittelapplikation finden sich im fettsaturierten T1-SE-Bild flächenhafte Angiomkonvolute ausschließlich im subkutanen Fettgewebe.

zur Muskulatur verhält und bei intramuskulärer Lage dann nicht abgegrenzt werden kann. Charakteristisch ist ein inhomogenes Signalmuster, das durch unterschiedliche Gewebekomponenten hervorgerufen wird:
- Interponiertes Mesenchymgewebe ist meist heterointens, z. B. Fettgewebe in beiden Gewichtungen signalreich, dagegen Phlebolithen und Verkalkungen jeweils signalarm.
- Thrombotische Anteile verhalten sich entsprechend ihres Alters unterschiedlich in ihrer Signalhöhe.
- Die Darstellung der Gefäßlumina innerhalb des Gefäßtumors hängt entscheidend von der Flussgeschwindigkeit und vom verwendeten Sequenztyp ab. In T2-gewichteten Bildern verursacht ein schneller Fluss im Allgemeinen eine Signalauslöschung („Flow Void") mit dunklem Gefäßlumen, während ein langsamer oder stagnierender Fluss in dilatierten und geschlängelten Gefäßen ein deutliches Signal hervorrufen kann („Paradoxical Enhancement"). Ein Nebeneinander der unterschiedlichen Flusskomponenten ist möglich.

Immer sollten T1-gewichtete Sequenzen nach intravenöser Kontrastmittelapplikation akquiriert werden, am besten mit einem Fettsättigungspuls und nach Zuwarten von einigen Minuten. Durch die Kontrastmittelgabe zeigen die T1-gewichteten Bilder sehr exakt die Ausdehnung des Gefäßtumors (Abb. 45.12c u. 45.13) und stellen gelegentlich sogar die arteriellen Feeder und die Drainagenvenen dar.

45.3.2 Maligne Gefäßtumoren

Pathoanatomie, klinische Symptomatik

Sie sind an der Hand extrem selten. Pathohistologisch werden 2 Formen unterschieden: Das **Angiosarkom** kann oft nur schwer vom mehr benignen Hämangioendotheliom bzw. Hämangioperizytom abgegrenzt werden. Es wächst lokal aggressiv mit ossärer Infiltration und neigt zur Metastasierung. Das **Kaposi-Sarkom** kommt gehäuft bei HIV-infizierten Patienten vor und manifestiert sich anfangs in blauroten, nicht schmerzhaften Hautknötchen, die später konfluieren und erweichen.

Bildgebende Diagnostik

Wenn Zeichen der Destruktion und Filiarisierung fehlen, gelingt mit keinem der bildgebenden Verfahren die Unterscheidung zur benignen Hämangiomvariante.

45.3.3 Glomustumor

Pathoanatomie, klinische Symptomatik

Der neurovaskuläre Tumor misst wenige Millimeter Durchmesser und hat seine bevorzugte Lage am Nagelbett und an der Fingerkuppe, wo die Tumoren blaurötlich durchschimmern. Selten findet sich eine rein intraossäre Lage. Pathoanatomisch besteht ein Glomustumor aus Gefäßkonvoluten mit multiplen arteriovenösen Shunts. Um die zuführenden Arterien sind sphärische Glomuszellen, Nervenfasernetze und Vater-Pacini-Körperchen angeordnet. Die Tumoren können heftigste, anfallsartige Schmerzen hervorrufen.

Bildgebende Diagnostik

Typisches Röntgenzeichen ist die randsklerosierte Druckarrosion an der Endphalanx (Abb. 45.14a). Bei extraossärer Lage kann die hochfrequente Sonographie

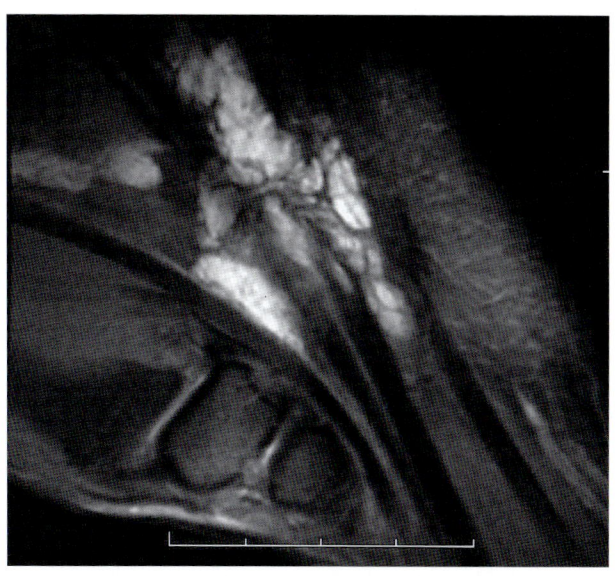

Abb. 45.13 **Kavernöses Hämangiom in der Hohlhand.** Traubenförmige Anordnung von Hämangiomanteilen zwischen den Flexorensehnen des Karpaltunnels und der Mittelhand sowie innerhalb des M. adductor pollicis. T1-gewichtete SE-Sequenz mit Fettsaturation 10 Minuten nach intravenöser Kontrastmittelgabe.

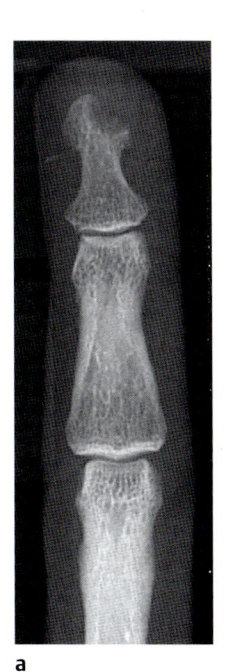

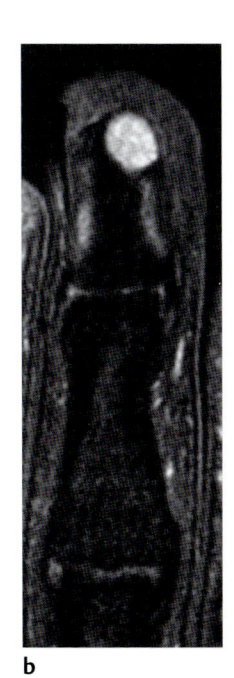

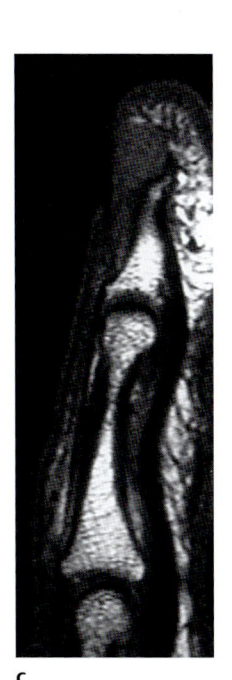

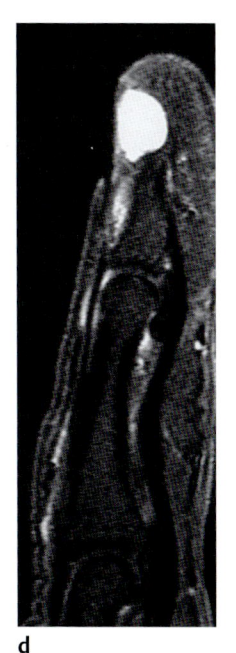

Abb. 45.**14a–d Glomustumor an der Fingerkuppe.**
a Im dorsopalmaren Röntgenbild scharfrandige Osteolyse am Processus unguicularis.
b In dieser Lage stellt sich der Tumor stark hyperintens in der fettsaturierten PD-FSE-Sequenz dar.
c, d Sagittale T1-SE-Bilder, nativ und fettsaturiert nach Kontrastmittelgabe. Der nativ signalarme Tumor reichert intensiv Kontrastmittel an.

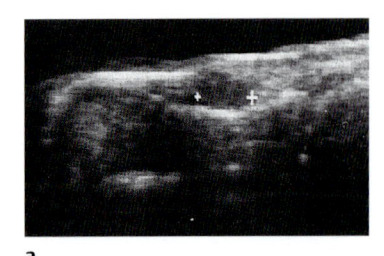

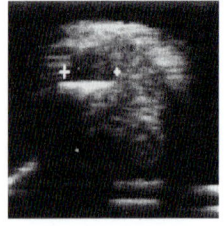

Abb. 45.15 a, b Sonographie eines subungualen Glomustumors.
a Dorsal Längsschnitt am Fingerendglied.
b Querschnitt am Fingerendglied.
Zwischen den Messpunkten findet sich am Nagelkranz eine 5 mm große, echoarme Läsion mit glatter Berandung (Aufnahmen von Prof. Dr. B. Fornage, Houston/Texas).

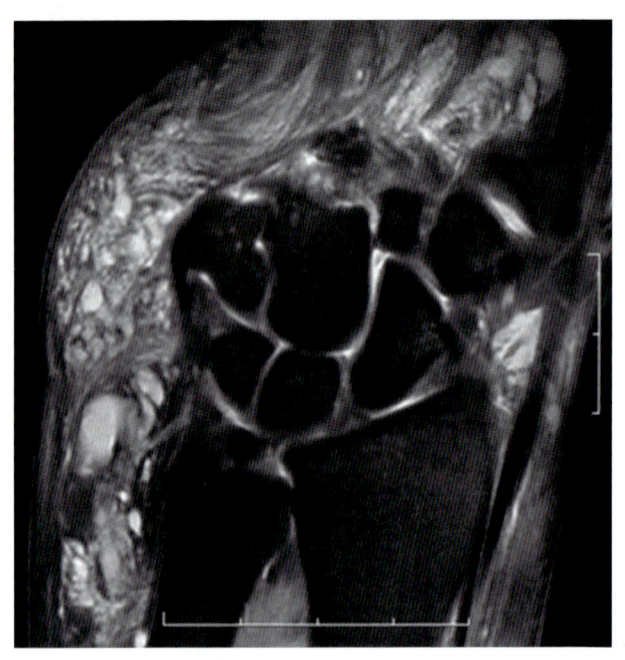

Abb. 45.16 Rezidiv eines kongenitalen Lymphangioms.
Wegen mehrfachen Rezidivs mit trophischen Störungen wurden bereits die Fingerstrahlen II–V in Höhe der Karpometakarpalgelenk reseziert. Jetzt Lymphangiomrezidiv mit kleinwabig-zystischen Einschlüssen an der Ulnarseite des Handstumpfes. T2-gewichtete FSE-Sequenz mit Fettsaturation.

diagnostisch zielführend sein. Der Glomustumor stellt sich hier als runde, echoarme Läsion mit scharfer Begrenzung dar (Abb. 45.15). Zweifelsfrei ist die MRT das Untersuchungsverfahren der Wahl, um einen phalangealen Glomustumor exakt zu orten und ihn anhand seines hohen Vaskularisationsgrades in Verbindung mit dem klinischen Erscheinungsbild einer definitiven Diagnose zuzuführen (Abb. 45.14 b u. c).

45.3.4 Lymphangiome

Pathoanatomie, klinische Symptomatik

Lymphangiome sind als hamartöse Läsionen an der Hand insgesamt selten.
- Das noch am häufigsten anzutreffende **Lymphangioma simplex** imponiert als einzelnes oder als Gruppe von Bläschen mit gelblich grauem Lymphinhalt.
- Das **Lymphangioma cavernosum**, bei dem die zystischen Hohlräume mit Lymphe oder Blutanteilen gefüllt sind, kann mit einer Makrodaktylie einhergehen.
- Das **Lymphangioma cysticum** ist durch eine breite Bindegewebsauskleidung charakterisiert.

Bildgebende Diagnostik

In den Schnittbildverfahren finden sich alle Kriterien eines zystischen Tumors. Wegen des hohen Lipidgehalts der Lymphe liegen die CT-Dichtewerte im Minusbereich. In T1-gewichteten MR-Sequenzen ist das Signal in den intermediären Bereich angehoben, T2-gewichtet typisch signalintens (Abb. 45.16). Die Diagnose wird in der Regel im Rahmen einer Punktion gestellt.

45.4 Vom Nervengewebe ausgehende Tumoren

45.4.1 Neurinom (Schwannom) und Neurofibrom

Pathoanatomie, klinische Symptomatik

Aufgrund der unterschiedlichen Ausgangsorte, und damit ihrer Lage zum Ursprungsnerven, werden bei den Nervenscheidentumoren Neurinome von Neurofibromen unterschieden. Klinisch können neben Symptomfreiheit beide Tumorarten mit Par- und Hypästhesien, umschriebenen Schmerzen und Paresen in ihrem Versorgungsgebiet einhergehen.

- Die bevorzugt palmarseitig lokalisierten **Neurinome** entstehen aus den Schwann-Zellen des Endo-, Peri- oder Epineuriums. Da meist nur ein Nervenfaszikel betroffen ist, liegt der Tumor exzentrisch zum Ursprungsnerven. Neben zellreichen Arealen in palisadenartiger Anordnung (Typ Antoni A) und zellarmen Arealen (Typ Antoni B) werden zystische Einschlüsse infolge hyaliner und myxoider Degeneration angetroffen. Der Tumor ist von einer bindegewebigen Kapsel umgeben.

- Demgegenüber kommt es bei **Neurofibromen** zur diffusen Verdickung einer Nervenscheide. Deshalb ziehen die Nervenfaszikel durch den konzentrisch gelegenen Tumor hindurch. Zystische Einschlüsse werden in der Hälfte aller Fälle gesehen. Ein Subtyp ist das **plexiforme Neurofibrom**. Neurofibrome besitzen keine Kapsel. Sie werden solitär oder im Zusammenhang mit der Neurofibromatose (von Recklinghausen) angetroffen. In über 15 % der Fälle tritt eine maligne Entartung ein.

Bildgebende Diagnostik

Röntgendiagnostik

Bei parossaler Tumorlage kann es zur Druckarrosion am Knochen kommen. Nur wenige Neurinome weisen grobschollige Verkalkungen auf.

Sonographie

Sie liefert bei Nervenscheidentumoren wertvolle Informationen. Sowohl das Neurinom als auch das Neurofibrom stellen sich als echoarme, scharf konturierte Raum-

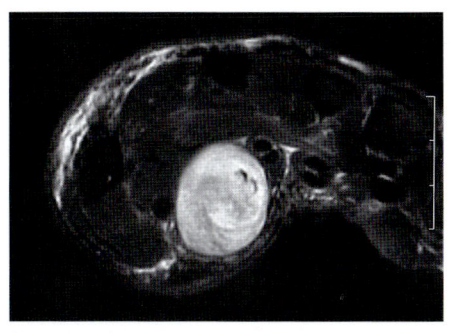

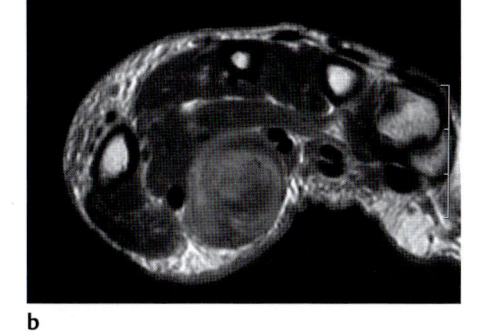

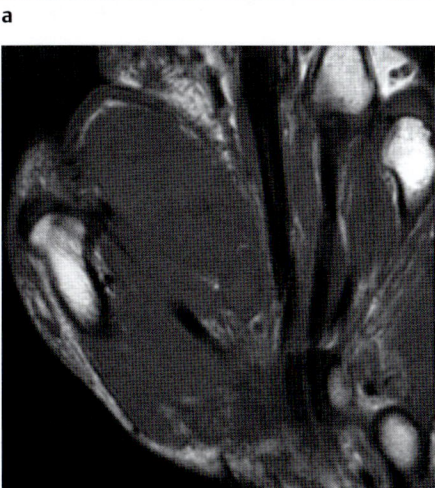

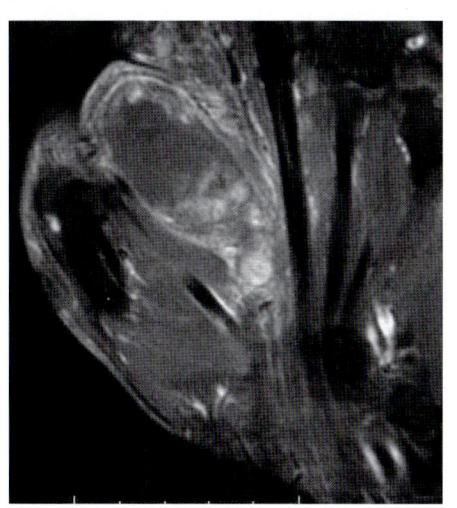

Abb. 45.17 a–d **Plexiformes Neurofibrom.** Sensibilitätsstörungen und positives Hofmann-Tinel-Zeichen im Versorgungsgebiet des N. medianus.
a Signalreicher, kapselförmig begrenzter Tumor in palmarer Lage zum M. adductor pollicis. Wirbelartige Signalinhomogenitäten in der axialen T2-FSE-Sequenz.
b Kräftiges, aber inhomogenes Kontrastmittelenhancement in der axialen T1-SE-Sequenz.
c, d Koronale T1-SE-Sequenz vor und nach Kontrastmittelgabe. Der ovaläre Tumor reichert nur peripher Kontrastmittel an, zentral dagegen Zeichen der myxoiden Degeneration. Lage zwischen der Flexor-pollicis-longus-Sehne und den Fingerflexorensehnen II.

forderungen dar, intratumorale Zysten zusätzlich als echofreie Areale mit distaler Schallverstärkung. Beide Tumorarten können durch ihre Lage in Relation zum Ursprungsnerven unterschieden werden, was aber nur in ca. 50 % der Fälle gelingt. Typischerweise befinden sich die Neurinome in exzentrischer, Neurofibrome in konzentrischer Lokalisation zum tumortragenden Nerv. Das Hoffmann-Tinel-Zeichen kann gezielt unter Ultraschallsicht ausgelöst werden.

Computertomographie

Im Nativscan sind Nerventumoren hypodens mit Dichtewerten zwischen 35–50 HE. Prinzipiell ist das inhomogene, teils intensive Enhancement nach Kontrastmittelgabe den Phänomenen der MRT vergleichbar.

Magnetresonanztomographie

Wegen der multiplanaren Abbildungsmöglichkeit kann mit der MRT versucht werden, den Tumor tragenden Nerv zu identifizieren. Der Nerventumor selber weist eine charakteristische inhomogene Kontrastierung nach venöser Kontrastmittelgabe auf: Neben hypervaskularisierten, zellreichen Arealen finden sich in der Peripherie oder im Zentrum des Tumors nichtanreichernde Zonen mit zystischer oder xanthomatöser Degeneration (Abb. 45.17). In T2-gewichteten Sequenzen weisen beide Nerventumorarten ein mittleres bis hohes Signal auf, wobei eine „Target"-Konfiguration für ein Neurofibrom sprechen soll. Eine Signalinhomogenität im Tumorinneren darf nicht primär als ein Malignitätszeichen interpretiert werden.

45.4.2 Intraneurales Fibrolipom

Pathoanatomie, klinische Symptomatik

Die tumoröse Nervhyperplasie ist selten und betrifft insbesondere bei jungen Männern den N. medianus im Karpalkanal. Sie kann hier ein chronisches Karpaltunnelsyndrom hervorrufen. Ausgangsort sollen die Fettzellen des Epineuriums sein. Der Tumor geht damit wie die intraneuralen Lipome, Hämangiome und Ganglien vom bindegewebigen Stroma des peripheren Nervs aus. Die benigne Raumforderung des Nervs kann mit einer Makrodaktylie von Fingerstrahlen kombiniert sein, vornehmlich des Zeige- und Mittelfingers (**Macrodystrophia lipomatosa**).

Bildgebende Diagnostik

Der bindegewebige Mischtumor weist in der MRT ein charakteristisches Aussehen auf: Die hypertrophierten Faszikel des Nervs verlaufen geschlängelt innerhalb von lipomatösem Gewebe, das aufgrund seiner Signalhöhe eindeutig erkannt wird (Abb. 45.18). Durch das neurale Fibrolipom, das meist vom distalen Unterarmabschnitt bis zur Mittelhand reicht, werden die Beugesehnen zur Seite verdrängt und das Retinaculum flexorum vorgewölbt. Bei der Macrodystrophia lipomatosa (Abb. 45.19) findet sich ein Nebeneinander von fibrolipomatöser Hypertrophie des N. medianus und in seinem Versorgungsgebiet ein Riesenwuchs eines oder mehrerer Finger. Charakteristischerweise wird vermehrt Fettgewebe im Nerv, Muskel und Knochenmark angetroffen.

45.4.3 Malignes Neurinom (Neurofibrosarkom)

Pathoanatomie, klinische Symptomatik

Maligne Nerventumoren können isoliert oder in Assoziation mit der Neurofibromatose von Recklinghausen vorkommen. Der Malignitätsgrad steigt mit der Zelldichte und dem Zellpleomorphismus des Nerventumors an. Die Tumoren weisen ein perineurales Tumorwachstum nach proximal und die Neigung zur hämatogenen Metastasierung auf.

Bildgebende Diagnostik

Aufgrund ihrer bereits inhomogenen Binnenstruktur unterscheiden sich benigne Nerventumoren bildgebend in der Regel nicht von ihren malignen Varianten. Als wichtigste diagnostische Aufgabe verbleibt deshalb die Bestimmung der proximalen Grenze des perineuralen Tumorwachstums, was mit der kontrastmittelverstärkten MR-Tomographie am sichersten gelingt.

45.4.4 Posttraumatisches Neurom

Pathoanatomie, klinische Symptomatik

Es handelt sich um keinen Tumor im eigentlichen Sinne, sondern um eine Nervennarbe mit ungeordneter Proliferation von Nervengewebe mit axonalen und perineuralen Regenerationsvorgängen am proximalen Ende eines geschädigten Nervs. Ursachen sind Durchtrennungen oder chronische Irritationen des Nervs bei erhaltener Kontinuität (Pseudoneurom). Neben Hyp- und Dyästhe-

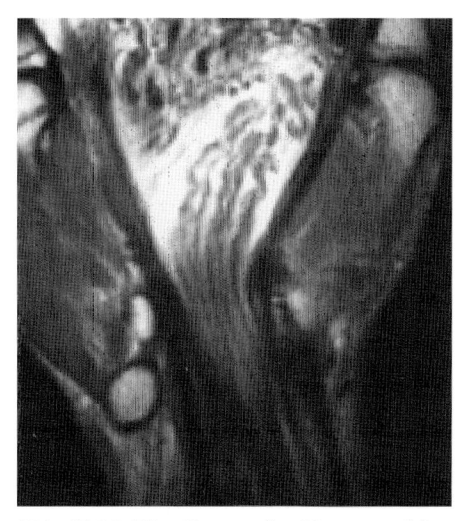

45.4 Vom Nervengewebe ausgehende Tumoren

Abb. 45.18 Fibrolipomatöse Hypertrophie des N. medianus.
In der T1-gewichteten SE-Sequenz finden sich verdickte und elongierte Nervenfaszikel innerhalb von signalreichem Fettwebe. Abdrängung der Flexorensehnen zur Seite.

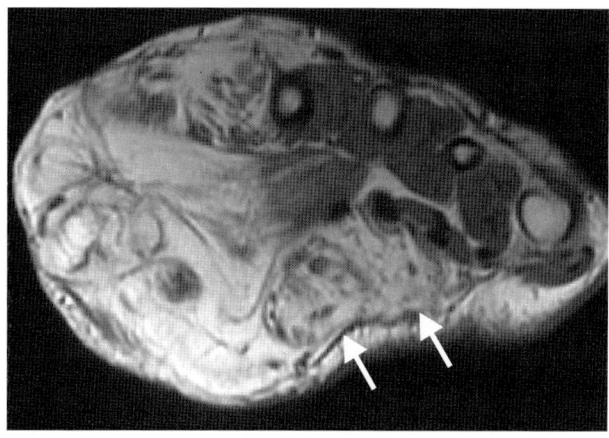

Abb. 45.19 a, b Macrodystrophia lipomatosa des Daumen- und Zeigerfingerstrahls.
In der Hohlhand ist der N. medianus (Pfeile) massiv vergrößert und mit Fettgewebe durchsetzt. Lipomatöse Transformation auch der Thenarmuskulatur, des M. adductor pollicis, der Mm. interossei I und des M. lumbricalis I. Deutliche Volumenvermehrung der radialseitigen Mittelhandabschnitte. **a** Axiale T1-SE-Sequenz und **b** koronale T2-FSE-Sequenz.

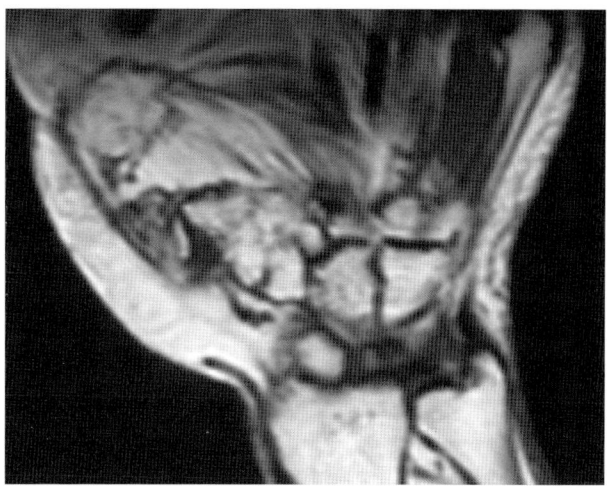

Abb. 45.20 a, b Posttraumatisches Neurom des N. medianus 18 Jahre nach einer Schnittverletzung.

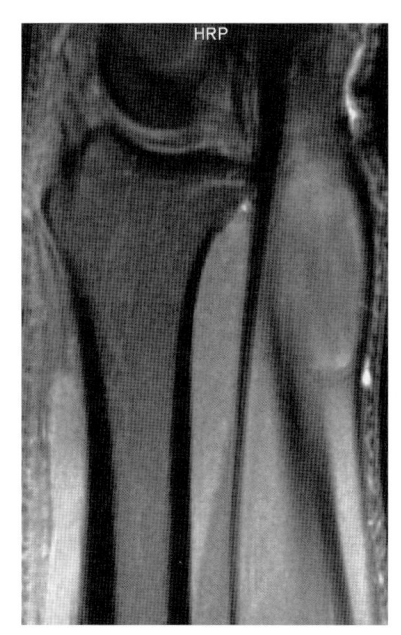

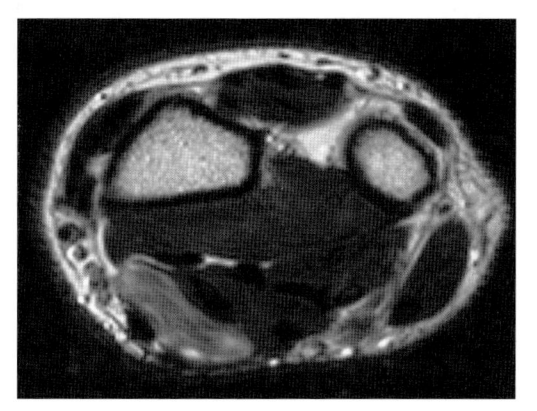

a Spindelförmige Auftreibung des Nervs im distalen Unterarmabschnitt. Fettsaturierte T1-SE-Sequenz sagittal nach Kontrastmittelgabe.

b Im axialen T2-FSE-Bild zeigt sich eine diskusartige, signalangehobene Raumforderung zwischen dem M. flexor pollicis longus, dem M. flexor digitorum superficialis und der Sehne des M. flexor carpi radialis.

sien werden im Falle einer Amputation häufig lanzierende Schmerzen („Phantomschmerz") in der nicht mehr vorhandenen Gliedmaße empfunden.

Bildgebende Diagnostik

Sonographisch sind posttraumatische Neurome echoarme, meist schlecht begrenzte Tumoren, an denen bei gezielter Palpation Triggerpunkte mit elektrisierender Missempfindung geortet werden können. In der MRT nimmt das Neurom homogen und nur gering am Kontrastmittelenhancement teil (Abb. 45.**20**). Durch die Möglichkeit der multiplanaren Schichtführung kann versucht werden, die nervale Raumforderung der betreffenden Gefäß-Nerven-Straße und damit dem Ursprungsnerv zuzuordnen.

45.5 Differenzialdiagnosen

Viele Weichteiltumoren weisen an der Hand spezielle Lokalisations- bzw. Bildmuster auf. Hierzu gehören Ganglien, Epithelzysten, Lipome, Hämangiome, Glomustumoren und Nervenscheidentumoren. Dagegen weisen die übrigen mesenchymalen Geschwulste – wie beispielsweise die Sarkome und das Desmoid – uncharakteristische Befunde auf, so dass die Diagnose nur über eine Probebiopsie gewonnen werden kann.

45.6 Therapeutische Optionen

Ganglien werden operativ mittels Exstirpation therapiert, wobei der Ganglienstiel zum synovialen Ursprungsgewebe immer ligiert werden sollte. Die übrigen benignen Weichteiltumoren der Hand werden ebenfalls chirurgisch entfernt, wenn sie eine Funktionsstörung hervorrufen. Bei Nervenscheidentumoren kann nach Tumorresektion und bei neurologischem Defizit eine Ersatzoperation am Nerv mit dem Ziel einer Reinneration notwendig werden. Wegen der Möglichkeit eines lokalen Tumorrezidivs sollten Riesenzelltumoren der Sehnenscheide (Xanthome) sowie die semimaligne aggressive Fibromatose möglichst radikal reseziert werden. Weichteilsarkome werden durch Operation mit ausgiebiger Resektion möglichst im Gesunden oder durch Amputation behandelt. Die Indikation zur präoperativen Strahlentherapie und/oder zur additiven Chemotherapie richtet sich nach der Sarkomentität und dem Tumorstadium, ebenso nachfolgende Operationen zur Funktionswiederherstellung der Hand.

Literatur

Übersichtsarbeiten

De Schepper AM, F (ed). Imaging of soft-tissue tumors. Springer. Berlin Heidelberg New York 1997

Enneking WF. Staging of musculoskeletal neoplasms. Skeletal Radiol 1985; 13: 183–194

Enzinger FM, Weiss SW. Soft tissue tumors. 2nd ed. Mosby. St Louis 1988

Horcajadas AB, Lafuente JL, de la Cruz Burgos R, Muniz SH, Roca SA, Ortega SG, Franjo PD, Cruz EO. Ultrasound and MR findings in tumor and tumor-like lesions of the fingers. Eur Radiol 2003; 13: 672–685

Schmitt R, Warmuth-Metz M, Lanz U, Lucas D, Feyerabend T, Schindler G. Computertomographie von Weichteiltumoren der Hand und des Unterarmes. Radiologe 1990; 30: 185–192

Steinbach LS. Tumors and Synovial Processes in the Wrist and Hand. In: Reicher MA, Kellerhouse LE (eds). MRI of the Wrist and Hand. pp 129–156. Raven Press. New York 1992

Weiterführende Literatur

http://www.thieme.de/aktionen/schmitt-lanz

Erkrankungen der Nerven und Gefäße an der Hand

46 Karpaltunnelsyndrom 508

47 Syndrom der Loge de Guyon 515

48 Arterielle Durchblutungsstörungen 519

46 Karpaltunnelsyndrom

W. Buchberger, R. Schmitt

Am häufigsten ist der N. medianus im Karpalkanal einer kompressionsbedingten Schädigung ausgesetzt, für die intraoperativ meist verdickte Sehnenscheiden der Fingerbeuger als Ursache gefunden werden. Röntgenaufnahmen des Handgelenks sollten immer zum Ausschluss karpaler Gefügestörungen angefertigt werden, schnittbilddiagnostische Verfahren dagegen nur in unklarer Situation (Sonographie) sowie bei Verdacht auf eine knöcherne Karpalstenose bzw. ein akutes Kalksalzdepot (CT) und zur Charakterisierung und Ausdehnungsbestimmung von raumfordernden Weichteilläsionen im Karpalkanal (MRT). Mit den 3 Verfahren kann die kompressionsbedingte Formänderung des Nervs dargestellt werden. Postoperativ ist bei persistierenden Beschwerden die MRT die bildgebende Methode der Wahl.

46.1 Anatomische Vorbemerkungen

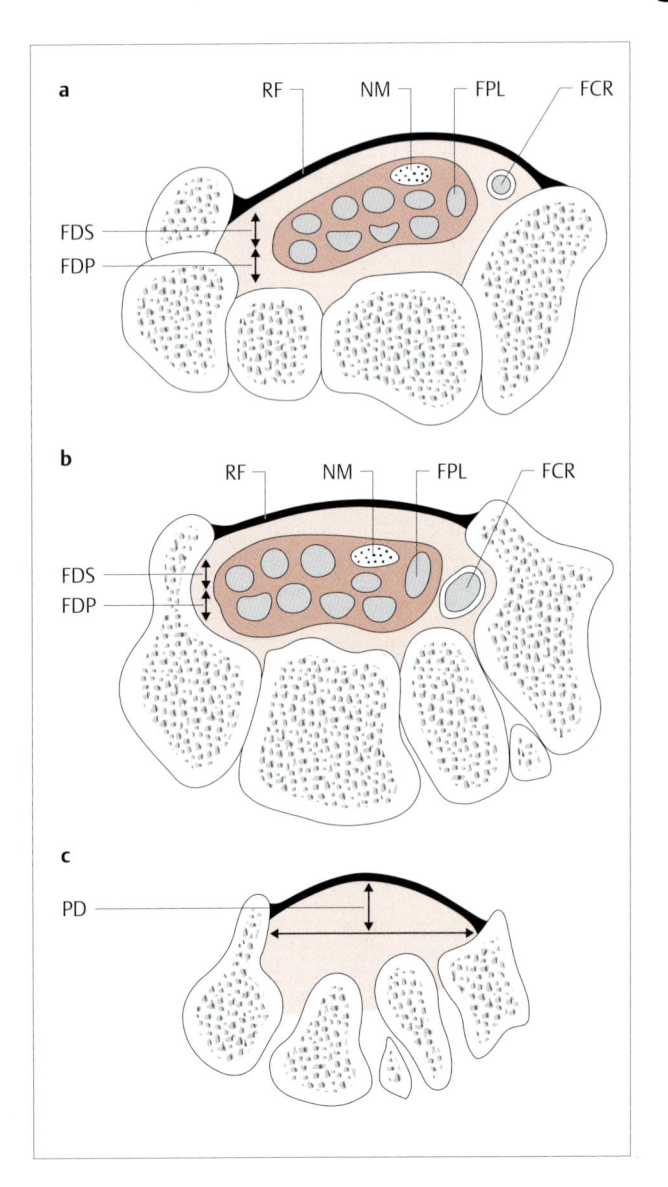

Der Canalis carpi ist ein 2,5 cm langer osteofibröser Tunnel an der Palmarseite der Handwurzel, der die Sehnen der Fingerbeuger und den N. medianus beinhaltet (Abb. 46.1, Tab. 46.1). Im proximalen Abschnitt wird sein Boden durch das Kapitatum, das Hamatum und das Triquetrum, die radiale Wand durch das Skaphoid und die ulnare Wand durch das Pisiforme gebildet. Den Abschluss nach palmar bildet das Retinaculum flexorum (Lig. carpi transversum), das am Tuberculum ossis scaphoidei und am Pisiforme ansetzt. Im distalen Abschnitt ist der Karpaltunnel enger und weniger oberflächlich gelegen. Seinen Boden bilden hier das Kapitatum und das Trapezoideum, die radiale Wand das Trapezium, die ulnare Wand der Hamulus ossis hamati. Das Retinaculum flexorum ist distal am dicksten und setzt am Tuberculum ossis trapezii und am Hamulus ossis hamati an.

Die Sehnen der Mm. flexores digitorum superficialis et profundus liegen in einer gemeinsamen Sehnenscheide in 2 Reihen übereinander. Die Sehne des M. flexor pollicis longus verläuft in einer eigenen, radial hiervon gelegenen Sehnenscheide, die in 50% der Fälle mit dem

Abb. 46.1 a–c **Schematische Querschnittsanatomie des Karpaltunnels.**
a Axiale Schicht am Karpaltunneleingang in Höhe des Pisiforme.
b Axiale Schicht am Karpaltunnelausgang in Höhe des Hamulus ossis hamati.
Abkürzungen: RF= Retinaculum flexorum, FDS und FDP= Sehnen des M. flexor digitorum superficialis und profundus, FCR= Sehne des M. flexor carpi radialis, FPL= Sehne des M. flexor pollicis longus.
c Skizze zur Bestimmung der Palmardeviation (PD) des Retinaculum flexorum. Sie ist die Distanz von der maximalen Vorwölbung des Retinaculum flexorum zur Verbindungslinie Tuberculum ossis trapezii – Hamulus ossis hamati.

ulnaren Synovialsack kommuniziert. Außerhalb des eigentlichen Karpaltunnels befindet sich entlang des Trapeziums und zwischen Schichten des Retinaculum flexorum die Sehne des M. flexor carpi radialis. Der N. medianus liegt unmittelbar unter dem Retinaculum flexorum und mit großer Variabilität meist radialseits der Mittellinie. Vor seinem Eintritt in den Karpaltunnel gibt er den sensiblen R. palmaris ab, innerhalb des Tunnels Muskeläste für den M. abductor pollicis brevis und M. opponens pollicis und das Caput superficiale des M. flexor pollicis brevis sowie für die 2 ulnaren Mm. lumbricales.

Tab. 46.1 Anatomische Begrenzungen des Karpaltunnels

Begrenzung	Karpaltunneleingang	Karpaltunnelausgang
Boden	Kapitatum, Hamatum, Triquetrum	Kapitatum, Trapezoideum
Dach	Retinaculum flexorum	Retinaculum flexorum
Radialseite	Skaphoid	Trapezium
Ulnarseite	Pisiforme	Hamulus ossis hamati

46.2 Pathophysiologie, klinische Symptomatik

Eine Kompressionsneuropathie des N. medianus kann entweder durch eine Einengung des Tunnelquerschnitts oder durch eine Volumenzunahme seines Inhalts verursacht werden. In bis zu 85% der Fälle wird beim Karpaltunnelsyndrom eine **Tendovaginose** bzw. chronische Fibrosierung der Flexorensehnenscheide gefunden, meist als Folge von repetitivem Stress. Weitere Ursachen sind in Tab. 46.2 zusammengestellt.

Klinisch bestehen Sensibilitätsstörungen mit Parästhesien an den Phalangen I–III und an der Radialseite des IV. Fingers sowie Schmerzen, die vor allem nachts durch Inaktivität während des Schlafes ausgelöst oder verstärkt werden und bis in den Unterarm und die Schulter ausstrahlen können. Die Symptome sind auch durch Beklopfen der Palmarseite des Karpus (Hoffmann-Tinel-Zeichen) und durch forcierte Beugung des Handgelenks (Flexionstest) zu provozieren. Im chronischen Stadium besteht eine Atrophie der Thenarmuskulatur. Eine atypische klinische Symptomatik – etwa mit fehlenden motorischen Ausfällen aufgrund eines weit proximalen Abgangs des motorischen Astes für die Thenarmuskulatur oder einer atypischen Sensibilitätsverteilung bei proximalem Crossover zwischen N. medianus und ulnaris – ist nicht selten. Elektroneurographie (ENG) und Elektromyographie (EMG) zeigen in den meisten Fällen eine herabgesetzte Nervenleitgeschwindigkeit und eine verlängerte motorische und sensible Latenz des Nervs.

Tab. 46.2 Wichtigste Ursachen des Karpaltunnelsyndroms

Verdickte Flexorensehnenscheiden	• Tendovaginose • chronische Fibrosierung
Tumoren	• Ganglien, Lipome, Hämangiome • neurogene Tumoren
Kristallarthropathien	• Kalziumhydroxylapatit (akutes Kalksalzdepot) • Gicht • Amyloidose (meist dialyseassoziiert)
Kongenitale Anomalien	• nach distal reichende Muskelbäuche der Fingerbeuger • akzessorische Muskeln • persistierende A. mediana
Knöcherne Karpalstenose	• dislozierte Frakturen • lunäre und perilunäre Luxationen • Arthrosis deformans (SLAC und SNAC Wrist)
Venostase und Ödem	• Gravidität, Menopause • Rechtsherzinsuffizienz • Traumafolge bei Frakturen und Kontusionen

46.3 Bildgebende Diagnostik

Röntgendiagnostik

Röntgenaufnahmen des Handgelenks und des Karpaltunnels bringen den Hinweis darauf, ob eine **knöcherne Karpalstenose** infolge von Frakturen, Luxationen oder degenerativen bzw. entzündlichen Prozessen vorliegt. Des Weiteren können mit ihr **Weichteilverkalkungen** bei akutem Hydroxylapatit-Kalksalzdepot (Abb. 46.3) nachgewiesen werden.

Sonographie

Die Identifikation des N. medianus gelingt am einfachsten in axialen Schnitten: Durch Bewegen der Finger lassen sich die Sehnen des M. flexor pollicis longus und die oberflächliche Sehne des Zeigefingers lokalisieren. Der Nerv liegt meist unmittelbar palmar hiervon (s. Abb. 7.3–7.5). Auch die palmar des Retinaculum flexorum genau über dem N. medianus gelegene Sehne des M. palmaris longus kann als Leitstruktur verwendet werden. Die Echogenität des Nervs ist vom Anschallwinkel abhängig, jedoch stets etwas geringer als die der Sehnen.

Beim Karpaltunnelsyndrom finden sich einzeln oder in Kombination die 3 charakteristischen Veränderungen der Tab. 46.3 (Abb. 46.2 d–f).

Die sonographisch erhobenen Befunde können quantifiziert werden. Als Messparameter dienen die **Querschnittsfläche A** und die **Abflachungsratio R** des Nervs sowie die **Palmardeviation PD** des Retinaculum flexorum. Die Definition der Parameter und deren Normalwerte sind der Tab. 46.4 zu entnehmen.

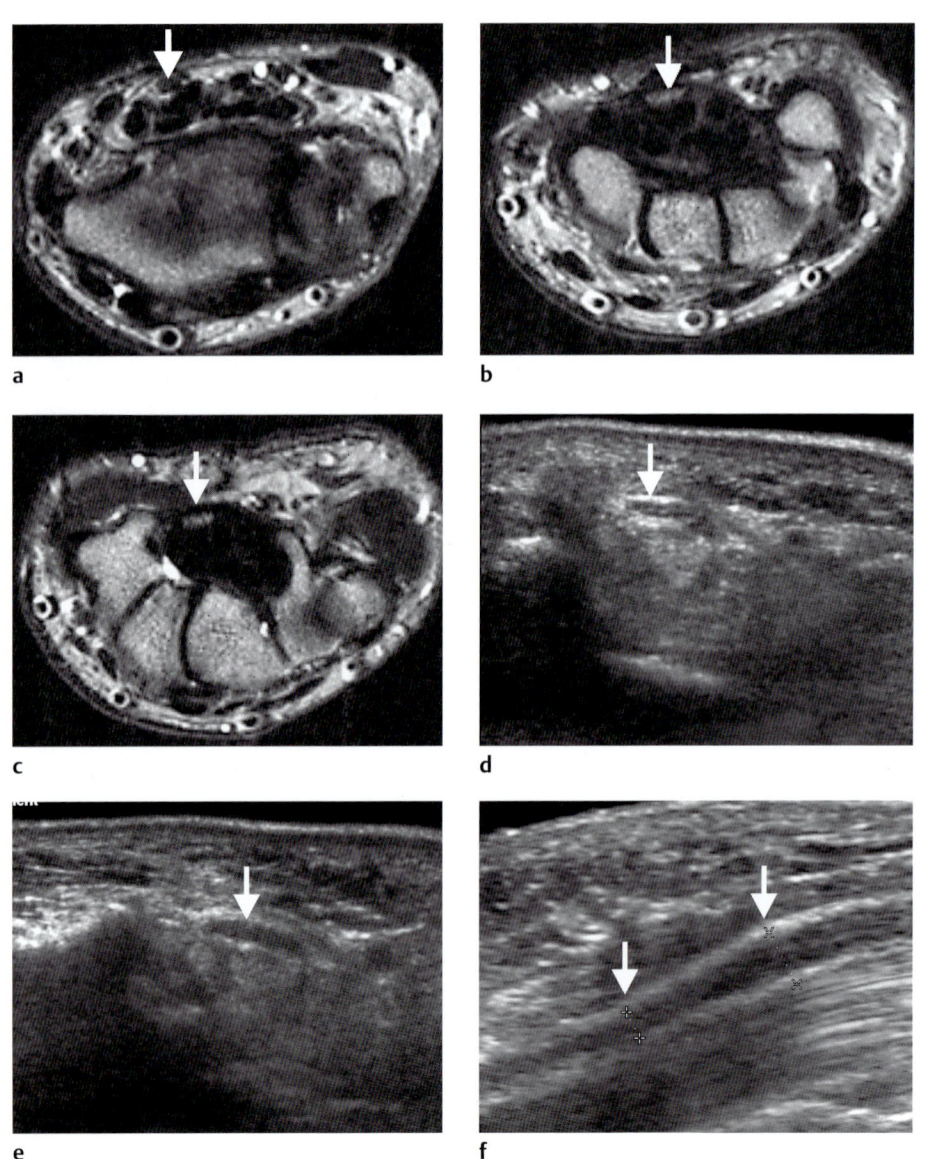

Abb. 46.2 a–f **Befunde der Bildgebung beim Karpaltunnelsyndrom.**
a T2-gewichtete FSE-Sequenz in Höhe des distalen Radioulnargelenks. N. medianus (Pfeil) mit normaler Form und Signalintensität.
b In der gleichen Sequenz in Höhe des Pisiforme ist der N. medianus (Pfeil) abgeflacht und signalgesteigert. Das Lig. carpi transversum ist stark nach palmar vorgewölbt.
c Auch in Höhe des Hamulus ossis hamati ist der N. medianus (Pfeil) abgeflacht und von erhöhtem Signal.
d Sonographischer Querschnitt in Höhe des Pisiforme. Der N. medianus (Pfeil) ist abgeflacht, das Lig. carpi transversum stark nach palmar vorgewölbt.
e Sonographischer Querschnitt durch den distalen Karpaltunnelabschnitt. Ausgeprägte Abflachung des N. medianus (Pfeil).
f Sonographischer Sagittalschnitt durch den Karpaltunnel. Die distale Abflachung des N. medianus (Pfeile) ist gut erkennbar.

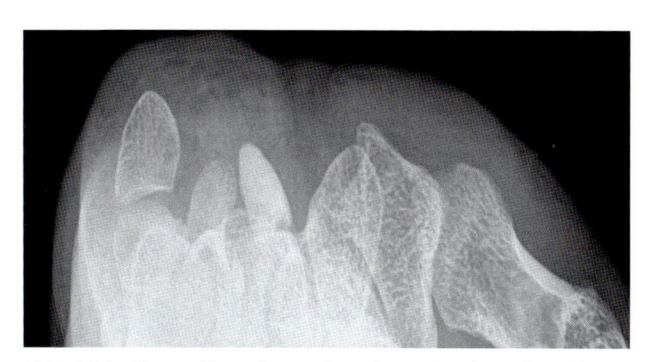

Abb. 46.3 Akutes Karpaltunnelsyndrom durch Hydroxylapatit-Kalksalzdepot.
Die Karpaltunnelaufnahme zeigt eine homogene Verkalkung innerhalb des Tunnels.

Tab. 46.3 Sonographische Befunde beim Karpaltunnelsyndrom

Proximale Schwellung/Pseudoneurom des N. medianus:
• besonders im proximalen Tunnelabschnitt
• im Frühstadium durch Ödem, später durch Zunahme des endo- und perineuralen Bindegewebes
Distale Abflachung des N. medianus:
• mehr im distalen, seltener im proximalen Tunnelabschnitt
• kompressionsbedingt
Vorwölbung des Retinaculum flexorum:
• nach palmar
• als Folge der Dickenzunahme im Karpaltunnel

Neben diesen allgemeinen Veränderungen kann mit der Sonographie gelegentlich auch die dem Karpaltunnelsyndrom zugrunde liegende Pathologie nachgewiesen werden:

- **Akute Tendosynovialitiden** sind aufgrund von Flüssigkeitsansammlungen um die meist verdickten und unscharf konturierten Sehnen gut erkennbar, während die Diagnose diskreter Sehnenscheidenverdickungen schwieriger ist.
- **Ganglien** sind als glatt konturierte, echoarme oder echofreie Strukturen nachweisbar.
- **Atypische Muskeln** (Abb. 46.**8 b, c**) lassen sich am besten im Längsschnitt darstellen.
- Eine **persistierende A. mediana** (s. Abb. 15.**19** u. 46.**9**) ist in bis zu 10 % der Fälle mit einer hohen Teilung des N. medianus vergesellschaftet und lässt sich duplexsonographisch nachweisen.

Die Vorteile der Sonographie liegen in der einfachen Durchführbarkeit und den niedrigen Kosten. Nachteilig ist die eingeschränkte Kontrastauflösung, wodurch sich die Identifikation des N. medianus im distalen Tunnelabschnitt und bei Interposition zwischen die Beugesehnen schwierig gestalten kann. Geringe Grade der Kompression können aufgrund methodisch bedingter Messfehler dem Nachweis entgehen.

Computertomographie

Beim Karpaltunnelsyndrom lassen sich mittels CT nur inkonstant verbreiterte Sehnenscheiden der Fingerbeuger und ein verdicktes Retinaculum flexorum darstellen. Ein CT ist deshalb meist nicht indiziert.

Lediglich bei den nichtidiopathischen (sekundären) Formen hat die CT durch den Nachweis von Gefügeänderungen des Handwurzelskeletts in seinem axialen Querschnitt einen Stellenwert (Abb. 46.**4**). Das Ausmaß einer **knöchernen Karpalstenose** auf dem Boden von karpalen Arthrosen oder Instabilitäten kann in der CT deutlich besser als in der konventionellen Tunnelaufnahme erkannt werden. Zur Quantifizierung sind die transversalen Distanzen am Ein- und Ausgang des Tunnels (Tab. 46.**5**) geeignet, nicht jedoch die karpalen Querschnittsflächen, die mit der CT infolge unzureichender Abgrenzung der tiefen Kanalgrenzen gegenüber den extrakanalikulären, knochennahen Fettschichten meist zu groß angegeben werden.

Weitere Indikationen zur CT sind der Verdacht auf akut entzündliche **Kalksalzdepots**, die insbesondere in der Tiefe des Karpalkanals sensitiv nachweisbar sind sowie die seltenen **Weichteiltumoren** (Ganglien, Lipome, Fibrolipome etc.) beim sekundären Karpaltunnelsyndrom. Wie unten ausgeführt, werden Weichteilläsionen im Karpalkanal allerdings schlechter als mit der MRT dargestellt.

Tab. 46.**4** Sonographische Normalwerte für den N. medianus und das Retinaculum flexorum

Parameter	Definition*	In Höhe des DRUG	In Höhe des Pisiforme	In Höhe des Hamatums
Querschnittsfläche A des N. medianus	$A \approx 1/4 \, a \times b \times \pi$	6–10 mm²	6–11 mm²	6–10 mm²
Abflachungsratio R des N. medianus	$R = a/b$	2,0–4,0	2,0–4,0	2,2–4,2
Palmardeviation PD des Retinaculum flexorum	s. Abb. 46.**1 c**	–	–	0–4 mm

* wobei a die lange Achse und b die kurze Achse des Nervenquerschnitts ist.

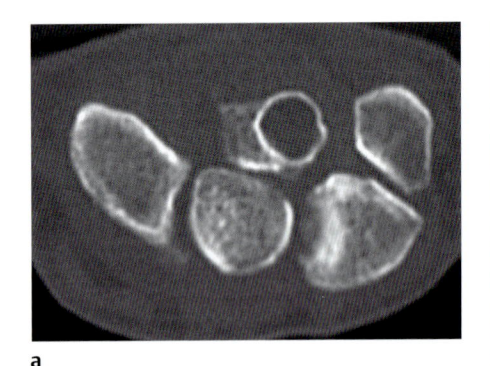

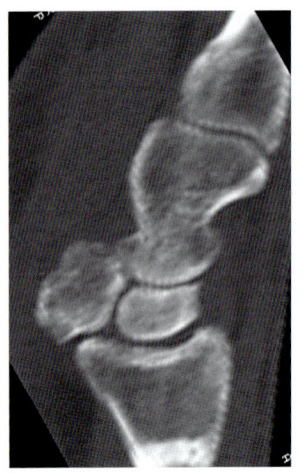

Abb. 46.4 a, b **Knöcherne Karpalstenose nach karpaler Luxationsfraktur und palmarer Lunatumdislokation.**
a In der axialen CT ist das Lunatum in den Karpalkanal verlagert und partiell zystisch umgebaut.
b Die sagittale MPR zeigt das nach palmar luxierte Lunatum.

Magnetresonanztomographie

Die normale und pathologische Anatomie des Karpaltunnels und seiner Nachbarstrukturen lässt sich am besten mit axialen T1- und T2-gewichteten SE- bzw TSE-Sequenzen darstellen. Zusätzliche koronale und sagittale Schichten können zur Beurteilung von Anomalien der Karpalknochen oder von raumfordernden Prozessen hilfreich sein.

Das Retinaculum flexorum und die Beugesehnen zeigen in allen Gewichtungen niedrige Signalintensitäten. Dazwischen interponiert findet sich das synoviale Gewebe, das ein mittleres Signal aufweist. Der normale N. medianus hat in der T1-Gewichtung eine etwas höhere Signalintensität als die Sehnen und zeigt keinen wesentlichen Signalanstieg in der T2-Gewichtung. Die sonographisch ermittelten Normwerte für die Querschnittsfläche und die Abflachung des Nervs gelten auch für die MRT.

Beim Karpaltunnelsyndrom ist neben der sonographisch bereits beschriebenen Formänderung des N. medianus in der MRT insbesondere die Signaländerung des Nervs charakteristisch (Tab. 46.6, Abb. 46.2 a – c). **Tendosynovialitiden** der Fingerbeuger kommen in der MRT signifikant besser zur Darstellung.

Beim **chronischen Karpaltunnelsyndrom** kann sich der N. medianus dagegen durch eine Atrophie und Fibrosierung seiner Nervenscheide auch in T2-gewichteten Sequenzen signalarm darstellen.

Die seltenen Weichteiltumoren als Ursache für ein Karpaltunnelsyndrom werden am sichersten mit der MRT nachgewiesen. Am häufigsten finden sich **Ganglien** im Karpalkanal, die in der T1-Gewichtung hypointens, in T2-Gewichtung dagegen signalhyperintens zur Darstellung kommen.

Tab. 46.5 CT-Distanzen (in mm) am Ein- und Ausgang des Karpaltunnels (nach Schmitt)

Messstrecke	Männer	Frauen
Kanaleingang: Skaphoid – Pisiforme	36,7 ± 2,3	33,6 ± 1,9
Kanalausgang: Trapezium – Hamatum	23,6 ± 1,8	21,4 ± 1,6

Tab. 46.6 MRT-Befunde beim Karpaltunnelsyndrom

- Proximale Schwellung/Pseudoneurom des N. medianus
- Distale Abflachung des Nervs
- Signalerhöhung des Nervs: besonders in den T2-gewichteten Sequenzen als Folge eines kompressionsbedingten Ödems
- Vermehrte Palmarvorwölbung des Retinaculum flexorum
- Tendosynovialitis der Beugesehnen: durch Ödem oder Erguss hyperintens in T2-Gewichtung

46.3 Bildgebende Diagnostik

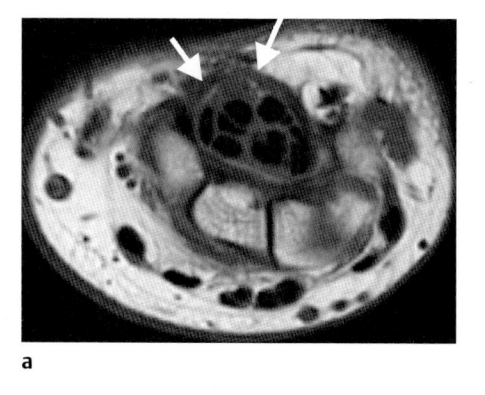

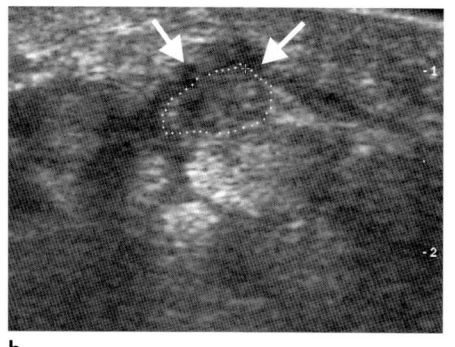

Abb. 46.**5 a, b** **Normalbefund nach Karpaltunneloperation.**
a In der axialen PD-FSE-Sequenz ist das Lig. carpi transversum komplett durchtrennt. Die Inzisionsstelle ist durch Pfeile markiert.
b In der Sonographie liegt der durch Einkreisen markierte N. medianus unmittelbar unter dem durchtrennten Lig. carpi transversum.

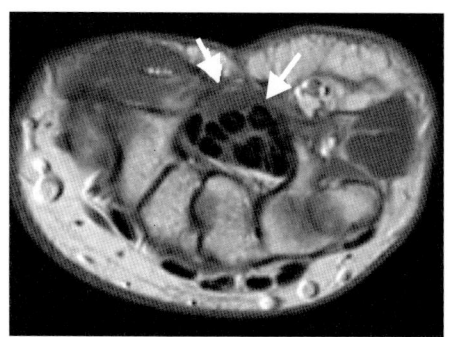

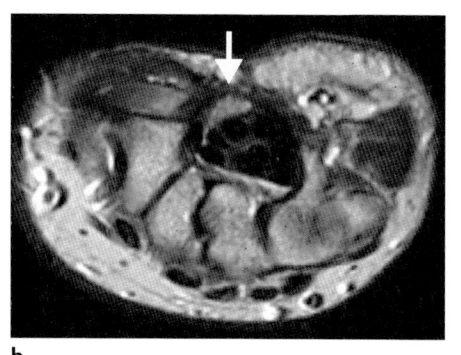

Abb. 46.**6 a, b** **Inkomplette Spaltung des Retinaculum flexorum.**
a Die axiale PD-FSE-Sequenz zeigt das inkomplett durchtrennte Lig. carpi transversum am Karpaltunnelausgang (Pfeile).
b In der korrespondierenden T2-FSE-Sequenz ist der N. medianus durch ein Ödem signalangehoben und aufgrund der Kompression abgeflacht.

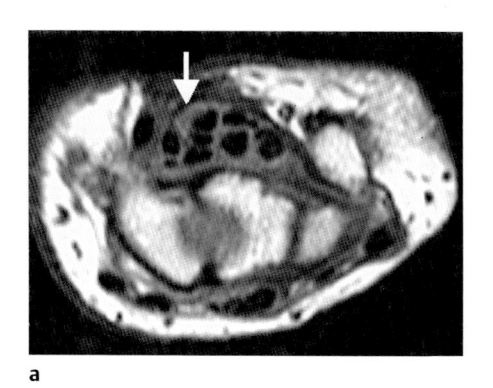

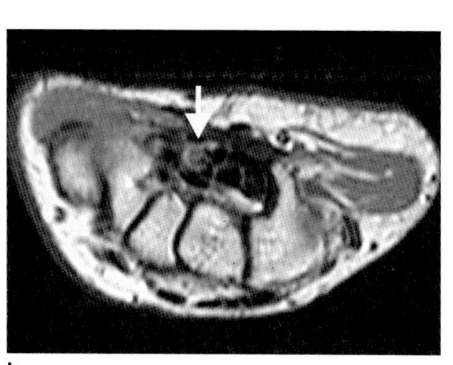

Abb. 46.**7 a, b** **Persistierende Kompression des N. medianus durch hypertrophes Narbengewebe nach Karpaltunneloperation.**
a Das axiale PD-FSE-gewichtete Bild in Höhe des Pisiforme zeigt eine Einscheidung des N. medianus (Pfeil) durch ausgedehntes Narbengewebe.
b Normale Form des N. medianus (Pfeil) am Karpaltunnelausgang.

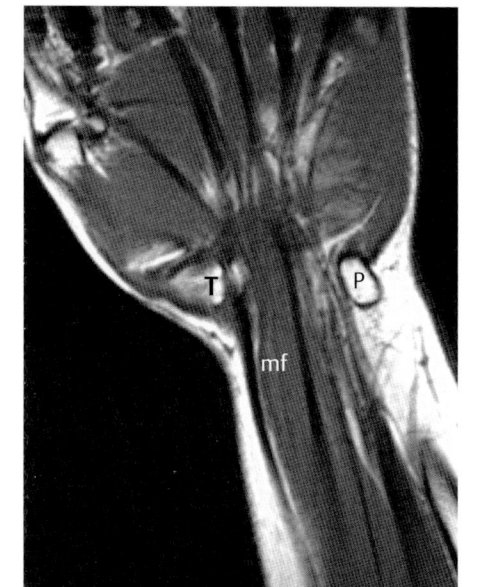

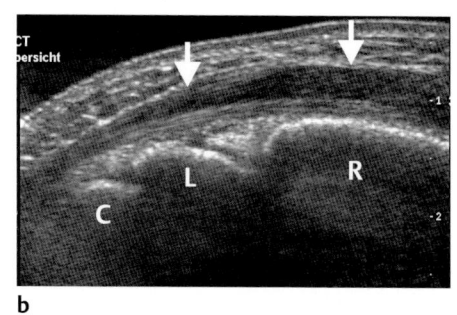

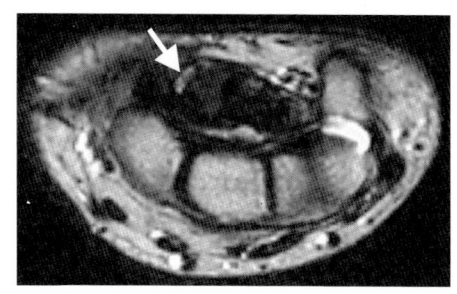

Abb. 46.**8 a–c** **Karpaltunnelsyndrom bei Muskelanomalie.**
a In der koronalen T1-SE-Sequenz reichen die Muskelbäuche (mf) der Beugesehnen weit bis in den Karpaltunnel. T = Trapezium, P = Pisiforme
b Das sagittale Ultraschallbild weist ebenfalls die weit in den Karpalkanal verlängerten Flexormuskeln nach (Pfeile). R = Radius, L = Lunatum, C = Kapitatum.
c Die korrespondierende T2-gewichtete FSE-Sequenz zeigt den abgeflachten und signalgesteigerten N. medianus (Pfeil).

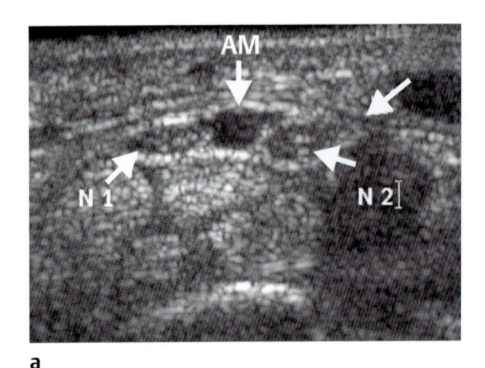

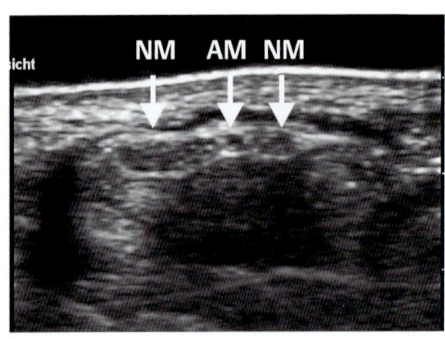

Abb. 46.9 a, b **Karpaltunnelsyndrom bei hoher Teilung des N. medianus und persistierender A. mediana.**
a Das axiale Sonogramm in Höhe des Pisiforme stellt einen gedoppelten N. medianus (N1 und N2) mit interponierter A. mediana (AM) dar.
b Sonographieschnitt durch den distalen Karpaltunnelabschnitt mit abgeflachtem und gedoppeltem N. medianus (NM) und kleiner interponierter A. mediana (AM).

46.4 Postoperative Befunde

Der bildgebenden Diagnostik kommt in der Abklärung therapieresistenter oder rezidivierender Beschwerden nach Spaltung des Retinakulums folgender Stellenwert zu:

- Eine komplette Kontinuitätsunterbrechung des Retinaculum flexorum mit normaler Form des N. medianus schließt eine persistierende Kompression aus (Abb. 46.5).
- Die häufigste Ursache eines Therapieversagens ist mit etwa 60% die **inkomplette Spaltung** des Retinaculum flexorum. MR-tomographisch sind dann oft noch intakte Bandanteile im distalen Abschnitt abgrenzbar (Abb. 46.6), während der sonographische Nachweis unsicher ist.
- Eine abnorme Abflachung des Nervs in der Sonographie oder MRT weist auf eine persistierende **Kompression** hin, während eine Schwellung des Nervs auch nach erfolgreicher Operation in etwa 70% der Fälle weiter besteht (Abb. 46.7 u. 46.8).
- Eine unverändert hohe Signalintensität des Nervs in T2-gewichteten Sequenzen ist bei gleichzeitiger Abflachung ein Hinweis auf ein kompressionsbedingtes **Ödem**, bei normaler Form des N. medianus kann sie durch eine persistierende **Neuritis** bedingt sein.
- Persistierende Nervenkompressionen durch überschießendes Narbengewebe sind ebenfalls MR-tomographisch besser erkennbar (Abb. 46.7).
- In einigen Fällen kann eine postoperative Griffschwäche durch einen massiven **Prolaps** der Beugesehnen nach palmar erklärt werden.

46.5 Therapeutische Optionen

Die operative Behandlung des Karpaltunnelsyndroms besteht in der Dekompression des N. medianus durch Spaltung des Retinaculum flexorum. Neben der klassischen Methode mit offener Spaltung unter Sicht und Darstellung des Nervs kommt die endoskopische Karpaldachspaltung in der Ein- und Zweipfortentechnik zur Anwendung. Hierbei wird nach Darstellung des Eingangs des Karpalkanals ein Endoskop vorgeschoben und unter endoskopischer Sicht das Retinaculum flexorum gespalten. Entscheidend für den therapeutischen Erfolg ist die komplette Spaltung des Retinaculum flexorum.

Literatur

Übersichtsarbeiten

Buchberger W, Schön G, Strasser K, et al. High-resolution ultrasonography of the carpal tunnel. J Ultrasound Med 1991; 10: 531–537
Buchberger W. Radiologic imaging of the carpal tunnel. Eur J Radiol 1997; 25: 112–117
Mesgarzadeh M, Schneck CD, Bonakdarpour A, Mitra A, Conaway D. Carpal Tunnel: MR imaging. Part II. Carpal tunnel syndrome. Radiology 1989; 171: 749–754
Middleton WD, Kneeland JB, Kellman GM, et al. MR Imaging of the carpal tunnel: Normal anatomy and preliminary findings in the carpal tunnel syndrome. Am J Roentgenol 1987; 148: 307–316
Zeiss J, Skie M, Ebraheim N, Jackson WT. Anatomic relations between the median nerve and flexor tendons in the carpal tunnel: MR evaluation in normal volunteers. Am J Roentgenol 1989; 153: 533–536

Weiterführende Literatur
http://www.thieme.de/aktionen/schmitt-lanz

47 Syndrom der Loge de Guyon

R. Schmitt, P. Hahn

Die Guyon-Loge ist neben dem Sulcus nervi ulnaris des Ellenbogens die zweite Lokalisation einer Kompressionsneuropathie des N. ulnaris. Während sich anatomische Varianten des Nervs und des fibrösen Sehnenbogens innerhalb der Loge der bildgebenden Diagnostik entziehen, können makroskopische Ursachen für die Ulnarisschädigung – wie z. B. Ganglien, Narbengewebe und Nervenscheidentumoren – mit den bildgebenden Verfahren nachgewiesen werden.

47.1 Anatomische Vorbemerkungen

Der Ulnartunnel (Synonym: Loge de Guyon) liegt in mediopalmarer Position zum Karpalkanal und beinhaltet die A. und den N. ulnaris (Abb. 47.1). Der 1,5 cm lange osteofibröse Kanal beginnt in Höhe des Pisiforme und endet am Hamulus ossis hamati. Er wird von den in Tab. 47.1 aufgelisteten Strukturen begrenzt.

Unmittelbar vor oder im proximalen Abschnitt des Kanals teilt sich der R. palmaris des N. ulnaris in den oberflächlichen und tiefen Nervenast. Auf Höhe des Tunnelausgangs verläuft der tiefe Nervenast durch eine Engstelle zwischen Hamulus und einem fibrösen Sehnenbogen, der dem M. flexor digiti minimi brevis gleichzeitig als Ursprung dient. Palmar und radial hiervon passiert der superfiziale Nervenast die Loge. Der Nerv und seine Aufzweigungen liegen jeweils ulnar zur A. ulnaris und deren Äste. Variationen kommen vor.

Tab. 47.1 Anatomische Begrenzungen der Guyon-Loge

Begrenzung	Anatomische Struktur
Boden	• Retinaculum flexorum • Lig. pisohamatum
Dach	• Lig. palmare carpi • gelegentlich Faszie des M. palmaris brevis
Ulnarseite	• Pisiforme • M. flexor digiti minimi brevis
Radialseite	• Aponeurosis palmaris • Hamulus ossis hamati

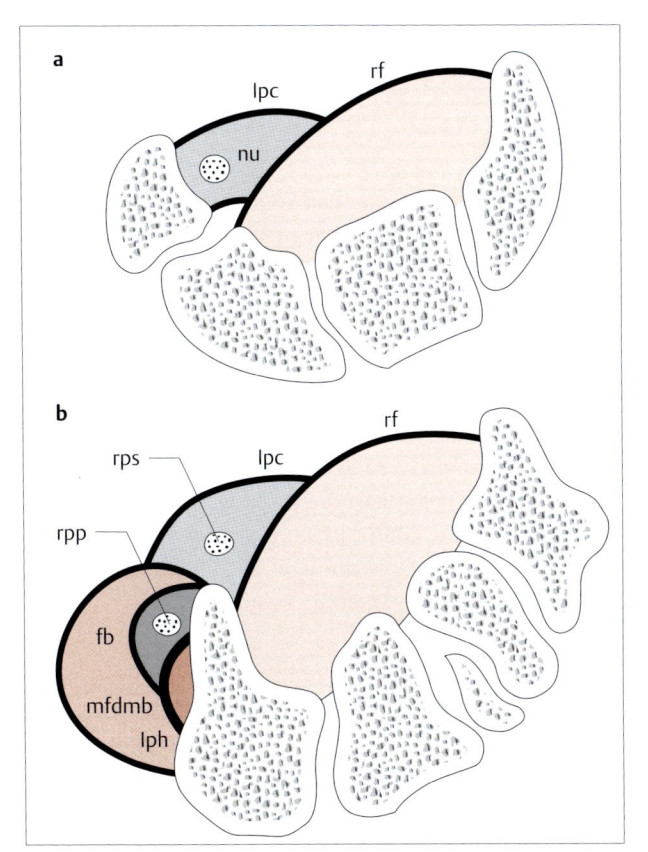

Abb. 47.1 a, b **Schema zur Querschnittsanatomie der Guyon-Loge.**
a Querschnitt in Höhe des Pisiforme mit Darstellung des R. palmaris n. ulnaris (nu).
b Querschnitt in Höhe des Hamulus ossis hamati nach Aufteilung des N. ulnaris in den R. palmaris superficialis (rps) und den R. palmaris profundus (rpp). Weitere Abkürzungen: rf = Retinaculum flexorum, lpc = Lig. palmare carpi, lph = Lig. pisohamatum, fb = fibröser Bogen, mfdmb = M. flexor digiti minimi brevis.

47.2 Pathoanatomie, klinische Symptomatik

Die in Tab. 47.2 aufgeführten Ursachen können in der Guyon-Loge zur Schädigung des N. ulnaris führen. Die nervalen Funktionsausfälle umfassen je nach Ort der Schädigung innerhalb der Guyon-Loge isolierte oder kombinierte Defizite der Sensibilität des Ring- und Kleinfingers sowie der Motorik der Hypothenar- und intrinsischen Muskulatur.

47.3 Bildgebende Diagnostik

Röntgendiagnostik

Mit den Übersichts- und Spezialaufnahmen (Karpaltunnelaufnahme, Pisiforme-Spezial) können Frakturen, Pseudarthrosen, Arthrosen sowie osteodestruktive Prozesse an der ulnarseitigen Handwurzel nachgewiesen werden. Weichteilläsionen entgehen dagegen mit Ausnahme des akuten Hydroxylapatit-Kalksalzdepots in der Regel dem röntgenologischen Nachweis.

Sonographie

Domäne der hochauflösenden Sonographie ist der Nachweis von Ganglien, die ihren Ausgang von den Pisotriquetral- und Hamatotriquetralgelenken oder von der Sehnenscheide des M. flexor carpi ulnaris nehmen können. Diagnostisches Kriterium ist die echofreie, kapselartig begrenzte Raumforderung mit distaler Schallverstärkung. Weitere mit dem Ultraschall leicht aufzufindende Läsionen sind das Aneurysma der A. ulnaris sowie die echoarmen Tumoren, zu denen die Neurinome, Neurofibrome und posttraumatischen Neurome des N. ulnaris (Abb. 47.3) zählen. Limitationen erfährt die Sonographie durch Schallauslöschphänomene an den osteoligamentären Strukturen des Kanals.

Computertomographie

Die CT ist zum Nachweis von Frakturen und Pseudarthrosen des Hamulus ossis hamati die Methode der Wahl (s. Abb. 21.10). An diese Verletzungsart, die häufiger ist als im klinischen Alltag vermutet, sollte immer gedacht werden, wenn eine periphere Ulnarisschädigung vorliegt. Traumabedingt können die Äste des N. ulnaris durch die Hamulusfragmente direkt geschädigt oder nach Ausbildung von parossalen Narben in Mitleidenschaft gezogen werden (Abb. 47.2). Während im Normalfall mit der CT der N. ulnaris bis zu seiner Aufteilung dargestellt werden kann, ist nach einem Trauma dessen Erkennbarkeit durch in Folge narbiger Ummauerung nicht mehr möglich. Die gleiche Maskierung des ulnaren Gefäß-Nerven-Bündels rufen die entzündlichen Infiltrate eines akuten Kalksalzdepots hervor.

Der bindegewebige Sehnenbogen, der am Tunnelausgang über den Ramus profundus n. ulnaris zieht, kann nur dann in der CT zur Darstellung gebracht werden, wenn er über das Normalmaß von 2 mm verdickt ist.

Die wichtigsten Weichteiltumoren bzw. -läsionen in der Guyon-Loge weisen die Diagnosekriterien der Tab. 47.3 auf.

Tab. 47.2 Häufigste Ursachen des Ulnartunnelsyndroms

Akutes Nerventrauma	• direkter Schlag (Neurapraxie) • Schnittverletzung • karpale Frakturen/ Luxationsfrakturen
Chronisches Nerventrauma	• Langzeitgebrauch von Gehhilfen, Schraubwerkzeugen, Fahrradlenkern • hypertrophe Kallusbildung bzw. Pseudarthrose am Hamulus ossis hamati
Entzündungen	• akute Hydroxylapatit-Ablagerung • Gicht
Intra-/perineurale Narben	• nach karpalem Trauma • nach Operation
Anatomische Varianten	• fibröser Sehnenbogen verdickt • atypischer Verlauf des M. abductor digiti minimi
Tumoren	• meist Ganglien • selten Lipom, intraneurales Fibrolipom, Schwannom, posttraumatisches Neurom, Hämangiom, Aneurysma oder Thrombose der A. ulnaris, Weichteilsarkom

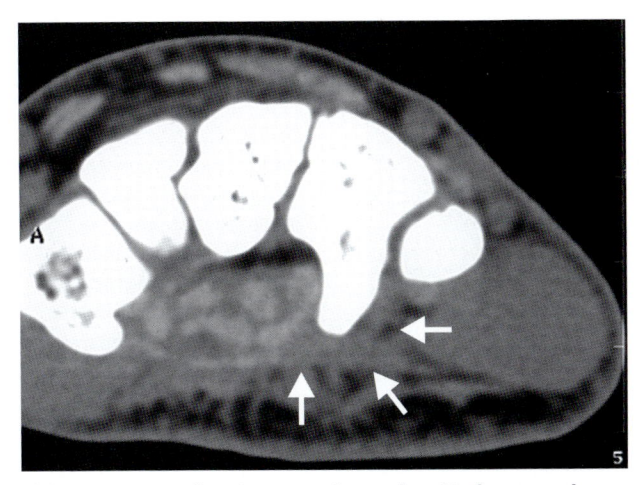

Abb. 47.2 CT-Nachweis von perineuralem Narbengewebe in der Guyon-Loge.
Im Weichteilfenster eines axialen CT findet sich eine flächenhafte Gewebsvermehrung an der Spitze des Hamulus ossis hamati und ulnarseitig hiervon (Pfeile). Maskierung des R. profundus n. ulnaris. 27-jähriger Mann mit ulnarseitigen Schmerzen 3 Monate nach Sturz auf die ausgestreckte Hand.

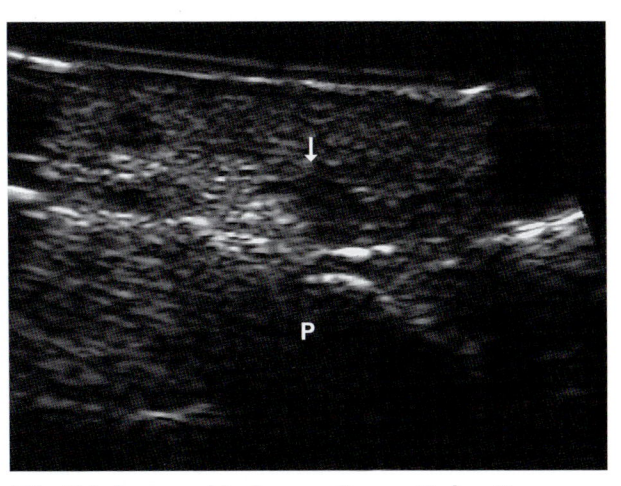

Abb. 47.3 Sonographie eines posttraumatischen Neuroms des N. ulnaris.
Sagittaler Längsschnitt durch die Guyon-Loge. 4 Monate nach tiefer Glassplitterverletzung Nachweis einer echoarmen Raumforderung (Pfeil) in der Nachbarschaft zum Pisiforme (P). Von links her zieht der R. palmaris n. ulnaris in die Läsion hinein. Unter sonographiegezielter Palpation Lokalisation eines Triggerpunktes.

Magnetresonanztomographie

Auch beim Ulnartunnelsyndrom ist die MRT aufgrund ihres überlegenen Weichteilkontrasts und der multiplanaren Abbildungsmöglichkeit die überlegene Nachweismethode. Anatomische **Varianten**, z. B. durch einen akzessorischen M. abductor digiti minimi (s. Abb. 15.**16**), lassen sich mit der MRT eindrucksvoll nachweisen. **Ganglien** sind in der Guyon-Loge sicher anhand ihres hohen Signals in T2-gewichteten Sequenzen erkennbar (Abb. 47.**4**) und gut abgrenzbar gegenüber dem N. ulnaris, der eine intermediäre Signalhöhe aufweist. Ganglien nehmen ihren Ausgang meist vom Pisotriquetralgelenk. Sie spannen den R. profundus n. ulnaris häufig bogenförmig aus und verlagern ihn. Bei den eigenen Beobachtungen konnten beim Kompressionssyndrom des N. ulnaris keine pseudoneuromartigen Verdickungen und Signalanhebungen im Nerv gefunden werden, was möglicherweise durch die Auflösungsgrenze des Verfahrens begründet ist. Die Signalcharakteristika der wichtigsten Weichteiltumoren in der Guyon-Loge folgen den Beschreibungen der Tab. 47.**3**.

Tab. 47.**3** Bildgebende Charakteristika von Weichteilläsionen in der Guyon-Loge

Entität	Sonographie	CT	MRT
Ganglion	• echofrei • distale Schallverstärkung	• glatt begrenzt • Dichte 15–35 HE	• glatt begrenzt • signalintens in T2-w
Neurinom und Neurofibrom	• echoarm	• kräftiges Enhancement	• signalintens in T2-w • kräftiges Enhancement
Weichteilsarkom	• schlecht darstellbar	• kapselartig begrenzt • oder diffus infiltrierend	• kapselartig begrenzt • oder diffus infiltrierend
Aneurysma falsum	• pulsierend • Doppler-Flusssignal	• stark anreichernd	• Signalauslöschung („Flow Void") • stark anreichernd

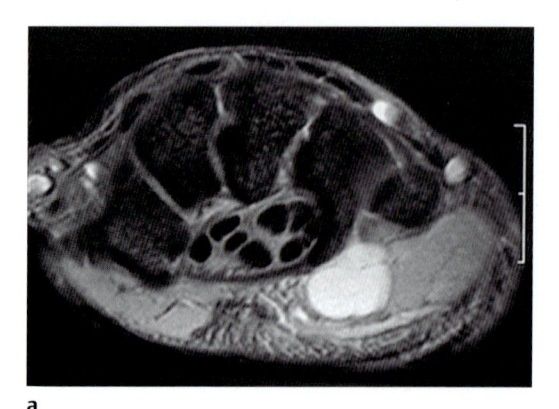

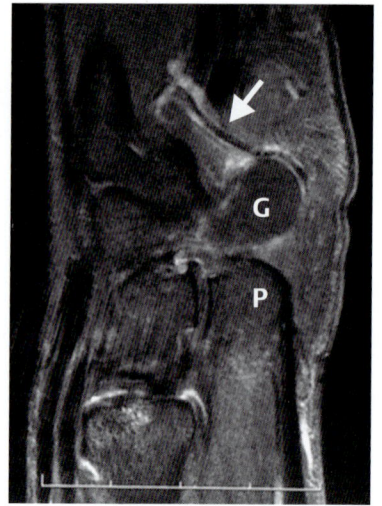

Abb. 47.4 a, b MRT eines Ganglions in der Guyon-Loge.
a In der axialen T2*-GRE-Sequenz ist eine 13 mm große, signalintense und teils septierte Raumforderung im distalen Abschnitt der Guyon-Loge erkennbar.
b In der sagittalen Schicht wird der R. profundus n. ulnaris (Pfeil) weit nach palmar verlagert und bogenförmig ausgespannt. Fettsaturierte T1-SE-Sequenz nach Kontrastmittelgabe. P = Pisiforme, G = Ganglion.

47.4 Therapeutische Optionen

Die operative Behandlung bei dem Syndrom der Loge de Guyon besteht in der Eröffnung der Loge mit Inspektion des N. ulnaris. Hierbei ist insbesondere darauf zu achten, dass der motorische Ast gesondert dargestellt wird, da sein Abgang eingeengt sein kann. Der Eingriff erfolgt in offener Technik. Ein endoskopisches Vorgehen wie beim Karpaltunnelsyndrom sollte wegen der erhöhten Gefahr der Gefäß-Nerven-Verletzung nicht durchgeführt werden.

Literatur

Übersichtsarbeiten

Dellon LA, Mackinnon SE. Anatomic investigations of nerves at the wrist: II. Incidence of fibrous arch overlaying motor branch of ulnar nerve. Ann Plast Surg 1988; 21: 36–37

Schmidt HM. Die Guyon'sche Loge. Ein Beitrag zur klinischen Anatomie der menschlichen Hand. Acta Anat 1988;131: 386–391

Zeiss J, Jakob E, Khimji T, et al. The ulnar tunnel at the wrist (Guyon's canal): Normal MR anatomy and variants. Am J Roentgenol 1992; 158: 1081–1085

Weiterführende Literatur

http://www.thieme.de/aktionen/schmitt-lanz

48 Arterielle Durchblutungsstörungen

H. Rosenthal, R. Schmitt

Die Katheterangiographie der Arm- und Handarterien als invasives Verfahren ist die Methode der Wahl für die Differenzierung der funktionellen akralen Vasospastik (primäres Raynaud-Phänomen) von den organischen Arteriopathien. Die häufigsten Krankheitsbilder der sekundären Raynaud-Phänomene sind die arterielle Verschlusserkrankung, die periphere Embolie sowie die Endangiitis obliterans. Für die Gefäßdarstellung zur Planung operativer Eingriffe sowie bei Verletzungsfolgen, Fehlbildungen und Gefäßmalformationen der Arm- und Handarterien ist auch die nichtinvasive MR-Angiographie gut geeignet. Mit der Farbdopplersonographie kann zwar die Durchgängigkeit einer Gefäßprovinz nachgewiesen werden, eine Übersichtsdarstellung ist jedoch nicht möglich.

Bildgebende Diagnostik

Die apparative Diagnostik akraler Durchblutungsstörungen erfolgt im Wesentlichen mit nichtinvasiven Untersuchungsverfahren wie der **Doppleruntersuchung**, der **Verschlussplethysmographie**, der **akralen Volumenplethysmographie** und der **Kapillarmikroskopie**. Direkte Gefäßdarstellungen gelingen nichtinvasiv mit der **farbkodierten Duplexsonographie (FKDS)**, die die Durchgängigkeit arterieller Gefäße bis zu den Digitalarterien sicher erfassen kann. Zur Darstellung morphologischer Veränderungen wie z. B. Stenosen, Aneurysmen und arteriovenösen Malformationen wird die angiographische Untersuchung eingesetzt. Mit der **MR-Angiographie (MRA)** steht ein nichtinvasives Verfahren zur Verfügung, dem bei einigen Erkrankungen heute bereits der Vorzug gegenüber der arteriellen **digitalen Subtraktionsangiographie (DSA)** gegeben werden kann. Dies gilt insbesondere für Prozesse am Unterarm bis hin zur Mittelhand. Limitationen aufgrund der begrenzten räumlichen Auflösung bestehen für die **MR-Angiographie** derzeit noch bei der Darstellung pathologisch veränderter Digitalarterien.

Krankheitsbilder

48.1 Arterielle Verschlusskrankheit (pAVK)

Pathoanatomie, klinische Symptomatik

Die Arteriosklerose als degenerative Systemerkrankung der arteriellen Blutgefäße verursacht Gefäßstenosen und Verschlüsse, die an der unteren Extremität zu der häufigen peripheren arteriellen Verschlusskrankheit führen. Im Bereich der oberen Extremität treten klinisch manifeste Minderdurchblutungen dagegen relativ selten auf. Hauptprädilektionsstellen für Gefäßverschlüsse und -stenosen sind die abgangsnahen supraaortalen Arterien. Proximale Stenosen und Verschlüsse der A. subclavia führen allerdings eher zu einer vertebrobasilären als zu einer brachialen Symptomatik.

DSA- und MRA-Befunde

Bei klinischem Verdacht auf eine periphere AVK der oberen Extremität sollte in der diagnostischen Abklärung immer eine Untersuchung mit Übersichtsdarstellung des Aortenbogens angestrebt werden. Als Sonderform der AVK beschreibt das Subclavian-Steal-Phänomen die Flussumkehr in der A. vertebralis bei proximaler Stenose oder Verschluss der A. subclavia. Neben der vertebrobasilären Insuffizienz kann bei diesem Verschlusstyp auch eine belastungsabhängige Claudicatio der betroffenen Extremität auftreten, die besonders bei Arbeiten über Kopf auftritt.

Gefäßverschlüsse im weiteren Verlauf der A. axillaris und A. brachialis sind relativ selten. Mit zunehmendem Alter können sich Gefäßelongationen am Unterarm bis zu den Digitalarterien entwickeln, die nicht als pathologisch zu bewerten sind. Periphere Gefäßstenosen sind

48 Arterielle Durchblutungsstörungen

selten symptomatisch und Gefäßverschlüsse durch korkenzieherartige Kollateralen meist gut kompensiert (Abb. 48.1). Kritische Durchblutungsverhältnisse finden sich gehäuft bei Patienten mit terminaler Niereninsuffizienz, hier bedingt durch degenerative Gefäßveränderungen mit Wandkalzifikationen. Nach Shunt-Operationen kann es im Gefolge zu Gefäßverschlüssen kommen.

48.2 Periphere Embolie

Pathoanatomie, klinische Symptomatik

Die Verlegung der peripher arteriellen Strombahn durch einen Embolus führt zu einer akuten Ischämie mit typischem klinischen Bild. Etwa 6 % aller arteriellen Embolien betreffen die obere Extremität und sind meist in der A. axillaris oder brachialis lokalisiert. Die Verschlusslokalisation lässt sich klinisch und dopplersonographisch relativ sicher bestimmen. Dennoch ist meist zur Therapieplanung und zur Suche der Emboliequelle die Indikation zur angiographischen Darstellung gegeben. Diagnostische Schwierigkeiten können sich bei chronisch rezidivierenden kleinen Embolien ergeben, die zum klinischen Bild eines Raynaud-Phänomens führen. Die chirurgischen Möglichkeiten der Embolektomie sind auf die größeren Gefäße beschränkt. Periphere Gefäßverschlüsse sind dagegen der lokalen Lysetherapie zugänglich. Als Sonderform peripherer Gefäßverschlüsse ist die Kryoglobulinämie differenzialdiagnostisch zu bedenken.

DSA- und MRA-Befunde

Angiographische Zeichen der Embolie sind der abrupte Abbruch des kontrastierten Gefäßes mit scharfer Konturierung an der Verschlussstelle und die fehlenden Kollateralen (Abb. 48.3–48.5). Die Spitze des Embolus ist in den größeren Gefäßen oft durch Kontrastmittel umspült und bildet ein Kuppelphänomen aus. Dies ist bei den kaliberschwachen Digitalarterien seltener erkennbar.

Die A. subclavia ist nach kardialen Ursachen zweithäufigster Ausgangspunkt einer Embolie. Hier ist insbesondere an die unterschiedlichen Formen des Thoracic-Outlet-Syndroms mit thrombotischen Wandveränderun-

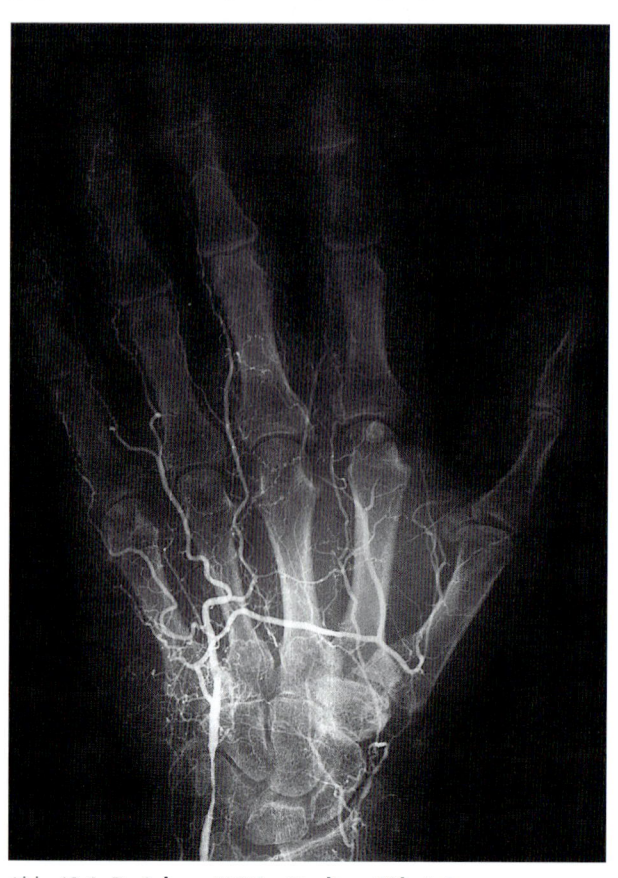

Abb. 48.1 **Periphere AVK im Stadium IV bei einem 87-jährigen Mann.**
Konventionelle Angiographie mit Verschluss der A. radialis und von Digitalarterien mit nur geringer Kollateralenbildung. Konzentrische Stenose der A. ulnaris.

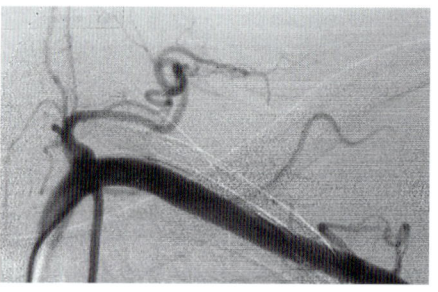

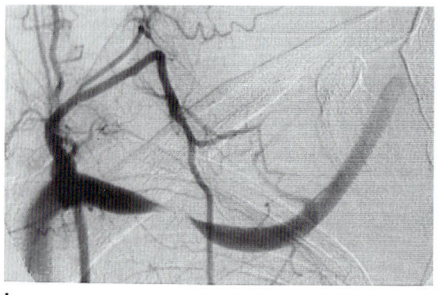

Abb. 48.2 a, b **Thoracic-Outlet-Syndrom bei einem 46-jährigen Patienten.**
a Unauffällige A. subclavia in der DSA bei normaler Armposition.
b Hochgradige Kompression der A. subclavia in der Funktions-DSA während Armelevation.

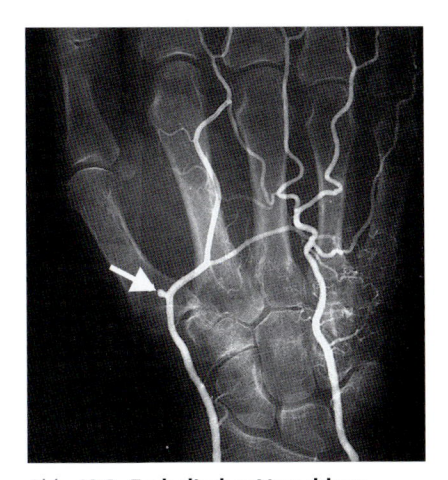

Abb. 48.3 Embolischer Verschluss der A. princeps pollicis.
Die konventionelle Angiographie zeigt einen 2 mm langen Gefäßrest (Pfeil).

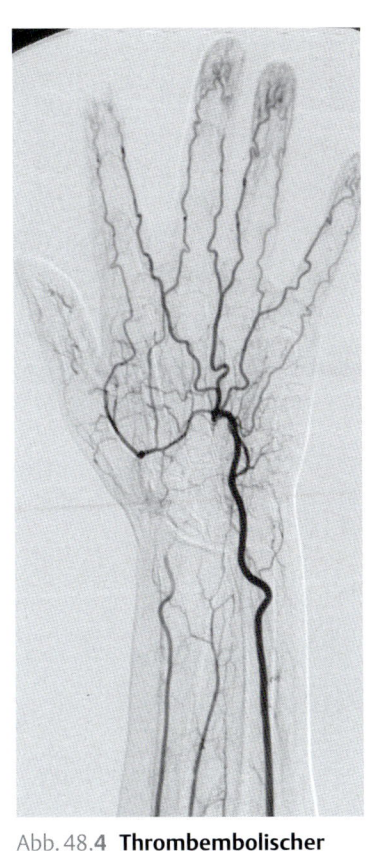

Abb. 48.4 Thrombembolischer Verschluss der A. radialis bei myeloproliferativem Syndrom.
DSA mit komplettem Verschluss der A. radialis in Höhe des Handgelenks, ebenso der A. princeps pollicis und des distalen Segments der ulnaren A. digitalis propria III. Versorgung der Hand über eine kräftige A. ulnaris und den Arcus palmaris superficialis.

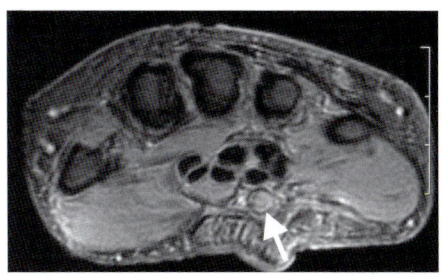

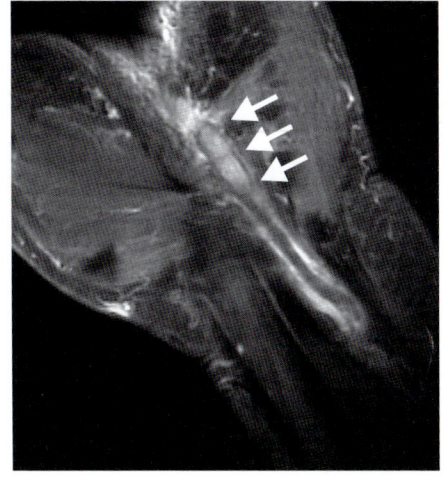

Abb. 48.5 a, b MRT bei posttraumatischer Thrombose der A. ulnaris.
a Im axialen T2*-GRE-Bild des proximalen Mittelhandabschnitts ist die A. ulnaris verdickt und mit signalreichem Okklusionsmaterial (Pfeil) ausgefüllt.
b Nach Kontrastmittelgabe perivasales Enhancement als Ausdruck einer Begleitentzündung in der koronalen T1-SE-Sequenz mit Fettsaturation. Der arterielle Thrombus ist in seiner Längsausdehnung gut sichtbar (Pfeile).

gen als Emboliequelle zu denken. Die angiographische Darstellung unter Einschluss der A. subclavia muss gegebenenfalls auch in Funktionsstellung (Elevation des Oberarmes) durchgeführt werden (Abb. 48.2).

48.3 Endangiitis obliterans Winiwarter-Bürger

Pathoanatomie, klinische Symptomatik

Die Endangiitis obliterans (Synonym: Thrombangiitis obliterans) ist eine entzündliche Gefäßerkrankung mit bevorzugtem Befall der kleinen und mittelgroßen Arterien und Venen der Extremitäten. Es entwickelt sich eine progressive Ischämie bis hin zu Nekrosen der Finger bzw. Zehen. Die obere Extremität ist häufiger befallen. Die Symptome sind meist beidseitig, ein einseitiger Befall ist jedoch möglich. Betroffen sind in der Regel Männer im Alter von 20–40 Jahren. Die Ätiologie ist nicht geklärt, der Nikotinabusus nimmt jedoch einen hohen pathogenetischen Stellenwert ein.

Tab. 48.1 Arteriographische Zeichen der Endangiitis obliterans

- **Initialstadium:**
  - funktionell fadenförmige Engstellung der Arterien
  - verzögerte akrale Füllungsphase, die nur nach Gabe von Vasodilatantien erreicht wird
- **Akutes Stadium:**
  - Pharmakoangiographie erreicht keine vollständige Gefäßöffnung
  - segmentale filiforme Stenosen
  - periphere Gefäßverschlüsse
  - frühzeitige Beteiligung der A. ulnaris im distalen Drittel
- **Fortgeschrittenes Stadium:**
  - segmentale Stenosen/ Verschlüsse der Unterarm- und Digitalarterien
  - ausgeprägte Kollateralen mit korkenzieherartigem Verlauf
  - Verlust der normalen Gefäßanatomie, Ersatz durch ein Kollaterallennetz

DSA- und MRA-Befunde

Die Endangiitis obliterans befällt die proximalen Arterien sehr selten. In der diagnostischen Abklärung ist eine Brachialisangiographie ausreichend, die jedoch als Pharmakoangiographie durchgeführt werden sollte. Die MR-Angiographie hat aufgrund ihrer geringeren Auflösung hier in der Diagnostik nur begrenzten Wert. Die artdiagnostische Einordnung ist im fortgeschrittenen Stadium durch das charakteristische Verschlussmuster mit einem bizarren Netz von Kollateralgefäßen relativ sicher möglich. Die korkenzieherartigen Kollateralen entwickeln sich dabei im Gegensatz zu anderen Erkrankungen im direkten Verlauf des verschlossenen Gefäßes (Abb. 48.6). Differenzialdiagnostische Probleme ergeben sich aus angiographischer Sicht in den früheren Phasen der Erkrankung. Hier kann die Abgrenzung von sekundären Raynaud-Phänomen anderer Genese misslingen.

48.4 Primäres Raynaud-Phänomen

Pathoanatomie, klinische Symptomatik

Das Raynaud-Phänomen beschreibt eine anfallsweise akrale Durchblutungsstörung vom vasospastischen Typ, die durch Kälte oder emotionalen Stress ausgelöst werden kann. Bei dem primären Raynaud-Syndrom fehlen eine Gangränbildung und eine erkennbare Grunderkrankung. Die Erkrankung unklarer Ätiologie betrifft zu 90% Frauen zwischen der Pubertät und dem 30. Lebensjahr.

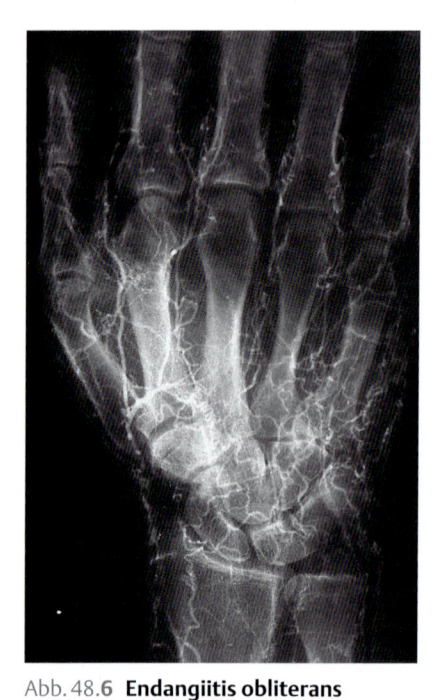

Abb. 48.6 **Endangiitis obliterans bei einem 50-jährigen Mann.** Konventionelle Angiographie im Spätstadium. Befall der Unterarm-, Hand- und Fingergefäße mit Ausbildung eines diffusen Netzes von korkenzieherartigen Kollateralen.

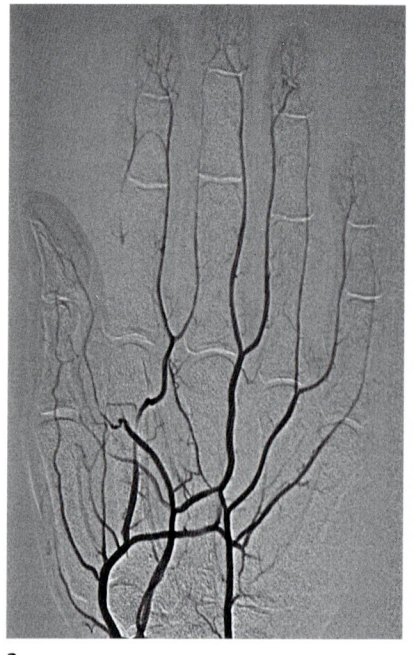

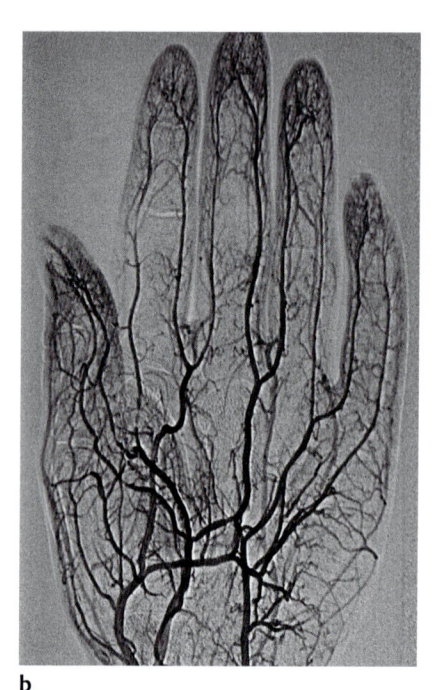

Abb. 48.7 a, b **Primäres Raynaud-Phänomen bei einer 42-jährigen Frau.**
a DSA mit enggestellten Arterien, verzögertem Kontrastmitteleinstrom und fehlender Darstellung der peripheren Gefäße.
b Im DSA-Kontrollangiogramm nach medikamentöser Vasodilatation kein Nachweis von organischen Stenosen.

DSA- und MRA-Befunde

Die Arterien zeigen eine ausgeprägte Engstellung mit verzögertem Kontrastmitteleinstrom in die Peripherie. Mit einer Pharmakoangiographie – am besten mittels intraarterieller Applikation des Vasodilatantiums – kann der Vasospasmus unterbrochen werden. Es fehlen dann organische Gefäßverschlüsse (Abb. 48.7). Der Nachweis von Digitalarterienverschlüssen spricht für ein **sekundäres** Raynaud-Phänomen. Umgekehrt kann sich bei einem anscheinend **primären** Raynaud-Phänomen im weiteren Krankheitsverlauf eine Grunderkrankung als Ursache manifestieren. Letztlich ist das primäre Raynaud-Phänomen eine Ausschlussdiagnose. Die möglichen Ursachen eines sekundären Raynaud-Phänomens sind zahlreich; sie sind in Kap. 62 aufgelistet. Eine diagnostische Eingrenzung der Grunderkrankung anhand des Angiogramms ist oft nicht sicher möglich.

48.5 Kollagenosen und rheumatoide Arthritis

48.5.1 Sklerodermie (progressive systemische Sklerose)

Pathoanatomie, klinische Symptomatik

Die Sklerodermie als chronische Bindegewebs- und Gefäßerkrankung weist in ca. 80% der Fälle als frühes Leitsymptom eine Raynaud-Symptomatik auf. Dabei kann die akrale Durchblutungsstörung der Hände erstes und einziges Symptom der Erkrankung sein. Die Ätiologie der Erkrankung ist unklar. Proliferationen der Endothelzellen führen zu einer obliterativen Vaskulopathie der kleinen Arterien und Kapillaren.

DSA- und MRA-Befunde

Das angiographische Korrelat ist bestimmt durch eine generalisierte Engstellung der Gefäßperipherie, die auch durch Spasmolytika nicht vollständig aufgehoben werden kann. Nach einer Frühphase, in der die Abgrenzung zum primären Raynaud-Syndrom nicht gelingt, treten segmentale Stenosen und Verschlüsse der Digitalarterien auf (Abb. 48.8). Die Kollateralenbildung ist schlecht ausgeprägt. Die Gefäße des Daumens bleiben von den Veränderungen oft ausgespart. In Einzelfällen gelingt die artdiagnostische Zuordnung noch vor dem Auftreten typischer Laborveränderungen und der charakteristischen Erkrankungsmerkmale.

48.5.2 Lupus erythematodes

Der systemische Lupus erythematodes ist eine generalisierte Autoimmunerkrankung ungeklärter Ätiologie mit Befall des Gefäß- und Bindegewebes. Im Gegensatz zur Sklerodermie tritt eine Raynaud-Symptomatik nur bei ca. 20% der Erkrankten auf und steht klinisch weniger im Vordergrund. Für die Diagnose der Erkrankung spielt die Angiographie keine Rolle. Das angiographische Bild ist wenig charakteristisch. Digitalarterienverschlüsse und multiple, teils fadenförmige Stenosen finden sich neben der Verzögerung der akralen Füllungsphase durch erhöhten Gefäßtonus seltener als bei der Sklerodermie.

48.5.3 Panarteriitis nodosa

Unter den Kollagenosen ist diese Form der systemischen Vaskulitis mit nekrotisierender Arteriitis durch ein typisches angiographisches Erscheinungsbild charakterisiert. Es zeigen sich im Hohlhandbereich wie in den Digitalarterien Mikroaneurysmen (s. Abb. 39.7), die von wenig kollateralisierten Verschlüssen in der Peripherie

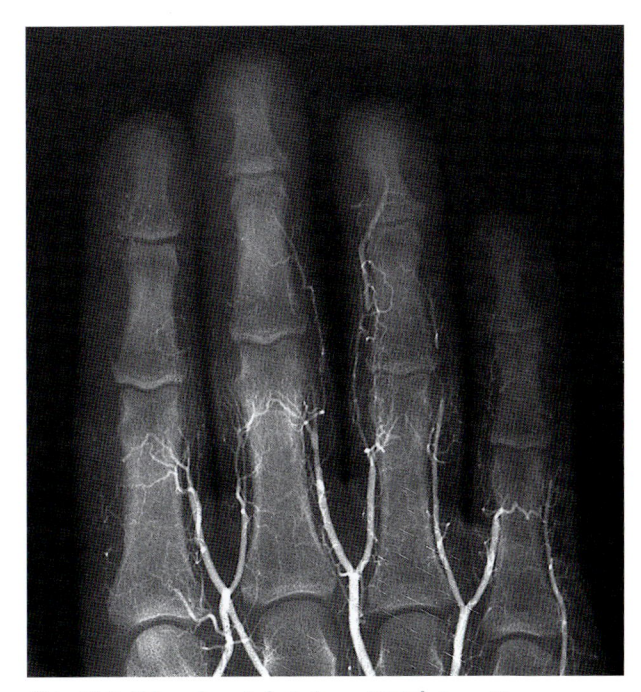

Abb. 48.8 **Sklerodermie bei einem 23-jährigen Mann.**
Diffuse, schlecht kollateralisierte Digitalarterienverschlüsse mit erhöhtem Tonus der vorgeschalteten Gefäße (konventionelles Angiogramm).

durch thrombembolische Streuung begleitet sind. Der Befall der Hände ist selten.

48.5.4 Seltene Gefäßerkrankungen

Sekundäre Raynaud-Phänomene mit Nagelbettinfarzierung bis hin zum digitalen Gangrän sind mögliche Symptome der **Riesenzellarteriitis, Dermatomyositis, Wegener-Granulomatose,** des **Churg-Strauss-Syndroms** und der **Mischkollagenosen**. Die Arteriographie lässt eine Differenzierung dieser Erkrankungen nicht zu. Das angiographische Bild ist unspezifisch und zeigt neben funktionellen Engstellungen Gefäßstenosen und -verschlüsse, die die Digitalarterien fragmentiert erscheinen lassen. Die Kollateralenbildung ist schlecht.

48.5.5 Rheumatoide Arthritis

Die rheumatoide Arthritis zeigt als entzündliche Bindegewebserkrankung häufig eine klinisch wenig apparente Mitbeteiligung der Gefäße. Angiographische Studien haben Digitalarterienverschlüsse bei bis zu 50% der Patienten nachgewiesen. Diese sind jedoch im Gegensatz zu denen bei Kollagenosen gut kollateralisiert und in sehr unterschiedlichem Ausmaß von einer Hypervaskularisation im Bereich der arthritischen Gelenke begleitet.

48.6 Gefäßtrauma und postoperative Angiographiebefunde

48.6.1 Chronisches Vibrationstrauma

Pathoanatomie, klinische Symptomatik

Chronische mechanische Schwingungsbelastungen der Hand können zu einem sekundären Raynaud-Phänomen führen. Statische Haltearbeit, Schwingungen bis 800 Hertz und niedrige Umgebungstemperatur wirken sich dabei als prädisponierend aus. Betroffen sind vorwiegend Tischler, Straßenarbeiter und LKW-Fahrer. Vibrationsbedingte Durchblutungsstörungen sind als Berufskrankheit anerkannt (BK-Nr. 2104).

DSA- und MRA-Befunde

Angiographisch zeigen sich Gefäßverschlüsse im Bereich der Handwurzel und der Digitalarterien bevorzugt in Höhe der Gelenke (Abb. 48.9). Daneben können auch Mikroaneurysmata und arterielle Thrombosen auftreten. Eine sichere differenzialdiagnostische Abgrenzung gegenüber anderen Ursachen eines sekundären Raynaud-Syndroms ist aufgrund des Angiogramms allein nicht möglich.

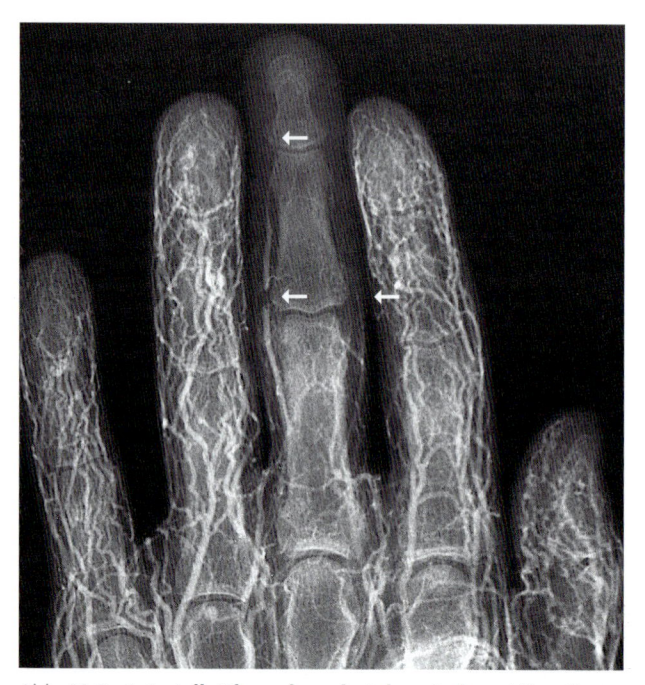

Abb. 48.9 **Arterielle Thrombose bei chronischem Vibrationsschaden.**
Verschlüsse an beiden Digitalarterien des Mittelfingers (Pfeile). Bereits venöse Phase an den übrigen Fingern. Langjährige Tätigkeit eines 45-jährigen Arbeiters mit dem Presslufthammer.

48.6.2 Hypothenar-Hammer- und Thenar-Hammer-Syndrom

Pathoanatomie, klinische Symptomatik

Stumpfe Traumata der Hypothenarregion (z. B. Festschlagen von Radkappen) können bei chronischer Belastung zu einer Schädigung der A. ulnaris mit arterieller Thrombose führen. Folgen sind eine Ischämie des IV. und V. Fingers mit thromboembolischen Verschlüssen der Digitalarterien. Das klinische Bild kann einem akuten arteriellen Verschluss der A. ulnaris entsprechen oder sich langsam unter dem Bild eines Raynaud-Phänomens mit Verschlechterung während einer Kälteexposition entwickeln. Die Ischämie ist von der individuellen Anatomie der variabel angelegten Hohlhand- und Digitalarterien abhängig. Arterielle Thrombosen der A. ulnaris können in gleicher Lokalisation auch durch normvariante Muskeln verursacht werden, z. B. durch einen akzessorischen M. flexor digiti minimi.

Seltener ist ein als Thenar-Hammer-Syndrom bezeichnetes Krankheitsbild, bei dem ebenfalls aufgrund häufiger stumpfer Traumata ein Verschluss der A. radialis auftritt. Die Ischämie betrifft dann die Daumen und Zeigefinger. Letztlich gibt es fließende Übergänge zum chronischen Vibrationsschaden. Ungewöhnliche Traumen können atypische arterielle Thrombosen verursachen. So sahen wir einen Patienten mit einem Verschluss der Digitalarterien am PIP-Gelenk des Mittelfingers nach „Fingerhakeln".

DSA- und MRA-Befunde

Beim Hypothenar-Hammer-Syndrom zeigt sich angiographisch in Höhe des Hamulus ossis hamati eine arterielle Thrombose oder Aneurysmabildung mit thromboembolischen Verschlüssen der Digitalarterien des IV. und V. Fingers (Abb. 48.10 u. 48.11). Zur Diagnostik ist hier die **MR-Angiographie** gut geeignet und Verfahren der 1. Wahl. Die Symptome sind bei nicht geschlossenem Hohlhandbogen besonders gravierend. Beim Thenar-Hammer-Syndrom projiziert sich der Verschluss bzw. das Aneurysma zwischen dem Metakarpale I und II mit thromboembolischen Verschlüssen beider Fingerstrahlen.

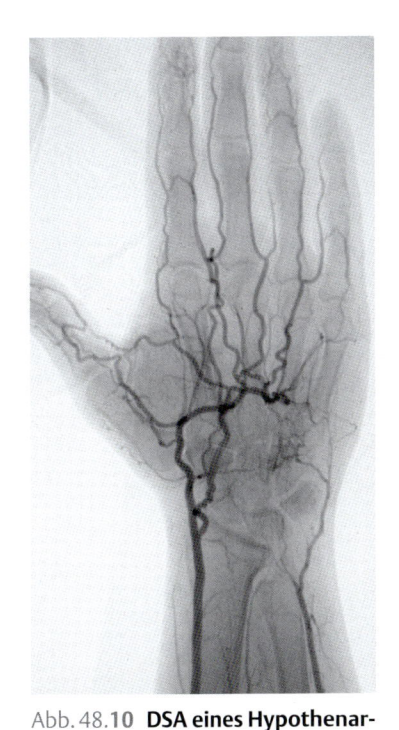

Abb. 48.10 **DSA eines Hypothenar-Hammer-Syndroms bei einem 42-jährigen Handwerker.** 5 cm langer, distaler Segmentverschluss der A. ulnaris in der Guyon-Loge. Bereits nachweisbare, aber unzureichende Brückenkollateralen ulnarseitig.

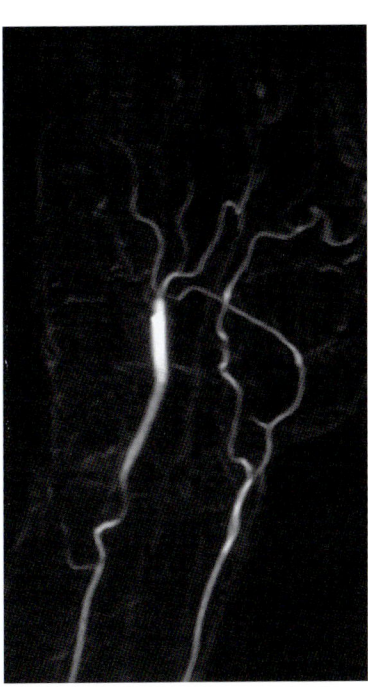

Abb. 48.11 a, b **MR-Angiographie bei Hypothenar-Hammer-Syndrom.**
a Zeitaufgelöste MR-Angiographie (4 s pro Phase). 1,5 cm langer Verschluss der A. ulnaris. Vorgeschaltete Stenosen. Wahrscheinlich embolisch verursachte Verschlüsse der Aa. digitatae propriae IV aus der Guyon-Loge.
b Postoperative Kontroll-MR-Angiographie mit freier Durchgängigkeit des Veneninterponats.

48.6.3 Radiogen induzierte Arteriopathien

Der chronische Strahlenschaden an der Hand ist heute sehr selten geworden (s. Kap. 35). Neben den meist sichtbaren Hautveränderungen können ionisierende Strahlen in einer Dosis über 2000 cGy zu arteriellen Gefäßstenosen und Verschlüssen führen. Akrale Nekrosen sind dann die Folge. Radiogene Gefäßwandveränderungen nach Bestrahlung der Axilla können zur Emboliequelle werden und so eine periphere Durchblutungsstörung verursachen.

48.6.4 Gefäßverletzungen, falsches Aneurysma

Pathoanatomie, klinische Symptomatik

Die Arterien der oberen Extremität sind direkten und indirekten Traumen ausgesetzt. Schwerste Verletzung ist der komplette Abriss oder die Durchtrennung eines Gefäßes. Gefäßwandeinrisse können neben einer schweren Blutung mit Gefäßverlagerung auch zur Ausbildung von arteriovenösen Fisteln und falschen Aneurysmen führen. Prädilektionsstelle für falsche Aneurysmen ist die A. ulnaris. Hier ist häufiger das chronisch repetitive Trauma Ursache der Aneurysmabildung. Es besteht eine enge Assoziation zu Hypothenar-Hammer-Syndrom. Eine Intimaverletzung kann eine vollständige Okklusion verursachen. Auf eine Kontusion reagiert die Arterienwand mit einem Spasmus. Frakturen mit begleitenden Weichteilverletzungen können durch Druckerhöhung in einem Kompartiment eine kritische periphere Ischämie bedingen.

DSA- und MRA-Befunde

Sicheres Zeichen einer Gefäßverletzung ist das Kontrastmittelextravasat, das immer eine starke aktive Blutung beweist. Arteriovenöse Fisteln und Aneurysmen weisen ebenfalls charakteristische Angiographiezeichen auf (Abb. 48.12–48.14). Die **MR-Angiographie** kann hier sinnvoll mit der Schnittbilddarstellung thrombosierter Aneurysmaanteile kombiniert werden. Ein kompletter Verschluss kann bei einem Gefäßabriss ebenso wie bei einer Intimaaufrollung oder einem massiven Spasmus auftreten (Abb. 48.15). Eine Wandirregularität ist meist auf einen Spasmus zurückzuführen. Langstreckige Engstellungen der Unterarmarterien deuten auf ein Kompartiment-Syndrom hin.

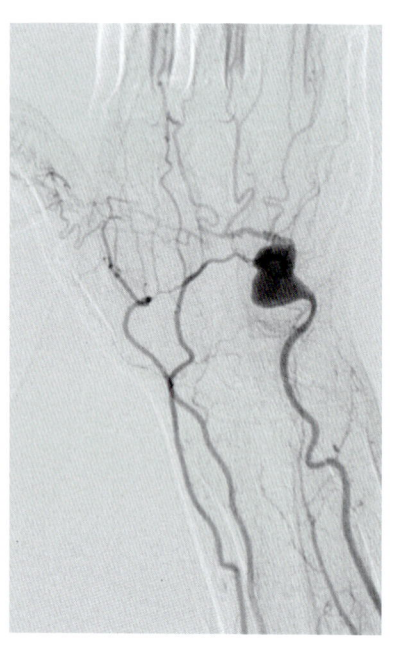

Abb. 48.12 **Posttraumatisches Aneurysma falsum in der Hohlhand nach Querverletzung.**
In der DSA 1,4 cm großes Aneurysma falsum mit breiter Basis zur A. ulnaris und angrenzend zum Arcus palmaris superficialis. Enggestellte Aa. digitatae communes et propriae.

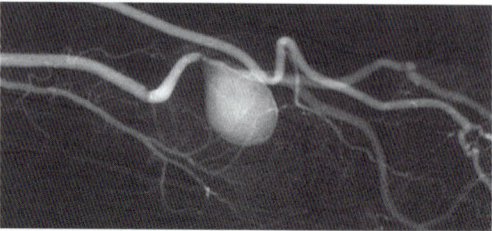

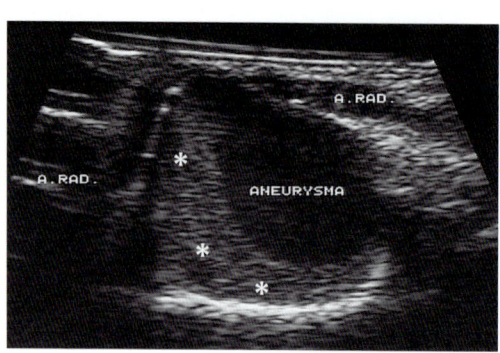

Abb. 48.13 a, b **Aneurysma falsum der A. radialis nach distaler Radiusfraktur.**
a DSA in Schrägprojektion mit sakkiformem, nach palmar gerichtetem Aneurysma der A. radialis.
b In der hochfrequenten Sonographie stellt sich im Aneurysma ein wandständiger Thrombus dar (Sterne).

48.6.5 Postoperative Kontrollen

Gelegentlich kann sich eine Indikation zur Gefäßdarstellung nach operativen Eingriffen ergeben (Abb. 48.**11 b**). Bei kritischer Durchblutung nach Replantation von Hand oder Fingern lassen die nichtinvasiven Untersuchungsverfahren oft nur eine unzureichende Kontrolle der Anastomosen zu. Arteriographisch können dann neben Verschlüssen, Spasmen und Stenosen auch Aneurysmen gelegentlich nachgewiesen werden. Bislang ergeben sich trotz klinisch häufiger Nutzung der A. radialis für aortokoronare Bypässe sehr selten Indikationen zur prä- oder postoperativen Gefäßdarstellung.

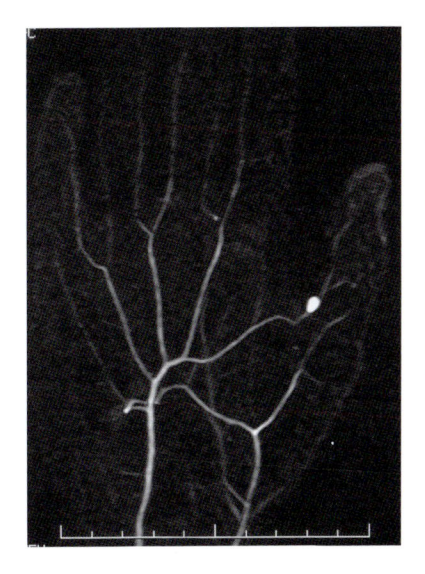

Abb. 48.14 **Aneurysma der A. ulnopalmaris pollicis.** Kontrastmittelverstärkte MR-Angiographie in hochaufgelöster Technik. 5 mm großes Aneurysma falsum, das klinisch als „Knötchen" in der Interdigitalfalte I/II imponierte.

48.7 Knochen- und Weichteiltumoren

Die Angiographie hat allgemein ihren ehemaligen Stellenwert für die artdiagnostische Eingrenzung von Knochen- und Weichteiltumoren weitgehend verloren. Nur wenige Tumoren, wie das Osteoidosteom, zeigen eine charakteristische Vaskularisation. Für die Fälle, bei denen eine Artdiagnose möglich ist, basiert diese jedoch bei den Knochentumoren auf dem Nativbild und bei den Weichteiltumoren auf den modernen Schnittbildverfahren. Eine Indikation zur Gefäßdarstellung kann nur für die Operationsplanung abgeleitet werden. Weichteilsarkome zeigen meist eine pathologische Tumorvaskularisation.

48.8 Angeborene Fehlbildungen

Entwicklungsstörungen endogener und exogener Ursache können zu einer Vielzahl von Fehlbildungen der Hand führen. Die Gefäße sind in unterschiedlichem Ausmaß mitbetroffen. Eine Indikation zur Angiographie ergibt sich im Wesentlichen für die Planung korrigierender Eingriffe, wie z.B. die Trennung von Syndaktylien (Abb. 48.**16**) oder bei geplantem Zehentransfer zum Daumenersatz.

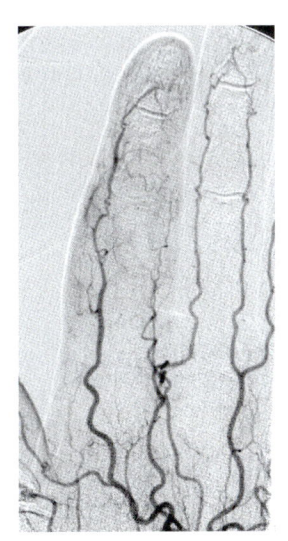

Abb. 48.15 **Verschluss der ulnaren A. digitata propria II nach Hundebissverletzung.**
In der DSA Verschluss des Gefäßes in gesamter Länge. Sehr zarte Kollateralgefäße bei ausreichender Versorgung über die radialseitige Arterie.

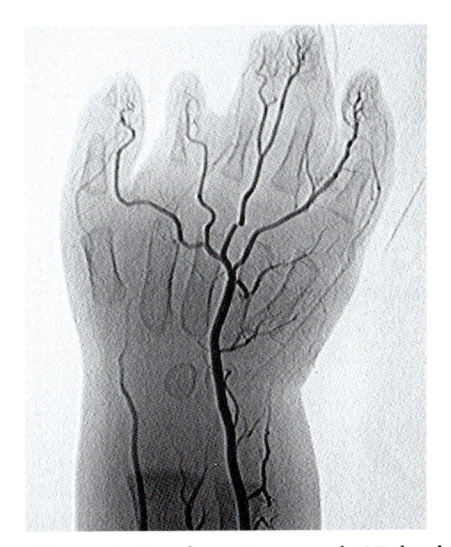

Abb. 48.16 **Handarteriogramm bei Poland-Syndrom.**
DSA zur Planung einer Korrekturoperation bei 1-jährigem Kind. Hypoplasie der A. radialis, kräftige A. ulnaris mit Füllung des oberflächlichen Hohlhandbogens. Getrennte Digitalarterien bei häutiger Syndaktylie der III. und IV. Finger.

48.9 Angiodysplasien

Die Nomenklatur vaskulärer Fehlbildungen ist unübersichtlich und vielfältig. Hämangiome werden von den Angiodysplasien abgegrenzt. Eine Angiodysplasie (im angelsächsischem Sprachgebrauch „arteriovenöse Malformation") ist eine Gefäßfehlbildung oder Folge einer abnormen embryonalen Gefäßpersistenz, die manchmal Proliferationstendenzen aufweist. Die Angiodysplasien der Extremitäten können mit Skelettveränderungen und Wachstumsstörungen einhergehen. Für die Differenzierung unterschiedlicher Syndrome ebenso wie für die Therapieplanung ist an der oberen Extremität neben der Nativdiagnostik die Angiographie hilfreich. Die Ansprüche an die Untersuchungstechnik sind bei allen Formen der Angiodysplasien besonders hoch. Hohe Bildfrequenzen sind zwingend notwendig um „High-Flow"-Malformationen optimal zu erfassen (Abb. 48.19 u. 48.20).

48.9.1 Genuine diffuse Phlebektasie

Die Erkrankung beginnt in den ersten Lebensjahren unilateral an der Hand und schreitet bis ins mittlere Erwachsenenalter nach proximal voran. Das männliche Geschlecht ist häufiger betroffen. Es finden sich arteriovenöse Fisteln, die sich aus muskulären arteriovenösen Anastomosen entwickeln. Skelettveränderungen liegen primär nicht vor, es kommt aber zu Phlebolithenbildungen.

48.9.2 Angiodysplasie Typ Klippel-Trénaunay

Der Symptomenkomplex umfasst Gefäßnävi, Gewebshypertrophien mit Skelettbeteiligung unter dysproportioniertem Riesenwuchs und eine Angiodysplasie überwiegend des venösen Schenkels (Abb. 48.17). Es fehlen aktive arteriovenöse Fisteln. Die untere Extremität ist häufiger betroffen. Die Prognose ist günstig.

48.9.3 Angiodysplasie Typ F. P. Weber

Die Angiodysplasie vom Typ F. P. Weber ist im Gegensatz zum Klippel-Trénaunay-Syndrom mit arteriovenösen Fisteln vergesellschaftet (Abb. 48.18). Der ebenfalls vorhandene Riesenwuchs ist proportioniert. Die Gefäßveränderungen führen zu einem grob trabekulären Knochenumbau. Gefäßnävi sind selten. Die Prognose ist schlechter. Es besteht oft eine Progredienz, die zur operativen Therapie oder Embolisation zwingt.

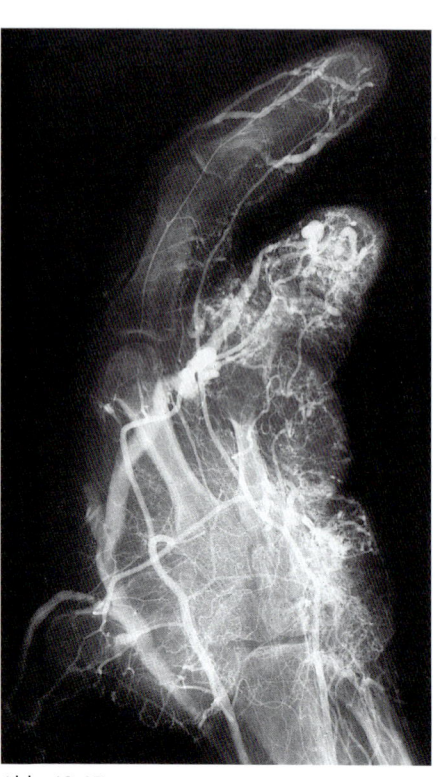

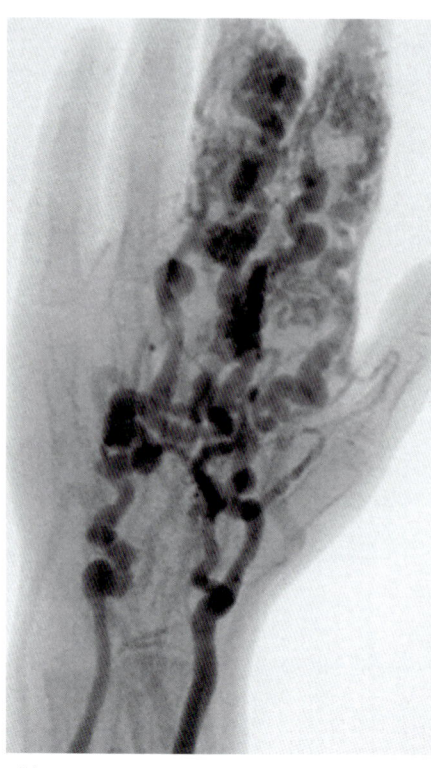

Abb. 48.17

Abb. 48.18

Abb. 48.17 **Haemangiectasia hypertrophicans (Klippel-Trénaunay-Syndrom).** Massive Hypertrophie des Zeigefingers, Radialduktionsstellung des Daumens, Z.n. Amputation des IV. und V. Fingers wegen Blutungsneigung. In der konventionellen Angiographie kavernöse Hämangiome am III. Strahl, geringer auch am II. Finger. Verfrühte Venenfüllung.

Abb. 48.18 **Angiodysplasie vom Typ F. P. Weber bei einem 10-jährigem Jungen.** Die DSA zeigt eine massive Hypertrophie der Hohlhandarterien sowie der Aa. digitatae communes et propriae des II. und III. Fingerstrahls mit Gefäßdilatation und -schlängelung. Verfrühte Venenfüllung über multiple arteriovenöse Fisteln. Proportionierter Riesenwuchs.

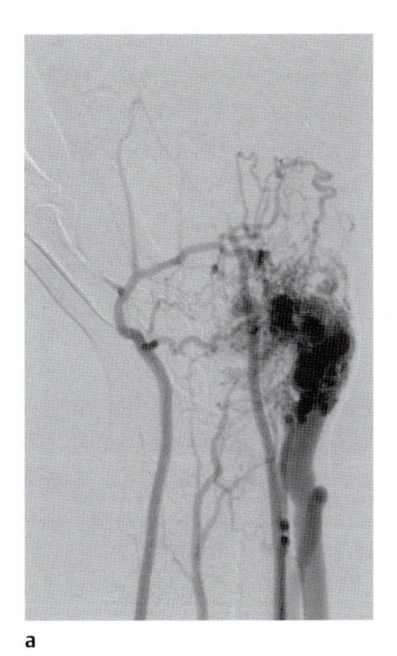

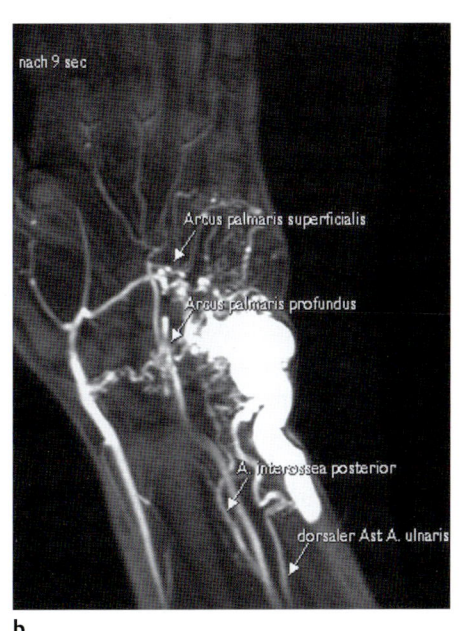

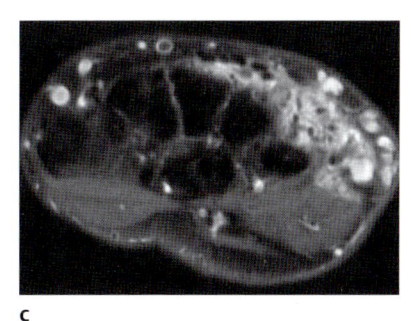

Abb. 48.19 a – c **Arteriovenöse Malformation vom „High-Flow"-Typ bei einem 26-jährigen Mann.**
a Bereits in der früharteriellen Phase der DSA füllt sich ein fingerdickes Angiom und eine Drainagevene an der Ulnarseite des Handgelenks. Multiple arterielle „Feeder".
b In der zeitaufgelösten MR-Angiographie (3 s pro Phase) werden als zuführende Feeder der dorsale Ast der A. ulnaris, die A. interossea posterior sowie die beiden arteriellen Hohlhandbögen sichtbar.
c In der fettsaturierten T1-SE-Sequenz nach Kontrastmittelgabe wird das Angiom an der dorsoulnaren Seite der Handwurzel und Mittelhand lokalisiert.

48.9.4 Angiodysplasie Typ Servelle-Martorell

Diese seltene Form der Angiodysplasie ist mit einer Skeletthypoplasie verbunden und zeigt keine arteriovenösen Fisteln. Gefäßnävi bestehen immer. Die Prognose ist zweifelhaft.

48.9.5 Maffucci-Syndrom

Bei dieser Sonderform der Enchondromatose zeigen sich bereits nativ neben den multiplen Enchondromen Phlebolithen in den Handweichteilen (s. Abb. 44.3). Es bestehen multiple Hämangiome.

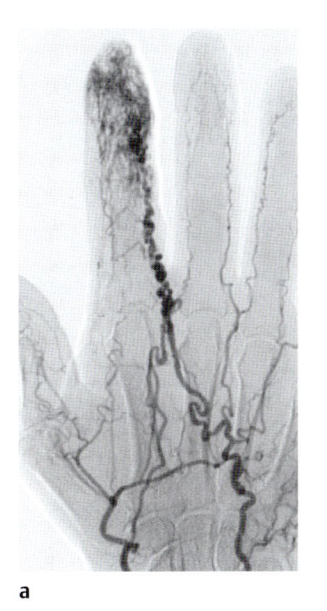

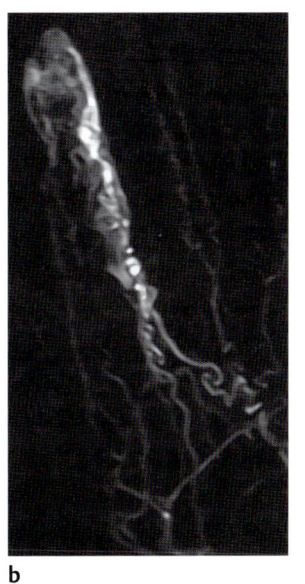

Abb. 48.20 a, b **Arteriovenöse Malformation an der Endphalanx des Zeigefingers.**
a In der DSA füllt die hypertrophierte und korkenzieherartig verlaufende A. digitata propria ulnaris II ein Angiom am Fingerendglied auf. „Steel"-Effekt auf die radialseitige Fingerarterie.
b Korrespondierender Befund in der kontrastverstärkten MR-Angiographie. Der Gefäßbefund ist vergleichbar, die Feindarstellung jedoch schlechter im Vergleich zur DSA.

48.10 Therapeutische Optionen

Sowohl bei der Arteriosklerose als auch bei der Embolie besteht das Therapieziel in der Revaskularisation, nämlich durch interventionelle Verfahren (Angioplastie, Lysetherapie etc.) sowie operativ durch Bypass-Versorgung oder Embolektomie. Wichtigste Maßnahme bei der Thrombangiitis obliterans ist die Nikotinkarenz. Medikamentös können Prostaglandin E_1 und kurzzeitig Kortikosteroide verabreicht werden, bei persisitierenden Beschwerden muss die Sympathektomie erwogen werden. Die Behandlung der arthritischen Erkrankungen ist in den Kap. 35–39 erläutert. Die Raynaud-Syndrome und Vibrationstraumen können durch die Gabe von Kalziumantagonisten und Nitropräparaten gebessert werden. Vordergründig ist das Meiden der auslösenden Noxen bzw. Ursachen. In Abhängigkeit vom Beschwerdegrad kann beim Hypothenar-Hammer-Syndrom auf operativem Wege ein Gefäßinterponat in die Ulnarisverschlussstrecke eingebracht werden. Gefäßtraumata bedürfen in der Regel der notfallmäßigen chirurgischen Versorgung. Bei Hämangiomen soll die Gabe von Kortikosteroiden und Interferon die Progression hemmen, bei Komplikationen kann eine Laserkoagulation oder chirurgische Intervention erforderlich werden. Bei arteriovenösen „High-Flow"-Fisteln muss die Indikation zur katheterangiographischen Embolisation und/oder chirurgischen Sanierung überprüft werden.

Literatur

Übersichtsarbeiten

Bauer T, Rauber K, Rau WS. Differentialdiagnostik akraler Durchblutungsstörungen mittels intraarterieller DSA der Hand. Fortschr Röntgenstr 1990; 152: 271–276

Beck A. Angiographie der Hand. Diagnostik und Therapie. Springer. Berlin Heidelberg 1994

Connell DA, Koulouris G, Thorn DA, Potter HG. Contrast-enhanced MR angiography of the hand. Radiographics 2002; 22: 583–599

Krause U, Pabst T, Kenn W, Wittenberg G, Hahn D. MR angiography of the hand arteries. Angiology 2001; 52: 763–772

Rosenthal H, Majewski A, Wagner HH. Handarteriographie. Fortschr Röntgenstr 1987; 146: 51–57

Wagner HH, Alexander K. Durchblutungsstörungen der Hände. Ihr Erscheinungsbild im Angiogramm. Thieme. Stuttgart New York 1993

Weiterführende Literatur

http://www.thieme.de/aktionen/schmitt-lanz

Differenzialdiagnostische Tabellen bei Erkrankungen der Hand

49 Kongenitale und erworbene Form- und Strukturveränderungen an den Epiphysen ... 532

50 Kongenitale und erworbene Form- und Strukturveränderungen an den Metaphysen ... 533

51 Fehlbildungssyndrome ... 534

52 Dysplasien (Osteochondrodysplasien) ... 538

53 Primäre Stoffwechselstörungen des Skeletts ... 542

54 Arthritis ... 544

55 Akroosteolysen ... 549

56 Zystoide Veränderungen ... 553

57 Polyostotische Knochenläsionen ... 555

58 Läsionen des Periosts und der Kompakta ... 558

59 Hyperostosen ... 562

60 Osteopenie ... 564

61 Weichteilverkalkungen ... 566

62 Sekundäre Raynaud-Phänomene ... 570

49 Kongenitale und erworbene Form- und Strukturveränderungen an den Epiphysen

A. E. Horwitz

(in Klammern erworbene Formen und Normvarianten)

Form/Struktur	Beschreibung	Vorkommen	Abbildung
Pseudoepiphysen	• Epiphysen oder Einkerbungen an untypischer Lokalisation • häufig distal am Metakarpale I und an den Basen der Metakarpalia II und V	• Hand-Fuß-Uterus-Syndrom • Cockayne-Syndrom • Trisomie 21 • Homozystinurie • (Normvariante)	16.1a
Elfenbeinepiphysen (Epiphysensklerose)	• Sklerosierung von kleinen, normal geformten Epiphysen • meist End- und/oder Mittelphalanx V	• Homozystinurie • Silver-Russell-Syndrom • Cockayne-Syndrom • Trisomie 21 • (renale Osteopathie, Normvariante)	16.1b
Zapfenepiphysen	• zapfenförmige Ausziehung der Epiphysen nach zentral zu den Metaphysen hin • entsprechend des Epiphysenzapfens weisen die Metaphysen Eindellungen auf • 38 Gruppen sind bekannt	• Achrondroplasie • Akrodysostosis • Beckwith-Wiedmann-Syndrom • Chondrodysplasia punctata • Cockayne-Syndrom • orofaziodigitales Syndrom • Seckel-Syndrom • trichorhinophalangeales Syndrom • Sichelzellanämie • (Erfrierung, nach Trauma oder Osteitis, Normvariante)	16.1b
Fragmentierte/ deformierte Epiphysen	• mehrere, unregelmäßige Epiphysenfragmente • durch Wachstumsstörung oder andere Läsionen	• spondyloepiphysäre Dysplasie • Morquio-Syndrom • Morbus Gaucher • Sichelzellanämie • ASPED-Syndrom • (avaskuläre Nekrose, nach Trauma oder Infektion)	16.1c
Ringepiphysen	• Epiphysen mit zentraler Aufhellung und unscharfer Randbegrenzung	• Mukolipidosen • Gangliosidosen • (Rachitis, Hyperparathyreoidismus, Hypothyreose, Skorbut)	
Getüpfelte Epiphysen	• punktförmige Verkalkungen	• Conradi-Hünermann-Syndrom • Zellweger-Syndrom • Warfarin-/ Marcumar-Embryopathie	

50 Kongenitale und erworbene Form- und Strukturveränderungen an den Metaphysen

A. E. Horwitz

(in Klammern Normvarianten)

Form/Struktur	Beschreibung	Vorkommen	Abbildung
Becherförmige Metaphysen	• Becherform der Metaphysenendplatten • seitliche Ausziehungen	• Achrondrogenesie II • Menkes-Syndrom • Enchondromatose • metaphysäre Chondrodysplasien • Mukolipidosen • Shwachman-Syndrom • trichorhinophalangeales Syndrom • Morbus Wilson • Hypophosphatasie • Rachitis • Fluorose	16.1b
Pilzförmige Metaphysen	• konvex vorgewölbte Metaphysenendplatte	• (Normvariante)	
Fragmentierte Metaphysen mit Ausziehungen	• Metaphysen fragmentiert oder asymmetrisch ausgezogen • „Corner Sign" • Korbhenkelfraktur	• Geburtstrauma • „Battered-Child"-Syndrom • Skorbut	
Wellige Metaphysenendplatte	• meist lateral unregelmäßig konfigurierte Endplatte • teilweise sklerosiert	• metaphysäre Dysostose • Homozystinurie • Röteln-Embryopathie • posttraumatisch	
Unscharfe Metaphysenendplatte, teils mit fleckigen Verdichtungen	• osteosklerotische, punktförmig angeordnete Inseln	• metaphysäre Dysostose • Hypophosphatasie • Osteopoikilie • Rachitis • Hyperparathyreoidismus	16.28 31.6
Horizontale Verdichtungslinien	• Metaphysenendplatte sklerosiert und unregelmäßig begrenzt	• Homozystinurie • Wachstumsstillstand • Hypothyreose • Schwermetallvergiftungen • (Normvariante)	41.1
Horizontale Aufhellungslinien	• bandförmige Aufhellungslinien • proximal der Metaphysenendplatte	• konsumierende Erkrankungen des Neugeborenen/Säuglings • Leukosen • Rachitis • Skorbut	
Horizontale Aufhellungs- und Verdichtungslinien	• Verdichtungszone zwischen Metaphysenendplatte und proximalem Aufhellungsband	• Rachitis in Heilung • Osteopetrose • posttraumatisch	
Vertikale Verdichtungslinien	• metaphysäre, in Längsrichtung angeordnete Verdichtungen	• Osteopathia striata • Röteln-Embryopathie • Zytomegalie • posttraumatisch	

51 Fehlbildungssyndrome

G. Schindler, R. Schmitt

Syndrom	Fehlbildung an der Hand	Sonstige Fehlbildungen	Abbildung
Akrozephalopolysyndaktylie Typ I (Carpenter-Syndrom)	• radiale Polydaktylie • Klinodaktylie • Syndaktylie nur der Weichteile, besonders III/ IV • Brachymesophalangie II–V • breiter Daumen mit Brachybaso-/telephalangie	• Syndaktylie und Polydaktylie der Füße • Adipositas • Akrozephalie • Schwachsinn • Hypogonadismus	
Akrozephalosyndaktylie Typ I (Apert-Syndrom)	• ossäre Syndaktylie („Löffelhand") • Brachymesophalangie II–V • Symphalangie an den DIP • breiter Daumen mit Brachybaso-/-telephalangie und Klinodaktylie • karpale Synostosen	• Fußveränderungen wie an der Hand („Sockenfuß") • Akrobrachyzephalie • Synostose der Koronalnaht • Mittelgesichtshypoplasie • Exophthalmus, Hypertelorismus • geistige Retardierung	16.9
Akrozephalosyndaktylie Typ II (Apert-Crouzon)	• wie bei Typ I, jedoch ohne Daumen und Kleinfinger • monophalangealer Daumen	• Gesicht wie bei Typ I • monophalangeale Großzehe	
Akrozephalosyndaktylie Typ III (Saethre-Chotzen)	• Syndaktylie der Weichteile	• Akrozephalie • Mikrozephalie • geringe geistige Retardierung	
Akrozephalosyndaktylie Typ IV (Waardenburg)	• Syndaktylie der Weichteile • zweigeteilte Endphalangen II und III		
Akrozephalosyndaktylie Typ V (Pfeiffer)	• Fehlbildung Grundphalanx I • teils Verschmelzung mit Endphalanx		
Arthrogryposis	• Synostosen der Karpalia • Flexion und Ulnardeviation der Hand • vergrößerter Karpalwinkel	• Synostosen der Tarsalia • Hüftluxation bei Coxa valga/vara • Gelenkversteifungen • Hypoplasie der Muskulatur • vertikaler Talus, Klumpfuß	
Cornelia-de-Lange-Syndrom	• hypoplastischer Daumen • Brachymetakarpie I und V • Brachymeso-/-telephalangie II–V • Klinodaktylie V • Kirner-Deformität der Endphalanx • Monodaktylie bzw. Aphalangie	• Syndaktylie der Zehen • Mikromelie, Phokomelie • Mikrognathie • Zwergwuchs • Hirsutismus • geistige Retardierung	16.20
Down-Syndrom (Trisomie 21)	• Brachymesophalangie V mit Klinodaktylie • Syndaktylie • vergrößerter Karpalwinkel • Vierfingerfalte	• hypoplastische Klavikel • ausladende Darmbeinschaufeln • stumpfer Azetabulumwinkel • Vitium cordis (ASD, VSD) • muskuläre Hypotonie • Hypertelorismus • geistige Retardierung	

Syndrom	Fehlbildung an der Hand	Sonstige Fehlbildungen	Abbildung
Edwards-Syndrom (Trisomie 18)	• Brachymesophalangie V mit Klinodaktylie • ulnare Klinodaktylien III–V • hypoplastischer Daumen • radiale Klumphand • Vierfingerfalte	• Fußdeformitäten • hypoplastische Rippen • Mikrognathie • Vitium cordis (VSD, PDA) • Nierenfehlbildungen • verzögerte Skelettreifung	
Fanconi-Anämie (Thrombozytopenie-Radiusaplasie-Syndrom)	• Hypoplasie oder Agenesie des Radius • fehlender, hypoplastischer oder überzähliger Daumen • Hypoplasie oder Agenesie des Metakarpale I • Brachymesophalangie V mit Klinodaktylie • Syndaktylie	• Pes planus • Zehensyndaktylien • Fehlbildung an Rippen und BWS • hypoplastische Genitale und Harnwege • Panzytopenie • verzögerte Skelettreifung	
Freeman-Sheldon-Syndrom (kraniokarpotarsale Dystrophie)	• keine ossären Auffälligkeiten • Beugekontraktur des Daumens • ulnare Deviation der Finger	• flaches, starres Gesicht mit vorgewölbten Lippen („Whistling Face") • Pes equinovarus • verzögerte Skelettreifung	
Goltz-Syndrom (fokale dermale Hypoplasie)	• Spalthand • Syndaktylie, vor allem III/ IV • Adaktylie • Klinodaktylie • Kamptodaktylie	• Mikrozephalus • Spaltfuß • Hautatrophie mit Poikilodermie • Nageldystrophie • dysplastische Zähne • Kolobome	
Giedion-Syndrom (trichorhinophalangeales Syndrom)	• Zapfenepiphysen an den Fingermittelgliedern • Brachymetakarpie	• Zapfenepiphysen an den Zehen • Birnennase • schütterer Haarwuchs • Brachymetatarsie	16.1b
Hanhart-Syndrom	• Peromelie der oberen Extremität (oder aller 4 Gliedmaßen) • diverse transversale Defekte	• Mikrognathie • Mikrostomie	
Hand-Fuß-Uterus-Syndrom	• hypoplastischer Daumen • Brachymesophalangie und Klinodaktylie V • Pseudoepiphysen • karpale Synostosen	• schmale Füße • verkürzter Großzehenstrahl • tarsale Synostosen • Duplikationen im weiblichen Genitaltrakt	
Holt-Oram-Syndrom (kardiomeles Syndrom)	• radiale Klumphand • Daumen hypo-/ aplastisch oder triphalangeal • Brachymesophalangie V mit Klinodaktylie • Hypoplasie/Aplasie der radialen Karpalia • langer Processus styloides ulnae	• Fehlbildung der Schultergürtel • Vitium cordis (ASD, VSD)	
Klippel-Trenaunay-Syndrom	• Makrodaktylie (Weichteile und Knochen) • Syndaktylie	• unilateraler Großwuchs • Hämangiome, Varizen • Nävi	48.17
Larsen-Syndrom	• Brachytelephalangie mit Verbreiterung • Brachymetakarpie • Klinodaktylie • radiale oder ulnare Klumphand	• kongenitale Luxationen an Hüfte, Knie, Sprunggelenk und Ellenbogen • akzessorische Tarsalia • Calcaneus bifidus	

Syndrom	Fehlbildung an der Hand	Sonstige Fehlbildungen	Abbildung
Laurence-Moon-Biedl-Bardet-Syndrom	• ulnare Polydaktylie • Brachymetakarpie • Brachytelephalangie • gelegentlich Syndaktylie • Klinodaktylie	• Retinitis pigmentosa • Adipositas • Hypogonadismus • geistige Retardierung	
Marfan-Syndrom	• Arachnodaktylie • Klinodaktylie • schlanke Röhrenknochen mit dünner Kompakta	• hohe Wirbelkörper • Aortenaneurysma • Herzklappenfehler • Myopie, Linsenektopie • Netzhautablösung	
Meckel-Syndrom (Dysencephalia splanchnocystica)	• ulnare Polydaktylie • Syndaktylie	• Zwergwuchs • Mikrozephalus • okzipitale Enzephalozele • polyzystische Nieren • Lippen-Gaumen-Spalte	
Möbius-Syndrom (kongenitale Gesichtsdiplegie)	• Aplasie einer Hand oder von Fingern • Polydaktylie • Syndaktylie • Brachydaktylie	• Klumpfuß • Hüftluxation • Hirnnervenparesen VI und VII • geistige Retardierung	
Mohr-Syndrom (orofaziodigitales Syndrom II)	• Brachydaktylie • ulnare Polydaktylie • Syndaktylie, Klinodaktylie	• Polydaktylie der Großzehe • Lippen-, Gaumenspalte • Zungenspalte und -lappung • breite Nase	
Myositis ossificans progressiva	• hypoplastischer Daumen • Brachymetakarpie I • Brachymesophalangie und Klinodaktylie V	• hypoplastische Großzehen • fortschreitende Verkalkung der quer gestreifen Muskulatur • eingeschränkte Gelenkbewegungen	
Okulodentodigitales Syndrom	• bilaterale Syndaktylie • Kamptodaktylie IV/V • Klinodaktylie V	• Zehensyndaktylie • Mikrophthalmie, Mikrokornea • hypoplastische Zähne • schmale Nase	
Papillon-Léage-Syndrom (orofaziodigitales Syndrom I)	• Brachydaktylie • Syndaktylie • Klinodaktylie • fleckige Osteopenie	• Vorwölbung der Stirn • Lippen-Kiefer-Gaumen-Spalte • Zungenspalte, -lappung • schmale Nase • geistige Retardierung	
Patau-Syndrom (Trisomie 13)	• ulnare Polydaktylie • gelegentlich Kontrakturen • Triphalangie des breiten Daumens • Syndaktylie	• analog fehlgebildeter Fuß • Lippen-Kiefer-Gaumen-Spalte • Mikrozephalie, Mikrophthalmie, Hypotelorismus • dysplastische Ohrmuscheln • Vitium cordis	
Poland-Syndrom	• unilaterale Hypoplasie von Unterarm, Hand, Finger • Hypophalangie • Brachymesophalangie • Syndaktylie	• Teilaplasie des M. pectoralis und Rippenanomalien auf der gleichen Seite	16.10 48.16

Syndrom	Fehlbildung an der Hand	Sonstige Fehlbildungen	Abbildung
Rubinstein-Taybi-Syndrom	• Brachytelephalangie I • Verbreiterung und Dreiecksform der Daumengrundphalanx • radiale Klinodaktylie I • ulnare Klinodaktylie V	• analog fehlgebildete Großzehe • Radiusköpfchenluxation • stumpfer Azetabulumwinkel • gelegentlich Wirbelfehlbildungen • Mikrozephalie • hoher Gaumen • geistige Retardierung • verzögerter Descensus testis	
Seckel-Syndrom	• Elfenbeinepiphysen • Brachybasophalangie • uneinheitliche Reifung des Handskeletts	• Zwergwuchs • „Vogelkopf"-Deformität bei Mikrozephalie und Hypoplasie von Maxilla und Mandibula • geistige Retardierung	
Silver-Russel-Syndrom	• asymmetrische Hände • Brachymesophalangie V • radiale Klinodaktylie V • Kirner-Deformität • uneinheitliche Reifung des Handskeletts (größere Extremität rascher)	• asymmetrische Füße • Hemihypertrophie • pränatale Dystrophie • Café-au-lait-Flecken	
Turner-Syndrom	• Brachymetakarpie IV (III, V) • verkleinerter Karpalwinkel • karpale Synostosen • Madelung-Deformität • Osteoporose	• Brachymetatarsie IV • Cubitus valgus • Fehlbildungen der Harnwege, z. B. Hufeisenniere • gonadale Dysgenesie • Aortenisthmusstenose	16.18a
Zellweger-Syndrom (zerebrohepatorenales Syndrom)	• Kontrakturen • Kamptodaktylie V	• Fußdeformitäten (Klumpfuß, Schaukelfuß) • peripatellare Kalzifikationen • Nierenzysten • Leberfibrose • Dolichozephalie mit Lissenzephalie	

52 Dysplasien (Osteochondrodysplasien)

G. Schindler, A. E. Horwitz

Krankheitsbild	Dysplasie an der Hand	Übrige Dysplasien und Symptome	Abbildung
Epiphysäre Dysplasien			
Chondrodysplasia punctata Typ I (Conradi-Hünermann)	• punktförmige Verkalkungen der Handwurzelregion	• weniger schwere Fehlbildung • punktförmige Verkalkungen an Röhrenknochen, Wirbelgelenken und vorderem Beckenring • Makro-/Mikrozephalie • flaches Gesicht u. Nasenwurzel • Haut- und Haarerkrankungen • Prognose günstiger als Typ II	
Chondrodysplasia punctata Typ II (rhizomelische Form)	• punktförmige Verkalkungen der Handwurzelregion	• schwere Fehlbildungen • Totgeburt oder früher tödlicher Ausgang	
Dysostosis epiphysaria multiplex	• Epiphysen klein, unregelmäßig begrenzt und im Erwachsenenalter nach ulnar abgeflacht • Brachydaktylie	• epiphysäre Dysostosen aller Röhrenknochen • Brustwirbelkörper abgeflacht • BWS-Kyphose	
Kurzrippen-Polydaktylie-Syndrom Typ I (Saldino-Noonan)	• ulnare Polydaktylie • Syndaktylie	• kleiner Thorax • prominentes Abdomen • Hydrops fetalis • kurze Extremitäten • verbreiterte Intervertebralabstände • kleines Beckenskelett, stumpfer Azetabulumwinkel • Polydaktylie der Füße	
Kurzrippen-Polydaktylie-Syndrom Typ II (Majewski)	• Metaphysenendplatte unregelmäßig begrenzt • ulnare und radiale Polydaktylie		
Stickler-Syndrom (Arthroophthalmopathie)	• abgeflachte Epiphysen • verschmälerte Fingergelenksspalte	• Epiphysenabflachung und Arthropathie der großen Gelenke • marfanoider Habitus • Mikrognathie mit Kiefer-Gaumen-Spalte • Hypertelorismus, schwere Myopie	
Metaphysäre Dysplasien			
Achondroplasia congenita (Chondrodystrophia fetalis)	• „Dreizackhand" durch radialen bzw. ulnaren Schrägstand der Grundphalangen II und IV • Brachyphalangie • Brachymetakarpie	• dysproportionierter Kleinwuchs • quadratisches Becken • verkleinerte Interpedunkularabstände der LWS, Kyphose • großer Kopf mit prominenter Stirn, Sattelnase	
Ellis-van-Creveld-Syndrom (chondroektodermale Dysplasie)	• generell verkürzte Handknochen (P3 > P2 > P1) • triphalangealer Daumen • ulnare Polydaktylie • karpale Synostosen • Syndaktylien	• Zwergwuchs durch verkürzte Röhrenknochen • ektodermale Störungen (Zähne, Nägel) • Vitium cordis (ASD)	16.13

Krankheitsbild	Dysplasie an der Hand	Übrige Dysplasien und Symptome	Abbildung
Hypochondroplasie (Chondrohypoplasie)	• verkürzte Röhrenknochen der Hand • verbreiterte Epi-/Metaphysen • langer Processus styloides ulnae	• dysproportionerter Kleinwuchs • verkürzte Röhrenknochen und Schenkelhälse • verkleinerte Interpedunkularabstände der LWS • konkave Wirbelkörper • Schädel normal	
Hypophosphatasia tarda	• rachitisartige Deformierung am Handgelenk • verspätet auftretende Knochenkerne	• metaphysäre Ossifikationsdefekte der langen Röhrenknochen • rachitischer „Rosenkranz" • allgemeine Entwicklungsretardierung	
Jeune-Syndrom (asphyxierende Thoraxdysplasie)	• Brachyphalangie • Brachymetakarpie • Zapfenepiphysen • gelegentlich ulnare Hexadaktylie	• schmaler langer Thorax • kurze Rippen • Quadratform des Beckens mit osteophytären Spornen • dysproportionierte und kurze Röhrenknochen • Ateminsuffizienz bei Geburt • Nephropathie	
Metaphysäre Chondrodysplasie Typ I (Jansen) Typ II (Schmid) Typ III (McKusick)	• rachitische Veränderungen • abgewinkelte Radius- und Ulnametaphysen • Brachymetakarpie • Brachymesophalangie • Zapfenepiphysen	• Zwergwuchs • metaphysäre Form- und Strukturveränderungen aller langen Röhrenknochen	
Metaphysäre Chondrodysplasie mit Thymolymphopenie	• verbreiterte Metaphysen	• höhengeminderte Darmbeine • fehlender Thymus • Agammaglobulinämie („Swiss Type")	
Vorwiegend spondyläre Dysplasien			
Diastrophischer Zwergwuchs	• Deltaform der Radiusmetaphyse • ovales Metakarpale I mit radialer Klinodaktylie • Brachymetakarpie/-phalangie mit Deformitäten	• verbreiterte Metaphysen an verkürzten Röhrenknochen • Wirbelkörper verformt • thorakolumbale Kyphoskoliose • Klumpfuß	
Dyggve-Melchior-Clausen-Syndrom	• Brachymetakarpie • kleine, eckige Karpalia • karpaler Höhenindex vermindert	• Minderwuchs des Rumpfes bei Platyspondylie • Hypoplasie des Beckens • Röhrenknochen verkürzt und irregulär ossifiziert	
Kniest-Dysplasie	• verzögerte Ossifikation der Epiphysenkerne • verbreiterte Metaphysen und deformierte Epiphysen an den Röhrenknochen der Hand	• Platyspondylie • Glockenthorax • Gaumenspalte	
Kongenitale spondyloepiphysäre Dysplasie	• als Kinder weitgehend normal • verzögerte karpale Ossifikation • deformierte Epi- und Metaphysen von Radius und Ulna	• dysproportionierter Kleinwuchs • abgeflachte Wirbelkörper mit ventralen Ossifikationsdefekten • Dens axis nicht ossifiziert • flaches Gesicht • Hypertelorismus	

Krankheitsbild	Dysplasie an der Hand	Übrige Dysplasien und Symptome	Abbildung
Metatroper Zwergwuchs	• verzögerte Knochenreifung • Störung der meta- und epiphysären Ossifikation an den Röhrenknochen der Hand	• normaler Schädel • im Kindesalter schmaler Thorax • Ossifikationsdefekte an den Wirbelkörpern • Platyspondylie • progrediente Kyphoskoliose	
Progressive pseudorheumatoide Chondrodysplasie	• geringe Dysplasie und Schwellung der Interphalangealgelenke • große Epiphysen	• geringe Dysplasien an den Hüften, Knien und Schultern • keine Osteodestruktion	
Enchondromatosen			
Chronisch idiopathische Hyperphosphatasämie	• zunehmende Verbiegung der Röhrenknochen der Hand • zystoide Einschlüsse	• Kleinwuchs bei Platyspondylie • verbogene Röhrenknochen • großer Schädel mit verdickter Kalotte, • diffuse Osteopenie • alkalische und saure Phosphatase sowie Harnsäure i.S. erhöht	
Dysosteosklerose	• dichte Sklerosen an den Epi- und Metaphysen • verbreiterte Metaphysen	• abgeflachte, nach dorsal keilförmige Wirbelkörper • Kleinwuchs • neurologische Symptome an den Hirnnerven III, VI, VII • fleckige Hautatrophie	
Enchondromatose (Morbus Ollier)	• oväläre Enchondrome in den Metaphysen der Röhrenknochen des Handskeletts • evtl. pathologische Fraktur	• asymmetrische Verkürzung und Verkrümmung einer Extremität • unilateraler Befall	16.23
Enchondromatose (Maffucci-Syndrom)	• wie Morbus Ollier	• Kombination des Morbus Ollier mit kavernösen Hämangiomen	44.3
Engelmann-Camurati-Erkrankung (progressive diaphysäre Dysplasie)	• diaphysäre Kompaktaverdickung (auch der Karpalia)	• Sklerosen der Schädelbasis und -kalotte • Gangstörung, Muskelhypotonie	
Fibröse Dysplasie (Morbus Jaffé-Lichtenstein)	• zystoide Aufweitungen des Markraumes der Röhrenknochen • Karpalia können betroffen sein • Epiphysen sind ausgespart	• lange Röhrenknochen deformiert, verkürzt oder verlängert • vorzeitiger Schluss der Epiphysenfugen • mono- oder poliostotisch	
McCune-Albright-Syndrom	• wie bei fibröser Dysplasie	• bei Frauen wie fibröse Dysplasie • zusätzlich Café-au-lait-Flecken und Pubertas praecox	43.8
Frontometaphysäre Dysplasie	• lange Metakarpalia und Phalangen (insbesondere Hypermesophalangie III, IV, V) • ulnare Klinodaktylie,	• Coxa valga, Protrusio acetabuli • Darmbeinschaufeln abgeflacht • starker Stirnwulst • Mandibulahypoplasie	
Juvenile idiopathische Osteoporose	• generalisierte Osteoporose • Frakturen	• verbogene Röhrenknochen • generalisierte Osteoporose • Wirbelkörpersinterungen	
Kraniometaphysäre Dysplasie	• im Säuglingsalter diaphysäre Sklerosen • demineralisierte Metaphysen, die später keulenartig imponieren	• Hyperostosen der Schädelbasis und -kalotte sowie des Gesichtsschädels • Hirnnervenschädigungen	

Krankheitsbild	Dysplasie an der Hand	Übrige Dysplasien und Symptome	Abbildung
Leri-Weill-Krankheit (Dyschondrosteose)	• kurze Unterarme mit Madelung-Deformität • verkleinerter Karpalwinkel • Dorsalluxation der Ulna	• Minderwuchs • verkürzte Tibia	16.**22**
Melnick-Needles-Syndrom (Osteodysplasie)	• Brachytelephalangie • flache Metaphysen • Diaphysen verdickt und sklerosiert	• Coxa valga • unregelmäßige Rippen und Klavikel • hohe Wirbelkörper • Mikrognathie; enge, hohe Stirn • Exophthalmus	
Osteogenesis imperfecta tarda (Lobstein)	• Mikromelie • Osteopenie mit dünner Kompakta • Frakturen mit überschießendem Kallus	• verbogene Röhrenknochen • Fischwirbel • viele Schaltknochen • blaue Skleren, Hautatrophie • Dentinogenesis imperfecta	
Osteogenesis imperfecta congenita (Vrolik)	• wie Typ Lobstein	• schwerste Fehlbildungen • gewöhnlich Totgeburt	
Osteopetrose Albers-Schönberg (Marmorknochenkrankheit)	• dichte Sklerosierung des Handskeletts • ohne oder mit Deformierung • evtl. pathologische Frakturen	• generalisierte Knochenverdichtung • Metaphysen mit (Gruppe I) oder ohne Deformierung (Gruppe II) • Sandwich-Wirbelkörper • Zahnanomalien • Hirnnervenläsionen	
Spondyloenchondrodysplasie	• kurze, plumpe Hände • wellige oder konkave Form der Metaphysen • Enchondrome in distalem Radius und Ulna	• Kleinwuchs • bikonkave Wirbelkörper mit Spinalkanaleinengung • breite Bandscheibenräume • Thoraxdeformität • Enchondrome metaphysär, oft symmetrisch	

53 Primäre Stoffwechselstörungen des Skeletts

G. Schindler, A. E. Horwitz

Speicherkrankheit	Röntgensymptome der Hand	Klinische Symptome	Abbildung
Störungen im Kohlenhydratstoffwechsel			
Morbus Pfaundler-Hurler (MPS I-H)	• kurze Röhrenknochen verplumpt • Metakarpalia II–V proximal spitz zulaufend • Zuckerhutform der Phalangen • Kamptodaktylie • Klinodaktylie V • karpale Ossifikation verspätet und irregulär	• Skelettdysplasien • Kontrakturen • Korneatrübung • Taubheit • geistige Retardierung • Tod vor dem 10. Lebensjahr	
Morbus Scheie (MPS I-S, früher V)	• initial normales Röntgenbild • später retardierte Ossifikation der Karpalia • Knochenzysten	• Manifestation im späteren Kindesalter • Karpaltunnelsyndrom • normale Intelligenz • Korneatrübung in der 3.–4. Dekade • Aortenklappenfehler	
Morbus Hunter (MPS II)	• wie Morbus Pfaundler-Hurler • mit unterschiedlicher Ausprägung	• Minderwuchs • dorsolumbaler Gibbus • Hepatosplenomegalie • grobe Gesichtszüge • Makroglossie • geistige Retardierung	
Morbus Sanfilippo (MPS III)	• Normalbefund möglich • Kamptodaktylie • Metakarpalia II–V proximal spitz zulaufend	• geringe Skelettdysplasie • Hepatosplenomegalie • blondes, dichtes Haar • Oligophrenie • Epilepsie	
Morbus Morquio (MPS IV)	• Brachymetakarpie • Kamptodaktylie • Metakarpalia II–V proximal spitz zulaufend • Karpalia verzögert ossifiziert und hypoplastisch • V-Form von distalem Radius und Ulna	• kurzrumpfiger Minderwuchs bei Platyspondylie • Pectus carinatum • retroflektierter Kopf • überstreckbare Gelenke • Skelettdysplasie • Paresen durch WS-Läsionen • normale Intelligenz	
Morbus Maroteaux-Lamy (MPS VI)	• Metakarpalia II–V verkürzt und proximal spitz zulaufend • Kamptodaktylie	• Minderwuchs • Skelettdysplasie • dolichocephaler Schädel • Korneatrübung, Taubheit • normale Intelligenz	
Morbus Sly (MPS VII)	• wie bei Morbus Hurler • geringere Ausprägung	• Zwergwuchs • Hepatosplenomegalie • progrediente Deformierung von Thorax und Wirbelsäule • pulmonale Komplikationen	

53 Primäre Stoffwechselstörungen des Skeletts

Speicherkrankheit	Röntgensymptome der Hand	Klinische Symptome	Abbildung
Morbus Winchester	• schwere Demineralisation • extrem dünne Kortikalis • destruierende Arthritis an MP- und IP-Gelenken	• schwere Osteoporose • Zwergwuchs • Kontrakturen • Korneatrübung	
Mukolipidose II (I-cell Disease, Leroy)	• Osteopenie mit aufgelöster Kompakta, Frakturen und periostaler Knochenneubildung • Hypoplasie der Karpalia • kurze Metakarpalia	• früher und schwerer als MPS I • grobe Gesichtszüge, hohe Stirn • Hepatosplenomegalie • interkurrente Infekte der Atemwege	16.28
Störungen im Lipidstoffwechsel			
Morbus Niemann-Pick (Sphingomyelinlipidose)	• verdünnte Kompakta • Erlenmeyerkolben-Deformität der Metakarpalia • verzögerte Knochenreifung	• geistige und körperliche Retardierung • Hepatosplenomegalie • Anämie • progressive Erblindung	
Morbus Gaucher (Glukozerebrosidose)	• zystische Knochenläsionen durch „Gaucher-Zellen" • verstärkte Trabekulierung und Kalkdichte der Phalangen	• Hepatosplenomegalie • Anämie, Leukopenie • Thrombozytopenie • Pigmentierung der Konjunktiven	43.7
Störungen im Aminosäurestoffwechsel			
Fölling-Syndrom (Phenylketonurie)	• Spikulae an den Radius- und Ulnametaphysen • vertikale Verdichtungslinien metaphysär • Osteopenie • verzögerte Skelettreifung	• helle Haut und Haare • blaue Augen • neurologische Koordinationsstörungen • geistige Retardierung	
Homozystinurie	• Kapitatum und Hamatum relativ hyperplastisch, kleines Lunatum, • Spikulae an Radius- und Ulna-Epiphysen	• Stammosteoporose • Arachnodaktylie • geistige Retardierung • Linsen(sub)luxationen, Glaukom	
Störungen im Kupferstoffwechsel			
Menkes-Syndrom (Kinky-Hair-Syndrom)	• spornartige Ausziehungen an den Metaphysen • periostale Appositionen	• Minderwuchs • spärliche und gekräuselte Haare • Epilepsien	
Störungen im Kalzium- und/oder Phosphorstoffwechsel			
Hypophosphatämische Rachitis	• Osteopenie • Becherform der Metaphysen	• verkrümmte Oberschenkel • Hyperphosphatämie • Hyperphosphaturie	
Hypophosphatämie	• Zeichen der Rachitis • unregelmäßige Ossifikationen • geringgradige Metaphysendefekte	• weiche Schädelkalotte • Ateminsuffizienz • alkalische Phosphatase erniedrigt	
Pseudohypoparathyreoidismus	• Brachymetakarpie I, IV und V • Brachymesophalangie II und V • Brachytelephalangie • Zapfenepiphysen • diaphysäre Radiusverbiegung • subperiostale Resorptionen • kutane/ subkutane Kalzifikationen	• kurze Tatzenhände • rundes Gesicht • Adipositas • Hypokalziämie • Hyperphosphatämie	16.29

54 Arthritis

S. Spindler-Thiele

Krankheitsbild	Röntgenzeichen	Pathogenese, klinische Symptomatik	Abbildung
Rheumatoide Arthritis (RA)	• periartikuläre Weichteilschwellung • periartikuläre Osteopenie • arthritische Direktzeichen: Grenzlamellenschwund, marginale Erosionen, Geoden, Mutilation, Ankylose • Befallmuster: MP- und PIP-Gelenke, Processus styloideus ulnae • Ulnardeviaton der Finger, Schwanenhals- und Knopfloch-Deformität	• meist symmetrische Polyarthritis unbekannter Ursache • bis zu 95 % RF-positiv 70 % DRw4-positiv • Synovialitis, Tenosynovialitis, Enthesiopathien • ARA-Kriterien	36.2 36.3 36.4 36.5 43.2
RA-Sonderform: Adult-Still-Syndrom	• wie RA	• symmetrische, seronegative Polyarthritis mit Organbeteiligung (Polyserositis) • Leukozytose	
RA-Sonderform: Felty-Syndrom	• wie RA	• seropositive Polyarthritis mit Organbeteiligung • Leukopenie, Thrombopenie	
RA-Sonderform: Caplan-Syndrom	• wie RA	• RA und Pneumokoniose	
RA-Sonderform: Pfropf-RA (Pfropfarthritis)	• Rhiz-, Bouchard-, Heberden-Arthrosen • zusätzlich arthritische Leitphänomene	• RA entwickelt sich bei bestehen der Fingerarthrose	
Juvenile chronische Arthritis (JCA)	• wie RA • Epiphysenwachstum verstärkt oder vorzeitiger Epiphysenschluss und Minderwuchs • Arrosionen spät • Ankylosen und Gelenkfehlstellungen • arthrotische „Ausheilungsformen"	• systemische JCA = Still-Syndrom • polyartikuläre, seronegative JCA = „Erwachsenentyp" • polyartikuläre seropositive JCA • Oligoarthritis Typ I (Mädchen, Iridozyklitis, ANA-positiv) • Oligoarthritis Typ II (Jungen, Gonarthritis, HLA-B 27-positiv)	36.6
Arthritis psoriatica	• 3 Befallmuster: – Transversaltyp – Axialtyp – Kombinationstyp • Osteoproliferation und -destruktion nebeneinander	• ca. 25 % der Psoriasispatienten • asymmetrisch • erosive Polyarthritis mit uni- oder bilateraler Sakroiliitis	37.1 37.2 37.3 37.4 37.5
Reiter-Syndrom	• untere Extremität bevorzugt • Weichteilschwellung • selten Gelenkdestruktionen, Periostsklerosen • Parasyndesmophyten	• androtropische Trias: Urethritis Konjunktivitis asymmetrische Arthritis mit Sakroiliitis • 80 % HLA-B 27-positiv	37.6

Krankheitsbild	Röntgenzeichen	Pathogenese, klinische Symptomatik	Abbildung
Reaktive Arthritis	• wie Reiter-Syndrom	• aseptische Synovialitis nach Infektionskrankheiten (postenteritisch, postvenerisch) • bis 80 % HLA-B 27-positiv	37.7
Enteropathische Arthritis	• untere Extremität bevorzugt • minimale, unspezifische Arthritis-Direktzeichen • selten charakteristische Handveränderungen	• meist flüchtige Oligo- und Polyarthropathien • häufiger bei Morbus Whipple, Colitis ulcerosa, Morbus Crohn • selten bei Lebererkrankungen, Pankreaserkrankungen, Karzinoid-Syndrom, Zöliakie	37.9
Spondylitis ankylosans	• kein spezifisches Verteilungsmuster • periartikuläre Schwellung • geringe Osteopenie • intraartikuläre ossäre Ankylosierung möglich	• bis zu 50 % periphere Arthritiden bei Morbus Bechterew • HLA-B 27-positiv, RF-negativ	37.8
Agamma-/Hypogammaglobulinämie	• wie RA • aber asymmetrisch	• bis zu 30 % Polyarthritis	
Autoimmunthyreoiditis Hashimoto	• wie RA	• Assoziation mit RA	
Morbus Behçet	• Arthritis-Direktzeichen ungewöhnlich • jedoch erosive Defekte an den Fingergelenken möglich	• okulomukokutanes Syndrom • als Behçet-Tetrade mit Gelenksymptomen und „palindromem Rheumatismus" • Assoziation mit Sakroiliitis oder Spondylitis	
Familiäres Mittelmeerfieber	• kein typisches Bild • subperiostale Osteopenie • meist keine Arthritis-Direktzeichen	• autosomal-rezessiv • rezidivierende Peritonitis, Pleuritis, Synovialitis mit Fieberschüben • oligoartikuläre Arthritis	
Stevens-Johnson-Syndrom	• keine spezifischen Röntgenzeichen	• Erythema multiforme exsudativum • fulminanter Verlauf	
Rheumatisches Fieber	• Manifestationsform 1: akute Polyarthritis: Weichteilschwellung, diskrete periartikuläre Osteopenie • Manifestationsform 2: Jaccoud-Arthritis: nichterosive Arthropathie, nichtfixierte Ulnardeviation der MP-Gelenke	• reaktive Polyarthritis nach Infektionserkrankung mit β-hämolysierenden Streptokokken • Karditis, Endokarditis	
Lupus erythematodes disseminatus (SLE)	• symmetrische Weichteilschwellung • elastische Gelenkfehlstellungen • Schwanenhals- und Knopfloch-Deformität • selten Epiphysennekrosen der Metakarpale-Köpfe	• Immunkomplexvaskulitis junger Frauen • Schmetterlingserythem, Nephritis, Myokarditis • bis zu 90 % Arthralgien • ANA-positiv	39.1 39.2

Krankheitsbild	Röntgenzeichen	Pathogenese, klinische Symptomatik	Abbildung
Sklerodermie	• Weichteilatrophie • Akroosteolyse • Calcinosis interstitialis • diffuse Osteopenie • in ca. 25 % destruierende Polyarthritis der DIP- und PIP-Gelenke wie bei rheumatoider Arthritis	• autoimmunologische Systemsklerose in verschiedenen Varianten • bis zu 50 % Polyarthralgien durch Synovialitis • später Synovialfibrose	39.3 39.4
Poly-/Dermatomyositis	• Weichteilkalzifikationen • Weichteilschwellung, später -atrophie, • selten Arthritis-Direktzeichen	• Autoimmunerkrankung mit progredienter Muskelschwäche • Hautveränderungen und transiente Arthralgien	39.6
Panarteriitis nodosa	• nichtdestruktive Polyarthritis • Periostsklerosen • Mikroaneurysmen der Digitalarterien	• systemisch nekrotisierende Vaskulitis • in 50 % transitorische Gelenk- und Muskelschmerzen	39.7
Wegener-Granulomatose	• gewöhnlich ohne Röntgenzeichen	• nekrotisierend-granulomatöse Vaskulitis • Rhinitis, Sinusitis und Hämoptoe • bis zu 75 % Gelenksymptome	
Sjögren-Syndrom	• wie RA	• autoimmunologisches Sicca-Syndrom und RA • in 50 % seropositiv	
Akute bakterielle Arthritis	• ausgeprägte Weichteilschwellung • rasch progrediente, gelenknahe Osteopenie • Auslöschung der subchondralen Grenzlamelle • Gelenkspaltverschmälerung und Knochenarrosionen in 8–10 Tagen	• durch Schnitt-, Stich- und Bissverletzungen • Infektion mit Staphylokokken (70 %), Streptokokken • Haemophilus influenzae bei Kindern • gramnegative Keime bei Immuninsuffizienz	40.2 40.3
Gonokokken-Arthritis	• vor allem an der oberen Extremität • wie akut bakterielle Arthritis	• meist monoartikuläre Infektarthritis • polyartikulär bei Sepsis	
Arthritis tuberculosa	• wie bakterielle Arthritis • aber Verlauf in Wochen bis Monaten • selten: bei Kindern Spina ventosa, Expansion kleiner Röhrenknochen	• in bis zu 10 % der Skelett-tuberkulosen sind Gelenke der Hand betroffen	40.4
Lues	• ähnlich der tuberkulösen Arthritis	• im Rahmen einer Tertiärlues	
Lepra-Arthritis	• destruktiv-erosive Polyarthritis • an Karpal-, MP- und PIP-Gelenken	• entsteht hämatogen oder fortgeleitet • beachte neurale Lepra, reaktive Arthritis, Superinfektion	
Virus-Arthritiden	• an MP- und PIP-Gelenken • ohne arthritische Direktzeichen • Gelenkdestruktion bei bakterieller Superinfektion und AIDS-Arthritis ähnlich RA	• episodische, symmetrische Polyarthritis • bei Röteln, Mumps, Pocken, Hepatitis B • bei AIDS-Patienten direkte Gelenkbeteiligung mit HIV-, Herpes-simplex- oder Herpes-zoster-Virus	

Krankheitsbild	Röntgenzeichen	Pathogenese, klinische Symptomatik	Abbildung
Pilz-Arthritis	• kein spezifisches Bild • kann der tuberkulösen Arthritis ähneln	• selten! • bei Blastomykose, Histoplasmose, Kryptokokkose, Spirotrichose, Maduromykose, Knochenkandidiasis	
Arthritis urica	• Weichteilschwellung ohne Osteopenie • neben arthritischen Direktzeichen ausgestanzte Lochdefekte epiphysär und submarginal („Helebardenform") • tophöse Gelenkzerstörung	• selten hereditär • gewöhnlich sekundäre Hyperurikämien • bei Kindern Lesch-Nyhan-Syndrom • bei älteren Frauen Kombination mit Heberden-Arthrose möglich	34.1 34.2 34.3
Chondrokalzinose (Pseudogicht, CPPD)	• lineare und punktförmige Verkalkungen in Hyalin- und Faserknorpeln und Ligamenten • subchondral zystoide Läsionen • keine Erosionen • arthrotische Geröllzysten • Gelenkdestruktionen und Subluxationen seltener	• Kalziumpyrophosphatdihydrat-Depositionen • primär familiär oder häufiger sekundär (Hyperparathyreoidismus, Hämochromatose, Morbus Wilson) • kristallinduzierte Synovialitis • Arthrose	27.11 27.12 34.4 34.5 34.6 34.7 34.8
Hämochromatose	• Kombination aus Arthrose und Chondrokalzinose • zu 90 % in MP-Gelenken II und III • auch interphalangeal	• abnorme Eisenspeicherung • primär oder sekundär (alkoholische Leberzirrhose, portokavaler Shunt, Eisentherapie, chronisch hämolytische Anämie u. a.)	34.12
Ochronose	• an Wirbelsäule und großen Gelenken • Arthrosen peripherer Gelenke • keine arthritischen Direktzeichen	• Ablagerung von Homogentisinsäure bei Alkaptonurie • Knorpelverfärbung und -degeneration • sekundäre Chondrokalzinose • Detritussynovialitis • kalzifizierende Fibroostosen	
Hämophile Arthropathie („Blutergelenk")	• Weichteilschwellung • erhöhte Dichte (Hämosiderin) • periartikuläre Osteopenie • subchondrale Zysten • Gelenkerweiterung und -sinterung, -fehlstellung • bizarre Knochenappositionen	• rezidivierender Hämarthros bei Hämophilie A und B • selten unter Cumarin-Therapie oder bei Sichelzellanämie • aggressive Knorpelzerstörung • Gelenkderangement • Wachstumsstörung	
Sichelzellanämie und Thalassämie	• Weichteilschwellung • nichterosive Arthritis ohne Direktzeichen • „Hand-Fuß-Syndrom" bei Negerkindern	• Knochen- und Gelenkschmerzen durch Gefäßverschlüsse (Knocheninfarkte, Gelenkergüsse) • gelegentlich transitorische Polyarthritis bei Thalassaemia minor	35.4
Amyloidose	• „Bulky Nodules" periartikulär • destruktive Arthritis ohne Gelenkspaltverschmälerung • marginale Erosionen, intraossäre und subchondrale zystoide Defekte	• hereditär • häufiger sekundär (Kollagenosen, Colitis ulcerosa, dialyseassoziiert, Plasmozytom, Morbus Waldenström)	35.3

Krankheitsbild	Röntgenzeichen	Pathogenese, klinische Symptomatik	Abbildung
Multizentrische Retikulohistiozytose	• Erosionen an PIP-, seltener an Karpal- und MP-Gelenken • subchondrale Resorptionen ohne Osteopenie • Akroosteolysen • Mutilation nach Jahren	• extrem selten • papulöse Effloreszenzen der Haut und Schleimhäute • bis zu 50% mutilierende, seronegative Polyarthritis • Malignomkoinzidenz	
Hypertrophische Osteoarthropathie	• periostale Knochenneubildung (solide, lamellär oder radiär) • an Grund- und Mittelphalangen • Markraumobliteration möglich • Weichteilschwellung • keine arthritischen Direktzeichen	• primär oder sekundär • bei neoplastischen oder entzündlichen Lungenerkrankungen • seltener bei extrathorakalen Prozessen • Trommelschlegelfinger, Uhrglasnägel, Hautverdickung	35.5
Osteoarthropathie durch ionisierende Strahlen	• Osteopenie • strähnig-zystoide Spongiosa • Akroosteolysen • fleckige Sklerose • Knochendestruktion bei Malignomen	• ab 150 Gy bei Kindern • ab 400 Gy bei Erwachsenen • Induktion von Wachstums- bzw. trophischen Störungen und Knochentumoren	35.6
Neurogene Arthropathie (Charcot-Gelenk)	• Gelenkspaltverschmälerung • Fragmentationen • groteske Randwülste (hypertrophische Form) • Osteolysen und Resorptionen (atrophische Form) • grobe Fehlstellungen	• bei Syringomyelie (10% obere Extremität betroffen) • selten bei Tabes dorsalis, Diabetes mellitus, Lepra, Rückenmarkschäden, peripheren Nervenläsionen	35.2
Erosive Fingerarthrose	• vorbestehende Polyarthrose der Finger • teils große Erosionen • keine Osteopenie • gelegentlich Fehlstellungen und Ankylosen	• entzündliche Aktivierung einer Arthrose durch reaktive Synovialitis in Episoden • häufiger bei Männern • vgl. Gicht älterer Frauen und Pfropfarthritis	27.4 27.11

55 Akroosteolysen

R. Schmitt, S. Spindler-Thiele

Krankheitsbild	Lokale Röntgenzeichen	Weitere Röntgen- und klinische Befunde	Abbildung
Rheumatoide Arthritis (RA)	• gelegentlich Nagelkranzerosionen • Ausdruck einer rheumatischen Arteriopathie	• periartikuläre Weichteilschwellung • Kollateralphänomen • arthritische Direktzeichen • bis 95 % RF positiv	36.2 36.3 36.4 36.5
Juvenile chronische Arthritis (JCA)	• Nagelkranzerosionen • bandförmige Osteolysen	• Röntgenzeichen wie rheumatoide Arthritis • klinische Sonderformen: Adult-Still-, Felty-, Caplan-Syndrom etc.	36.6
Arthritis psoriatica	• Nagelkranzdestruktion • „Morgenstern"-Aspekt beim Axialtyp möglich	• asymmetrische Polyarthritis • ISP-Beteiligung • Osteoproliferation und -destruktion	37.2 37.3 37.4 37.5
Progressiv-systemische Sklerose (PSS)	• palmarer Nagelkranz- („Rattenbiss")-Defekt • „Zuckerhut"-Konfiguration • in 25 % Calcinosis interstitialis	• Sklerodaktylie • Osteopenie • destruierende Polyarthritis	39.3 39.4
Poly-/Dermatomyositis	• Akroosteolysen • kombiniert mit grobschólligen Weichteilkalzifikationen	• Muskelschwäche • Hautveränderungen • selten arthritische Direktzeichen	39.6
Vaskulitis-Syndrome	• selten Nagelkranzerosionen • Periostitis möglich (häufiger an unterer Extremität)	• Panarteriitis nodosa • Churg-Strauss-Angiitis • Hypersensitivitätsangiitiden • Wegener-Granulomatose • Takayashu-Arteriitis	39.7
Sekundäre Raynaud-Syndrome	• Nagelkranzresorption und Weichteilatrophie bei langer Laufzeit • selten beim primären Raynaud-Syndrom	• akrale Ischämie • Weichteilkalzifikationen bei den sekundären Raynaud-Erkrankungen möglich	39.3 39.4 39.5 39.6
Arteriosklerose	• Nagelkranzresorptionen im Stadium IV • Weichteildefekte im Stadium IV • tubuläre Gefäßwandkalzifikation	• akrale Ischämie • häufig bei Diabetes mellitus und Dialysepatienten • pathologisches Arteriogramm	48.1
Hyperparathyreoidismus	• marginale oder bandförmige Resorptionen des Nagelkranzes • therapeutisch reversibel	• Spongiosierung der Kompakta • braune Tumoren • primäre, sekundäre und tertiäre Formen	31.8 31.9
Verbrennung	• Nagelkranzresorptionen • Osteoporose • Ankylosen • Weichteilverkalkungen	• Weichteilschrumpfung • Kontrakturen mit Gelenkfehlstellung • Osteomyelitis als Komplikation	

Krankheitsbild	Lokale Röntgenzeichen	Weitere Röntgen- und klinische Befunde	Abbildung
Erfrierung	• als Spätfolge Nagelkranzresorption und lokale Osteoporose • Ankylosen • vorzeitiger Epiphysenfugenschluss möglich	• Weichteilatrophie der Fingerkuppen • Arterien- und Venenverschlüsse	
Elektrisches Trauma	• Nagelkranzresorption • lokale Osteoporose • pathologische Frakturen • Kontrakturen • Wachstumsstörung	• Weichteildefekt infolge Verbrennung • Arterienverschlüsse durch Spasmen und Thromben	
Mechanisches Trauma	• bandförmige Osteolysen an den Endgliedern • oft Fingerarthrosen vergesellschaftet	• Anamnese eines akuten oder chronisch rezidivierenden Traumas (z. B. Gitarrespieler, Ballsportler)	
Vinylchlorid-Exposition	• Nagelkranzresorption • bandförmige Osteolyse	• initial Raynaud-Symptome • Hautknötchen aus Kollagen	
Osteoradionekrose	• Akroosteolysen • fleckige, strähnige Osteopenie • Arthrosen und pathologische Frakturen möglich	• Hautatrophien und -ulzera • Wachstumshemmung bei Kindern • maligne Entartung häufig	35.6
Chronisches Karpaltunnelsyndrom	• selten mit Akroosteolysen vergesellschaftet	• Brachialgia nocturna paraesthetica	

Neurogen:
  Tabes dorsalis
  Syringomyelie
  Diabetes mellitus
  Lepra
	• reaktionslose Osteolysen an den Fingergliedern
	• später „abgelutschte Zuckerstange"
	• hypertrophe oder atrophe Charcot-Gelenke
		• Fehlstellung der Finger durch Band- und Kapselinstabilitäten
		• groteske Osteophyten
			35.2

Panaritium ossale	• zystoide oder diffuse Destruktion des Endgliedes • Weichteilschwellung • Panaritium articulare und Ankylose möglich	• lokale Entzündungssymptome • meist als Verletzungsfolge • Diabetiker bevorzugt	41.1
Osteitis, Osteomyelitis	• wie Panaritium ossale	• hämatogene oder sekundäre Formen • Sklerosierungen im Heilungsstadium	41.2 41.3 41.4

Benigne Tumoren:
  Epidermoidzyste
  Glomustumor
  Enchondrom
  Knochenzyste
  Tuberöse Sklerose
	• glatt begrenzte Knochenläsionen durch Druckarrosion
	• oder knocheneigener Tumor
		• Glomustumor schmerzhaft
		• Epidermoidzyste palpabel
		• Spontanfrakturen häufig
		• Epilepsie, Adenoma sebaceum und geistige Retardierung bei tuberöser Sklerose
			44.1
			44.2
			44.19
			44.20
			44.21
			45.14

Maligne Tumoren:
  Metastasen
  Osteosarkom
  Chondrosarkom
  Weichteilsarkom
	• geographische oder permeative Osteodestruktion
	• meist Weichteilbeteiligung
		• lokale Schmerzsymptomatik
		• Schmerz von Primärtumor bestimmt
			44.10
			44.23

Sarkoidose	• Akroosteolysen • auch Akroosteosklerosen • zystische Stanzlochdefekte • Kompakta-Scalloping • Osteopenie	• akute oder chronische Arthritis • Lungen-/Viszeralorganbefall • Erythema nodosum	35.1

Krankheitsbild	Lokale Röntgenzeichen	Weitere Röntgen- und klinische Befunde	Abbildung
Multizentrische Retikulohistiozytose	• scharf berandete Gelenkerosionen • Übergang der Destruktion auf die Phalangenschäfte	• Polyarthritis, RF negativ • Haut- und Schleimhautknötchen • Xanthelasmen	
Epidermolysis bullosa	• Osteolysen an spitz zulaufenden Endgliedern • entzündliche Ankylosen • Syndaktylien • Periostitis • Weichteilkalk	• klinisch 4 Formen • Synechien und narbige Krallenhand • pharyngoösophageale Ulzera	
Primär biliäre Leberzirrhose	• erosive Arthritis an DIP- und PIP-Gelenken • destruktive Arthropathie möglich • auch periartikuläre Verkalkungen	• meist Frauen betroffen • Symptome der Leberzirrhose	
Pankreaserkrankungen (entzündlich, posttraumatisch oder tumorös)	• selten Akroosteolysen und arthritische Direktzeichen • lokale Osteopenie • Sklerosen durch Knocheninfarkte	• Fettgewebsnekrosen als Ursache • arthritische Symptome • subkutane Knötchen	
Karzinoidsyndrom	• Akroosteolysen • zystische Läsionen an den Phalangen • gelenknahe Osteopenie	• klinische Trias aus Flush, Diarrhö und kardialen Symptomen	
Kongenitale Porphyrie	• Nagelkranzresorption • Osteolysen • Weichteile verdünnt und kalzifiziert	• erhöhte Photosensibilität • hämolytische Anämie • Splenomegalie	
Pseudoxanthoma elasticum	• Nagelkranzresorption • Kalzifikationen intrakutan, periartikulär und in Gefäßwand	• Degeneration elastischer Fasern • autosomal-rezessiv	
Pyknodysostose	• Nagelkranz hypoplastisch oder fehlend • Röhrenknochen der Hand verkürzt und sklerotisch	• Extremitäten verkürzt • normal langer Rumpf • Gesichtsschädel hypoplastisch • autosomal-rezessiv	
Hajdu-Cheney-Syndrom	• bandförmige Osteolysen • Endglied oft ausgespart • Haut-/Nageldefekte • erst im Jugendalter manifest	• Gelenkhypermobilität • Kleinwuchs, Bürstenhaar • Frakturanfälligkeit • autosomal-dominant	
Joseph-Syndrom	• Akroosteolysen an Phalanx distalis	• rezessiv vererbt • sonst gesund	
Shinz-Syndrom	• Akroosteolysen an den Phalangen	• dominant vererbt • Hautulzerationen	
Ehlers-Danlos-Syndrom	• selten Akroosteolysen	• Gelenkfehlstellungen • weitere Symptome je nach Syndromtyp	
Progeria (Hutchinson-Gilford-Syndrom)	• Osteolysen an den Endgliedern • längliche Ligament- und Gefäßkalzifikationen • Osteopenie	• Osteolysen an den Klavikulae • sklerodermieartige Haut • Alopezie • Kleinwuchs • Mikrognathie, schnabelförmige Nase • früher Tod	

Krankheitsbild	Lokale Röntgenzeichen	Weitere Röntgen- und klinische Befunde	Abbildung
Rothmund-Syndrom	• Nagelkranzresorption • Osteopenie • Weichteilverkalkungen möglich • Haut- und Nagelveränderungen	• Poikilodermie • Katarakt • Kleinwuchs • Sattelnase	
Osteolysis carpotarsalis progressiva (Francois)	• erosive Destruktion bis Verlust aller Karpalia • Skelettalter akzelleriert	• arthritische Symptome • Kombination mit Nierenerkrankungen und Hypertonie • Kleinwuchs	16.25
Sézary-Syndrom	• Akroosteolysen in fortgeschrittenen Stadien möglich	• T-Helfer-Zell-NHL mit generalisiertem Hautbefall • Lymphadenopathie • leukämisches Blutbild	
Kleidokraniale Dysostose	• Nagelkränze hypoplastisch • Endphalangen verkürzt • großes Metakarpale II • Pseudoepiphysen	• proportionierter Kleinwuchs • großer Kopf, Sattelnase • hypoplastische Klavikel • hereditär oder sporadisch	

56 Zystoide Veränderungen

N. Reutter

Krankheitsbild	Röntgenzeichen	Besonderheiten, klinische Symptomatik	Abbildung
Nekrotisch/traumatisch			
Posttraumatische Blutungszyste	• mit zarter Randsklerose • posttraumatische Deformität	• keine Prädilektion • an der Hand selten	
Nekrobiotische Pseudozyste	• bis etwa 3 mm groß	• im Markraum gelegen • sonst keine Prädilektion	
Avaskuläre Knochennekrose	• Zysten neben sklerosierten Arealen • später Frakturen und Fehlstellungen	• meist Lunatum und proximales Fragment bei Skaphoidpseudarthrose betroffen	20.5 20.7 30.3 30.7 30.18
Enthesiopathisch			
Arthrotische Geröllzyste	• subchondrale Lage • Randsklerose • übrige Arthrosezeichen	• Bewegungseinschränkung • Schmerzsymptomatik	27.8b 27.12 43.1
Intraossäres Ganglion	• subkortikale Zyste • longitudinale Gelenkfläche • Bandansatz • Gelenkspaltweite normal • keine Arthrosezeichen • Randsklerose • MRT: Bandansatz kann im floriden Stadium Kontrastmittel aufnehmen	• primär asymptomatisch skapholunäres Gelenk, Kapitatum und Caput ulnae bevorzugt • fibrovaskuläre Degeneration von Bandansätzen • Gelenkknorpel intakt • sekundäre synoviale Auskleidung der Zystenwände	43.3 43.5 43.6 44.21
Zystische Form der rheumatoiden Arthritis	• gelenknahe Zysten • oft ohne Randsklerose • arthritische Direktzeichen	• meist langjähriger Verlauf • Entzündungszeichen	43.2
Infektinduziert			
Brodie-Abszess plasmazelluläre Osteomyeltis	• Randsklerose • Drainagekanal zum Gelenkspalt	• distaler Radiusabschnitt bevorzugt	
Skelett-Tuberkulose	• stanzlochartige Defekte ohne Randsklerose • Gelenkdestruktion und -ankylose	• Spina ventosa bei Kindern • meist postprimäre Tuberkulose • relativ häufig	40.4 41.5 41.6
Systemisch-metabolisch			
Gicht	• marginale Zysten/Usuren (oft mit Trabekulierung) • Randsklerose mit geringer Dichte • Gichtstachel, Gichtophi • Osteopenie	• Hyperurikämie • Röntgenbefunde nur bei chronischer Verlaufsform • Chiragra	34.1 34.2 34.3
Chondrokalzinose	• subchrondrale, große Geröllzysten • Randsklerose	• Kalziumpyrophosphatablagerungen auch in den Weichteilen	34.4 34.5 34.6
Amyloidose	• zystoide Substanzdefekte intraossär und subchondral • Osteopenie • zarte Randsklerose	• häufig dialyseassoziiert, arthritische Beschwerden • Karpaltunnelsyndrom	35.3

Krankheitsbild	Röntgenzeichen	Besonderheiten, klinische Symptomatik	Abbildung
Hämochromatose	• subchondrale Zysten an MP-Gelenken II und III • wie eine Arthrosis deformans imponierend • mit Randsklerose und subchondraler Sklerosierung	• symptomatische Chondrokalzinose • Frauen bevorzugt • evtl. karpaler Kollaps	34.12
Xanthomatose	• zystoide Läsionen • variabel bzgl. Größe, Lokalisation, Verteilung, Konfiguration und Berandung (sklerosiert vs. permeativ)	• selten • mit Hyperlipoproteinämie assoziiert • Xanthome auch kutan und subkutan	
Systemisch-endokrin			
Hyperparathyreoidismus	• „braune Tumoren" metaphysär an Metakarpalia und Phalangen • meist keine Randsklerose • eher permeativ • Osteopenie • Kompakta spongiosiert	• Hyperkalzämie • Parathormon erhöht	31.8
Systemisch-granulomatös			
Sarkoidose	• kartenherzartige Osteolysen neben Sklerosen • Akroosteolysen	• meist Hilus- und Lungenbeteiligung	35.1
Systemisch-hereditär			
Morbus Gaucher	• blasenähnliche Läsionen • Erlenmeyerkolben-Deformität • avaskuläre Nekrosen	• autosomal-rezessive Speicherkrankheit	43.7
Fibröse Dysplasie Jaffé-Lichtenstein	• gemischte Läsion mit zystoiden und sklerosierten Arealen	• hamartöse Fehlbildung • auch nach postzygotischer Genmutation: Morbus McCune-Albright • in 30% polyostotisch	43.8
Neurofibromatose I	• ovaläre Osteolysen mit Randsklerose • Periostverdickung	• meist polyostotisch • palpable Tumoren • Hautfibrome	43.9
Tuberöse Sklerose	• zystische Aufhellungen neben fleckigen Sklerosen	• Adenoma sebaceum • Epilepsie • geistige Retardierung	
Lipomembranöse Osteodysplasie	• zunächst asymptomatische zystische Einschlüsse im Handskelett und Talus • pathologische Frakturen im Spätstadium	• hereditäre Phakomatose • Hirnatrophie durch sklerosierende Leukenzephalopathie • ab dem 30. Lebensjahr neuropsychiatrische Symptome	
Gorlin-Goltz-Syndrom	• Zysten mit Randsklerose in Metakarpalia und Phalangen	• Basalzellnävussyndrom • neurologische Ausfälle	
Tumoren und tumorähnliche Läsionen	siehe Kap. 44		

57 Polyostotische Knochenläsionen

H. Rosenthal, R. Schmitt

Krankheitsbild	Röntgenzeichen	Radiologische und klinische Besonderheiten	Abbildung
Enchondromatose bzw. Morbus Ollier	• scharf konturierte Läsionen mit Randsklerose und Kalzifikationen in der Knorpelmatrix • Phalangen und Metakarpalia bevorzugt • Spontanfrakturen häufig	• unilateral als Morbus Ollier • Extremitäten verkürzt und verformt • maligne Entartung möglich	16.23
Maffucci-Syndrom	• Kombination aus Enchondromatose und Weichteilhämangiomen	• Skelettdeformierung • Hämangiome an der Haut und den inneren Organen	44.3
Plasmozytom	• scharf berandete Osteolysen • solitärer oder diffuser Befall • Spontanfraktur möglich	• Knochenschmerzen • Anämie, Abgeschlagenheit • Proteinurie	44.16
Metastasen	• geographische oder permeative Osteolysen • meist ohne knöcherne Reaktion	• Knochenschmerzen • Spontanfrakturen • Symptome des Primärtumors	44.23
Leukämie	• unscharfe geographische Osteolysen oder diffuse Permeation • Handskelett selten und erst in fortgeschrittenen Stadien betroffen	• Anämie, Abgeschlagenheit • Fieber, Lymphadenopathie • Gingivitis, Hämorrhagien • neurologische Symptome	44.17
Melorheostose	• tropfenförmige Skleroseherde wie das „an einer Kerze herablaufende Wachs" • Gelenkbeteiligung	• Gliederschmerzen	16.26
Osteopoikilose	• runde oder ovaläre Skleroseherde im Markraum	• in der Regel symptomlos	16.27
Hämangioendotheliom/ Angiosarkom	• polyostotische, osteolystische Destruktion • Karpalia und Metakarpalia bevorzugt	• an der Hand selten • Weichteilkomponente • Schmerzsymptomatik	44.15
Idiopathische karpale Osteolyse	• Karpalia durch Erosionen irregulär bis kompletter Verlust destruiert • Kollaps der Handwurzel • vorzeitigen Schluss der Epiphysenfugen	• akut arthritische Symptome • häufig mit Hypertonie und Nephropathien kombiniert	16.25
Osteolysen-Syndrom Gorham-Stout	• an der Hand extrem selten • Osteolyse kann sich langsam zurückbilden	• posttraumatisch oder mit Angiomatose bzw. Lymphangiomatose kombiniert • Knochenschmerz	
Hajdu-Cheney-Syndrom	• bandförmige Osteolysen • Endglied oft ausgespart	• Haut-/Nageldefekte • Gelenkhypermobilität • Kleinwuchs, Bürstenhaar • autosomal-dominant	

57 Polyostotische Knochenläsionen

Krankheitsbild	Röntgenzeichen	Radiologische und klinische Besonderheiten	Abbildung
Neurofibromatose	• ovaläre, randsklerosierte Osteolysen neben wulstförmig verdickten Weichteilen	• kutane Neurofibrome, Nävi • Café-au-lait-Flecken • Knochendeformitäten	43.9
Tuberöse Sklerose (Morbus Pringle-Bourneville)	• am Handskelett selten • zystoide Knocheneinschlüsse mit Periostverdickung	• Adenoma sebaceum • Epilepsie • geistige Retardierung • Angiofibrome	
Fibröse Dysplasie (Morbus Jaffé-Lichtenstein)	• deformierter Knochen mit zystischen und sklerosierten Anteilen • Kompakta ausgedünnt • meist Seitenbevorzugung	• Knochenschmerzen • Knochenverbiegungen • u.U. Spontanfrakturen	43.8
Speicherkrankheiten (z. B. Morbus Gaucher)	• irreguläre, blasenartige Osteolysen im Markraum • Erlenmeyerkolben-Deformität • Osteonekrosen	• meist bei Askhenasin-Juden • klinisch oft erst im Erwachsenenalter manifest	43.7
Sarkoidose	• runde oder polygonale Stanzlochdefekte • wabige Knochenstruktur • Osteopenie • Erosionen und Weichteilschwellung möglich	• hiläre Lymphadenopathie • arthritische Symptome • Erythema nodosum	35.1
Histiocytosis X	• Handskelett selten mit ausgestanzten Osteolysen beteiligt • in der Heilungsphase osteosklerotische und periostale Reaktion • vermehrte Wachstumslinien	• eosinophiles Granulom, Hand-Schüller-Christian- und Abt-Letterer-Siwe-Erkrankung als Untergruppen • lokale Schwellung, Schmerz • Hepatosplenomegalie • Otitis externa	
Amyloidose	• subchondrale Zysten und Erosionen • deutliche Osteopenie • Weichteilschwellung	• primäre oder sekundäre Form • nephrotisches Syndrom • Kardiomyopathie • Malabsorptionssyndrom • Karpaltunnelsyndrom	35.3
Membranöse Lipodystrophie	• akzelerierte Skelettreifung • Langwuchs der Röhrenknochen • Fehlen des subkutanen Fettgewebes und der -septen	• Fehlen von Fettgewebe • Hepatomegalie • Hyperlipidämie, Diabetes mellitus, Hyperpigmentation	
Sichelzellanämie	• strähnige Auftreibung des Markraumes • ischämische Knochennekrosen mit Verdichtungen und -aufhellungen	• Hepatosplenomegalie • Organinfarkte durch vasookklusive Krisen • hämolytische Anämie	
Metastatische Fettmarknekrosen (z. B. bei Pankreatitis)	• Osteosklerosen durch Knocheninfarkte • Akroosteolysen • arthritische Direktzeichen	• arthritische Symptome • subkutane Knötchen	
„Braune Tumoren" bei Hyperparathyreoidismus	• glatt konturierte, expansive Osteolysen • Spongiosierung der Kompakta • Osteopenie • Weichteilverkalkungen	• Knochenschmerzen • Nephrolithiasis • Nephrokalzinose • Ulzera, Pankreatitis	31.8

Krankheitsbild	Röntgenzeichen	Radiologische und klinische Besonderheiten	Abbildung
Weichteiltumoren mit Knochendestruktion (z. B. PVNS, Xanthomatose)	• glatt begrenzter Knochendefekt mit Randsklerose durch externe Druckarrosion • lokaler Weichteiltumor	• Tumoren meist palpabel • phalangeale Prädilektion • PVNS signalarm in MRT	44.**24**
Gelenkerkrankungen (z. B. Gicht, neurogene Arthropathie)	• marginale Usuren • Gichtstachel/ -tophi • hypertrophe Arthrose Charcot	• Funktionseinschränkung des Gelenks mit oder ohne Entzündungszeichen • Gelenkfehlstellung	34.**1** 34.**2** 34.**3** 35.**2**
Osteomyelitis	• kortikomedulläre Osteodestruktion • Sequester mit Totenlade • reaktive Sklerose und Periostreaktion	• Zeichen der Allgemeininfektion • Knochenschmerz • lokale Schwellung und Überwärmung	41.**2** 41.**3** 41.**4**

58 Läsionen des Periosts und der Kompakta

N. Reutter

Verteilungstyp	Krankheitsgruppe/-bild	Radiologische und klinische Besonderheiten	Abbildung
Breitflächige Periosthyperostosen			
Vorwiegend poly- oder oligoostotisch	Arterielle Verschlusskrankheit	• reaktive lamelläre Periostappositionen • tubuläre Gefäßwandverkalkungen	
	Chronisches Lymphödem	• lamelläre, später solide Periostappositionen • meist nach Mammakarzinom	
	Hämoglobinopathien, kindliche Leukämie, Osteomyelofibrose/-sklerose	• periostale Appositionen • teils mit Spikulae • Multiinfarkte mit Verdichtungen diametaphysär und subchondral (Arthrosen) • Osteopenie	35.4 44.17
	Hämophilie	• Periostreaktion lamellär oder radiär • subchondrale Zysten • Pseudotumoren meist an MP-Gelenken	
	Hypervitaminose A	• Ulna bevorzugt • vorzeitiger Schluss der Epiphysenfugen • bei Erwachsenen Fibroostosen	
	Hypervitaminose D	• periostale Verknöcherungen • Osteopenie • Sklerosebänder um Wachstumsfugen	
	Hypovitaminose C (Skorbut)	• Verknöcherung von subperiostalen Hämatomen • metaphysäre Trümmerfeldzonen	
	Diabetes mellitus	• generalisierte Hyperostose • tubuläre Gefäßverkalkungen • Osteopenie	
	Thyreohypophysäre Akropathie	• EMO-Syndrom: Exophthalmus, Myxödem, Osteoarthropathia hypertrophicans • nach Therapie einer Immunhyperthyreose	33.6
	Hyperparathyreoidismus	• durch subperiostale Resorptionen und dissezierte Kompakta wird Periosthyperostose vorgetäuscht	31.8
	Milch-Alkali-Syndrom	• ektope Periostverknöcherungen bei Hyperkalzämie • bei exzessiver Zufuhr von Kalzium (Milch) oder Antazida	
	Prostaglandin-E-Therapie	• lamelläre oder solide Periostanbauten • teils grotesk nach langer Therapiedauer	
	Hypertrophische Osteoarthropathie	• solide, lamelläre oder radiäre Periostreaktion • primär (Touraine-Solente-Golé) • sekundär (Pierre-Marie-Bamberger) bei Lungen- oder Darmerkrankungen • Trommelschlegelfinger, Synovialitis	35.5
	Röteln, infektiöse Mononukleose	• episodische Periostreaktion • Polyarthritis • MP- und PIP-Gelenke bevorzugt	

Verteilungstyp	Krankheitsgruppe/-bild	Radiologische und klinische Besonderheiten	Abbildung
	Rheumatoide Arthritis (RA), Arthritis psoriatica	• gelenknahe und diaphysäre Periosthyperostosen • typische Verteilungsmuster • arthritische Direktzeichen	28.4 36.2 36.3 36.4 36.5 37.2 37.3 37.4 37.5
	Sklerodermie, Lupus erythematodes, Dermato-/Polymyositis Panarteriitis nodosa u. a.	• lamelläre oder irreguläre Periosthyperostosen • diaphysär den Weichteilreaktionen benachbart	39.1 39.2 39.3 39.4 39.6 39.7
	Sarkoidose	• Periostverknöcherungen • Kompakta-Scalloping • runde oder kartenherzförmige Stanzlochdefekte • Osteopenie und -sklerose • selten Akroosteolysen	35.1
	Chronische Intoxikationen: Strontium, Phosphor, Fluor	• lamelläre oder solide Periostreaktion • Spongiosasklerose • metaphysäre Verdichtungslinien • Fibroostosen	
	Pachydermohyperostose	• ggf. solide Periostapposition • generalisierte Knochenverdickung mit Hyperostosen • Akroosteolysen • dominant vererbt • Trommelschlegelfinger	
	Melorheostose	• wellige Anbauten an der Kompaktaaußenseite („herabfließendes Kerzenwachs")	16.27
	Diaphysäre Dysplasie Camurati-Engelmann	• exzessive Periostsklerosen • Diaphysenkompakta verdickt • autosomal-dominant vererbt	
	Idiopathische periostale Hyperostose mit Hyperphosphatasie	• solide, generalisierte Kompaktaverbreiterung • sehr selten • familiäres Auftreten	
	Chronisch rekurrierende multifokale Osteomyelitis	• zarte Periostreaktion • Kindes- und Jugendalter • meist kein Erregernachweis	41.8
	Osteopathia hyperostotica	• Erwachsene • alkalische Phosphatase erhöht • oft nach fieberhaftem Infekt	
	Morbus Paget (Osteitis deformans)	• verdickte Kompakta • Volumenzunahme des Knochens • an der Hand selten	44.22
	Pustulöse Arthroosteitis	• pustulöse Läsionen palmar und plantar • arthritische Symptome • chronisch rezidivierend	
	Caffey-Syndrom	• infantile kortikale Hyperostose der Metakarpalia • Markraumobliteration	

Verteilungstyp	Krankheitsgruppe/-bild	Radiologische und klinische Besonderheiten	Abbildung
	„Battered-Child"-Syndrom	• diaphysäre Periosthyperostosen (Kallus) • entsprechend unregelmäßig verteilte Frakturen	
Vorwiegend monoostotisch	Mechanisches, thermisches, elektrisches Trauma	• lamellierter oder solider Frakturkallus bzw. altes Periosthämatom • Weichteilschrumpfung • Kontrakturen • Osteopenie • Wachstumsstörung	
	Exogen fortgeleitete Osteomyelitis	• kräftige Periostreaktion • permeative Osteolyse • Weichteilschwellung • bei Chronizität sklerosierend	41.1 41.2 41.3 41.4
	Floride reaktive Periostitis (Syn.: parossale Fasziitis, Myositis ossificans circumscripta)	• solitäre Periostalverknöcherung • Weichteilschwellung • traumainduziert oder idiopathisch	
	Arteriovenöse Malformation, Klippel-Trenaunay-Syndrom	• druckbedingte Periosthypertrophie und Exostosen • isolierte Makrodaktylie	48.17
	Kortikales Osteoidosteom	• exzentrische, sehr dichte Hyperostose • evtl. zentrale Nidusaufhellung	44.11 44.12
	Radiogene Osteopathie	• diffuse Hyperostosen • diffuse Entkalkung • pathologische Frakturen • Osteonekrosen • maligne Entartung möglich	35.6
Exostosenartige Periosthyperostosen			
Vorwiegend polyostotisch	DISH-Syndrom, Akromegalie	• kammartige, im Alter zunehmende Tendoperiostosen • Zapfenepiphysen • Spatenform der Endphalanx • Tatzenhand	28.2 33.1
Vorwiegend mono- oder oligoostotisch	Kartilaginäre Exostose	• meist am distalen Radiusabschnitt • im Wachstumsalter	44.6 44.7 44.8
	Tuberöse Sklerose	• knöcherne Anbauten an der Kompaktaaußenseite • selten Osteome • zystoide Läsionen • Epilepsie, Retardierung	
	Gardner-Syndrom	• knöcherne Anbauten an Kompaktaaußenseite • teils als Osteom • intestinale Polypose	
Diskontinuierliche und komplexe Periostreaktionen			
Vorwiegend polyostotisch	Lepra	• lytische Defekte an Periost und Akren • erosive Gelenkdestruktion	
	Frambösie	• lamelläre, unregelmäßige Periostappositionen • im Rahmen einer hypertrophen Osteitis bzw. Periostitis	
	Lues connata und Stadien II und III	• lamelläre Periostreaktion • sonst wie Tuberkulose	

Verteilungstyp	Krankheitsgruppe/-bild	Radiologische und klinische Besonderheiten	Abbildung
	Tuberkulöse Osteomyelitis	• lamelläre Periostreaktion, wabige und mottenfraßartige Osteolysen • im Kindesalter Spina ventosa	41.5 41.6
	Hämophile Arthropathie, leukämische Knocheninfiltrate	• lamelläre oder bogenförmige Periostreaktion • subperiostale Sklerosen, Pseudotumoren • Osteolysen	44.17
	Neurofibromatose I	• solide Periostverdickung • ovaläre Osteolysen mit Randsklerose • Weichteiltumoren	43.9
	Rachitis, Hyperparathyreoidismus, renale Osteopathie	• lamelläre Periostreaktion • generalisierte Osteopenie • verwaschene Spongiosa • spongiosierte Kompakta • Weichteilverkalkungen	31.6 31.8 31.9 33.7
Vorwiegend monoostotisch	Periostales Lipom	• periostale Lamellen • flache Kompaktaarrosion • wabige Hyperostose	
	Periostaler Amyloidtumor	• flache Kompaktaarrosion • zystoide Stanzdefekte • Osteopenie	35.3
	Subperiostales Osteoidosteom	• Periostreaktion mit uhrglasartiger Schale • verkalkter Nidus	44.11 44.12
	Osteoblastom	• lamelläre Periostverdickung • größer als Osteoidosteom	
	Osteoblastisches Osteosarkom	• Periostabhebung mit Codman-Dreieck und Spikulae • amorphe Verkalkungen	
	Ewing-Sarkom	• lamelläre Periostreaktion mit Spikulae • permeative Osteolyse • Diaphysenregion	
	Knochenmetastase	• lamelläre Periostreaktion • geographische Osteolyse • selten	44.23

59 Hyperostosen

N. Reutter

Krankheitsbild	Röntgenzeichen	Klinische Besonderheiten	Abbildung
Kongenitale Hyperostosen			
Osteopetrose	• generalisierte Zunahme der Knochendichte • „Bone in Bone" • Frakturen	• Hirnnervenausfälle • „Remodelling" zugunsten des Knochenanbaus gestört	
Endostale kortikale Hyperostose	• Kompakta der Röhrenknochen verdickt • Markraum eingeengt	• autosomal-rezessiv (van Buchem) • autosomal-dominant (Worth)	16.24
Progressive diaphysäre Dysplasie (Engelmann-Camurati)	• an langen Röhrenknochen • Volumenzunahme der Diaphysen durch peri- und endostalen Knochenneubau	• autosomal-dominant • mit Muskeldystrophie vergesellschaftet	
Osteopoikilie	• rundliche Verdichtungen der Spongiosa • meist gelenknah gelegen	• asymptomatisch • häufiger bei Männern • dominant vererbt	16.26
Osteopathia striata	• streifige Verdichtungen in den Epiphysen • fleckig in den Karpalia	• asymptomatisch • angeboren	
Melorheostose	• kerzenwachsartige Spongiosaverdichtungen • segmentale Verteilung	• Weichteilschwellung • chronische Schmerzen • Bewegung eingeschränkt	16.27
Gemischtförmige sklerosierende Knochendysplasie	• Kombination aus Melorheostose, Osteopoikilie und Osteopathia striata	• siehe Melorheostose, Osteopoikilie und Osteopathia striata	
Pyknodysostose	• generalisierte Osteosklerose • fehlverheilte Frakturen • dysplastische, nach außen abgewinkelte Finger • Akroosteolysen	• Minderwuchs • Nägel und Gesichtsschädel hypoplastisch • autosomal-rezessiv	
Skleroosteose	• kortikale Hyperostosen • Syndaktylie des II. und III. Fingers • radiale Klinodaktylien	• Afrikaner mit Übergröße • Mittelgesicht hypoplastisch • Hirnnervenausfälle	
Metaphysäre Dysplasie (Pyle's Disease)	• Metaphysen aufgeweitet • vor allem distaler Unterarm	• Genu valgum • autosomal-rezessiv	
Fibrogenesis imperfecta ossium	• fleckförmige Knochendichtezunahme • Verformungen	• Spontanfrakturen • Deformierungen • angeboren	
Tuberöse Sklerose	• fleckförmige Knochendichtezunahme (selten als Osteome) • zystoide Aufhellungen	• Epilepsie • Adenoma sebaceum • geistige Retardierung	
Gardner-Syndrom	• juxtakortikales Osteom • osteoplastische Anbauten	• intestinale Polypose • hereditär	

59 Hyperostosen

Krankheitsbild	Röntgenzeichen	Klinische Besonderheiten	Abbildung
Erworbene Hyperostosen			
DISH-Syndrom	• fibroostotische Anbauten • Randsklerosen • subchondrale Sklerosen	• idiopathisch • oft bei Diabetes mellitus, Spondylitis ankylosans oder Fluorose	28.2
Osteomyelofibrose	• Mattglas-Phänomen der Knochenstruktur	• extramedulläre Blutbildung • Splenomegalie	
Lipoatrophischer Diabetes mellitus	• Kompaktaverdickung • metaphysäre Sklerose	• unklare Ätiologie	
Hypertrophische Osteoarthropathie	• diaphysäre Periostverknöcherungen am Handskelett	• idopathisch • bei Lungen- oder Darmerkrankungen • Trommelschlegelfinger	35.5
Knochenmarkinfarkt, Osteonekrose	• fleckförmige, unscharfe Sklerosen • evtl. benachbarte Osteolysen	• asymptomatisch oder lokaler Schmerz	
Chronische Osteomyelitis	• fleckförmige, unscharfe Sklerosen neben Osteolysen	• relativ symptomarm	41.7 41.8
Sarkoidose	• Periostverknöcherungen • Kompakta-Scalloping • kartenherzförmige Osteolysen • Osteopenie, auch -sklerose	• Hiluslymphknoten- und Lungenbeteiligung	35.1
Morbus Paget	• Größen- und Dickenzunahme des Knochens • fleckige Sklerose und Osteolysen	• betrifft eher Stammskelett und Schädel	44.22
Atypische Form des Hyperparathyreoidismus	• fleckige oder homogene Osteosklerose	• Hyperkalzämie • Parathormon erhöht	
Pustulöse Akroosteitis	• sklerotische Anbauten am Periost	• pustulöse Veränderungen palmar und plantar • arthritische Beschwerden	
Mastozytose	• homogene Sklerosierung und Verdickung der Trabekel, Zysten möglich	• betrifft eher Stammskelett	
Intoxikationen			
Fluorose	• diffuse Osteosklerose • Periost- und Ligamentverknöcherungen	• Skelett- und Muskelschmerzen • pathologische Frakturen	
Blei-Intoxikation	• sklerotische „Bleibänder" epi- und metaphysär	• Anämie • neurologische Symptome	33.9
Strontium-Intoxikation	• Kompakta- und Spongiosasklerose • maligne Entartung möglich	• Osteoblastenstimulation • Osteoklastenhemmung	
Retinoid-/Vitamin-A-Intoxikation	• Enthesiopathie • Hyperostosen bereits bei Kindern	• Wachstumsstörung	
Knochentumoren	siehe Kap. 44		

60 Osteopenie

N. Reutter

Krankheitsbild	Röntgenzeichen	Vorkommen	Abbildung

Osteoporose	• Transparenz erhöht
	• strähnige Spongiosa
	• akzentuierte Kompakta
		generalisiert:
		• idiopathisch
		• postmenopausal
		• senil
		• endokrinologisch:
		  – Sexualhormonmangel
		  – Hyperkortisolismus
		  – Hyperthyreose
		• intestinal:
		  – Malabsorption
		  – Maldigestion
		• neoplastisch:
		  – Plasmozytom
		  – Mastozytose
		  – Leukämien
		• hereditär:
		  – Hämoglobinopathien
		  – Speicherkrankheiten
		  – Bindegewebserkrankungen
		
		lokalisiert:
		• Inaktivität
		• Algodystrophie
		• rheumatoide Arthritis
		• Osteomyelitis
		• regionale Durchblutungsstörung
			31.1
			31.2

Osteomalazie	• verwaschene Spongiosastruktur
	• Spleißung der Kompakta
	• Looser-Umbauzonen
		• Vitamin-D-Mangel
		  – alimentär
		  – Malabsorption
		  – Mangel an UV-Licht
		  – metabolisch: Synthesestörung
		  – renal/ hepatisch
		• Kalziummangel:
		  – alimentär
		  – enteraler Verlust
		  – tubuläre Nephropathien
		• Phosphatmangel
		• Aluminiumintoxikation
		• Oxalose
		• Medikamente:
		  – Antiepileptika (Phenytoin)
		  – Magnesiumsulfat, Laxantien
		  – Cholestyramin, Rifampicin
		  – Diphosphonate
		• assoziiert mit:
		  – Neurofibromatose
		  – fibröser Dysplasie
		  – Lupus erythematodes
			31.7

Krankheitsbild	Röntgenzeichen	Vorkommen	Abbildung
Rachitis	• Wachstum retardiert • Epiphysenfugen verbreitert • Becherform der Metaphysen • Trümmerzone der Metaphysenendzone • Röhrenknochen verbogen	• am wachsenden Skelett durch Mangel an UV-Licht (ungenügende Synthese von 1,25-Dihydroxycholecalciferol) • alimentärer Vitamin-D-Mangel (sehr selten)	31.6 33.7
Hyperparathyreoidismus	• Tunnelierung und Spongiosierung der Kompakta • Spongiosa rarefiziert • Akroosteolysen • braune Tumoren • Weichteilverkalkungen	• primäre Form: Adenom der Nebenschilddrüse • sekundäre Form: meist renale Ursache, gestörte Kalziumhomöostase • tertiäre Form: Autonomie nach vorbestehendem sekundärem Hyperparathyreoidismus	31.8
Renale Osteopathie	• Symptomenkombination aus Osteomalazie und Hyperparathyreoidismus • weiterhin durch Aluminium- und Amyloidablagerungen • Osteoporose • Osteonekrosen • Pseudozysten	• Nierenversagen unterschiedlicher Ätiologien	31.9

Hypoparathyreoidismus	• reduzierte Knochenmasse	• hereditär:
		  – isoliert
		  – mit anderen Endokrinopathien assoziiert
		• erworben:
		  – Parathyreoidektomie	

61 Weichteilverkalkungen

R. Schmitt, G. Christopoulos

Krankheitsbild	Röntgenzeichen an der Hand	Sonstige Röntgen- und klinischen Befunde	Abbildung
Chondrodysplasia punctata	• punktförmige, amorphe Kalzifikationen • an der Handwurzel	• an kurzen Röhrenknochen • Skoliose, Hautläsionen • flaches Gesicht • Typ I (Conradi-Hünermann) oder II (rhizmel)	
Dysplasia epiphysealis hemimelica (Morbus Trevor)	• osteochondromartige Ausziehung an der Handwurzel • lokaler Großwuchs	• häufig an unterer Extremität (Knie- und Sprunggelenk)	
Myositits ossificans progressiva	• Kalzifikationen entlang der Sehnen • selten	• Hypoplasie des Daumen- und Kleinfingerstrahls • schmerzhafte Weichteilschwellungen • angeborene Bindegewebserkrankung	
Progeria (Hutchinson-Gilford-Syndrom)	• längliche Ligament- und Gefäßkalzifikationen • Osteolysen an Endgliedern • Osteopenie	• sklerodermieartige Haut • Alopezie • Kleinwuchs, Mikrognathie • früher Tod	
Arteriosklerose Diabetes mellitus	• tubuläre Gefäßwandkalzifikationen	• im Stadium IV Weichteildefekte und Osteitis • Osteopenie	48.1
Sekundäres Raynaud-Syndrom	• Kalzifikationen akral und peritendinär (Calcinosis circumscripta) • subkutan lokalisiert	• Digitalarterienverschlüsse • bei Sklerodermie, seltener bei Poly-/ Dermatomyositis	39.3 39.4 39.5 39.6
Hämangiom	• Phlebolithen in den Weichteilen	• Maffucci-Syndrom = Kombination mit Enchondromatose • Klippel-Trénaunay-Syndrom = Kombination mit Makrodaktylie	44.3 45.12 48.17
Hyperparathyreoidismus	• Kalzifikationen in Weichteilen, Knorpeln und Gefäßwänden möglich	• spongiosierte Kompakta • Akroosteolysen • braune Tumoren	31.8 31.9
Milch-Alkali-Syndrom (Burnett-Syndrom)	• diffuse „tumoröse Kalzinose" in entzündeten Weichteilen	• bei exzessiven Milchtrinkern • Hyperphosphatämie	
Renale Osteopathie	• amorphe Weichteilverkalkungen periartikulär • bei sekundärem oder tertiärem Hyperparathyreoidismus	• Osteomalazie • Hyperparathyreoidismus • Amyloid-Osteopathie	31.9
Hypoparathyreoidismus	• Weichteilkalzifikationen möglich • Akroosteosklerosen	• reduzierte Knochenmasse • hereditär oder nach Parathyreoidektomie	
Hypervitaminose D	• diffuse Kalzifikationen • periartikulär und in Gefäßwand lokalisiert	• Sklerosen um Epiphysenfugen • Osteopenie • periostale Appositionen	

61 Weichteilverkalkungen

Krankheitsbild	Röntgenzeichen an der Hand	Sonstige Röntgen- und klinischen Befunde	Abbildung
CPPD-Ablagerungskrankheit (Pseudogicht)	• unscharfe, getüpfelte Kalzifikationen • im ulnokarpalen Komplex und in karpalen Ligamenten • karpale Instabilität	• verfrühte Arthrosis deformans	34.4 34.5 34.6
Tumoröse Kalzinose (Teutschländer-Syndrom)	• ausgeprägte Kalkdepots in den Weichteilen • ringförmig oder amorph • DIP-Gelenke periartikulär und Fingerspitzen	• Sonderform der CPPD • Männer und Schwarze bevorzugt • Befall auch von Zehen, Hüfte, Ellenbogen und Brustwand	34.7 34.8
Akutes Hydroxylapatit-Kalksalzdepot	• scharfrandige oder wolkig-amorphe Kalzifikationen • bevorzugt am Pisiforme, im Karpaltunnel und an den PIP-Gelenken palmar	• akute Entzündung mit Weichteilinfiltrationen • Rückbildung durch Immobilisation	34.9 34.10 34.11
Gicht-Osteoarthropathie	• schlierig, flaue Kalzifikationen • in den Urattophi der Weichteile	• bei langjährigem Verlauf marginale Usuren, Gichtstachel • Destruktionen • Osteopenie • Daumen bevorzugt	34.1 34.2 34.3
Hämochromatose	• Kalzifikationen intra- und periartikulär	• Arthrosen der MP-Gelenke II und III • später auch karpal	34.12
Ochronose (Alkaptonurie)	• periartikuläre Kalzifikationen • an der Hand selten	• destruierende Arthropathie wie bei rheumatoider Arthritis	
Oxalose	• diffuse Kalzifikationen • in Weichteilen, Gelenkknorpeln und Gefäßwänden	• bei Kindern Zeichen der Rachitis • bei Erwachsenen Zeichen der renalen Osteopathie	34.13
Fluorose	• phalangeale Periostitis • später Weichteilkalzifikationen	• getüpfelte Spongiosasklerose • Fibroostosen	
Myositis ossificans	• posttraumatische Kalzifikation • zonaler Aufbau: zentral weichteildicht, peripher zarte Verknöcherungen	• Kalzifikationen mit Distanz zum benachbarten Knochen	
Avulsionstrauma osteoligamentär	• kleine Ossifikationen • posttraumatische Situation	• korrespondierender Defekt am benachbarten Knochen	21.1
Chronisch repetitives Trauma der Fingerkuppen	• feine perituberositäre Verkalkungen	• Kollagenfaserschädigung an der Tuberositas phalangis distalis	
Neurogene Arthropathie (Charcot-Gelenk)	• freie Gelenkkörper • überwiegend kalzifiziert	• Instabilitäten am Karpus und an den Fingern • groteske Osteophyten	35.2
Arthrosis deformans Osteochondromatose	• Kalzifikationen von intraartikulären Knorpelfragmenten • runde, geschichtete Form	• häufig karpale Arthrosis deformans bzw. „SLAC Wrist"	35.8
Rheumatoide Arthritis (RA)	• sehr selten granuläre Kalzifikationen • im Pannusgewebe	• Kollateralphänomen • arthritische Direktzeichen	36.2 36.3 36.4 36.5
Psoriasis-Arthropathie	• Kalzifikationen subungual oder als irreguläre Fibroostitis	• DIP-Prävalenz • Erosionen bis „Pencil in Cup" • Osteopenie • Dactylitis psoriatica	37.2 37.3 37.4 37.5

61 Weichteilverkalkungen

Krankheitsbild	Röntgenzeichen an der Hand	Sonstige Röntgen- und klinischen Befunde	Abbildung
Skelettsarkoidose	• periartikuläre Verkalkungen • infolge Hyperkalziämie	• zystoide Einschlüsse in der Spongiosa • Akroosteolysen	35.1
Calcinosis interstitialis localisata	• Kalkeinlagerung in subkutanen Nekrosen • an Akren, Fingerbeeren und Knochenvorsprüngen	• bei verschiedenen Kollagenosen • Sklerodermie bevorzugt	39.3 39.4
Sklerodermie	• getüpfelte Kalzifikationen • subkutan akral und periartikulär (Calcinosis circumscripta)	• reaktionslose Akroosteolysen • Sklerodaktylie • in 25% destruierende Polyarthritis	39.3 39.4
Lupus erythematodes	• Kapselverkalkungen an den Fingergelenken (Peritendinitis calcarea)	• schwere Fehlstellungen ohne Gelenkdestruktionen • Osteonekrosen	39.1 39.2
Dermato-/ Polymyositis	• grobschollige Kalzifikationen • subkutan und streifig in Faszien und Muskeln lokalisiert (Calcinosis circumscripta)	• selten Osteopenie und Gelenkerosionen • Beteiligung innerer Organe	39.6
Panarteriitis nodosa	• periartikuläre Kalzifikationen möglich	• Polyarthritis ohne Gelenkdestruktionen • diaphysäre Periostreaktion • Mikroaneurysmen	39.7
Bakterielle bzw. Tuberkulöse Arthritis	• selten intra-/periartikuläre Kalzifikation von Abszessen bzw. Sequestern	• arthritische Direktzeichen • gelenknahe Osteopenie • zystische Handwurzeltuberkulose	40.2 40.3 40.4
Zystizerkose, Echinokokkose, Trichinose, Bilharziose, Loa loa u. a.	• runde oder U-förmige Kalzifikationen • in Längsachse der Handmuskulatur lokalisiert	• an der Hand extrem selten	
Xanthom	• in den Fingerweichteilen • umschriebene, wenig dichte Kalzifikationen	• oft symmetrisch lokalisiert • event. ossäre Druckusur • Sonderform der PVNS	
Pseudoxanthoma elasticum	• Kalzifikationen intrakutan, periartikulär und in Gefäßwand	• Nagelkranzresorption • Degeneration elastischer Fasern • autosomal-rezessiv	
Fibrom	• flaue oder grobschollige Kalzifikationen	• evtl. ossäre Druckusuren	45.6
Lipom	• intratumorale Verkalkungen	• CT-Dichtewert um −100 HE	45.5
Periostales Chondrom	• popcorn- oder flammenartige Kalzifikation einer knorpeligen Tumormatrix	• Metakarpalia und Phalangen bevorzugt • sehr selten	44.4 44.5
Neurinom, Neurofibrom	• inhomogene, runde oder ringförmige Kalzifikationen im Tumor • selten	• ossäre Druckusuren bei der Neurofibromatose	45.17
Weichteilsarkome (Lipo-, Fibro-, synoviales Sarkom)	• fleckige oder lineare Kalzifikationen der Tumormatrix	• nichtverkalkte Tumorweichteile überwiegen • Knochen selten arrodiert	45.10 45.11
Parossales Osteosarkom	• Kalzifikationen popcornartig oder schmierig	• an der Hand sehr selten	

Krankheitsbild	Röntgenzeichen an der Hand	Sonstige Röntgen- und klinischen Befunde	Abbildung
Iatrogene Kalzifikationen	• Kalzifikationen intraartikulär oder in Gefäßwand	• meist nach Injektion von Steroiden	
Idiopathische Weichteilverkalkungen	• Kalzifkationen subkutan • können sich auf Druck entleeren	• wahrscheinlich durch Spontannekrosen entstanden	

62 Sekundäre Raynaud-Phänomene

H. Rosenthal

Krankheitsgruppe	Krankheitsbild	Abbildung
Arterienverschlüsse	• Arteriosclerosis obliterans • Thrombangiitis obliterans • Embolie	48.1 48.3 48.4 48.6
Kollagenosen	• progressive Sklerodermie • CREST-Syndrom, Sharp-Syndrom • Lupus erythematodes disseminatus • Wegener-Granulomatose • Dermatomyositis • Panarteriitis nodosa • rheumatoide Arthritis (RA) • Dupuytren-Kontraktur • eosinophile Fasziitis	39.7 48.8
Neurologische Erkrankungen	• multiple Sklerose • Neuritis • Poliomyelitis • Syringomyelie • spinale Tumoren • zerebrale Endangiitis • apoplektischer Insult • Kausalgie • Karpaltunnelsyndrom	
Schultergürtelsyndrome	• Skalenus-anterior-Syndrom • Halsrippe • Kostoklavikularsyndrom • Hyperabduktionssyndrom	48.2
Wirbelsäulenerkrankungen	• Skoliose • Spondylose/ Spondylarthrose der HWS • rheumatoide Spondylitis	
Lebererkrankungen	• Leberzirrhose	
Venöse Verschlüsse	• Axillarvenenthrombose	
Arteriovenöse Kurzschlüsse	• arterielle Gefäßdysplasie • arteriovenöse Malformation • Cimino-Brescia-Shunt	48.17 48.18 48.19 48.20
Urämie	• Hämodialyse	
Pulmonale Erkrankungen	• primär pulmonale Hypertonie	
Herz-Kreislauf-Erkrankungen	• Hypotonie	
Hämatogene Erkrankungen	• Kälteagglutinationssyndrom • Kryoglobulinämie • Polyzythämie • Paraproteinämie • Plasmozytom	

Krankheitsgruppe	Krankheitsbild	Abbildung
Endokrinologische Erkrankungen	• Hypoparathyreoidismus • Hypothyreose • Phäochromozytom	
Intoxikationen	• Polyvinylchlorid • Arsen, Blei • Ergotamine, Serotonin • Cyanamid, Pilztoxine, Olefin	
Medikamentöse Nebenwirkungen	• Noradrenalin, Betablocker, Clonidin • hormonelle Antikonzeptiva • Bleomycin, Vinblastin	
Traumata	• lokale Verletzungen und Operationen • berufsbedingte Vibrationstraumen • berufsbedingte lokalthermische Einflüsse • Röntgenstrahlen	48.9 48.10 48.11 48.12 48.13 48.15
Paraneoplastische Syndrome	• Karzinome	
Thesaurismosen	• Angiokeratoma corporis diffusum • (Fabry-Syndrom)	
Lymphatische Abflussstörungen	• „Yellow-Nail"-Syndrom	
Bakterielle Infektionen	• Entamoeba histolytica	

Sachregister

A

Abflachungsratio, N. medianus 510
Absorptiometrie 357 ff.
Abszess
- Brodie 468, 553
- Handbinnenraum 458
- subkutaner 458
- Weichteile 455

Ablagerung, Hydroxylapatit 389 f., 455, 567
Ablagerungskrankheit, CPPD 316, 385, 468, 553, 567
Absorptiometrie
- CT, quantitative (QCT) 359
- CT, periphere quantitative (pQCT) 359
- Dual-Photonen (DPA) 357
- Dual-X-ray (DXA) 358
- MRT, quantitative (QMR) 359
- Single-Photonen (SPA) 357
- Single-X-ray (SXA) 358
- Ultraschall, quantitative (QUS) 359

Accupaque 37
Acetylcholinchlorid 38
Achondrogenesie 533
Achondroplasia congenita 532
Adaktylie 535
Adamantinom 485
Adrenogenitales Syndrom (AGS) 375
Adult-Still-Syndrom 410, 544, 549
Agamma-/Hypogammaglobulinämie 433, 545
Åhlbäck-Technik 212
Aitken-Klassifikation 180, 302
Akkordeon-Deformität 400
Akrodysostose 532
Akromegalie 317, 321, 356, 374, 560
Akromelie 172
Akromikrie 375
Akroosteitis, pustulöse 430, 563
Akroosteolyse 362, 394, 402, 425, 429, 434 f., 546, 548 f., 554 f., 559, 562, 566 f.
Akroosteosklerose 434, 483, 550, 566
Akropathie, thyreohypophysäre 402, 558
Akrosyndaktylie 162, 168
Akrozephalodaktylie 162
Akrozephalopolysyndaktylie 534
Akrozephalie 534
Aktivitätsmenge, szintigraphische 43, 50
Akzeleration 145, 556
Akzessoria der Handwurzel 149
Algodystrophie 366, 564
Alkaptonurie (Ochronose) 321, 392, 547, 567
Alkoholismus 356
Allergie, Kontrastmittel 38
Aluminium
- Filter 15
- Osteopathie 364, 380, 564

Amputation
- Daumen 140
- Fehlbildung 168
- Mittelhand 140
- Unterarm 140

Amyloidtumor, periostaler 561
Amyloidose 364, 398, 468, 484, 509, 547, 553, 556, 566
Aneurysma

- Arteria radialis 492
- Arteria ulnaris 516, 525, 526
- falsum 517, 526
- Gefäßverletzung 526
- Hypothenar-Hammer-Syndrom 525
- Panarteriitis nodosa 439, 523 f., 546, 568
- Vibrationstrauma 524, 571

Angiodysplasie
- Typ Klippel-Trénaunay 528
- Typ Servelle-Martorell 529
- Typ Weber 528

Angiographie siehe Arteriographie
Angiokeratoma corporis diffusum 571
Angiomatosis 499
Angioplastie 530
Angiosarkom 482, 499, 501, 555
Ankylose 412, 418, 421, 425 f., 430, 544 ff.
Anregung, MRT 73
Antihistaminika 38
Antikörpermangelsyndrom 430
Apert-Syndrom 162, 168, 534
Aphalangie 156, 534
Aplasie
- Daumen 157, 166
- Finger 536
- Hand 536
- Radius 157
- Thenarmuskulatur 166
- Ulna 157

Aponeurose, M. adductor pollicis 333
Aponeurosis dorsalis 94
- palmaris 89

ARA-Kriterien 409
Arachnodaktylie 536
Arbeitsgemeinschaft für Osteosynthese (AO) 179
Arc
- greater 210, 247, 251, 257
- lesser 210, 251, 257

Arcus palmaris profundus 34
- - superficialis 34

Arrosion, Grenzlamelle siehe Erosion
Artefakt
- CT 63, 291
- Lumineszenzradiographie 13
- MRT 76, 90, 119, 329
- Sonographie 55

Arteria
- axillaris 519 f.
- brachialis 33, 37, 520
- digitalis palmaris communis 33, 36
- digitalis palmaris propria 33, 36
- interossea 33, 340
- mediana 33 f., 153, 511
- metacarpea palmaris 36
- princeps pollicis 33
- radialis 33
- radialis indicis 33
- subclavia 519
- ulnaris 33, 515, 522
- vertebralis 519

Arteriitis
- nekrotisierende 523
- Riesenzell 524
- Takayashu 549

Arteriographie, DSA und MRA
- Anatomie der Handarterien 33 ff.
- Aneurysma, falsches 526
- Angiodysplasie 528
- Arthritis, rheumatoide 524
- Dermatomyositis 524
- Embolie, periphere 38, 520
- Endangiitis obliterans 521
- Fehlbildung, angeborene 527
- Funktionsstellung 38
- Hämangiom 41, 480, 499
- Hypothenar-Hammer-Syndrom 41, 524
- Indikationen 41
- Katheterangiographie 37 ff.
- Knochentumor 473, 527
- Kollagenose 523
- Lupus erythematodes disseminatus 523
- MR-Angiographie (MRA) 38 ff., 80
- Nadelangiographie 37
- Panarteriitis nodosa 523
- Pharmakoangiographie 38, 522
- postoperative 527
- Raynaud-Phänomen 522
- Sklerodermie 523
- Subtraktionsangiographie, digitale (DSA) 14, 38 f.
- Thenar-Hammer-Syndrom 524
- Untersuchungsrisiken 38
- Verschlusserkrankung, arterielle 519
- Vibrationstrauma, chronisches 524, 571
- Voraussetzungen 37
- Weichteiltumor 489, 527

Arteriopathie, radiogen induzierte 526, 571
Arteriosklerose 549, 566, 570
Arthritis
- bakterielle 322, 419, 430, 444, 546, 568
- destruktive 547, 551
- enteropathische 428, 545
- erregerinduzierte 441
- Gonokokken 445, 546
- infektiöse 441
- juvenile chronische 412, 544, 549
- Lepra 445, 546
- Lues 445
- Lyme 433, 446
- migratorische 426
- Morbus Reiter 425
- mutilierende 437
- Pilz 446, 547
- poststreptokokkenreaktive 432
- psoriatica 308, 419, 423, 544, 549, 559, 567
- psoriatica sine psoriase 423
- reaktive 421, 426, 432, 445, 545
- rheumatoide 85, 408, 425, 564, 570
- seronegative 420
- tuberculosa 444, 451, 546 f., 568
- urica 384, 395, 419, 547
- villonoduläre 419
- virale 446, 546

Arthritis, rheumatoide
- Akroosteolyse 549
- Arthrosis deformans 309, 413
- Befallmuster 408
- Digitalarterienverschluss 524, 570

- Enthesiopathie 322
- Gefügestörung, karpale 262 f., 413
- juvenile Form 410
- Kriterien, ARA-, New York- 409
- Läsion, zystoide 417, 553
- MRT 415 ff.
- Osteoporose 564
- Periostreaktion 559
- Pfropf- 544
- Rheumaknoten 409
- Röntgenzeichen 413, 544
- Serologie 409
- Sharp-Syndrom 436, 570
- Sonderformen 410
- Sonographie 413
- Stadieneinteilung 418 ff.
- Weichteilverkalkung 567

Arthrodese
- Fingergelenke 138, 317
- Handgelenk 138, 317
- Operation nach Kapandji 132
- Teilarthrodese, karpale 131, 317

Arthrographie
- Arthritis, erregerinduzierte 442
- CT-Arthrographie 23, 69
- Daumensattelgelenk 25
- Dissoziation, lunotriquetrale 276
- Dissoziation, skapholunäre 271
- Drei-Kompartiment-Arthrographie 22
- Fingergelenk 26
- Gelenkmäuse, klein 25
- Gefügestörung, karpale 265
- Indikationen 26
- Kompartimente der Handwurzel 21
- Kommunikationswege 23
- Komplex, ulnokarpaler 25, 111, 201
- Ligamentruptur 25, 111
- Mediokarpalgelenk 22
- MR-Arthrographie, direkte 23, 77, 81, 104, 195
- MR-Arthrographie, indirekte 77, 81, 104
- Pisotriquetralgelenk 25
- Radiokarpalgelenk 23
- Radioulnargelenk, distales 23
- Radiusluxation 185
- Skaphoidpseudarthrose 225
- Subtraktionstechnik, digitale 23
- Untersuchungstechnik 22
- Varianten 24
- Zugangswege 22
- Zwei-Kompartiment-Arthrographie 121

Arthrogryposis multiplex congenita 160, 534
Arthroophthalmopathie 538
Arthroosteitis, pustulöse 559
Arthropathie
- Bilharziose 446, 568
- destruierende 392, 567
- enteropathische 421
- hämophile 547, 561
- Jaccoud 430, 432, 545
- kristallinduzierte 38, 382, 468, 509, 516, 553, 557, 567
- neurogene 548, 567
- nichterrosive 434

Arthroplastik 136
Arthrosis deformans
- Akromegalie 317
- Chondrokalzinose 316

- CT 71, 307 ff.
- Daumensattelgelenk 136, 544
- Dissoziation, lunotriquetrale 275
- Dissoziation, skapholunäre 268, 311
- distales Radioulnargelenk 132
- erosive 315, 548
- Fingergelenke 308, 548
- Hämochromatose 316
- Interphalangealgelenk 308, 544
- Karpaltunnelsyndrom 509
- Karpometakarpalgelenk I (Rhizarthrose) 309 f.
- Knorpelschädigung 306
- Kollaps, karpaler (SLAC, SNAC wrist) 311, 567
- Luxation, karpale 255
- Mediokarpalgelenk 351
- MRT 307
- perilunär 255
- periskaphoidal 311, 226 ff.
- Pfropfarthritis 315
- Pisotriquetralgelenk 241, 310
- Polyarthrose 315
- Radiokarpalgelenk 131
- Radioulnargelenk, distales 208, 314
- Röntgendiagnostik 306
- Skaphoidpseudarthrose 226, 311
- Skaphotrapeziotrapezoidalgelenk (STT) 136, 310
- Translokation, karpale 283

Arthroskopie
- Débridement 120
- Dissoziation, lunotriquetrale 276 f.
- Dissoziation, skapholunäre 271 f.
- Gefügestörung, karpale 31, 266
- Impaction-Syndrom, ulnolunäres 208
- Indikationen 31
- Komplex, ulnokarpaler 32, 111, 201
- Kontraindikationen/Komplikationen 32
- Ligamente 111
- Normalbefunde 30 ff.
- Radioulnargelenk, distales 31, 191
- Radiusfraktur 32, 186
- Trampolineffekt 120
- Voraussetzungen 28
- Zugangswege 29

Artikulosynovialitis 414
ASPED-Syndrom 532
Aspekt, ausgefranster 425
Aufhellungslinie, Metaphyse 533
Autoimmunerkrankung 360
Autoimmunthyreoiditis Hashimoto 430, 545
AVK siehe Verschlusskrankheit, arterielle
Avulsionsfraktur
- Finger 301
- Lunatum 241, 351
- Skidaumen 567
- Triquetrum 238, 567

Axialebene 126
Axialmethode 124
Axialtyp 422, 425, 544
Axillarvenenthrombose 570

B

Babygramm 172
Ballottement-Test 275
Bandbreite
- CT 63
- MRT 74

Bare Area 409
Barnett-Nordin-Index 356, 374
Barton-Fraktur 176
Basaliom 491
Basalzellenkrebs siehe Basaliom
Battered-child-Syndrom 533
Becherform
- Arthritis psoriatica 425
- Metaphyse 533, 543, 565
Beckenkammbiopsie 362
Beckwith-Wiedmann-Syndrom 532
Behçet-Tetrade 430
Belichtung
- Automatik 2
- freie 2
- Parameter 2
Bennett-Fraktur 291
Berufskrankheit 524
Beugesehnenausriss 300
Bewegungsachse/-ebene, karpale 126
Bildgebung, parallele, MRT 79
Bildmatrix
- Bildverstärkerradiographie 14
- CT 62
- Lumineszenzradiographie, digitale 12
- MRT 83
- Subtraktionsangiographie, digitale 38
Bildnachverarbeitung siehe Postprocessing
Bildtiefe 12
Bildverstärkerradiographie, digitale (DBVR) 14
Bilharziose 446, 568
Bindegewebserkrankung 564
Bindungsstellen, szintigraphische 45
Biphosphonate 360
Bissverletzung 444, 452
Blastomykose 446
Blei
- Abdeckung, Handschuh, Schürze 2
- Linie 380, 563
- Osteopathie 380, 563, 571
Bleomycin 436, 571
Blutergelenk 397, 547
Blutpoolphase 413
Blutungszyste, posttraumatische 465, 553
Bocollo siehe Lagerung
Bogensehneneffekt 332
Bolus, Kontrastmittel 40
Bone bruise 218, 237, 240, 351
Bone in bone 394, 562
Borrelia burgdorferi 441
Boutonnière-Deformität 301, 413
Bouchard-Arthrose 308, 544
Bow-stringing 332
Brachybaso-/-meso-/-telephalangie 168, 374, 534, 535 ff.
Brachydaktylie 168, 536, 538
Brachymetakarpie 168, 534, 535 ff., 542 f.
Brennflecknennwert 2, 15
Brewerton-Aufnahme siehe Röntgenaufnahme
Bridgeman-Aufnahme 6
Brodie-Abszess 468, 553
Bronchialkarzinom 486
Bronchospasmus 38
Brucellen 426
Bucky-Tisch 2
Bulky nodules 547
Bundesärztekammer 2

Burnett-Syndrom 566
Buffalini-Zeichen 493
Bursitis, Recessus ulnaris 336
Bürstenschädel 399
Bypass
- aortokoronarer 527
- Arthropathie, intestinale 428
- Versorgung, arterielle 530

C

Caffey-Syndrom 559
Calcinosis interstitialis 436, 546, 549, 566 f.
Calciumpyrophosphatdihydrat (CPPD) 316, 385 ff., 455, 468, 547, 553, 567
Camphylobacter jejuni 426
Caplan-Syndrom 410, 544, 549
Care bolus 40
Carpal bossing 289, 295, 320, 475, 488
- instability complex 258, 263
- - dissociative 263, 266
- - non-dissociative 263, 278
Carpenter-Syndrom 163, 534
CCD-Scanner 14
Chauffeur-Fraktur 177
Chamay-Index 126
Charcot-Gelenk 396, 548 ff., 557, 567
Chiragra 382, 553
Chlamydien 426, 441
Chondroblastom 471, 476
Chondrodysplasia punctata 532, 538, 566
Chondrodysplasie
- metaphysäre 533, 539
- progressive pseudorheumatoide 540
Chondrodystrophia fetalis 538
Chondrokalzinose
- Arthrosis deformans 309, 316
- CT 71, 386
- diffuse/fokale 547
- Enthesiopathie 321
- Form, tumoröse 387
- Gefügestörung, karpale 262
- Gicht 384
- Knochenzyste 468, 553
- Komplex, ulnokarpaler 387, 567
- Weichteilkalzifikation 455
Chondrom siehe Enchondrom
Chondrom, periostales 474, 568
Chondromatose 404, 567
Chondromyxoidfibrom 476
Chondropathie 307
Chondrosarkom 402, 476, 550
Christmas-Krankheit 356
Chromosomopathie 142
Churg-Strauss-Syndrom 524, 549
CIC siehe Carpal instability complex
CID siehe Carpal instability dissociative
CIND siehe Carpal instability non-dissociative
Cimino-Brescia-Shunt 570
CISS-Sequenz 77
Clasp thumb 160
Claudicatio 519
CLIP-Instabilität 282
Clostridium
- difficile 426
- perfringens 461
Cockayne-Syndrom 532
Codman-Dreieck 561
Colchicin 384

Colitis ulcerosa 398, 402, 429
Colles-Fraktur 177
Computertomographie
- Ablagerung, Hydroxylapatit 389
- Ablagerungskrankheit, CPPD 387
- Abszess 459
- Arthritis, erregerinduzierte 442
- Arthritis, rheumatoide 414
- Arthrographie 23, 69
- Arthrosis deformans 307
- Bildparameter 62
- Chondromatose, synoviale 404
- Chondrosarkom 477
- Enthesiopathie 319
- Faltung 61
- Fraktur, Finger 296
- Gefügestörung, karpale 265 ff.
- Gefügestörung, mediokarpale 282
- Ganglion, intraossäres 484
- Gicht 384
- Hämangiom 480, 499
- Hämochromatose 390
- Handwurzelfraktur 236 ff.
- Hounsfield-Einheit 62, 489
- Indikationen 71
- Inkrement 62
- Kapitatumfraktur 245
- Karpaltunnelsyndrom 511
- Kernel 65
- Knochentumor 473 ff.
- Komplex, ulnokarpaler 205
- Lagerung 63
- Lipom 493
- Lunatumnekrose 345
- Lunatumfraktur 242
- Luxation/-fraktur, karpometakarpale 286
- Luxationsverletzung, perilunäre 253
- Metakarpale-Fraktur 290
- Mehrzeilen-Spiral-Technik 61
- Muskeldenervierung 338
- Muskelruptur 338
- Neurinom/Neurofibrom 504
- Normalanatomie 66 ff.
- Osteodensitometrie 70, 359
- Osteoarthropathie, Hämophilie 397
- Osteoarthropathie, neurogene 396
- Osteoidosteom 477
- Osteomyelitis 71, 449
- Osteoporose 359
- periphere quantitative 359
- Pisiforme-Fraktur 241
- Pisotriquetralgelenk 66, 241, 310
- Pitch-Faktor 61
- Prinzip, allgemeines 61 ff.
- Projektion 61
- Pixel 62
- quantitative 359
- Radiusfraktur 184, 188
- Radius(sub)luxation 191
- Rekonstruktion, MPR 65
- Rekonstruktion, MIP 68
- Rekonstruktion, SSD 67
- Rekonstruktion, VR 68
- Riesenzelltumor 480, 495
- Rückprojektion 61
- Schichtebenen 68
- Sehnenruptur 330
- Sehnenscheidentuberkulose 461

- Skaphoidfraktur 215 ff.
- Skaphoidpseudarthrose 228 ff.
- Spiral-CT 61 ff.
- Spondylarthropathie, seronegative 422
- Tendovaginose/Tendinose 329
- Trapezoideumfraktur 248
- Trapeziumfraktur 247
- Triquetrumfraktur 238
- Ulnartunnelsyndrom 516
- Untersuchungstechnik 63 ff.
- Voxel 62
- Weichteilinfektion 455
- Weichteilsarkom 497
- Weichteiltumor 489
Conradi-Hünermann-Syndrom 532, 538, 566
Contrast travel time 40
Cornelia-de-Lange-Syndrom 534
Corner sign 533
Corpora libera 404
CPPD-Ablagerungskrankheit siehe Ablagerungskrankheit, CPPD
CREST-Syndrom 436
Cronkhite-Canada-Syndrom 428
CT siehe Computertomographie
CT-Arthrographie 23, 69 f.,
Cup-and-saucer-Deformität 412
Curved Array 53

D

Daktylitis
- Morbus Reiter 426
- psoriatica 425, 567
- Sarkoidose 394
- Sichelzell 399
Daumen
- Aplasie/Hypoplasie 166
- brachymesophalangeal 165
- dolichophalangeal 165
- Dreiecksform 537
- Einstelltechnik 8, 10
- hypoplastischer 534 ff.
- monophalangealer 534
- MRT 93
- Polydaktylie, radiale 164
- Rhizarthrose 309
- schnellender 327
- triphalangealer 164, 536 ff.
Débridement 32, 405
Defektbildung, longitudinale 156
- transversale 156, 535
Deferoxamin 399
Deformität 154
Degeneration, hepatolentikuläre 391
Delta-Phalanx 159, 164
Depth Gain Compensation 53
deQuervain-Verletzung 252
Dermatomyositis 436 ff., 524, 546, 549, 559, 568 f.
Desmoid siehe Fibromatose, aggressive
DESS-Sequenz 76
Detektor
- CT 61
- Direktradiographie 13
- Speicherfolien-Radiographie 2
Deviation, ulnare 413, 427, 432, 434, 535, 544
Diabetes mellitus 38, 321, 356, 366, 396, 455, 549 f., 558, 563, 566

Dialyse 484, 570
Diaphysis, longitudinally bracketed 160
Die-punch-Fraktur 176 f.
Differenzialdiagnose
- Ablagerung, Hydroxylapatit 389
- Ablagerungskrankheit, CPPD 387
- Algodystrophie/Reflexdystrophie 370
- Alkaptonurie (Ochronose) 392
- Akroosteolyse 549 ff.
- Amyloidose-Osteoarthropathie 398
- Arthritis, allgemein 544 ff.
- - akut bakterielle 444
- - enteropathisch 428
- - psoriatica 425
- - reaktive 426
- - rheumatoide 419
- - tuberculosa 445
- - deformans 317
- Chondromatose, synoviale 404
- Dysplasie (Osteochondrodysplasie) 538 ff.
- Enchondrom 474
- Enthesiopathie 322
- Epiphyse, Form- und Strukturveränderung 532
- Fehlbildungssyndrom 534 ff.
- Fieber, rheumatisches 433
- Fraktur, Finger 304
- - Handwurzel 249
- - Metakarpale 295
- - Radius 191
- - Skaphoid 220
- Gefügestörung (Instabilität), karpale 284
- Gicht 384
- Hämochromatose 390
- Hämoglobinopathie, hereditäre 399
- Hyperostose 562 f.
- Kalksalzdepot, akutes 389
- Knochenläsion, polyostotische 555 ff.
- Knochenzyste 471, 553 f.
- Komplex, ulnokarpaler 208
- Lunatumnekrose 351
- Lupus erythematodes disseminatus 434
- Luxation/Luxationsfraktur, Finger 304
- - karpale 260
- - karpometakarpale 289
- Metakarpale-Fraktur 295
- Metaphyse, Form- und Strukturveränderung 533
- Osteoarthropathie, Hämophilie 397
- Osteoarthropathie, hypertrophische 401
- Osteoarthropathie, neurogene 396
- - radiogene 402
- Osteochondrom 475
- Osteomyelitis 454
- Osteopenie 365, 564 f.
- Oxalose (Hyperoxalurie) 392
- Panarteriitis nodosa 439
- Periost-/Kompaktaläsion 558 ff.
- Poly-/Dermatomyositis 439
- Radiusfraktur 191
- Raynaud-Phänomen, sekundäres 570 f.
- Reiter-Syndrom (Morbus Reiter) 426
- Retikulohistiozytose, multizentrische 400
- Sarkoidose (Morbus Boeck) 394
- Skaphoidfraktur 220
- Skaphoidpseudarthrose 233
- Sklerodermie 438

- Spondylarthropathie, seronegative 422
- Spondylitis ankylosans 427
- Stoffwechselstörung, Skelett 542 f.
- Synovialitis, Silikon-Fremdkörper 403
- Tuberkulose 445
- Überlastungsschaden 339
- Morbus Wilson 391
- Weichteilinfektion 461
- Weichteilkalzifikation 566 ff.
- Weichteiltumor 506
Digitalarterienverschluss 524 ff.
Dilatation, elektronische 67
DIMA-Technik 3, 15,
Dimelie 165
Direktradiographie 3, 13
Direktzeichen, arthritisches 411, 421, 429, 442, 544 ff., 556, 567
Discus ulnocarpalis
- Abriss/Einriss 193
- Anatomie 113 ff.
- Degeneration 194
- MRT 89, 118, 195
DISH-Syndrom 321, 306, 356, 485, 559 ff.
DISI-Konfiguration 102, 224, 263, 266, 274
Dissoziation
- hamatokapitale 259
- hamatometakarpale 259
- intermetakarpale 259
- lunotriquetrale 238, 262, 273 ff.
- skapholunäre 135, 262, 266 ff., 311
- skaphotrapeziotrapezoidale 259
- trapeziotrapezoidale 259
Distorsion, Handwurzel 236
Distraktion, Weichteile und Kallus 139
Doppelbildungen 163 ff.
Doppelungen
- N. medianus 153
- Sehnen 151
Doppellinien-Zeichen 106, 231
Doppleruntersuchung 54, 519
Dorsalflexion, Handgelenk siehe Extension, Handgelenk
Dosisbedarf
- CT 64
- Kinematographie 20
- Direktradiographie 13
- konventionelles Röntgen 2
- Mammographiefilm 3
- Weichstrahltechnik 17
Dosisleistung 15
Dotarem 80
Down-Syndrom 534
Drehfehler, axialer siehe Rotationsfehler
Drei-Kompartiment-Arthrographie 23
Dreiphasenskelettszintigraphie siehe Skelettszintigraphie
Druckarrosion 550, 557, 568
DSA siehe Subtraktionsangiographie, digitale
Dual-Photonen(Röntgen)-Absorptiometrie 357 f.
Duplexsonographie, farbkodierte (FKDS) 54, 519
Dupuytren-Kontraktur 570
Durchblutungsstörung, arterielle 519 ff., 564
Dyggve-Melchior-Clausen-Syndrom 539
Dyschondroosteose 541
Dysencephalia splanchnocystica 536
Dysosteosklerose 173, 540
Dysostose

- metaphysäre 533
- kleidokraniale 552
Dysostosis epiphysaria multiplex 538
Dysostosis multiplex 173
Dysplasia epiphysealis hemimelia 475, 566
Dysplasie
- chondroektodermale 538
- Definition 171
- epiphysäre 538
- fibröse Jaffé-Lichtenstein 360, 469, 485, 540, 554 ff., 564
- frontometaphysäre 173, 540
- kraniodiaphysäre 173
- kraniometaphysäre 173, 540
- metaphysäre 538, 562
- progressive diaphysäre Engelmann-Camurati 173, 540, 559, 562
- spondyläre 539
- spondyloepiphysäre 172, 532, 539
- spondylometaphysäre 172
Dystrophie
- Algodystrophie 368
- kraniokarpotarsale 535

E
Echinokokkose 568
Echo-Planar-Imaging-Sequenz 77
Echozeit TE 73
Echozuglänge (ETL) 74
Edwards-Syndrom 534
Effekt, piezoelektrischer 52
Ehlers-Danlos-Syndrom 433, 551
Einstelltechnik, röntgendiagnostische 2 ff.
Eiweißmangel 356
Ektrodaktylie 168
Elektromyographie 509
Elektroneurographie 509
Elfenbeinepiphyse 532, 537
Elfenbeinphalanx 425
Ellis-van-Creveld-Syndrom 165, 538
Embolie, periphere 520, 570
Embryopathie
- Röteln 533
- Warfarin-/Marcumar 532
EMO-Syndrom 402, 558
Empfindlichkeitsklasse 2
Enchrondrom (Chondrom) 471, 473 ff., 541, 550
Enchondromatose 171, 471, 473, 533, 540, 555
Endangiitis obliterans Winiwarter-Bürger 41, 521, 570
Endatrophie, Algodystrophie 368
Endoprothese 132, 136
Engelmann-Camurati-Erkrankung 540
Enhancement
- Arthritis, rheumatoide 416
- Ligamentruptur 77
- Lunatumnekrose 347
- MRT 80
- paradoxical 500
- Reparationsgewebe, fibrovaskuläres 104, 195, 229, 265, 347
- Skaphoidpseudarthrose 228
- Weichteiltumor 489 ff.
Enostom 233, 483
Enteritis regionalis siehe Morbus Crohn
Enthesiopathie
- degenerative 320

- endokrinologische 320
- entzündliche 322, 421
- Fibroosteitis/Fibroostose 319
- metabolische 321
- produktive/rarefizierende/kombinierte 322
- Spondylarthropathie, seronegative 420

Entwicklungsstörung 169 f.
Entzündung
- Aktivität 415, 418
- akute 385, 456 ff.
- chronische 142

Elfenbeinepiphyse 155, 532 537
EPI siehe Echo-Planar-Imaging-Sequenz
Epidermis(-oid)zyste
- intraossäre 485, 550
- Weichteil siehe Epithelzyste

Epidermolysis bullosa 551
Epilunatum 149
Epipyramis 150
Epiphyse
- Elfenbeinepiphyse 155, 532, 537
- Form- und Strukturveränderung 154, 532
- fragmentierte/deformierte 532
- Fraktur 180, 302
- Kegel-/Kolbenform 376
- Nekrose 432 ff., 545
- Ossifikation 142 f.
- Pseudoepiphyse 532, 535
- Ringepiphyse 532
- Zapfenepiphyse 532, 535

Epiphysenfuge
- Delta-Phalanx 159, 164
- Schluss 412, 550, 558
- Sklerosezone 377 f.

Epiphysensklerose 532
Epiphyseolyse 180, 297, 302
Epitheloidsarkom 497
Epitheloidzyste siehe Epithelzyste
Epithelzellenkarzinom siehe Spinaliom
Epithelzyste 490
Epitrapezium 150
Erfrierung 532, 550
Erlenmeyerkolben-Deformität 469, 543, 554 ff.
Ermüdungsbruch 377 f.
Erosion 394, 400, 413, 418, 421, 427 ff., 432, 456, 467, 544 ff., 556, 567
Erosion, elektronische 67
Erythema multiforme exsudativum 430
Erythema nodosum 395, 420
Ewing-Sarkom 482, 561
Exostose
- kartilaginäre siehe Osteochondrom
- subunguale 475

Exostosenkrankheit, familiäre 475
Extension, Handgelenk 127

F
Fabry-Syndrom 571
Faltung, CT 61
Fanconi-Anämie 157, 169, 535
Faserknochen 341, 450
Fast-SPGR-Sequenz 77
Fast-Spin-Echo-Sequenz 74
Fasziitis
- eosinophile 436, 570
- parossale 560

Feeder, arterieller 499, 529
Fehlbildung, angeborene
- Angiodysplasie 528
- Arteriographie 527
- Definition 154, 169
- Häufigkeit 155
- Klassifikation 169

Fehlbildungssyndrom 154, 169, 534 ff.
Feinstfokusvergrößerungsaufnahme siehe DIMA-Technik
Felty-Syndrom 410, 544, 549
Fenstertechnik, CT 62 f.
Fenton-Verletzung 243, 258
Fett(-mark)nekrose 556
Fettsättigung, MRT
- in Phase/ außer Phase 79
- spektral 74, 78
- STIR-Sequenz 75, 78
- Wasseranregung 79

Fettstreifen-Zeichen 181, 213
Fibrodysplasia ossificans progressiva 322
Fibrogenesis imperfecta 360, 562
Fibrolipom, intraneurales 504, 511, 516
Fibrom
- desmoplastisches 479
- juveniles aponeurotisches 494
- nichtossifizierendes 479
- Weichteil 494, 568

Fibromatose, aggressive 496
Fibroosteitis 319, 423, 425, 567
Fibroostose 319, 558, 559, 567
Fibrosarkom 402, 480, 497, 568
Fibrose, zystische 429
Fieber, rheumatisches 395, 432, 545
Field of view
- CT 62, 65
- MRT 83

Filter 3, 15
Film
- feinzeichnend 17
- Industriefilm 17
- Mammographie 3

Finger
- Arthrosis deformans 308 ff.
- Avulsionsfraktur 300
- CT 69
- Einstelltechnik 10
- Fraktur, extraartikuläre 298 ff.
- Fraktur, intraartikuläre 69, 298 ff.
- Luxation/ Luxationsfraktur 302, 304
- MRT 93
- Nagelkranzfraktur 298
- Operation 137
- schnellender 327
- Weichteile 17 f.

Fingerbeere, Infektion 456
Fingerkuppennekrose 521 f.
Finkelstein-Test 325
FISP-Sequenz 76
Fissur
- Radius 186
- Skaphoid 211

Fistel, arteriovenöse 526
Fixateur externe 139
Flachdetektor
- Prinzip 3
- Detektor 14

FLASH-Sequenz 39, 76

Flexion, Handgelenk 127
Flexionstest 509
Flip-Winkel 76
Floating thumb 167
Flow void 500, 517
Fluorid 360
Fluorose 321, 379, 533, 563, 567
Fölling-Syndrom 543
Fokus, Röntgenröhre siehe Brennflecknennwert
Fokus-Film-Abstand (FFA) 2, 15
Fossa lunata radii 114, 122
Fossa scaphoidea radii 114, 122
Fragmentation, Metaphyse 533
Fragmentdislokation
- Fingerfraktur 298 ff.
- Radiusfraktur 176 ff.
- Skaphoidfraktur 211, 214 f.
- Skaphoidpseudarthrose 228

Fraktur
- Barton 177
- Bennett 291
- Chauffeur 177
- Colles 177
- die punch 177
- Finger 71, 137, 296
- Galeazzi 177
- Grünholz 177
- Hamatum 244
- Handwurzel 236, 248
- Kapitatum 243
- Lunatum 241, 351
- Metakarpale 290
- okkulte 236
- pathologische 191, 304, 550, 554 f.
- Pisiforme 240
- reverse Barton 177
- Radius 71, 176
- Rolando 292
- Skaphoid 60, 71, 209
- Smith 177
- spontan 191, 304, 550, 554 f.
- Trapezoideum 247
- Trapezium 246
- Triquetrum 238
- Unterarm, distaler 177
- Winterstein 292

Frambösie 560
Freeman-Sheldon-Syndrom 535
Freiheitsgrad, karpaler 126
Fremdkörper
- Synovialitis 403
- CT 442

Frozen wrist 208
Früherosion 412
FSPGR-Sequenz 39
Führungsdraht 37
Fukosidose 173

G
Gadobenat-Dimeglumin siehe Multihance
Gadobutrol siehe Gadovist
Gadodiamid siehe Omniscan
Gadolinium-Chelate 40, 79
Gadopentetat-Dimeglumin siehe Magnevist
Gadoterat-Meglumin siehe Dotarem
Gadoteridol siehe Prohance
Gadovist 80
Galeazzi-Luxationsfraktur 176, 190

Gallium-67-Citrat 395, 398
Ganglion
- intraossäres 71, 351, 465, 484, 553
- MRT 86, 493
- synoviales 491 ff., 509, 516
Ganglionzyste 465
Gangliosidose 532
Gangrän 522
Gardner-Syndrom 560, 562
Gargoylismus 173
Gasbrand siehe Gasödem
Gasödem 461
Gefäßdissektion 38, 526
Gefäß-Nerven-Straßen, Unterarm 87
Gefäßokklusion 38, 521
Gefäßtrauma 524, 526
Gefäßtumor, maligner 499, 501
Gefäßverletzung 526
Gefügestörung, karpale
- Arthrographie 265
- Arthroskopie 266
- axiale 262, 259
- CLIP 282
- CT 265
- Definition 261
- dissoziative 263, 266
- dynamische 130
- karpale (Instabilität) 261
- Kinematographie 264
- Klassifikation 262
- komplexe 263
- lunotriquetrale 273 ff.
- mediokarpale 279 ff.
- MRT 265
- nichtdissoziative 263
- progressiv perilunäre 262
- radiokarpale 278 f.
- Röntgenprogramm 264
- Schweregrade 262
- Skaphoidfraktur 214
- Skaphoidpseudarthrose 225
- skapholunäre 266 ff.
- statische 130
- Translokation, dorsale 283
- - palmare 283
- - radiale 283
- - ulnare 282
- Ursachen 262
Gelenkchondromatose siehe Chondromatose
Gelenkfläche
- CT 68 f.
- hamatotriquetral 129
- Incisura ulnaris radii 122
- Radius 122
- Skaphoid 67
- Ulnakopf 124
Gelenkkompartiment
- Handgelenk und Handwurzel 21
- Finger 21
Gelenkrezessus 22
Gelenkrheumatismus, akuter 432
Gelenksäule, karpale 130
Gelenkschleuder, ligamentäre 122
Geode 544
Geometrie, variable 126
Geröllzyste 465, 547, 553
Gestagen 360
Gewichtung, MRT 74
Gicht 38, 382 ff., 468, 509, 516, 553, 557, 567

Gichtstachel 384, 468, 553, 557
Gichttophus 384, 468, 553, 557
Giedion-Syndrom 535
Gleichgewicht, thermisches 73
Glockenepiphyse 374
Glomustumor 471, 501, 550
Glykoproteinose 174
Glukozerebrosidose 174, 543
Glyceroltrinitrat 38
Goltz-Syndrom 535
Gorlin-Goltz-Syndrom 554
Gonokokken-Arthritis 445
Gradationskurve 2 f., 13
Gradientenfelder, MRT 73
Gradienten-Echo-Sequenz 39, 75
Granulationsgewebe 458
Granulom, eosinophiles 485
GRAPPA, MRT 79
GRASS-Sequenz 76
Grenzflächenreaktion, sonographische 52
Grenzlamelle, subchondrale
- Arthritis, akut bakterielle 444, 546
- - psoriatica 425
- - rheumatoide 411
- - tuberculosa 444
- Hyperparathyreoidismus 362
- MRT 415
- Spondylarthropathie, seronegative 421
- Weichstrahltechnik 17
- Weichteilinfektion 456
Groedel-Technik 15
Großmann-Prinzip 19
Grünholzfraktur 176 f.
Guyon-Loge 34, 90 f., 458, 515

H
Haemangiectasia hypertrophicans 528
Hämangioendotheliom 471, 482, 499, 555
Hämangiom
- karvernös 499
- Makrodaktylie 166, 499, 528, 535, 560
- Nervenkompressionssyndrom 509, 516
- osteoklastisches 481
- Skelett 480
- Weichteil 499 ff., 509
- Weichteilverkalkung 566
Hämangioperizytom 501
Hämatom
- Komplikation, angiographische 38
- subperiostal 558
Hämochromatose 262, 316, 387, 390, 468, 547, 554, 567
Hämoglobinopathie 399, 558, 564
Hämophilie-Osteoarthropathie 356, 397, 547, 558
Haemophilus influenzae 441
Hämosiderin 489, 547
Hajdu-Cheney-Syndrom 551, 555
Halsrippe 570
Hamatotriquetralgelenk 129
Hamatum
- CT 66, 69
- Fraktur 244
- MRT 87 f.
- Pseudarthrose 244
- Spitzensyndrom 307
Hamulus ossis hamati siehe Hamatum
Handbinnenräume 458
Hand-Fuß-Syndrom 399, 547

Hand-Fuß-Uterus-Syndrom 154, 532, 535
Handgelenk
- Arthrographie 21
- Gelenkkompartimente 21
- Röntgenaufnahme 3 ff.
Handskelett
- Entwicklung 142
- Körperendlänge, prospektive 146
- MRT 88
- Ossifikation 142
- Radiogramm 142
- Skelettalter 145
Handwurzel
- CT 71, 236
- Fraktur 71, 236
- Kerben und Mulden 150
- Koalition 147
- Kombinationsverletzung 284
- MRT 87 ff.
- Röntgenaufnahme 2 ff.
- Sonographie 56 ff.
- Szintigraphie 43 ff.
- Teilung 149
- Tuberkulose, zystische 444
Hanhart-Syndrom 535
Harnsäure 382
Hashimoto-Thyreoiditis siehe Autoimmunthyreoiditis Hashimoto
Hautkarzinom 491
Heberden
- Arthrose 308, 544
- Knoten 494
Helebardenform 547
Heparin 356
Hepatitis 428, 446
Hepatopathie 356, 360
Herbert-Schraube 133, 216, 234
Herdsuche, nuklearmedizinische 242
Heteroglykanose 174
Hexadaktylie 539
Histiocytosis X 556
Histiozytom, malignes fibröses
- Knochen 480
- Weichteile 497
Histoplasmose 446, 453
HLA-Assoziation 420
Hochfrequenzimpuls 73
Hochfrequenzkamera 19
Höhenindex, karpaler
- nach Nattrass 126
- nach Ståhl 344
- nach Youm 126, 344
Hoffmann-Tinel-Zeichen 503, 509
Hohlhandloge 90
Holt-Oram-Syndrom 535
Homozystinurie 356, 532 f., 543
Honeycombing 451
Hounsfield-Einheit (HE) 62
Humpback 209, 228
Hutchinson-Gilford-Syndrom 551, 566
Hydroxlapatit 389, 455, 567
Hyperabduktions-Syndrom 570
Hyperextension 261
Hyperkortisolismus 564
Hyperostose
- akquirierte 430, 563
- generalisierte 558
- endostale (Van Buchem) 171, 562
- idiopathische periostale 559

- kongenitale 562
- sternokostoklavikuläre 430
Hyperoxalurie siehe Oxalose
Hyperparathyreoidismus 308, 362, 387, 393, 438, 485, 532 f., 549, 554 ff., 558, 561, 563, 565 f.
Hyperphalangie 164
Hyperphosphatämie 566
Hyperphosphatasie, chronisch idiopathische 540, 559
Hyperplasie, fibrolipomatöse 504
Hyperpronation
- Aufnahme 6
- Instabilität, karpale 261
- Stellung 190
Hypersensitivitätsangiitis 549
Hypersupination 190, 191
Hyperthyreose 356, 377, 564
Hypervitaminose A 558
- D 174, 360, 378, 438, 558, 566
Hyperurikämie siehe Gicht
Hypochondroplasie 539
Hypolunatum 150
Hypoparathyreoidismus 321, 376, 438, 565 f., 571
Hypophosphatasie 356, 360, 533, 539
Hypophosphatämie 543
Hypopituitarismus 374
Hypoplasie
- Daumen 154
- Finger 536
- fokale dermale 535
- Hand 536
- Radius 157
- Ulna 157
Hypothenar-Hammer-Syndrom 525, 526
Hypothenarraum 92, 458
Hypothyreose 366, 376, 532 f., 571
Hypovitaminose C 174, 379, 532 f., 558
- D 360

I
Imagopaque 37
Imeron 37
Immunkomplexvaskulitis 434
Impedanz, akustische 52
Impaction-Syndrom 314
Impingement-Syndrom 314
Impulsrate, szintigraphische 51
Incisura ulnaris radii 122
Index
- Chamay 126
- McMurtry 126
- Nattrass 126
- Ståhl 344
- Youm 126, 344
- YUNE 436
Indikatortechnik 44
Infektarthritis 426, 441
Infektionsweg 441
Inklination, Radiusgelenkfläche 122
Inkrement, CT 62
Instabilität, karpale siehe Gefügestörung, karpale
Intensitätsprojektion, maximale (MIP) 39, 41, 67
Interphalangealgelenk
- Arthrose, Bouchard-, Heberden- 308 ff.
- CT 69

- Kamptodaktylie 158
- Vogelschwingenform 321
- Symphalangie 158
Intoxikation
- Aluminium 364, 380, 564
- Antiepileptika 564
- Arsen 571
- Blei 380, 563, 571
- Fluor 559, 563
- Kadmium 360
- Phosphor 559
- Polyvinylchlorid 571
- Retinoid 563
- Strontium 559, 563
- Vitamin A 563
Inversion-Recovery-Technik, MRT 75
Iobitridol siehe Xenetix
Iodixanol siehe Visipaque
Iohexol siehe Omnipaque und Accupaque
Iomeprol siehe Imeron
Iopentol siehe Imagopaque
Iopromid siehe Ultravist
Ioversol siehe Optiray

J
Jaccoud-Arthropathie 430, 432, 545
Jeune-Syndrom 539
Jojo-Zeichen 335
Joseph-Syndrom 551

K
Kälteagglutinations-Syndrom 570
Kadmium 360
Kahnbein siehe Skaphoid
Kalksalzdepot, akutes 389, 455, 509, 516, 567
Kalzinose siehe Thibièrge-Weissenbach-Syndrom
Kalzinose, tumoröse 438, 566 f.
Kalzitonin 355, 360
Kalzitriol 356
Kalzium 362
Kalziumhydroxylapatit 355, 455
Kalziummangel 564
Kalziumpyrophosphatdihydrat siehe Calciumpyrophosphatdihydrat
Kamptodaktylie 158, 535 ff., 542
Kapandji-Aufnahme siehe Trapezium
Kapillarmikroskopie 519
Kapitatum
- CT 66, 69
- Drehzentrum 127
- Fraktur 243 f.
- Index, Chamey 344
- Kapitatum-Fraktur-Syndrom 258
- MRT 87 ff.
- Nekrose 352
- Skaphoid-Kapitatum-Fraktur-Syndrom 243, 258, 352
Kaposi-Sarkom 499, 501
Kapsulitis, adhäsive 208
Kardiomeles Syndrom 535
Karpalbogen 124
Karpalhöhe 125, 344
Karpalkanal siehe Karpaltunnel
Karpalstenose, knöcherne 509
Karpaltuberkulose 444
Karpaltunnel
- Anatomie 508 f.

- Einstelltechnik 7
- Handbinnenraum 458
- MRT 87 ff.
- Sonographie 56 ff.
- Syndrom 414, 455, 508, 550, 553, 570
Karpalwinkel 124, 534, 537, 541
Karpalzyste 465
Karpometakarpalgelenk 285
Karzinoid-Syndrom 429, 551
Karzinom der Haut 491
Kassette 2
Katheterangiographie 37 f.
Kausalgie 38, 366, 570
Kayser-Fleischer-Ringe 391
Kerbe, Handwurzel 151
Kernspintomographie siehe Magnetresonanztomographie
Kernel, CT 65
Kindesalter und Röntgenuntersuchung 3
Kinematik, karpale 126 ff.
Kinematographie
- Dissoziation, lunotriquetrale 276
- Dissoziation, skapholunäre 271
- Gefügestörung, karpale 264
- Gefügestörung, mediokarpale 280
- Indikationen 20
- Prinzip 19
Kinky-Hair-Syndrom 543
Kirner-Deformität 160, 534, 537
Kirschner-Draht 131, 135 ff.
Klassifikation
- Ablagerungskrankheit, CPPD 385
- Algodystrophie 368
- Akzessoria der Handwurzel 149 f.
- Angiodysplasie 528
- Arthritis, enteropathische 428
- - juvenile rheumatoide 410
- - rheumatoide 418
- Discus ulnocarpalis, Degeneration 199, 205
- Dissoziation, lunotriquetrale 275
- - skapholunäre 268
- Endangiitis obliterans 522
- Enthesiopathie 319
- Epiphysen-/Metaphysenfraktur 302
- Fingerfraktur/-luxation 304
- Gefäßtumor 499
- Gefügestörung, karpale 262
- Gicht 382
- Hamatumfraktur 244
- Hyperparathyreoidismus 362
- Kapitatumfraktur 243
- Knochentumor 472
- Knochentumor, zystischer 471
- Knochenzyste 464
- Kollaps, karpaler (SLAC wrist) 311
- Kollaps, karpaler (SNAC wrist) 313
- Lunatumfraktur 241
- Lunatumnekrose, MRT-Muster 347
- - radiologische 344
- Luxation, perilunäre 254
- Luxationsverletzung, axiale 259
- - karpale 252
- - karpometakarpale 286
- Metakarpale-Fraktur 290
- Osteopenie 355
- Pisiforme-Fraktur 240
- Radiusfraktur 176
- Rhizarthrose 310

- Skaphoidfraktur 211
- Skaphoidpseudarthrose, Röntgen 224
- Skaphoidpseudarthrose, MRT 229
- Skelettalter 142 f.
- Skelettdysplasie 172
- Sklerodermie 436
- Spondylarthropathie, seronegative 422
- Teilung der Karpalia 149
- Translokation, karpale 284
- Trapezoideumfraktur 247
- Trapeziumfraktur 247
- Triquetrumfraktur 238
- Überlastungsschaden 324
- ulnokarpaler Komplex, Läsion 194

Klebsiellen 426
Klick-Phänomen 275, 280, 282
Klinefelter-Syndrom 356
Klinodaktylie 154, 159, 534 ff., 542, 562
Klippel-Trenaunay-Syndrom 499, 528, 535, 560, 566
Klumphand, radiale 157, 535
- ulnare 139, 157, 535

Kniest-Dysplasie 539
Knochendichte 357 ff.
Knochendysplasie, gemischtförmig sklerosierende 562
Knochenfibrom, nichtossifizierendes 471
Knocheninfarkt 384, 429, 551, 556, 563
Knocheninfiltration 486
Knochenkandidiasis 446
Knochenkontusion 218, 237, 240, 351
Knochenmark
- Infiltration 473, 491
- MRT 88, 347
- Ödem 347, 416, 423

Knochenmetastase 471, 486, 550, 555, 561
Knochennekrose, ischämische 434, 553, 556
Knochenresorption, subperiostale 394, 437
Knochensequester 449 f.
Knochentumor 86, 472 ff., 527
Knochenzyste
- Akroosteolyse 550
- Amyloidose 468, 553
- aneurysmatische 471, 483
- arthritische 465, 484, 553
- blande 464
- Dysplasie, fibröse 469, 554
- enthesiopathische 465, 553
- Ganglion, intraossäres 233, 465
- Geröllzyste 465, 553
- Gicht 468, 553
- infektinduzierte 468, 553
- juvenile (solitäre) 471, 484
- Klassifikation 464
- Morbus Gaucher 469, 554
- Neurofibromatose 470
- Osteonekrose, avaskuläre 465
- posttraumatische 465, 553
- Pseudozyste, nekrobiotische 465, 553
- Sarkoidose 469, 554
- Sklerose, tuberöse 471, 554
- Signalzyste 467
- Tumor, brauner 469, 554
- tumoröse 471, 554

Knopflochdeformität 301, 413, 434
Knorpel
- Arthroskopie 30 f.
- Degeneration 197, 306 f.
- Destruktion 396, 400, 411 ff., 416, 442
- MRT 88
- Sonographie 56

Knorpelanlage 142
Koalition
- Handwurzelknochen 147, 163
- kapitohamatal 148
- lunotriquetral 147
- metakarpal 163
- skaphotrapezial 148

Körperendlänge, prospektive 146
Kokzidioidomykose 453
Kolbenphalanx 425
Kollagen 355, 434
Kollagenose 371, 398, 434 ff.
Kollaps, karpaler 211, 396
Kollateralband 302
Kollaterale, arterielle 522, 523
Kollateralphänomen, arthritisches 387, 411, 421, 429, 442, 549, 567
Kombinationsverletzung
- Handwurzelfraktur 248
- Luxation, perilunäre 253 ff.
- Luxationsverletzung, radiale und ulnare 259

Kommunikationswege, arthrographische 23
Kompaktainsel siehe Enostom
Kompakta scalloping 394
Kompartiment-Syndrom 526
Komplex, ulnokarpaler
- Ablagerungskrankheit, CPPD 387
- Anatomie 100, 113 ff.
- Arthritis, rheumatoide 414
- Arthrographie 25
- Arthroskopie 30 f.
- Degeneration 119, 192
- Fixation ulnoapikal, ulnobasal 114
- Kalzifikation, CPPD 387, 567
- Klassifikation 194
- Läsionen 192 ff.
- MRT 84, 89, 116
- Pathoanatomie 116
- Perforation 195, 197, 199 ff.
- Radiusfraktur 178
- Ruptur 119
- Segmente 113
- Trauma 192

Komplikation
- Arteriographie 38
- Arthroskopie 32

Konjunktivitis 420, 425, 440
Konkordanz, MP-PIP-DIP 425
Konsolidierung, Skaphoidfraktur 217, 219
Kontraktur 536 f., 550, 560
Kontrast
- CT 62 f.
- MRT 74 ff.

Kontrastauflösung siehe Bildtiefe
Kontrastmittel
- Allergie 38
- Applikation 37, 80
- Arteriographie 37
- CO_2 38
- Gadoliniumbasis 79
- Risiken 38
- Ultraschall 54

Konzept, Handwurzelgefüge 129
Korbhenkelfraktur, Metaphyse 533
Koronalebene 126
Körperendlänge
- nach Bayley und Pinneau 146
- nach Tanner und Whitehouse 146

Kortikoid 38
Kortikoid-Osteopathie 379
Korrekturosteotomie, Radius 188
Kostoklavikular-Syndrom 570
Krallenhand 409
Kraniotabes 360
k-Raum 40
Kreatinin 37
Kreuzband 331
Kreuzungssyndrom 325
Kristallarthropathie 509
Kryoglobulinämie 570
Kryptokokkose 446
Kuppelphänomen 520
Kurzfingertyp, Symbrachydaktylie 162
Kurzrippen- Polydaktylie-Syndrom 538
Kutis 17

L

Lagerung
- CT 63 f.
- MRT 81 f.
- Röntgenaufnahme 3 ff.

Lagerungsblock 2
Lamellenknochen 341, 355
Lamellierung, intrakortikale 374
Längsachse, karpale 125
Larsen-Syndrom 535
Laser, Lichtvisier 63 f.
Läsion
- ligamentäre 24, 261 ff.
- muskuläre 338 f.

Laurence-Moon-Bardet-Biedl-Syndrom 536
Leberzirrhose 390, 429, 551, 570
Leiomyom 494
Lepra 396, 453, 550, 560
Leri-Weill-Syndrom 541
Lesch-Nyhan-Syndrom 382
Leukämie/Leukose 356, 482, 533, 555, 558, 561, 564
Ligamentdefekt 105 f., 111, 266 ff.
Ligament, karpales
- Arthrographie 24
- Arthroskopie 30 f.
- dorsale 101 f.
- extrinsische 97
- intrinsische 97
- interossäre 97
- MRT 84 ff.
- palmare 99 ff.
- Perforation 105 f., 111, 266 ff.
- Pin-hole-Defekt 24
- V-Form 96

Ligamentum
- arcuatum siehe Lig. triquetrocapitato- scaphoideum
- capitohamatum 99
- carpi transversum 508
- carpometacarpale 285, 288
- collaterale carpi radiale 102, 108
- – carpi ulnare 102, 115, 120
- – radiale I 93
- – ulnare I 93, 333
- intercarpale dorsale 89, 101, 111
- intermetacarpale 285
- lunotriquetrum 24, 69, 98, 106, 273, 467
- palmare carpi 90, 515

- pisohamatum 240, 515
- radiolunatum 97, 107
- radiolunotriquetrum 99, 109
- radioscaphocapitatum 89, 100, 108, 209
- radioscaphoideum 97, 107
- radioscapholunatum 97, 107, 417
- radiotriquetrum dorsale 91, 98, 100, 110
- radioulnare dorsale 115 ff., 190
- radioulnare palmare 89, 115 ff., 190
- scaphocapitatum 100
- scapholunatum 24, 69, 98, 104, 266, 467, 491
- scaphotrapeziotrapezoideum 100, 247
- triquetrocapitoscaphoideum 91, 100, 109
- ulnolunatum 100, 109, 115, 120, 193
- ulnotriquetrum 100, 109, 115, 118 ff., 193

Linear Array 53
Linienpaare
- Bildverstärkerradiographie 14
- CT 62
- DIMA-Technik 16
- Flachdetektor 13
- Kinematographie 19
- Lumineszenzradiographie, digitale 12
- Mammographie-Film 14
- Vergrößerungstechnik 15
- Weichstrahltechnik 17

Lipoidarthrodermatitis siehe Retikulohistiozytose, multizentrische
Lipodystrophie
- intestinale siehe Morbus Whipple
- membranöse 556

Lipom
- intraossäres 471
- periostales 561
- Weichteile 493, 509, 516, 568

Liposarkom 497, 568
Lister-Tuberkel siehe Tuberculum dorsale radii
Loa loa 568
Lockerung, Osteosynthesematerial 131 ff.
Localizer 81
Lochdefekt 547
Löffelhand 534
Löfgren-Syndrom 394
Looser-Umbauzone 361, 402, 564
Lues 546, 560
Lumineszenzradiographie, digitale (DLR) 12

Lunatum
- bipartitum 149
- CT 66, 69, 345
- Dreieckform 264, 270, 276, 279
- Fraktur 241 f.
- Formvarianten 150
- MRT 85, 347
- Nekrose 255, 340
- Trapezform 6, 124
- Vasa nutricia 341
- Zyste siehe Ganglion, intraossäres

Lunatummalazie siehe Lunatumnekrose
Lunatumnekrose
- Kausalität 340
- Luxationsverletzung, karpale 255
- MRT-Muster 347 ff.
- Niveauoperation 133
- Reparation 347
- Stadien 342
- Teilarthrodese 131
- Vaskularisation 341

- Vitalität, Knochenmark 347, 350

Lunula 149
Lupus erythematodes disseminatus 430, 432, 434, 523, 545, 559, 564, 568 f.
Lupus pernio 395

Luxation
- axiale 259
- Finger 302, 425
- karpale 251
- Karpaltunnelsyndrom 509
- karpometakarpale 286
- lunäre 253
- mediokarpale 253 ff.
- perilunäre 135, 251, 253, 509
- pisotriquetrale 259
- Radioulnargelenk, distales 190

Luxationsfraktur
- axiale 259
- Finger 304
- karpale 251
- karpometakarpale 288
- perilunäre 135, 238
- transskaphoidale perilunäre deQuervain 252, 256

Lyme-Arthritis 446
Lymphangioma
- cavernosum 502
- cysticum 502
- simplex 502

Lymphödem, chronisches 558
Lymphom, malignes 482
Lysetherapie, lokale 530
Lysholm-Tisch 2

M

Macrodystrophia lipomatosa 166, 504
Madelung-Deformität 170, 306, 537, 541
Maduramykose 446
Maffucci-Syndrom 473, 476, 529, 540, 555, 566
Magic-angle-Effekt 90, 119, 329
Magnetfeld, äußeres 73
Magnetfeldstärke 83
Magnetresonanz 73 f.
Magnetresonanztomographie
- Ablagerung, Hydroxylapatit 390
- Ablagerungskrankheit, CPPD 386
- Abszess 458
- Algodystrophie 369
- Amyloidose-Osteoarthropathie 398
- Anatomie 87
- Angiographie 38
- Arthritis, erregerinduzierte 442
- - psoriatica 423
- - rheumatoide 85, 415
- Arthrosis deformans 307
- Basisprotokoll Hand 83
- Chondromatose, synoviale 404
- Chondrosarkom 477
- CISS-Sequenz 77
- DESS-Sequenz 76
- Dissoziation lunotriquetrale 277
- - skapholunäre 271
- dynamische 81, 265
- Echo-Planar-Imaging-Sequenz 77
- Enchondrom 474
- Enthesiopathie 319
- Ewing-Sarkom 482
- Fast-Spin-Echo-Sequenz 74

- Fettsättigung 78
- Fingerfraktur 296
- FISP-Sequenz 76
- FLASH-Sequenz 76
- Ganglion, intraössäres 484
- - synoviales 493
- Gefäß-Nerven-Straßen 87
- Gefügestörung, karpale 265
- - mediokarpale 280
- Gicht 384
- Gradienten-Echo-Sequenz 75, 103
- GRASS-Sequenz 76
- Grundlagen, physikalische 73
- Hämangiom 480, 499
- Hämochromatose 390
- Hämoglobinopathie, hereditäre 400
- Hamatumfraktur 245
- Handwurzelfraktur 237
- Indikationen 83 ff.
- Inversion-Recovery-Sequenz 75
- Kapitatumfraktur 244
- Karpaltunnel 89, 91
- Karpaltunnelsyndrom 512
- Knochenkontusion 218, 237, 240, 351
- Knochenmark 88
- Knochentumor 473
- Knochenzyste, aneurysmatische 483
- Komplex, ulnokarpaler 195
- Kontrastmittel 265
- Lagerung 81
- Ligamente 103
- Lipom 493
- Lunatumfraktur 242
- Lunatumnekrose 85, 347
- Luxationsverletzung, perilunäre 253
- MEDIC-Sequenz 76
- Metakarpale-Fraktur 292
- MP-Gelenke 336
- Muskeldenervierung 338
- Muskelriss 338
- Muskelzerrung 338
- Neurinom/Neurofibrom 504
- Normalanatomie 83 ff.
- Ortskodierung 73 f.
- Osteoarthropathie, Hämophilie 397
- Osteochondrom 475
- Osteoidosteom 477
- Osteomyelitis 449
- Osteonekrose 228 ff., 347 ff.
- Osteosarkom 479
- Pulssequenzen 73
- quantitative 359
- Radiusfraktur 186, 189
- Radius(sub)luxation 191
- Recessus ulnaris 337
- Riesenzelltumor 480, 495
- Ringbandverletzung 332
- Sarkoidose 394
- Sehnenruptur 330
- Sehnenscheidenphlegmone 457
- Sequenzempfehlungen 82
- Sequenzprotokolle 83
- Skaphoidfraktur 83, 218
- Skaphoidpseudarthrose 84, 228
- Skidaumen 335
- Spin-Echo-Sequenz 74, 103
- Spondylarthropathie, seronegative 422
- STIR-Sequenz 75
- Tendovaginose/Tendinose 329

- TOF-Sequenz 76
- Trapeziumfraktur 24
- Trapezoideumfraktur 248
- Triquetrumfraktur 240
- Turbo-FLASH-Sequenz 77
- Turbo-Field-Echo-Sequenz 77
- Turbo-Spin-Echo-Sequenz 74
- Ulnartunnelsyndrom 517
- Untersuchungstechnik 81
- Volumenanregung 77
- Weichteilinfektion 456
- Weichteiltumor 489
- Weichteilsarkom 497Magnevist® 80
Majewski-Syndrom 538
Makrodaktylie 166, 535, 560
Malabsorption 564
Maldigestion 564
Malformation, arteriovenöse 499, 528, 560, 570
Mallet-Finger 300
Mammakarzinom 486
Mammographie-Film 3,14
Mangofodipir-Trisodium siehe Teslascan®
Marcumar® 532
Marfan-Syndrom 536
Marmorknochenkrankheit 541
Materialdichte 52
Mattglas-Phänomen 563
Matti-Russe-Plastik 233
Mastozytose 563 f.
Mausbissdefekt 384
Mauseohrform 425
McCune-Albright-Syndrom 540, 554
McMurtry-Index 126
Meckel-Syndrom 536
MEDIC-Sequenz 76
Mediokarpalgelenk
- Arthrographie 23
- Arthroskopie 31
- CT 66, 69
Mediokarpalraum 458
Mehrkompartiment-Arthrographie 22 ff.
Melanom, malignes 491
Melnick-Needles-Syndrom 541
Melorheostose 173, 555, 559, 562
Meniscus homologue (ulnocarpalis) 89, 115, 120
Menkes-Syndrom 533, 543
Merkelzelltumor 491
Metakarpale
- CT 69
- Fraktur 66, 69, 290
Metakarpalindex, Barnett-Nordin 356, 374
Metakarpalraum 458
Metakarpalzeichen 168
Metakarpophalangealgelenk
- Arthrosis deformans 309
- Hämochromatose 316, 390
Metaphyse
- Aufhellungslinie 533
- Becherform 361, 533, 565
- Endplatte 361, 538, 565
- Form- und Strukturveränderung 154, 533
- fragmentierte 533
- Fraktur 302
- Pilzform 533
- Verdichtungslinie 533
Metastase siehe Knochenmetastase

Mikroaneurysma 439, 523 f., 546, 568
Mikromelie 172, 534, 541
Milch-Alkali-Syndrom 558, 566
Milchglaseffekt 361
Minderwuchs 172, 544
Minusvariante, Ulna 123, 340
MIP siehe Intensitätsprojektion, maximale
Mischkollagenose 436, 524
Mittelhand
- Fraktur 71 ff.
- Raum 458
Mittelmeerfieber, familiäres 421, 430, 545
Mixed connective tissue disease (MCTD) 436
Mixtatyp 422, 425
Möbius-Syndrom 536
Möller-Barlow-Erkrankung siehe Hypovitaminose C
Mohr-Syndrom 536
Molybdän-Filterung 15
Moneim-Aufnahme 7
Monarthritis 382, 477
Mononukleose, infektiöse 558
Monodaktylie 162, 534
Morbus
- Bechterew siehe Spondylitis ankylosans
- Behçet 421, 430, 545
- Boeck siehe Sarkoidose
- Bourneville-Pringle 471, 556
- Caffey 352
- Crohn 402, 421, 429
- Cushing 356
- Forestier 321
- Gaucher 356, 469, 532, 542, 556
- Hodgkin 482
- Hunter 542
- Jaffé-Lichtenstein siehe Dysplasie, fibröse
- Kienböck siehe Lunatumnekrose
- Maroteaux-Lamy 542
- Mauclaire 352
- McCune-Albright 470, 540
- Morquio 532
- Niemann-Pick 542
- Ollier 171, 473, 476, 540, 555
- Paget 306, 356, 485, 559, 563
- Pfaundler-Hurler 174, 542
- Preiser 233, 352
- Recklinghausen siehe Neurofibromatose
- Reiter siehe Reiter-Syndrom
- Sanfilippo 542
- Scheie 542
- Sly 542
- Still 433
- Sudeck siehe Algodystrophie
- Thiemann 352
- Trevor 475, 566
- Waldenström 398
- Whipple 421, 429
- Wilson 309, 360, 387, 390, 533
- Winchester 542
Möwenschwingenform 362
MPR siehe multiplanare Rekonstruktion
Morgensternbild 425, 549
Morquio-Syndrom 532
MR-Angiographie
- Durchblutungsstörung, arterielle 519 ff.
- hochaufgelöste 39, 80
- Hypothenar-Hammer-Syndrom 525
- Voraussetzungen 38

- zeitaufgelöste 39, 80
MR-Arthrographie
- direkte 23, 77, 81, 104, 265
- indirekte 77, 81, 104, 265
MRT siehe Magnetresonanztomographie
Mukoidzyste 308
Mukolipidose 532 f., 543
Mukopolysaccharidose 174, 356
Mulde, Handwurzel 151
Multihance 40, 80
Multiplanare Rekonstruktion (MPR) 23, 65 ff., 78
Mumps-Arthritis 446
Musculus
- abductor digiti minimi 92, 152
- adductor pollicis 92, 93
- - - brevis 87, 91, 509
- - - longus 87, 91, 325
- brachioradialis 87
- extensor carpi radialis longus et brevis 87, 91, 325
- - - ulnaris 87, 91, 115, 120, 288, 327, 416
- - digiti minimi 87, 91, 327
- - digitorum 87 ff., 152, 325
- - indicis 87 ff., 325
- - pollicis brevis 91, 325
- - - longus 87, 91, 325, 417, 508
- - flexor carpi radialis 87, 89, 91, 327, 508
- - - ulnaris 87, 91, 327
- - flexor digiti minimi, akzessorischer 525
- - - - brevis 515
- - digitorum profundus 87 ff., 508
- - - superficialis 89 ff., 152, 508
- - - pollicis brevis 92, 93, 509
- - - longus 87, 91 ff.
- - interosseus dorsalis 92 f.
- - - palmaris 92
- - lumbricalis 92, 509
- - opponens digiti minimi 92
- - - pollicis 509
- - palmaris brevis 515
- - - longus 87, 152, 510
- - pronator quadratus 89
- - - teres 87
Muskel
- akzessorischer 509 ff., 525
- Denervierung 338
- Nekrose 338
- Riss 338
- Zerrung 338
Mutilation 400, 418, 425, 437, 544
Myokardinfarkt 366
Myositis ossificans 536, 560, 567
Myzetom 453

N
Nachverarbeitung, CT und MRT 3, 65 ff., 78
Nadelangiographie 37
Nagelkranzresorption 549 ff.
Narbengewebe, intra-/perineurales 514, 516
Nattrass-Index 126
Neisseria gonorrhoeae 426, 441
Nekrose, avaskuläre 222 ff., 340 ff., 532, 550, 560
Nephrolithiasis 394
Nephrotoxizität, Kontrastmittel 38
Nervenkompressionssyndrom 508 ff., 515 ff.

Nervenleitgeschwindigkeit 509
Nerventrauma 38, 516
Nervus
- interosseus anterior 87
- - posterior 417
- medianus 87, 91 f., 244, 508 ff.
- ulnaris 87, 91, 244, 286, 515 ff.
Neurapraxie 516
Neurinom 503, 509, 516, 568
- malignes (Neurofibrosarkom) 504
Neuritis
- Durchblutungsstörung 570
- N. medianus 514
Neurofibrom 503, 568
- plexiformes 503
Neurofibromatose 173, 360, 470, 485, 554 ff., 561, 564
Neurofibrosarkom siehe Neurinom, malignes
Neurolyse 289, 514
Neurom, posttraumatisches 504, 516
Neutralstellung 3, 5, 124
New York-Kriterien 409
Nidus
- Angiom 499
- Osteoidosteom 477, 561
Niveauoperation, Radius und Ulna 133
Niereninsuffizienz 38, 520
Nierenkarzinom 486
NMR siehe Magnetresonanztomographie
Nora's lesion 479
Norgaard-Aufnahme 3, 17
Normvarianten
- Handskelett 147 ff.
- Handweichteile 151 ff.
Nuklearmedizin siehe Skelettszintigraphie

O
Oberflächenspule 39
Objekt-Film-Abstand 15
Ochronose siehe Alkaptonurie
OD-Kennlinie siehe Gradationskurve
Ödem
- Knochenmark 218, 237, 240, 347, 351, 416, 423, 443
- Nerv 512
- Weichteile 423, 443
Okulodentodigitales Syndrom 536
Oligoarthritis 410, 420, 426
Oligodaktylie 156
Oligosyndaktylie 162
Omnipaque 37
Omniscan 80
Opernglas-Deformität 400, 425
Optiray 37
Orofaziodigitales Syndrom 532, 536
Ortsauflösung siehe Linienpaare
Ortskodierung
- CT 61
- MRT 74
- Sonographie 52 ff.
Os
- capitatum siehe Kapitatum
- capitatum secundarium 149, 289
- carpale 412
- centrale carpi 149
- hamulare basale 149
- hamuli proprium 149
- hamatum siehe Hamatum
- lunatum siehe Lunatum
- naviculare siehe Skaphoid
- pisiforme siehe Pisiforme
- radiale externum 150
- scaphoideum siehe Skaphoid
- styloideum 149
- trapezium siehe Trapezium
- - secundarium 149
- trapezoideum siehe Trapezoideum
- - tripartitum 149
- triangulare 149
- triquetrum siehe Triquetrum
- ulnare externum 150
- Vesalianum 149
Ossiculum Gruberi 150
Ossifikation
- normale 142 f.
- irreguläre 425, 542, 543
- pathologische 392
- subperiostale 379
- verzögerte 142, 539 f.
Ossifikationskern 144
Osteitis
- deformans Paget 306, 356, 485, 559
- fibrosa cystica 362
- leprosa multiplex cystica 453
- multiplex cystoides Jüngling 394, 469
- posttraumatische 452
- rheumatische 416
- Weichteilinfektion 455
Osteoabsorpiometrie 70
Osteoarthropathie
- dermatoseassoziiert 430
- hämophile 397
- hypertrophische 401 f., 429, 548, 558, 563
- kristallinduzierte 38, 382 ff., 468, 509, 516, 553, 557, 567
- neurogene 396, 548
- radiogen induzierte 401, 548
- seltene 394 ff.
Osteoblastom 479, 561
Osteochondrodysplasie 171, 538
Osteochondrom 402, 560
Osteodensitometrie 357 ff., 369
Osteodysplasie 173, 541
- lipomembranöse 554
Osteoektasie 173
Osteogenesis imperfecta 304, 541
Osteoid 355
Osteoidosteom 71, 477, 527, 560, 561
Osteoklastom siehe Riesenzelltumor
Osteolyse
- bandförmige 549, 550, 551
- idiopathische karpale 555
- mottenfraßartige 448, 451, 553 ff., 561
- reaktionslose 396, 550
- Weichteilinfektion 456
Osteolysen-Syndrom Gorham-Stout 555
Osteolysen-Syndrom, idiopathisches karpotarsales 171
Osteolysis carpotarsalis progressiva (Francois) 552
Osteom 560, 562
Osteomalazie 360 ff., 564 f.
Osteomyelitis
- Akroosteolyse 550
- Brodie-Abszess 453
- chronisch rekurrierende multifokale 453, 559
- chronisch sklerosierende Garré 453, 563
- fortgeleitete 441, 560
- hämatogene 450, 557
- Plasmazellen 453, 553
- Pocken 446
- posttraumatische 452
- sekundäre 452
- sequestrierende 450
- Stadien 448
- tuberkulöse 451, 483, 561
- Weichteilinfektion 455
Osteomyelofibrose/-sklerose 558, 563
Osteonekrose
- Hamulus ossis hamati 352
- Kapitatumkopf 352
- Karpalia, alle 352
- Lunatum 340 ff.
- Metakarpale-Köpfchen 352
- Osteopathie, renale 364, 532, 565
- Phalangenbasen 354
- radiogene 550, 560
- Skaphoid 222 ff., 352
Osteopathia
- hyperostotica 559
- striata 173, 533, 562
Osteopathie
- Aluminium 380
- Blei 380
- hormonelle 374
- hypertrophische 401 f., 429, 548, 558, 563
- Hypo-/Hypervitaminose 378
- kortikoid 379
- medikamentöse 379, 564
- Prostaglandin 379
- renale 364 f., 532, 561, 565 f.
- toxische 379
Osteopenie
- Differenzialdiagnose 564 f.
- diffuse 355, 394, 398, 536, 546
- gelenknahe 384, 425 ff., 438, 544 f.
- subperiostale 545
Osteopetrose Albers-Schönberg 173, 533, 541, 562
Osteopoikilie 172, 533, 555, 562
Osteoporose
- Akromegalie 356
- Algodystrophie 564 ff.
- Arthrosis deformans 306
- Differenzialdiagnose 564 f.
- endokrinologisch 564
- Fraktur, pathologische 304
- generalisierte 356 ff., 564
- hereditäre 564
- Hypovitaminose C 356, 379
- idiopathische 356, 564
- Inaktivität 356, 564
- intestinale 564
- Involution 356
- juvenile idiopathische 540
- Kortikoid-Osteopathie 379, 564
- lokalisierte 356, 550, 564
- neoplastische 564
- postmenopausale 564
- regionale wandernde 356
- Sklerodermie 437, 549
- transiente regionale 356

Osteoproliferation 425, 427, 544, 549
Osteoradiodystrophie/-nekrose 402, 550
Osteosarkom 402, 479, 550, 561
- parossales 568
Osteosklerose 394, 541, 562 f.
Osteosynthese
- Fixateur externe 139
- Herbert-Schraube 133, 135
- Kirschner-Drähte 135
- Kontrolle, radiologische 131 ff.
- Miniimplantate 136
- Ulnakopfprothese 132
Osteotomie, Korrektur 134, 188
Östrogen 360
Otopalatodigitales Syndrom 169
Oxalose (Hyperoxalurie) 360, 392, 567

P
Pachydermoperiostose 173, 322, 401, 559
PACS 12
Pain testing 22
Palmardeviation 508
Palmarflexion siehe Flexion
Panaritium
- articulare 456
- ossale 452, 456, 550
Panarteriitis nodosa 41, 439, 523, 546, 549, 559, 568 f.
Pankreaserkrankung 429, 551
Pannus 408, 416, 568
Papillon-Léage-Syndrom 536
Paramagnetismus 79
Paraneoplasie 571
Paraplegie 356
Paraskaphoid 150
Parathormon 355, 362, 554
Paratrapezium (Praetrapezium) 149
Parona-Raum 458
Paronychie 456
Partialvolumeneffekt 63
Partition 39
Partialvolumen-Effekt 63
Patau-Syndrom 536
pAVK siehe Verschlußkrankheit, arterielle
Pelken-Zeichen 379
Pencil-in-cup-Gelenk 425, 567
Pentazocin 436
Periarteriitis nodosa siehe Panarteriitis nodosa
Periostitis
- floride reaktive 479, 551, 560
- Weichteilinfektion 455, 549
Periostreaktion 397 ff., 427, 429, 488, 554, 557 ff., 568
Periostsklerose 425, 439, 544, 546
Peritendinitis calcarea 321, 568
Perodaktylie 168
Peromelie 162, 535
PISI-Konfiguration 102, 276
Pfeiffer-Syndrom 534
Pfropfarthritis 315
Phäochromozytom 571
Phalangen
- Arthrosis deformans 308 ff.
- CT 69
- Fraktur 296 ff.
- Luxation 302 f.
Phantomschmerz 506
Pharmakoangiographie 38, 522

Phasenkontrast-Angiographie 39
Phenylketonurie 543
Phenytoin 356, 564
Phlebektasie, genuine diffuse 528
Phlebographie 38
Phlebolith 566
Phlegmone 457
Phokomelie 156, 534
Phosphat 362, 564
Phosphatase, alkalische 365
Phosphatdiabetes 362
Phosphor
- Intoxikation 559
- Speicherfolie 2, 12
Pierre-Marie-Bamberger-Syndrom 401, 558
Pilz-Arthritis 446, 547
Pilzform 425
Pin-hole-Defekt 24
Pisiforme
- CT 66 f., 515
- Einstelltechnik 5
- Fraktur 240 f.
- MRT 87 ff.
PISI-Konfiguration 263, 274
Pisotriquetralgelenk
- Ablagerungskrankheit 387
- Arthrosis deformans 310
- CT 66, 69
Pitch-Faktor, CT 61
Pixel 62
Planparallel-Prinzip 19
Planungsbild
- CT 64
- MRT 81
Plasmazellen-Osteomyelitis 453, 553
Plasmozytom 398, 471, 482, 555, 564, 570
Platte, palmare 93, 301
Plattenepithelkarzinom 402
Plattenosteosynthese 132, 134
Plusvariante, Ulna 206 ff.
Pneumokoniose 410
Pocken-Arthritis 446
Podagra 382
POEMS-Syndrom 322
Poirer-Raum 101, 259
Poland-Syndrom 158, 163, 527, 536
Pollex adductus 166
- flexus 160
Pollex flexus congenitus 160
Polyarthritis, chronische siehe Arthritis, rheumatoide
Polyarthritis
- destruierende 437, 546, 549
- nichtdestruierende 546
- seronegative 420
Polyarthrose, erosive 315, 548
Polydaktylie
- radiale (präaxiale) 163, 534
- ulnare (postaxiale) 165, 536, 538
- zentrale 162, 165
Polymyositis 436 ff., 546, 549, 559, 568
Polyposis, juvenile gastrointestinale 428
Polysyndaktylie 162
Polytrauma 3
Polyvinylchlorid 571
Polyzythämie 570
Porphyria cutanea tarda 30
Porphyrie, kongenitale 551

Postarthrographie-CT siehe CT-Arthrographie
Postarthrographie-MRT siehe MR-Arthrographie
Postprocessing, digitale Radiographie 12
Prävalenz, DIP 525
Processus styloideus radii
- Chauffeur-Fraktur 176 f.
- Luxationsverletzung 251
- persistierender Kern 150
- Tendovaginose 325
Processus styloideus ulnae
- Arthritis psoriatica 425
- Arthritis, rheumatoide 412
- Holt-Oram-Syndrom 535
- Hypochondroplasie 539
- Luxationsverletzung 251
- Neutralstellung 4
- persistierender Kern 150
- Pseudarthrose 193
- Spondylitis ankylosans 427
Processus unguicularis 298
Progerie 551, 566
Prohance 80
Projektion
- CT 61
- Kinematographie 19 f.
- Röntgeneinstelltechnik 3 ff.
Prolaps, Beugesehnen 514
Proliferation
- knöcherne 425, 427, 544, 549
- pannöse 416
Pronation 124
Pronator-quadratus-Zeichen 181
Propfarthritis 544
Prostaglandin 379, 558
Prothese
- Fingergelenke 136
- Silikon 233
- Ulnakopf 132
Proximal Row Carpectomy 233
Pseudarthrose
- Hamatum 244
- Lunatum 242, 351
- Processus styloideus radii 193
- Radius 189
- stabile/instabile 224
- Skaphoid 223
Pseudoaneurysma 38
Pseudoepiphyse 532, 535, 552
Pseudogelenkspalterweiterung 400, 425
Pseudogicht siehe Ablagerungskrankheit, CPPD
Pseudohormone, paraneoplastische 365
Pseudohypoparathyreoidismus 173, 376, 438, 543
Pseudopseudohypoparathyreoidismus 376
Pseudokapsel 498
Pseudomangelrachitis 362
Pseudoneurom 512
Pseudotrabekulierung 483
Pseudotumor
- fibroossärer 479
- Hämophilie 397, 558
Pseudoxanthoma elasticum 551, 568
Pseudozyste 465, 553, 565
Psoriasisarthritis siehe Arthritis psoriatica
Pubertas praecox/tarda 469
Pulssequenz, MRT 73 ff.

Punktion, arterielle 37
Purpura Schoenlein-Hennoch 439
Pyknodysostose 173, 551, 562
Pyle's disease siehe Dysplasie, metaphysäre
Pyoderma gangraenosum 420
Pyridinolin 365

Q
Querdruckschmerz 409
Quickwert 37
Quincke-Ödem 38

R
Rachitis
- familiäre, Vitamin-D-resistente 362, 368
- hypophosphatämische, familiäre 378, 543
- Metaphyse, becherförmige 533, 565
- Oxalose 360
- Ringepiphyse 532
- Vitamin-D-Mangel 360, 368, 561, 565

Radialduktion, Handgelenk 8 f., 127 f.
Radiogramm der Hand 142, 144
Radiographie
- digitale 2, 12 ff.
- Film-Folien 2 f.
- Weichstrahl 16 f.
- Übersichts, Skelettalter 144
- Vergrößerung 15 f.

Radiokarpalgelenk
- Arthrographie 23
- Arthroskopie 30 f.
- Artikulation 122 ff.
- CT 66, 69, 122
- Rezessus 22

Radionuklidangiographie 43
Radiopharmakon 43
Radiosynoviorthese 419
Radioulnargelenk, distales
- Arthrographie 23
- Arthroskopie 31
- Arthrosis deformans 314
- CT 66, 69
- Galeazzi-Luxationsfraktur 176 f., 190 f.
- Gelenkchondromatose 314, 404
- Gelenkflächeninkongruenz 185, 190
- Instabilität 190 f., 314
- Luxation/Subluxation 185, 190 f.
- MRT 87 ff.
- Neutralstellung 5

Radius
- Aplasie/Hypoplasie 66, 69
- CT 61 ff., 184
- Fraktur, distale 176 ff.
- Gelenkwinkel, frontal 122, 183
- Gelenkwinkel, sagittal 122, 183
- Korrekturosteotomie 134

Radiusfraktur
- Chauffeur 177
- Colles 177
- CT 184
- die punch 177
- DISI-Konfiguration, Handwurzel 186 ff.
- Drehfehler, axial 184
- fehlverheilte 186 ff.
- Frakturheilung, szintigraphisch 44
- Galeazzi 177, 190

- Gelenkstufe 183
- Grünholz 177
- Klassifikationen 176 ff.
- Korrekturosteotomie 134
- Luxationsverletzung, perilunär 257
- MRT 186
- okkulte 184
- postoperativ 184
- reverse Barton 177
- Rotationsfehler 184 f.
- Smith 177
- Sonographie 186

Ramus
- palmaris n. medianus 509
- – profundus n. ulnaris 515
- – superficialis n. ulnaris 515
- profundus a. ulnaris 33
- superficialis a. radialis 33

Randsklerose 553 ff., 561
Rattenbissdefekt 384, 436, 549
Rauschen siehe Signal-Rausch-Verhältnis
Raynaud-Phänomen
- Differenzialdiagnose 570 f.
- Pharmakoangiographie 38, 434, 522
- primäres 522, 549
- sekundäres 523, 549, 566

Recessus sacciformis 114
- ulnaris (praestyloideus) 22, 25, 114, 119, 208, 336

Reflexdystrophie siehe Algodystrophie
Region of Interest 43
Reiter-Syndrom 322, 400, 421, 425, 544
Rekonstruktion
- multiplanare (MPR) 23, 65 ff., 78
- maximale Intensitätsprojektion (MIP) 68, 78
- Surface Shaded Display (SSD) 67, 78
- Volume Rendering 68, 78

Relaxation, MRT 73
Remodelling 488, 562
Reparationsgewebe, fibrovaskuläres 104, 195, 229, 265, 347
Repetitionszeit TR 74
Replantation 140
Reposition
- Arthroskopie 28, 32
- Radiusfraktur 182

Resektionsarthroplastik 136
Resonanz siehe Magnetresonanz
Resorptionsstörung, intestinale 360
Resorptionszone, Skaphoidpseudarthrose 225
Resorptionszyste, Skaphoidpseudarthrose 225
Retardierung 145
Retikulohistiozytose, multizentrische 400, 548, 551
Retinaculum extensorum 101, 111
Retinaculum flexorum 91, 508, 514 f.
Retinoid-Intoxikation 563
Rettungseingriff
- Fingergelenke 136
- Ulnaabschnitt, distaler 132

Reverse-Barton-Fraktur 176 f.
Rezessus, Radiokarpalgelenk 22
Rezidivtumor 479 f.
Rhabdomyosarkom 497
Rheumafaktor 409, 420
Rheumaknoten 409

Rheumatoide Arthritis siehe Arthritis, rheumatoide
Rheumatisches Fieber siehe Fieber, rheumatisches
Rhizarthrose 309 f., 544
Rhizomelie 172, 538, 566
Riesenwuchs 166, 528
Riesenzellarteriitis 439, 524
Riesenzellgranulom, reparatives 484
Riesenzelltumor
- Knochentumor 471, 479
- pigmentierte villonoduläre Synovialitis 495, 568

Ring, ovaler (Konzept nach Lichtman) 130
Ringband 332
Ringbandruptur 331
Ringepiphyse 532
Ringzeichen, Skaphoid 226, 270, 343
Röntgenaufnahme
- Daumen, palmodorsal 10
- – seitlich 10
- – Radialduktions-Stress 8
- Finger, dorsopalmar 10
- Finger, seitlich 10
- Hand, dorsopalmar 3
- – schräg-dorsopalmar (Zitherspieler) 3, 236
- – schräg-palmodorsal (Norgaard) 3, 236
- Handgelenk/-wurzel, dorsopalmar 4
- – seitlich 4
- – Dorsalflexions-Stress 8
- – Griffaufnahme mit Ball 10
- – Palmarflexions-Stress 8
- – Radialduktions-Stress 8
- – Ulnarduktions-Stress 8
- Kahnbein-Quartettserie 6, 212
- Karpaltunnel 7, 516
- Mittelhand, Brewerton-Aufnahme 10
- – dorsopalmar 10
- – schräg dorsopalmar 10
- Pisiforme spezial 7, 516
- Skaphoid, Ahlbäck 212
- – Bridgeman 6, 212
- – Hyperpronation 6, 212
- – Schreck 6, 212
- – Stecher 6, 212, 236
- skapholunäre Lücke (Moneim) 7
- Trapezium spezial (Kapandji) 7
- Triquetrum spezial 7

Röntgenröhre
- Feinstfokus 16
- Vergrößerungstechnik 15

Röntgenzeichen
- Ablagerung, Hydroxylapatit 390
- Ablagerungskrankheit, CPPD 386
- Abszess 458
- Akromegalie 317, 374
- Algodystrophie 368
- Alkaptonurie (Ochronose) 392
- Amyloidose-Osteoarthropathie 398
- Arthritis, akut bakterielle 442
- – enteropathische 429
- – psoriatica 423
- – reaktive 426
- – rheumatoide 413
- – tuberculosa 444
- Arthrogrygosis multiplex congenita 161
- Arthrosis deformans 307

- Chondrokalzinose 316
- Chondromatose, synoviale 404
- Chondrosarkom 476
- Dissoziation, lunotriquetrale 275
- – skapholunäre 269
- Durchblutungsstörung, arterielle 519 ff.
- Enchondrom 474
- Enostom 483
- Enthesiopathie 319
- Fieber, rheumatisches 432
- Fingerfraktur 296
- Fingergelenksarthrosen 308
- Gasbrand 461
- Gefügestörung, karpale 264
- – mediokarpale 280
- – radiokarpale 279
- Gicht 384
- Hämangiom 480, 499
- Hämochromatose 317, 390
- Hämoglobinopathie, hereditäre 399
- Hamatumfraktur 244
- Hyperparathreoidismus 362
- Hypopituitarismus 375
- Hypothyreose, kindliche 376
- Hypovitaminose C 379
- Impaction-Syndrom, ulnolunäres 207
- Instabilität, kapitatolunäre 282
- Jaccoud-Arthritis 432
- Kalksalzausfällung, akute 461
- Kamptodaktylie 158
- Kapitatumfraktur 243
- Karpaltunnelsyndrom 510
- Klumphand, radiale 157
- – ulnare 157
- Knochenzyste, aneurysmatische 483
- Komplex, ulnokarpaler 205
- Lunatumfraktur 241
- Lunatumnekrose 344
- Lupus erythematodes disseminatus 434
- Luxation/Luxationsfraktur, karpometakarpal 285
- Luxationsverletzung, perilunäre 251
- Madelung-Deformität 170
- Metakarpale-Fraktur 290
- Morbus Wilson 391
- MP-Gelenke 335
- Neurinom/Neurofibrom 503
- Osteoarthropathie, Hämophilie 397
- – hypertrophische 402
- – neurogene 396
- – radiogene 402
- Osteochondrom 475
- Osteomyelitis 448
- Osteomalazie 361
- Osteoidosteom 477
- Osteopathie, renale 364
- Osteoporose 356
- Osteosarkom 479
- Oxalose (Hyperoxalurie) 392
- Panaritium ossale/articulare 456
- Panarteriitis nodosa 439
- Phokomelie 156
- Pisiforme-Fraktur 241
- Polyarthrose, erosive 315
- Polydaktylie, radiale 164
- Poly-/Dermatomyositis 438
- Pseudotumor, hämophiler 397
- Rachitis 361
- Radiusfraktur 180, 188
- Radius(sub)luxation 191
- Recessus ulnaris 337
- Reiter-Syndrom 322, 426
- Retikulohistiozytose, multizentrische 400
- Riesenzelltumor 480, 495
- Sarkoidose 394
- Sehnenruptur 330
- Sehnenscheidenphlegmone 457
- Sehnenscheidentuberkulose 460
- Skaphoidfraktur 212
- Skaphoidpseudarthrose 224
- Skidaumen 333
- Sklerodermie 437
- Spalthand 157 f.
- Spondylarthropathie, seronegative 421
- Spondylitis ankylosans 427
- STT-Arthrose 310
- Symbrachydaktylie 158, 162
- Synovialitis, Silikon-Fremdkörper 403
- Tendovaginose/Tendinose 329
- Translokation, karpale 282
- Trapezoideumfraktur 247
- Trapeziumfraktur 247
- Triquetrumfraktur 240
- Ulnartunnelsyndrom 516
- Weichteilinfektion 455
- Weichteilsarkom 497
- Weichteiltumor 488

Röteln 441, 533, 558
Rolando-Fraktur 292
Rosenkranz, rachitischer 361
Rotationsfehler/-fehlstellung
- CT 185
- Finger 296
- Metakarpale 287
- Radius 184
- Skaphoid 102

Rotationssubluxation, Skaphoid 254, 266, 387
Rothmund-Syndrom 552
Rubinstein-Taybi-Syndrom 537
Rückprojektion, CT 61

S

Saethre-Chotzen-Syndrom 534
Sagittalebene 126
Sakroiliitis 420, 426
Saldino-Noonan-Syndrom 538
Salter-Harris-Klassifikation 180, 302
Salvage procedure siehe Rettungseingriff
SAPHO-Syndrom 430
Sarkoidose (Morbus Boeck) 394, 469, 550, 554 ff., 563, 568
Sarkom
- fibroblastisch-myxoinflammatorisches 498
- synoviales 568
- Weichteile 497

Scaphoideum bipartitum 149, 220, 233
Schallwelle 52
Scalloping 488, 492, 550, 559, 563
Scan-Delay/-Verzögerung 40, 80
Schichtdicke
- CT 62, 64
- MRT 83
- Sonographie 56 ff.
- Tomographie, konventionell 19

Schichtebene
- CT 65
- MRT 83 ff.
- Sonographie 55

Schistosoma haematobium 441
Schlaganfall 366
Schmerzsyndrom, komplexes regionales (CRPS) 366
Schmetterlingserythem 434
Schnapp-Phänomen 280, 282
Schnürringfurche 168
Schnürring-Komplex 168 f.
Schraubenosteosynthese 133, 135
Schreck-Aufnahme 6
Schreibfederhaltung siehe Schreck-Aufnahme
Schwächungskoeffizient, linearer (QCT) 359
Schwanenhalsdeformität 300, 434
Schwannom siehe Neurinom
Schwermetallvergiftung 533
Schwimmhaut 161
Scout siehe Planungsbild
Seckel-Syndrom 532, 537
Segmentierung, CT 67
Sehnenapparat, Weichstrahltechnik 17
Sehnenbogen, fibröser 515, 516
Sehnendegeneration 330
Sehnenruptur 330, 416
Sehnenscheide
- Phlegmone 458
- Tuberkulose 460
- Weichstrahltechnik 17

Seitenzeichen 2
Seldinger-Technik 37
Selen-Detektor 13
Selektivkatheter 37
SENSE siehe Sensitivity encoding
Sensibilitätsstörung
- N. medianus 509
- N. ulnaris 516

Sensitivity encoding 79
Sequenz siehe Pulssequenz
Sequester 450, 452, 557, 568
Servelle-Martorell-Angiodysplasie siehe Angiodysplasie
Sesambein 147
Sesamum siehe Sesambein
Sezary-Syndrom 552
Shaded surface display (SSD) 67
Sharp-Syndrom 436, 570
Sharpey-Fasern 98
Shaver-System 29, 32
Shinz-Syndrom 551
Shulman-Syndrom 436
Shunt-Operation 520
Shwachman-Syndrom 533
Sicca-Syndrom 440
Sichelzellanämie/-krankheit 399, 532, 547, 556
Signalzyste 411 ff., 467
Signal-Rausch-Verhältnis 12, 55, 83
Silizium-Detektor 13
Silver-Russel-Syndrom 532, 537
Simmond-Krankheit 374
Single-Photonen-Absorptiometrie 357
Sjögren-Syndrom 403, 410, 430, 440, 546
Skalenus-anterior-Syndrom 570
Skaphoid
- Åhlbäck-Technik 206

- CT 66, 69
- Einstelltechnik 6
- Fettstreifenzeichen 213
- Gefäßversorgung 210, 222
- Heilung, verzögerte (delayed union) 217
- Herbert-Schraube 216, 234
- Matti-Russe-Plastik 233
- MRT 83, 84
- Quartettserie 6, 212
- Ringzeichen 226, 270, 343
- Skaphoid-Kapitatum-Fraktur-Syndrom 243, 258, 352
- Tuberculum ossis scaphoidei 211
- Vasa vasorum 222
- Zyste 465 ff.

Skaphoidfraktur 71, 209
Skaphoid-Kapitatum-Fraktur-Syndrom 243, 258, 352
Skaphoidpseudarthrose 71, 84, 211, 222, 264, 311
Skaphotrapeziotrapezoidalgelenk
- Arthrosis deformans 136, 310
- CT 65 ff.

Skelettalter
- nach Greulich und Pyle 143, 145
- nach Tanner und Whitehouse 146
- nach Thiemann und Nitz 146

Skelettdeformität 170, 488
Skelettdysostose 170
Skelettdysplasie (Osteochondrodysplasie) 142
Skeletthypoplasie 529
Skeletthyperostose, diffuse idiopathische (DISH) 321, 560
Skelettmetastase 486
Skelettreifung, gestörte 142
Skelettszintigraphie
- Aktivitätsmenge 43, 51
- Algodystrophie 49, 368
- Amyloidose 398
- Arthritis, erregerinduzierte 442
- – rheumatoide 413
- Dreiphasenszintigraphie 43, 422, 442
- Einflussgrößen 46
- Entzündungsszintigraphie 422, 442
- Frakturalter 49
- Frakturheilung 44
- Gelenkszintigraphie 422
- Grundlagen, physikalisch-technisch 43
- – biologisch 44
- Handwurzelfraktur 237
- Hämoglobinopathie, hereditäre 399
- Immunszintigraphie 422, 442
- Impulsrate 43, 51
- Indikationen 47
- Indikatortechnik 44
- Knochenmarkszintigraphie 399
- Knochentumor 473
- Kontraindikationen 45
- Lunatumnekrose 350
- Metastasierung 48
- Osteoarthropathie, hypertrophische 401
- Osteoidosteom 478
- Osteomalazie 362
- Osteomyelitis 49, 450
- Phasen 43
- Radiopharmaka 50
- Sarkoidose 394
- Skaphoidfraktur 214

- Skaphoidpseudarthrose 49, 232
- Skelettreifung 50 f.
- Speichermuster, altersabhängige 51
- Spondylarthropathie, seronegative 422
- Strahlenbelastung 45
- Untersuchungstechnik beim Kind 50
- Weichteilinfektion 455

Sklerodaktylie 429, 436, 549
Sklerodermie 173, 436, 523, 546 ff., 559, 568, 570
Sklerose
- multiple 570
- progressiv sklerosierende (PSS) siehe Sklerodermie
- reaktive 557
- tuberöse 173, 471, 485, 550, 554 ff., 562
Skleroosteose 562
Sklerosierung
- Lunatumnekrose 344 ff.
- Osteomyelitis, chronische 449, 453
- Skaphoidpseudarthrose 227
Sklerotom 173
Skidaumen 333 ff.
Skorbut siehe Hypovitaminose C
SLAC wrist 131, 268, 311, 387
Smart prep 40
SMASH 79
Smith-Fraktur 176 f.
SNAC wrist 131, 211, 226, 311
Snuff box siehe Tabatiere
Somatotropin 355
Sonographie
- Abszess 458
- Arthritis, erregerinduzierte 442
- – rheumatoide 41
- Auflösung, räumliche 55
- B-Scan 53
- Breitfrequenzschallkopf 55
- Chondromatose, synoviale 404
- Continuous Wave 54
- Dopplertechnik, gepulste 54
- dreidimensional 55
- Duplexsonographie 54, 519
- – farbkodierte (FKDS) 54, 519
- Durchblutungsstörung, arterielle 519
- Enthesiopathie 319
- Extended field of view 55, 59
- Finger, schnellender 327 ff.
- Fokussierung 55
- Ganglion 493
- Gicht 384
- Glomustumor 501 f.
- Impedanz, akustische 52
- Indikationen 59
- Karpaltunnelsyndrom 510
- Kontrastmittel 54
- Lipom 493
- MP-Gelenke 335
- Muskelläsionen 338
- Neurinom/Neurofibrom 503
- Normalanatomie 56
- Ortsfestlegung 53
- Osteomyelitis 449
- Prinzip 52
- quantitative 359
- Radiusfraktur 186
- Real-Time 52
- Recessus ulnaris 336
- Riesenzelltumor 495

- Ringbandverletzung 332
- Sehnenruptur 330
- Sehnenscheidenphlegmone 457
- Sehnenscheidentuberkulose 460
- Skaphoidfraktur 220
- Skidaumen 333
- Spondylarthropathie, seronegative 422
- Tendovaginose/Tendinose 329
- Tendosynovialitis 329
- Tiefenkompensation (DGC) 53
- Transducer 53
- Ulnartunnelsyndrom 516
- Untersuchungsablauf 56
- Vorlaufstrecke 53
- Weichteilinfektion 455
- Weichteilsarkom 497
- Weichteiltumor 488

Spalthand 157
Spaltung, inkomplette (Retinaculum flexorum) 514
Spasmus, arterieller 523, 526, 527, 550
Spatenform, Nagelkranz 317, 321, 374, 560
Speicherfolien 2, 12
Speicherkrankheit 174, 542, 556, 564
Speicherphase 413
Sphingomyelinlipidose 174, 543
Spiegelhand 165
Spikula 543, 558, 561
Spin 73
Spinaliom 491
Spina ventosa 395, 444, 546, 561
Spin-Echo-Sequenz 74
Spin-Gitter-Relaxation (T1) 74
Spin-Spin-Relaxation (T2) 74
SPIO-Kontrastmittel 80
Spoiler, MRT 76
Spondylarthritis hyperostotica pustulopsoriatica 430
Spondylarthropathie, seronegative 420
Spondylitis 570
Spondylitis ankylosans 419 ff., 426, 427, 545
Spondylitis psoriatica 423
Spondyloenchondrodysplasie 541
Spondyloepiphysäre Dysplasie 532
Spongiosasklerose 228, 347, 396, 429, 559, 567
Spongiosierung, Kompakta 549, 554 ff., 561, 565 f.
Spontanfraktur 555
Sporotrichose 453
Spule, MRT 73, 81 f.
SSD siehe Shaded surface display
Stabilität, karpale 261
Stadium siehe Klassifikation
Ståhl-Index 344
Stanzlochdefekt 550, 553, 556, 559
Staphylokokken 441
Strahlenschaden 526
Stecher-Aufnahme 6
Stener-Läsion 333
Stevens-Johnson-Syndrom 430, 545
Stenose
- arterielle 519, 526
- segmental-arterielle 523
Stichverletzung 444, 457
Stickler-Syndrom 538
Still-Syndrom 410
STIR-Sequenz 75, 78

Stoffwechselstörung des Knochens 173, 542
Strahlenschutz 2
Strecksehne
- Ausriss 300
- Fächer 90
- Tendovaginose/Tendinose 325
Streptokokken, β-hämolysierende 426, 441
Stressaufnahme
- Arthrographie 23
- Einstelltechnik siehe Röntgenaufnahme
- Gefügestörung, karpale 264
Streustrahlenraster 2
Stromstärken-Zeit-Produkt 2
Strontium-Intoxikation 559, 563
STT-Gelenke
- Ablagerungskrankheit 387
- Arthrosis deformans 310
- Normalanatomie, CT 67
Styloidarthrose 231
Styloidektomie, radiale 233
Subclavian-Steal-Phänomen 41, 519
Subkutis 17
Subluxation siehe Luxation
Subtraktion, elektronische 23,
Subtraktionsangiographie, digitale 14, 38, 519
Superinfektion, bakterielle 546
Supination 124
Symbrachydaktylie 158, 162
Sympathektomie 530
Symphalangie 158
Syndaktylie 158, 161, 527, 534 ff., 551, 562
Syndrom
- adrenogenitales (AGS) 375
- Adult-Still 410, 544, 549
- Anitkörpermangel 430
- Apert 162, 168, 534
- Apert-Crouzon 534
- ASPED 155, 532
- Battered child 533, 560
- Beckwith-Wiedemann 532
- Burnett 566
- Caffey 559
- Caplan 410, 544, 549
- Carpenter 163, 534
- Churg-Strauss 524
- Cockayne 532
- Conradi-Hünermann 532
- Cornelia-de-Lange 168, 534
- CREST 436, 570
- Cronkhite-Canada 428
- DISH 321, 560, 563
- Down 534
- Dyggve-Melchior-Clausen 539
- Edwards 535
- Ehlers-Danlos 433, 551
- Ellis-van-Creveld 165, 538
- EMO 402, 558
- Fabry 571
- Felty 410, 544, 549
- Fölling 543
- Freeman-Sheldon 535
- Gardner 560, 562
- Giedion 535
- Goltz 535
- Gorlin-Goltz 554
- Hajdu-Cheney 551, 555
- Hamatumspitze 307

- Hand-Fuß 399, 547
- Hand-Fuß-Uterus 532, 535
- Hanhart 535
- Holt-Oram 157
- Hutchinson-Gilford 551, 566
- Hyperabduktion 570
- Hyperostose, akquiriertes 430
- Hypothenar-Hammer 525
- Impaction, ulnolunäres 206, 314, 351
- - ulnolunotriquetrales 206
- Impingement 314
- Jeune 539
- Joseph 551
- Kälteagglutination 570
- Kapitatum-Fraktur 258
- kardiomeles 535
- Karpaltunnel 414, 508, 550, 553, 570
- Karzinoid 551
- Kinky-Hair 543
- Klinefelter 356
- Klippel-Trenaunay 166, 499, 528, 535, 560, 566
- Kompartiment, karpales 21
- Kostoklavikular 570
- Kreuzung 325
- Kurzrippen-Polydaktylie 538
- Larsen 535
- Laurence-Moon-Bardet-Biedl 165, 536
- Leri-Weill 170, 541
- Lesch-Nyhan 382
- Löfgren 394
- Loge de Guyon 515
- Maffucci 473, 476, 529, 555, 566
- Marfan 536
- Majewski 538
- McCune-Albright 540, 554
- Meckel 536
- Melnick-Needles 541
- Menkes 533, 543
- Milch-Alkali 566
- Möbius 536
- Mohr 536
- Morquio 532
- Nervenkompression 508 ff., 515 ff.
- okulodentodigitales 163, 536
- orofaziodigitales 165, 532
- otopalatodigitales 169
- Osteolysen Gorham-Stout 555
- Osteolyse, idiopathisches karpotarsales 171
- Papilon-Léage 536
- paraneoplastisches 571
- Patau 536
- Pfeiffer 534
- Pierre-Marie-Bamberger 401, 558
- POEMS 322
- Poland 158, 163, 527, 536
- Raynaud 38, 434, 522 f., 549, 550, 566
- Reiter 322, 421, 425, 544
- Rothmund 552
- Rubinstein-Taybi 168, 537
- Saethre-Chotzen 534
- Saldino-Noonan 538
- SAPHO 430
- Seckel 532, 537
- Sezary 552
- Sharp 436, 570
- Shinz 551
- Shulman 436

- Sicca 410
- Silver-Russel 532, 537
- Sjögren 403, 410, 546
- Shwachman 533
- Skalenus-anterior 570
- Skaphoid-Kapitatum-Fraktur 243, 258, 352
- Stevens-Johnson 430
- Stickler 538
- Still 410
- Subclavian-Steal 41, 519
- Teutschländer 567
- Thenar-Hammer-Syndrom 525
- Thibièrge-Weissenbach 436
- Thoracic outlet 41, 521
- Thrombozytopenie-Radiusaplasie 535
- Touraine-Solente-Golé 401, 558
- trichorhinophalangeales 155, 532 f.
- Turner 168, 537
- Überlastung 324
- Ulnartunnel 515
- urethrookulosynoviales 425
- Vaskulitis 549
- Waardenburg 534
- Yellow-nail 471
- Zellweger 532, 537
Synostose 534 ff.
Synoviorthese 397
Synovektomie 405, 415
Synovialitis
- Ablagerungskrankheit, CPPD 386
- Arthritis psoriatica 423
- - rheumatische 408 f.
- Arthrosis deformans 306
- aseptische 426
- Lunatumnekrose 350
- pigmentierte villonoduläre 403, 484, 557
- Sarkoidose 394
- Silikon 403
Synovialom, malignes 497
Syringomyelie 262, 387, 396, 550, 570
Szintigraphie siehe Skelettszintigraphie
Szintimetrie 43

T

Tabatiere 23
Tabes dorsalis 387, 396, 550
Takayashu-Arteriitis 549
Talgzyste 490
Tangentialmethode 124
Target-Konfiguration 504
Tasthaken 29
Tatzenhand 374, 560
^{99m}Technetium 43, 50
Teilarthrodese
- mediokarpale 131, 233
- radiokarpale 131
- STT-Fusion 131
Teilung, karpale 149
Teilvolumeneffekt siehe Partialvolumeneffekt
Teileangiektasie 436
Tendosynovialitis 414, 460, 511
Tendovaginitis siehe Tendovaginose
Tendovaginose 208, 509
Tendovaginosis stenosans
- Daumen/Finger, schnellender 327
- de Quervain 326
Terry-Thomas-Zeichen 270

Tesla 73
Teslascan 80
Testosteron 155
Teutschländer-Syndrom 567
TFCC siehe Komplex, ulnokarpaler
TFE siehe Turbo-Field-Echo-Sequenz
Thalassämie 399, 547
Thalidomid 154
Thenar-Hammer-Syndrom 525
Thenarraum 90, 458
Therapie
- Ablagerung, Hydroxylapatit 390
- Ablagerungskrankheit, CPPD 388
- Algodystrophie 371
- Alkaptonurie (Ochronose) 392
- Amyloidose-Osteoarthropathie 398
- Arthritis, enteropathische 429
- - erregerinduzierte 444
- - psoriatica 425
- - reaktive 427
- - rheumatloide 419
- - tuberculosa 445
- Chondromatose, synoviale 404
- Dissoziation, lunotriquetrale 278
- - skapholunäre 273
- Durchblutungsstörung 530
- Enthesiopathie 323
- Fieber, rheumatisches 433
- Fingerfraktur 304
- Gefügestörung, karpale 31, 266
- - mediokarpale 282
- - radiokarpale 279
- Gicht 384
- Handwurzelfraktur 249
- Hämochromatose 390
- Hämoglobinopathie, hereditäre 400
- Karpaltunnelsyndrom 514
- Komplex, ulnokarpaler 208
- Knochentumor 487
- Knochenzyste 471
- Lunatumnekrose 351
- Lupus erythematodes disseminatus 434
- Luxation/Luxationsfraktur, karpometakarpal 289
- Luxationsverletzung, perilunäre 260
- Metakarpale-Fraktur 295
- Morbus Wilson 391
- MP-Gelenk-Verletzung 336
- Muskelläsionen 339
- Osteoarthropathie, diverse 374
- - Hämophilie 397
- - hypertrophische 401
- - neurogene 396
- Osteoarthropathie, radiogene 402
- Osteomyelitis 454
- Oxalose (Hyperoxalurie) 393
- Poly-/Dermatomyositis 439
- Radiusfraktur 182, 188
- Recessus ulnaris 337
- Reiter-Syndrom 425
- Retikulohistiozytose, multizentrische 400
- Ringbandverletzung 333
- Sarkoidose (Morbus Boeck) 395
- Sehnenruptur 331
- Skaphoidfraktur 221
- Skaphoidpseudarthrose 233
- Skidaumen 335
- Sklerodermie 438

- Spondylitis ankylosans 428
- Synovialitis, Silikon-Fremdkörper 403
- Tendovaginose/Tendinose 329
- Translokation, karpale 283
- Ulnartunnelsyndrom 518
- Weichteilinfektion 462
- Weichteiltumor 506
Thibièrge-Weissenbach-Syndrom 436
Thoracic-Outlet-Syndrom 41, 521
Thoraxdysplasie, asphyxierende 539
Thrombangiitis obliterans siehe Endangiitis obliterans
Thrombophlebitis 420
Thrombose, arterielle 516, 521, 524 f., 550
Thrombozyten 37
Thrombozytopenie-Radiusaplasie-Syndrom 157, 535
Tiefenausgleich (DGC) 53
Time-of-flight-Sequenz 76
TOF siehe Time-of-Flight-Sequenz
Tolazolin (Priscol) siehe Acetylcholinchlorid
Tomographie, konventionelle 19
Tophus, intraossärer 384
Totalarthrodese, Handgelenk 233
Totenlade 557
Touraine-Solente-Golé-Syndrom 401, 558
Tractus
- intermedius 93
- lateralis 93
Trageband, palmares 122
Trampolineffekt 120
Transformationsgesetz 44
Translationsindex Chamay, McMurtry 126
Translation, radioulnare 4, 123
Translokation
- dorsale 283 f.
- palmare 283 f.
- radiale 283 f.
- ulnare 102, 131, 282, 413, 417, 427
Transversalknochen 165
Transversaltyp 422, 425, 544
Trapezoides secundarium 150
Trapezium
- bipartitum 149
- CT 66, 69
- Einstelltechnik 7
- Fraktur 246 f.
- MRT 87 ff.
- secundarium 150
Trapezoides 150
Trapezoideum
- bipartitum 149
- CT 66, 69
- Fraktur 247 f.
- MRT 87 ff.
Trauma
- elektrisches 550, 560
- mechanisches 550, 560
- radiogenes 401 f., 526, 548 ff., 560, 571
- thermisches 560, 571
- Vibration 524, 571
Triangelbildung 157, 165
Triangulare 150
Triangular fibrocartilage complex (TFCC) siehe Komplex, ulnokarpaler
Trichinose 568
Trichorhinophalangeales Sydnrom 532, 535
Triggerpunkt 506
Triphalangie 536

Triquetrum
- CT 66, 69
- Einstelltechnik 7
- Fraktur 238 ff.
- MRT 87 ff.
- Position, hohe 129
- Position, tiefe 129
Trisomie 13 536
- 18 168, 535
- 21 532
Trommelschlegelfinger 401, 429, 558
Trümmerfeldzone 361, 379, 558
T-Score 359
Tuberculum dorsale radii (Listeri) 89, 122
- ossis scaphoidei
- - - Apophyse 150
- - - Fraktur 211
- - trapezeii
- - - Fraktur 247
- - - Karpaltunnel 508
Tuberkulose 444, 460, 553
Türmchen-Exostose siehe Carpal bossing
Tumor
- brauner 362, 469, 485, 549, 556, 565 f.
- Entität 489
- Grenze 489
- Nekrose 489
- Ödem-Grenze 498
Tunnelierung, Kompakta 362, 565
Turbo-Spino-Echo-Sequenz siehe Fast-Spin-Echo-Sequenz
Turbo-FLASH-Sequenz 39, 77
Turbo-Field-Echo-Sequenz 39, 77
Turner-Syndrom 537
Turret-Exostose 475

U
Überentwicklung 155
Übergang, fibroossärer 319
Überlastungsschaden 324
Überschwingartefakt 13
Übertischtechnik 2, 15
Uhrglasnagel 429
Ulna
- Aplasie/Hypoplasie 157
- CT 66, 69
- Impaction-Syndrom 133, 206
- Länge, relative 4, 123
- Minusvariante 340
- MRT 87 ff.
- Plusvarinate 206
- Varianz 123
Ulnakopf
- Hemiresektion Bowers 132
- Kapandji-Operation 132
- Prothese 132
Ulnardeviation 413
Ulnarduktion, Handgelenk 8 f., 127 f.
Ulnartunnel 515
Ulnartunnelsyndrom 515
Ultraschall siehe Sonographie
Ultravist 37
Umwelteinflüsse 154
Umwendbewegung 124
Union
- delayed 217, 223
- nonunion 217, 223
Ureaplasma urealyticum 426
Urethritis 420, 425

Urtikaria 38
USPIO-Kontrastmittel 80
Usur
- Druck 550, 557
- marginale 384, 557
Uveitis anterior 420

V

Varianten
- Arcus palmares 34
- Handarterien 34
- Fingerarterien 36
- Muskel 151
- Sklerodermie 436
Vas nutritium
- Knochenzyste 465
- Lunatum 340 f.
- Metakarpale 295
- Skaphoid 222
Vaskulitis 523, 549
Vasodilatans 522
Vater-Pacini-Körper 501
V-Band-System, ligamentäres 96 ff.
Verbrennung 549
Verdichtungslinie, Metaphyse 533
Vergrößerungsaufnahme 3, 15
Vergrößerungsfaktor 15
Vergrößerungsradiographie 3, 15
Verschiebetest, Kahnbein (nach Watson) 268
Verschluss
- A. radialis 525
- A. ulnaris 525
- Digitalarterien 523, 527, 550
Verschlusserkrankung, arterielle 519, 558
Verschlussplethysmographie 519
Verschmelzung, karpale siehe Koalition, karpale
Verstärkerfolie 2
Vibrationstrauma, chronisches 524, 571
Video-Aufzeichnung 19
Vierfingerfalte 534
Viertel-Supination 410
Vinylchlorid 436, 550
Virus-Arthritis 446
Visipaque 37
Vitamin-A-Intoxikation 563
Vitamin D 174, 378, 564

Vitaminmangel 564
Vogelschwingenform 321
Volumenanregung 77
Volumenplethysmographie, akrale 519
Volume Rendering (VR) 68
Voxel 62
V-Phlegmone 457
VR siehe Volume Rendering

W

Wachstum
- Linie 556, 558
- Störung 402, 413, 528, 533, 550, 565
Warfarin® 532
Wassersättigung 75, 9
Wasservorlaufstrecke 53
Watson-Verschiebetest, Kahnbein 268
Weber, F.P.-Angiodysplasie siehe Angiodysplasie
Wegener-Granulomatose 439, 440, 524, 546, 549, 570
Weichstrahltechnik 3, 16 ff.
Weichteilatrophie 437 f., 549
Weichteile, periartikulär 17
Weichteilinfektion 455
Weichteilkalzifikation
- Ablagerungskrankheit, CPPD 547, 567
- Calcinosis interstitialis localisata 437, 568
- Calcinosis interstitialis universalis 437
- CT 489
- Differenzialdiagnose 566 ff.
- Fibrom 568
- Fluorose 567
- Gelenkkapsel 17, 385
- Histiozytom, malignes fibröses 497
- Hyperparathyreoidismus 556, 561, 565
- Hypervitaminose D 566
- iatrogen 569
- idiopathisch 569
- Kalksalzausfällung, akute 389, 461, 508, 567
- Karpaltunnelsyndrom 509
- Myositis ossificans 567
- Osteopathie, renale 566
- Oxalose 567
- periartikuläre 429, 568
- Poly-/Dermatomyositis 438, 568

- Raynaud-Syndrom 549, 566
- Sarkoidose (Morbus Boeck) 394, 568
- Sehnenscheidentuberkulose 460
- Verbrennung 549
- Verschlusserkrankung, arterielle 549, 566
Weichteilsarkom 516, 550, 568
Weichteilschwellung 438, 444, 544 ff., 556, 560
Weichteiltumor 86, 486, 488, 527, 557, 561
Weichteilzeichen, arthritisches 411, 421, 442
Windmühlenflügelstellung 160
Winkelmaße, karpale
- Dissoziation, lunotriquetrale 276
- - skapholunäre 270
- Gefügestörung, karpale 264
- Gefügestörung, radiokarpal 279
- Normalwerte 125
Winterstein-Fraktur 292
Wurstfinger 425

X

Xanthom siehe Riesenzelltumor
Xanthomatose 468, 554, 557
Xenetix 37

Y

Yellow-Nail-Syndrom 571
Yersinia
- enterocolica 426
- pseudotuberculosa 426
Youm-Index 126, 344
YUNE-Weichteilindex 436

Z

Zangengriff 409
Zapfenepiphyse 374, 532, 535, 539, 543, 560
Zehentransfer 527
Zellweger-Syndrom 532, 537
Zerebrohepatorenales Syndrom 537
Zeruloplasmin 391
Zitherspieler-Stellung 3, 10
Zöliakie 429
Zuckerhutform 436, 542, 549
Zwergwuchs 534, 539 f.
Zystizerkose 568
Zytomegalie 533